内科疾病诊断与治疗

（上）

赵海强等◎主编

吉林科学技术出版社

图书在版编目（CIP）数据

内科疾病诊断与治疗 / 赵海强等主编. -- 长春：
吉林科学技术出版社，2017.5
ISBN 978-7-5578-2538-6

Ⅰ．①内… Ⅱ．①赵… Ⅲ．①内科－疾病－诊疗
Ⅳ．①R5
中国版本图书馆CIP数据核字(2017)第117111号

内科疾病诊断与治疗
NEIKE JIBING ZHENDUAN YU ZHILIAO

主　　编　赵海强等
出 版 人　李　梁
责任编辑　孟　波　万田继　朱　萌
封面设计　长春创意广告图文制作有限责任公司
制　　版　长春创意广告图文制作有限责任公司
开　　本　889mm×1194mm　1/16
字　　数　540千字
印　　张　38.5
印　　数　1—1000册
版　　次　2017年5月第1版
印　　次　2018年3月第1版第2次印刷

出　　版　吉林科学技术出版社
发　　行　吉林科学技术出版社
地　　址　长春市人民大街4646号
邮　　编　130021
发行部电话/传真　0431-85635177　85651759　85651628
　　　　　　　　　　　　85652585　85635176
储运部电话　0431-86059116
编辑部电话　0431-86037565
网　　址　www.jlstp.net
印　　刷　永清县晔盛亚胶印有限公司

书　　号　ISBN 978-7-5578-2538-6
定　　价　140.00元（全二册）

内科疾病诊断与治疗
编委会

前　言

内科学在临床医学中占有极其重要的位置，它是临床医学各科的基础学科，所阐述的内容在临床医学的理论和实践中有其普遍意义，是学习和掌握其他临床学科的重要基础。它涉及面广，包括呼吸、循环、消化、泌尿、造血系统、内分泌及代谢等常见疾病以及理化因素所致的疾病。与外科学一起并称为临床医学的两大支柱学科，为临床各科从医者必须精读的专业。

本书分为中医内科和西医内科。包括呼吸内科、消化内科、心血管内科、急诊内科等常见病多发病，对病因、临床表现、辅助检查、诊断、鉴别诊断、治疗等进行系统介绍，中医部分主要介绍了中医内科常见疾病及中医常用技术。本书内容简明扼要，实用性强。对乡村医生、医学本科实习医师和低年资住院医师诊治内科疾病提供帮助。

由于本书编写时间紧迫，编写过程中难免有些不足之处，请广大读者见谅，同时感谢各位读者批评指正。

内容具体由以下作者编写：

赵海强：第一主编，编写第一篇第二章和第七章第 11 节内容，共 12 万字；

柏晓莉：第二主编，编写第一篇第一章第 10 - 12 节内容，共 7 万字；

陈鸿远：其他主编，编写第一篇第一章第 1 - 3 节，第七章第 9 节内容，共 10 万字；

张　莉：其他主编，编写第二篇第二章内容，共 6 万字；

谢　睿：其他主编，编写第一篇第一章第 13 节、第三章第 1 - 9 节内容，共 6 万字；

李广超：其他主编，编写第一篇第七章第 1 - 8 节和第 10 节内容，共 6 万字；

曹　军：其他主编，编写第一篇第三章第 10 - 13 节及第四章内容，共 6 万字；

邱福美：副主编，编写第一篇第一章第 4、5 节内容，共 6 万字；

辛建文：副主编，编写第一篇第一章第 6 - 8 节内容，共 5 万字；

赵永昶：副主编，编写第二篇第一章内容，共 5 万字；

樊贞玉：副主编，编写第一篇第一章第 9 节及第五章内容，共 5 万字；

阿依努尔·塞依提汗：编委，编写第一篇第六章内容，共 2 万字；

前　言

目　　录

第一篇　西医部分

第一章　心血管系统疾病

第一节　高血压

现代医学研究表明，高血压患者不仅表现为血压升高等血流动力学异常，而且还伴有多种物质代谢障碍。因此，高血压的定义与以往的认识有所不同。目前认为高血压系指原因不明的以动脉压升高为主要临床表现的全身性疾病。不仅伴有心、血管、脑及肾脏的器质性和功能性损害，而且还有多种物质代谢异常。

我国采用 1979 年 WHO 高血压专家委员会确定的高血压标准，即收缩压≥140mmHg（21.3kPa），或舒张压≥90mmHg（12.7kPa）。1979～1980 年全国高血压普查资料表明，我国成人高血压总患病率为 7.73%，1991 年我国高血压抽样普查其患病率上升为 11.8%，较 1979 年～1980 年增加了 50%，发病率随年龄增长而升高。因此，高血压也是中老年人最常见的心血管病。本病发病还存在着明显的地区差异，我国北方发病率高于南方，城市高于农村。但近些年来，农村发病人数有所增加。

【发病因素及机制】

（一）发病因素

1. 体重　超重是血压升高的重要独立危险因素。我国中年男子体重指数为 19.6～24.3kg/m^2。

2. 膳食营养

（1）电解质：摄入钠盐过多或钾钙摄入不足均，可致血压升高。成人每日钠盐摄入量应控制在 5g 以下，钙摄入量至少为 800mg。

（2）脂肪酸：降低膳食总脂肪，减少饱和脂肪酸，增加多不饱和脂肪酸，可使人群血压下降。

（3）蛋白质氨基酸：鱼类蛋白有降压及预防脑卒中的作用，酪氨酸不足，可致血压升高。

（4）微量元素：镉可使血压升高，而锌可防止镉的升压作用。

（5）酒精：每日饮酒 32～34g 以上者，血压可升高。

3. 心理社会因素　包括职业、经济、劳动种类、文化程度及人际关系等。创造良好的心理环境对预防高血压具有重要意义。

（二）发病机制

大量研究资料表明，多种因素参与高血压的发病，包括遗传、环境、解剖、适应性、神经系统、内分泌、体液因子及血液动力学等。由于血压水平取决于心排出量、血容量及外周血管阻力，故其中任一因素都可成为致血压升高的原因。大量的资料证明外周血管阻力升高是高血压发生的主要原因，愈来愈多的数据支持外周血管敏感性和反应性异常以及血管壁的结构改变是高血压的主要发病机理。心排出量和血容量的增加是高血压发生的次要条件。

【临床表现】

高血压早期可无特异性临床表现，常在偶测血压时发现血压升高，或表现为非特异性大脑皮层功能失调，如头痛、头昏、记忆力减退、心慌失眠等，当出现靶器官损害时，才有特殊的临床表现。

（一）心脏损害

心脏在高血压中是直接受累的重要器官。据 Framinghanl 研究资料表明，高血压、左室肥大及心功能不全三者间呈明显关系。在心功能不全的老年患者中，75% 有高血压。超声心动图检查发现，50% 以上的轻中度高血压患者都有左室肥厚，最终发展为心功能不全。另一方面冠脉微循环阻力升高引起冠脉阻力血管中层肥厚。由此产生的心肌肥厚（冠脉因素）约占 30%。当冠脉阻力升高时，冠脉循环的贮备能力降低就会加重并存的心肌缺血。

心律失常的发生率随左室肥厚程度而有增加的趋势。左室肥大的高血压患者易出现室性心律失常，因此，也有发生心跳骤停的危险，应常规进行动态心电图监测。

（二）肾脏损害

高血压对肾脏的损害作用可分为以下三方面。

在早期一个相当长的时间内只表现为肾脏自身调节功能有减弱。

一般经 5～10 年后，可出现轻中度肾小动脉硬化，继而累及肾单位为良性肾小动脉硬化，其病理改变有不可逆性。表现为夜尿增多，伴尿电解质排泄增加，随病情进展则可出现蛋白尿、血尿、管型尿等改变，严重时可出现氮质血症及尿毒症。

约 7% 的患者在病程中突然转化为恶性高血压而伴有进行性肾损害，称之为恶性肾动脉硬化，是一种以血压显著升高和广泛性急性小动脉损害为特点的临床综合征。其中 89%～100% 的患者可伴有肾功能异常。肾脏发生缺血性萎缩，肾功能进行性恶化，出现严重的氮质血症和尿毒症，致血压进行性升高，形成恶性循环。大量动物试验及临床研究证明这些血管的损害是可逆性的，通过降压治疗可使病变得到缓解甚至痊愈。

（三）脑损害

高血压是脑卒中的首要危险因素。据北京医院统计，76.5% 的脑卒中患者有高血压史。

高血压引起脑卒中的常见类型有以下三种。

1. 脑出血　根据出血部位可分为大脑、脑干、小脑及脑室出血。其中以大脑出血最常见。患者多呈昏迷、面色潮红、鼾声呼吸或潮式呼吸。病侧瞳孔偏大伴面部及肢体偏瘫、高热、视乳头水肿，预后不良。

脑干出血可表现为意识丧失、呕吐、潮式呼吸、针尖样小瞳孔、高热、去大脑强直、多在数小时内死亡。小脑出血少见，其中暴发型占 20%，患者突然昏迷伴高热，在短期内迅速死亡，来不及作出诊断。普通型患者常突然高热，然后逐渐出现意识障碍且迅速恶化，有脑膜刺激征及脑干颅神经受损体征。脑室出血多为继发性，是脑出血的终末期表现。

2. 腔隙性梗塞　　腔隙性梗塞是大脑前、中、后动脉，基底动脉的穿通动脉分支阻塞出现脑组织软化灶即腔隙灶，多呈圆形，直径约 1.5～2.0mm。多个腔隙灶则称为"腔隙状态"。临床可分为以下几种类型：

①单纯运动性卒中；

②单纯感觉性卒中；

③感觉－运动性卒中；

④共济失调不全偏瘫综合征；

⑤构音不全－手笨拙综合征；

⑥腔隙状态。

3. 高血压脑病　　高血压脑病是一种短暂性脑功能障碍，主要表现为头痛、惊厥及意识障碍，即称为高血压脑病三联征。

（四）高血压眼底改变

高血压视网膜病变一旦形成则永不消退，因此，视网膜及血管病变在高血压的诊断、鉴别诊断、治疗及预后的判断方面均有一定的意义。目前多采用 Wagener 与 Keith 的 4 级分类法，Ⅰ级：视网膜小动脉普遍变细，反光增强；Ⅱ级：动静脉交叉压迫；Ⅲ级：眼底出血渗出；Ⅳ级：视乳头水肿。

视网膜病变的程度与血压水平成正相关。当舒张压 >17.5kPa（131mmHg），收缩压为 20～28kPa（180～210mmHg）则眼底改变的发生率分别为 100% 和 85.4%。此外，眼底病变还能反映靶器官损害的程度。高血压眼底改变患者中，62.5% 有左室肥大，87.5% 有肾功能受损。

【诊断】

至少 2 次以上不同时间所测血压达高血压标准且排除继发性高血压即可诊断为高血压。然后根据病情进展速度及靶器官受损程度进行分型和分期，最后作出完整诊断。

绝大多数高血压患者病情进展缓慢，经若干年后才逐渐出现靶器官损害，称缓进型。缓进型高血压可根据靶器官损害程度分三期：

第一期：仅有血压升高而无靶器官损害；

第二期：除血压升高外，并有下列一项者：

①左室肥大（体检、X 线、心电图或超声心动图）；

②眼底动脉普遍或局部狭窄；

③蛋白尿或血肌酐浓度轻度增高（106~177mmol/L）；

④超声或X线示动脉粥样斑块（颈、主、额、股动脉）。

第三期：血压升高并有下列一项者，脑卒中或高血压脑病或暂时脑缺血发作，心力衰竭，心绞痛，心肌梗塞，肾功能衰竭，血肌酐＞177mmol/L；眼底出血或渗出，可有视乳头水肿。血管病变包括动脉夹层和动脉闭塞性疾病。

约有7%的高血压患者可表现为急进型，当同时符合以下三个条件者则可诊断为急进型高血压：

①病情进展快，常在0.5~2年时间内出现严重的心肾脑等重要器官损害及其功能障碍；

②舒张压持续≥17.5kPa（130mmHg）；

③Ⅲ级或Ⅳ级眼底改变。

【鉴别诊断】

高血压需与以下几种常见的继发性高血压相鉴别。

1. 肾实质疾病　其占高血压的5%~10%，最常见的病因为肾小球肾炎、肾盂肾炎及多囊肾。此外也可见于阻塞性泌尿道病变，糖尿病性肾小球硬化、痛风、高钙及某些止痛药所引起的间质性肾炎、结缔组织病、肾肿瘤、肾淀粉样变及放射性肾炎等。近年来，肾移植术后的高血压引起了人们的重视，其发生率为60%~70%，原因是多方面的。

肾性高血压一般出现在肾功能显著损害时，肾实质性高血压与高血压的鉴别见表1-1。

表1-1　肾性高血压与高血压的鉴别

	肾性高血压	高血压
年龄	青少年	中老年
病史	多有肾病史	多有高血压史
贫血浮肿貌	明显	无
尿液改变	大量蛋白尿管型红细胞	微量蛋白尿或正常
肾功能	明显氮质血症尿毒症	轻度氮质血症或正常
血浆蛋白	低蛋白血症	正常
眼底改变	不明显	明显高血压眼底改变
左室肥大	不明显	常有左室肥厚扩大

2. 肾血管性高血压　占高血压的0.2%~10%，在我国引起肾动脉狭窄的主要原因为大动脉炎（64%），其次为先天性肾动脉纤维肌性结构不良（32%）和肾动脉硬化（5%）。其临床特点为：

①病程短；

②血压明显升高，收缩压 > 26.2kPa（200mmHg）占 75% 以上，舒张压 > 16kPa（120mmHg）占 90%；

③对一般降压药不敏感，对转化酶抑制剂（ACEI）反应良好；

④腹部常可闻及血管杂音；

⑤肾素活性及血管紧张素 Ⅱ 水平明显升高；

⑥静脉肾盂造影，两肾全长之差≥1.5cm，或患侧显影迟缓，密度降低或不显影均有助于诊断。

数字减影（DSA）、肾动脉造影可明确显示肾动脉狭窄部位范围程度，远端分支侧支循环及胸腹动脉等情况，对手术适应证及手术方法的选择有重要意义。

3. 原发性醛固酮增多症　由于肾上腺皮质增生或肿瘤，分泌过多醛固酮引起水钠潴留血压升高。临床可表现为中度血压升高，肌无力、肌麻痹呈周期性发作，口渴多尿（24h 尿量 > 3 000ml）。

实验检查：

①血清钾 < 3mmol/L 同时 24h 尿钾 > 30mmol；

②唾液钠/钾离子比值 < 0.4（正常 > 1）；

③血浆醛固酮/肾素活性之比值 > 400（正常 < 200）；

④24h 尿醛固酮增加。

定位诊断：放射性碘化胆固醇肾上腺扫描，肾上腺 B 超及 CT 扫描的诊断准确性分别为 90%、70% ~ 80% 和 85% ~ 93%。

4. 其他　可引起继发性高血压的疾病还有库欣综合征、嗜铬细胞瘤、先天性主动脉缩窄及妊娠高血压等。

【预防及治疗】

（一）治疗目标及原则

据许多国家及地区统计，心血管病的死亡人数在人口总死亡数中占首位，而促进心血管病的重要危险因素是高血压。积极治疗高血压可使脑卒中及冠心病的死亡率分别下降 48.4% 和 34.6%。

1. 治疗目标　降压治疗的主要目的是预防或减少心脑血管病的发生及死亡。并纠正合并存在的多种物质代谢异常。因此，目前认为高血压治疗的目标是多方面的。

（1）确定血压控制的目标值：一般情况下，血压应降至正常范围以血压控制在 16/10.67kPa（120/80mmHg）为理想水平。老年人或有靶器官损害的高血压患者，以收缩压降至 18 ~ 20kPa（140 ~ 150mmHg）为宜。应长期有效控制 24h 血压在正常水平。

（2）使肥厚心肌逆转。

（3）降低血粘度。

（4）抑制血小板聚集。

（5）维持适应脑血流。

（6）纠正多种物质代谢的异常。

2. 治疗原则

（1）轻型高血压无靶器官损害者，可先行非药物治疗 3～6 个月，无效则应药物治疗。

（2）非药物治疗无效或中重度高血压有靶器官损害者，或合并糖尿病、冠心病者均应采用药物治疗。

（3）除非某些高血压急症，否则应使血压在数日内逐渐下降，避免血压下降过猛过快所导致的心脑缺血。

（4）血压控制后，可停药观察 3～6 个月，若血压稳定，可不必服药，否则终身服药。

（二）非药物治疗

1. 控制体重　当体重指数 $>25kg/m^2$ 为超重，$>30kg/m^2$ 为肥胖，常需减轻体重，其措施为控制过量的饮食，增加运动量。

2. 限盐　WHO 建议高血压患者每日摄盐量应控制在 5g 以下。当患者不易耐受时，可采用以下方法：

①将盐集中放入一个菜中；

②充分利用酸味佐料；

③肉食用烧烤方法烹制加上芳香类蔬菜；

④调制成糖醋味。

3. 限制饮酒　饮酒可致血儿茶酚胺、肾素系统活性及细胞内钙离子浓度增加引起外周血管阻力升高，故高血压患者每日饮白酒量应限制在 1 两以下。

4. 体力活动　运动可降低血压，减轻体重，提高胰岛素敏感性，降低血清总胆固醇及低密度脂蛋白胆固醇，提高高密度脂蛋白胆固醇。以快步行走、慢跑、骑自行车、游泳为宜。一般认为 1～8 个月，每周 3 次，每次 30～120min。当运动中出现呼吸困难或胸痛等症状时，应予以高度重视，以免发生意外。太极拳及气功适合于老年及有心血管并发症的高血压患者。

（三）药物治疗

1. 常用降压药的特点及作用机制

（1）利尿剂：利尿剂使用的初期由于排钠利尿使血容量降低而降压，继之可使小动脉平滑肌细胞 Na^+ 减少，使血管扩张致血压下降。70 年代就已确定以利尿剂为基础的梯形治疗方案降压效果好，使脑卒中发生率明显降低，长期使用，可致血糖血脂及血尿酸升高，血钾降低。因此，糖尿病、脂质代谢异常及痛风患者慎用。对肥胖患者及容量依赖性高血压患者的疗效较好，仍可作为首选的降压药。此外，它还是一种较好的辅助降压药，与其他降压药合用可成倍增加疗效，其副作用小且价格低廉。

（2）β 受体阻滞剂：其作用于肾上腺素能神经支配的效应器 β 阻滞剂受体部位，竞争性地抑制儿茶酚胺释放，从而使血压下降。此外，还可通过抑制肾素释放，降低心排出量而降压，为安全有效易于耐受的降压药，故广泛用于临床，长期使用可使血糖血脂升高。

β 阻滞剂适于下列高血压患者，即高动力循环状态的年轻患者，合并冠心病心绞痛或心律失常的患者。支气管哮喘、阻塞性肺部疾病、糖尿病、周围血管病、心动过缓、传导阻滞及严重心功能不全禁用。

β 阻滞剂应用注意事项：

①当有心功能不全时，在必要情况下可与洋地黄类药物联合应用；

②用药过程中，虽在安静时心率减慢达 50 次/min，但无明显心排出量减低的症状或在运动后心率增快者，可不必减量。相反，则应减量或停药；

③当 β 阻滞剂过量时，可用阿托品对抗。

（3）α 受体阻滞剂：选择性 α_1 阻滞剂通过降低周围血管阻力而降压。其最大优点是能改善血糖和血脂的代谢。适于有糖尿病、周围血管病、哮喘及高血脂血症的高血压患者。其和利尿剂或 β 阻滞剂联用时有协同作用，故可作为第一线降压药。

（4）钙拮抗剂：钙拮抗剂通过抑制心肌及血管平滑肌细胞 Ca^{2+} 内流，抑制兴奋 - 收缩偶联，降低血管平滑肌张力及外周血管阻力而使血压下降。

各种不同的钙拮抗剂在不同程度上有以下特点：

①抑制心肌细胞内 Ca^{2+} 内流、抗心绞痛；

②防止心肌细胞钙超负荷，保护心肌；

③抑制窦房结自律性及房室传导；

④抑制平滑肌细胞兴奋收缩偶联，降低平滑肌张力，扩张冠脉、脑、肾及肺的外周血管；

⑤抑制血小板聚集，改善血流变学变化；

⑥抑制兴奋 - 分泌偶联，影响多种腺体分泌；

⑦在细胞水平对心脏及血管的保护作用。

其中二氢吡啶类降压效果更明显、起效快、降压效果稳定，尤其对合并有冠心病心绞痛、心律失常、外周血管病变、呼吸道疾病及脑血管病的高血压患者均可首选。尼莫地平及尼卡地平可通过血脑屏障选择性扩张脑动脉。适合于合并脑血管病的高血压患者。氨氯地平（络活喜）、非洛地平（波依定）拉西地平（乐息平）等长效制剂及心痛定的控释片（如释心通等），每日只需服药 1 次就能有效地控制血压及心绞痛达 24h 之久。

（5）血管紧张素转换酶抑制剂（ACEI）：ACEI 通过抑制血管紧张素 Ⅱ（AT Ⅱ）生成及增加血管壁缓激肽释放而具有显著的血管扩张作用。在降压同时，其具有以下特点：

①增加心、脑及肾脏的血流；

②降低儿茶酚胺水平；

③逆转高血压性血管病变。最近重要的临床试验结果表明，培哚普利、西拉普利能使高血压患者特征性的阻力动脉在结构上的重构完全恢复正常，在结构异常得到纠正同时，动脉对血管收缩因子的反应也可恢复正常，内皮功能改善。目前许多降压药并不能使血管的结构和功能病变发生逆转；

④使左室肥大（LVH）逆转。ACEI能改善大动脉顺应性及冠脉血流储备，减少心肌间质纤维化，逆转内皮功能不全能明显降低心衰及心梗后病残率与死亡率；

⑤减缓肾小球滤过率的下降。抑制出球小动脉的收缩。近年来，长效的ACEI不断问世，其中包括依那普利、培哚普利、苯那普利、赖诺普利-福森普利及西拉普利等。

（6）其他降压药：

①交感神经中枢抑制剂，包括可乐定及甲基多巴，其通过交感神经传出冲动的减弱使外周交感张力降低而使血压下降；

②外周交感神经元阻滞剂，包括利血平、降压灵、胍乙啶、苄甲胍及异喹胍等。前两者是通过交感神经末梢递质的排空和耗竭使血压下降，后三者主要通过选择性地阻滞交感神经末梢，使去甲肾上腺素释放减少而降压。上述两类药物的共同特点为：有停药反应、嗜睡、精神抑郁、口干、便秘、水钠潴留、消化道症状及性功能减退等副作用，故目前较少应用；

③直接血管扩张剂，可直接扩张小动脉平滑肌而降压。在降压同时，常伴有3种继发性不良反应，即反射性交感神经活性升高而致外周血管阻力增加，心排出量增加及心率增加；肾素活性升高；水钠潴留。常需与利尿剂、β阻滞剂联合应用以提高疗效减少副作用；

④五羟色胺受体拮抗剂，高血压患者血管壁对5-羟色胺的缩血管反应增强，血小板聚集力增强且与年龄呈正相关。5-羟色胺拮抗剂适合老年高血压患者，凯他赛林（氟哌喹酮katar serin）是第一个用于临床的5-羟色胺拮抗剂，口服剂量20～40mg，每日2次。作用温和，无耐药性及体位性低血压，可使QT间期延长，与洋地黄类药合用易发生猝死；

⑤钾通道开放剂，其通过激活平滑肌细胞膜的钾通道，使细胞膜超极化，引起电压依赖性的钙通道关闭，并能抑制激动剂诱发的血管收缩。目前用于临床的有以下两种：a. Pinaeidil，其为有效而安全的降压药，口服100～200mg，每日2次，有头痛及水肿等副作用；b. Chromakalin，其在降压同时，可增加肾血流，解除支气管痉挛，故适于有肾功能不全及支气管哮喘的老年高血压患者，口服0.5～1.5mg，每日只需服药一次即能有效控制血压达24h。

2. 理想降压药应具备的条件　理想的降压药应具备以下条件：

①有良好的血流动力学效应；

②延缓或逆转靶器官损害；

③不增加冠心病的危险性；

④对合并症无不良影响；

⑤对血脂、血糖、血尿酸代谢及胰岛素分泌无不良影响；

⑥半衰期长，每日服药一次能有效地控制血压达24h，不仅可大大增加患者服药的顺从性，而且还可减少血压高峰期心脑血管意外事件的发生。因为在血压高峰期易出现冠脉痉挛、动脉粥样硬化斑块破裂、血小板聚集率增加及血栓形成等病理变化，故易发生脑卒

中及急性肌梗塞；

⑦改善患者生活质量，副作用小；

⑧价格合理。

根据以上评定标准，多数人认为 ACEI 及钙拮抗剂是目前较理想的降压药。各种降压药对脂代谢的作用见表 1-2，各种降压药对糖代谢的作用见表 1-3。

表 1-2　各种降压药对脂代谢的影响

药物	TC	LDL-C	HDL-C	TG
利尿剂	↑	↑	- ↓	↑
β 阻滞剂	-	- ↑	↓	↑
α 阻滞剂	↓	↓	↑	↓
钙拮抗剂	-	-	-	-
ACEI	↓	↓	↑	↓

表 1-3　各种降压药对糖代谢的作用

药　物	糖耐量	胰岛素抵抗	血　糖
利尿剂	恶化	↑	↑
β 阻滞剂	恶化	抑制胰岛素分泌	↓
α 阻滞剂	改善	改善	↓
钙拮抗剂	无影响	无影响	-
ACEI	改善	改善	↓

3. 降压药物的合理使用　主张个体化用药，小剂量多种药物联合应用的原则。近年来新的降压药不断问世，总的说来，利尿剂、β 阻滞剂、钙拮抗剂、α 阻滞剂及血管紧张素转换酶抑制剂等均可作为第一线的降压药。新的阶梯治疗方案也体现了个体化用药的原则。

（1）个体化用药：根据患者年龄、血生化改变、靶器官损害、血压值及其并发症等因素选择用药。高血压无靶器官损害及合并病者，可根据年龄选择降压药，年轻患者多伴有心排出量增加、脉压大、血压波动大及心动过速等交感神经兴奋状态；应首选 β 阻滞剂。老年患者主要由于外周血管阻力升高，故应首选钙拮抗剂及 ACEI。有并发症或合并症的降压药物的选择见表 1-4。

表 1-4　有并发症或合并症的降压治疗

并发症或合并症	压降药物的选择
脑梗塞	CAT、ACEI
TAI	CAT
心力衰竭	ACEI、利尿剂
心肌缺血	CAT、、ACEI、β 阻滞剂

并发症或合并症	压降药物的选择
肾功能损害	CAT、ACEI、利尿剂
脂代谢异常	CAT、ACEI、α 阻滞剂
高尿酸血症痛风	CAT、ACET、α 阻滞剂
妊娠	CAT、α 阻滞剂、拉贝洛尔
支气管病变	CAT、ACEI、利尿剂
外周血管病	CAT、ACEI
糖尿病	CAT、ACEI、α 阻滞剂

注：CAT 为钙拮抗剂

（2）小剂量多种药物联合应用：其可提高疗效，减少副作用，改善生活质量，如固定小量的利尿剂及 β 阻滞剂和逐渐加量的 ACEI 的联合应用，对多数难治性高血压患者均能收到满意效果而且副作用小。

（3）新的阶梯疗法：其体现了个体化用药及小剂量多种药物联合应用的原则。新的阶梯疗法也可称为个体化的自由阶梯治疗。第一阶梯的关键在于针对患者具体情况选择第一线的降压药，即利尿剂、β 阻滞剂、α 阻滞剂、钙拮抗剂或 ACEI 中的任何一种。经 4 周的治疗后约有 50% ~60% 的高血压患者的血压可获得满意的控制。约 40% ~50% 患者需 2 种或 2 种以上的降压药联合应用才能使血压降至理想水平。

（四）高血压急症治疗

高血压急症主要包括：

①急进型高血压；

②高血压脑病；

③高血压并颅内出血；

④合并急性冠状动脉供血不足；

⑤合并急性夹层动脉血肿；

⑥合并急性左心衰肺水肿；

⑦并脑外伤；

⑧并大面积烧伤；

⑨嗜铬细胞瘤危象发作；

⑩术后高血压；

⑪妊娠高血压子痫；

⑫并大量鼻出血。

处理原则：高血压急症可根据其有无急性靶器官损害而分为两类：第一类常需在症状出现后 1h 内紧急降压；第二类是没有急性靶器官损害的高血压急症，包括急进型高血压及严重围手术期高血压，允许在 24h 内使血压降至适当水平，若不能明确区分哪一类时，则应按第一类处理。

高血压急症处理的注意事项：

①高血压并脑卒中，应使血压维持在适当水平，即l40～150/90～100mmHg。血压过低，可致脑灌注不足，不宜使用神经系统抑制剂，如利血平、胍乙啶，以免影响对神志的观察。当不能确定是脑出血或脑梗塞时，应尽可能采用利尿剂降压，避免使用扩管药；

②并急性左心功能不全时，宜选用硝普钠、酚妥拉明、压宁定或硝酸甘油静滴，加用速尿静注，避免使用负性肌力药和增加心率的扩管药；

③并急性冠状动脉供血不足时，降压速度宜在10～15min内降至适当水平。慎用增快心率和心肌耗氧的降压药，可选用硝普钠或硝酸甘油静滴，或柳胺苄心定静注；

④动脉夹层急性期，此时应选择减慢心率，降低心肌收缩力的降压药，以防止夹层动脉瘤破裂，争取手术机会。可选用利血平1～2mg肌注，每6～12h可重复，胍乙啶10～25mg，每日一次，心得安10～40mg，每日4次联合治疗。

【疗效评定标准】

1979年制定的全国高血压药物疗效评定标准如下：

显效　舒张压下降≥1.33kPa（10mmHg）且降至正常，或下降≥2.67kPa（20mmHg）。

有效　舒张压下降≥1.33kPa（10mmHg）而＜2.87kPa（20mmFlg）或下降＜1.33kPa（10mmHg）但已至正常水平，或收缩压下降≥4kPa（30mmhg）。

无效　血压下降未达上述标准。

（陈鸿远）

第二节　心力衰竭

心力衰竭是一种复杂的临床综合征，是由于各种心脏结构异常或功能障碍，导致心室充盈或射血能力受损，出现心脏排血量下降，并伴有肺淤血和外周水肿症状。其主要表现是呼吸困难和疲乏，最终影响患者的功能状态和生活质量，但临床表现并非同时出现，有些患者运动受限，但是无明显液体潴留，而另一些患者主要表现为水肿，为呼吸困难和疲乏症状较轻，由于并非所有患者在疾病初期和发展过程中都有容量负荷过重，因此"心力衰竭"这一术语比"充血性心力衰竭"更恰当。

【病因】

从病理生理角度看，心肌舒缩功能障碍可分为原发性心肌损害和心脏长期负荷过重，心肌由代偿最终发展为失代偿两大类：

1. 原发性心肌收缩、舒张功能障碍　冠心病、高血压性心脏病、心肌病、肺心病、瓣膜病等均可致心衰。各种致病因素导致的心肌损害，如风湿性或病毒性心肌炎；冠状动脉疾病导致的严重而持久的心肌缺血使心肌细胞变性或死亡；原发性心肌损害，如原发性扩张型、肥厚型或限制型心肌病；药物中毒，如阿霉素中毒；心肌代谢异常，如心肌淀粉样变、酒精性心肌病等。另外，如某些微量元素的缺乏，如与硒缺乏有关的克山病等。

2. 心脏负荷过重

（1）压力负荷（后负荷）过重：压力负荷（后负荷）过重见于高血压、主动脉瓣狭窄、肺动脉高压、肺动脉瓣狭窄等左右心室收缩期阻力增加的疾病。

（2）容量负荷（前负荷）过重：容量负荷（前负荷）过重见于以下三种情况：

①心脏瓣膜关闭不全致血液反流，如主动脉瓣关闭不全、二尖瓣关闭不全等；

②左、右心或动静脉分流性先天性心血管病，如动脉导管关闭；

③伴有全身血容量增多或循环血量增多的疾病，如慢性贫血、甲状腺功能亢进症等，心脏的容量负荷也必然增加。

【诱因】

基于上述病因，诱发心力衰竭因素包括：

①急性感染，常见为呼吸道感染；

②血容量增加：过多地输入钠盐和水，静脉输液过多、过快等；

③过度体力劳动或情绪激动；

④心律失常：如房颤是诱发心力衰竭最常见的诱因，其他的快速性心律失常以及严重的缓慢性心律失常均可诱发心力衰竭；

⑤其他因素如药物使用不当，如强心剂不足或过量，某些抑制心肌收缩的药物应用不当等。

【分类】

心力衰竭有多种分类方法：

1. 按心力衰竭起病及其病程发展速度分类

（1）急性心力衰竭：急性心力衰竭起病急，发展迅速，心输出量在短时间内大幅度下降，此时机体代偿机制来不及代偿，该类型死亡率很高。常见于急性心肌梗死、严重的心肌炎等。

（2）慢性心力衰竭：慢性心力衰竭起病缓慢，机体有充分时间动员代偿机制，只有到疾病的后期机体代偿能力丧失，心输出量不能满足代谢需要时，心力衰竭的临床表现才出现。常见于冠心病陈旧性心肌梗死、原发性心肌疾病、高血压、肺动脉高压、心脏瓣膜疾病等。

2. 按心力衰竭的发病部位分类

（1）左心衰竭：常见于冠心病、心肌病、高血压、二尖瓣关闭不全等。急性肾小球肾炎和风湿性心脏病是儿童和少年左心室衰竭的常见病因。

（2）右心衰竭：多由左心衰引起，常见于慢性阻塞性肺部疾病、肺动脉高压、肺栓塞、二尖瓣狭窄等所致的后负荷过重而引发。

（3）全心衰竭：使左右心同时受累的疾病，如风湿性心脏病，或由一侧心衰波及另一侧而演变为全心衰。

3. 按心肌收缩与舒张功能的障碍分类

（1）收缩性心力衰竭：因心肌收缩功能障碍而引起的心力衰竭，如心肌炎、心肌病、冠心病等，主要因心肌细胞的变性、坏死所致。

（2）舒张性心力衰竭：主要因心脏的主动舒张和心脏的顺应性下降所致，如高血压性心脏病、肥厚性心肌病等。

一、慢性心力衰竭

【临床表现】

（一）左心衰竭

1. 症状

（1）以肺淤血及心排血量降低为主要表现，临床表现为不同程度的呼吸困难。

①劳力性呼吸困难：是左心衰竭最早出现的症状，因患者活动而发生的呼吸困难，休息后可减轻或消失。主要是由于体力活动时，回心血量增多，肺淤血加重，肺的顺应性降低，通气做功增大，患者感到呼吸困难；

②端坐呼吸：即心衰患者平卧时呼吸困难加重而被迫采取端坐位或半卧位以减轻呼吸困难的状态。其机制为：一是端坐时部分血液因重力作用转移到躯体的下半部位，使肺淤血减轻；二是端坐时膈肌下降，胸腔容量增加，肺活量增加；三是坐位可减少水肿液的吸收，使肺淤血减轻；

③夜间阵发性呼吸困难：患者夜间入睡后因突感气闷被惊醒，在端坐咳喘后缓解，这是左心衰竭的典型表现。其发生机制为：一是患者平卧后，膈肌抬高，胸腔容积减少，不利于通气；二是入睡后迷走神经相对兴奋，使支气管收缩，气道阻力增大；三是入睡后由于中枢神经系统处于相对抑制状态，反射的敏感性降低，只有当肺淤血使 PaO_2 下降到一定程度，才刺激呼吸中枢，使通气增加，患者被惊醒而感到呼吸困难；

④心源性哮喘：夜间阵发性呼吸困难严重时伴有哮鸣音，称之为"心源性哮喘"；

⑤急性肺水肿：是心源性哮喘的进一步发展，是左心衰竭呼吸困难最严重的形式。

（2）咳嗽、咳痰、咯血：咳嗽、咳痰是肺泡和支气管黏膜淤血所致，开始常于夜间发作，坐位或立位减轻，白色浆液性泡沫痰为其特点，可出现痰中带血，有时也会出现大咯血。

（3）疲倦、乏力、头晕、少尿：疲倦、乏力、头晕、少尿是由于心输出量减低，组织、器官血液灌注不足所致。

2. 体征

（1）肺部湿性啰音：由于心衰时肺毛细血管压增高，液体渗出到肺泡所致。

（2）心脏体征：一般均有心脏扩大、肺动脉瓣区第二心音亢进、舒张期奔马律等。

（二）右心衰竭

1. 症状

（1）消化道症状：胃肠道及肝脏淤血引起腹胀、食欲不振、恶心、呕吐等症状，是右心衰竭最常见的表现。

（2）劳力性心慌、呼吸困难：表现为患者随活动而发生心慌及呼吸困难，休息后可减轻。其劳力性呼吸困难的程度视左心功能受损的程度而定。

2. 体征

（1）水肿：常出现于身体最低垂的部位，常为对称性、可压陷性，当出现水肿时可同时表现双侧的胸腔积液，如为单侧的胸腔积液，则以右侧多见，可能与右膈下肝淤血有关。

（2）体静脉压增高：表现为颈静脉搏动增强、怒张、充盈及肝颈静脉反流征阳性。

（3）肝脏淤血肿大：肝脏肿大伴压痛，持续性右心衰竭可导致心源性肝硬化，晚期可出现黄疸及腹水。

（4）心脏体征：除原有的心脏病体征外，右心衰时可闻及因右心室扩大而出现三尖瓣关闭不全的反流性杂音。

（三）全心衰竭

右心衰竭继发于左心衰导致全心衰竭，这时因左心衰竭出现的呼吸困难等症状可有所减轻。全心衰竭时可同时出现左、右心衰竭的临床表现。

【诊断】

心力衰竭的诊断应综合病因、病史、症状、体征及客观检查而确定。首先应有明确的器质性心脏病诊断，其次心力衰竭的症状，即左心衰竭的肺淤血引起的不同程度的呼吸困难，右心衰竭的体循环淤血引起的颈静脉怒张、肝大、水肿等是诊断心力衰竭的重要依据。

【鉴别诊断】

1. 支气管哮喘　心源性哮喘和支气管哮喘的鉴别，前者多见于有高血压或慢性心瓣膜病史的老年人，后者多见于有过敏史的青少年。前者发作时必须坐起，重症者肺部有干湿啰音，甚至咳粉红色泡沫痰，后者不一定坐起，咳白色黏痰后呼吸困难可减轻，肺部听诊以哮鸣音为主。

2. 心包积液、缩窄性心包炎　心包积液、缩窄性心包炎是由于腔静脉回流受阻所致，同样可引起肝肿大、下肢浮肿等表现，应根据病史、心脏及周围血管征进行鉴别，超声心动图检查可确诊。

3. 肝硬化腹水伴下肢浮肿　肝硬化腹水伴下肢浮肿应与慢性右心衰竭鉴别，除基础心脏病体征有助于鉴别外，非心源性肝硬化不会出现颈静脉怒张等上腔静脉回流受阻的体征。

【治疗】

心力衰竭治疗的原则和目的不仅在于缓解症状，还必须采取综合治疗措施以达到减轻心脏负荷、增强心肌收缩力和减轻水、钠潴留的目的。以防止心肌损害的进一步加重，提高运动耐量，延长生存期，最终降低死亡率。

（一）心力衰竭的一般治疗

1. 去除或缓解基本病因　如控制高血压，药物、介入及手术治疗改善心肌缺血，慢性心脏瓣膜患者的换瓣手术及先心病的手术治疗等。

2. 去除诱发因素　如控制感染，纠正贫血和电解质紊乱，控制快速性心律失常等。

3. 改善生活方式，降低心脏损害的危险性　戒烟、戒酒，肥胖者控制体重，控制高血压、高血脂、糖尿病。饮食宜低脂、低盐，重度心力衰竭患者应限制液体入量，根据心力衰竭的程度采取适当的动态运动。

（二）心力衰竭的药物治疗

1. 利尿剂　利尿剂通过抑制肾小管特定部位钠或氯的重吸收遏制心力衰竭的钠潴留，减少静脉回流而减轻肺淤血，降低前负荷而改善心脏功能。常用的利尿剂有襻利尿剂，如速尿；作用于远曲肾小管的噻嗪类，如氯噻嗪和氯噻酮；以及保钾利尿剂，如螺旋内酯、氨苯喋啶等。所有利尿剂均能增加尿量和钠排量，但其药理学特性各异。襻利尿剂增加钠排泄可达钠滤过负荷的 20%～25%，且能增加游离水的清除。除肾功能严重受损（肌酐清除率 <5ml/min）者外，一般均能保持其利尿效果。相反，噻嗪类增加尿钠排泄的分数仅为钠滤过负荷的 5%～10%，使游离水的排泄趋于减少，而且，肾功能中度损害（肌酐清除率 <30ml/min）时就会失效。因此，襻利尿剂是多数心力衰竭患者的首选药物。

（1）心力衰竭时利尿剂的应用要点：所有心力衰竭患者，有液体潴留的证据或原先有过液体潴留者，均应给予利尿剂。NYHA 心功能 I 级患者一般不需要应用利尿剂。

①利尿剂缓解症状较其他药物迅速。利尿剂可以在数小时或数天缓解肺部和周围水肿，而其他药物的临床作用可能需要数周或数月才能起效。

②在治疗心力衰竭的药物中，利尿剂是唯一一种可以减少液体潴留的药物。

③利尿剂不能单独用于心力衰竭的治疗，单独使用利尿剂不可能保持心力衰竭患者长期稳定，利尿剂可以和地高辛、血管紧张素转换酶抑制剂和 β 受体阻滞剂联合使用，可减少临床失代偿的危险性。

④利尿剂通常从小剂量开始逐渐加量，速尿疗效与剂量呈正相关，一旦病情控制，即可以最小有效剂量长期维持，但仍应根据液体潴留情况随时调整剂量。

每日体重的变化是最可靠的监测利尿剂效果和调整利尿剂剂量的指标，通常每日体重减少 0.5～1.0kg 为宜。

⑤适当使用利尿剂是应用其他药物治疗心力衰竭的基础。利尿剂剂量太小可能引起液体潴留，将削弱血管紧张素转换酶抑制剂的治疗反应，并增加 β 受体阻滞剂作用的危险；相反，利尿剂过量，可导致血容量不足，增加血管紧张素转换酶抑制剂和血管扩张剂发生低血压的危险性，并增加血管紧张素转换酶抑制剂或血管紧张素受体拮抗剂发生肾功能不全的危险性。合理使用利尿剂是治疗心力衰竭的很重要步骤。出现利尿剂抵抗时（常伴有心力衰竭的恶化），可用治疗方法包括：

①静脉给予利尿剂，如速尿持续静脉滴注（1～5mg/min）；

②2 种或 2 种以上的利尿剂合用；

③应用增加肾血流的药物（如短期应用小剂量的多巴胺或多巴酚丁胺）。

（2）利尿剂的不良反应：

①电解质的丢失，出现低血钾、低血钠及代谢性碱中毒等；

②神经内分泌的激活。大量用药可出现耳聋，多数可逆，少数不可能恢复；

③低血压和氮质血症。长期用利尿剂，可出现高尿酸血症，可诱发痛风症状。

2. 血管紧张素转换酶抑制剂（ACEI）　目前治疗心力衰竭的理念已发生根本性的转变，从短期的血流动力学/药理学措施转变为拮抗神经内分泌激素，以逆转发生心力衰竭的病理基础心室重构，因此拮抗神经内分泌激素药物开始广泛的应用于心力衰竭的治疗，成为治疗心力衰竭的新里程碑。许多大规模的临床试验，如 MERIT-HF、COPERNICUS、CAPRICORN、GISSI-3、TRACE（Update）、ISIS-4 等，均已证实了其在治疗心力衰竭中的益处。血管紧张素治疗心力衰竭的主要机制如下：

①抑制肾素血管紧张素转换酶；

②作用于激肽酶 II，抑制缓激肽的降解，提高缓激肽水平；

③逆转心肌肥厚和心血管重塑；

④增加运动耐量，提高生活质量。

（1）血管紧张素转换酶抑制剂在心力衰竭中的应用要点：全部收缩性心力衰竭患者必须应用血管紧张素转换酶抑制剂，包括无症状性心力衰竭、左心室射血分数小于 45% 的患者，除非有禁忌证或不能耐受者。

告知患者事项：

①疗效在数周或数月后才出现，即使症状未改善，仍可降低疾病进展的危险性；

②不良反应可能早期发生，但不妨碍长期治疗。血管紧张素转换酶抑制剂可无限期使用，一般与利尿剂合用，如无液体潴留时也可单独使用，一般不用补充钾盐。服用血管紧张素转换酶抑制剂前，应注意以下情况：血压、肾功能是否正常；血清钾及钠水平是否正常；是否在服用利尿剂；有无循环血容量不足的表现等。

（2）血管紧张素转换酶抑制剂禁忌证或须慎用的情况：对血管紧张素转换酶抑制剂有致命性不良反应的患者，如血管神经性水肿、无尿性肾衰或妊娠妇女，应绝对禁用。以下情况须慎用：

①双侧肾动脉狭窄；

②血肌酐水平显著增高 [<225.2μmol/L（3mg/dl）]；

③高钾血症；

④低血压（收缩压 <90mmHg）；低血压患者须经其他处理，待血流动力学稳定后再决定是否应用血管紧张素转换酶抑制剂。

血管紧张素转换酶抑制剂的剂量必须从小剂量开始，如能耐受则每隔 3～7 天剂量加倍。滴定剂量及过程需个体化，用药前须注意利尿剂的最合适剂量，必要时先停用利尿剂

1~2 天。起始治疗 1~2 周后应监测肾功能和血钾，以后定期复查。血管紧张素转换酶抑制剂的目标剂量或最大耐受量不存在根据患者治疗来决定，只要患者能耐受，可一直增加到最大耐受量，即可长期维持应用。

（3）血管紧张素转换酶抑制剂不良反应：具有两方面的不良反应：

①与血管紧张素Ⅱ抑制剂有关的不良反应包括低血压、肾功能恶化、血清肌酐浓度上升、钾潴留；

②与激肽积聚有关的不良反应，如咳嗽和血管性水肿。

3. β 受体阻滞剂　β 肾上腺素受体阻滞剂，像血管紧张素转换酶抑制剂一样，是通过影响神经内分泌系统起作用的，β 肾上腺素受体阻滞剂通过抑制交感神经可防止心衰病情的发展。其治疗心力衰竭的可能机制为：

①拮抗升高的交感神经系统，阻断内分泌激活；

②使 β 受体上调，介导传导信息传至心肌细胞；

③通过减慢心率增加心肌收缩力；

④改善心肌松弛，增加心室充盈；

⑤提高心室的电稳定性；

⑥抑制心室不良重构。

目前用于心力衰竭的 β 受体阻滞剂有选择性 $β_1$-受体阻滞剂，如美托洛尔、比索洛尔，兼有 $β_1$、$β_2$ 和 $α_1$ 受体阻滞剂，如卡维地洛、布新罗尔。

（1）β 受体阻滞剂在心力衰竭中的应用要点：

①β 受体阻滞剂治疗应常规用于临床病情稳定的左室收缩功能不全的患者（射血分数小于 40%）和正在接受血管紧张素转换酶抑制剂的患者，有水钠潴留的心衰患者须应用利尿剂和地高辛等标准治疗，病情稳定后始可应用。

②对左室收缩功能障碍，且没有症状的患者，在进行包括血管紧张素转换酶抑制剂标准治疗的同时，可考虑应用 β 受体阻滞剂治疗。

③为了保证患者的安全，在应用 β 受体阻滞剂治疗前，可先给予标准治疗稳定一段时间，开始应用 β 受体阻滞剂时，需要对患者进行详细的基本临床评估（临床状态稳定，患者没有出现急性失代偿或容量负荷过重的情况，4 天内未静脉用药，无液体潴留且体重稳定）。

④β 受体阻滞剂应用时，应从小剂量开始，每增加剂量或有症状恶化时均需重新临床评估，患者在起始应用 β 受体阻滞剂或逐渐加药过程中，若出现心衰的恶化或其他副作用，可联合应用药物，或减少 β 受体阻滞剂的用量，或暂时退出治疗。

应告知患者：

①症状改善常在治疗 2~3 个月后才出现，即使症状不缓解，也能防止疾病的进展；

②不良反应常发生在治疗的早期，一般不妨碍长期用药。

β 受体阻滞剂不能应用于"抢救"急性心力衰竭，包括难治性心力衰竭需静脉给药者。NYHA 心功能Ⅳ级心力衰竭患者，需待病情稳定（4 天内未静脉用药，已无液体潴留且体重稳定）后，在严密监护下由专科医师指导应用。应在血管紧张素转换酶抑制剂和利尿剂基础上加用 β 受体阻滞剂，必要时应用地高辛。

（2）β 受体阻滞剂的禁忌证：支气管痉挛性疾病；心动过缓（心率＜60 次/min）；Ⅱ度及以上房室传导阻滞（除非已安装起搏器）；有明显液体潴留，需大量利尿者，暂时不能应用。

（3）β 受体阻滞剂的起始和维持治疗：起始治疗前患者须无明显液体潴留，体重恒定，利尿剂以维持在最合适剂量。应用时从小剂量开始，每 2～4 周剂量加倍，达最大耐受量或目标剂量后长期维持，应按照患者的治疗反应来确定剂量。

4. 洋地黄制剂　洋地黄制剂通过抑制心肌细胞膜 Na^+-K^+-ATP 酶，使细胞内 Na^+ 水平升高，促进 Na^+-Ca^+ 交换，细胞内 Ca^{2+} 水平提高，而发挥正性肌力作用。长期以来，洋地黄对心力衰竭的治疗主要归因于对正性肌力的作用。最近研究表明，洋地黄可通过降低神经内分泌系统的活性起到治疗作用。地高辛是唯一被美国 FDA 确认能有效地治疗慢性心力衰竭的洋地黄制剂，目前应用最为广泛。

（1）洋地黄在心力衰竭治疗中的应用要点

①地高辛应用的目的在于改善收缩性心力衰竭患者的临床症状，应与利尿剂、某种血管紧张素转换酶抑制剂和 β 受体阻滞剂联合应用。地高辛也可用于伴有快速心室率的心房颤动的患者。对心力衰竭合并房颤伴快速心室率患者，不建议使用大剂量（大于 0.25mg/d）地高辛控制心室率，如果控制心室率，可加用 β 受体阻滞剂。不用于心脏功能Ⅰ级患者。

②地高辛常用量 0.125～0.25mg/d。70 岁以上、肾功能减退者宜用 0.125mg/d。每日一次或者隔日一次。在治疗心力衰竭时很少需用较大剂量（0.375～0.5mg/d），开始治疗时也不需要传统的快速洋地黄化。

虽然有学者主张应用地高辛血清浓度测定指导选择地高辛的合适剂量，但尚无证据支持这一观点。

（2）洋地黄的不良反应

心律失常：室性早搏发生率为 45.4%，房室性发生心动过速为 22.3%，房性心动过速伴阻滞为 12.7% 等；胃肠道症状，表现畏食、恶心、呕吐、腹泻甚至腹痛；神经精神症状，常见头痛、头晕、疲倦和嗜睡，有时可出现神经痛、失语、幻觉、谵妄等。

5. 可供选择的其他药物

（1）醛固酮拮抗剂的应用：已证实人体心肌细胞有醛固酮受体。醛固酮除引起低钾、低镁外，可导致自主神经功能失调，交感神经激活而副交感神经活性降低。而且，醛固酮可促进Ⅰ型、Ⅲ型胶原纤维的增生，促进心肌重塑，特别是心肌纤维化，从而促进心力衰竭的发展。醛固酮逃逸现象的存在，决定了是否在血管紧张素转换酶抑制剂的基础上加用醛固酮受体拮抗剂，从而进一步抑制醛固酮的副作用，可望有更大益处。

临床应用建议：对于左室收缩功能障碍接受标准治疗的严重心力衰竭患者，应考虑服用小剂量的醛固酮拮抗剂，如螺内酯，但应注意高钾血症或疼痛性乳腺增生症的发生。一旦发生应停药。轻度至中度心力衰竭患者使用螺内酯的疗效尚不清楚。

（2）血管紧张素受体拮抗剂：与血管紧张素转换酶抑制剂不同，血管紧张素受体拮抗剂〔Angiotensin（Ang）-Ⅱ〕可阻断经血管紧张素转换酶和非血管紧张素转换酶途径产生的 Ang Ⅱ 和 Ang Ⅱ₁ 与受体的结合。因此，理论上此类药物对 Ang Ⅱ 不良作用的阻断比血管紧张素转换酶抑制剂更直接、更完整。应用血管紧张素受体拮抗剂后血清 Ang Ⅱ 水平上升，与 Ang Ⅱ₂ 受体结合加强，可发挥有力的效应。血管紧张素受体拮抗剂对缓激肽的代谢无影响，因此，通过提高血清缓激肽浓度不能发挥对心力衰竭有利的作用，但也不会产生可能与之有关的不良反应。

临床应用建议：血管紧张素受体拮抗剂治疗心力衰竭有效，但其疗效是否相当或优于血管紧张素转换酶抑制剂，尚未定论，当前仍不宜以血管紧张素转换酶抑制剂取代血管紧张素受体拮抗剂广泛用于心力衰竭治疗。应用过血管紧张素转换酶抑制剂和能耐受血管紧张素转换酶抑制剂的心力衰竭患者，仍以血管紧张素转换酶抑制剂为治疗首选。不能耐受血管紧张素转换酶抑制剂患者可用血管紧张素受体拮抗剂代替之。

（3）环磷酸腺苷依赖性正性肌力药物的静脉应用：主要包括：

①β 肾上腺素激动剂，如多巴酚丁胺；

②磷酸二酯酶抑制剂，如米力农。这两种药物均能通过提高细胞内 cAMP 水平而增加心肌收缩力，而且兼有外周血管扩张作用，短期应用均有良好的血流动力学效应，但不主张长期应用。

临床应用建议：

①对心衰患者不主张长期使用非洋地黄类正性肌力药物，因会增加死亡率，只有在难治性心衰、病情非常严重并危及生命时才应用；

②各种原因引起急性心衰，如心脏手术后心肌抑制所致急性心衰；

③慢性心力衰竭患者病情急剧恶化，对利尿剂、地高辛和血管扩张剂联合治疗无效时可短期应用，有助于病情稳定以争取下一步治疗机会；

④为终末期心力衰竭患者争取下一步治疗机会，等待心脏移植供体是一种有效治疗方法；

⑤推荐剂量：多巴酚丁胺 $2 \sim 5\mu g/$（kg·min）；米力农 $50\mu g/$（kg·min）负荷量，继以 $0.375 \sim 0.75\mu g/$（kg·min）。

（三）舒张性心力衰竭的治疗

舒张性心功能不全由于心室舒张不良使左室舒张末压升高，而致肺淤血，多见于高血压、冠心病，但可同时合并收缩功能不全，如果客观检查显示左室舒张末压增高、心室射血分数正常则表明以舒张功能不全为主。最常见的舒张功能不全见于肥厚性心肌病。

治疗方法：

①控制收缩期和舒张期高血压；

②应用β受体阻滞剂减慢心率，延长心脏舒张期，改善左室充盈和增加舒张末容量，负性肌力作用可降低耗氧量，改善心肌缺血，抑制交感神经的血管收缩，降低后负荷；

③血管紧张素转换酶抑制剂减少血管紧张素Ⅱ的形成，降低交感神经活动，减少醛固酮分泌，改善心肌顺应性，降低室壁应力和硬度，故可改善舒张功能；

④钙拮抗剂使钙离子进入细胞内减少，维拉帕米可减慢心率，延长心脏舒张期，因此可改善舒张性心力衰竭患者的临床症状；

⑤对肺淤血症状明显者，可适量应用静脉扩张剂或利尿剂降低前负荷，但不宜过度，若过分的减少前负荷可使心排血量下降；

⑥存在混合性舒张功能不全时，适当选用洋地黄类药物与改善舒张功能药物合用是有益的。

（四）难治性心力衰竭

难治性心力衰竭是指经适当的应用洋地黄制剂、利尿剂和血管紧张素转换酶抑制剂、其他血管扩张剂、β受体阻滞剂治疗，消除合并症和诱因后，心力衰竭症状和体征未能得到改善，甚至恶化。

对每位难治性心力衰竭患者，都应进行全面的重新评估，包括：所有的心脏病诊断是否正确；引起心力衰竭的主要病理生理异常原因；有无使心力衰竭持续的并发症或心外因素，如风湿活动、感染性心内膜炎、贫血、甲状腺功能亢进、电解质紊乱、洋地黄过量、反复发生的小面积肺栓塞等；既往治疗中有无使心力衰竭加重或恶化的因素存在。在治疗上除强化标准治疗外，应着重于液体潴留的治疗，神经体液拮抗剂的使用，血管扩张剂和正性肌力药物的合理应用，以及机械和外科的治疗方法等。

二、急性心力衰竭

急性心力衰竭是指由于急性心脏病变引起心排血量、急剧降低，导致组织器官灌注不足和急性淤血综合征。临床上急性左心衰较为常见，是严重的急危重症，抢救是否及时、合理与预后密切相关。

【病因和发病机制】

心脏解剖或功能的突发异常，心排血量急剧降低和肺静脉压突然升高均可发生急性左心衰竭。常见的病因包括：

①与冠心病有关的急性广泛前壁心肌梗死、乳头肌梗死断裂、室间隔破裂穿孔等；

②感染性心内膜炎引起的瓣膜穿孔、腱索断裂所致瓣膜性急性反流；

③其他，如高血压心脏病发生血压急剧升高，原有心脏病的基础上发生快速性心律失常或严重缓慢性心律失常，输液过多、过快等。

主要的病理生理基础是心脏收缩力突然严重减弱，心排血量急剧减少，或左室瓣膜急性反流，左室舒张末压迅速升高，肺静脉回流不畅。由于肺静脉压迅速升高，肺毛细血管压随之升高使血管内液体渗入到肺间质和肺泡内，形成急性肺水肿。

【临床表现】

突发严重的呼吸困难，呼吸频率长达 30～40 次/min，强迫坐位，面色苍白、发绀、大汗、烦躁，同时频繁咳嗽，咳粉红色泡沫样痰。随病情持续，血管反应减弱，血压下降。

【诊断】

根据典型的症状和体征，一般可做出诊断。

【鉴别诊断】

急性呼吸困难应与支气管哮喘相鉴别，心源性休克与其他原因所致的休克相鉴别。

【治疗】

心力衰竭是内科急症之一，及时发现并采取积极有效的治疗措施，常可挽救患者的生命。治疗措施应在对症治疗的同时给予积极预防病因以及诱发因素。

1. **体位** 患者取坐位或半坐位，双下肢下垂，以减少静脉回心血量，减轻心脏前负荷。必要时可四肢轮流结扎止血带，使动脉血流保持通畅，静脉回流受阻，使肺循环血流减少，肺水肿迅速得到改善。

2. **给氧** 可经鼻导管输氧，开始氧流量 2～3L/min，也可达 6～8L/min，有条件时可行面罩给氧或正压呼吸，薄膜氧和器给氧治疗效果更好。

3. **抗泡沫治疗** 使用酒精吸氧（即氧气流经含量 50%～70% 酒精的湿化瓶）或使用有机硅消泡剂。

4. **止痛镇静剂** 对急性心力衰竭，尤其肺水肿患者，有必要及时应用镇静剂，可缓解呼吸困难，常用的有吗啡和哌替啶。

（1）吗啡：10mg 吗啡用 10ml 25% 葡萄糖稀释，以 3～5ml 静脉注射，必要时 3～5min 可重复一次，直至总量为 10mg。下列情况禁用吗啡：低血压或休克；晚期危重患者；出现呼吸抑制者；有严重缺氧和二氧化碳潴留；昏迷患者；支气管哮喘等。

（2）哌替啶：疗效较吗啡差，仅适用于对吗啡有禁忌证、不能耐受吗啡者。哌替啶100mg 相当于吗啡 10mg 疗效。

5. **快速利尿** 速尿 20～40mg 或利尿酸钠 25～50mg 静脉注射，可减少血容量，降低心脏前负荷，缓解肺淤血。

6. **血管扩张剂** 对任何病因引起的急性左心衰竭（二尖瓣狭窄伴有明显肺动脉高压除外）均有良好效果。常用血管扩张剂有以下 2 种：

（1）硝普钠：是一种作用强、起效快、持续时间短暂的均衡血管扩张剂，既能扩张小动脉，又能松弛小静脉平滑肌，同时减轻心脏前后负荷，为急性左心衰肺水肿治疗首选，是目前临床常用药。血压偏高或正常者，应用硝普钠 50mg，加入 5% 250ml 葡萄糖注射液，静脉滴注，开始时 15～30μg/min，在严密观察下逐渐增加至 50～100μg/min，用药过程中密切观察血压，使血压维持在 100/60mmHg 左右为宜，如肺水肿合并低血压或休克，可用硝普钠与多巴胺联合疗法。硝普钠的主要副作用是低血压，而多巴胺可调节动脉血管张力，增加心肌收缩力，升高血压，扩张肾动脉，具有改善肾血流的作用。两者联合用药可降低心室前后负荷，避免血压过度下降。

（2）硝酸盐制剂：硝酸甘油主要通过减少回心血量，降低左室容量和室壁张力，减轻心脏前负荷和心肌耗氧量而增强心肌收缩力，提高心排血量发挥治疗作用。给药方法：硝酸甘油 2～5mg 加入 5% 250ml 葡萄糖注射液中缓慢静滴，开始时 5～10μg/min，以后可根据治疗反应调整药物剂量。最大剂量不超过 200μg/min，一般需 50～100μg/min，以收缩压监测，维持收缩压不低于 100mmHg 或心率不增至 110 次/min。硝酸甘油 0.5mg 舌下含服，也可迅速降低静脉回流，降低肺毛细血管压力。

7. 强心苷 西地兰 0.4mg 或毒毛旋花子苷 K 0.25mg 稀释于 25% 10ml 葡萄糖，缓慢静脉注射，若病情无好转，1.5h 后可重复给药。若发病后用过洋地黄类药物，宜从小剂量开始，并密切观察其疗效反应，再予以调整。

8. 静脉注射地塞米松 静脉注射地塞米松 10～20mg，可降低周围血管阻力，减少回心血量和解除支气管痉挛。

9. 静脉放血 尤其适用于大量快速输液、输血所致的急性肺水肿，对严重的二尖瓣狭窄或主动脉病变引起的肺水肿，用静脉穿刺或切开放血（300～500ml）可减少过多的血容量。若有酸中毒，可同时给予纠正酸中毒的治疗。

10. 气管插管加压给氧 气管插管加压给氧及人工正压呼吸是对抗急性肺水肿抢救时行之有效的方法。

11. 机械辅助循环 主动脉内气囊反搏术（IABP）对各种药物治疗无效的患者或伴有休克患者可考虑应急使用。

（陈鸿远）

第三节　心律失常

一、心律失常电生理学

（一）心肌细胞的膜电位与离子转运

心肌细胞的膜电位包括静息时的静止电位与兴奋时的动作电位。心肌细胞静止时处于膜内带负电位、膜外带正电位的极化状态。在神经冲动的兴奋下，心肌细胞先除极，以后再复极，这两个过程构成动作电位，心肌细胞膜电位可分为 5 个相，即 0 - 4 相。

1. 0 相（除极期） 当心肌细胞受冲动刺激时，膜对钠离子的通透性提高，膜内电压负值降低。当膜电位达到阈电位时，激发膜的 m 闸门开放，形成了钠通道（又称"快通道"）。细胞膜对 Na^+ 的通透性突然升高，对 K^+ 的通透性降低，此时由于细胞外 Na^+ 较细胞内高 36 倍，易向细胞内流，又因细胞内负电的吸引，大量的 Na^+ 快速流入细胞内，使细胞内负电位消失，很快反转为正电位，称为"极性逆转"。在心房肌表现为心电图的 P

波，在心室肌相当于 R 波的上升支。近年分子生物学研究表明，钠通道可能是嵌入双脂层细胞膜上的一种蛋白质，由 3 个带电荷的 m 基团和 1 个带电荷的 h 基团组成，分别称为 m 闸门和 h 闸门，m 和 h 基团在不同条件下可发生构型变化，控制闸门开放与关闭。在静止电位时 h 闸门开放，m 闸门关闭，在除极时，m 及 h 闸门均开放，在复极时 h 及 m 闸门均关闭。奎尼丁能与 h 基团结合，使 h 闸门狭窄，以致在除极时，Na^+ 不能快速流入细胞内，使自律性降低。

2.1 相（快速复极初期）　0 相结束时，细胞内有过多的阳电荷，导致 m 闸门关闭，使快通道迅速失活，Na^+ 内流停止；同时对 Cl^- 通透性增加，Cl^- 内流使膜内电位迅速下降，相当于心电图的 R 波下降支。最近发现，细胞内注射四乙胺阻断 K^+ 通道后，1 相不明显，近年来 ^{42}K 示踪证明，溶液中除去 Cl^- 后，可使 K^+ 外流减少，因此，有人认为 1 相是因 K^+ 外流引起。

3.2 相（缓慢复极期）　当膜的除极达到一定程度时，激活膜上另一种蛋白质产生的构型变化，形成"钙通道"，又称"慢通道"。由于 Ca^{2+} 流入较慢。这时膜的"慢通道"被激活而开放，Ca^{2+} 的缓慢内流，使膜内电位保持较高水平，膜电位始终接近零电位，形成"平台"。相当于心电图的 S - T 段。在低血钙时，细胞外 Ca^{2+} 浓度低，流入时间延长，表现为 S - T 间期延长。因维拉帕米能阻止 Ca^{2+} 内流，使 2 相被阻滞。

4.3 相（快速复极来期）　膜的离子通道失活，通透性下降，Ca^{2+} 停止内流，细胞膜对 K^+ 通透性增加，促使 K^+ 外流，导致膜内电位迅速下降为负值，直到恢复到静止水平。复极过程主要在 3 相完成，相当于心电图的 T 波。奎尼丁等 I A 类药物阻止 K^+ 外流而延长 3 相复极，使动作电位时程延长。利多卡因等 I B 类药物促进 K^+ 外流，缩短了 3 相复极期，使动作电位时程缩短。

5.4 相（静止期或电舒张期）　这时通过钠泵活动，将进入细胞的 Na^+、Ca^{2+} 主动地转运到细胞外，3 相流出细胞的 K^+，主动转运到细胞内，回复到静止时的电位水平和极化状态，这种主动性离子转运所消耗的能量，是由细胞代谢过程中的三磷酸腺苷（ATP）系统供应。

以上 5 个相为各种心肌细胞所共有，但在自律细胞（窦房结、房结区、结希区、希氏束 - 浦肯野系统）与非自律细胞（心房肌、心室肌）的 4 相有所不同。自律细胞的 4 相并不保持稳定，静止电位呈缓慢的自动除极而逐步上升，形成一个坡度，称为"舒张期自动除极"或"舒张期电位"。这是由于自发性 Na^+ 或 Ca^{2+} 内流和 K^+ 外流所致。由于 K^+ 外流逐渐减少，因而 Na^+ 或 Ca^{2+} 内流多于 K^+ 外流，形成膜电位逐步升高（负值减少）的舒张期自动除极过程。一旦达到阈电位，立即触发一个新的动作电位，这是由于自律细胞的离子转运泵功能不全致使 Na^+ 或 Ca^{2+} 不断顺着浓度差从细胞外进入细胞内所致。在自律细胞中，心房传导组织和希氏束 - 浦顷野系统（希浦系统）属于快反应细胞，其 4 相自动除极是由于 Na^+ 内流超过 K^+ 外流所致。窦房结和房室结属慢反应细胞，其 4 相自动除极可能是 Ca^{2+} 内流所致，可被慢通道阻滞剂维拉帕米所阻抑。

以上 0、1、2、3 相为动作电位时间，即收缩期，4 相为静止电位，即舒张期。

（二）心律失常的电生理改变机制

心律失常的发生与心肌的自律性、兴奋性（应激性）或传导性的失常有密切关系。现将电生理改变机制概述如下：

1. 自律性　心肌自行产生有节律的冲动和收缩能力称为自律性，为心肌内特殊传导系统的自律细胞所具有。自律性是自律细胞从最大舒张电位通过自动除极到达阈电位时触发的节律性动作电位，它决定于下列 3 种因素。

（1）舒张期自动除极速度：舒张期自动除极速度加快，表现为 4 相坡度愈大，到达阈电位的时间愈早，发生冲动的时间缩短，自律性增高。反之，4 相坡度愈平坦，则自律性降低。对于快反应自律细胞 4 相除极速度（如心房传导组织，希浦系统等）决定于钠内流速度超过钾外流的速度，对于慢反应细胞（如窦房结和结区）决定钙内流的速度。因此，凡使钾外流减慢、钠内流加快或钙内流加快的因素均可使自律性升高；反之，则自律性降低。交感神经兴奋或给予肾上腺素能促使钙内流，提高窦房结的自律性，加快心率，又能提高膜对钠离子的通透性，使希浦系统的 4 相坡度增大，引起室性心律失常。低血钾时，膜对钾离子通透性降低，4 相坡度增大，易导致心律失常。

（2）舒张电位水平：最大舒张电位（以膜内负值计）减小，则自动除极到达阈电位发生兴奋的差距和时间缩短，自律性提高；反之，舒张电位增大，则自律性降低。例如，心肌缺血、缺氧、代谢障碍或洋地黄中毒时，由于 ATP 产生减少，心肌细胞膜离子转运泵缺乏能源，钾泵内流转运困难、细胞内钾离子减少，膜内外的钾离子浓度差距降低，舒张电位变小，自律性增高。迷走神经或拟胆碱药作用于心肌细胞膜的胆碱受体，使膜对钾离子通透性提高，钾外流加速，舒张电位增大，自律性降低。

（3）阈电位水平：阈电位是指心肌细胞受刺激或通过自动除极，使膜电位的负值降低到临界水平时所产生的激动，阈电位水平降低（负值增大），则舒张电位到达阈电位的差距和时间缩短，自律性增高；阈电位水平升高（负值减小），则自律性降低，如奎尼丁使膜对钠离子通透性降低、阈电位升高，自律性降低。

2. 应激性　应激性是指心肌对刺激发生反应的性能，表现为电生理和机械收缩的变化。心肌不应期可反映膜的除极能力，对于快反应细胞取决于膜对钠离子的通透性。心肌不应期可分为下列几期。

（1）绝对不应期：相当于动作电位 0 相、1 相、2 相及 3 相前半段。由于钠通道处于失活状态，钠离子不能内流，即使非常强的刺激也不能再激发除极，相当于心电图的 Q 波开始到 T 波顶峰前。

（2）有效不应期：从动作电位的除极开始后虽能发生部分除极（局限性兴奋），但尚不能发生动作电位（扩散性兴奋）的期间。

（3）相对不应期：相当于 T 波顶峰到 U 波之间，或动作电位 3 相后半部，在这期间，特别强的刺激可产生动作电位。它又分为 3 个亚期：

①易激期：为相对不应期的超常期，在此期内，微小刺激可引起强烈反应，心房易激

期在 R 波的下降支，心室的易激期在 T 波顶峰前 30ms；

②呆滞期：相当于 T 波的下降支，在这期内，即使以强大的刺激也不会引起兴奋；

③超常期：相当于动作电位复极后短时间内的过度极化阶段，即 3 相末部和 4 相开始处，相当于心电图 T 波结束和 U 波开始。在这期内，微弱的刺激可产生强烈的反应。易于引起复杂的心律失常。

上述有效不应期（ERP）缩短时，易于发生早搏或折返，在相对不应期（RRP）内产生的兴奋，易引起早搏及差异传导。

影响应激性的因素主要决定于静止电位或阈电位水平：

①静止电位水平：静止电位水平减小，则和阈电位的差距减小，引起兴奋所需的阈刺激也减小，应激性增高，静止电位水平增大，则和阈电位的差距增大，引起兴奋所需的阈刺激也增大，应激性降低；

②阈电位水平：阈电位水平降低，则静止电位到达阈电位的差距缩短，引起兴奋所需的阈刺激减小，应激性增高；反之，阈电位水平升高，则应激性降低，如奎尼丁抑制心肌细胞膜快通道的 Na^+ 内流，使阈电位升高，应激性降低。

3. 传导性　冲动传导的过程即细胞膜除极扩播过程，传导速度决定于除极速度（即 0 相上升速度 V_{max}）膜舒张电位和阈电位水平。0 相除极越快，兴奋传导速度越快。膜舒张电位是除极时促使 Na^+ 内流因素之一，舒张电位负值大，则 Na^+ 内流和除极速度加快，传导速度也快。阈电位水平降低，则从静止电位到达阈电位发生兴奋的差距和时间缩短，传导性升高；相反，阈电位水平升高，可使传导性降低。苯妥英钠提高心肌细胞膜的 Na^+ 通透性，使 V_{max} 提高，传导速度加快。奎尼丁等抑制 Na^+ 内流，V_{max} 降低，传导速度减慢。

二、快速型心律失常

在成人，快速心律失常的定义为心率超过 100 次/min。

（一）窦性心动过速

【临床表现】

1. 心电图表现　正常窦性 P 波，频率介于 100～180 次/min 之间，在极量运动时可能更快。剧烈体力活动时的最快心率随着年龄增长从 200 次/min 降至 140 次/min。窦性心动过速（以下简称窦速）的发作与终止都是渐进性的，PP 间期可轻度不等，PR 间期较恒定，>0.12s。

窦速的机制一般为窦房结细胞第 4 期舒张期自发去极加速。频率的变化可由于起搏细胞在窦房结内不同部位的转移。颈动脉窦按摩、Valsalva 动作或其他迷走兴奋方法可逐渐减慢窦速的频率，而在停止这些迷走兴奋的措施后，窦速的频率又逐渐加快至先前的水平。

2. 临床特征　窦速常见于婴幼儿，可能是对多种生理或病理性状况的正常反应，包括发热、低血压、甲状腺功能亢进、贫血、焦虑、用力、低血容量、肺栓塞、心肌缺血、充血性心力衰竭、休克等。药物诸如阿托品、麻黄素、儿茶酚胺类、甲状腺素、酒精、烟碱、咖啡因等或炎症，可致窦速。持续性窦速可为心力衰竭的表现。在二尖瓣狭窄或严重缺血性心脏病患者，窦速可导致心排血量下降，或诱发心绞痛，或促发其它心律失常，部分是由于心室充盈时间缩短和冠脉血流减少。慢性非阵发性窦速可见于正常成人，可能由于窦房结的自律性增高或在窦房结附近存在自律性心房起搏点。自主神经调控失衡可能对窦速的发生起重要作用。

【治疗】

重要的是去除病因，如戒烟酒、不饮咖啡、茶或其他刺激物。对于非继发于充血性心力衰竭的窦速，洋地黄治疗无效。β 阻断剂、维拉帕米和地尔硫卓可用于控制原因不明的窦速。

（二）窦房结折返性心动过速

【临床表现】

1. 心电图表现　其频率范围为 80 ~ 200 次/min，但一般慢于其他形式的室上性心动过速（以下简称室上速），平均心率 130 ~ 140 次/min。P 波形态与正常窦性 P 波相同或极相似。PR 间期随心动过速的频率不同而异，但通常 RP > PR。可有房室阻滞而不影响窦性 P 波频率。动态心电图可能显示心动过速，由房性早搏，偶可由室性早搏诱发。窦房结折返的起动不依赖于临界程度的心房内或房室结的传导延迟，心房激动顺序与窦性心律时相同。发作时常伴房室结的文氏阻滞。心动过速时发生的束支阻滞不影响周期长度（RR 间期）和 PR 间期。终止前可发生房室结传导时间（AH 间期）延长或房室结阻滞，但不影响窦房结折返。

2. 临床特征　其发生率约占室上速的 5% ~ 10%。可发生于所有年龄组，无性别偏心分布。与其它室上速的患者相比，窦房结折返性心动过速患者的年龄稍大，器质性心脏病也较多见。由于心率相对较慢，症状不严重，许多患者可能不去就医，加之我国以往心内电生理开展不普遍，临床诊断的病例数远低于其实际发病率。窦房结折返可能是某些患者的所谓"焦虑相关的窦速"的原因。

【治疗】

β 阻断剂、维拉帕米和洋地黄对终止和预防发作有效。近年来，已有射频消融成功的报道，但其对窦房结功能远期作用仍有待随访，很少采用手术切除窦房结。

（三）房室结折返性心动过速（AVNRT）

【临床表现】

1. 心电图表现　AVNRT 的 QRS 波正常，发作与终止均突然，频率范围 150 ~ 250 次/min，成年人大多在 180 ~ 200 次/min，偶尔可慢至 110 次/min，儿童可快至 250 次/min 以上。当伴有功能性室内差异传导时，需与室性心动过速鉴别。P 波可埋藏于 QRS 波之内，或紧随其后，V_1 导联产生类似于不完全右束支阻滞的"R"波，在 Ⅱ、Ⅲ、aVF 可见假的"S"波，偶尔可位于 QRS 波之前。动态心电图可能记录到其突然发作的瞬间，AVNRT 系由一个 PR 间期延长（经慢径路下传）的适时出现的房性早搏所诱发。发作突然终止，有时继以短暂的心脏停搏或心动过缓。发作起始的最初几个心动周期可缩短，而终止前的几个 RR 间期延长。RR 间期的变异通常由房室结前向传导的时间变异引起。颈动脉窦按摩可终止发作，终止前心动过速的心率稍减慢，如按摩不能终止其发作，亦可使其心率轻度减慢。

2. 电生理检查　适时出现的心房激动，下传心室时导致房室结传导的临界水平延长，常可诱发房室结折返。室性期前刺激诱发者约 1/3 患者。心房不是折返的必需部分。在大多数患者，逆传的 P 波出现在 QRS 波的起始处，明确排除旁路的可能性。在 AVNRT 的最常见类型，VA 间期小于 50% 的 RR 间期，AV/VA ＞ 1.0。心动过速期间，大多数患者记录到的最早心房活动的最小 VA 间期 ≤ 61ms，而距高位右房的心房波最小 VA 间期 ≤ 95ms。在与旁路相关的心动过速或非典型性（快—慢型）AVNRT 时，VA 间期要长于上述值。

对于大多数患者，AVNRT 的折返方式是经慢（α）径路向前传导至心室，而经快（β）径路逆传心房。其环形运动的近端和远端的最终通路似乎位于房室结之内，因此，折返运动可能完全局限于房室结。折返方式为：房室结慢径路→最终的远端共同通路（可能为远端房室结）→逆向房室结快径路→最终的近端共同通路（可能为近端房室结或心房下部的一部分）。对于某些患者，希氏束也可能为折返环的组成部分。心动过速的周期长度一般取决于慢径路前传的情况，因为快径路逆传极快，且逆传向上的不应期较短。

双径路的概念：支持存在房室结双径路的证据为，以 A_1A_2 为横坐标，A_2H_2 为纵坐标，或以 A_1A_2 为横坐标，H_1H_2 为纵坐标时，A_2H_2 或 H_1H_2 的曲线中断。这是因一个临界的 A_1A_2 间期时遇到快径路不应期，兴奋突然在快径路受阻而经慢径路延迟下传，表现为 A_2H_2（或 H_1H_2）间期的突然延长。双径路的诊断标准为当 A_1A_2 递减 10 ~ 20ms 时，AH 间期增加 ≥ 50ms。偶尔，双径路可表现为窦性心律或等率心房起搏时不同的 PR 或 AH 间期，或在恒定的周期长度起搏心房时，AH 间期突然跳跃式延长。一个 P 波分别通过快慢径路下传产生两个与之相关的 QRS 波，是双径路存在的另一佐证。有些患者有 AVNRT 发作，但却无不应期曲线中断；相反，一些正常人有房室结不应期曲线中断，却从无 AVNRT 发作。许多患者同时有房室结逆向的不应期曲线中断，少数患者可有多径路存在于房室交界区。

约 5% ~ 10% 的 AVNRT，折返前传经快径路，逆传经慢径路，释为非常见或非典型性房室结折返，此时逆传的心房活动出现在 QRS 波之后，产生长的 VA 间期和相对较短的 AV 间期（AV/VA ＜ 0.75）。此外，前传亦可能经房室结的两条径路之一，而逆传则经旁路。

心室或可能包括心房不是维持房室结折返的必需组成部分，尤其在 AVNRT 开始时，偶可见到自发的房室阻滞，这种阻滞可发生在折返环远端的房室结、房室结和希氏束之间、希氏束内或希氏束的远端。偶尔可位于房室结的折返环与心房之间。AVNRT 的终止，大多由于慢径路前传被阻断（"弱支"），在心腔内心电图记录时，表现为逆传的 A 波后无 H 波和 V 波。

逆传的心房激动 AVNRT 时，逆传心房激动顺序正常，即希氏束电图处的 A 波最早发生，其后为冠状窦口处的 A 波，然后再去极其余的右房和左房组织。在非典型性 AVNRT，经慢径路逆传心房时，冠状窦口附近记录到的 A 波可早于低位右房的 A 波，表明慢与快径路进入心房的插入点略有不同。手术治疗 AVNRT 和射频消融时的检测都证实了这一点。AVNRT 合并室内差异传导时，不影响心动过速的周期长度。

3. 临床特征　AVNRT 多见于无器质性心脏病的患者。心动过速时症状轻者表现为心悸、紧张和焦虑，重者表现为心绞痛、心力衰竭和休克，这取决于心动过速的频率、持续的时间和有无器质性心脏病。晕厥的原因有 2 种：

①心室率过快，心排血量减少，脑灌注不良；

②心动过速对窦房结自律性产生超速抑制，心动过速突然终止时，出现心脏停搏。无器质性心脏病的 AVNRT 一般预后良好。

【治疗】

1. 急性发作的终止　这取决于不同患者心脏的基础情况及对心动过速耐受程度和以往发作史。有些患者，休息、解除焦虑和镇静可能是终止 AVNRT 发作唯一需要的措施。兴奋迷走神经的方法，例如颈动脉窦按摩，Valsalva 动作、引吐或面部接触冰水为一线治疗。这些方法可能终止 AVNRT 或使心率略减慢，而停止这些措施心率又复加速至先前水平，如未能有效终止 AVNRT，在每用一次药物后，应重复这些方法。抑制慢径路前传的药物包括洋地黄、钙拮抗剂（维拉帕米和地尔硫卓）、腺苷或 ATP 和 β 阻断剂。抑制快径路逆传的药物为ⅠA 和ⅠB 类药物。ⅠC 和Ⅲ类药物对慢、快径路传导均可抑制。一般首选作用于慢径路前传的药物或快、慢径路均可抑制的药物，如洋地黄、维拉帕米、ATP 和普罗帕酮（心律平）。

腺苷 6～12mg 或 ATP10～20mg 于 1.0s 内静脉快速注射。维拉帕米 5mg 或地尔硫卓 0.25mg/kg，以 3～5min 速度静脉注射，大约可在 2.0min 内使 90% 的 AVNRT 终止。西地兰 0.4mg 缓慢静脉注射，30～60min 可重复 0.2～0.4mg。普鲁帕酮 1～1.5mg/kg，5～7min，静脉注射。普萘洛尔（心得安）应从小剂量（0.25～0.5mg）开始缓慢静脉注射，必要时增加至 1.0mg，可每隔 5.0min 给药，直至获得满意疗效，一旦出现毒副作用或总量达到 0.15mg/kg 停用。应用普萘洛尔时应十分小心，原则上禁用于心力衰竭、慢性肺疾患或哮喘史患者。Esmolol 作用持续时间短，起效快，应为首选，剂量 50～200μg/（kg·min）。

对于心脏扩大或有心力衰竭者应首选西地兰。对疑有或确诊为心动过缓 - 心动过速综合征者，应在起搏的保护下使用上述抗心律失常药物，如无起搏保护，宜使用小量（0.1～0.2mg）西地兰，如无上述情况，应首先选用 ATP 或腺苷，维拉帕米或普鲁帕酮。静脉 β 阻断剂的疗效不如以上三类药物。禁止联合静脉使用维拉帕米和 β 阻断剂。

加压药物可通过颈动脉窦和主动脉内的压力感受器引起反射性迷走兴奋而终止 AVNRT，收缩压需上升至 24kPa（180mmHg）水平；但禁用于高血压或冠心病患者。加压药的剂量为苯肾上腺素（新福林）5～10mg，甲氧酮（美克速新命）10～20mg，或间羟胺（阿拉明）10mg，在5%葡萄糖液250～500mL中稀释，缓慢静脉滴注。

ⅠA和ⅠB类药物一般不用于终止AVNRT的急性发作。

药物治疗不能终止的AVNRT应采用食管调搏，超速起搏治疗。

直流电心脏转复：10～15J的同步直流电转复可使大部分AVNRT终止，少数患者可能需要更高的能量。AVNRT患者一旦出现心功能不全，应及早进行直流电转复。在大量使用洋地黄之后，进行直流电心脏转复可能导致电击后严重的室性心律失常。

2. 预防复发　常比终止发作更为困难。首先必须确定患者AVNRT发作的频率和严重程度是否需要长期预防性使用药物，如果心动过速的发作不频繁，持续时间短暂，可为患者良好耐受，容易自发终止或被患者用简便的兴奋迷走神经方法终止，可不必预防性用药，如心动过速发作频繁或持续时间长或发作时伴有明显血液动力学障碍，需长期口服抗心律失常药物，预防复发。药物的选择可根据临床经验或系列电生理筛选。对大部分AVNRT可根据临床经验治疗，仅对发作伴有严重血液动力学障碍的患者，需用电生理检查评价药物的疗效。

预防用药首选洋地黄、β阻断剂或缓释维拉帕米。洋地黄使用时根据病情可采用不同的速度给地高辛，快于24～36h内洋地黄化，或2～3d洋地黄化后，每日给地高辛0.125～0.25维持，开始则每日仅给维持量0.125～0.25mg。缓释维拉帕米240mg，qd。倍他乐克（美多心安）25～50mg，bid；或氨酰心安12.5～25mg，bid；或心得安10～20mg，tid。也可用普鲁帕酮150～200mg，tid。

使用以上单一药物治疗不能控制心动过速发作患者，可联合使用地高辛0.125～0.25mg与β阻断剂。对极难控制的患者可用胺碘酮200mg tid×1周，200mg bid×1周，继以200mg eod或qd维持。

3. 根治射频导管消融（RFCA）　为安全有效的根治方法。应首选消融慢径路，进行房室结改良。我院对347例患者治疗的成功率达98%，仅1例合并完全性房室阻滞。一般对发作频繁，症状明显者应首选RFCA，对药物治疗无效或不能耐受药物毒副作用者更应积极考虑RFCA。目前，RFCA已可代替直流电消融和手术治疗。抗心动过速起搏器已不再为临床上治疗AVNRT所必需。

（四）隐匿性旁路参与的房室折返性心动过速（AVRT）

【临床表现】

1. 心电图表现　隐匿性房室旁路仅有室房单向传导功能而无房室前传功能，因而在窦性心律时心电图正常，无法识别旁路的存在。在隐匿旁路参与AVRT时，旁路为室房逆传的途径，P波出现在QRS波后ST段上或T波的前部。80%以上的隐匿旁路位于左游离壁，P波在Ⅰ与aVL导联倒置，如不伴有室内差异传导，QRS波正常。与AVNRT相对而言，AVRT时更多见QRS波的电压交替。AVRT终止时，大多兴奋被阻断在经房室结的前传支，因而表现为P波后无QRS波，如发生室内差异传导，则QRS波常表现为左束支阻滞图形，可能由于在心动周期极短时，右束支的不应期短于左束支。

2. 电生理检查　诱发 AVRT 需一定程度的房室传导延迟，这种延迟可发生于房室结，也可位于希氏－浦肯野系统，故亦可无一定程度的 AH 间期延长。房室结不应期曲线光滑，无 AVNRT 时较常见的曲线中断。偶尔可存在房室结双径路，但仅有少数患者的 AVRT 可经慢径前传和旁路逆传形成折返。

电生理检查有助于论证隐匿性旁路的存在。心动过速期间或心室起搏时，如果希氏束以外的其他部位记录到的心房激动（A 波）早于希氏束 A 波，即表明存在希氏束以外的附加旁路的室房传导。在 AVRT 发作期间，在希氏束处于不应期时发放的室性期前刺激，如仍可经室房逆传兴奋心房，说明存在希氏束以外的室房旁路。进行心室连续递增刺激时，VA 间期固定，无递减传导，当以 AVRT 同样的频率起搏心室时，起搏的 VA 间期与 AVRT 时的 VA 间期相等，VA 间期 <50% RR 间期。由于心室和心房都是折返环的组成部分，如果在有房室或室房阻滞时，心动过速依然继续，可以除外 AVRT。

3. 临床特征　AVRT 的频率常 ≥200 次/min，较 AVNRT 为快，但二者的频率重叠范围颇大，故对二者鉴别意义不大。由于心动过速时，心房被牵张，心钠素分泌增多，终止后有多尿。可有晕厥，其原因可能为过快的心室率不能保证充分脑灌注，或在心动过速突然终止时，被抑制的窦房结不能及时起搏，产生长间歇。体检时，心率极规整，S_1 强度一致。颈静脉压可升高，但波形保持恒定。

【治疗】

1. 急性发作的终止　方法类似于前述的 AVNRT 的治疗。主要措施仍应针对阻断房室结传导，应首选兴奋迷走神经方法，静脉腺苷（或 ATP）、维拉帕米、西地兰或 β 阻断剂。也可用主要阻断旁路逆传的普鲁帕酮。即使出现心房颤动，也可使用洋地黄或维拉帕米，因为旁路无房室前传功能；但极少数患者，因儿茶酚胺过度分泌的情况下，隐匿性的旁路亦可出现房室前传。

2. 预防　复发同 AVNRT。

3. 根治　选用 RFCA，适应证同 AVNRT，针对旁路进行消融。

（五）预激综合征

【临床表现】

1. 心电图表现　预激（WPW）综合征时，心房兴奋激动全部或部分心室的时间早于兴奋仅经正常房室传导系统传导的预期时间。在 WPW 综合征，由工作心肌纤维构成的肌性联结存在于心脏特殊传导系统之外，联结心房和心室，它们被命名为附加房室旁路，通常称为 Kent 束，是产生最常见的预激类型的原因。除人类外，也偶见于猴、狗、猫等动物。典型 WPW 综合征的心电图表现有三个特征：

①窦性心律时 PR 间期 <120ms；

②QRS 波时间 >120ms，QRS 起始部分粗钝、上升缓慢（delta 波），而终末部分正常；

③继发性 ST－T 波改变，即与主要 delta 波及 QRS 波向量的方向相反。

WPW 综合征这一术语用于有症状（一般由快速心律失常引起）的患者。最常见的快速心律失常类型为顺向折返的房室折返性心动过速，即经房室结下传心室、经旁路逆传心房，因而心动过速时的 QRS 波正常，无预激的图形，心室率 150～250 次/min，大多快于AVNRT。突然发作或终止，类似于 AVRT。

预激综合征的特殊类型：房希氏束通道，指绕掉房室结生理性延迟的从心房至希氏束的纤维，表现为短 PR 和正常 QRS。虽然在解剖学上得以证实，但这些传导通道对于产生心动过速的电生理意义仍不明确，没有充分证据说明有短 PR，正常 QRS 波和与房希氏束旁路相关的心动过速的 Lown-Ganong-Levine（LGL）综合征。RFCA 的实践表明，大部分伴有窦性心律时短 PR 的阵发性室上速大多为 AVNRT，仅少数为 AVRT。RFCA 的实践也更新了对 Mahaim 纤维的认识。虽有关于结室纤维的描述，但表现为 Mahaim 类型生理学特征的大多数纤维位于右游离壁。小部分这些纤维插入至接近三尖瓣环的右心室，它们通常位于侧或后的三类瓣环，可被视为右房室旁路。而表现 Mahaim 型生理学的最常见的纤维在解剖学上的长度超过 4cm，其心房侧接近侧壁部位的三类瓣环，心室侧插入点在靠近右束支远端的右室游离壁心尖部或在右室心尖部游离壁处直接与右束支远端相连接。因此应将这些纤维称为房分支旁路。其充分预激的 QRS 波图形极类似于左束支阻滞。患者具有预激的心动过速，但窦性心律时 QRS 波正常。电生理检查时，可显示旁路存在，旁路仅有房室的前传而无室房逆传，且前传时间长，表现为递减传导特征。预激的心动过速为逆向折返性心动过速，即经 Mahaim 纤维前传，经房室结逆传，QRS 宽，呈左束支型，AV 长；VA 间期短。大多数患者无正常 QRS 波的心动过速，因为 Mahaim 纤维无室房逆传，因此不能形成顺向折返。

2. 电生理检查　如 kent 束可以前传，房室传导可能有两条并行的通路，一条为有生理性传导延迟的房室结，另一条直接从心房至心室，且无延迟，因两条下传的兴奋可分别去极部分心室，而形成 QRS 溶合波。当心房快速起搏或心房期前刺激时，房室结传导延迟，心室更多的部分由经旁路下传的兴奋所去极，预激的程度更明显，如果房室结传导延迟足够长，全部心室可能经旁路下传兴奋去极，相反，如果旁路远离窦房结，例如左侧壁旁路或房室结传导时间相对短，可能较多的心室被经房室结下传的兴奋所去极。窦性心律时的溶合波表现为短 HV 间期或希氏束电位，实际上出现在心室去极开始之后，这是由于部分心房兴奋绕过房室结，经旁路较早激动心室。

3. 临床特征　据文献报道，预激综合征的发生率在很大程度上取决于所调查的人群，在正常健康人群中为 0.1～3.0‰，平均为 1.5‰。最近资料表明，发生率可能高达 3.7‰。左游离壁旁路最常见，以下依次为后间隔、右游离壁、右前间隔和中间隔。WPW 见于所有的年龄组，从胎儿婴儿期至老年，也见于同卵双胎。男性发生率高于女性，并随年龄的增长而降低，可能由于随年龄增长，预激可减少或消失。有预激综合征的大部分成年人心脏正常，但可出现在一些先天性或获得性心脏病，例如 Ebstein 畸型、二尖瓣脱垂、心肌病等。Ebstein 畸型患者常有多条旁路，位于右侧，在后间隔或后侧壁部位。预激位于心房化的右室，心动过速时有长的 VA 间期，QRS 波为右束支阻滞图形。

阵发性心动过速的频发程度似随年龄增多，在 20～39 岁年龄组为 10%，而在 60 岁以上为 36%。有心动过速的患者，大约 80% 有 AVRT，15%～30% 有心房颤动，5% 有心房扑动。室性心动过速不常见。异常的 QRS 波可能掩盖或类似心肌梗死，束支阻滞或心室肥厚，并且预激综合征的存在可提醒注意合并存在的心脏缺陷。WPW 如无心动过速或合并的心脏异常，预后良好。有心动过速反复发作的患者中虽大多数预后良好，但偶可发生猝死。有研究表明，对 151 例患者随访 1～11 年，1 例猝死。

房室旁路很可能是先天性的，但在一定年龄才能表现出来，似乎为"获得性"的。预激尤其是多旁路患者的亲属中的发生率高，预测可能与遗传有关。有些预激综合征的儿童或成人随着年龄增长，不再发生快速性心律失常，可能由于在旁路的插入部位发生纤维化或其它改变。婴儿期间可不出现心动过速，但常不在以后又复发，如果 5 岁以后还有心动过速，无论旁路部位如何，75% 的患者将持续存在心动过速。静脉注射 ajma-line 或普鲁卡因酰胺或运动中出现窦性心律时的间歇性预激和经旁路的传导消失，说明旁路的不应期长，则在发生心房颤动或心房扑动时，发生快速心室率的危险性小。这些方法的特异性相对较好，但敏感性很低，阳性预测的精确度低，可有意外情况。异丙肾静脉滴注无异于识别猝死的高危患者。

【治疗】

有心室预激者，可能无或偶有无明显症状的快速心律失常。这些患者既不需电生理检查，也不需治疗，但如果患者有频发的快速心律失常或心律失常症状，则应开始治疗。心律失常导致明显血流动力学后果的患者应接受电生理检查。

1. 终止急性发作　AVRT 的终止方法基本类似于 AVNRT。鉴于许多 AVRT 患者可发生心房颤动，因此最好不用洋地黄类药物。心房颤动时，如伴有晕厥，或恶化为心室颤动，或心室率 >200 次/min，应首选同步直流电转复；如无明显血流动力学障碍，且心率 <200 次/min，可静脉使用延长旁路不应期的药物，如普鲁卡因酰胺 100mg，3min 注入，如无低血压，每隔 5～10min 重复 100mg；或普鲁帕酮 70～105mg，3～5min 注入。禁用洋地黄和维拉帕米。

2. 预防复发　普鲁帕酮 150～200mg，tid；经电生理检查，旁路前传不应期 >270ms 的 AVRT，也可用 β 阻断剂，例如倍他乐克 25～75mg，bid，或氨酰心安 12.5～50mg，bid，可联合应用地高辛 0.125～0.25mg，qd；难治性 AVRT 或心房颤动，可用胺碘酮 0.2g，tid×1 周，0.2g，bid×1 周，之后 0.2g，qd，部分患者的维持量可减至每周 3～6 次，每次 0.2g。

3. 根治　射频消融安全、有效，已取代直流电消融和手术治疗，适用于症状明显，发作频繁，有猝死危险，药物治疗无效，或不能耐受药物毒副作用的患者。

（六）房性心律失常

房性早搏

【临床表现】

1. 心电图表现　提前发生的 P 波，PR 间期 > 120ms，P 波形态不同于窦性 P 波，QRS 波大多正常，但如 P 波出现过早，可伴有室内差异传导，多表现为右束支阻滞图形，甚至不能下传心室。不下传的 P 波常与 T 波重叠，该"T"波如不仔细分辨，易被误认为窦性停搏。一般 RP 间期与 PR 间期成"反比"，即联律间期（RP 间期）越短，其后的 PR 越长。

2. 临床特征　房性早搏可见于不同的临床情况，如感染、炎症或心肌缺血时，它们也可由不同的药物、紧张、吸烟、饮酒或浓茶、咖啡所诱发。房性早搏可能为快速室上性心律失常，甚至偶尔为室性快速心律失常的触发因素。临床上无明显器质性心脏病的房性早搏并不少见。

【治疗】

房性早搏一般不需治疗。对于有明显症状或可触发其它快速心律失常者，可用普鲁帕酮 150 ~ 200mg，tid，或莫雷西嗪 150 ~ 200mg，tid，或沛心达 100 ~ 200mg，tid。

心房扑动

【临床表现】

1. 心电图表现　典型性或 I 型心房扑动的心房率为 250 ~ 350 次/min，但某些抗心律失常药物，诸如奎尼丁、胺碘酮等可将心房率减慢至 200 次/min。此时，虽心房率减慢，但房室传导可由 2:1 转为 1:1，心室率反而更快。心房扑动的常见心房率为 300 次/min，未经治疗的房室传导为 2:1，心室率为 150 次/min。因 F 波常不易辨认，可能被误认为阵发性室上速。因此，凡是 150 次/min 的窄 QRS 波心动过速，应想到心房扑动的可能性。压迫眼球或颈动脉窦按摩，可能使 2:1 的房室传导变为 4:1，而能清楚显示 F 波。未用药物即有心室率明显减慢，提示房室传导障碍。在儿童、预激综合征或甲状腺机能亢进，以及房室结快速传导的患者，可出现 1:1 房室传导，心室率快达 300 次/min。II 型心房扑动的心房率为 350 ~ 450 次/min。大多数心房扑动的机制为折返。

心电图特征为 P 波消失，代之以 F 波，呈锯齿状，其间无等电位线，在 II 、III 、aVF 和 V_1 导联最清楚。在这些导联，F 波通常倒置，较少见直立者。房室传导比率恒定者心室律规整；房室传导比率多变（由于房室结的文氏阻滞）者心室律则不规整。交替出现 2:1 和 4:1 的房室传导常见，可能有两个水平的阻滞，即高位的房室结 2:1 和较低位水平的 3:2 阻滞。房室传导的比率大多为偶数，即 2:1，4:1 等。不纯扑动（扑动—颤动）的心房率快于单纯扑动，"扑动波"的形状与间距多变。某些患者产生不纯扑动的原因可能是，一个心房为心房颤动，而另一心房为心房扑动。心房传导时间延长是产生心房扑动的促发因素。

2. 临床特征　心房扑动不如心房颤动常见。阵发性心房扑动可见于无器质性心脏病的正常人，而慢性（持续性）心房扑动通常见于器质性心脏病，如风湿性心瓣膜病、缺血性心脏病或心肌病。间隔缺损、肺栓塞、二尖瓣或三尖瓣狭窄或关闭不全或慢性心室衰竭均可导致心房扩张而引起心房扑动，可影响心脏的一些毒性或代谢性情况，例如甲状腺功能亢进，酗酒和心包炎。可为先天性，甚至可发生在子宫内的胎儿身上，也可发生在先天性心脏病手术矫正之后。心房扑动具有"不稳定性"，容易转为窦性心律或发展为心房颤动。在较少见的情况，心房扑动确可持续存在数月甚至数年。与心房颤动不同，心房扑动时，有心房收缩，这可能部分解释其体循环栓塞比心房颤动少见。在儿童当中，心房扑动的持续发作伴有猝死的危险性增高。

颈动脉窦按摩可使心房扑动的心室率成倍数下降，停止按摩后，心室率又恢复至原来水平。颈动脉窦按摩后偶可使窦性心律恢复。运动时由于交感活性增高或迷走活性减低，可使心房扑动的心室率加倍。

体检时，颈静脉搏动波快速，且与下传的 QRS 波之间的关系恒定。听诊第一心音的强度一致，偶可有心房收缩音。

【治疗】

同步直流电心脏转复为首选治疗，因为它可立即有效地恢复窦性心律，并且电击所需能量相对较小（＜50J），如果电击使心房扑动转为心房颤动，可以用更高能量再次电击，以转复窦性心律，或根据临床情况不再转复。心房颤动可自动转为窦性心律或转为心房扑动，如果患者不能被电转复或者电转复为禁忌证，例如用较大量洋地黄之后，在食管或右心房用导管快速起搏心房，可能终止Ⅰ型心房扑动（但非Ⅱ型），大多数患者可恢复窦性心律或变为心房颤动。一旦发生心房颤动，心室率比心房扑动时明显减慢，临床症状改善。经心房起搏终止心房扑动可伴有拖带，即在一定临界水平快速起搏心房时，扑动波的形状发生变化，但扑动不终止。

药物治疗可减慢心室率，转复窦性心律和预防复发。减慢心室率的药物可选用洋地黄类、维拉帕米、硫氮卓酮或 β 阻断剂。腺苷或 ATP 可产生房室阻滞。ⅠA 类药物（尤其奎尼丁）和胺碘酮可转复心房扑动，恢复窦性心律和预防复发。近来亦用ⅠC 类药物。

在使用奎尼丁前，一定要先用洋地黄，钙拮抗剂或 β 争阻断剂减慢心房扑动的心室率。否则直接用奎尼丁，在减慢心房率的同时，可通过抗迷走加快房室传导，产生 1：1 的传导，明显加快心室率。

由于心房扑动时，心房率慢于心房颤动，房室结的隐匿传导程度不如后者明显，药物控制心室率比后者疗效差。

药物的剂量与用法参见心房颤动的治疗。

射频导管消融也可用于根治药物无效的难治性Ⅰ型心房扑动，但复发率较高（10% ~ 30%）。

心房颤动

【临床表现】

1. 心电图表现　各导联 P 波消失，代之以极快（350~600 次/min）的颤动波（f

波），RR 间隔完全不规整，但有时 f 波极纤小，常规心电图上难以识别，采用右房或食管电极才可显示。体表心电图上，f 波多在 Ⅱ、Ⅲ、aVF 与 V₁ 导联最清楚。在正常的房室传导，心房颤动的心室率很少超过 180 次/min，大多介于 100～160 次/min，但在交感神经高度兴奋，诸如心源性休克，严重泵衰竭或心外科术后患者的心室率可超过 200 次/min。在 WPW 合并的心房颤动，心室率可超过 300 次/min 而导致心室颤动。在临床上看到 P 波消失，RR 间期绝对不整的窄 QRS 波的快速心律失常，首先应考虑心房颤动。

有证据表明，心房颤动时，心房兴奋可能以电张力方式跨越房室结，使房室结远端作为起搏点，产生心房颤动时的心室律。

2. 临床特征　心房颤动为临床上仅次于室性早搏的常见心律失常，约见于 1% 的 60 岁以上人群。其发生与左心房大小、基础心脏病和异常的心房电生理有关。心房颤动的发生率随年龄增长而增多，大多发生于有器质性心脏病患者，包括冠心病、风湿性心脏病、心肌病、高血压性心脏病和心力衰竭。新近发生的心房颤动的病因寻找不可忽略隐匿性或明显的甲状腺功能亢进。临床上，无明显器质性心脏病或其它病因的心房颤动称孤立性心房颤动。

心房颤动可为阵发性，也可为慢性持续性。慢性心房颤动比阵发性心房颤动的危险性大，前者的心血管死亡危险 2 倍于后者。

心房颤动导致的症状取决于多种因素，其中最重要的是心脏状况，快速的心室率和丧失心房收缩降，低心排血量也是重要因素。

体检所见，包括第一心音强弱不一，颈静脉搏动图无 a 波，和绝对不规整的心室律。在心室率快时，有明显的脉短绌。当心房颤动患者的心室率变规整时，可能系转为窦性心律、房性心动过速、有固定房室传导比率的心房扑动或发生交界性或室性心动过速，如果心室率慢而规整，应考虑完全性房室阻滞。

栓塞的危险：心房颤动是体循环栓塞的最重要危险因素。仅以美国为例，45% 的心源性栓塞发生于非瓣膜病心房颤动患者；其余的心源性栓塞见于急性心肌梗死（15%），慢性左室功能不全（10%），风湿性心脏病（10%），人工心脏瓣膜（10%）等情况。我国风湿性瓣膜病仍较常见，是构成慢性心房颤动的重要病因，因此心源性栓塞病因分布于不同于欧美国家，但尚无系统的资料统计。非心瓣膜病的心房颤动患者发生脑卒中的危险性 5～7 倍于无心房颤动的对照组。某些患者的心房颤动发生栓塞的风险更大，例如二尖瓣狭窄伴心房颤动，每年栓塞发生率 4%～6%，3～7 倍于窦性心律的二尖瓣狭窄。最常见的栓塞病例为脑栓塞。30%～75% 的脑栓塞患者有脑栓塞复发危险，大约每年 10% 的复发率，在初发后第一年内最常见。二尖瓣脱垂时，脑卒中的危险性增高，若合并心房颤动，风险更大。

心脏转复为窦性心律后，栓塞的危险取决于存在的危险因素，约在 0～7% 的范围之内。高危患者包括有过栓塞史、二尖瓣狭窄或人工机械瓣的患者。低危患者为 60 岁以下无器质性心脏病的心房颤动患者。

【治疗】

1. 去除病因和诱因　对于因心房颤动的首次发作就诊的患者，应认真查询病因和诱因，例如甲状腺功能亢进、二尖瓣狭窄、肺栓塞、心包炎等，并针对可能纠正或控制的病因加以治疗，例如未积极有效治疗甲状腺功能亢进，很难满意的控制心房颤动。

2. 减慢心室率　这是所有心房颤动患者均应尽快达到的治疗目标。理想的心室率应在静息状态 60～70 次/min，一般的日常活动如散步，不超过 90～100 次/min。少数心房颤动患者如果未经治疗，心室率即不快，甚至偏慢，控制心室率应选用作用于房室结的药物，主要有三类，即洋地黄类、钙拮抗剂（维拉帕米和地尔硫卓）和 β 阻断剂。洋地黄类药物长期以来作为心房颤动时减慢心室率的首选药物，近年来，它的这一地位面临挑战。它减慢心房颤动心室率的原理是通过兴奋迷走神经，增强房室结的隐匿性传导，因而有利于患者静息状态下，迷走兴奋占优势时的心室率控制，而当患者活动，运动或处于交感神经高度兴奋（如心脏的外科术后，心力衰竭，心源无效）。对于后一些情况，钙拮抗剂通过直接作用于房室结区的慢反应细胞，β 阻断剂直接对抗交感兴奋可能更为有效。地尔硫卓的负性变力性作用明显弱于异搏定和 β 阻断剂，近来引起人们的兴趣与关注。我们用静脉地尔硫卓治疗 15 例心室率快的心房颤动，以心室率下降 25% 为有效，有效率100%，其中有 12 例的剂量为 0.30mg/kg，另外 3 例需用 0.35mg/kg。而 40 例使用静脉西地兰 0.4mg 的患者，仅 33 例（82.5%）有效。并且地尔硫卓组患者心室率最大下降的时间距给药中位数为 4.3min，西地兰组为 45min。15 例接受地尔硫卓治疗的患者中，12 例血压轻度下降，无明显症状，不需停用药物，12 例有颜面潮红症状，3 例有注射部位的瘙痒症状。排出半衰期仅 9min 的快速 β 阻断剂 esmolol 也在临床上受到重视。

对于有明显心力衰竭和心房颤动应首选洋地黄类药物，如西地兰 0.2～0.4mg 缓慢静脉注射，慢性心衰时可用 0.125～0.25mg，qd，并且联合使用利尿剂和血管紧张素转换酶抑制剂等血管扩张药物控制心力衰竭，如经充分的上述治疗并注意了解病因与诱因纠正，心室率居高不下，可联合使用小剂量地尔硫卓（15～30mg，tid）或小剂量 β 阻断剂（倍他乐克 12.5mg，bid 或氨酰心安 6.25mg，bid）。对于无明显器质性心脏病的心房颤动，应更多首选地尔硫卓 0.25mg/kg，iv 或 30～60mg，tid；维拉帕米 5mg，iv 或 40～80mg，tid 口服；Esmolol 150～200μg/kg·min。应禁忌联合使用静脉 β 阻断剂和钙拮抗剂。

3. 转复窦性心律和预防复发　慢性心房颤动持续时间 <12 个月，无明显左心房扩大，无可纠正病因或明确的病因已控制，而心房颤动依然存在，可考虑直流电同步心脏转复（200～300J），如为突然发作的心房颤动，心室率快，导致急性心血管功能不全，心脏电转复应为首选治疗，如经胸外电击失败，通过右心房电极的高能量电击可能成功。在电收缩恢复之后，心房有效的机械收缩可能不立即恢复，临床的改善可能延迟。直流电心脏转复的成功率在 90% 以上，但仅 30%～50% 的患者可保持窦性心律 12 个月。心房颤动持续时间 <1 年的患者保持窦性心律的可能性较大。

对于电复律成功或发作频繁的阵发性心房颤动，为预防复发，可选用奎尼丁，最好用缓释剂如赛利科 300mg，bid；胺碘酮，200mg，tid×1 周；200mg，bid×1 周，200mg，qd ×2～3 周，维持量可每周服药 5 天，每日 200mg；也可试用 IC 类药物，国内仅有普鲁帕酮供应，可用 150～200mg，tid。有些阵发性心房颤动发作由房性早搏触发，平时存在频发的房性早搏，可以试用莫雷西嗪（乙吗噻嗪）150～200mg，tid，可获满意疗效，而远期的药物毒副作用小于奎尼丁或胺碘酮。

4. 手术和射频导管消融　Cox 等设计的迷宫手术方案，在心房的多个部位切割离断，使被电传导分隔开的各个部分均不足以使兴奋的折返持续，从而根治心房颤动，但手术的创伤大，其在心房颤动治疗中的地位尚有待研究。

导管射频消融可阻断房室交界区传导，形成完全性房室阻滞，植入 VVI 或 VVIR 起搏器。近来也有研究尝试用射频消融改良房室交界区，消融慢径路，因为慢径路的不应期短，它被消融后，保留不应期长的快径路，可能有利于心室率的控制，又免于植入起搏器。

手术与导管消融仅用于药物治疗无效，症状明显，心力衰竭难以控制，并且进行性恶化的患者。

有些阵发性心房颤动症状，尤其伴有窦性心动过缓时，可用 AAI 或 DDD 等生理性起搏方式，可能减少或控制心房颤动的发作。

有的心房颤动明确继发于 AVNRT 或 AVRT 之后，射频消融成功根治 AVNRT 与 AVRT 后，心房颤动也被消除，但有些患者，尤其是老年患者，既有 AVNRT 或 AVRT，也有与其无关而独立存在的心房颤动，即使成功消融根治了前者，后者依然存在。

有些老年心房颤动患者，即使未用药物，因同时存在房室传导障碍，心室率不快，患者无明显症状和血流动力学障碍。他们常有病窦综合征，持续性心房颤动的出现在一定意义上是对病窦综合征的一种"根治"，不需植入起搏器，也不需其他治疗。这种患者不宜电转复，因电击后可能发生心脏长时间间歇，心脏停搏或严重的室性快速心律失常。

5. 抗凝治疗　长期抗凝治疗如何掌握仍是未解决的问题。越来越多的临床试验表明有器质性心脏病，包括非瓣膜性心脏病的慢性心房颤动应接受华法林，预防栓塞，尤其是脑栓塞的发生，单用阿司匹林无效，但也有研究表明，对非心瓣膜性心脏病的心房颤动，华法林和较大剂量阿司匹林（325mg/d）对于预防缺血性卒中和体循环栓塞的效果相同，均优于安慰剂，但在 75 岁以上的患者，未见阿司匹林的有益作用。

基于以上事实，宜推荐如下对策：对于所有的器质性心脏病合并慢性心房颤动的患者都应长期服用华法林或阿司匹林 325mg/d，且应进一步评价栓塞的危险性，对高危患者，应选华法林，对低危患者选阿司匹林，对孤立性心房颤动可服阿司匹林，或不用药而随访观察。在直流电击心脏转复前，应做常规食管超声检查，如有心房内附壁血栓，应用华法林抗凝（凝血酶元时间延长至对照的 1.3～1.5 倍）3 周后转复，复律后抗凝 2～4 周。急诊转复时，可用肝素抗凝。

房性心动过速

电生理学将房性心动过速（以下简称房速）分为自律性和折返性两类。二者均可能伴有房室阻滞。

自律性房性心动过速

【临床表现】

1. 心电图表现　起始后，频率逐渐加快，心率<200次/min。P波形态不同于窦性P波，PR间期直受到房速的频率影响，可出现房室阻滞，但不影响心动过速的存在与持续。兴奋迷走方法一般不能终止心动过速，但可能产生或加重房室阻滞。

自律性房速不能被心房的电程序刺激诱发或终止，其发生不依赖于心房内或房室结传导的延迟。心房的去极顺序不同于窦性P波，AH间期与心动过速的频率有关。心动过速的第一个P波与其后的P波形态一致，此不同于折返性房性心动过速。自律性房速极难与以主导环概念解释的微折返性房速相区别。

2. 临床特征　许多伴有房室阻滞的室上速可能为自律性房速，包括洋地黄中毒引起的伴房室阻滞的房速。自律性房速见于各年龄组，可发生在各种使心房自律性增高的情况，如心肌梗死，慢性肺部疾患（尤其合并急性感染时），急性酒精摄入和各种代谢紊乱。洋地黄中毒似为特别重要的促发原因。实验研究发现，触发活动可发生在各种心房纤维，包括人体二尖瓣组织，因此触发活动也可能为人体控制房速的机制之一，但许多"自律性"房速，不能被维拉帕米终止。目前，在临床上尚难明确触发活动在房速机制中的地位。

【治疗】

与折返性房速的治疗一并讨论。

折返性房性心动过速

【临床表现】

1. 心电图表现　P波形态不同于窦性P波，PR间期直接受心动过速的频率影响，可出现房室阻滞而不干扰心动过速的存在和持续。电生理检查显示心房的激动顺序不同于窦性心律，AH间期与心动过速的频率相关。兴奋迷走神经方法可产生或加重房室阻滞，但不能终止发作。折返性房速可被心房期前刺激或快速起搏诱发或终止，诱发的房性早搏应落在心房的相对不应期，产生临界水平的心房内传导延迟。房速的第一个P波形态常不同于其后的P波。

2. 临床特征　折返性房速的报道不多，可能在临床上不常见。心动过速频率大约130~150次/min，也可快至180次/min。可被房性早搏诱发或终止。自发终止可为突然出现或先有逐渐减慢或交替性长短周期。

【治疗】

未用洋地黄类药物的伴有房室阻滞的房速的治疗方法类似于其他房性快速心律失常。根据临床情况，可用洋地黄类药物减慢心室率，也可在此基础上加用ⅠA，ⅠC或Ⅲ类抗心律失常药物。药物治疗无效，症状明显，血流动力学障碍日益恶化的患者可作射频消融心房病灶以根治之，也可阻断房室交界区，产生完全性房室阻滞，植入VVI或VVIR起搏器。

如伴有房室阻滞的房速发生于正服用洋地黄类药物的患者，应怀疑可能为洋地黄中毒，应停用洋地黄类药物，补充氯化钾，在密切监测心脏的情况下，可静脉使用苯妥英钠、利多卡因或β阻断剂。对于心室率不十分快，而血流动力学稳定的患者，可能停用洋地黄和补钾为唯一的治疗方法。这里应强调，此时虽有房室阻滞，但不是补钾的禁忌证，并且只要血钾不升高，即使血钾在正常范围，仍应补钾。

紊乱性房性心动过速（多源性房性心动过速）

【临床表现】

1. 心电图表现　心房率 100~130 次/min，P 波形态至少有三种以上，PP 间期完全不等。大多数 P 波可下传心室。

2. 临床特征　这种心动过速大多见有患有慢性阻塞性肺部疾患和充血性心力衰竭的老年患者，可能最终发展为心房颤动。洋地黄似乎不是常见的起因，儿茶碱可能涉嫌为其诱因。紊乱性房速也可见于儿童之中。

【治疗】

主要为病因治疗。抗心律失常药物对于减慢心房率或心室率大多无效。慢性阻塞性肺部疾患患者应避免使用β阻断剂。可试用维拉帕米或胺碘酮。补充钾和镁可能有益于心动过速的控制。

（七）非阵发性房室交界性心动过速

【临床表现】

1. 心电图表现　发作与终止通常都为渐进性，但有时由于主导的窦性心律减慢，使房室交界区的起搏点突然夺获和控制心律，而出现非阵发性交界性心动过速，它为室上性窄 QRS 的心动过速，相对较规整，频率 70~130 次/min。迷走神经张力增高可使其频率减慢，而拮抗迷走的药物可使频率增快。虽可有逆向的心房激动，但心房通常由独立的窦房结、心房或偶尔由第二个房室交界区起搏点控制，而导致房室分离。由于存在房室交界组织水平的传入和传出阻滞，以及不完全的房室分离，可使心电图诊断复杂化。

该心律失常的机制可能为希氏束内或其附近组织的自律性加快。其发生可能起源于心房纤维，但如不仔细分析，不易从体表心电图或心腔内心电图识别出心房的作用。可发生文氏周期，但在人体中尚未经希氏束记录证实传出阻滞存在，阻滞部位可在房室结，而心动过速起源于希氏束记录的近端部位。

2. 临床特征　常见于器质性心脏病，如下壁心肌梗塞、心肌炎（常为急性风湿热的结果）或心脏外科手术后。最重要的原因为洋地黄过量，心电图表现为不同程度的传出阻滞，通常为文氏型阻滞。此类心动过速可见于无器质性心脏病的正常人群，并且无临床症状，但也可成为严重的、难以控制的心动过速，偶可为慢性持续性的快速心律失常。它在婴儿的发生可为先天性，死亡率相对较高。

临床预后因心律失常的频率，病因和心脏病的严重程度不同而不同。与大多数心律失常一样，体征取决于 P 波与 QRS 波的关系，以及心房和心室兴奋的频率。因此第一心音的强度可恒定也可变化；颈静脉搏动的"炮波"可有可无。心室律可规则，也可不规则。心房颤动的患者快而完全不规整的心室律如在服用洋地黄的过程中转为 70~130 次/min 的规整心律，此类大多为心动过速，为洋地黄中毒的早期表现。

【治疗】

主要针对病因治疗和对心血管系统的功能支持，如果心律规整，心血管功能未受损害，并且患者未用洋地黄，可不用药物治疗而观察患者的心律变化。在理论上，如病情需要，又可除外洋地黄中毒，可试用电转复，但由于其发生机制为自律性增高，直流电击转复可能无效。这种心动过速通常可以自动消失，如果洋地黄中毒为其原因，应停用洋地黄，补充钾盐，必要时可用苯妥英钠或利多卡因。药物治疗包括 I A、I C 或 III 类（胺碘酮），射频导管消融房室交界区可能有效。

（八）室性心律失常

室性早搏

【临床表现】

1. 心电图表现　其特征为提前发生的 QRS 波宽大畸型，间期大多超过 120ms。T 波巨大，方向与 QRS 的主波方向相反。QRS 波前方无 P 波。室性早搏逆传去极心房相当常见，但逆传 P 波常被变形的 QRS 波和 T 波所掩盖，如逆传的兴奋提前去极并重建窦房结，则在早搏后产生不完全性代偿间歇。更多见的情况是兴奋在房室交界区发生干扰，窦房结和心房未被逆传的兴奋去极，因而窦房结产生的前传兴奋和室性早搏产生的逆传兴奋相"碰撞"，使室性早搏后出现完全性代偿间歇。室性早搏可出现在两个正常窦性 QRS 波之间，其后无代偿间歇，称"插入性"室性早搏。室性早搏后也可出现"延迟的"代偿间歇，插入性室性早搏向房室交界区的逆向隐匿性传导可使其后的窦性搏动 PR 延长，如 PR 长到足够程度，使室性早搏后的第二个窦性激动 P 波因其前的 RP 过短，而不能下传心室，产生一个长间歇。

室性异位起搏点部分去极心室和窦性心律下传心室去极另一部分心室，形成心室内干扰，产生室性融合波。融合波的 QRS 波图形比室性早搏的 QRS 波窄，比正常窦性 QRS 宽，形态介于二者之间。

二联律指每一个正常窦性 QRS 后方出现一个室早搏。三联律指每两个正常 QRS 后出现一个室性早搏。四联律指每三个正常 QRS 之后出现一个室性早搏。一个正常 QRS 后连续出现两个室性早搏称成对出现的室性早搏。连续发生的三个室性早搏称三个一组的室性早搏。根据公认的人为规定，连发的三个或以上的室性早搏称为室性心动过速。同一患者的室性早搏表现出不同的 QRS 图形，称多形性室性早搏。带有切迹极宽大（>160ms）的 QRS 波常见于扩张的全心肥厚的左心室，而较窄的带有切迹的 QRS 常见于正常大小的心脏。

从正常 QRS 至室性早搏 QRS 之间的时距称联律间期，它可固定也可多变。折返或触发活动机制的室性早搏具有固定的联律间期。多变的联律间期见于室性并行心律，或折返环内传导速度改变，或触发活动发放的频率变化，但在临床上不能简单的根据联律间期固定与否判定室性早搏。

2. 临床特征　室性早搏可见于无临床器质性心脏病的正常人群，其常见程度随年龄递增。它可由直接的机械、电和化学刺激诱发，常见于左室假腱索、感染期间、心肌缺血或炎症、缺氧、麻醉或手术。电解质紊乱，尤其低血钾和低血镁、多种药物（包括抗心律失常药物）、精神紧张、过度饮酒或吸烟和饮用浓茶或咖啡均可促使室性早搏的发生。中枢或外周植物神经刺激对心率有明显影响，可对室性早搏产生促发或抑制的作用。不能简单地用年龄加上室性早搏作病因盲目臆测的诊断，多年来我国有些医生在实践中，将老年人群不明原因心脏正常的室性早搏诊为冠心病，把青年人群原因未明室性早搏诊为心肌炎或"心肌炎后遗症"的偏见是有害无益的。

室性早搏可完全无症状，可在体检时偶然发现。患者有无症状，症状的轻重并不都与室性早搏的频发程度相关，一些患者早搏频发，甚至二联律，但毫无症状；另一些患者不频发的早搏可伴有明显症状；同一患者的 Holter 监测中，大多症状的发生并不与室性早搏的频发程度成比例。不少患者的部分甚至全部症状可归因于精神紧张。医护人员不正确解释常常使患者症状加重。室性早搏的常见症状有，心悸或颈胸部不适。产生原因是早搏后长代偿间歇，舒张期长，回心血量增多，早搏后的正常窦性心搏增强，患者可感到早搏后心脏"停跳"，即长间歇。有器质性心脏病患者长时间的频发室性早搏可诱发或加重心绞痛或低血压。频发的插入性室性早搏实际上加快了心率，因而可能使患者的血流动力学恶化。增加心率的活动可能减少早搏数或使患者对其感觉减轻，但在另一些患者，运动可能增加早搏的频度。在主动脉瓣关闭不全的患者，由于每搏输出量较大，早搏可有明显症状。睡眠时室性早搏通常减少，但在某些患者身上反而增多。

体检可见早搏后有长于正常心动周期的间歇。其第一心音增强，或常仅能闻及第一心音，周围桡动脉可触不到脉搏。

其临床意义取决于临床情况。无器质性心脏病的室性早搏不影响寿命，不限制患者的活动，预后良好，为良性室性早搏。有器质性心脏病的频发复杂室性早搏可能具有预后意义，例如心肌梗死后持续存在频发复杂室性早搏是猝死危险性增高的独立危险因素。

对这些有预后意义的室性早搏常规使用的 I 类抗心律失常药物并未证明降低猝死率。

CAST 的结果表明，在心肌梗死后有频发复杂室性早搏者使用 I 类抗心律失常药物控制心律失常不但不改善预后，而且使猝死率与总死亡率显著增高。大量临床研究表明，β阻断剂虽不一定可有效减少室性早搏，但可显著降低这些心肌梗死患者的猝死率和总死亡率。近来欧美国家的一些临床试验表明，小剂量胺碘酮既可有效控制室性早搏，也可改善梗死后有室性早搏者的预后。

以往有人认为，急性心肌梗塞患者出现 Pon T、每分 >5～6 次、二联律、多形性、2

个或 2 个以上的室性早搏是心室颤动的先兆，但实际上有这些情况者约半数不发生心室颤动，而发生心室颤动的患者中约半数事先并无此类早搏。因此，这些室性早搏在预后意义的判断上实用价值并不大。

【治疗】

良性室性早搏，无症状者不需治疗；有症状者应作具体分析，弄清产生症状的原因，如果是精神心理症状所致，应对患者甚至家属作认真解释，如果确因早搏所致，可选用 β 阻断剂（倍他乐克 25～50mg，bid 或氨酰心安 12.5～25mg，bid），慢心律（150～200mg，tid），莫雷西嗪（150～200mg，tid）普鲁帕酮（150～200mg，tid）等副作用不大的药物。判断治疗效果应主要以症状改善为主，而不以室性早搏的减少为主，因而不必反复用 Holter 监测判断疗效，Holter 监测主要目的在于监测抗心律失常药物的致心律失常作用。梗死后患者的频发复杂室性早搏应首选 β 阻断剂。有器质性心脏病的室性早搏应注意病因和诱因的寻找和纠正，特别是心力衰竭、心肌缺血、电解质紊乱的纠正以及洋地黄中毒和抗心律失常药物的致心律失常作用。导致心绞痛和低血压的频发室性早搏应静脉使用利多卡因，如充分剂量的利多卡因无效，应换用静脉普鲁卡因酰胺或普鲁帕酮。

室性心动过速

【临床表现】

1. 心电图表现　室性心动过速（以下简称室速）起源于希氏分叉以下的特殊传导系统、心室肌或二者结合处。心电图特征为连发 3 个或更多的宽大畸形 QRS 波，间期 > 120ms，T 波向量与 QRS 主波方向相反。RR 间隔可十分规整，也可不规整。许多患者有不同形态的 QRS 室速，其起源点在同一部位或十分接近的同一部位，而折返的出口不同，在其中少数患者可能有不同的起源点。半数左右的室速有房室分离，另一半有室房的逆向传导。根据不同的类型，室速的频率为 70～250 次/min，起始可突然（阵发性），也可为非阵发性。室速的 QRS 波，图形可不变（单形性）、随机变化（多形性），或多或少重复性变换（尖端扭转型）、图形交替改变（双向性）或以稳定的转换方式（即从一般右束支阻滞图形转为左束支阻滞图形）。根据持续发作时间，室速可分为持续性，（即持续时间 > 30 秒或虽未达 30 秒，患者已有晕厥等严重血流动力学障碍，需紧急直流电击转复）和非持续性（30 秒内自行终止）。

室速与室上速伴差异传导或部分或全部经房室旁路的房室传导（预激合并快速房性心律失常）的鉴别在临床上至关重要，但有时极为困难。应十分强调，宽 QRS 心动过速中最常见的是室速，如有心肌梗死病史，则室速的可能性更大。

心动过速时出现室性融合波或心室夺获支持室速诊断，但这种机率并不多见。出现心室夺获或室性融合波常需如下条件：

①室速的频率≤140 次/min；

②无室房逆传；

③房室前传功能良好。预激伴有心房颤动等快速房性心律失常时，也可出现心室夺获

或融合波。

房室分离长期以来被认为是室速的标志，但约半数室速无房室分离。即使存在房室分离，从体表心电图往往不易分辨 P 波，需加用食管导联心电图。房室分离偶见于室上速，P 波似乎与每一个 QRS 相关，但有时难以确定 P 波是前传至下一个 QRS，还是为其前一个 QRS 的逆传结果，如为前者，应为室上速伴差异传导和长 PR 间期，如为后者，则为室速，但一般而言，伴有房室分离的宽 QRS 心动过速最可能是室速。

某些心电图特征提示室上速伴室内差异传导：

①由提前出现的 P 波诱发心动过速；

②非常短的 RP 间期（≤0.1s），常需食管导联记录方可显示出 P 波；

③以类似心动过速的频率起搏心房可产生与心动过速相同 QRS 形态的宽 QRS；

④P 波与 QRS 波的频率与节律相关，提示心室激动依赖于心房去极（如房室文氏阻滞）；

⑤迷走刺激可减慢或终止心动过速。

分析特殊的 QRS 波形态也有助于诊断室速和对其起源部位定位，例如，支持室速诊断的 QRS 形状包括额面电轴左偏和窦性正常 QRS 时心动过速的 QRS 间期宽于 140ms。宽 QRS 心动过速之 QRS 为右束支阻滞图形时，以下情况提示为室速：

①V_1 导联 QRS 为单向或双向，起始部分不同于窦性 QRS 波；

②V_1 导联 R 波振幅升高；

③V_6 导联的 QRS 可能为 rs 或 Qs 形。

左束支阻滞图形的宽 QRS 心动过速具备以下条件，支持室速诊断：

①额面电轴右偏，V_1 导联之负向波比 V_6 导联深；

②V_1 导联的 R 波宽（>40ms）；

③V_6 导联可能表现为 qR 或 QS 形。

V_1 至 V_6 导联所有 QRS 图形类似，都为主波向上或都为主波向下，提示为室速，但 V_1 至 V_6 导联的 QRS 均向上也可见于经左侧房室旁路的房室传导。2:1 室房阻滞提示室速诊断。

伴差异传导的室上速在 V_1 导联之 QRS 多为三向波，并且其起始向量与正常窦性房室传导的起始向量相同，宽 QRS 发生于一个长间歇后的短间期之后，即长－短周期现象。

在心房颤动期间，固定的联律间期、短联律间期，异常宽 QRS 后的长间歇和一段二联律出现而非连续出现宽 QRS 异常波形都更支持心室起源的早搏，而不是室上性起源伴差异传导。明显不规律的极快心室率（>200 次/min）致使宽 QRS 心动过速，可能是经房室旁路下传心室的心房颤动，如预先存在束支阻滞，宽 QRS 的图形又不同于窦性心律时的 QRS 图形，最可能为室速。上述所有标准都存在例外，尤其预先存在传导阻滞或预激综合征患者；当存在疑问时，必须依靠明确的临床判断，心电图仅是若干辅助性检查手段之一。

虽可用迷走反射终止心动过速作为室上速伴差异传导的一个诊断要点，但少数室速可用迷走反射终止。

2. 电生理特征　希氏束电图记录有助于室速的诊断及其与室上速伴差异传导鉴别。室速时，HV 短于窦性心律时的 HV 间期，或看不到 H 波（H 波埋于 V 波内），或 HV 为负值（即 H 波出现于 V 波之后），但有时未记录到 H 波，是由于电极导管的位置不对或移动，要确认这一原因，应注意终止心动过速后即刻记录的窦性激动可否显示 H 波。希氏束电图与心室活动分离对室速具有诊断意义，很少有例外。室速偶可有窄 QRS，其起源部位可能在靠避希氏束的分支部，此时确诊室性起源的关键是 HV 短。

心室的电程序刺激可否诱发室速取决于室速的机制和解剖学基础。冠心病（主要指心肌梗死后）为病因的持续性室速诱发率高（>90%），而非冠心病原因的非持续性室速的诱发率很低。一般而论，早期的期前刺激比晚期的期前刺激更易诱发室速，以心室起搏为基础周期比以 8～12 个窦性周期为基础周期更容易诱发室速；用 2～3 个期前刺激比单用 1 个期前刺激更容易诱发室速。使用 2 个以上期前刺激虽可提高室速的诱发率，但特异性较低，并且非持续性室速或心室颤动可在无室速发作史的患者诱发。有时，室速仅能从左心室或从右心室的特殊部位诱发。多个期前刺激和二个不同右室部位起搏可减少对左心室刺激的需要。异丙肾上腺素、酒精，甚至某些减慢传导的抗心律失常药物（如普鲁卡因酰胺）可用以促使室速的诱发，导致低血压的室速发作期间，咳嗽有助于维持血压。

起搏可否终止室速明显取决于室速的频率和起搏部位。频率较慢的室速容易被起搏终止，且所需的期前刺激数较少。终止频率较快的室速需增加期前刺激数，因而可能增加起搏诱发室速加速的危险。阈下刺激或经胸壁刺激可能终止室速。有些室速（如触发机制的室速）可能使心房起搏诱发或终止。

3. 临床特征　室速期间出现的症状取决于心室率、心动过速持续时间、是否存在器质性心脏病及其程度和心功能情况及周围血管疾病。物理诊断所见部分取决于 P 波与 QRS 波的关系，如心房活动与心室收缩分离，则出现房室分离之表现，如果存在室房逆传夺获心房，当房室收缩同时发生时，出现规律的 P 波，并且无房室分离的体征。

症状反复发作的室速需要治疗的患者最常见于冠心病，其次为心肌病（扩张型或肥厚型）。较少见的情况包括原发性电疾病、二尖瓣脱垂、心脏瓣膜病和其他原因。少数室速见于正常心脏，如左室特发性室速（或称维拉帕米反应性室速或分支性室速）、右室流出道室速等。在某些患者，冠状动脉痉挛可导致暂时性心肌缺血，在缺血时或可能再灌注时，出现严重室性心律失常。复杂性室性心律失常可见于冠状动脉旁路移植术后。心脏性猝死复苏的患者大多有冠心病，电程序刺激诱发快速室性心律失常的阳性率约为 75%。与心室颤动相比，有持续性室速的患者更多见有左室射血分数减低、缓慢心室传导（晚电位阳性）、先前心肌梗死史和左室壁瘤，表明二者的电生理机制与解剖学基础不同，心肌梗死后的犬模型结果与此类似。年轻患者也可因心室颤动或室速导致心脏骤停，持续可用电程序刺激诱发室性心律失常预示预后不良。

多种手段可用以评价室性快速心律失常患者的预后。降低的压力感受器敏感性和心率变异（HRV）表明迷走活性降低，可能预示室速或心脏性猝死的危险性增高。冠心病伴有心脏迷走功能降低，心肌梗死后早期心率的压力感受器控制受损。在许多动物模型中可见到刺激迷走神经可预防心室颤动发生。降低的左室功能、自发的室性心律失常、信号平均心电图晚电位阳性和电生理检查可诱发持续性室速，均使室速和心脏性猝死的危险性增加，如果同一患者存在上述因素的两个或更多，危险性更大，如果第一次自发的室性心律失常在临床上表现为心脏骤停，也表明患者处于高危状态。电生理检查对于心脏性猝死的存活者、心肌梗死后或心肌病患者合并持续性或非持续性室速或不明原因的晕厥时危险分级和指导治疗有一定意义。

【治疗】

最重要的问题为是否应当或需要治疗。由于对照研究中尚未能证明除了 β 阻断剂外的抗心律失常药物治疗能够降低猝死率，因而对于无症状者不提倡治疗。治疗针对预防或减轻持续性或非持续性室速引起的症状。治疗可分为用于终止持续性心动过速和预防其复发两类措施。

1. 终止持续性室速　血流动力学稳定的室速可静脉用药终止，首选利多卡因，其次选普鲁卡因酰胺；第三线可选用普鲁帕酮或胺碘酮，有效后可持续静脉滴注。药物治疗无效，使用直流电击转复。

对导致低血压、休克、心绞痛或充血性心力衰竭或脑灌注不良的症状，应立即进行直流电击转复。终止室速所需能量很低，可自 10～50J 起始进行同步电击。洋地黄中毒者尽量采用药物治疗，转复为正常窦性心律后，应采取措施，预防复发。

有时捶击患者胸部可获终止，机制可能是机械作用产生室性早搏打断折返环，但在心律失常的易损期给予胸壁刺激可能加快室速，甚至诱发心室颤动。

对反复发作的患者，可用竞争性心室起搏控制，但起搏可能加速室速，使之恶化为心室扑动或心室颤动。通过心室内的导管电极可进行同步心脏电转复，中间插有数个窦性或室上性激动的间断性室速，最好用药物治疗。

应努力寻找诱发和持续室速的可逆性原因或诱因，如有可能应予以纠正。例如与缺血、低血压或低血钾有关的室速可经抗心绞痛、升压药或补充钾终止。控制心力衰竭可减少室性心律失常的发生。由窦性心动过缓或房室阻滞产生的心室率减慢可能促使室性早搏和室性快速心律失常发生，此时可用阿托品、异丙肾上腺素或起搏治疗。室上速诱发的室速，应采用射频导管消融或药物控制室上速。

2. 预防复发　这比终止急性发作更困难，没有一个理想药物可供选择，不同药物的有效率近似。选择药物的依据主要考虑可能发生的毒副作用，例如应避免长期使用普鲁卡因酰胺，以防产生药物引起的狼疮；在有左心功能不全的患者应避免使用负性变力性作用大的抗心律失常药物如氟卡尼、双异丙吡胺等；对于有前列腺肥大的患者不宜使用双异丙吡胺；心肌梗死后的患者不用氟卡尼或英卡尼。

对 QT 延长的患者应选用 IB 类药物。莫雷西嗪和普鲁帕酮副作用不大，可被大多数患者良好耐受。一些特殊类型的室速由运动诱发和由儿茶酚胺和 cAMP 触发，可被腺苷、兴奋迷走神经、β 阻断剂和维拉帕米所抑制。维拉帕米敏感性室速常具有右束支阻滞和电轴左偏的 QRS 图形，见于正常心脏，当窦性心律加快至临界水平时被诱发，但应强调维拉帕米对绝大多数室速无效，并且可能使之恶化。虽然胺碘酮非常有效，但鉴于它的严重毒副作用，应限于恶性室性心律失常的治疗，剂量应尽量减少。虽然 β 阻断剂可减少心肌梗死后心脏猝死，但它对减少复杂性室性心律失常作用不大。β 阻断剂的作用可能是抗缺血和抗儿茶酚胺。

如果单一药物无效，联合使用不同作用机制的药物可能有效，并可减少每一种药物的剂量，减少毒副作用。大部分的联合用药为经验性的，但应尽可能选用对患者心律失常部分有效的药物。评价药物的疗效常常是困难的。创伤性电生理系列药物筛选是否优于动态心电图的监测仍存在争议。抑制自发室性心动过速所需的普鲁卡因酰胺血清浓度可能低于有效抑制室性早搏所需的浓度。

在必要时，可联合应用起搏和抗心律失常药物，主要针对由显著的心动过缓引致的室速，如发生于完全性房室阻滞，心室率慢于 40 次/min 时发生的室速。超速起搏的远期效果不好。对于药物治疗无效者可酌情选用可植入性起搏、心脏转复和除颤装置、导管消融或手术治疗。在选择性的冠心病患者，PTCA 或冠状动脉旁路移植术可能有益。

特殊类型的室性心动过速

1. 致心律失常性右室发育不良（ARVD）

室速的 QRS 波为左束支阻滞、电轴右偏和右胸前导联 T 波倒置。室上性心律失常也可发生，某些患者运动可诱发室速。ARVD 为一种心肌病，某些患者可能有家族史，有累及右室壁的运动减弱区，它在某些方面与 UH1 综合征类似，可为儿童室性心律失常的重要原因，也可见于成人。由于一些患者的右心累及局限，可误认为心脏正常。可有右心衰竭或无症状的右室扩大，肺血管正常。超声心动图或右心室造影几乎在所有患者可见异常的右心室。窦性心律的心电图有完全或不完全性右束支阻滞。信号平均心电图大多为电位阳性。该心律失常以男性患者居多。主要用药物治疗，但已有手术治疗成功的报道，也可用可植入性起搏、心脏转复和除颤装置，射频导管消融的成功率低，复发率高。

2. 法洛四联症法

法洛四联症手术修补后数年内可发生严重的慢性室性心律失常，如持续性室速，其机制是在右室流出道先前手术的部位的折返，切除此区域可获根治。药物治疗可降低这些患者猝死的危险。

3. 心肌病

扩张型和肥厚型心肌病伴有室速和猝死的危险性增加。约 1/3 的肥厚型心肌病在诊断后 10 年内猝死。有报道表明，胺碘酮可预防猝死，有趣的是也有报道认为维拉帕米有效。在肥厚型心肌病，电生理检查既可诱发室上速，也可诱发室速，诱发的室速大多为多形性。晕厥为重要的危险因素，可能更常见于信号平均心电图有异常所见的患者。

4. 二尖瓣脱垂

患者常有室性心律失常，但二者的因果关系尚不明确。大多数患者的预后良好，但可发生猝死。

5. 心脏正常的室性心动过速

临床上，无器质性心脏病患者发生严重的室性心律失常，甚至心室颤动，这种情况被称为原发性电疾病。其中的右室流出道室速，其 QRS 图形为左束支阻滞和电轴正常，而左室特发性室速为右束支阻滞和电轴左偏。前者对腺苷敏感，而后者对维拉帕米敏感。有些心脏正常室速患者的心内膜心肌活检异常，至少说明一定比例的原发性电疾病患者具有心肌的组织学异常。大多数患者预后良好，但确偶有猝死发生。这两类室速为射频导管消融的良好适应证，成功率在 90% 以上。有些患者的室速对儿茶酚胺的刺激敏感，紧张或运动可加重这些室性心律失常，β 阻断剂治疗有效。

6. 加速性室性自主心律

【临床表现】

（1）心电图表现　心室率一般介于 60～110 次/min 之间，在窦性心率的附近范围，相差 10 次/min 左右，因此两个竞争性起搏点交替出现。由于两个起搏点竞争控制心室，在心律失常起始或终止时，常有融合波出现，心室夺获也时有发生。该心律失常的起始多为渐进性（非阵发性），发生于窦性心率减慢、窦房或房室阻滞，室速的频率超过窦性心律时。异位心律也可由一个室性早搏起始，或一个异位心室起搏点加速至足以抑制窦性心律。心室率不快，非阵发性发作，避免了在心室易损期的兴奋激动产生的风险，因此促使更快的室性心律失常的情况罕见。加速性室性自主心律的终止也为渐进性，终止方式为主导的窦性心律加速或异位心室律减慢。心室律可规则，也可不规则，偶可见心室率突然加倍，表明存在传出阻滞。许多特征显示其机制为增高的自律性。迷走刺激可直接或间接通过抗交感作用减慢心率。

（2）临床特征　加速性室性自主心律均见于器质性心脏病，如急性心肌梗死或洋地黄中毒，为暂时的或间歇性发作，持续数秒至 1min，对患者的临床病程和预后无严重不良影响。常见于先前闭塞的冠状动脉再灌注的瞬间。

【治疗】

由于大多数患者的心室率 <100 次/min，很少需要抑制性药物治疗。当以下情况存在时，可考虑给予治疗：

①房室分离导致房室顺序收缩丧失，产生血流动力学不利影响；

②心室率较快；

③加速性室性自主心律的发作以一个联律间期短，发生于心室易损期的室性早搏开始；

④心室率过快，产生症状；

⑤加速性室性自主心律导致心室颤动，这种情况极罕见。抑制性药物治疗同室速治

疗，但常可用阿托品加快窦性心率或心房起搏抑制加速性室性自主心律。

7. 尖端扭转性室性心动过速（TDP）

【临床表现】

（1）心电图表现 TDP 的 QRS 波的主波方向围绕等电位线上下转换（扭转），频率 200～250 次/min。它最初报道于由于完全性房室阻滞所致心动过缓的背景下，TDP 一词通常用以指一个综合征，而非仅仅一种 QRS 波的特征描述。综合征的表现之一是 QT 间期延长，通常 >500ms。U 波也可巨大，但大 U 波在综合征中的作用尚不完全明确。TDP 常由一个发生相对较晚，落在 T 或 U 波的结束附近。TDP 的终止方式可为周期长度逐渐延长，QRS 波越来越大，和相邻 QRS 分得越来越清楚，而最后终止，继而出现基础心律恢复，或一段心室静止，或新的 TDP 发作。TDP 可恶化为心室颤动。TDP 发生之前常有长－短 RR 间期的交替出现，表现为长间歇依赖现象，即早搏的代偿间歇之后，容易发生 TDP。

（2）电生理特征 在 QRS 形态特征上类似 TDP，但无 QT 延长的室速称为多形性室速，而不称 TDP。这两种室速的治疗不同。TDP 的电生理机制尚未完全清楚，曾认为是分离离散的心室去极导致的心室内折返，但期前刺激难以诱发，不支持折返。近来的研究表明，早期后去极化可能为长 QT 和 TDP 的机制。

（3）临床特征 虽有多种促发因素，但最常见的有先天性、严重心动过缓、低血镁和低血钾和使用ⅠA 类抗心律失常药物。临床特征取决于 TDP 是由于先天性还是获得性长 QT 综合征。

【治疗】

应避免使用进一步延长 QT 间期的药物，如ⅠA，Ⅲ类或某些ⅠC 类药物。可试用ⅠB 类药物。静脉补充镁盐有效。临时心房或心室起搏抑制 TDP，即使停止起搏后，TDP 可不复发。在有效起搏建立之前，可试用异丙肾上腺素。应努力寻找长 QT 的原因，予以纠正。

如 QRS 特征类似 TDP 而 QT 正常者，可使用标准的抗心律失常药物。存在疑问的患者，如 QT 间期在正常上限，应考虑起搏治疗。

由极短联律间期（RonT）的室性早搏起始的多形性室速，多见于正常心脏，部分患者可有家族史，也偶见于急性心肌梗死早期，心室率极快，容易恶化为心室颤动，静脉注射异搏定可有效终止。

8. 长 QT 综合征

【临床表现】

1. 心电图表现 经心率矫正后的正常 QT 间期上限为 0.44s，但正常的矫正 QT 间期实际上可能长于此值，男性为 0.46，女性为 0.47，正常范围为平均值 ±15% 左右。U 波异常的性质及其与长 QT 综合征的关系未明，可能 U 波与 T 波相融合，测定 QTU 间期提高了 QT 综合征诊断的敏感性和特异性，可有 T 波交替。

2. 临床特征 长 QT 综合征可分为先天性（特发性）和获得性两类。先天性长 QT 综合征为家族性疾病，可伴有感觉神经性耳聋或正常听力。伴有正常听力的非家族性特发性长 QT 综合征被称为散发型。先前关于特发性长 QT 综合征由于在交感张力优势的假说现受到质疑与挑战，资料提示，早期后去极化可能起有重要作用。获得性长 QT 综合征的原因包括各种药物，例如奎尼丁、普鲁卡因酰胺、N-乙酰普鲁卡因酰胺、Sotalol、双异丙吡胺、胺碘酮、酚噻嗪或三环类抗抑郁药物；电解质紊乱，如低血钾及/或低血镁；液态蛋白饮食或饥饿；中枢神经系统疾病；显著的缓慢性心律失常；心神经节炎；二尖瓣脱垂；也可能与新生儿猝死综合征有关。

临床上可出现室速，常为 TDP 导致的晕厥，可误诊为癫痫。有些患者猝死，可能由于 TDP 为持续性或恶化为心室颤动。有家庭成员年轻猝死和有晕厥发作史的先天性长 QT 综合征患者为猝死高危人群。TDP 常发生于肾上腺素刺激时，例如惊吓或用力时。运动试验，可致 QT 延长和 T 波交替。对患者的所有家庭成员都应记录心电图。应对患者进行长时间心电图记录或监测，并使用各种诱发室性心律失常的负荷试验，例如听觉刺激、精神负荷、冷加压刺激和运动。长 QT 综合征患者，Valsalva 动作可延长 QT 间期、T 波交替和室速，可滴注儿茶酚胺，但必须小心谨慎，将复苏设备以及 α 和 β 阻断剂准备就绪。刺激或阻断星状神经节已用于诱发或消除心律失常。在该综合征电程序期前刺激一般不能诱发心律失常。获得性长 QT 综合征的 TDP 多发于心动过缓时或长间歇后。

【治疗】

对于无晕厥史，无复杂性室性心律失常，无年轻猝死的家族成员的先天性长 QT 综合征患者，无需特殊治疗。有上述表现的无症状患者，推荐使用可耐受的最大剂量 β 阻断剂治疗，预防猝死。对于有症状的患者，可能需联合使用Ⅰ B 类药物。对于虽用最大剂量药物治疗，仍有晕厥的患者，可行左侧颈胸交感神经节切除，阻断星状神经节和头三或四个胸神经节，并使用永久性起搏。交感阻断后，仍有晕厥，应植入自动心脏起搏、转复除颤器。

对于获得性长 QT 综合征，首选静脉补充镁盐和临时性心房或心室起搏。Ⅰ B 类抗心律失常药物或中心静脉滴注异丙肾上腺素以加快心律，减少长间歇可以使用。应避免使用前述的加重 QT 延长的药物。钾通道激活剂在未来可能有用。应当积极寻找并及时纠正病因或诱因。

9. 双向性室速

为不常见的室速类型。胸前导联 QRS 为右束支阻滞图形，额面电轴交替改变，自负 60°～90°至正 120°～130°，节律规整。心室率 140～200 次/min。尽管其机制和起源部位仍有争议，但大多数证据支持其起源于心室。

双向性室速虽不是唯一，但大多见于洋地黄过量时，多见于老年患者和心肌严重病变的患者，如果心动过速是由洋地黄引起，中毒程度大多严重，预后不良。

如怀疑洋地黄过量，应考虑使用治疗洋地黄中毒有效的药物，如钾盐、镁盐、利多卡因，苯妥英钠和 β 阻断剂。

10. 反复性单形性室性心动过速

该类室速的特点为三个或更多连续发生的单形性室性早搏，其间仅有短阵的窦性心律插入。室速通常以连发的 3~15 个室性早搏为一组，反复出现，偶尔室速可几乎为持续性。在无器质性心脏病时，心动过速的各阵间隔期间，经窦性心律下传的 QRS 图形正常，无室内传导延迟或病理性 Q 波。室速的周期长度相当规整，心率范围 100~150 次/min，偶可快至 250 次/min。每一例患者，其发作可能集中发生于一定的时间范围。常见有发生较晚，联律间期多变的室性早搏。电程序期前刺激难以诱发这类室速。某些患者异丙肾上腺素可能有助于室速的诱发。在心脏正常的患者，电生理参数正常，但某些电生理特征提示其机制可能包括触发活动，异常自律性或折返。

这类心律失常大多见于无器质性心脏病的年轻人群。发生于无器质性心脏病，且窦性心律下传的 QRS 正常的患者，室速可能起源于右室流出道，似为良性，预后良好。发生于心肌梗死后的室速，似起源于先前梗死的边缘区附近。心律失常相关的死亡不多见。心动过速可随时间推移自动消失，这可能是它在老年人少见的原因之一。其发病率难以估计，因为它常不产生症状，可能仅在常规体检时发现。

对于有心悸症状或心室率极快的患者应给予治疗。射频导管消融治疗该类室速效果好，成功率高。对于无器质性心脏病，无症状的患者，无需特殊治疗。

11. 束支折返性心动过速

QRS 图形特征取决于围绕束支折返的方式，如经左束支逆传，经右束支前传，则产生左束支阻滞 QRS 图形，额面电轴可能在 +30° 左右。与之相反的折返方式将产生右束支阻滞的 QRS 图形。

束支折返已明确证实发生于动物与人类，表现为持续性室速，多见于扩张型心肌病的患者。

射频导管消融右束支可根治束支折返性心动过速，操作相对容易，成功率很高（>95%）。

心室扑动和颤动

【临床表现】

1. 心电图表现　心室扑动的心电图表现为频率 150~300（通常 200）次/min 的大的规则正弦波。在临床上常难与快速的室速区别，实际上这种区分可能仅有学术意义，并无临床价值，二者的血流动力学严重后果是一样的。心室颤动的心电图表现为极快极不规律，振幅不等的完全紊乱性心室活动。不存在可分辨的 QRS 波、ST 段和 T 波，如未能及时终止，室颤波会变为振幅细小的细颤（<0.2mV），预示预后不良，存活希望很小，有时可被误认为心搏停止。

2. 机制　心室颤动发生于多种临床背景，最常见的情况为冠心病，并作为终末事件。溶栓治疗降低缺血性心室颤动发生率和心肌梗死后室速的诱发率。心血管事件，包括心脏猝死最常发生于早晨，可能与增加的血小板聚集有关，阿司匹林能降低这一死亡率。在缺血期间，心肌内折返常促发心室颤动。心室颤动可发生于使用抗心律失常药物期间，低氧血症、缺血、预激综合征合并心室率极快的心房颤动、心脏转复时或意外由于器械不适当接地的屯击之后和为了终止室速使用竞争性起搏时。

3. 临床特征　心室扑动和颤动导致晕厥、意识丧失、抽搐和呼吸停止，如不及时治疗，最终导致死亡，测不到血压，心音消失。心房可以独立的节律持续活动一段时间，或对来自颤动的心室兴奋作出反应。最终心脏的电活动停止。

在院外心脏骤停复苏的患者中，75%有心室颤动。心动过缓或心搏停止见于15%～25%的这些患者，其预后比心室颤动差。心室颤动前常有室速，但常无恒定的预兆。

虽然75%的复苏患者有明显的冠状动脉病变，但仅20%～30%的患者发生急性透壁性心肌梗死。未发生心肌梗死患者中，30个月内有大约15%～30%有心脏猝死或非致命性心室颤动复发。存在充血性心力衰竭是预后不良的独立预测指标。有心室颤动和急性心肌梗死的患者1年的复发率为2%。研究显示，心脏猝死高危患者有缺血、左室功能减退、≥10个室性早搏/h，自发或诱发的室速、高血压和左心室肥厚、肥胖和胆固醇水平升高；吸烟、男性、高龄以及过度饮酒也可能为心脏猝死的促发因素。对复苏存活的患者死亡的预测指标包括射血分数降低、异常室壁运动、充血性心力衰竭史、心肌梗死史但无急性心肌梗死以及存在室性心律失常。合并心室颤动的前壁心肌梗死出院后的患者似乎代表猝死的亚组患者。心室颤动可发生于婴儿、年轻人、运动员、无已知器质心脏病者和未解释的综合征。

【治疗】

立即使用200～400J非同步直流电除颤是对心室颤动和导致意识丧失的心室扑动的必需治疗。在除颤未能开始前，应进行心肺复苏；如除颤准备就绪，应立即除颤，而不必作心肺复苏浪费时间，早期除颤所需焦耳较低，如已恢复窦性心律而循环仍明显不充分，应进行闭式心脏按摩和人工通气。电击除颤一般不需要麻醉。窦性心律恢复后，应持续监测患者的心律，并采取预防复发的措施。

如在30～60s内终止心室颤动，则不会发生严重的代谢性酸中毒，但如不及时复苏，则迅速出现代谢性酸中毒。使用碳酸氢钠纠正代谢性酸中毒是必要的，但其效果目前在进行重新评价。静脉注射钙盐不宜滥用，仅用于低血钙、高血钾、钙拮抗剂过量和电机械分离。

在短时间内，人工通气可用接触紧密的橡皮面罩，呼叫有经验的麻醉科医生插管可能延误时间，如果没有面罩，可行口对口或口对鼻呼吸。应再次强调，不可延误电击除颤，如患者心跳骤停时没有心电监护，不能明确其原因是心脏停搏还是心室颤动，应按心室颤动处理，立即非同步直流电除颤，切不可因寻找心电图机，企图明确诊断而丢失挽救患者生命的最宝贵时间。直流电电击可使停搏的心脏开始去极，如患者为心室颤动，直流电电击可终止心律失常，恢复正常心律，如不除颤，给利多卡因，否则可能出现心搏停止。

寻找导致心室扑动或颤动的原因或诱因，尽可能加以纠正，预防心室颤动复发的主要措施包括静脉使用利多卡因、溴苄胺、普鲁卡因酰胺和胺碘酮。β阻断剂可减少急性心肌梗死后心室颤动的发生率，如不及时治疗，心室颤动极少可能自动终止。

三、缓慢型心律失常

缓慢性心律失常在临床上有两大类,一类为窦房结功能低下或窦房阻滞所致的窦性缓慢性心律失常,另一类为房室传导障碍。

(一)窦性缓慢型心律失常

窦性心动过缓

【临床表现】

1. 心电图表现　正常窦性 P 波,发生在 QRS 波前方,如不同时存在房室阻滞,PR 间期恒定, >120ms,在成人窦房结发放的脉冲频率 <60 次/min。常同时存在窦性心律不齐。

2. 临床特征　窦性心动过缓(以下简称窦缓)的原因可为迷走神经过度兴奋或交感神经张力减弱或窦房结本身的病理改变。常见于健康年轻成人,尤其是训练有素的运动员。随年龄的增长,其发生率相应下降。睡眠期间,尤其在青少年,心率可慢至 35 ~ 40 次/min,伴显著的窦性心律不齐,有时出现≥2s 的长间歇。动眼运动睡眠时可有窦性停搏。眼手术、冠状动脉造影、脑膜炎、颅内肿瘤、增高的颅内压、颈部和纵隔肿瘤以及严重的低氧血症、粘液性水肿、低温、窦房结和心房的纤维化退行性变、伤寒等传染病的恢复期、革兰氏阴性杆菌败血症和精神抑郁均可导致窦缓。阻塞性黄疸也可能引起窦缓,但证据尚不充分。窦缓还见于呕吐或血管迷走晕厥时,可由颈动脉窦刺激诱发。可引起窦缓的药物包括抑制副交感神经药物、β 阻断剂、钙拮抗剂中的维拉帕米和地尔硫卓、胺碘酮、普罗帕酮、利血平、可乐宁等。用于青光眼治疗的 β 阻断剂眼结膜滴剂可能引致窦缓或房室阻滞。窦缓大多为良性,实际上由于它延长了心脏舒张期,增加了心室充盈时间,而有益于心脏功能。窦缓见于 10% ~ 15% 的急性心肌梗死患者,主要在下壁心肌梗死的早期。只要不合并血流动力学障碍,不并发更严重的心律失常,如室性心律失常,其预后较合并窦速者为佳。溶栓治疗实现再灌注时,也可出现窦缓。急性心肌梗死合并的窦缓绝大多数为暂时性。

【治疗】

无症状,无血流动力学障碍的窦缓不需治疗。例如,急性心肌梗死患者伴窦缓,如无症状最好不要加快窦性心率,而仅在心排血量降低或发生与心率过慢相关的室性心律失常时,方需静脉注射阿托品 0.5mg,必要时可重复同样剂量。因小于此剂量,尤其皮下或肌肉注射时,可能表现出拟副交感的早期作用,反而加重窦缓。这种"矛盾作用"的机制可能为中枢作用。有充血性心力衰竭或心排血量降低产生明显症状的慢性窦缓患者,可能需要起搏治疗,心房起搏优于心室起搏。目前尚无可长期应用于窦缓治疗安全有效而无明显副作用的药物。

窦性心律不齐

【临床表现】

1. 心电图表现　正常窦性 PP 间期发生周期性变化,最长与最短的间期差别超过

120ms。窦性心律不齐（以下简称窦不齐）通常为正常现象。PR 间期 > 120ms，比较恒定。偶尔起搏点可在窦房结内移动或向心房的传出发生改变，产生 P 波形态的微小变化和 PR 间期的轻微变化。

2. 临床特征　窦不齐多见于健康的年轻人，尤其在窦缓时或迷走神经张力增高时（例如给予洋地黄或吗啡之后）。随着年龄增长或自主神经功能障碍（如糖尿病性神经病变）的发生，窦不齐少见。窦不齐有两种基本形式，第一种为呼吸型，PP 间期在吸气时周期性缩短，而在呼气时延长，屏气时恒定不变。主要原因是吸气时迷走张力反射性受到抑制。即单一的迷走传出作用为呼吸型窦不齐的机制；第二种为非呼吸型窦不齐，其特征为与呼吸无关的 PP 间期的周期性变化，可能由洋地黄中毒引起。近年来有关 HRV 的研究表明，窦性心律变异丧失是心脏猝死的危险因素。

窦不齐大多无症状，但如果间歇过长，可出现心悸或头晕等症状。显著的窦不齐，如导致过长间歇，又无逸搏出现，甚至可致晕厥。

【治疗】

窦不齐通常不需治疗，通过运动或阿托品等药物加快心率可减轻或消除窦不齐，对于有症状的患者可用安定或阿托品。

窦性停搏或窦性静止

【临床表现】

1. 心电图表现　窦性心律时出现间歇，含有间歇的长 PP 间期不等于基础 PP 间期的倍数。

2. 临床特征　病因包括急性心肌梗死、退行性纤维化改变、洋地黄中毒作用、脑卒中或迷走神经张力过高，如果潜在起搏点及时逸搏，阻止心室停搏或由缓慢心率促发的其它心律失常的发生，短暂的窦性停搏本身无临床意义。

【治疗】

同上述窦缓的治疗。

窦房传导阻滞

【临床表现】

1. 心电图表现　窦性心律时，预期的正常 P 波未出现，产生长间歇。间歇的长度正好为基础 PP 间期之倍数。其原因是窦房结发出的兴奋不能外传心房或外传延迟。Ⅱ度Ⅱ型窦房阻滞的特征为没有 P 波的长间歇，是正常基础 PP 间期的 2、3 或 4 倍；而在Ⅱ度Ⅰ型（文氏型）阻滞时，在间歇出现之前，PP 间期逐渐缩短，间歇的长度短于其前的两个 PP 间期。心电图不能识别Ⅰ度窦房传导阻滞，因为其不能直接记录到窦房结的去极。Ⅲ度窦房传导阻滞可表现为 P 波完全消失，难以与持续的窦性静止相鉴别，如没有窦房结电图记录也不能肯定诊断。

2. 临床特征　迷走神经过度兴奋、急性心肌梗死或心肌炎或累及心房的纤维化以及药物诸如奎尼丁、普鲁卡因酰胺、洋地黄等可产生窦房传导阻滞。窦房传导阻滞大多为暂时性，可能无临床意义，但如间歇过长，没有潜在起搏点的逸搏及时发生，偶可出现晕厥。

【治疗】

有症状的窦房传导阻滞的治疗同上述的窦性心动过缓的治疗。

病窦综合征

该综合征包括以下窦房结的异常：

①非药物引起的自发性持续存在的窦缓，窦性心率的快慢与患者代谢水平不相匹配，例如窦性心率不能随运动量增加而相应程度增快；

②窦性停搏或窦房传导阻滞；

③同时存在窦房结功能不全和房室传导障碍；

④心动过缓-心动过速综合征。同一患者在不同情况可表现上述的一种以上的窦房结功能障碍。

病窦综合征可单纯由迷走神经张力过高或窦房结本身病变所致。儿童的病窦综合征最常见于先天性或获得性心脏病，尤其是心脏手术之后。文献已有关于家族性病窦综合征的报道，但病窦综合征可见于无其它心脏异常的患者。病程多为间歇性，难以预测，受其基础心脏病严重程度的影响。过度的体育训练可增强迷走神经张力，在其它方面正常者，产生严重的窦缓或房室阻滞而导致晕厥。

病窦综合征的病理基础包括：窦房结全部或部分破坏、窦房结-心房不连续区、窦房结周围神经和神经节炎症或退行性变以及心房壁的病理变化。可有纤维化和脂肪浸润发生，退行性改变常广泛累及窦房结和房室结或希氏束及束支。

【临床症状】

病窦综合征无明显临床症状，但可有晕厥或接近晕厥，也有患者表现为因心率不能跟随运动而加快所导致的乏力，活动能力受限。有症状的患者大多在电生理检查时有窦房结恢复时间及/或窦房结传导时间的延长，有致命危险的心律失常的危险相对较高，也有栓塞并发症增多的报道。

【治疗】

病窦综合征的治疗是对症治疗，主要问题是如何掌握起搏器植入的适应证。无症状，而仅仅在食管调搏或电生理检查时显示窦房结恢复时间或传导时间延长的患者，不需起搏治疗。有与长间歇或严重窦缓相关的晕厥或接近晕厥，是起搏治疗的明确适应证。有因窦性心率不能良好随运动而加快而产生乏力和活动受限的患者，为起搏治疗的相对适应证。心动过缓-心动过速综合征大多需植入心脏起搏器，在起搏保护下，方可安全使用抗心律失常药物治疗快速心律失常。部分心动过缓-心动过速综合征患者平时的窦性心率并无明显减慢，只是在快速室上性心律失常突然终止时，有长间歇，导致晕厥或接近晕厥症状。此时，如用射频电流导管消融根治室上性心动过速可能不再需起搏治疗，如阵发性快速心律失常为心房颤动，也可消融房室交界区，导致完全性房室阻滞，再植入 VVI 起搏器，这样与单纯植入起搏器相比，具有不必再用抗心律失常药物的优点，如无房室传导阻滞，房室结传导的文氏点≥130 次/min，应首选 AAI 起搏，如伴有明显或潜在的房室传导障碍应选用 DDD 起搏，对于心动过缓－心动过速综合征而平时窦率不慢患者也可考虑使用低频率（50～55 次/min）VVI 起搏，但已有经验表明，在这些患者，如无房室传导障碍，用 AAI 起搏后，心房颤动发作可能明显减少。

（二）房室阻滞

房室阻滞的定义为在房室交界区不处于生理不应期时，心房兴奋不能下传心室或下传心室延迟。

Ⅰ度房室阻滞

【临床表现】

1. 心电图表现　每一个心房兴奋均可下传心室，但在成人 PR 间期 > 0.20s。PR 间期可能长达 1.0s，有时可长于 PP 间期。PR 间期延长时，房室传导延迟发生的部位可为房室结（AH 间期延长）、希氏-浦肯野系统（HV 间期延长）或在以上两个水平。偶可见到两侧束支均等性传导延迟，表现为 PR 延长，而无 QRS 波群的明显改变。偶尔心房内传导延迟也可导致 PR 延长，如果体表心电图 QRS 波图形与时限均正常，Ⅰ度房室阻滞几乎都发生于房室结，偶见于希氏束以内，即希氏束的房侧与室侧之间，如果 QRS 波呈束支阻滞图形，传导延迟可能发生在房室结及/或希氏-浦肯野系统，此时对传导延迟的正确定位有赖于心腔内希氏束电图的记录。食管或心内心房快速起搏或经颈动脉窦按摩兴奋迷走神经可能使Ⅰ度房室阻滞进展为Ⅱ度Ⅰ型阻滞。相反，随着窦性心律减慢，Ⅱ度Ⅰ型阻滞可转变为Ⅰ度房室阻滞。

2. 临床特征　Ⅰ度房室阻滞可见于正常人，尤其在迷走神经兴奋时，也可见于急性风湿热、风湿性心肌炎、急性心肌梗死等情况。它一般不产生明显血流动力学障碍，无明确临床症状。

【治疗】

无症状的Ⅰ度房室阻滞不需治疗，如伴有晕厥或接近晕厥，应作进一步检查包括 Holter 监测和心电生理检查，以明确有无导致上述症状更严重的房室传导障碍。

Ⅱ度房室阻滞

当房室交界区不处于生理性不应状态，而部分心房兴奋不能下传心室，称为Ⅱ度房室阻滞。

【临床表现】

1. 心电图表现　Wenckebaeh 和 Hay 分析颈静脉搏动图的 a－c 波和 v 波，描述了Ⅱ度房室阻滞的两种类型。心电图应用于临床之后，Mobitz 将Ⅱ度房室阻滞划分为Ⅰ型和Ⅱ型。Ⅱ度Ⅰ型阻滞的心电图特征为 PR 间期逐渐延长，直至 P 波后的 QRS 波群脱落；在 P 波不下传心室之前，RR 间期逐渐缩短；脱落后的长间歇短于其前的两个 RR 间期；脱落之后出现的窦性心搏之 PR 最短。Ⅱ度Ⅱ型阻滞下传心室的 PR 间期恒定，而突然出现 P 波后的 QRS 波脱落。一些初学者错误的将 2:1 的房室传导阻滞一律归入Ⅱ度Ⅱ型，实际上 2:1 阻滞既可为Ⅱ度Ⅰ型，也可为Ⅱ度Ⅱ型阻滞。临床上也容易将不典型Ⅱ度Ⅰ型阻滞误认为Ⅱ度Ⅰ型阻滞。不典型的Ⅱ度Ⅰ型阻滞并不少见，其心电图特征为虽无显著的 PR 间期逐渐延长的特点，但 QRS 波群脱落之后的第一个 PR 间期明显缩短。其次，不典型性Ⅱ度Ⅰ型阻滞在下传心室的 PR 间期大多延长，而Ⅱ度Ⅱ型下传的 PR 间期大多在正常范围内。Ⅰ型和Ⅱ型两种Ⅱ度阻滞时，房室阻滞均可间歇和反复出现，并且可能有连续数个 P 波不下传心室。

Mobitz Ⅰ型和 Mobitz Ⅱ型常分别用于这两型Ⅱ度房室阻滞，而 Wenckeback（文氏）阻滞仅用于Ⅱ度Ⅰ型阻滞。束支阻滞患者发生的希氏-浦肯野系统的文氏阻滞可能极类似于房室结的文氏阻滞。

2. 临床特征　大多数情况下，常规心电图为区分Ⅱ度Ⅰ型与Ⅱ型房室阻滞的简便和可靠手段。Ⅱ度Ⅱ型阻滞容易恶化为完全性房室阻滞，发生 Adams-Stokes 晕厥，而伴有正常 QRS 波群的Ⅱ度Ⅰ型房室阻滞大多较良性，很少进展为更严重的房室阻滞，但在老年患者，无论有无束支阻滞，Ⅱ度Ⅰ型阻滞的临床特征类似于Ⅱ度Ⅱ型阻滞。

急性心肌梗死患者，Ⅱ度Ⅰ型房室阻滞通常伴发于下壁心肌梗塞，尤其常见于有右室梗死时，几乎均为暂时性，一般不需临时起搏。而Ⅱ度Ⅱ型阻滞见于急性前壁梗死，可能需要临时和永久性心脏起搏，此时多为大面积心肌梗死，死亡率高，死因多为难治性泵衰竭。高度房室阻滞可见于急性下壁梗塞的患者，常伴有较广泛的心肌损伤，与无房室阻滞的患者相比，死亡率增高。

Ⅱ度房室阻滞的部位一般可从心电图判定而不需要创伤性电生理检查。正常 QRS 波群的Ⅱ度Ⅰ型阻滞几乎都发生在希氏束近端的房室结。Ⅰ型希氏束内阻滞在临床上不常见。Ⅱ度Ⅱ型房室阻滞，尤其当合并束支阻滞时，多位于希氏-浦肯野系统。伴有束支阻滞的Ⅱ度Ⅰ型阻滞患者可能为房室结或者希氏-浦肯野系统的阻滞。Ⅱ度Ⅱ型阻滞而 QRS 波正常时，阻滞可在希氏束以内，但也可能为 PR 间期递增不明显的Ⅱ度Ⅰ型阻滞。

【治疗】

Ⅱ度Ⅰ型房室阻滞可见于健康的正常儿童，训练有素的运动员也可见，均为正常现象，可能与静息状态的迷走神经张力增高有关。偶尔运动员的文氏阻滞可进行性恶化，而变得有症状。无器质性心脏病的慢性Ⅱ度房室结阻滞的预后相对良性，但老年组例外。而有器质性心脏病的Ⅱ度Ⅰ型阻滞预后不良，与基础心脏病的严重程度有关。高度房室阻滞指两个或更多的连续 P 波不能下传心室。

完全性房室阻滞

【临床表现】

1. 心电图特征　完全性房室阻滞时，所有的心房兴奋都不能下传心室，因而房和室各有不同的起搏点控制，出现完全性房室分离。P 波与 QRS 波完全无关，各有自己的频率，但 P 波频率快于 QRS 波的频率。心房起搏点可为窦房结或异位心房（房性心动过速、心房扑动或心房颤动）。心室起搏点通常紧邻阻滞部位之下，如果心室起搏点位于或靠近希氏束，则逸搏心律比较稳定，逸搏频率也较快，而位于心室传导系统远端的起搏点的逸搏心律慢且不稳定。获得性完全性房室阻滞的心室逸搏慢（<40 次/min），先天性完全性房

室阻滞的逸搏频率较快，可达 40～60 次/min。逸搏的心室律大多规律，但可因室性期前收缩、起搏点位置移动、去极不规律的起搏点或自主神经影响而导致逸搏心律不齐。

2. 临床特征　大多数的先天性完全性房室阻滞发生在房室结水平，而获得性完全性房室阻滞通常位于希氏束内或希氏束以下的束支和浦肯野系统。希氏束近端的阻滞，QRS 波正常，频率 40～60 次/min。由于阻滞部位在房室结，在心腔内记录中，A 波后方无 H 波，而 V 波前方有 H 波。希氏束图有助于鉴别房室结阻滞和希氏束内阻滞。希氏束内阻滞时，A 波后有 H 波，V 波前有 H 波。希氏束内阻滞的预后要比房室结阻滞差。无创性电生理检查，仅靠体表心电图难以诊断希氏束内阻滞。阿托品对房室结阻滞患者的心房率和心室率都加快，运动可能减轻阻滞的程度。获得性完全性房室阻滞大多由于希氏束以远的束支分支阻滞，A 波后方有 H 波，而 V 波前方无 H 波，QRS 宽大，频率 <40 次/min。

房室阻滞的少见类型有阵发性房室阻滞或在一段快速心室率之后发生的房室阻滞。某些患者的阵发性房室阻滞可能是房室结对迷走反射的过度反应。手术、电解质紊乱、心内膜炎、肿瘤、Chagas 病、类风湿小结、钙化性主动脉狭窄、粘液性水肿、多发性肌炎、侵润性疾病（如淀粉样变、结节病等）以及多种不同的常见和不常见情况均可导致房室阻滞。在成人中，药物毒性作用、冠心病和退行性病变可能为房室阻滞的最常见原因。退行性变的过程可导致房室结区、房室束或两侧束支的部分或完全性解剖学或电的损害。房室阻滞可在快速心率后发生，即为对传导的超速抑制。这种形式的房室阻滞可能为心动过速后阵发性房室阻滞的一个重要原因。

儿童的房室阻滞：儿童的房室阻滞最常见的病因是先天性。房室阻滞可单独出现或合并存在其它病变。先天性完全性房室阻滞患者母亲血清中存在抗 Rho 阴性抗体，在某些患者中提示为结缔组织病，胎盘转移抗体可能起有作用。两类常见的组织学发现为心房肌结构和传导系统外周部分之间的解剖学破坏和结室的不连续。大多数患儿无症状，但有些患者症状明显，需起搏治疗。先天性房室阻滞的死亡率在婴儿期最高，在青少年期要低得多，在以后的生命期又缓慢升高。先天性完全性房室阻滞的患者可在任何年龄发生 Adams-Stokes 晕厥。在个别患者难以预测预后。静息时的心率持续 ≤50 次/min 时晕厥常见，极度心动过缓是先天性完全性房室阻滞儿童患者 Adams-Stokes 晕厥频发的原因。阻滞的部位大概不能区分开先天性或手术导致的完全性房室阻滞有症状的儿童患者和无症状的患者。在 24h 动态心电图上显示缓慢心律、阵发性心动过速发生和快速起搏后逸搏点的恢复时间延长是促使症状出现的因素。

【治疗】

获得性完全性房室阻滞应起搏治疗。静息状态心室率持续在 50 次/min 或更慢的先天性房室阻滞应起搏治疗。有病因可纠正的急性发作的完全性房室阻滞应先行临时起搏治疗，观察 10～14d，如房室传导不恢复，植入永久性心脏起搏器。对慢性完全性房室阻滞，应作永久性起搏。药物治疗对于加快心室率的作用不可靠，并且有明显副作用，如果房室阻滞可能是暂时的可逆的或者虽需起搏，但所在的医院无条件进行起搏治疗，可暂时使用药物，对于房室结水平的阻滞选用阿托品，而异丙肾上腺素可用于任何部位的阻滞。在急性心肌梗死患者最好不用异丙肾上腺素，如确需使用应十分谨慎，剂量应尽量小。在紧急情况下，应选用经皮起搏。

高敏颈动脉窦综合征

【临床表现】

1. 心电图表现　最常见的情况为由于窦性停搏或窦房阻滞，在心电图上无心房活动，即无 P 波，因而心室停搏。房室阻滞较少见，可能部分由于窦性静止时无 P 波出现，无法表现出房室传导的障碍，但如果有心房起搏器可维持心房活动，房室阻滞可能在发作时常见。有症状的患者大多无房室交界性或室性逸搏或逸搏的频率极慢，表明增高的迷走张力和减弱的交感活性可能抑制了位于心室或室上性结构的潜在起搏点。

2. 临床特征　临床上有两种类型高敏颈动脉窦综合征：心脏抑制型和血管抑制型。心脏抑制型的诊断标准为在颈动脉刺激时，心室停搏超过 3s，但正常的限度并未明确的确定。事实上，在无症状的患者，在颈动脉按摩时，3s 以上的心室停搏虽不常见，但可能发生。血管抑制型的诊断标准为收缩压下降≥50mmHg 而无伴随的心率减慢，或收缩压下降超过 4kPa（30mmHg），并可反复产生患者的临床症状。

即使在主诉晕厥或接近晕厥的患者，尤其在老年患者引发出颈动脉窦的高敏反射，而用颈动脉窦按摩引出的高敏反射未必是这些症状的原因。由于头部转动、颈部伸展和硬紧领子对颈动脉窦的直接压迫或牵拉，也可能通过减少椎动脉供血，成为晕厥的原因。

高敏颈动脉窦反射最常见合并于冠心病。产生高敏颈动脉窦反射的机制不明，但可能与静息状态迷走张力增高、对乙酰胆碱反应过强、乙酰胆碱释放过多，压力反射过于敏感、代谢释放的乙酰胆碱的胆碱脂酶活性不足，以及同时存在的交感异常等有关。颈动脉窦受体、脑干的自主神经中心和反射的传入支可能都参与其机制。

【治疗】

阿托品可消除心脏抑制型颈动脉窦高敏反应，但大多数有症状的患者需要植入心脏起搏器。应当强调，由于在颈动脉窦高敏反应时，可出现房室阻滞，起搏方式必须包括心室起搏，无论有无心房起搏存在。阿托品不能预防血压抑制型颈动脉窦高敏反射时收缩压的下降。血管抑制型的发生可能是由于交感血管收缩神经被抑制和胆碱能交感血管扩张纤维被激活。可有同时兼有血管抑制和心脏抑制的混合型，有些患者在植入起搏器后，仍有晕厥发作，其原因可能为血管抑制。虽有颈动脉窦反射过敏，但无临床症状的患者不需要治疗。地高辛、α 甲基多巴、可乐宁和 β 阻断剂可增强患者对颈动脉窦按摩的反应，可能为促使某些患者发生症状的原因。严重的血管抑制型或混合型患者可能需要对颈动脉窦的放射或手术去神经治疗。血管抑制型患者可用弹力袜和潴留钠盐的药物。

四、心律失常的治疗

（一）药物治疗

1. 抗心律失常药物的分类

（1）按照药物的细胞电生理效应，抗心律失常药物分为四大类（见表1-5）。其中Ⅰ类又分为A、B、C三个亚类。亚类的主要区别有两方面：

①对O期最大去极速度的抑制作用强度不一，ⅠC类最强，其次为ⅠA，ⅠB类；

表1-5　抗心律失常药物的 VAUGHAN-WILLIAMS 分类

Ⅰ类：膜抑制剂	A	B	C
抑制 Vmas	↓↓	↓	↓↓↓
复极	↑↑	↓	↑↓
	奎尼丁、 普鲁卡因酰胺 双异丙吡胺	利多卡因 慢心律	氟卡尼 英卡尼 心律平
Ⅱ类：β阻断剂	心得安、 美多心安 氨酰心安	-	-
Ⅲ类：延长复极	胺碘酮 Sotalol 溴苄胺	-	-
Ⅳ类：钙通道阻断剂	异搏定 硫氮卓酮	-	-

②对复极的影响不同，ⅠA类中等程度延长复极，ⅠB类缩短复极，ⅠC类对复极无明显影响。

Vaughan-Williams 分类有诸多局限性，例如同一类抗心律失常药物的不同药物之间差别很大；同一种药物可有多种细胞电生理效应；并且这种分类的依据是动物正常心脏组织的离体实验结果，不能推广至临床上整体的有病变心脏的心律失常治疗实践。因此这种分类对于指导临床合理用药的意义有限。

有学者主张把抗心律失常药物分成四类，不如将抗心律失常药物的细胞电生理作用分为四类。

（2）按药物在心脏作用部位分类

1）作用于窦房结的药物　β阻断剂、硫氮卓酮、异搏定和洋地黄。这些药物主要用于窦性心动过速的治疗，但应强调，窦性心动过速最重要是病因的治疗，洋地黄类药物仅适用于继发于充血性心力衰竭的窦性心动过速，而对与心力衰竭无关的窦性心动过速治疗无效。

2）作用于心房，延长心房不应期的药物　奎尼丁、普鲁卡因酰胺、双异丙吡胺、胺碘酮。这些药物用于心房颤动（房颤）和心房扑动（房扑）的复律或预防阵发性房颤或房扑的复发。近来多项研究表明，奎尼丁虽可能对房颤或房扑之转复或预防复发有效，但死亡率增高。小剂量胺碘酮是否能既有效治疗房颤或房扑，而不增高死亡率，是引人注目的临床研究课题。

3）作用于房室结的药物　ATP、洋地黄、异搏定、β阻断剂。这类药物在临床上主要用于：

①终止房室结参与的折返，即作为折返环组成部分的阵发性室上速，包括房室结双径路为基础的房室结折返性心动过速（AVNRT）和房室旁路参与的房室折返性心动过速（AVRT）；

②控制和减慢快速房性心律失常（房颤、房扑和房速）的心室率。对于反复发作的AVNRT或AVRT，需长期口服药物预防或减少复发，此时宜选用作用于房室结的药物，尤其是β阻断剂和洋地黄，对难治性病例可联合使用二者可延长房室结或慢径路的不应期，使之与旁路或快径路之间的不应期差别缩小，使心动过速难以诱发。这些药物禁用于预激房颤。

4）作用于心室的药物　利多卡因、美西律、奎尼丁、普鲁卡因酰胺、双异丙吡胺、普罗帕酮、氟卡尼、英卡尼、胺碘酮、Sotalol。主要用于室性心律失常，即室性早搏或室速的治疗。

5）作用于房室旁路，延长其不应期的药物　如普鲁卡因酰胺、普罗帕酮、氟卡尼、英卡尼、胺碘酮、Sotalol、奎尼丁及双异丙吡胺均适用于预激房颤。

2. 四类药物的抗心律失常谱（见表1-6）

表1-6　抗心律失常药物的抗心律失常谱

分类	药物	室上性心律失常	室性心律失常	WPW合并房颤
ⅠA	奎尼丁	+ +	+ + +	+ +
	普鲁卡因酰胺	+ +	+ + +	+ +
	双异丙吡胺	+ +	+ + +	+ +
ⅠB	利多卡因	O	+ + +	+ / -
	美西律	O	+ + +	+ / -
ⅠC	普罗帕酮	+ + +	+ + +	+ +
	氟卡尼	+ + +	+ + +	+ +
	英卡尼	+ + +	+ + +	+ +
Ⅱ	心得安等	+ +	+	-
Ⅲ	胺碘酮	+ + +	+ + +	+ +
	Sotalol	+ + +	+ + +	+ +
	溴苄胺	O	+ + +	

分类	药物	室上性心律失常	室性心律失常	WPW合并房颤
Ⅳ	异搏定	＋＋＋	＋	－
	硫氮卓酮	＋＋＋	＋	－

＋、＋＋、＋＋＋分别代表作用的弱、中、强；O代表无作用；

＋/－代表作用不肯定；－代表可能使心律失常恶化。

从上表可见，ⅠA、ⅠC和Ⅲ类中的胺碘酮和Sotalol为广谱的抗心律失常药物；ⅠB和Ⅲ类中的溴苄胺抗心律失常谱很窄，用于治疗室性心律失常的药物；Ⅱ类和Ⅳ类药物主要用于室上性心律失常，对预激房颤禁用。异搏定对绝大多数室性心律失常无效，并可能使室速恶化加重，但对于特发性左室室速和QT间期不长，由极短联律间期早搏起始的多形性室速为首选治疗药物，β阻断剂适用于心肌梗塞后的室性早搏、二尖瓣脱垂合并的室性心律失常等情况。

3. 抗心律失常药物的促心律失常作用 抗心律失常药物的促心律失常作用是指应用抗心律失常药物后发生用药前未出现的新的更严重的心律失常发生或使原有的心律失常恶化加重。所有的抗心律侠常药物都有促心律失常作用。抗心律失常药物促心律失常作用的临床表现既包括缓慢性心律失常，也包括快速心律失常，以快速室性心律失常最引入注目。

ⅠA类如奎尼丁的致心律失常作用表现为QT间期延长伴有尖端扭转型室速，在合并使用洋地黄或同时存在低血钾时尤其容易发生，多发生于治疗而非中毒剂量，2/3的患者出现在用药的头3天内。其机制可能为早期后去极化所致的触发活动。这种情况一旦发生，应停药，补充钾、镁和快速起搏，抑制心律失常。

ⅠC类药物的促心律失常作用主要表现为连续性宽大QRS室性心动过速，治疗十分困难，可能需多次电击复律。在有器质性心脏病、心功能受损、较严重的室性心律失常、药物剂量递增过快的患者使用ⅠC类药物时发生促心律失常作用的危险性明显增加。其机制可能为药物明显延长了传导时间，而对不应期延长不显著。

4. 抗心律失常药物临床应用的适应证 以上所述可见，抗心律失常药物就对心律失常而言有"抗"与"促"两面性。并且绝大多数药物都有程度不一的负性变力性作用，如双异丙吡胺的负性变力性作用远大于β阻断剂，可能诱发或恶化心力衰竭；有些抗心律失常药物，如胺碘酮，有严重脏器毒性作用；不少抗心律失常药物具有不良副友应，如奎尼丁，可致腹泻，双异丙吡胺，可致尿潴留，使患者不能耐受。

CAST试验表明，单纯减少心肌梗塞后患者的室性早搏，非但不平行降低死亡率，反而明显增加猝死和其它心脏原因的死亡率。因此，当今治疗心律失常不像以往简单针对心律失常本身，而必须同时强调治疗介入对患者预后的影响。我们使用抗心律失常药物的临床实践发生了革命性的变化。

临床使用抗心律失常药物的适应证如下：

①心律失常直接导致明显症状，影响患者的生活质量与工作能力；

②心律失常具有直接或潜在的致死，尤其心脏性猝死的危险；

③兼有 1 与 2 两项。1 指的是症状，2 指的是预后，因此只有具有明确症状及/或具有预后意义的心律失常，方可考虑用药，二者皆无的心律失常无需使用抗心律失常药物。对一个心律失常的患者用不用抗心律失常药物，选何种药物，一定要结合患者之实际情况，评判其用药得益与风险的比率，因人而异。

5. 临床常见心律失常药物治疗对策

（1）室性心律失常

1）良性室性心律失常：无临床器质性心脏病的室性早搏或短阵非持续性室速，如无症状，不需治疗；如有症状，应对症状作具体分析，首先解除焦虑、紧张和恐惧心理，甚至是"医源"性症状，如果症状确系心律失常引起，应选用毒副作用小的药物，诸如 β 阻断剂、心律平、莫雷西嗪等，而不宜使用脏器毒副作用大的胺碘酮。疗效评价应以观察临床症状的变化为主，不必反复作 Holter 监测，如使用 Holter 监测，应主要用于监测抗心律失常药物的促心律失常作用。良性室性心律失常的药物疗效为创伤性心电生理筛选的非适应证。

2）潜在恶性或称有预后意义的室性心律失常：这些患者都有明确的器质性心脏病。心律失常包括室性早搏和短阵非持续性室速。

①应重视病因治疗和诱因的纠正，如心肌缺血、电解质紊乱、心力衰竭等。这些方面的处理可能是心律失常唯一需要的治疗。

②心肌梗塞后无症状的患者首选 β 阻断剂，β 阻断剂未必可有效减少室性早搏，但它可降低猝死与再梗塞危险。小剂量胺碘酮可能既减少早搏，也改善预后。不宜使用ⅠA、ⅠB 或ⅠC 类药物。

③肥厚型心肌病：可用小剂量胺碘酮。

对药物疗效的评价主要采用 Holter 监测和临床观察，创伤性电生理的作用尚不肯定。

3）恶性或致命性室性心律失常：心肌梗塞后或其他器质性心脏病合并的持续性室速，和无心肌梗塞基础的猝死，复苏成功存活者。对之凭经验治疗较危险，应采用创伤性心电生理系列筛选药物，筛选的顺序依次为ⅠA 类，ⅠA+ⅠB，Ⅲ类（胺碘酮或 Sotalol 或ⅠC，如不能找到有效药物，使用可植入的心脏自动转复除颤装置（AICD）。Holter 无创伤性手段对恶性室性心律失常药物治疗疗效评价的作用尚有争议。

4）特殊类型的室性心律失常

①长 QT 综合征和尖端扭转型室速先天性长 QT 综合征的室速多为肾上腺素能依赖性，主要治疗为足够剂量的 β 阻断剂，可联合使用苯妥英钠或鲁米那。获得性长 QT 综合征的室速大多为长间歇依赖性，主要治疗为去除病因，使用镁盐和快速起搏。

②异搏定有效的室速：异搏定对大多数室速无效，并可使室速的血流动力学和心电不稳定性恶化加重，但对以下两类室速，异搏定为首选药物：a. 左室特发性室速（也称分支性室速或异搏定反应性室速）；b. QT 间期正常，由极短联律间期的室性早搏起始的多形

性室速。

（2）房室折返和房室结折返性心动过速

1）终止发作，应静脉内用药，可选异搏定、心律平、ATP 和西地兰。年轻无器质性心脏病者可首选前 3 种药物。有器质性心脏病，尤其有心功能不全者，首选西地兰。显性预激伴房颤或旁路前传不应期 <270ms 者不用西地兰。快 - 慢综合征患者应在起搏保护下用药，如无条件起搏，可在认真观察下用 0.1~0.2mg 西地兰。

2）预防复发，口服给药。可选用 β 阻断剂、地高辛、异搏定、心律平等。β 阻断剂和地高辛联合使用对部分单药治疗无效的病例有效。

（3）房扑和房颤

1）有转复适应证者，用药目的为转复心律和预防复发，可选用奎尼丁、胺碘酮，部分患者可试用心律平。

2）无转复适应证时，治疗目标在于控制减慢心室率，选用地高辛、β 阻断剂、异搏定或硫氮卓酮。

3）预防血栓栓塞并发症，孤立性房颤，用阿司匹林，有器质性心脏病者应使用华法林。

4）WPW 合并的房扑、房颤选用普鲁卡因酰胺、心律平、氟卡尼、胺碘酮，禁用洋地黄和异搏定。

（二）特殊治疗

抗心动过缓的特殊治疗主要是起搏治疗，另有专门章节详述，本节主要简述快速心律失常的非药物疗法。

临床电生理的广泛深入开展，推动了快速心律失常的非药物治疗的研究和临床应用。非药物疗法主要包括手术、导管消融技术和抗心动过速起搏及可植入性自动心脏转复除颤器。

手术治疗预激综合征已经十分成熟，有经验的心脏外科医师采用改进的手术方法切断旁道，手术成功率可达 100%。经标测定位指导的心内膜切除手术经过十多年实践和手术方法的进一步改进，有了较大进展。Pennsylvania 组的 233 例陈旧心肌梗塞并发药物治疗无效的室速，手术后无室速复发和诱发 156 例（67%），如加上抗心律失常药物后，使术前难治性室速得到满意控制的有 56 例，总有效率为 91%（212/233）。手术死亡率文献报道为 5%~17%，术后室速电生理检查仍可诱发 19%~33%。近年来，心律失常手术治疗的开拓者 James L Cox 等对于 AVNRT、慢性异位房速和心房颤动的手术治疗进行了探索，可能有光明前景。

经导管消融治疗心律失常在 80 年代取得巨大进展。首先试用的能量是直流电。直流电能量曾用于预激综合征的房室附加旁道、希氏束和心室的消融，虽有较高成功率，但直流电对心脏组织产生气压伤，损伤面积大，可发生严重并发症，如严重室性心律失常、心脏破裂、心包填塞、后期猝死等。80 年代后期，射频电流被日益广泛应用，取代了直流电，成为安全有效的导管消融能量。它在预激房室附加旁道的消融中成功率达90%～99%，在房室结改良，选择性消融房室结快径路或慢径路根治AVNRT的成功率达90%以上。未见严重并发症。射频导管消融治疗将使大多数阵发性室上速患者面临根治，将不再需服用抗心律失常药物，这一新疗法将在很大程度上取代心律失常的外科治疗和抗心动过速起搏治疗。

经导管用直流电、射频、激光、微波等进行心动过速的消融治疗仍处于临床研究阶段，已有用于预激综合征房室旁道，房室结以及心室的消融，对于后间隔部位旁道消融有一定疗效。该项技术可能出现的严重并发症如冠状窦破裂、急性心包填塞，右冠状动脉痉挛，房室结消融后的严重房室阻滞等问题，其远期疗效，有无致心律失常作用等均有待进一步研究。也可能作为药物治疗无效又不宜或不愿手术治疗患者的一种补充治疗手段。

抗心动过速起搏器可感知患者的心动过速发作而自动在体内发放短阵快速脉冲或程序期前刺激，以终止心动过速。其可能使室速加快、恶化，甚至发生心室纤颤，因此目前临床上主要用于治疗室上速。可植入性AICD经体外植入前程控，可自动感知室速或室颤的发生而自动充电、放电（20～30J），恢复窦性心律。1980年它首次用于临床以来，至1990年，全世界已植入2万块，如单计算猝死，植入AICD一年后存活率为90%，5年存活率仍接近90%。而AICD用于临床前这组猝死高危人群一年存活率为60%，5年几无幸存者。AICD植入的并发症不高于普通起搏器植入，手术死亡率为1%左右。AICD目前主要存在问题是体积重量过大、价格昂贵、电池寿命短，需开胸植入。不开胸经静脉植入的AICD已在临床试用。将抗心动过速起搏，心脏电击转复/除颤和抗缓慢心律失常的back-up起搏功能结合一体的装置也将会应用于临床。

（陈鸿远）

第四节　风湿性心脏病

风湿性心脏病，简称风心病，是一种常见的心脏病，是风湿病变侵犯心脏的后果，可表现为风湿性心肌炎、风湿性心内膜炎、风湿性心包炎。由于瓣膜炎症反复发作，瓣膜增厚并缩短、粘连和纤维化，造成瓣膜关闭不全和狭窄，即发展为慢性心瓣膜病。在我国风湿性瓣膜病仍为主要的心脏病，受损的瓣膜以二尖瓣为最常见，其次为主动脉瓣，也可以几个瓣膜同时受累，称为联合瓣膜病变。

一、急性风湿热

【流行病学】

本病多见于学龄前儿童。当今，风湿热病儿在全世界范围内日益减少，但每年仍有不少儿童发病。北京儿童医院统计发现，风湿热高发年龄为8～13岁，最小3岁，<3岁婴幼儿少见发病。约90%的病例发病在7岁以上。男女比例为1.2∶1。每年发病以5月份最

多，其次为 4 月份。Iaccarino 等报道，饮用水中缺氟可导致风湿热，补充氟可降低风湿热的发病率。

【病因及发病机制】

1. 链球菌感染　下列事实可资证明：

①在发病前 1~4 周常有溶血性链球菌感染，咽峡炎、扁桃体炎或猩红热；

②大多数风湿热患者的咽拭子培养有 A 组乙型溶血性链球菌生长血清检测抗链球菌抗体显著升高；

③链球菌感染流行常继以风湿热的发病率增高；

④早期彻底治疗链球菌感染可防止风湿热的发生，对已患有风湿热者以青霉素或磺胺药长期预防链球菌感染，可使复发率显著减低。

2. 病毒感染　在风湿性关节炎和骨关节炎患者的关节滑膜腔积液脱落细胞中能扩增出 EB 病毒的基因片段。患者经药物治疗后，血清内抗 EB 病毒抗体滴度动态改变可提示 EB 病毒感染。目前，人们尚未确定是单独 EB 病毒引起风湿热，还是与链球菌一起协同作用而导致风湿热。

动物实验证明：柯萨奇病毒感染狒狒及小鼠可产生类似风湿性心瓣膜及心肌炎病变。近年来研究发现，柯萨奇病毒 B 也可引起心肌炎并瓣膜病变但与风湿热较难鉴别。

3. 体液免疫　研究证实，风湿热患者血清中除 IgM、IgG 水平增高外，针对链球菌和心脏抗原的抗体（如抗 M 蛋白抗体、抗肌球蛋白抗体、抗肌动蛋白抗体、抗磷脂酶 B 抗体）浓度也增高，在急性风湿热和风湿性心肌炎患者中，抗 A 组链球菌多糖抗体可持续 5~12 个月的高滴度。

4. 细胞免疫　风湿热患者淋巴细胞转化率降低。自然杀伤细胞（NK）活性明显降低，急性风湿热时可发现许多细胞免疫激活的标志物，如 IL-8、IL-6、TNF-α 明显升高，这些研究提示，细胞免疫功能紊乱可加重心肌和心瓣膜的损害。

5. 免疫遗传易患性　临床发现，即使严重的链球菌感染易感性也只有 1%~3% 出现风湿热，说明个体因素在决定风湿热方面具有重要作用，但仍存在争议，目前认为风湿热、风湿性心脏病与人体白细胞抗原（HLA）亚群密切相关。

【临床表现】

风湿热主要表现为多发性关节炎、心肌炎、皮肤环形红斑、皮下结节与舞蹈病等，于链球菌感染后，单独或不同组合出现。发病期为 1~4 周，约 1/2 患者有急性咽炎、扁桃体炎等上呼吸道感染史，可有发热、乏力、出汗、贫血、体重下降、皮下小结、环形红斑、关节炎及舞蹈病等症状，部分患者无任何不适。

1. 一般症状　患者精神不振，疲倦，食欲减退，面色苍白，多汗，鼻出血，有时可有腹痛，疼痛若位于右下腹，有时易误诊为急性阑尾炎。

2. 发热　大约有 90% 的患者可出现发热，体温一般在 38~40℃ 之间，且热型多不规则，少数可见短期高热，大多数为长期持续性低热，持续约 3~4 周，亦有呈弛张型高热者，脉率加快，大量出汗等。

3. 风湿性心脏炎　为最重要的病变，多见于青少年风湿热患者，65%～80%心脏炎发病率和严重程度随发病年龄增长而渐减低。轻者无症状，心包、心肌、心内膜可个别受累，若同时三层不同程度受累称为全心炎。

（1）心肌炎：急性风湿性心肌炎最早的临床表现为二尖瓣和主动脉瓣有杂音，此杂音由瓣膜反流造成，可单独或同时出现，二尖瓣区的杂音最多见。轻微病变的局限性心肌炎无明显的临床症状。弥漫性心肌炎可有心包炎和充血性心力衰竭的症状，心前区不适、疼痛、心悸、呼吸困难以及水肿等。常见的体征有：

①心动过速：心率常在100～140次/min，与体温升高不完全成比例。水杨酸类药物可使体温下降，但不能使心率恢复正常；

②心脏扩大：心尖搏动弥散、微弱，心脏浊音界增大胸片及心脏超声提示心脏扩大，是左房、左室增大尤为明显，此为风湿性心肌炎的最有力证据；

③心音改变：常可闻及奔马律，此往往是区分心力衰竭的征象，第一心音减弱，形成胎心样心音，呈钟摆率；

④心脏杂音：心尖部或主动脉瓣区可闻及Ⅱ级左右收缩期吹风样杂音，有时在心尖部可有轻微的隆隆样舒张中期杂音。此杂音主要由心脏扩大引起二尖瓣口相对狭窄所致，急性炎症消退后，上述杂音亦可减轻或消失；

⑤心律失常及心电图异常：可有过早搏动，阵发性心动过速，不同程度的房室传导阻滞和早期出现阵发性心房颤动等，心电图以PR间期延长最为常见，此外，可有ST-T波改变、QT间期延长和心室内传导阻滞等；

⑥心力衰竭：急性风湿性热引起的心力衰竭往往由急性风湿性心肌炎所致，多发于年龄较小的患者，病情凶险，表现为呼吸困难、面色苍白、肝脾肿大、浮肿等症状，在成年人中，心力衰竭多在慢性瓣膜病的基础上发生。

值得注意的是，大多数风湿性心肌炎患者无明显的心脏症状，当出现慢性瓣膜病变时，却无明确的风湿热病史。

（2）心内膜炎：凡有心肌炎者，几乎均有可能侵犯瓣膜、心内膜。临床上，心尖区轻度收缩期杂音多属功能性，可能继发于心肌炎或发热和贫血等因素，如心尖区出现Ⅱ级以上杂音，向腋下传导，且伴有第一音减弱，杂音音调较高，有时呈海鸥鸣样，往往提示急性心内膜炎引起器质性二尖瓣关闭不全。

（3）心包炎：出现于风湿热活动期，与心肌炎同时存在，是严重心脏炎的表现之一。临床表现为心前区疼痛，可闻及心包摩擦音，持续数天至2～3周。发生心包积液时，液量一般不多，X线检查示心影增大呈烧瓶状，心电图示胸前导联ST段抬高，超声心动图示左室后壁的心外膜后有液性暗区存在，渗出物吸收后浆膜有粘连和增厚，但多不影响心脏功能，少有明显病症。

4. 关节炎　是急性风湿热最常见的表现，随着患者年龄的增长，关节炎多见。其为不对称性、游走性的大关节炎。其严重程度差异较大，轻者只有关节痛而无炎症表现，常对称累及膝、踝、肩、腕、肘、髋等部位，部分患者可几个关节同时发病，手、足、小关节或脊柱关节等也可波及，典型者可有红肿热痛，但不化脓，只活动受限。炎症消退后不遗留关节功能障碍。关节炎与心脏炎症严重程度不相关，一般来说，年龄越小，关节症状越轻，而心脏症状则越重。

5. **皮肤表现** 环形红斑的诊断意义最大，发生率为10%左右，多位于躯干或四肢的内侧，为一种轮廓清楚易消退的淡红色环形红斑，周边可有匍行疹，中央苍白，常呈一过性，不遗留脱屑及色素沉着。皮下结节为2~5mm大小的皮下硬结，呈圆形或椭圆形，不与皮肤粘连，无压痛，可移动，临床上皮下结节较为少见，发生率1%~4%。

6. **舞蹈症** 成人中少见，儿童发生率也很低，多见于女孩，在链球菌感染后数月出现，由于脑血管风湿病变引起。脑部病变脑实质内小血管充血，可见淋巴细胞、浆细胞浸润，有形成环绕小血管的小结倾向，小结分布于纹状体、黑质及大脑皮质等处，纹状体病变显著，患者临床上常有舞蹈症表现。

7. **其他表现** 其他心外风湿活动如：

①风湿性肺炎或胸膜炎；

②以腹痛为主的腹膜炎；

③风湿性肾炎，其肾功能正常，可有蛋白尿及血尿；

④风湿性脉管炎，可发生在大小动脉，若累及肺、脑小动脉可造成肺、脑梗死，累及冠状动脉可出现心绞痛。

【实验室检查】

1. 反映链球菌感染指标

（1）咽拭子培养：要采取新鲜标本，采后立即培养，阳性者只说明有此菌感染，阴性者不能排除风湿热。

（2）链球菌抗体测定：常用的为抗链球菌溶血素O或ASO。在感染后2周开始升高，至第5、6周达高峰，下降较慢，抗"O"滴度≥500U为有意义，滴度的高低与下降速度与病的严重性及预后无关，升高只说明近期有溶血性链球菌感染，不是本病特异性诊断指征。

（3）其他：尚有抗透明质酸酶（AH）>128U为增高、抗链球菌激酶（ASK）>80U为增高、抗脱氧核糖核酸（抗DNA酶），后者维持阳性时间较长，若>20万U/L（>200U/ml）说明有链球菌感染。

2. 反映非特异性炎症指标 白细胞计数及中性粒细胞比例增高，常有轻度贫血，有轻度红细胞和血红蛋白含量降低，血沉增快，可能与球蛋白及纤维蛋白原升高有关，前者与免疫反应有关，后者与炎症反应有关，但合并严重心衰或经抗风湿治疗后，血沉降低。黏蛋白升高，反映胶原组织破坏，正常为30~70g/L（30~70mg/ml）。C反应蛋白阳性，C反应蛋白是炎症时血中出现的蛋白，在风湿活动期阳性，病情缓解时消失。蛋白电泳显示白蛋白减低，α_2 和 γ 球蛋白常升高。

3. 免疫指标检测　循环免疫复合物检测阳性；血清总补体 CH50 和补体 C3：风湿活动时降低，提示发生补体性损害；免疫球蛋白 IgG、IgM、IgA：急性期增高；B 淋巴细胞增多，T 淋巴细胞总数减少；T 抑制细胞明显减少，T 辅助细胞与 T 抑制细胞的比值明显增高，T 抑制细胞减少后，引起机体对抗原刺激的抑制作用减弱，破坏了免疫系统的自稳性；抗心肌抗体：80% 的患者抗心肌抗体呈阳性，且持续时间长，可达 5 年之久，复发时又可增高。

上列各项检查联合应用时，其诊断意义较大。若抗体和特异性血清成分测定均为阳性，提示活动性风湿病变；若两项均阴性，可排除活动期风湿病；抗体升高而非特异性血清成分测定阴性者，表示在恢复期或发生了链球菌感染的可能性较大；若抗体正常而非特异性血清成分测定阳性，应考虑其他疾患。

【诊断】

风湿热缺乏特异的诊断方法，主要参考修订的 Jones 诊断标准（见表 1-7）。有链球菌感染的依据同时有两个主要表现或一个主要加两项次要表现，可诊断为风湿热。

表 1-7　修订的 Jones 诊断标准

主要表现	次要表现	A 组链球菌感染的证据
心脏炎	临床表现	近期患过猩红热
杂音	既往风湿热病史	咽培养溶血性链球菌阳性
心脏增大	关节痛 *	ASO 或其他抗链球菌抗体增高
心包炎	发热	
充血性心力衰竭	实验室检查	
多发性关节炎	血沉增快,C 反应蛋白阳性,白细胞增多,贫血	
舞蹈症	心电图 * *:PR 间期延长,QT 间期延长	
环形红斑		
皮下结节		

注：*如关节炎已列为主要表现，则关节痛不能作为一项次要表现；＊＊如心脏炎已列为主要表现，则心电图不能作为一项次要表现。

需要说明的是：

①上述诊断标准主要适用于急性风湿热首次发作，而风湿热复发时诊断标准可适当放宽；

②若采用多普勒超声心动图检查判断心肌炎存在与否，则可使心脏炎的诊断扩大化；

③采取上述标准时，对不典型的轻症或早期病例，容易漏诊和误诊。

【鉴别诊断】

1. 其他病因的关节炎

（1）类风湿关节炎：为多发性对称指掌等小关节炎和脊柱炎，特征是伴有"晨僵"和手指纺锤形肿胀，后期出现关节畸形。临床上心脏损害较少，超声心动图检查可以早期发现心包病变和瓣膜损害，X 线检查显示关节面破坏，关节间隙变窄，邻近骨组织有骨质疏松。血清类风湿因子阳性，免疫球蛋白 IgG、IgM 及 IgA 增高。

（2）球菌性脓毒血症引起的迁徙性关节炎：常有原发感染的症候，血液及骨髓培养呈阳性，且关节内渗出液有化脓趋势，并可找到病原菌。

（3）结核感染过敏性关节炎：体内非关节部位有确切的结核感染灶，经常有反复的关节炎表现，一般情况良好，X 线检查显示无骨质破坏。水杨酸类药物治疗症状可缓解但易反复发作，经抗结核治疗后症状消退。

（4）淋巴瘤和肉芽肿：据报道，白血病可有 10% 病例出现发热和急性多关节炎症状，且关节炎表现可先于周围血象的变化，因而导致误诊。其他淋巴瘤和良性肉芽肿也有类似报道。

（5）莱姆关节炎：此病是由蜱传播的一种流行病，通常在蜱叮咬后 3 ~ 21 天出现症状。临床表现为发热，慢性游走性皮肤红斑，反复发作性不对称性关节炎，发生于大关节，可有心脏损害，多影响传导系统，亦可出现神经症状，如舞蹈症、脑膜炎症状、脊髓炎症状、面神经瘫痪等。心电图示不同程度的房室传导阻滞，实验室检查循环免疫复合物阳性，血沉增快，血清特异性抗体测定可资鉴别。

2. 亚急性感染性心内膜炎　多见于原有心瓣膜病变者，伴有进行性贫血、脾脏肿大、淤点淤斑、杵状指症状，亦可见脑、肾等脏器栓塞。心脏瓣膜上可发现赘生物，血培养有细菌生长。

3. 病毒性心肌炎　发病前或发病时常有呼吸道或肠道病毒感染，主要受累部位在心肌，偶可累及心包，极少侵犯心内膜。发热时间较短，可有关节痛，但无关节炎。

4. 链球菌感染后状态（链球菌感染综合征）　在急性链球菌感染的同时或感染后 2 ~ 3 周出现低热、乏力、关节酸痛、血沉增快、ASO 阳性，心电图可有室性过早搏动或轻度 ST – T 改变，但无心脏扩大或明显杂音。经抗生素治疗感染控制后，症状迅速消失，不再复发。

5. 系统性红斑狼疮　本病有关节痛、发热、心脏炎、肾脏病变等，类似风湿热，有对称性面部蝶形红斑，实验室检查白细胞计数减少、ASO 阴性、血液或骨髓涂片可找到狼疮细胞等，有助于诊断。

【治疗】

控制炎症，预防复发，保护心脏。

1. 一般治疗　急性期应卧床休息，保暖较为重要。有心脏炎者严格卧床休息，减轻心脏负担，直到风湿活动症状消失及各项指征恢复正常，血沉正常即可起床运动，如有心脏扩大、心包炎、持续心动过速及明显心电图异常者，则需在血沉正常后，继续卧床休息 3 ~4 周。饮食应易消化及富有营养。

2. 抗生素　应用青霉素每日 160 万 U ~480 万 U，持续 2 周。若对青霉素过敏时可用红霉素。

3. 水杨酸制剂 具有解热、镇痛、抗炎、抗风湿作用。该类药物在化学结构上虽属不同类别，但都可抑制体内前列腺素（PG）的生物合成，目前认为这是它们共同作用的基础。由于其特殊的抗炎作用，该类药物又称为非甾体抗炎药（NSAID）。

在组织损伤或发炎时，局部产生与释放某些致痛化学物质（也是致炎物质）如缓激肽等，同时产生与释放 PG。缓激肽作用于痛觉感受器引起疼痛；PG 则可使痛觉感受器对缓激肽等致痛物质的敏感性提高。因此，在炎症过程中，PG 的释放对炎性疼痛起到了放大作用，而 PG（E_1、E_2 及 F_{2a}）本身也有致痛作用。解热镇痛药可防止炎症时 PG 的合成，具有镇痛作用，对持续性钝痛（多为炎性疼痛）也有效。它们也能部分地通过中枢神经系统而发挥镇痛作用。

大多数解热镇痛药都有抗炎作用，对控制风湿性及类风湿关节炎的症状有肯定疗效，但不能根治，也不能防止疾病发展及合并症的发生。

阿司匹林成人每日 4～6g，小儿 100～150mg/kg，分 3～4 次口服。症状控制后可酌情减量，风湿活动停止后 2～4 周方可停药。其副作用为出血或（和）消化道反应。

如患者不能耐受水杨酸制剂，可用：氯灭酸（抗风湿灵）0.2～0.4g，每日三次，或贝诺酯每日 1.5～4.5g，分次服用，贝诺酯系阿司匹林与对乙酰氨基酚（扑热息痛）的酯化物，对胃刺激较轻，吸收后在血中缓慢释放出水杨酸。

4. 糖皮质激素 糖皮质激素有强大的抗炎作用，能对抗各种原因如物理、化学、生理、免疫等所引起的炎症。在炎症早期可减轻渗出、水肿、毛细血管扩张、白细胞浸润及吞噬反应，从而改善红、肿、热、痛等症状，在后期可抑制毛细血管和成纤维细胞的增生，延缓肉芽组织生成，防止粘连及瘢痕形成，减轻后遗症，但必须注意，炎症反应是机体的一种防御功能，炎症后期的反应更是组织修复的重要过程，因此，糖皮质激素在抑制炎症、减轻症状的同时，也降低机体的防御功能，可致感染扩散、阻碍创口愈合。

皮质激素抗炎作用机制为糖皮质激素（GCS）与靶细胞浆内的糖皮质激素受体（G-R）相结合后通过影响参与炎症的一些基因转录而产生抗炎效应。糖皮质激素的靶细胞广泛分布于肝、肺、脑、骨、胃肠平滑肌、骨骼肌、淋巴组织、成纤维细胞、胸腺等处。各类细胞中受体的密度也各不相同。GCS 可通过增加或减少基因转录而抑制炎症过程的某些环节，如对细胞因子、炎症介质及一氧化氮合成酶等的影响。

GCS 可抑制巨噬细胞中一氧化氮合酶（NOS）生成而发挥抗炎作用，各种细胞因子均可诱导 NOS 生成，使 NO 生成增多而增加炎性部位的血浆渗出、水肿形成及组织损伤，加重炎症症状。

适用于高热、心脏炎、心力衰竭或有完全性房室传导阻滞出现的阿斯综合征。紧急时可静脉给药地塞米松，每次 5～10mg，或氢化可的松，每次 50～100mg，每日 2～4 次。一般情况下可用泼尼松每日 30～60mg，口服，2 周后减量，总疗程 6～8 周。激素在退热、促使血沉恢复正常、加快关节炎、心包炎治愈、促进皮下小结的消退方面作用较快。在激素治疗减量或停药时，可有"反跳"现象，轻者 2～3d 消失，有时可持续 1～2 周，此时仍应按风湿活动处理。

5. 中医药治疗　急性风湿热多属热痹，宜用祛风清热化湿疗法。慢性风湿热则多属寒痹，宜用祛风散寒化湿疗法。糖皮质激素、水杨酸制剂等辅以中医药治疗，可取得较好疗效。针刺疗法对缓解关节症状也有一定效果。

6. 舞蹈症的治疗　抗风湿药物对舞蹈症无效，舞蹈症患者应尽量安置于安静的环境中，避免刺激。病情严重者可使用巴比妥类药及镇静剂，如鲁米那、地西泮（安定）等，亦可用睡眠疗法。舞蹈症是一种自限性疾病，通常无明显的神经系统后遗症，耐心细致的护理、适当的体力活动和药物治疗大多可取得良好的效果。

【预防】

风湿热是一种可以预防的疾病，其与链球菌的关系十分密切，因此，防止链球菌感染的流行是预防风湿热的一项最重要的环节。措施包括：

1. 预防初次风湿热

（1）防止上呼吸道感染，注意居住环境卫生，经常参加体育锻炼，提高健康水平。

（2）对猩红热、急性扁桃体炎、咽炎、中耳炎和淋巴结炎等急性链球菌感染，应早期予以积极彻底的抗生素治疗，以青霉素为首选，对青霉素过敏者可选用红霉素。

（3）慢性扁桃体炎反复急性发作者（每年发作 2 次以上），应在风湿活动静止期手术摘除扁桃体，术前 1 天至术后 3 天用青霉素预防感染，扁桃体摘除后，仍可发生溶血性链球菌性咽炎，应及时治疗。

（4）在封闭的集体人群中（军营、学校、幼儿园等）预防和早期发现、早期诊断链球菌感染，建立必要的保健制度，尽可能彻底消除链球菌感染流行，大大减少风湿热的发病率。

2. 预防风湿热复发　已患过风湿热的患者，应积极预防链球菌感染。一般推荐使用苄星青霉素（长效西林）120 万 U，每月肌内注射一次。对青霉素过敏者，可用磺胺嘧啶或磺胺异噁唑，儿童每日 0.25~0.5g，成人每日 0.5~1.0g，分次口服。一般认为，18 岁以下的风湿热患者必须持续预防用药，超过 18 岁且无心脏受累的风湿热患者，从风湿热末次发作起至少维持预防用药 5 年，已有心脏受累的风湿热患者，再次感染链球菌后极易引起风湿活动，并且容易发作心脏炎，须严格预防治疗。

二、风湿性二尖瓣狭窄

【概述】

绝大多数二尖瓣狭窄是风湿热的后遗症，在我国，90% 以上二尖瓣狭窄为风湿性，极少数为先天性狭窄或老年性二尖瓣环或环下钙化造成。二尖瓣狭窄患者中 2/3 为女性，多见于 20~40 岁的青中年。约 40% 的风湿性心脏病（风心病）患者为单纯性二尖瓣狭窄。由于近年来风湿热的临床表现有所改变，有 1/3~2/3 的风湿性二尖瓣狭窄无明确风湿热史。

【发病机制】

正常二尖瓣质地柔软，瓣口面积为 $4\sim6cm^2$，当瓣口面积减小为 $1.5\sim2.0cm^2$ 时为轻度狭窄，$1.0\sim1.5cm^2$ 时为中度狭窄，$<1.0cm^2$ 时为重度狭窄。二尖瓣狭窄后的主要病理生理改变是舒张期血流由左心房流入左心室时受限，使得左心房压力异常增高，左心房与左心室之间的压力阶差增加是为保持正常的心排血量。左心房压力的升高可引起肺静脉和肺毛细血管压力的升高，继而扩张和淤血，患者休息时可无明显症状，但在体力活动时，因血流增快，肺静脉和肺毛细血管压力进一步升高，即刻出现困难、咳嗽、发绀，甚至急性肺水肿。肺循环血容量长期超负荷，可导致肺动脉压力上升。长期肺动脉高压，使肺小动脉痉挛而硬化，并引起右心室肥厚和扩张，继而可发生右心室衰竭，此时肺动脉压力有所降低，肺循环血流量有所减少，肺淤血得以缓解。

单纯二尖瓣狭窄时，左心室舒张末期压力和容积正常。多数二尖瓣狭窄患者运动时左心室射血分数升高，收缩末期容积减低。约有 1/4 的二尖瓣狭窄严重者出现左心室功能障碍，表现为射血分数和其他收缩功能指数的降低，这可能是慢性前负荷减小的结果。多数二尖瓣狭窄的患者静息心排血量在正常范围，运动时心排血量的增加低于正常；少数严重狭窄者静息心排血量低于正常，运动时心排血量降低，其主要原因除了二尖瓣狭窄外，左右心室功能均已受损。此外，由于左心房扩大，难于维持正常的心电活动，故常发生心房颤动。快心室率心房颤动可使肺毛细血管压力上升，易加重肺淤血或诱发肺水肿。

【诊断】

发现心尖区隆隆样舒张期杂音并有左心房扩大，即可诊断二尖瓣狭窄，超声心动图检查可明确诊断。

1. 症状　最早出现的症状为夜间阵发性呼吸困难，严重时端坐呼吸，极重者可产生肺水肿，咳嗽，呈粉红色泡沫样痰液，多于睡眠或活动后加重，可伴有咯血，随着病情进展，出现下肢浮肿、尿少时，则呼吸困难可减轻。

2. 体征　二尖瓣面容，患者两颧多呈紫红色，口唇轻度发绀，心前区隆起，心尖部可触及舒张期细震颤，心界于第 3 肋间向左扩大。表示肺总脉和右心室增大。心尖部 S_1 亢进，呈拍击性，在胸骨左缘 $3\sim4$ 肋间至心尖内上方可闻及开拍音，若瓣叶失去弹性则亢进的 S_1 及开瓣音可消失，心尖部可闻及舒张中、晚期隆隆样杂音，呈递增性。以左侧卧位，呼吸末及活动后杂音更明显，肺动脉瓣 P_2 音亢进伴分裂，在肺动脉瓣区胸骨左缘 $2\sim3$ 肋间可闻及短促的舒张早期泼水样杂音，深吸气时加强。

3. 辅助检查

【并发症】

1. 心律失常　以房性心律失常最多见，先出现房性早搏，以后出现房性心动过速、心房扑动、阵发性心房颤动直至持久性心房颤动。主要见于晚期二尖瓣狭窄者，房颤出现常为诱发心力衰竭和栓塞的重要因素。

2. 充血性心力衰竭和急性肺水肿　50%～75%的患者发生充血性心力衰竭，为二尖瓣狭窄的主要死亡原因。呼吸道感染是心力衰竭的常见诱因，在女性患者中，妊娠和分娩亦常为诱发心力衰竭的主要诱因。

3. 栓塞　最常见于二尖瓣狭窄伴有房颤患者，左心房扩张和有淤血易形成血栓，5%～10%的血栓脱落引起动脉栓塞，其中以脑栓塞最常见，亦可发生于四肢、肠、肾和脾等脏器。栓子多来自扩大的左心偶伴心房颤动者，右心房来源的栓子可造成肺栓塞或肺梗死。左心房内形成的大块血栓可阻塞二尖瓣口发生昏厥、周围脉搏消失和对称性四肢末端缺血或坏死。

4. 肺部感染　本病患者常有肺静脉压力增高及肺淤血，易合并肺部感染，出现肺部感染后往往加重或诱发心力衰竭。急性肺水肿是高度二尖瓣狭窄的严重并发症，如抢救不及时，可致死亡。

5. 亚急性感染性心内膜炎　小儿较少见，多见于成人（占6%～10%），草绿色链球菌是主要致病菌，肠球菌亦可致病。

【治疗】

1. 代偿期治疗　适当避免过度的体力劳动及剧烈运动，保护心功能；对风湿性心脏病患者应积极预防链球菌感染、风湿活动以及感染性心内膜炎。

2. 失代偿期治疗　出现临床症状者，宜口服利尿剂并限制钠盐摄入。右心衰竭明显或出现快速心房颤动时，用洋地黄类制剂可缓解症状，控制心室率。出现持续性心房颤动1年以内者，应考虑药物或电复律治疗。对长期心力衰竭伴心房颤动者可采用抗凝治疗，以预防血栓形成和动脉栓塞的发生。

治疗的关键是解除二尖瓣狭窄，降低跨瓣压力阶差。常采用的手术方法有：

①经皮穿刺二尖瓣球囊分离术；

②二尖瓣分离术，有闭式和直视式两种；

③人工瓣膜替换术。

三、风湿性二尖瓣关闭不全

【概述】

二尖瓣包括4个成分：瓣叶、瓣环、腱索和乳头肌，其中任何一个发生结构异常或功能失调，均可导致二尖瓣关闭不全。风湿热造成的瓣叶损害为慢性发病过程，占全部二尖瓣关闭不全患者的1/3，且多见于男性。而风湿性心脏病以二尖瓣关闭不全为主的约占总数的34%，其中约50%为单纯性二尖瓣关闭不全。

【发病机制】

二尖瓣关闭不全的主要病理生理改变是二尖瓣反流使得左心房负荷和左心室舒张期负荷加重。左心室收缩时，血流由左心室注入主动脉和阻力较小的左心房，流入左心房的反流量可达左心室排血量的50%以上。左心房除接受肺静脉回流的血液外，还接受左心室反流的血液，因此左心房压力的升高可引起肺静脉和肺毛细血管压力的升高，继而扩张和淤血。同时左心室舒张期容量负荷增加，左心室扩大。慢性者早期通过代偿，使心搏量和射血分数增加，左心室舒张末期容量和压力不增加，此时无临床症状。失代偿时，心搏量和射血分数下降，左心室舒张期末容量和压力明显增加，临床上出现肺淤血和体循环灌注低下等左心衰竭的表现，晚期可出现肺动脉高压和全心衰竭。

急性二尖瓣关闭不全时，左心房突然增加大量反流的血液，可使左心房和肺静脉压力急剧上升，引起急性肺水肿，X线检查显示左心室扩大，肺动脉突出。

【诊断】

临床诊断主要是根据心尖区典型的吹风样收缩期杂音及左心房和左心室扩大，超声心动图检查可明确诊断。

1. 症状　通常情况下，从初次风湿性心脏炎到出现明显二尖瓣关闭不全可长达20年。早期常无症状，一旦发生心力衰竭，则病情进展迅速。轻度二尖瓣关闭不全者可无明显症状或仅有轻度不适感。严重二尖瓣关闭不全的常见症状有：劳动性呼吸困难、疲乏、端坐呼吸等，活动耐力显著下降，咯血和栓塞较少见。晚期右心衰竭时可出现肝脏淤血肿大、触痛，踝部水肿，胸水或腹水，少数可有心绞痛或昏厥。

2. 体征

（1）心脏听诊：心尖区有收缩期吹风样杂音，响度在3/6级以上，多向左腋传播，吸气时减弱，反流量小时音调高，瓣膜增厚者杂音粗糙。前叶损害为主时，杂音向左腋下或左肩胛下传导；后叶损害为主者，杂音向心底部传导，可伴有收缩期震颤，心尖区第一心音减弱，或被杂音掩盖。由于左心室射血期缩短，主动脉瓣关闭提前，导致第二心音分裂。严重二尖瓣关闭不全者可出现低调的第三心音。闻及二尖瓣开瓣音提示合并二尖瓣狭窄，但不能排除二尖瓣关闭不全。严重的二尖瓣关闭不全患者，由于舒张期大量血液通过，导致相对性二尖瓣狭窄，故心尖区可闻及低调、短促的舒张中期杂音。肺动脉高压时，肺动脉瓣区第二心音亢进。

（2）其他体征：动脉血压正常而脉搏较细小。心界向左下扩大，心尖区此刻触及局限性收缩期抬举样搏动，心浊音界向左下扩大说明，左心室肥厚和扩大。肺动脉高压和右心衰竭时，可有颈静脉怒张和颈动脉搏动加速，肝脏肿大，下肢浮肿。

【鉴别诊断】

二尖瓣关闭不全的杂音应与下列情况的心尖区收缩期杂音鉴别：

1. 相对性二尖瓣关闭不全　可发生于高血压性心脏病，各种原因引起的主动脉瓣关闭不全或心肌炎，扩张型心肌病，贫血性心脏病等。由于左心室或二尖瓣环明显扩大，造成二尖瓣相对关闭不全而出现心尖区收缩期杂音。

2. 功能性心尖区收缩期杂音　50%的正常儿童和青少年可闻及心前区收缩期杂音，响度在1/6~2/6级，短促，性质柔和，不掩盖第一心音，无心房和心室的扩大。亦可见于发热、贫血、甲状腺功能亢进等高动力循环状态，症状消除后杂音即消失。

3. 室间隔缺损　可在胸骨左缘第3~4肋间闻及粗糙的全收缩期杂音，常伴有收缩期震颤，肺动脉瓣区第二心音亢进伴分裂，杂音向心尖区传导，心尖搏动呈抬举样。心电图及 X 线检查表现为左右心室增大，超声心动图显示心室间隔连续中断，声学造影可证实心室水平左向右分流存在。

4. 三尖瓣关闭不全　常见病因是风湿。可于胸骨左缘下端闻及局限性吹风样的全收缩杂音，吸气时因回心血量增加可使杂音增强，呼气时减弱。肺动脉高压时，肺动脉瓣第二心音亢进，颈静脉"V"波增大。可有肝脏收缩期搏动、肿大。心电图和 X 线检查可见右心室肥大，超声心动图可示三尖瓣增厚，活动受限，可明确诊断。

5. 主动脉瓣狭窄　心底部主动脉瓣区或心尖区可听到响亮粗糙的收缩期杂音，向颈部传导，伴有收缩期震颤，可有收缩早期喀喇音，心尖搏动呈抬举样，心电图和 X 线检查可见左心室肥厚和扩大，超声心动图可明确诊断。

【并发症】

慢性患者并发症与二尖瓣狭窄相似，但出现较晚。感染性心内膜炎较多见，栓塞少见。急性患者和慢性患者发生腱索断裂时，短期内易发生急性左心衰竭甚至急性肺水肿，预后较差。

【治疗】

1. 内科治疗　避免过度的体力劳动及剧烈运动，限制钠盐摄入，保护心功能。对风心病积极预防链球菌感染、风湿活动以及感染性心内膜炎，适当使用利尿剂，血管扩张剂，特别是减轻后负荷的血管扩张剂，通过降低左心室射血阻力，可减少反流量，增加心排血量，从而产生有益的血流动力学作用。慢性患者可用血管紧张素转化酶抑制剂，急性者可用硝普钠，或硝酸甘油、酚妥拉明静脉滴注。洋地黄类药物宜用于出现心力衰竭的患者，对伴有心房颤动者更有效。晚期的心力衰竭患者可用抗凝药物防止血栓。

2. 手术治疗　长期随访研究表明，手术治疗对二尖瓣关闭不全患者心功能的改善明显优于药物治疗，即使在合并心力衰竭或心房颤动的患者中，手术治疗的疗效亦明显优于药物治疗。

如患者二尖瓣反流严重且病情危重（如乳头肌破裂、移植瓣膜周边漏缝），用硝普钠或硝酸甘油可减少前向血流的阻力（减少心包容积），减少反流量，对手术治疗者有很大裨益。

四、风湿性主动脉瓣狭窄

【概述】

主动脉瓣狭窄可由风湿热的后遗症、先天性主动脉瓣狭窄或老年性主动脉瓣钙化造成。主动脉瓣狭窄患者中80%为男性。单纯风湿性主动脉瓣狭窄罕见，常常与主动脉瓣关闭不全及二尖瓣病变合并存在。正常主动脉瓣口面积超过 $3.0cm^2$，当瓣口面积 $>1.5cm^2$ 时为轻度狭窄，$1.0 \sim 1.5cm^2$ 时为中度狭窄，$<1.0cm^2$ 时为重度狭窄。

【发病机制】

主动脉瓣狭窄后的主要病理生理改变是收缩期左心室阻力增加，使得左心室收缩力增强，提高跨瓣压力阶差，维持静息时正常的心排血量，如此逐渐引起左心室肥厚，导致左心室舒张期顺应性下降，舒张末期压力升高。虽然静息心排血量尚正常，但运动时心排血量增加不足。瓣口严重狭窄时，跨瓣压力阶差降低，左心房压、肺动脉压、肺毛细血管术嵌压及右心室压均可上升，心排血量减少。心排血量减少可引起心肌供氧不足，低血压和心律失常，脑供血不足可引起头昏、晕厥等脑缺氧的表现。左心室肥大，收缩力加强，明显增加心肌氧耗，进一步加重心肌缺血，可致心绞痛。

【诊断】

根据典型主动脉瓣狭窄杂音，结合其他临床资料，诊断一般并不困难，如合并关闭不全和二尖瓣损害，多为风湿性心瓣膜病。

1. 症状 轻度者无症状，狭窄程度加重时，最早自觉疲乏感，活动后呼吸困难。由于左心室代偿能力较大，即使存在较明显的主动脉瓣狭窄，相当长的时间内患者无明显症状，直至瓣口面积 $<1cm^2$ 才出现临床症状。

（1）劳动力呼吸困难：此乃因左心室顺应性降低和左心室扩大，左心室舒张期末压力和左心房压力上升，引起肺毛细血管术嵌压增高和肺动脉高压所致。随着病程发展，日常活动中可出现呼吸困难以及端坐呼吸，当出现劳累、情绪激动、呼吸道感染时，可诱发急性肺水肿。

（2）心绞痛：1/3 的患者可有劳力性心绞痛，心绞痛多在夜间睡眠时及劳动后发生，其机制可能为：肥厚心肌收缩时，左心室室内压和收缩期末室壁张力增加，射血时间延长，导致心肌氧耗量增加；心肌收缩使增加的室内压力挤压室壁内的冠状动脉小分支，使冠脉流量下降；左心室舒张期顺应性下降，舒张期末压力升高，增加冠脉灌注阻力，导致冠脉灌注减少，使心内膜下心肌缺血显著；瓣口严重狭窄，心排血量下降，平均动脉压降低，可致冠脉血流量减少。

（3）劳力性晕厥：轻者为黑矇，可为首发症状。多在体力活动中或其后立即发作。机制可能为：运动时外周血管阻力下降而心排血量不能相应增加；运动停止后回心血量减少，左心室充盈量及心排血量下降；运动使心肌缺血加重，导致心肌收缩力突然减弱，引起心排血量下降；运动时可出现各种心律失常，导致心排血量的突然减少，以上心排血量的突然降低，造成脑供血明显不足，发生晕厥。

（4）胃肠道出血：见于严重主动脉瓣狭窄者，原因不明，部分可能是由于血管发育不良、血管畸形所致，常见于老年主动脉瓣钙化者。

（5）血栓栓塞：多见于老年钙化性主动脉瓣狭窄患者。栓塞可发生在脑血管、视网膜动脉、冠状动脉和肾动脉。

（6）其他症状：主动脉瓣狭窄晚期可出现心排血量降低的各种表现：明显的疲乏、虚弱、周围性发绀，亦可出现左心衰竭的表现：端坐呼吸，阵发性夜间呼吸困难和肺水肿，出现症状后易发生猝死，严重肺动脉高压后右心衰竭可出现：体静脉高压，肝脏肿大，心房颤动，三尖瓣反流等。

2. 体征

（1）心脏听诊：胸骨右缘第2肋间可闻及粗糙、响亮的喷射性收缩期杂音，呈先递增后递减的菱形，于第一心音后出现，收缩中期达到最响，以后逐渐减弱，主动脉瓣关闭（第二心音）前终止；常伴有收缩期震颤。在心功能不全时，有时可闻及房性舒张期奔马律。由于左心室射血量减少，收缩压降低，以致脉压变小，脉搏呈迟滞脉，心率缓慢。

（2）其他体征：脉搏平而弱，严重狭窄时由于心排血量减低，收缩压降低，脉压减小。老年患者常伴主动脉粥样硬化，故收缩压降低不明显。心脏浊音界正常，心力衰竭时向左扩大。心尖区可触及收缩期抬举样搏动，左侧卧位时可呈双重搏动，第一次为心房收缩以增加左室充盈，第二次为心室收缩，持续而有力。心底部、锁骨上凹和颈动脉可触到收缩期震颤。

【鉴别诊断】

临床上，主动脉瓣狭窄应与下列情况的主动脉瓣区收缩期杂音鉴别。

1. 肥厚梗阻型心肌病　病因未明，亦称为特发性肥厚性主动脉瓣下狭窄（IHSS）。于胸骨左缘第4肋间可闻及收缩期杂音，收缩期喀喇音罕见，主动脉区第二心音正常。超声心动图显示左心室壁不对称性肥厚，室间隔明显增厚，与左心室后壁之比≥1.3，收缩期室间隔前移，左心室流出道变窄，可伴有二尖瓣前瓣叶向前移位，引起二尖瓣反流。

2. 主动脉扩张　见于各种原因如高血压、梅毒所致的主动脉扩张。可在胸骨右缘第2肋间闻及短促的收缩期杂音，主动脉区第二心音正常或亢进，无第二心音分裂。超声心动图可明确诊断。

3. 肺动脉瓣狭窄　可于胸骨左缘第2肋间闻及粗糙响亮的收缩期杂音，常伴收缩期喀喇音，肺动脉瓣区第二心音减弱并分裂，主动脉瓣区第二心音正常，右心室肥厚增大，肺动脉主干呈狭窄后扩张。

4. 三尖瓣关闭不全　胸骨左缘下端可闻及高调的全收缩期杂音，吸气时回心血量增加，杂音增强，呼气时减弱。颈静脉搏动，肝脏肿大。右心房和右心室明显扩大。超声心动图可明确诊断。

5. 二尖瓣关闭不全　心尖区可闻及全收缩期吹风样杂音，向左腋下传导，吸入亚硝酸异戊酯后杂音减弱。第一心音减弱，主动脉瓣第二心音正常。主动脉瓣无钙化。

【并发症】

1. 充血性心力衰竭　50%～70%的患者死于充血性心力衰竭。由于发生左心衰后，自然病程明显缩短，终末期的右心衰少见。

2. 栓塞　多见于钙化性主动脉瓣狭窄，以脑栓塞最常见，亦可发生于视网膜、四肢、肠、肾和脾等脏器。最常见于二尖瓣狭窄伴有房颤的患者。

3. 亚急性感染性心内膜炎　小儿不常见，以成人为主，占6%～10%，必须强调预防的重要性，草绿色链球菌是主要的致病菌。

4. 心源性猝死　可能为心律失常引起脑血流减少所致。

【治疗】

1. 内科治疗　避免过度的体力劳动及剧烈运动，预防感染性心内膜炎，定期随访和复查超声心动图。洋地黄类药物可用于心力衰竭患者，使用利尿剂时应注意防止容量不足，硝酸酯类可缓解心绞痛症状。积极治疗频发房早，若发生房颤，则及时采取药物或电复律，不宜使用小动脉扩张剂，以防血压过低。

2. 手术治疗　治疗的关键是解除主动脉瓣狭窄，降低跨瓣压力阶差。常用的手术方法有：

①经皮穿刺主动脉瓣球囊分离术；

②直视下主动脉瓣交界分离术；

③人工瓣膜替换术。

五、风湿性主动脉关闭不全

【概述】

主动脉瓣关闭不全是由主动脉瓣和瓣环以及升主动脉的病变造成，男性患者多见，约占75%，女性患者多同时伴有二尖瓣病变。风湿热造成的瓣叶损害表现为慢性发病，占全部主动脉瓣关闭不全患者的2/3。

【发病机制】

主动脉瓣关闭不全的主要病理生理改变是由于舒张期左心室内压力明显低于主动脉，大量血液反流回左心室，使左心室舒张期负荷加重（正常左心房回流和异常主动脉反流），左心室舒张末期容积逐渐增大，压力正常。由于血液反流主动脉内阻力下降，故早期收缩期左心室心搏量增加，射血分数正常。随着病情的进展，反流量增多，可达心搏量的80%，左心室进一步扩张，心肌肥厚，左心室舒张末期容积和压力显著增加，收缩压亦明显上升。当左心室收缩减弱时，心搏量减小。早期静息时轻度降低，运动时不能增加；晚期左心室舒张末期压力升高，并导致左心房、肺静脉和肺毛细血管压力的升高，继而扩张和淤血。由于主动脉瓣反流明显时，主动脉舒张压明显下降，冠脉灌注压降低，心肌供血减小，进一步使心肌收缩力减弱。

【诊断】

临床诊断主要是根据典型的舒张期杂音和左心室扩大，超声心动图检查可明确诊断。根据病史和其他发现可作出病因诊断。

1. 症状　通常情况下，主动脉瓣关闭不全患者在较长时间内无症状，明显主动脉瓣关闭不全者到出现明显的症状可长达10～15年，但一旦发生心力衰竭，则病程进展迅速。

（1）心悸：心脏搏动的不适感可能是最早的主诉，是由于左心室明显增大，心尖搏动增强所致。尤以左侧卧位或俯卧位时明显，情绪激动或体力活动引起心动过速，或室性早搏可使心悸感更为明显。由于脉压显著增大，常感身体各部有强烈的动脉搏动感，尤以头颈部最明显。

（2）呼吸困难：劳力性呼吸困难最早出现，表示心脏储备能力已经降低，随着病情的进展，可出现端坐呼吸和夜间阵发性呼吸困难。

（3）胸痛：心绞痛比主动脉瓣狭窄少见。胸痛的发生可能是由于左室射血时引起升主动脉过分牵张或心脏明显增大所致，亦有心肌缺血的因素。心绞痛可在活动时和静息时发生，持续时间较长，对硝酸甘油反应不佳。夜间心绞痛的发作，可能是由于休息时心率减慢致舒张压进一步下降，使冠脉血流量减小之故。亦有诉腹痛者，推测可能与内脏缺血有关。

（4）晕厥：当快速改变体位时，可出现头晕或眩晕，晕厥较少见。

（5）其他症状：疲乏，活动耐力显著下降，过度出汗，尤其是在出现夜间阵发性呼吸困难或夜间心绞痛发作时，咯血和栓塞较少见。晚期右心衰竭时可出现肝脏淤血肿大、触痛，踝部水肿，胸水或腹水。

2. 体征

（1）心脏听诊：主动脉瓣区舒张期杂音，为高调递减型哈气样杂音，坐位前倾呼气末时明显。最响区域取决于有无显著的升主动脉扩张，风湿性患者主动脉扩张较轻，在胸骨左缘第3肋间最响，可沿胸骨缘下传至心尖区。一般主动脉瓣关闭不全越严重，杂音所占的时间越长，响度越大。

明显主动脉瓣关闭不全时，在心底部主动脉瓣区常可闻及收缩中期喷射性、较柔和、短促的高调杂音，向颈部及胸骨上凹传导，为极大的心搏量通过畸形的主动脉瓣膜所致，并非由器质性主动脉瓣狭窄引起。心尖区常可闻及柔和、低调的隆隆样舒张中期或收缩期前杂音，即 Austin-Flint 杂音。

瓣膜活动很差或反流严重时主动脉瓣第二心音减弱或消失，常可闻及第三心音，提示左心功能不全；左心房代偿性收缩增强时闻及第四心音。由于收缩期心搏量大量增加，主动脉突然扩张，可造成响亮的收缩早期喷射音。

（2）其他体征：颜面较苍白，心尖搏动向左下移位，范围较广，且可见有力的抬举性搏动，心浊音界向左下扩大。主动脉瓣区可触及收缩期震颤，并向颈部传导，胸骨左下缘可触到舒张期震颤。颈动脉搏动明显增强，并呈双重搏动。收缩压正常或稍高，舒张压明显降低，脉压差明显增大。可出现周围血管体征：水冲脉，毛细血管搏动征，股动脉枪击音，股动脉收缩期和舒张期双重杂音，以及头部随心搏频率的上下摆动。肺动脉高压和右心衰竭时，可见颈静脉怒张，肝脏肿大，下肢水肿。

3. 心电图检查　轻度主动脉瓣关闭不全者心电图可正常，严重者可有左心室肥大和劳损，电轴左偏。

【鉴别诊断】

主动脉瓣关闭不全应与下列疾病鉴别：

1. 肺动脉瓣关闭不全　本病常为肺动脉高压所致，颈动脉搏动正常，肺动脉瓣区第二心音亢进，胸骨左缘舒张期杂音吸气时增强，用力握拳时无变化。心电图示右心房和右心室肥大，X线检查肺动脉主干突出，多见于二尖瓣狭窄，亦可见于房间隔缺损。

2. 主动脉窦瘤破裂　本病的破裂常见于右心房或右心室。在胸骨左下缘有持续性杂音，但有时杂音呈来往性与主动脉瓣关闭不全同时有收缩期杂音者相似，但有突发性胸痛、进行性右心功能衰竭。主动脉造影及超声心动图检查可确诊。

3. 冠状动静脉瘘　多引起连续性杂音，但也可在主动脉瓣区闻及舒张期杂音，或其杂音的舒张期成分较响，但心电图及X线检查多正常，主动脉造影可见主动脉与冠状静脉窦、右心房、右心室或肺动脉总干之间有交通。

【并发症】

充血性心力衰竭多见，并为主动脉瓣关闭不全的主要死亡原因，患者一旦出现心功能不全，往往在2～3年内死亡。感染性心内膜炎亦可见，栓塞少见。

【治疗】

1. 内科治疗　风心病应积极预防链球菌感染、风湿活动以及感染性心内膜炎。避免过度的体力劳动及剧烈运动，限制钠盐摄入。使用洋地黄类药物、利尿剂以及血管扩张剂，特别是血管紧张素转化酶抑制剂，有助于防止心功能的恶化。洋地黄类药物亦可用于无心力衰竭但主动脉瓣反流严重且左心室扩大明显的患者。应积极预防和治疗心律失常和感染。

2. 手术治疗　人工瓣膜置换术是治疗主动脉瓣关闭不全的主要手段，应在心力衰竭症状出现前施行。

六、风湿性三尖瓣狭窄

【概述】

三尖瓣狭窄多见于女性，绝大多数由风湿热所致。三尖瓣狭窄可合并三尖瓣关闭不全或与其他任何瓣膜的损害同时存在，可出现右心房明显扩大、心房壁增厚，也可出现肝、脾肿大等严重内脏淤血的征象。

【发病机制】

三尖瓣狭窄使右心房与右心室之间出现舒张期压力阶差。当运动或吸气使三尖瓣血流量增加时，舒张期右房和右室之间的压力阶差即增大，当呼气使三尖瓣血流减少时，压力阶差可减小。若平均舒张期压力阶差超过0.53kPa（4mmHg），即可使平均右房压升高而引起体静脉淤血，表现为颈静脉充盈、肝肿大、腹水和水肿等。窦性心律时右心房"a"波极度增高，可达到右心室收缩压的水平，静息心排血量下降，运动时亦无增加。因此左心房压、肺动脉压和右心室压均无明显升高。

【诊断】

一般根据典型杂音、右心房扩大及体循环淤血的症状和体征即可做出诊断，对诊断有困难者可行右心导管检查，若三尖瓣平均跨瓣舒张压差在0.27kPa（2mmHg）以上，即可诊断为三尖瓣狭窄。应注意与右房黏液瘤、缩窄性心包炎等疾病相鉴别。

1. 症状 三尖瓣狭窄所致低心排血量引起疲乏。体静脉淤血可引起顽固性水肿、肝脏肿大、腹水等消化道症状及全身不适感。由于颈静脉搏动的巨大"a"波,使患者感到颈部有搏动感。患者常同时合并有二尖瓣狭窄,但其临床症状如咯血、阵发性夜间呼吸困难和急性肺水肿却很少见。若患者有明显的二尖瓣狭窄体征而无肺充血的临床表现时,应考虑可能同时合并有三尖瓣狭窄。

2. 体征

(1) 心脏听诊:于胸骨左下缘可闻及低调隆隆样舒张中晚期杂音,收缩期前增强。直立位吸气时杂音增强,呼气时或 Valsalva 动作屏气期杂音减弱。可伴舒张期震颤,可有开瓣拍击音。肺动脉瓣第二心音正常或减弱。风湿性者常伴二尖瓣狭窄,后者常掩盖本病体征。

(2) 其他体征:三尖瓣狭窄常有明显右心淤血体征,如颈静脉充盈,有明显"a"波,睁气时增强。晚期病例可有肝肿大、脾肿大、黄疸、严重营养不良、全身水肿和腹水表现,肿大的肝脏可呈明显的收缩期前搏动。

3. X 线检查 右心房明显扩大,下腔静脉和奇静脉扩张,但无肺动脉扩张。

4. 心电图检查 右心房肥大,Ⅱ及 V_1 导联 P 波高尖。

【治疗】

1. 严格限制钠盐摄入 应用利尿剂,可改善体循环淤血的症状和体征,尤其是减轻肝脏淤血,改善肝功能。

2. 手术治疗如症状明显,右心室平均舒张压达 0.53～0.67kPa(4～5mmHg)和三尖瓣口面积小于 1.5～2.0cm² 时,可作三尖瓣分离术或经皮球囊扩张瓣膜成形术,亦可行人工瓣膜置换术,最好用生物瓣。

七、风湿性三尖瓣关闭不全

【概述】

三尖瓣关闭不全罕见于瓣叶本身受累,而多由肺动脉高压及三尖瓣扩张引起。常见于显著二尖瓣病变及慢性肺心病,风湿性少见,常合并三尖瓣狭窄。

【发病机制】

三尖瓣关闭不全引起右侧心脏的病理生理变化与二尖瓣关闭不全对左侧心脏的影响相似,但代偿期较长。病情逐渐进展,最终可导致右心室和右心房肥大,右心室衰竭。显著肺动脉高压引起者,病情发展较快。

【诊断】

一般根据典型杂音、右心室右心房增大及体循环淤血的症状和体征不难做出诊断。超声心动图、声学造影及多普勒超声检查可确诊,并可帮助作出病因诊断。

1. 症状 三尖瓣关闭不全合并肺动脉高压时,可出现心排血量减少和体循环淤血的症状。三尖瓣关闭不全合并二尖瓣疾患者，肺淤血的症状可由于三尖瓣关闭不全的发展而减轻，但乏力和其他心排血量减少的症状可加重。

2. 体征 主要体征为胸骨左下缘全收缩期杂音，吸气及压迫肝脏后杂音可增强，但若衰竭的右心室不能增加心搏量则杂音难以增强。仅在流量很大时，有第三心音及三尖瓣区低调舒张中期杂音。瓣膜脱垂时，在三尖瓣区可闻及非喷射性喀喇音。颈静脉脉波图 v 波（又称回流波，为右心室收缩时血液回流到右房大静脉所致）增大。其淤血体征与右心衰竭相同。颈部静脉显示收缩期搏动，可扪及肝脏搏动，肝肿大晚期可有腹水。

3. X 线检查 可见右心室、右心房增大。

4. 心电图检查 可示右室肥厚劳损，右房肥大。

【鉴别诊断】

应与二尖瓣关闭不全低位室间隔缺损相鉴别。

1. 二尖瓣关闭不全 心尖区典型的吹风样收缩期杂音并有左心房和左心室扩大。

2. 三尖瓣关闭不全 胸骨左缘下端闻及局限性吹风样的全收缩期杂音，吸气时因回心血量增加可使杂音增强，呼气时减弱。肺动脉高压时，肺动脉瓣第二心音亢进，颈静脉 V 波增大可见肝脏搏动、肿大，心电图和 X 线检查可见右心室肥大，超声心动图可明确诊断。

【治疗】

1. 单纯 三尖瓣关闭不全而无肺动脉高压，如继发于感染性心内膜炎或创伤者，一般不需要手术治疗。

2. 心理衰竭 积极治疗其他原因引起的心力衰竭，可改善功能性三尖瓣反流的严重程度。二尖瓣病变伴肺动脉高压及右心室显著扩大时，纠正二尖瓣异常，降低肺动脉压力后，三尖瓣关闭不全可逐渐减轻或消失而不必特别处理。

3. 严重三尖瓣关闭不全 病情严重的器质性三尖瓣病变者，尤其是风湿性三尖瓣关闭不全而无严重肺动脉高压者，可施行瓣环成形术或人工心脏瓣膜置换术。

八、风湿性联合瓣膜病

【概述】

系指 2 个或 2 个以上瓣膜并病变，以二尖瓣狭窄合并主动脉瓣关闭不全最常见。

【诊断】

1. 症状 前述 2 个瓣膜病变的症状均可出现。

2. 体征 前述 2 个瓣膜病变的体征均可出现，听诊时 2 个瓣膜的舒张期杂音性质不同。

3. 辅助检查 2 个瓣膜哪一个病损重则该瓣膜病损引起的病理改变起主导地位，故最适宜检查为 UCG，可明确看出各瓣膜的病变程度。

【治疗】

有心衰可用强心、利尿、扩血管药物治疗，地高辛 0.125mg，每日 1～2 次，硝普钠

25～50mg，加入 250ml 液体中，静滴，每分钟 6 滴左右；双氢克尿塞 25mg，每日 1～3 次。

注意补钾，重者可用西地兰 0.2～0.4mg，静脉推注，速尿 20～60mg，静脉推注。必要时可行换瓣手术。

（邱福美）

第五节　冠　心　病

一、冠心病总论

（一）冠心病病理与临床

冠心病，即冠状动脉粥样硬化性心脏病，是在冠状动脉粥样硬化、心肌缺血的基础上，心肌氧供需不平衡所造成的心脏病，也可称之为缺血性心脏病。任何情况下，只要心肌需氧量增加超过供血供氧时，心肌都面临着缺血缺氧，但是，绝大多数情况下，心肌缺血不是需求过多，而是供血减少所致。根据冠状动脉狭窄及心肌缺血发生的速度、程度及持续时间不同，冠心病可分为 4 种不同的类型，即心绞痛、心肌梗死、慢性心肌缺血或称心肌硬化以及猝死。除冠状动脉粥样硬化外，其他疾病如冠状动脉畸形、结节性多动脉炎、梅毒炎症、栓塞、结缔组织疾病等也可造成同样的心肌病变。

1. 冠状动脉粥样硬化造成心肌缺血的方式

（1）斑块体积迅速增大：90% 以上的冠心病患者均有严重的冠状动脉硬化性狭窄，这是由于斑块的不断进展逐渐增大之故，通常至少有一支主要的冠状动脉分支有一处或多处超过 75% 的管腔狭窄。这种情况下，冠状动脉代偿性扩大能力下降，当心肌氧需求增加，血供便难以保证，由此而出现各种临床表现。

（2）斑块的出血、破裂及溃疡：有些斑块，尽管其狭窄不严重（只有 50%～70%），但由于斑块偏心，纤维帽薄，含有大量的脂质及坏死组织核心，特别容易发生继发改变，如内膜下出血、斑块裂开或脱落形成溃疡，在溃疡基础上还可发生血栓形成。这些患者平时可无症状或症状轻微，一旦发病，后果严重，常可造成不稳定心绞痛、心肌梗死，甚至猝死等心脏事件。

（3）冠状动脉血栓形成：在粗糙的粥样斑块及溃疡基础上，极易发生血栓形成，它可导致不同程度的管腔狭窄，引起如不稳定性心绞痛那样的临床症状，并进一步导致梗死或猝死。因此，在冠心病的发展演变过程中血栓形成起着重要的作用，由此也可以说明临床上抗凝治疗的重要性。

（4）冠状动脉痉挛：在斑块破裂及血栓形成的基础上，常有短暂的血管痉挛发生。

血管一般发生在无斑块一侧的动脉壁上，常常是由于血管收缩物质过多以及内皮受损后血管舒张因子减少所致。严重的血管痉挛也可以造成心肌的明显缺血甚至心肌梗死。

2. 心肌缺血的后果

（1）心绞痛：急剧而短暂的心肌缺血常表现为心绞痛，根据引起心肌缺血的冠状动脉病变基础不同，临床表现为3种不同类型的心绞痛，即稳定性心绞痛（典型心绞痛）、变异性心绞痛以及不稳定性心绞痛。

（2）心肌梗死：如稳定斑块在短时间内急剧扩大而加重狭窄，或在此基础上斑块破裂、血管痉挛、血小板聚集、附壁血栓形成、栓塞等因素而较长时间的堵塞血管，即造成急性心肌梗死，甚至死亡。

（3）缺血性心肌病：长期心肌缺血可使心肌变性坏死、纤维化或由于反复心肌梗死致心肌收缩成分大量丧失，出现心脏扩大、心力衰竭，即缺血性心肌病。

（4）无症状性心肌缺血：另有少部分患者临床上无明确心绞痛的历史，仅在实验室诊断中检测到心肌缺血的证据，此类患者为无症状性心肌缺血。

（5）冠心病猝死：是心肌缺血最严重的结果，可由急性心肌缺血或心肌梗死造成的泵衰竭或心律失常所引起，也可由于慢性心肌缺血或陈旧性心肌梗死瘢痕组织所造成的心电生理不稳定性或起搏传导功能发生障碍所致。

（二）冠状动脉粥样硬化的病因与发病机制

动脉粥样硬化是指动脉内膜的脂质、复合碳水化合物、血液成分的沉积及平滑肌细胞及胶原纤维增生，伴有坏死及钙化等不同程度的病变。动脉粥样硬化一词包含2个含义，即粥瘤和硬化，前者指脂质沉积和坏死所形成的粥样病灶，后者指胶原纤维增生。动脉粥样硬化是严重危害人类健康的常见病。近年来，本病在我国有明显增加的趋势，并随年龄的增长而逐渐增加。动脉粥样硬化症的病因尚未完全阐明，其重要的危险因素与下列因素有关：

①脂质代谢障碍；

②动脉性高血压；

③吸烟；

④性别；

⑤内分泌因素；

⑥遗传因素；

⑦免疫与动脉粥样硬化。

动脉粥样硬化的发病机制至今尚未完全明了，主要学说有：

①脂源性学说；

②致突变学说；

③损伤应答学说；

④受体缺失学说；

⑤血栓形成学说。

可能是多种因素共同作用的结果。在上述几种学说中，近年来，研究较多的是"损伤应答学说"。对冠状动脉粥样硬化来说，最重要的危险因素是高脂血症、高血压、吸烟和糖尿病。

二、心绞痛

心绞痛是由于冠状动脉血流和心肌需求之间不平衡而导致的心肌急剧的、暂时性缺血与缺氧所引起的临床综合征。

【临床特点】

1. "疼痛"性质 典型的心绞痛往往被患者描述为压榨感、压迫感、紧束感、憋闷感或含糊的烧灼感及咽喉部堵塞感，而不是真正的疼痛。刀割样、针刺样或触电样等锐性疼痛一般不是心绞痛。

2. "疼痛"部位 心绞痛部位最常见的是胸骨中段之后或稍偏左，少数患者可以在上腹、下颌、牙、颈部、前臂等处。"疼痛"放射部位多为颈部、左臂内侧，少数出现在下颌、口腔或背部。心绞痛疼痛的范围比较大，患者常常用整个手掌或拳头来指出疼痛的部位。而那种只是一点、一线的疼痛很少是心绞痛。

3. 发作特点 心绞痛多为突然发作，发作前无先兆症状或体征。由于心绞痛是心肌氧供求暂时性不平衡所致，因此其发作时间较短，多在 2～15min 之间。一般不应超过30min。若为瞬间即失的刺痛或断断续续长达半天或一天的胸部不适，多不是心绞痛。本病多见于 40 岁以上男性。

4. "疼痛"诱因和伴发症 心绞痛常由体力负荷或情绪激动、阴雨天气、急性循环衰竭等诱发，寒冷、饱餐等亦可诱发，并于当时发生而不是在此之后。另有一部分心绞痛患者其心绞痛发作并无明确诱因，可在夜间及凌晨发作（变异型心绞痛、卧位型心绞痛）。心绞痛发作时绝大多数患者自动中止活动，常伴有出冷汗、气紧，患者有"濒死"感，极少数有晕厥，发作过后会有暂时性的困乏。

5. 休息或硝酸甘油能缓解"疼痛" 心绞痛发作时口含硝酸甘油片（迅速在口腔内溶化吸收）后，绝大多数患者症状 3min 内即可缓解（76%），少数患者可延迟反应（16%）或无反应（8%）。延迟反应和无反应提示冠状动脉病变异常严重或根本就不存在冠心病心绞痛。一般说来，口含化硝酸甘油后 5min 以上症状才缓解者多不是硝酸甘油的作用，也不支持心绞痛的诊断，如口含硝酸甘油后引起头痛头胀，同时"胸痛"缓解，则对心绞痛诊断有意义。胆石症及部分食管、胃痉挛患者对硝酸甘油也有良好的反应。

【临床分型】

心绞痛的分型尚未完全统一，现将 WHO 提出的分型方案和我国的习惯分型扼要介绍如下。

WHO"缺血性心脏病的命名及诊断标准"将心绞痛分为"劳累性"和"自发性"两大类。近年来又提出，部分心绞痛发作既有劳累的因素，又有自发性倾向，因而又命名为"混合性"。

劳力性心绞痛是指由劳力活动或引起心肌耗氧增加的情况（如情绪激动）所诱发的心

绞痛，包括：

①初发劳力性心绞痛；

②稳定劳力性心绞痛；

③恶化劳力性心绞痛。

自发性心绞痛是指心绞痛发作与心肌耗氧量无明显关系，多在夜间、凌晨或休息时发作。心绞痛发作持续时间较长，且程度较重，硝酸甘油疗效较差。本型又可分为下面几种类别：

①卧位型心绞痛；

②变异型心绞痛；

③中间综合征（梗死前综合征）；

④梗死后心绞痛。

混合型心绞痛则指心绞痛发作可由劳累所诱发，也可在休息时发作，兼有劳累性和自发性心绞痛临床表现。

上述心绞痛分型方案主要基于心绞痛的病理基础，但多数学者则从心绞痛的严重程度和其预后考虑，将心绞痛分为稳定型和不稳定型两大类。稳定型心绞痛主要是指稳定型劳力性心绞痛，而不稳定型心绞痛则包括：

①初发劳力性心绞痛；

②恶化劳力性心绞痛；

③卧位型心绞痛；

④变异型心绞痛；

⑤小中间综合征（梗死前综合征）；

⑥梗死后心绞痛。

2000年9月美国心脏学学会/心脏学协会专家认为不稳定型心绞痛有3种形式，即静息性心绞痛、初发性心绞痛和加重性心绞痛。

中华医学会心血管病学分会/中华心血管病杂志编辑委员会于2000年12月对不稳定型心绞痛的定义及分型重新做了修订，认为不稳定型心绞痛是指介于稳定型心绞痛和心肌梗死之间的一组临床心绞痛综合征，其中包括：

①初发劳力性心绞痛；

②恶化劳力性心绞痛；

③静息性心绞痛；

④梗死后心绞痛；

⑤变异型心绞痛。

各型心绞痛的临床特点介绍如下。

（一）稳定型劳力性心绞痛

劳力性心绞痛是临床最常见的一种心绞痛，其临床特点是心绞痛的发作与心肌耗氧量的增加有恒定的关系，如果心绞痛发作的性质、次数、诱发疼痛的劳累和情绪激动程度、疼痛持续的时间（不超过 10～20min）、硝酸甘油疗效等在 1～3 个月内无改变，即为稳定型劳力性心绞痛。

本型患者常有动脉硬化引起的冠状动脉固定性狭窄或阻塞，其侧支循环的供血尚不充足，在体力活动或情绪激动时心率加快、血压上升、心肌收缩力加强而致心耗氧量增加。此时，心肌需氧量超过有病变冠状动脉的供血能力，从而产生心肌缺血，出现心绞痛症状。稳定型劳力性心绞痛患者诱发心绞痛发作的运动量常常是相对恒定不变的，但遇寒冷刺激、饱餐或情绪激动时，诱发心绞痛的运动量明显减少。某些患者晨起时轻度劳力活动即出现心绞痛，但过此时间运动耐量明显提高，或需较大量的活动才引起心绞痛（首次用力心绞痛）。也有部分患者在步行中出现心绞痛，若继续行走，心绞痛反而可以减轻，此称为"走过性心绞痛"，此种情况多出现在早晨。

稳定型劳力性心绞痛患者休息时心电图 50% 以上属正常，疼痛发作时心电图可呈典型的缺血性 ST 段下移的改变。部分患者仅在作运动试验或动态心电图监测时出现明显的心电图缺血改变而无症状，称为无症状心肌缺血，其临床意义与心绞痛相同。

（二）不稳定型心绞痛

临床诊断不稳定型心绞痛应根据：

①心绞痛发作的性质、特点，发作时体征，发作时心电图改变以及冠心病危险因素等结合临床综合判断；

②心绞痛发作时心电图 ST 段抬高和压低的动态变化最具诊断价值，对比记录发作时和症状缓解后的心电图变化，动态 ST 段水平型或下斜型下降 ≥1mm 或 ST 段抬高（肢体导联 ≥1mm，胸导联 ≥2mm）具有诊断意义。若发作时原倒置的 T 波呈伪性改善（假正常化），发作后 T 波恢复原倒置状态，或发病前心电图正常者近期内出现心前区多导联 T 波深倒，在排除 Q 波性急性心肌梗死后结合临床也应考虑不稳定心绞痛的诊断。当发作时心电图 ST 段压低 ≥0.05mm，但 <1mm 时，考虑可能为本病；

③不稳定型心绞痛急性期应避免做任何形式的负荷试验，如有必要也应在病情稳定后进行。

BraunwaldE 认为不稳定型心绞痛的严重程度应根据是否已发生静息时疼痛以及发生的时间来确定，如下：

Ⅰ级：开始就有严重的、加剧性发作的心绞痛，发生在就诊前 2 个月内，没有静息时疼痛。Ⅰ级也包括有慢性稳定型心绞痛的患者，其心绞痛发作变得更频繁、更严重、持续时间更长或常被低于原先诱发心绞痛的劳累程度诱发。

Ⅱ级：近 2 个月内发生过静息时疼痛，但近 48h 内无静息时疼痛的患者。

Ⅲ级：就诊前 48h 内发生过一次或多次静息时疼痛的患者。

与不稳定型心绞痛相比，Ⅰ级慢性劳力性心绞痛的定义为稳定型，尽管可在近期内出现，但是不严重、不频繁。严重和（或）频繁的心绞痛，在约 2 个月内保持不变，同样不能视为不稳定型。患者有持久性（＞30min）胸部不适伴 ST 段抬高，不能考虑为不稳定型心绞痛，应注意有无心肌梗死的可能。

三、急性心肌梗死

急性心肌梗死临床表现多种多样，绝大部分患者发病急骤，病情严重。少数患者在尚未到医院就诊前，即已死亡。另有部分患者无明显自觉症状，只是在后来偶尔体查中发现。也有部分原有脑动脉硬化的老年患者，由于急性心肌梗死心排血量降低，影响脑组织供血，而出现精神神经系统症状，如精神障碍或轻度偏瘫，或有胃肠道症状如恶心、呕吐、消化不良为首发症状，应与急性胆囊炎、溃疡病、急性胰腺炎鉴别。偶见有以牙痛为首发症状而去看牙科者。

总之，急性心肌梗死发病起始症状不尽相同，因此了解急性心肌梗死的发病诱因、病理生理、临床表现、实验室检查特点和预后转归，对本病的及时诊治，具有重要的意义。

【临床表现】

1. 胸痛　典型的胸痛为胸骨后、咽部或在心前区压榨样疼痛，向左肩左臂放射，常伴有恶心、呕吐、大汗及濒死感。少数为右胸、下颌、颈部、牙齿或上腹部及剑突下疼痛。疼痛持续时间较一般心绞痛长，多在 30min 以上，甚至长达数小时，含服硝酸甘油不能缓解，常需吗啡、派替啶等强镇痛剂止痛。

约有 20% 的急性心肌梗死患者可无胸痛症状，尤其多见于老年体弱者、长期糖尿病患者、脑血管意外后遗症者或以休克、急性左心衰竭或严重心律失常为突出表现的患者。

2. 晕厥　部分急性心肌梗死患者起病症状便是晕厥，多见于急性下后壁梗死急性早期，因迷走神经张力增高而出现严重窦性心动过缓或高度房室传导阻滞，致血压降低，或由于 Bezold-Jarish 反射所致。

3. 急性左心衰竭　大面积急性心肌梗死可以突发肺水肿，而事先无胸痛，或是以后再出现心前区绞痛症状，但此类患者发病时觉胸部憋闷或窒息感，端坐呼吸，咳白色或粉红色泡沫痰，发绀伴冷汗。

4. 休克　部分严重患者，由于广泛心肌坏死使一发病便处于休克状态。患者感到虚弱、大汗、虚脱，不能坐立，甚至有一过性意识丧失。程度稍轻者，出冷汗、头晕、肢体湿冷，脸色苍白或呈灰色，发绀，脉搏细弱，收缩压低于 12.0kPa（90mmHg），尿少或无尿。

5. 猝死　发病即为心室颤动，表现为猝死。WHO 定义发病 6h 内死者为猝死。多发生于院外，经心肺复苏之后证实为本病。

四、冠心病的药物治疗及药理基础

（一）止痛剂与抗焦虑

不稳定型心绞痛以及急性心肌梗死患者常常伴有交感神经系统过度兴奋，并由此而使患者心率加快、血压升高和心肌收缩力加强，其结果是增加了心肌耗氧量而不利于缺血心肌的恢复。同时，交感神经系统的过度兴奋还可能导致严重的室性心律失常。此时患者交感神经系统的兴奋是由缺血性胸痛、恐慌或焦虑所致，充分地止痛，减轻患者的濒死感和恐慌心理十分重要。

临床常用的止痛剂为硫酸吗啡，首剂静脉注射 2～4mg，如疼痛不能缓解可每间隔5min 再静脉注射 2～4mg，有时需要多达 25～30mg 方能止痛。

硫酸吗啡小剂量多次静脉给药法，通常不引起交感神经张力的增加和呼吸抑制，也不易造成吗啡的蓄积中毒。应注意的是，静脉注射硫酸吗啡后可能造成吗啡性低血压，尤其是在患者立位或存在血容量不足时。静脉注射硫酸吗啡对呼吸的抑制不能忽视，尤其是在高龄患者或是存在慢性阻塞性肺部疾病患者，如出现呼吸抑制，可静脉注射纳洛酮对抗。

合理地使用抗焦虑药物亦有利于患者的康复。患者在疾病的早期，往往出现焦虑、失眠、精神抑郁、易怒、烦躁，甚至血压和心率不稳定。此时，适当给予镇静剂是有益的，必要时给予抗焦虑治疗。通常不必也不主张常规使用抗焦虑药物。住院期间给予良好的心理治疗有利于减轻患者的焦虑和抑郁。

（二）抗血小板活性药物和抗凝剂

1. 阿司匹林

（1）阿司匹林的作用机制：小剂量阿司匹林抑制血小板环氧化物酶，阻止血小板合成前列环素（PGI）及血栓素（TXA_2）的释放，从而有强烈的抗血小板聚集作用。大剂量时，阿司匹林抑制血管内皮合成前列环素 2（PGI_2），PGI_2 有强效抗血小板聚集作用。一般口服 30～50μmol/L 在血管内即具有抗血小板作用。

阿司匹林和肝素联合应用治疗 UAP，可使心血管事件的危险性再降低 25%。以低分子肝素（LMWH）取代普通肝素（UFH）治疗 UAP 有可能取得更好的预后，至少在用药的安全、方便及费用方面 LMWH 优于 UFH。阿司匹林和肝素的联合应用是目前为止治疗 UAP 的"金标准"。

（2）用量和副作用：ACC/AHA 推荐剂量为 AMI 第一天给予阿司匹林 160～325mg，以后每日使用同样剂量。

对阿司匹林过敏者，应避免使用，恶病质或严重肝疾病者应慎用。有出血性倾向或活动性消化性溃疡者，应避免使用。近期内接受手术治疗者或拟在近 1 周内进行手术者也不应使用阿司匹林治疗。

2. 噻氯匹定和氯吡格雷

（1）作用机制：噻氯匹定和氯吡格雷均是二磷酸腺苷（ADP）受体拮抗剂，它们的化学结构十分相似。噻氯匹定和氯吡格雷对 ADP 尤其是内源性 ADP 释放诱导的血小板 I 相和 II 相聚集均有特异的强力抑制作用，且为不可逆反应，对其他血小板诱导剂所引起的血小板聚集也有抑制作用。噻氯匹定抑制 ADP 诱导的血小板 GP II b/III a 受体纤维蛋白原结合部位的暴露，从而降低血小板的聚集性。同时，它能降低血小板黏附性，延长出血时间，对血液凝固和纤溶活性无影响。噻氯匹定抑制血小板的作用在口服后 24～48h 才能显现，因此需要迅速抗血小板作用时，噻氯匹定是无用的，但氯吡格雷口服后起效很快，服 300mg 后 3h 血药浓度即可达高峰。

（2）临床应用研究：噻氯匹定常用量为 250mg/次，每日 2 次。氯吡格雷为 75mg/次，每日一次，但在急性心肌梗死拟行直接 PTCA/支架术者，可一次口服氯吡格雷 300mg，然后以 75mg/d 维持。研究认为，使用氯吡格雷 75mg/d 至少应 9 个月或者时间更长。

噻氯匹定开放性试验治疗不稳定型心绞痛，随访 6 个月，心肌梗死危险性降低 46%，但噻氯匹定起效慢，口服后约需 10d 才能充分达到抗血小板效果。

（3）不良反应：已经证明，阿司匹林对患者无效，或患者不能耐受或有禁忌证时，噻氯匹定和氯吡格雷是良好的替代品。

3. 血小板膜糖蛋白受体（Ⅱb/Ⅲa）拮抗剂　Ⅱb/Ⅲa 受体为血小板膜受体，当血小板受到凝血酶、胶原、二磷酸腺苷（ADP）和肾上腺素等物质刺激而激活时，血小板膜Ⅱb/Ⅲa 受体改变其构型与纤维蛋白原二聚体的一端结合，Ⅱb/Ⅲa 受体占据二聚体的一端后，即成为血小板聚集的基础。因此，Ⅱb/Ⅲa 受体是血小板聚集的最后共同途径。

目前临床上应用的血小板膜糖蛋白受体（GPⅡb/Ⅲa）拮抗剂有阿昔单抗、依替非巴肽和替罗非班等。

阿昔单抗系基因工程技术制备重组鼠-人嵌和抗体，可阻断 GPⅡb/Ⅲa 受体和抑制血小板聚集。

4. 普通肝素和低分子肝素

（1）普通肝素：在体内，肝素与抗凝血酶Ⅲ（AT-Ⅲ）形成一种复合物，即肝素-AT-Ⅲ复合物。其能使凝血酶和活化 X 因子失活。

用法和应注意的问题，ACC/AHA 专家推荐：

①在急性心肌梗死 rt-PA 溶栓治疗患者，应在开始 rt-PA 溶栓前注射肝素 60U/kg，然后再以每千克体重 12U/h（通常每小时 500～1 000U）静脉滴注维持，将 APTT 维持在正常对照时间的 1.5～2.0 倍（50～70 秒）。静脉使用肝素 48h 后可改为皮下注射低分子肝素；

②在用非选择性溶栓剂，如尿激酶、链激酶溶栓者，溶栓前不宜先用肝素，溶栓后 4～6h 测定 APTT 值，当 APTT 值＜正常对照时间的 2 倍时，即开始应用肝素。因为，非选择性纤溶剂在溶栓过程中可使凝血因子 V 和Ⅷ耗竭，同时大量产生纤维蛋白（原）降解产物和抗凝物质。肝素的通常开始剂量为 1 000U/h，将 APTT 维持在正常对照时间的 1.5～2.0 倍，静脉使用肝素 48h 后可改为皮下注射低分子肝素；

③非 ST 段抬高性心肌梗死患者应给予静脉输注普通肝素或皮下注射低分子肝素抗凝治疗；

④对未进行溶栓治疗的所有急性心肌梗死患者，只要无肝素禁忌证，均应皮下注射低分子肝素（克赛 1mg/kg，每 12 小时一次）。对于有体循环血栓栓塞高危者（如大面积心

肌梗死、心房颤动、既往栓塞史或已知左心室有附壁血栓者）应静脉使用普通肝素，48h后可考虑改为皮下注射低分子肝素；

⑤对直接 PTCA/支架治疗者，应大剂量使用肝素，使 APTT 维持在正常对照时间的1.5~2.0 倍。

肝素应用过程中，不应突然停药，因用肝素后，血浆中抗凝血酶Ⅲ消耗增多，其含量减少，停药后，抗凝血酶Ⅲ尚未恢复正常期间，有可能出现再发性血栓的危险。停药时可采取逐渐减少肝素滴注速度，即 6h 内减半，然后 12h 内停用。

肝素的副作用还包括血小板减少，其发生率为 3%。因此，在应用肝素的过程中，最常见不良反应为：出血、血尿、淤斑、鼻、齿龈出血、咯血等，应经常监测血小板。

（2）低分子肝素：是普通肝素用酶法或化学解聚形成不同长度的糖链，相对分子量在5 000 左右。由于不同糖链长度影响不同的凝血因子，不同比例短链和长链肝素片段的混合，可产生抗 Xa 与抗Ⅱa 因子比例的制剂。18 个糖分子的链长是形成"肝素片段-抗凝血酶-凝血酶复合物"的主要形式，短链肝素或少于 18 个糖分子长度的低分子肝素不能附着到凝血酶肝素结合区，因而不能直接抑制凝血酶，但由于与抗凝血酶结合并且抑制因子 Xa 只需五碳糖序列，而低分子肝素保留了这种序列，所以低分子肝素具有很强的抗因子 Xa 的活性。与普通肝素相比，低分子肝素非特异结合少，对血小板因子Ⅳ的敏感性降低，抗 Xa 活性较强，阻止凝血酶生成作用强，半衰期长，抗凝作用更稳定、更可靠。另外，由低分子肝素引起的血小板减少症和出血倾向比普通肝素要少，而且皮下注射低分子肝素无需监测 APTT，但应注意监测因子 Xa。

已证实，低分子肝素治疗不稳定型心绞痛或非 Q 波性心肌梗死，在降低死亡率和严重的心脏缺血事件方面优于普通肝素，但由于低分子肝素制剂之间的不同，其疗效亦有差异。克赛和速避凝疗效较为肯定，其体外抗 Xa 与抗Ⅱa 之比在 3~4 之间。法安明在体外抗 Xa 与抗Ⅱa 之比约为 2.2。

5. 直接抗凝血酶制剂　直接抗凝血酶制剂在临床应用尚少，经验尚不足。目前应用于临床的直接抗凝血酶制剂有水蛭素，它最初从药用水蛭的唾液中分离出来，现在可经重组DNA 技术人工合成。

直接抗凝血酶制剂可不需要抑制其他凝血因子而直接使凝血酶失活，也不需要抗凝血酶Ⅲ的参与。从理论上讲，直接抗凝血酶制剂有以下优点：

①抗凝活性无需 AT-Ⅲ参与；

②不被血浆蛋白中和；

③不被血小板Ⅳ因子灭活；

④能抑制凝血块黏附的凝血酶；

⑤同一剂量下其 APTT 值相对稳定。

临床研究认为，直接抗凝血酶制剂临床应用安全。因其有剂量依赖性，临床应用易于控制，不良反应发生率低。由于水蛭素主要经肾脏排泄，在严重肾功能不全者易蓄积中毒。

（三）溶栓治疗和药理基础

溶栓剂使无活性的纤维蛋白溶酶原变为有活性的纤维蛋白溶酶，纤维蛋白溶酶再发生作用而降解纤维蛋白。纤维蛋白溶酶也可相对非特异地降解其他蛋白。

1. 临床常用溶栓剂和用法　目前临床应用的溶栓剂：

①链激酶（SK），多用于治疗急性肺动脉栓塞和深部静脉血形形成；

②尿激酶（UK）；

③重组组织型纤溶酶原激活剂（rt-PA）。当有血栓形成时，重组组织型纤溶酶原激活剂与血栓中的纤维蛋白结合成复合物，纤溶酶原对此复合物有高度亲和力，使纤溶酶原转变为纤溶酶。所以，rt-PA 从理论上只引起局部溶栓，而不产生全身溶栓状态。1983 年 Dennica 等人在人黑色素瘤细胞株中鉴定出携带 tPA 的基因，并通过 DNA 的重组技术，在大肠杆菌中进行表达后，能大量产生 tPA，称重组型 tPA（rt-PA），其生物半衰期短为 3～5min；

④酰化纤溶酶原 - 链激酶活剂复合物（APSAC），将纤溶酶原状酰基化再与链激酶形成复合物称为酰化纤溶酶原 - 链激酶活剂复合物（APSAC）。此复合物在血浆中并不具有溶解纤维蛋白的活性，也不被血浆中的 α2 抗纤溶酶所中和。该复合物遇到纤维蛋白时，即与之结合并脱去酰基，在链激酶的作用下激活纤溶酶原，产生溶纤作用。它的作用时间长，溶栓作用可维持数小时，可一次注射而无需持续静脉滴注。注射后其去乙酰化半衰期为 40min。APSAC 的优点：可一次大量快速静注（5min），血压不致下降；在血浆中较稳定，其血浆 $t_{1/2}$ 为 100min，不需反复注射，溶栓作用较强。静脉注射 APSAC 可采用单次静脉注射，通常 APSAC 30mg，静脉注射 2～4min；

⑤单链尿激酶型纤溶酶原激活剂（SCUPA），单链尿激酶型纤溶酶原激活剂又称尿激酶原（pro-UK），是一种单链糖蛋白，通过限制性纤维蛋白溶酶水解，转变为双链分子尿激酶。因血浆中存在某些成分，竞争性抑制 SCUPA 与纤溶酶原结合，所以它不激活血浆中的纤溶酶原。纤维蛋白能消除这种抑制作用，因此，它能激活血栓中的纤溶酶原，起选择性溶解血栓。SCUPA 可以从尿、血浆和细胞培养液中提取，也可用基因重组方法产生。其作用时间较长。静脉注射：SCUPA 首剂 20mg 静脉推注，然后 60mg 持续静脉滴注 60min。

虽然静脉给药法溶栓疗效略低于冠状动脉内溶栓，但由于静脉溶栓简便易行，能在尽可能短的时间内给予治疗，因此其疗效并不逊色于冠状动脉内溶栓。溶栓后应每 4～6h 检测 1 次凝血时间（APTT 或 ACT）和纤维蛋白原含量，待其凝血时间恢复至正常对照值的 1.5～2.0 倍时即应给予肝素抗凝。

2. 非 ST 段抬高的急性冠脉综合征的溶栓治疗　关于非 ST 段抬高的急性冠脉综合征的溶栓治疗，经过多年的争论和大型临床研究，目前专家意见渐趋一致。在 20 世纪 80 年代，病理、血管造影、血管镜的研究表明，冠脉内血栓很常见于不稳定型心绞痛患者，这一发现导致了溶栓治疗将减少不稳定型心绞痛和不良事件发生假说的形成。早期血管造影和临床研究产生了矛盾的结果，这些试验发现，溶栓治疗的患者发生心肌梗死的百分比比单独用肝素治疗者更高。

3. ST段抬高的心肌梗死的溶栓治疗　溶栓治疗对ST段抬高的心肌梗死患者的作用已被再次证实。与安慰剂相比，溶栓治疗在统计学和临床上均明显减少死亡率（通常在25%～33%）。虽然最初的研究依赖于溶栓药冠脉内的应用，后来研究显示，大量的静脉内给药也有效。溶栓药经与安慰剂对照研究证实是有效的，这些研究包括链激酶（GISSI-Ⅰ、ISIS-Ⅱ）、Anisrteplase凝血酶原链激酶活化复合物（APSAC）和tPA、EMERAS、晚期溶栓有效性评估（LATE）。溶栓治疗的相关益处是用每治疗1 000例患者所挽救的患者数量来衡量。这依赖于患者胸痛发作开始和早期心电图改变的时间到接受治疗的时间。在胸痛开始发作几小时之内治疗获益最大。

尽管大多数早期的溶栓治疗人选的患者在胸痛发作6h内进行治疗，但有2个试验证实无论患者胸痛发作时间是否超过6h均可获益。EMERAS试验中，链激酶与安慰剂相比，在症状出现7～12h治疗死亡率有减少的倾向（11.7%～13.2%）。在LATE研究中，tPA与安慰剂比较，在胸痛发作后6～12h治疗，死亡率令人满意，显著减少25.6%，这两个试验提供的数据表明溶栓治疗窗可扩展至12h。

4. 不同溶栓药物疗效比较　静脉溶栓成功再通的临床标准为：

①开始溶栓后2h内胸痛突然减轻或消失；

②开始溶栓后2h内，抬高的ST段迅速下降至或接近等电位线，或每30min前后比较ST段迅速回落>50%；

③出现再灌注性心律失常，如短暂的加速性室速、阵发性室速、室颤、一过性窦缓、窦房阻滞或房室或束支阻滞突然消失；

④血清酶CK-MB峰值提前（发病后14h）。

（四）硝酸酯类

1. 作用机制　硝酸酯类对多种平滑肌有扩张作用，尤其对静脉血管平滑肌作用更显著，可使血管平滑肌（动、静脉）松弛，血管扩张。在血管平滑肌细胞的胞浆附近，有机硝酸酯类经代谢转化为一氧化氮。一氧化氮被认为是内皮源性松弛因子（EDRF），是一种重要的内源性血管张力调节剂。冠状动脉粥样硬化患者的EDRF通常减少，因此硝酸酯类可以提供外源性一氧化氮，并且帮助补充恢复EDRF的作用。多项大型临床研究证实，硝酸酯类能明显降低急性心肌梗死的死亡率，其可能的机制是：

①扩张血管，减轻周围血管阻力，降低心脏前、后负荷；

②降低肺动脉压和心房压；

③降低左室充盈压，减少二尖瓣反流；

④减少心肌氧耗；

⑤减小已扩大的心脏容积；

⑥改善血管内皮功能（包括冠状动脉）；

⑦扩张冠状动脉，改善心肌供血；

⑧改善心脏收缩功能，可能改善舒张功能。

2. 适应证和禁忌证　ACC/AHA 专家建议，急性心肌梗死合并充血性心力衰竭（CHF）、大面积前壁心肌梗死、持续性心肌缺血及高血压的患者发病后前 24～48h 应使用硝酸酯类，或 AMI 后有复发性心绞痛或持续性肺充血的患者应连续使用硝酸酯类 48h 以上。对于急性心肌梗死未合并低血压，亦无心动过缓或心动过速的患者用于发病后前 24～48h 是否有益尚无定论，在大面积心肌梗死或伴有并发症的 AMI 患者连续静脉使用硝酸酯 48h 以上是否有益也尚有争论，有学者认为，此种情况可以用硝酸酯类口服制剂或局部涂抹制剂代替。

对于急性心肌梗死后合并低血压（收缩压 <90mmHg）或心动过缓（<50bpm）的患者，硝酸酯类的应用属禁忌。另外，急性下壁心肌梗死患者常合并血压偏低或心动过缓，不宜盲目静脉使用硝酸酯类，除非合并血压偏高或无心动过缓。在怀疑急性下壁心肌梗死合并右心室梗死或单纯右室梗死的患者，不宜使用硝酸甘油。由于右心室梗死患者依赖右心室前负荷维持心输出量，使用硝酸甘油过量可降低心脏前负荷，从而可能导致严重的低血压，反射性的引起心率加快，心收缩力加强，不但不能缓解心绞痛等症状，反而会加重心脏缺血和缺氧的程度。

3. 硝酸盐制剂与临床应用剂量　目前临床常用的硝酸盐制剂有硝酸甘油、硝酸异山梨醇酯（ISDN）和 5-单硝酸异山梨醇酯（ISMN）三种。硝酸甘油半衰期仅有几分钟，硝酸异山梨醇酯是一种有机酸酯，在肝脏代谢成两种活性产物，即 2-硝基异山梨醇酯和 5-单硝酸异山梨醇酯。ISDN 半衰期为 40～90min。ISMN 不通过肝脏代谢，并且口服后生物利用度为 100%，其半衰期为 4～5h。

静脉滴注硝酸甘油应以输液泵控制滴速，开始剂量 10～20μg/min，以后每 5～10min 增加 5～10μg，同时监测血流动力学（尤其血压）和临床反应。静滴的终点是控制临床症状，或使高血压的平均动脉压下降 30%（但收缩压不得 <90mmHg），使心率增加 10bpm 以上（但不超过 110bpm），或使肺动脉舒张末压降低 10%～30%。一般不应超过每分钟 200μg。

当患者平均血压降至 80mmHg 以下或收缩压低于 90mmHg 时，应减慢硝酸甘油滴注速度或暂停使用。尽管静脉使用硝酸甘油没有绝对的上限剂量，但是剂量超过每分钟 200μg 时，可以增加低血压的危险，此时应考虑其他替代治疗。

硝酸酯类＋ACEI 或 β 受体阻滞剂，既可增强疗效又可减少药物的副作用。Levine 报道大剂量 Lisinopril（赖若普利）＋消心痛可显著改善心衰患者严重的功能性二尖瓣反流（改善左室重构），改善临床症状及左室收缩功能。部分患者联合应用静脉硝酸甘油和 β 受体阻滞剂，可以降低心动过速的危险性。

4. 硝酸酯类的临床应用研究　临床及实验资料显示，静脉输注硝酸甘油可以减少心肌梗死面积和改善局部心肌功能，防止大面积透壁性心肌梗死后出现的左心室重构。早期的临床研究证实，急性心肌梗死后静脉滴注硝酸甘油可以降低死亡率和主要的心血管病致残率，其降低 AMI 后的死亡率达 35%。

5. 硝酸酯类临床应用应注意的问题和副作用

（1）硝酸酯和亚硝酸酯类的依赖与耐药性问题：硝酸酯与血管平滑肌特异性硝酸酯受体结合后，再与 SH - 基作用形成 S - S 键及释放无机硝酸盐使平滑肌松弛，S - S 键可使受体暂时对硝酸酯无反应而出现耐药。硝酸甘油耐药是一个复杂的多因素现象，可能的解释为有机硝酸酯转化为一氧化氮所需的硫氢基相对耗竭所致。最近认为，血管的超氧化物产生增多在这种现象中起着重要作用。现已清楚，间断给药方案允许有无药间期，是避免硝酸酯耐药的唯一实用并且有效的措施。使用 ISDN 时，每日给药 2~3 次，其抗缺血作用可以得到维持。长期接触硝酸酯类药物的患者，可产生对硝酸酯类药物的依赖性，一旦突然停药，可产生严重心肌缺血、心梗，甚至猝死，因此不能突然停药，如须停药时，宜逐渐减量。因为硝酸甘油的疗效通常在停药后 12h 得以恢复，如需避免硝酸酯耐药性，通常需有 12~14 个 h 的无药间期。AMI 早期持续静脉滴注硝酸甘油 24~48h，药物耐药性并不常见。若硝酸酯的疗效在此阶段丧失，可增加静脉滴注剂量。

（2）硝酸酯类的副作用：硝酸甘油除了通常可引起搏动性头痛、皮肤潮红等外，还可以因加重通气-灌注失调而加重低氧血症，其最严重的副作用就是伴随的低血压，并且反射性引起心动过速，加重心肌缺血。因此服用应从小剂量开始，且应采取坐卧位。

静脉滴注硝酸甘油时，应经常测量血压和心率。尽管有创的血流动力学监测并非必要，但是当使用大剂量扩血管药物时血压不稳定，或发生低血压，或者临床怀疑左心室充盈压不足时，最好进行有创的血流动力学监测。大量服用此类药物，可致高缺血红蛋白症，偶见药敏反应，迟缓用药 2~3 周可出现耐药。

另外，需注意肝素与静脉用硝酸甘油之间的潜在药物相互作用。有报道提示，静脉用硝酸甘油由于作用于部分活化的凝血酶原时间和凝血酶时间而降低对肝素的敏感性。因此，除了需要增加肝素剂量以达到期望的抗凝终点外，中止硝酸甘油时，应持续使用肝素，否则可能增加出血的危险性。

（五）血管紧张素转换酶抑制剂（ACEI）和血管紧张素Ⅱ受体拮抗剂

1. 血管紧张素转换酶抑制剂　在急性心肌梗死早期肾素-血管紧张素-醛固酮系统（RAS）即已激活，其中血管紧张素Ⅱ具有强烈的血管收缩、促醛固酮释放作用，同时还能与神经末梢突触前血管紧张素受体结合，促进去甲肾上腺素释放。而肾素-血管紧张素系统的活化又主要来自肾上腺素能神经系统的刺激，这两个系统相互调节，共同活化或被抑制。血管紧张素Ⅱ通过两类受体起作用，Ⅰ型受体（AT Ⅰ）发挥血管收缩和促增生作用，Ⅱ型受体可能与抑制细胞增生、减慢细胞凋亡和心室重构有关。ACEI 通过抑制血管紧张素Ⅰ向血管紧张素Ⅱ的转化，从而降低血浆血管紧张素Ⅱ的浓度，减轻肾素-血管紧张素-醛固酮系统的生物学瀑布效应。ACEI 不仅阻滞血管紧张素Ⅱ的生成，也增强激肽介导的血管效应，从而产生有益的血流动力学效应。ACEI 短期治疗降低外周血管阻力，但不增加心输出量和射血分数，降低休息和运动时左室充盈压，减少由于醛固酮增加造成的水钠潴留，有益于心衰症状的缓解。其近期疗效不如直接血管扩张剂和地高辛，远期疗效优于近期疗效。ACEI 远期效应可减轻心室重构，降低死亡率，提高长期生存率，此效应明显优于直接血管扩张剂。ACEI 可通过减少心肌细胞凋亡逆转左室重构而改善心脏血流动力学。多项研究表明，ACEI 还可延长轻、中、重度心衰患者的生存时间，其心功能Ⅲ～Ⅳ级，左心室射血分数（LVEF）＜25%者，其死亡率降低 25%～30%。在症状较轻的左室功能受损组，其死亡率降低 10%～15%。

（1）临床应用：根据 ACC/AHA1999 年制定的急性心肌梗死（AMI）治疗指南，认为：

①发病 24h 以内的 AMI 患者伴有多个胸前导联 ST 段抬高或有临床心衰，无低血压（收缩压＞100mmHg）或其他使用 ACEI 的禁忌证者；

②急性心肌梗死患者 LVEF＜40%，或 AMI 恢复期和恢复期后左心室收缩功能障碍致临床心衰者，以上两种情况是尽早使用 ACEI 的最佳适应证；

③对于其他疑诊或确诊在前 24h 内的患者，无严重低血压或其他明确禁忌证者，或轻度左心室功能受损（LVEF40%～50%），并且有陈旧性心肌梗死但无症状的患者，血管紧张素转换酶抑制剂也认为是有益的（临床试验结果有分歧，但倾向益处大于弊）；

④对于近期从急性心肌梗死康复而整个左心室功能正常或轻度异常者，虽有多个大规模临床试验证实早期使用 ACEI 是有益的，但 Consensus-Ⅱ试验认为，AMI 发病第一天静脉使用依那普利而后改为口服者并不优于安慰剂组（临床试验结果有分歧，但倾向于弊大于利或不确定）；

⑤下述情况时不应使用 ACE 抑制剂，如收缩期血压＜100mmHg，出现临床肾衰竭，有双侧肾动脉狭窄病史，或已知对 ACEI 过敏者。

ACEI 的处方原则：

①小剂量开始（如依那普利 2.5mg，每日 2 次），开始用药前确保利尿剂量最合适；

②逐渐加倍增量，如能耐受且无副作用，可隔周加倍剂量；

③滴至目标（靶）剂量，如在逐渐加倍剂量过程中无不良反应，则可根据滴定法逐渐加量至目标（靶）剂量，剂量由临床反应而定；

④大剂量维持，临床研究证实，大剂量较小剂量在血流动力学、神经内分泌激素及预后方面益处更多；

⑤长期治疗，达目标剂量后如能耐受应长期维持治疗，如不能耐受可略减量维持，不宜轻易停药，避免病情恶化。临床试验对 253 例重度心衰患者与用依那普利 2 年死亡率比对照组减少 27%，说明长期使用 ACEI 治疗慢性心衰是有效的。

（2）ACEI 常用制剂推荐剂量：见表 1－8。

表 1 - 8　ACEI 常用制剂推荐剂量

	开始剂量	常用剂量	目标剂量	维持剂量
开搏通	6.25mg	25 ~ 50mg/d	75 ~ 150mg/d	75 ~ 150mg/d
依那普利	2.5mg	5 ~ 10mg/d	20 ~ 40mg/d	20 ~ 40mg/d
赖若普利	2.5mg	5 ~ 10mg/d	20mg/d	20mg/d

（3）不良反应：血管紧张素转换酶抑制剂的主要副作用来自血管紧张素抑制效应（低血压、肾功能恶化及高血钾），缓激肽增加效应（咳嗽、血管性水肿），以及皮疹、味觉异常。

临床表现：

①低血压：多于治疗开始时或加量过程中，可伴肾功能恶化，RAS 系统激活越明显越易发生，低钠或大量利尿后也易出现，此时应停用利尿剂 1 ~ 2d；

②肾功能恶化：肾小球滤过率（GFR）取决于血管紧张素 Ⅱ 介导的出球小动脉的收缩，若依赖 RAS 系统保持肾血流动力学稳定者（NYHAⅣ级或低钠），用 ACEI 易致氮质血症。严重心衰时 15% ~ 30% 的患者血肌酐升高；

③钾潴留：尤在肾功能恶化、补钾或有糖尿病时明显；

④咳嗽：发生率 5% ~ 15%，如不能耐受改用血管紧张素受体拮抗剂；

⑤血管性水肿：发生率 < 1%，但可致命。

2. 血管紧张素 Ⅱ 受体拮抗剂　血管紧张素 Ⅱ 的生理效应主要由血管紧张素 Ⅱ -1 型受体（AT-1 受体）介导，AT-1 受体拮抗剂阻断了血管紧张素 Ⅱ 与受体结合，从而阻断血管紧张素 Ⅱ 的生物学效应。

（1）AT-1 受体拮抗剂与 ACEI 的区别：见表 1 - 9。AT-1 受体拮抗剂抑制 RAAS 系统比 ACEI 更具有特异性和有效性，血管紧张素 Ⅱ 在心血管组织中 15% ~ 30% 由 ACE 催化而来，而 70% ~ 85% 由糜酶催化而来，即糜酶通路。体循环的 RAA 由 ACE 的催化为主，组织中的 RAAS 则以糜酶催化为主，ACEI 只能抑制经典通路，不能抑制糜酶通路。

表 1 - 9　AT-1 受体拮抗剂与 ACEI 的区别

	AT-1 拮抗剂	ACEI
抑制 RAS 机制	拮抗血管紧张素 Ⅱ 受体	抑制 ACE
特异性	特异	非特异
肾素和血管紧张素 Ⅰ	增加	增加
血管紧张素 Ⅱ	增加	先减少后增加
醛固酮和去甲肾上腺素	减少	减少
缓激肽	不增加	增加
糜酶通路	阻断	不阻断
咳嗽、水肿	无	有

（2）临床应用研究：ELITTE-Ⅰ试验：试验包括 722 例老年（<65 岁）心衰患者（心功能Ⅱ~Ⅳ级、LVEF<40%），随机分组，对照氯沙坦与卡托普利治疗效果，结果提示，氯沙坦降低总死亡率 46%（4.8% 与 8.7%），因心衰恶化死亡和（或）住院危险性降低 32%（9.4% 与 13.2%）。提示氯沙坦改善老年心衰预后优于 ACEI，且耐受性较好。

Crogier 观察不同剂量氯沙坦（2.5mg、5.0mg、10mg、25mg、50mg）治疗 134 例 CHF 患者，认为 25~50mg 效果最好。

（六）β 受体阻滞剂

β 受体阻滞剂改善心功能和降低急性心肌梗死后死亡率的可能机制：

①减慢心率，减慢心率可以提高衰竭心脏的工作效率，亦有利于心肌灌注，改善心室舒张期充盈，CHF 患者心率增快，早期舒张充盈受限，左室压力曲线出现早期低谷-晚期高台现象，β 受体阻滞剂使心率减慢延长舒张期，增加减速时间和舒张晚期充盈，从而改善心功能；

②减轻交感神经和儿茶酚胺的刺激，降低血循环中去甲肾上腺素水平，阻止交感神经过度激活对心肌的损伤；

③促进 β 受体密度上调，提高心肌对儿茶酚胺的反应性；

④调节心肌代谢，抑制脂肪分解可预防异丙肾上腺素引起的心肌耗氧量增加；

⑤长期美托洛尔治疗可使心肌乳酸碳水化物代谢的效率提高，耗氧减少；

⑥增强免疫功能，重度心衰患者多伴有免疫功能异常，β 受体阻滞剂通过阻断交感神经引起的免疫功能异常，能增加 T 抑制细胞和自然杀伤细胞的功能。

目前临床常用的 β 受体阻滞剂有：

①选择性 β_1 受体阻滞剂：美多心安、比索洛尔；

②同时阻滞 β_1、β_2 受体：普萘洛尔；

③同时阻滞 β_1、β_2 及 α 受体：卡维地洛。

不同类型 β 受体阻滞剂的生物学效应有所不同，如早期研究发现美托洛尔、比索洛尔治疗慢性心力衰竭虽有较好疗效，但不降低死亡危险性，而且起始耐受差，在用药早期还可能出现心衰加重。由于外周阻力增加，少数患者可出现雷诺现象或间歇性跛行。而新型 β 受体阻滞剂卡维地洛同时阻断 α 受体、β 受体，降低血循环中及心脏去甲肾上腺素水平，其扩血管作用还可改善心衰的血流动力学，在心衰治疗中显示了明显的优越性。卡维地洛具有强烈的抗氧化作用，能保护心肌细胞免受损伤，延缓心衰的发展进程。临床研究证实，卡维地洛加常规治疗对不同程度、不同原因心衰均有效，长期疗效更好。卡维地洛长期治疗能明显降低死亡率、住院率和心衰进展发生的频率。

卡维地洛兼有 β 受体阻滞和扩血管作用，这种药理互补使其具有较高的疗效和较少的副作用。尤其克服了 β 受体阻滞剂的冠脉血流减少、外周阻力增大、传导阻滞、心动过缓、干扰糖和脂代谢和常规血管扩张剂反射性增加心率、水钠潴留等副作用，这是一大进步。

1. 适应证和禁忌证　ACC/AHA 急性心肌梗死治疗指南（1999）指出，在急性心肌梗死的最初几小时，β 受体阻滞剂可以通过减慢心率、降低体循环动脉压、减低心肌收缩力来减少心肌耗氧。此外，心率减慢导致的舒张期延长、可以增加受损心肌尤其是心内膜下心肌的灌注。因此，即刻 β 受体阻滞剂治疗可以达到：

①在未做溶栓治疗的患者减小梗死范围和降低相关并发症的发生率；

②降低溶栓治疗患者的再梗死率。

β 受体阻滞剂最适合于急性心肌梗死发作 12h 内，并且无 β 受体阻滞剂治疗禁忌证的患者，无论是否同时做溶栓治疗或直接 PTCA。β 受体阻滞剂也适用于无 ST 段抬高的 AMI。除此之外，β 受体阻滞剂还适用于心肌梗死后的数周、数月和数年的患者（二级预防）。

β 受体阻滞剂对于在中度左心室衰竭患者（双侧肺底啰音，但没有低心排证据）或其他 β 受体阻滞剂治疗的相对禁忌证患者中的应用应谨慎，并进行密切监测。

β 受体阻滞剂除在重度左心室衰竭患者中应用属禁忌证外，下列情况也应属禁忌证：

①NYHA 心功能 4 级者；

②收缩期血压 <100mmHg，末梢循环灌注不良；

③Ⅱ～Ⅲ度房室传导阻滞或进展性心脏传导阻滞未治愈者；

④心电图 P-R 间期为 0.24s；

⑤心率 <60 次/min；

⑥病态窦房结综合征未行起搏器治疗者；

⑦持续性室性心动过速未被控制者；

⑧正在服用钙拮抗剂（硫氮卓酮、异搏定）或ⅠC、Ⅲ类抗心律失常药物不能停药者；

⑨合并瓣膜性心脏病者；

⑩合并心功能不全，恢复期 6min 步行距离 <100m 者；

⑪严重的周围血管疾病，或既往有雷诺病者；

⑫合并胰岛素依赖型糖尿病者；

⑬严重的慢性阻塞性肺疾病或哮喘发作者；

⑭肝脏疾患、转氨酶 > 正常 3 倍者；

⑮肾脏疾患、肌酐 >250μmol/L 者。

β 受体阻滞剂的临床应用研究：在急性心肌梗死溶栓治疗者，静脉使用 β 受体阻滞剂可以降低非致命性再梗死和再缺血的发生率，此外，尤其在症状发作后若早期（即 2h 之内）给药，β 受体阻滞剂还可以降低死亡率。TIMI-Ⅱ试验中，所有接受静脉 rt-PA 溶栓的患者，随机静脉给予美托洛尔 15mg 后，第 1 日口服 50mg，每日 2 次，第 2 日口服 100mg，每日 2 次的患者，与急性心肌梗死发病后 6h 开始口服美托洛尔者比较，其非致命性再梗死和再缺血的发生率降低。急性心肌梗死发病后早期（即症状发作后 2h 内）接受 β 受体阻滞剂治疗的患者中，即刻静脉使用美托洛尔组其复合终点指标（死亡、再梗死）明显低于未静脉使用美托洛尔组。

急性心肌梗死未做溶栓治疗者，静脉使用 β 受体阻滞剂对梗死面积的大小也产生有利影响，也可以降低近期死亡率。

另外，对于慢性心力衰竭的治疗，β 受体阻滞剂也显示了良好的效果。MDC 试验是最早期大样本随机研究，包括 383 例原发性扩张性心肌病（IDCM）患者美托洛尔（150mg/d）治疗研究，结果提示，美托洛尔可显著减少心衰患者住院次数或心衰恶化次数，提高 LVEF，但死亡数无明显减少，总危险性降低 34%（主要是需心脏移植者减少）。CIBIS-Ⅱ 试验 2647 例缺血或非缺血患者中，重度心衰比索洛尔治疗研究，结果提示，治疗组一级终点各种原因死亡率减低 34%（P < 0.0 001），二级终点心衰恶化住院危险下降 20%，心衰住院危险降低 32%。美国卡维地洛心衰协作组 366 例缺血非缺血性心肌病心衰患者，随机采用安慰剂或卡维地洛（50 ~ 100mg）治疗，随访 15 个月，结果提示，卡维地洛降低住院或基础治疗 48%、降低各种原因死亡率 77%。美国另一项卡维地洛心衰治疗研究显示，105 例缺血或非缺血心肌病重度心衰，随机安慰剂或卡维地洛（50mg/d），结果提示，心衰恶化发生率降低。澳大利亚 - 新西兰卡维地洛心衰试验，415 例缺血性心肌病轻、中度心衰，随机进入安慰剂或卡维地洛（50mg/d）治疗，随访 15 ~ 24 个月，结果提示卡维地洛治疗组 LVEF 增加 5.3%，LVEDD 减少 1.7mm，临床进展降低（死亡 + 住院）26%，住院危险降低 23%。

2. β 受体阻滞剂的用量　在 ISIS-Ⅰ 试验中，治疗组静脉给予阿替洛尔 5 ~ 10mg 后每日口服 100mg。MIAMI 试验中在 3 次静脉注射 15mg 美托洛尔后，继以口服 50mg，每 6h 一次，共 48h，然后口服 100mg，每日 2 次维持。而 TIMI-Ⅱ 试验中，随机静脉给予美托洛尔 15mg 后，第 1 日口服 50mg，每日 2 次，第 2 日口服 100mg，每日 2 次。值得注意的是，上述临床试验所用 β 受体阻滞剂剂量是在急性心肌梗死后未合并明显心功能不全的患者中使用的，如急性心肌梗死后合并有心功能不全，则 β 受体阻滞剂的剂量应根据患者的具体情况而定，即严格遵循个体化原则。表 1 - 10 推荐心肌梗死后合并心功能不全时 β 受体阻滞剂的使用剂量。

表 1 - 10　常用 β 受体阻滞剂推荐剂量

药　名	开始剂量（次）	常用剂量（d）	目标剂量（d）
美托洛尔	6.25mg	25 ~ 100mg	50 ~ 200mg
比索洛尔	1.25mg	5 ~ 10mg	5 ~ 10mg
卡维地洛	3.25 ~ 5mg	20 ~ 40mg	40 ~ 50mg

3. β 受体阻滞剂临床应用中应注意的问题　β 受体阻滞剂治疗急性心肌梗死除参照 ACC/AHA 急性心肌梗死治疗指南外，更重要的是注意患者个体化。对于已存在心力衰竭者，应在洋地黄、利尿剂、血管扩张剂治疗基础上使病情相对稳定情况下开始使用。β 受

体阻滞剂的剂量选择应掌握：

①小剂量开始；

②滴定法逐渐增加剂量；

③最大可能达目标剂量；

④长期大剂量维持。

美托洛尔在应用早期可能出现心衰恶化，可加强其他抗心衰治疗或适当减量渡过此期，卡维地洛此现象较少。终止 β 受体阻滞剂治疗的指标：

①心力衰竭症状明显加重，NYHA 分级由 2 级或 3 级增至 4 级；

②心力衰竭症状轻度加重，NYHA 分级由 1 级或 2 级增至 3 级，可先增加洋地黄、血管扩张药或利尿剂剂量，并减少剂量至前一剂量水平，如仍未改善，则应停药。发病后未曾服用者应立即停用；

③心率 <60 次/min，减少剂量至前一剂量水平，如仍未改善，则应停药。发病后未曾服用者，立即停药；

④出现新的 Ⅱ 度以上房室传导阻滞或窦房阻滞需立即停药；

⑤出现心脏意外或其他非心脏意外（威胁患者生命的脏器严重病变），或出现其他严重并发症也应立即停止使用。

（七）钙通道拮抗剂

钙通道拮抗剂的抗心肌缺血作用机制：

①扩张冠脉，解除冠脉痉挛，改善心内膜下心肌供血；

②扩张周围动脉，减低动脉压，降低心脏后负荷，减少心肌耗氧量；

③抑制心肌收缩力，减少心肌耗氧量；

④抗血小板聚集，降低血液黏度，改善心肌微循环，但目前临床研究尚未证实钙通道阻滞剂能降低 AMI 后的死亡率，并且有资料显示，它对某些心血管疾病患者有害。

1. 适应证与禁忌证　ACC/AHA 专家建议，在急性心肌梗死患者中应尽量避免使用钙通道拮抗剂，即无有意义的适应证。

维拉帕米或硫氮卓酮可以用于缓解或控制 AMI 后 CHF、左心室功能障碍或房室传导阻滞的进行性缺血，或心房颤动伴快速心室率，并且 β 受体阻滞剂无效或为禁忌（即有支气管痉挛性疾病）者。对于非 ST 段抬高的心肌梗死者，部分研究认为，硫氮卓酮可以用于无左心室功能障碍、肺充血或 CHF 者，但在发病后前 24h 内开始标准治疗，并且持续用药一年以上的做法是否妥当，尚有不同看法。在 AMI 伴左心室功能障碍或 CHF 的患者，禁忌使用硫氮唑酮和维拉帕米。

硝苯地平（短效）因其负性肌力作用，反射性兴奋交感神经、致心动过速和低血压效应，在 AMI 常规治疗中一般为禁忌。

2. 钙通道拮抗剂及其临床应用研究

（1）硝苯地平：AMI 患者，早期（发病后 24h 内）或 AMI 后晚期给予速效硝苯地平不能降低再梗死和死亡率。对低血压和心动过速的患者使用速效硝苯地平，可能有害。因为硝苯地平可以减低冠状动脉灌注压，引起毗邻缺血区的冠状动脉不成比例的扩张，造成"窃血"，反射性兴奋交感神经系统使心肌需氧增加。

（2）维拉帕米：临床试验结果显示，维拉帕米对降低 AMI 患者死亡率无益，但亚组分析提示，对不适合使用 β 受体阻滞剂者，若左心室功能尚好并且无心衰临床表现者，在 AMI 后数天开始使用速效维拉帕米，似有助于降低 AMI 患者死亡率和再梗死的发生率。一项随机研究提示，1 700 例 AMI 患者（年龄＜75 岁）在发病后两周内使用维拉帕米，随访 18 个月其主要心脏事件（心脏死亡或再梗死）降低 16.7%。维拉帕米对 AMI 后前 24～48h 内的心衰或缓慢性心律失常者有害，应避免使用。

（3）硫氮卓酮：MDPIT 试验和 DRS 试验资料提示，非 Q 波 AMI 患者或左心室功能尚好并且无心衰表现的 Q 波 AMI 患者，可从速效硫氮卓酮中获益。MDPIT 试验在 AMI 后 3～15d 开始给予硫氮卓酮，DRS 试验在 AMI 后 24～72h 开始给药，但事实上，MDPIT 试验中安慰剂组和硫氮卓酮组分别有 53% 和 55% 的患者合用 β 受体阻滞剂，这可能影响了对试验结果分析，从而混淆了治疗结果。总之，硫氮卓酮对急性心肌梗死合并左心室功能障碍的患者死亡率的不利影响是肯定的，因此临床应用时应加以考虑。

（4）第二代钙离子拮抗剂：尼索地平、尼卡地平、尼群地平、依拉地平、非洛地平等，在对慢性心力衰竭的治疗研究中，尼索地平对 NYHA Ⅱ-Ⅲ级者，短期可降低全身血管阻力，降低左室舒张末压，增加左室射血分数，长期使用则激活交感神经系统，导致心衰恶化。

尼卡地平对慢性心衰有较好的短期疗效，降低全身血管阻力及 PCWP，增加运动时的心脏指数。对缺血性心衰者可提高左室射血分数，但长期应用 60% 的患者交感神经被激活，临床症状恶化。

尼群地平降低全身血管阻力，增加心脏指数，可减弱去甲肾上腺素的升压效应。依拉地平减少全身血管阻力，增加心脏指数，但 PCWP 及心率无变化。非洛地平降低全身血管阻力和血压，心脏指数增加，长期应用降低左室舒张末压，改善左室收缩功能，但可激活交感神经系统，与利尿剂和 ACEI 合用不影响死亡率，个别患者心衰恶化，有增加死亡的危险。

（5）第三代钙离子拮抗剂：氨氯地平降低外周阻力，无负性肌力作用，不激活交感神经系统。Smith 研究 142 例稳定性心衰，氨氯地平治疗组（10mg/d）心脏指数提高，肺血管阻力下降，生活质量改善。Packer 研究 186 例轻－中度心衰者，氨氯地平组运动时间增加，55% 的患者心衰症状改善（对照组仅有 29%），去甲肾上腺素水平下降。PRAISE 试验研究了 1 153 例中－重度心衰患者，结果证实，氨氯地平和安慰剂对缺血性心脏病者联合终点的作用相近，对扩张性心肌病患者明显降低联合终点，长期使用对中－重度心衰患者的死亡率和心血管事件并发症无明显影响。

（6）新型钙离子通道阻滞剂：米贝地尔阻滞 L 及 T 型通道，扩张冠状动脉，减慢心率。MACHI 选择 2 400 例，其心功能 Ⅱ-Ⅲ 级、EF < 40%、左室舒张末期直径 60mm。治疗组总死亡率 12%（略低于预测值），心衰加重 10%，缺血性心肌病加重不到 10%。提示，米贝地尔可安全地应用于心衰患者，短期服用米贝地尔不会使轻－中度慢性心衰患者的心功能恶化。

总之，临床研究尚未证明钙通道阻滞剂在 AMI 的早期处理或二级预防中能使患者获益，并且受害的可能性增大。在首发非 Q 波性心肌梗死或首次发生下壁梗死并且无左心室功能障碍或肺充血的患者，维拉帕米和硫氮卓酮都可以降低再梗死率，但是不清楚它是否优于 β 受体阻滞剂和阿司匹林。同样，尚无大量资料证明，在 AMI 时使用第二或第三代二氢吡啶类药物（即非洛地平、氨氯地平）可以提高存活率。

（八）抗心律失常药物治疗

1. 急性心肌梗死合并缓慢性心律失常的药物治疗　急性心肌梗死合并缓慢性心律失常的发生率为 30% ~ 40%，尤其是急性下壁心肌梗死常常合并窦性心动过缓和传导阻滞。急性下壁心肌梗死经溶栓或介入再灌注治疗，于血管再通达到有效再灌注时，亦常常出现严重的窦性心动过缓和低血压，此现象为再灌注损伤，是分布于左心室下壁的副交感神经末梢受刺激而活性（迷走张力）增高所致，即 Bezold-Jarish 反射。另外，6% ~ 14% 的急性心肌梗死患者可合并心脏传导阻滞，合并心脏传导阻滞者，其住院死亡率明显增加。心脏传导阻滞与心肌广泛损伤有关，但在急性下壁心肌梗死时，由于迷走神经张力增高，可导致房室传导延迟或 Ⅱ 度 Ⅰ 型房室传导阻滞，此种情况可在短期内自行恢复。在合并心脏传导阻滞的高危患者，及时地采取药物治疗或安装心脏起搏器可防止突发低血压、急性心肌缺血和伴随传导阻滞的室性心律失常。

急性心肌梗死合并缓慢性心律失常或传导阻滞通常选用阿托品治疗，阿托品属抗胆碱类药物，通过其抗胆碱（副交感）作用，降低迷走神经张力，增加窦房结兴奋性和促进房室传导。它可逆转副交感神经过度激活所致的窦性心动过缓、体循环血管阻力降低而导致的低血压，对房室结水平的房室传导阻滞或室性停搏有效。尤其是对在发生急性心肌梗死后 6h 内的窦性心动过缓非常有效，因为此时的窦性心动过缓可能与急性心肌缺血、迷走神经张力的增高、使用吗啡和硝酸甘油、缺血性胸痛所致焦虑等因素有关。急性下壁心肌梗死溶栓或介入再灌注治疗发生的 Bezold-Jarish 反射，阿托品对此有良好的疗效。

（1）适应证和应用中应注意的问题：ACC/AHA 专家推荐，对急性心肌梗死患者慎用阿托品，因为适度的副交感张力有防止心室颤动和防止梗死扩展的作用，但是，在急性心肌梗死发作后即刻至 6 ~ 8h，如患者出现下列情况，可使用阿托品治疗：

①急性心肌梗死症状发作时，出现窦性心动过缓伴低心排出量和周围循环灌注不良或频发室性早搏；

②急性下壁心肌梗死伴 Ⅱ 度 Ⅰ 型或 Ⅲ 度房室传导阻滞伴低血压症状、缺血性胸痛或室性心律失常；

③急性下壁心肌梗死并出现房室结水平的 Ⅱ 度 Ⅰ 型或 Ⅲ 度房室传导阻滞（即窄 QRS

波群或原有束支传导阻滞）伴有症状；

④使用硝酸甘油后出现持续性心动过缓和低血压；

⑤使用吗啡导致恶心、呕吐；

⑥心室停搏。

对下列情况是否使用阿托品尚有争议，但多数专家倾向于慎用：

①窦性心动过缓者使用吗啡前后与之联合使用；

②急性下壁心肌梗死并出现房室结水平的Ⅱ度Ⅰ型或Ⅲ度房室传导阻滞（即窄 QRS 波群或原有束支传导阻滞）但无症状；

③机制不清的Ⅱ度或Ⅲ度房室传导阻滞，无条件进行起搏治疗时（因为阿托品有时不能改善此类房室传导阻滞，反而因提高窦性频率加重阻滞）。

对下列情况，通常不主张使用阿托品：

①窦性心动过缓，但心率 >40 次/min，临床上无灌注不良或频发室性早搏的体征与症状者；

②Ⅱ度Ⅱ型和Ⅲ度房室传导阻滞，以及Ⅲ度房室传导阻滞伴新出现的宽 QRS 波群，因此阿托品可能无效，反而因提高窦性频率，加重阻滞，应立即安装心脏起搏器。

（2）阿托品的用量及不良反应：阿托品治疗心动过缓的推荐剂量是一次静脉注射 0.5 ~1.0mg，必要时每 3~5min 重复一次，但总量 <2.5mg，此量可完全阻断迷走神经功能。对于室性停搏，阿托品的用量为 1mg，静脉注射，若无效，则 3~5min 重复一次，但总量应在 2.5h 内不超过 2.5mg。个别患者在必要时可在静脉注射后给予持续静脉滴注维持，通常剂量为 2~4μg/min。

应用阿托品时应注意首次用量不宜太小，剂量 <0.5mg 时，有时可引起迷走张力增高，反而加重心动过缓。

使用阿托品后最常见的副作用有口干、面红、尿潴留。部分患者可出现中枢神经系统症状，如幻听、幻视或谵语等，也有视力模糊、眼球震颤，停药后很快消失。

2. 急性心肌梗死合并快速性心律失常的药物治疗

（1）心房颤动：急性心肌梗死合并心房颤动的发生率为 10%~16%，常发生在发病后前 24h 内，通常为一过性。心房扑动或室上性心动过速则较少见。大面积心肌梗死、广泛前壁心肌梗死、住院期间合并心力衰竭者、复杂性室性心律失常、进行性心脏传导阻滞、心房梗死或心包炎者易并发心房纤颤。另外，低钾血症、低镁血症、低氧血症也是心房纤颤的诱发因素。

ACC/AHA 专家在急性心肌梗死治疗指南中指出：

①急性心肌梗死合并心房纤颤者对有严重血流动力学障碍或难治性心肌缺血的患者首先行电复律；

②快速洋地黄化，降低心室率和改善心功能；

③对临床上无心室功能障碍、支气管痉挛或房室传导阻滞的患者，静脉使用β受体阻滞剂降低心室率；

④若禁忌使用β受体阻滞剂或使用后无效者，可静脉使用异搏定或硫氮卓酮。

（2）室性心动过速或心室颤动：急性心肌梗死后24h内，原发性心室颤动是导致死亡的主要因素。其重要的诱发因素包括：交感神经张力增高、低钾血症、低镁血症、细胞内高钙血症、酸中毒、游离脂肪酸产物和缺血心肌再灌注后的自由基产物等。

ACC/AHA专家指出：

①急性心肌梗死合并心室颤动者，应立即使用非同步电除颤，起始电量200J，如果不成功，第二次电击可给予360J，必要时可给予第三次电击。治疗首次发作的心室颤动时，应纠正电解质和酸碱平衡失调，防止其复发；

②急性心肌梗死合并持续性（＞30s或引起血流动力学改变）多形性室性心动过速，应立即使用非同步电除颤，起始电量200J，如果不成功，第二次电击可给予300J，必要时可给予第三次电击，电量可增至360J；

③对持续性单形性室性心动过速伴心绞痛、肺水肿、低血压（＜90mmHg），可使用同步电除颤，起始电量100J，如果不成功，可提高除颤能量；

④对持续性单形性室性心动过速不伴心绞痛、肺水肿或低血压者应以药物治疗为主。

ACC/AHA专家同时也指出：

①急性心肌梗死合并室性心动过速、心室颤动时可静脉注射抗心律失常药物，但6～24h应停用并进一步评估心律失常的治疗；

②对于药物治疗无效的多源性室性心动过速，应采取积极的方法减轻心肌缺血，如给予β受体阻滞剂、主动脉内气囊反搏和急诊PTCA/CABG，也可10min内静脉注射乙胺碘呋酮150mg，再以1.0mg/min维持6h，其后以0.5mg/min维持；

③对于单发或成对室性早搏、加速的室性自主心律及非持续性室性心动过速，或溶栓治疗时预防使用抗心律失常药物治疗似无必要，且可能弊大于利。

ACC/AHA专家还就急性心肌梗死合并室性心动过速的处理提出了如下原则：

①只有伴血流动力学改变的持续性室性心动过速具有治疗的指征，可立即进行电复律。快速多形性室性心动过速与心室颤动治疗原则相同，应立即给予非同步电除颤。对于心室率＞150次/min的单形性室性心动过速，通常可给予100J电除颤，如果此时血流动力学稳定，可首先试验性地给予药物（利多卡因或普鲁卡因酰胺）治疗。对于心室率＜150次/min的单形性室性心动过速，一般无需立即电复律；

②对不伴血流动力学改变的持续室性心动过速，可以首先使用药物治疗。

3.常用于治疗快速性心律失常的药物

（1）β受体阻滞剂：研究证明，β受体阻滞剂能降低AMI患者心室颤动的发生率。在降低急性心肌梗死住院死亡率和提高长期生存率方面都具有肯定的效果，但不用于常规抗室性心律失常的治疗，如急性心肌梗死合并窦性心动过速或房性心动过速或心房颤动可考

虑用 β 受体阻滞剂，如静脉应用艾司洛尔或美托洛尔，病情稳定后改口服制剂。β 受体阻滞剂的详细介绍见本书相关章节。

当急性心肌梗死合并窦性心动过速、心房纤颤和房性心动过速时，如患者无心力衰竭或严重的肺部疾病，静脉应用 β 受体阻滞剂是降低心室率最有效的手段之一。可选用阿替洛尔 2.5~5.0mg，2min 内静脉注射，10min 内总剂量为 10mg；或美托洛尔 2.5~5.0mg，2~5min 内静脉注射，10~15min 内总剂量为 15mg；或艾司洛尔 10mg，2min 内静脉注射，10min 内总剂量为 30mg，然后持续静脉滴注维持。

应用 β 受体阻滞剂期间应严密监测心率、血压和心电图，如收缩压 < 100mmHg 或心率 < 50 次/min，应停止使用 β 受体阻滞剂。

（2）维拉帕米和硫氮卓酮：尽管在急性心肌梗死中不主张使用钙离子拮抗剂，但维拉帕米或硫氮卓酮可以用于缓解或控制 AMI 后无 CHF、左心室功能障碍或房室传导阻滞的心房颤动伴快速心室率，尤其是对 β 受体阻滞剂无效或为禁忌（即有支气管痉挛性疾病）者。

维拉帕米的用法：5~10mg（或 0.075~0.15mg/kg）2min 内静脉注射，若无效，可在 30min 后重复使用 1 次。缺血性心脏病患者和正常人应用维拉帕米可抑制血小板聚集和循环中血小板聚集，有易于抗缺血作用。

硫氮卓酮的用法：20mg（0.25mg/kg）2min 内静脉注射，然后以 10mg/h 持续静脉滴注维持，如心率仍较快，可在 15min 后重复静脉注射 1 次。尽管硫氮卓酮能有效地减慢心室率，但由于其负性肌力作用和近年来对钙离子拮抗剂的担忧，而不主张将其作为治疗房颤的首选药物。

（3）利多卡因：属于 ⅠB 类抗心律失常药，其作用机制是抑制细胞膜的钠通道。研究显示，利多卡因可以降低入院前和入院早期原发性心室颤动的危险性。尽管如此，但并未发现利多卡因能降低急性心肌梗死的死亡率，这可能是心室颤动所致死亡被与心跳骤停和电机械分离有关的死亡所抵消。

利多卡因是急性心肌梗死时常用的药物，用于出现频发室性早搏、室性心动过速或心室颤动时。除休克患者外，一般耐受良好。在最近心肺复苏治疗方案中，主张将利多卡因作为心跳骤停、持续室性心动过速/心室颤动患者的首选抗心律失常药，用以防止复发。利多卡因还用于控制需治疗的非持续性室性异位心律或治疗类型不明的宽 QRS 波群心动过速。目前已不主张在所有的急性心肌梗死患者常规地"预防性"使用利多卡因，但是对于无血流动力学改变和传导阻滞的患者，静脉使用 β 受体阻滞剂可以降低早期心室颤动的发生率。

利多卡因用法：通常首剂静脉推注利多卡因 1.0~1.5mg/kg，必要时每 5~10min 再次静脉推注 0.5~0.75mg/kg，总量最高达 3mg/kg。此后以 2~4mg/min 静脉滴注，通常以 2mg/min 维持。严重心衰、肝淤血时应减量，最好通过监测血液药物浓度指导减量。

（4）溴苄铵：具有Ⅲ类抗心律失常和影响交感神经活性的作用，其血流动力学和电生理学特征具有双向性，初期使肾上腺素能神经末梢释放去甲肾上腺素引起高血压、心动过速、房室结不应期缩短，而随后则阻滞交感神经导致低血压。溴苄铵也具有Ⅱ类抗心律失常药物的作用。

临床上溴苄铵主要用于治疗顽固性心室颤动和血流动力学不稳定的室性心动过速。目前亦主张用于肾上腺素和利多卡因不能转复的心室颤动或心室颤动复发者，或无脉搏的室性心动过速，或室性心动过速在使用利多卡因和普鲁卡因酰胺后无效者。

溴苄铵的用法：心室颤动时，静脉推注溴苄铵 5mg/kg，如心室颤动未转复，可以每 5min 再给 10mg/kg，最大量为 30～35mg/kg。稳定性室性心动过速者，可用 5% 葡萄糖将负荷剂量稀释至 50ml，在 8～10min 内给完药。维持剂量为 1～2mg/min 静脉滴注。

（5）普鲁卡因酰胺：普鲁卡因酰胺为ⅠA类抗心律失常药物，主要抑制细胞膜的钠通道，同时具有轻、中度降低血压和负性肌力作用。普鲁卡因酰胺用于治疗致死性心律失常，但是通常不作为首选药物。它能抑制室性早搏和复发性室性心动过速，并且可用于利多卡因治疗无效或为禁忌者。还可用于治疗机制不明的宽 QRS 波群心动过速，但通常也不作为首选药物。普鲁卡因酰胺多用于致死性心律失常、心室颤动使用利多卡因、溴苄铵和镁制剂等药物无效者。

普鲁卡因酰胺可促发尖端扭转型室性心动过速等药源性心律失常，尤其对肾功能不全者。

普鲁卡因酰胺的用法：首剂负荷剂量普鲁卡因酰胺 10～15mg/kg（500～1250mg）静脉滴注，滴速为 20mg/min（即 30～60min 内给完药），之后以 1～4mg/min 维持静脉滴注，有效者，需要时可以继续口服治疗。

（6）乙胺碘呋酮：乙胺碘呋酮属于Ⅲ类作用为主的复合性抗心律失常药物，具有：

①非竞争性 β 受体阻滞；

②钙通道阻滞；

③阻滞交感传出纤维；

④可能的ⅠA类作用。

短期静脉使用乙胺碘呋酮与长期口服使用不同，前者Ⅲ类作用并不明显。静脉应用乙胺碘呋酮主要用于治疗和预防频繁复发的心室颤动和血流动力学不稳定的室性心动过速，口服则用于长期维持。在一项随机研究利多卡因无效的心室颤动和血流动力学不稳定的室性心动过速中，观察到乙胺碘呋酮对首发心室颤动/室性心动过速复发的时间大剂量（500～1 000mg/d）优于小剂量，但对死亡率的影响两组无差异。在预防室性心动过速/心室颤动复发方面，乙胺碘呋酮的效果与溴苄铵相当，但更易耐受。

乙胺碘呋酮的用法：静脉乙胺碘呋酮的剂量应根据患者的反应确定，ACC/AHA 专家推荐开始剂量为 500mg/24h，分为 3 个阶段给药：

①10min 内快速滴注 150mg；

②1mg/min 早期维持滴注 6h；

③0.5mg/min 后期维持滴注。

静脉滴注乙胺碘呋酮耐受相当良好，但也可以出现低血压、心动过缓、房室传导阻滞等副作用。

（九）正性肌力药物

1. 洋地黄类正性肌力药物　洋地黄类药物通过对心肌细胞膜上钠-钾-三磷酸腺苷酶的抑制作用，使内流钙离子增多，而起到正性心肌收缩力作用。同时，洋地黄可直接地或通过兴奋迷走神经间接地降低窦房结自律性，减慢房室传导而减慢心率。其对衰竭心肌的耗氧量并不增加。

急性心肌梗死时洋地黄增加心肌收缩不协调性，增加心肌耗氧量，并使心外膜冠状动脉收缩，扩大心肌梗死范围。同时，缺血心肌对洋地黄的敏感性增加，易致中毒，诱发心律失常。因此，在 AMI 发病头 24h 内应避免使用洋地黄，急性期左心衰亦不如拟交感胺（多巴酚丁胺）、血管扩张剂（硝普钠）和利尿剂有效。洋地黄类药物仅适用于心室扩大，收缩功能衰竭，有 S_3 心音，且应用 ACEI、利尿剂或阻滞剂无效者。对心脏显著扩大的老龄患者，严重肺心病、肾功能不全患者，或低血钾、镁、钙者应慎用洋地黄，防止中毒。

洋地黄类正性肌力药物用于急性心肌梗死患者始终存在争议，某些研究认为急性心肌梗死患者应用洋地黄后死亡率增加，而另一些研究提示对死亡率无影响。急性心肌梗死发病时间超过 24h，且伴有快速性心房纤颤或心力衰竭，可选用洋地黄短效制剂。

ACC/AHA 专家推荐在急性心肌梗死合并快速心房纤颤时可快速洋地黄化降低心室率，即静脉注射地高辛 8～15μg/kg（70kg 体重者给予 0.6～1.0mg），先给半量，4h 后给余下剂量，但目前多数学者仍不主张快速洋地黄化，需要时可给予西地兰 0.2～0.4mg，静脉注射，必要时 4h 后可再给予 0.2mg，24h 内总量不宜超过 0.8mg。

近期研究证实，洋地黄对伴左心室收缩功能障碍的患者可改善症状，并对神经内分泌系统有良好的作用。DIG 试验比较研究了 7 788 例缺血性心脏病合并心力衰竭患者安慰剂与地高辛预防各种原因死亡的疗效，结果显示地高辛不能降低总死亡率，但是接受地高辛治疗的患者死于心力衰竭者明显减少，而死于心律失常或心肌梗死者有增加趋势。

常用制剂和用法：洋地黄制剂分两类，即快速作用类（毛花苷丙、毒毛旋花子苷 K、地高辛）和慢作用类（洋地黄、洋地黄苷），前者用于急性心力衰竭或慢性心力衰竭加重时，后者适用于慢性心力衰竭。

毛花苷丙（西地兰）：适用于心力衰竭较急、较重，需尽快控制的患者。常用量：如患者近一周内未服用地高辛者，可首次 0.4mg 静脉注射，然后在 4h 内可再给予 0.2mg，但每日总量不宜超过 0.8mg。对正在服用地高辛的患者，毛花苷丙量要酌减。

毒毛旋花子苷 K：适应证同毛花苷丙，常用量为 0.25mg，稀释后缓慢静脉注射。

地高辛：适用于慢性心力衰竭或急性心力衰竭经毛花苷丙等控制后的维持治疗，常用量为 0.125～0.375mg/d。

2. 非洋地黄类正性肌力药物

（1）拟交感胺类：此类药物主要有多巴胺（作用于 α、β 受体，尤其后者）、多巴酚丁胺（作用于 β₁、β₂ 受体）、多巴胺异丁醇（为多巴胺衍生物）等。其作用机制是与心肌细胞膜 β 受体结合，通过 G 蛋白偶联，激活腺苷酸环化酶，催化 ATP 生成 cAMP，cAMP 使 L 型钙通道的钙内流增加，使心肌收缩力增强。

此类药物主要适应证：治疗难治性心力衰竭；终末期心力衰竭；负性肌力药物诱发心力衰竭恶化短期治疗；心脏手术中及术后的急性心力衰竭；心衰合并低血压者，联合多巴胺＋多巴酚丁胺有较好疗效；心衰伴发肠系膜灌注不足所致腹痛或心衰伴发急性肾衰竭者。

1）多巴胺和去甲肾上腺素：属血管收缩性正性肌力药物，多巴胺通过直接兴奋 α 和 β 肾上腺素能受体，通过神经末梢释放去甲肾上腺素，增强心肌收缩力和加快心率。去甲肾上腺素几乎完全是一种具有增强心肌收缩力的血管收缩剂。异丙肾上腺素增加心率和心肌收缩力并且扩张血管，除非严重心动过缓（不能做临时起搏）造成低心排血量时作为急救用药，否则一般不用做强心剂。

多巴胺丁胺的用法：低浓度 1 ~ 2μg/（kg·min）主要作用于多巴胺受体，使肾动脉、肠系膜动脉及冠状动脉扩张，肾滤过率增加，产生利尿；中浓度时 2 ~ 10μg/（kg·min）主要兴奋 β1 受体，增加心肌收缩力和心输出量，降低外周阻力，不影响左室充盈压和心率；高浓度时 >10μg（kg·min）主要影响 α 受体，其作用是提高心输出量，使外周阻力增大，血压升高。常用量：开始剂量为 1 ~ 2μg（kg·min），视血流动力学情况每 15 ~ 30min 调整一次剂量，直至血压、尿量、心率达到满意水平，通常 5 ~ 7μg/（kg·min）。当高浓度 >10μg/（kg·min），发现明显血管收缩作用。

多巴胺副作用：可提高交感神经作用，出现恶心、呕吐、心动过速、早搏、心绞痛、血压升高等，但由于其半衰期短 $t_{1/2}$min，只需静滴减速即可消除，如偶需同时用药，可加用受体阻滞剂或硝普钠，尤其是心源性休克时。

2）多巴酚丁胺：为人工合成的拟交感胺，具有正性心肌收缩力作用。主要为通过选择性地兴奋 β₁-受体（对 β₂、α 受体兴奋性较弱），增加心肌收缩力及心输出量，降低左室充盈压、肺动脉楔嵌压及外周阻力，但不明显增快心率。

多巴酚丁胺的适应证同多巴胺，但对低心排综合征伴缺血性心脏病者更为适宜。

对低心排综合征伴血压偏低者，多巴胺的缩血管作用优于多巴酚丁胺，此时两者合用可达到良好的血流动力学效应。

常用剂量：2.5 ~ 10μg/（kg·min），开始剂量为 2 ~ 3μg（kg·min），间隔 10 ~ 30min 可增加 1 ~ 2μg/（kg·min），直到达到理想的血流动力学效应。

小剂量多巴酚丁胺（1 ~ 3μg/min）给药主要作用于多巴胺受体，使肾血管扩张，作用于 β₁-受体使心肌收缩力增强。当剂量增至 5 ~ 10μg/min 时以兴奋 β 受体作用为主，结果是增加心肌收缩力和心率。大剂量时，以兴奋 α 受体作用为主，导致血管收缩。大剂量可致室早、室速，一般很少有副作用。

（2）磷酸二酯酶抑制剂：氨力农和米力农是磷酸二酯酶抑制剂的主要剂型，它们同时具有正性肌力和扩张血管的作用，能提高心输出量，无儿茶酚胺导致心律失常的危险。

大规模临床试验表明，此类药物长期治疗心力衰竭增加病死率。临床研究表明，其用于轻中度心衰的疗效不及地高辛，且易诱发心律失常，其与地高辛联合应用亦不优于单用地高辛。长期使用增加室性心律失常发生率及病死率。目前，此类药物仅用于难治性心力衰竭或严重慢性心力衰竭急性恶化的短期治疗，尤其是心脏手术后心肌抑制所致收缩性心力衰竭，也可用于心脏移植的过渡治疗。

1）氨力农：为双吡啶类衍生物，该药能抑制磷酸二酯酶 F-Ⅲ，增加心肌细胞内 cAMP，使钙内流增加，从而增强心肌收缩力。并且还有血管扩张作用。该药长期口服副作用较多，如肝功能异常、发热、胃肠道反应、血小板减少等。

氨力农口服吸收迅速（因副作用大已停用），血液浓度 0.5~2h 达高峰，静脉给药 2min 起效，10min 达高峰。静脉注射 0.25~0.5mg/kg，负荷剂量 0.75mg/kg，缓慢注射，继以 5~10μg/（kg·min）静滴维持，每日总量不超过 10mg/kg。

2）米力农：为另一种双吡啶类衍生物，其效力为氨力农的 15 倍。两者有非常相似的血流动力学作用。本品副作用少，但有水钠潴留倾向，药物浓度过高有加重室性心律失常的可能。

米力农其正性肌力作用较氨力农强，毒副作用相对较少。静脉给药：2.5~50μg/kg 稀释后 10min 内缓注，继以 375~750μg/（kg·min）静滴维持，每日最大总量 1.13mg/kg。本药主要由肾脏排除，肾衰竭时应减量。

Dibianco 研究 230 例轻中度症状性心衰患者米力农随机双盲治疗，结果提示，米力农和地高辛均提高患者运动耐量（两者无差异），米力农与地高辛合用无协同作用，米力农并不能提高左室射血分数，而使室性心律失常增加。Packer 等研究 1088 例心衰患者（心功能Ⅲ-Ⅳ级），平均随访 6.1 个月，结果提示，米力农治疗组总死亡率增加 28%，心血管性死亡率增加 34%，心功能Ⅳ级者死亡率更高。

3）咪唑类衍生物：氢甲苯咪酮和吡羧咪酮具有吡啶类非常相似的药理和血流动力学作用。氢甲苯咪酮能降低外周血管阻力、肺毛细血管嵌压，增加心排血指数，对心率影响小。

一组研究甲氧咪唑治疗 198 例中、重度心衰患者，结果显示，该药能明显增加运动耐量，改善生活质量，但不增加左室射血分数，不增加室性心律失常发生率和死亡率。

（十）葡萄糖-胰岛素-钾溶液和镁离子

早在 1962 年 Sodi-Pallares 就提出急性心肌梗死患者的代谢调整。在 ECLA 试验中，407 例急性心肌梗死患者在症状发作后 24h 内住院，随机分为大剂量静脉滴注葡萄糖-胰岛素-钾溶液（GIK）组、低剂量滴注组或常规治疗组，大剂量组为 25% 葡萄糖 +50IU/L 水溶性胰岛素 +80mmol/L 氯化钾，以 1.5mL/kg/L 剂量静脉滴注 24h；小剂量组则为 10% 葡萄糖＋20IU/L 胰岛素＋50mmol/L 氯化钾，以 1.0mL/kg/L 剂量静脉滴注 24h。观察发现复合终点（死亡、非致死性严重心力衰竭、非致死性心室颤动）在两个治疗组均明显降低，尤其小剂量组死亡率明显下降。该试验结果预示了葡萄糖-胰岛素-钾溶液静脉滴注进行代谢调整治疗的前景，但尚需大规模的临床试验进一步证实。

镁离子是细胞内数量第 2 位的阳离子，参与 300 多种酶反应过程，因此镁离子是体内代谢十分重要的物质。研究证明，镁离子可以扩张体循环血管和冠状动脉，具有抗血小板作用，抑制部分去极化细胞的自律性，并通过抑制钙内流在缺血情况下防止肌细胞钙负荷过重。LIMIT-2 试验发现镁治疗组心力衰竭发生率比对照组低 25%，4 年内与缺血性心脏病相关的死亡率降低 21%，但 ISIS-4 试验结果却发现镁治疗组死亡率为 7.64%，而对照组为 7.24%。提示，镁离子对治疗急性心肌梗死死亡率的降低不仅无益，而且可能有害，但仅此一项试验尚不足以说明问题，尚需更多的大规模临床试验来验证。

（邱福美）

第六节　高脂血症和高脂蛋白血症

当血浆脂质浓度超过正常高限时，称为高脂血症。血浆脂蛋白超过正常高限时，称为高脂蛋白血症。由于大部分脂质与血浆蛋白结合而运转全身，因此，高脂血症常反映了高脂蛋白血症。高脂血症是冠心病的主要危险因子。长期以来，血胆固醇水平是临床上对冠心病进行观察和诊断的主要指标之一，随着对血脂的深入研究，甘油三酯和动脉粥样硬化的关系也受到重视，但是胆固醇、甘油三酯与动脉粥样硬化之间的关系并非如此简单，已经发现，单用胆固醇水平预测 65 岁以上老年人的冠心病并不可靠，经统计学分析发现甘油三酯也不是冠心病的独立危险因素。近 20 余年来，由于研究手段和分析方法的发展，对各种脂蛋白成分、功能、血脂与血小板、前列腺素、血栓素等关系的深入了解，尤其是脂蛋白概念的引入，对血栓与动脉粥样硬化的关系，也有新的认识。近年来，以脂蛋白（a）作为预测冠心病的独立危险因素，对动脉粥样硬化（AS）发生机制的研究有了重大进展。

一、血浆脂质和脂蛋白组成

（一）血脂的组成

血浆中主要血脂成分为胆固醇（TC）、甘油三酯（TG）、磷脂和游离脂肪酸、微量类固醇激素和脂溶性维生素等。

（二）脂蛋白的组成

血浆中脂质与蛋白质结合称为脂蛋白。应用高速离心法技术，按其颗粒密度不同，可分为乳糜微粒（CM）、极低密度脂蛋白（VLDL）、中间密度脂蛋白（IDL）、低密度脂蛋白（LDL）及高密度脂蛋白（HDL）。HDL 又可进一步分出亚组，如 HDL_2、HDL_3 等。应用电泳技术，因不同的脂蛋白含有不同的蛋白质，其表面电荷也各不相等，因此在同一电场内游动的速率也不一样，电泳流动最快的脂蛋白为 α 脂蛋白（与 α 球蛋白相当），其次为前 β 脂蛋白（在 β 球蛋白之前），再次为 β 脂蛋白（与 β 球蛋白相当），而乳糜微粒则留在原位不动，按密度不同分离与电泳分离的脂蛋白对应关系见表 1 - 11。

表 1 - 11   两种不同分类法分离的四种脂蛋白对应表

密度分类	电泳分类	密度（d）	δf	电泳位置
CM	乳糜微粒	<0.95	>400	原位
VLDL	前 β 脂蛋白	0.95～1.006	20～400	β 带之前
LDL	β 脂蛋白	1.006～1.063	0～20	β 带
HDL	α 脂蛋白	1.006～1.21	沉降	α 带

注：δf 为飘浮系数，表示每克脂蛋白加 10^{-5}N（1dyn）的离心力时每秒钟飘浮的速度为 1×10^{-13} cm

各种脂蛋白颗粒的组成和直径大小均不同，其组成可概括成表 1 - 12。

表 1 - 12   各种脂蛋白颗粒的组成

名称	直径大小（nm）	组成（%）			
		蛋白质	胆固醇	磷脂	甘油三酯
CM	75～600	0.5～2.5	2～12	3～18	79～94
VLDL	30～90	2～13	9～23	9～23	46～74
IDL	25～35	–	20～40	15～25	20～50
LDL	17～26	20～25	43	22	10
HDL	7.5～9.5	45～55	18	30	2

（三）脂蛋白的结构

1. 血浆脂蛋白   颗粒多呈球形，其核心区由非极性脂质-甘油三酯和酯化胆固醇构成，在核心区周围由极性成分-游离胆固醇、磷脂和蛋白质包围，也称为脂蛋白的表面部分或壳层。由于各种脂蛋白所含脂质和蛋白质的不同，其结构也略有区别，CM 和 VLDL 含有一个较大的 TG 核心区，这两种脂蛋白称为富含 TG 的脂蛋白，而 HDL 含蛋白质较多，因其表面主要被蛋白质占据，胆固醇和磷脂则分布于 TG 核心区和蛋白质表层之间。

2. 载脂蛋白   血浆脂蛋白中的蛋白质部分称为载脂蛋白，主要有下列几种：

（1）apoA 又分 apoA-Ⅰ、apoA-Ⅱ 和 apoA-Ⅲ。apoA-Ⅰ 由肠道分泌，在肝脏合成，是卵磷脂胆固醇酰基转移酶（LCAT）的激活剂，可促进 LDL、HDL 及 VLDL 中胆固醇代谢和酯化，也是促进细胞中游离胆固醇流出的主要因素。apoA-Ⅱ 主要在肝脏和肠道合成。它是脂蛋白脂酶的激活剂。apoA-Ⅲ 在小肠合成。

（2）apoB 在载脂蛋白中最易导致动脉粥样硬化，主要形式是 $apoB_{100}$，在肝内合成，较少见的是 $apoB_{48}$，在肠内合成。$apoB_{100}$ 是 VLDL 和 LDL 中主要的 B 族蛋白，是 LDL 受体的配体之一，其主要作用可能是调节受体介导的 VLDL 及 LDL 的摄取。

（3）apoC 在肝内合成，作为 VLDL 组成部分释放入血循环中。apoC-Ⅰ存在 HDL、VLDL 中，是 LCAT 的激活剂。apoC-Ⅱ是脂蛋白脂酶（LPL）激活剂，在 apoC-Ⅱ完全缺乏时，其临床症状与家族性 LPL 缺乏症很相似。apoC-Ⅲ是 VLDL 及 HDL 中的一种糖蛋白，能抑制 LPL，apoCⅢ缺乏时常合并 apoA-Ⅰ缺陷。

（4）apoD 可能是胆固醇脂的转运蛋白，把胆固醇酯从 HDL 转运到 LDL 及 VLDL 中。

（5）apoE 在肝内合成，作为 VLDL 的组成部分被分泌在血循环中，是肝细胞识别和摄取携带有胆固醇的血浆脂蛋白的媒介。有研究认为巨噬细胞也能分泌 apoE。

在上述载脂蛋白中，以 apoB 最有临床意义，如Ⅳ型高甘油三酯血症患者同时伴有 apoB 升高者则易患冠心病，而 apoB 正常者则不易患冠心病。LDL 中的 apoB 水平与冠心病的相关性比总胆固醇或 LDL-C 更紧密。有研究报道称，有些有睑黄斑瘤者血脂及脂蛋白含量正常，但有高 apoB 血症，则易发生动脉粥样硬化。

有关各种载脂蛋白的主要特征见表 1-13。其生理意义尚有待进一步深入研究。

表 1-13　主要载脂蛋白的特性

载脂蛋白	分子量	脂蛋白	代谢方面功能
apbA-Ⅰ	28 016	HDL、CM	HDL 的结构成分，LCAT 激活剂
apoA-Ⅱ	17 414	HDL、CM	不清楚
apoA-Ⅲ	46 465	HDL、CM	不清楚，可能有利 HDL 和 CM 之间转运其他脂蛋白
apoB$_{48}$	264 000	CM	对小肠积聚和分泌 CM 是必需的
apoB$_{100}$	514 000	VLDL、IDL、LDL	对肝脏积聚和分泌 VLDL 是必需的，VLDL、IDL、LDL 的结构蛋白连接 LDL 受体
apoC-Ⅰ	6630	所有主要脂蛋白	
apoC-Ⅱ	8900	所有主要脂蛋白	脂蛋白脂酶激活剂
apoC-Ⅲ	8800	所有主要脂蛋白	脂蛋白脂酶抑制剂，可抑制肝脏摄取 CM 和 VLDL
apoE	34145	所有主要脂蛋白	使一些脂蛋白连接于 LDL 受体，可能连接于孤立的肝脏载脂蛋白 E 受体

二、血浆脂蛋白的代谢

（一）乳糜微粒（CM）

是在小肠粘膜细胞内合成。食物中的脂肪在小肠内消化分解成甘油、脂肪酸、甘油一酯等后被小肠粘膜吸收，在小肠粘膜细胞内重新合成甘油三酯，并与磷脂，胆固醇，apoB 和少量 apoA 结合形成新生的 CM，经淋巴系统再进入血循环，并接受以 HDL 上转移的 apoC。因此，CM 的主要功能为运输外源性甘油三酯。由于其分子较小，不易进入动脉壁，故与 AS 的关系较小。

在毛细血管上存在着 LPL，CM 随着血循环通过毛细血管时，CM 与 LPL 通过受体相结合，CM 上的 apoC，把 LPL 激活，在 LPL 的催化下，CM 中的 TG 不断分解成甘油和游离脂肪酸，或作为能源被组织细胞利用，或贮存于脂肪组织。在 TG 分解的同时，CM 壳层的 TC 和 apo 逐步转移到 HDL，CM 变成"残骸"，最后在肝脏内完全分解。

（二）极低密度脂蛋白（VLDL）

VLDL 主要在肝内合成。肝脏一方面把游离脂肪酸再脂化成 TG，另一方面把一部分糖类转化成 TG，TG 与其他脂质和载脂蛋白形成 VLDL 颗糙进入血循环，并接受 HDL 转运来的 apoC。因此，VLDL 主要功能为运输内源性 TG 到周围组织，在血中经 LPL 分解而形成 LDL，具有轻度致 AS 的作用。

VLDL 的分解代谢过程与 CM 相似，在血循环中通过毛细血管时，LDL 颗粒通过受体与血管壁上的 LPL 结合，apoC-Ⅱ把 LPL 激活，促使 VLDL 中的 TG 分解，同时 VLDL 表面的 TC、磷脂和载脂蛋白等物质转到 HDL 上，但 apoB 不变，如此逐渐分解形成 IDL。目前认为，IDL 的分解最终生成 LDL，也可能有一部分 IDL 在肝脏内彻底分解，但 IDL 的继续分解过程仍不清楚，可能与肝甘油三酯酶活性有关。

（三）低密度脂蛋白（LDL）

早期认为 LDL 完全是由肝脏合成的，但目前发现，LDL 可以是 VLDL 的分解产物。LDL 的分解产物代谢是在周围组织细胞内进行的。通过与细胞表面 LDL 受体结合，LDL 颗粒进入细胞与溶酶体结合形成囊泡，在溶酶体书酸性水解酶的作用下，载脂蛋白分解成氨基酸，胆固醇酯分解成游离 TC 和脂肪酸。细胞内 TC 水平反过来又控制细胞内 TC 的合成和 LDL 受体的活性。游离 TC 可穿过细胞膜与 HDL 结合，由 HDL 携带转运到肝脏。

LDL 即 β 脂蛋白，主要含 TC 和 TC 酯，功能为运输 TC 到全身组织以合成细胞膜和肾上腺皮质激素，参与磷脂的运转和调节周围组织合成 TC，LDL 可进入血管内膜下层，刺激动脉壁平滑肌细胞，故极易致 AS 病变。

（四）高密度脂蛋白（HDL）

HDL 主要由肝脏合成，部分由小肠合成，新生的 HDL 呈圆盘状，颗粒小，密度大，HDL 上的 apoA-Ⅰ有促进周围细胞中游离 TC 外流的作用。从细胞流出的游离 TC 与 apoA-Ⅰ形成复合体，在 HDL 上的 LCAT 被 apoA-Ⅰ激活，催化游离 TC 脂化成 TC 酯。HDL 不断接受细胞的游离 TC，并不断转化成 TC 酯。由于 TC 酯是非极性的，因此，同向 HDL 核心区汇集，HDL 逐渐由圆盘状转化成球状，同时颗粒变大，密度下降，这部分 HDL 称为成熟的 HDL。HDL 也接受 CM 和 VLDL 分解过程中转移来的 TC、磷脂和 apoA-Ⅰ，并同样在 LCAT 作用下，使游离 TC 转化成 TC 酯，携带 TC 酯的成熟 HDL 最终在肝脏分解，其 TC 随胆汁排出体外。

HDL 即 α 脂蛋白，主要含磷脂，可分为 HDL_1、HDL_2 和 HDL_3 功能为：

①经 LCAT 的作用，清除机体细胞的 TC，并运到肝脏分解；

②竞争结合 LDL 受体，减少周围细胞对 LDL 的摄取；

③激活 LPL 使 TG 水解；

④抑制 TC 合成;

⑤抑制平滑肌细胞增生, 保护内皮细胞不受损。

1975 年 Muller 提出 HDL-C 与冠心病发生呈负相关。美国 5 个城市调查资料发现 HDL, 从 ≥1.17mmol/L (45mg/dL) 降为 ≤0.65mmol/L (25mg/dL) 时, 冠心病的发生率由 8% 上升为 18%。冠脉造影也证实 HDL 水平与冠脉狭窄程度呈显著负相关; 动物实验还发现。凡易引起 AS 动物, 如家兔, 其 HDL 水平也相对较低。

（五）脂蛋白（a）, Lp（a）

Lp（a）是 1963 年由 Berg 首先发现并命名的, 近年来较为重视。目前认为, Lp（a）是致 AS 的独立危险因素。Lp（a）是一种独立脂蛋白, 其结构呈球状, 颗粒直径为 23.5 ~25.0nm, 分子量为 $1.2 ~ 1.5 \times 10^6$, 密度为 1.05 ~ 1.12mmol/L。其组成与 LDL 相似, 两者含有相似的脂质部分, 在蛋白组成方面, 两者都含有 apoB, 但 Lp（a）还含有一种特殊的 apo（a）, 通过二硫键与 apoB 相连接, 去除 apo（a）后的 Lp（a）不是 VLDL 或 LDL 的代谢产物, 也不能转化为其他脂蛋白, 而是一种独立的脂蛋白。Lp（a）在肝脏合成, 由肝细胞分泌入血循环, 血中 Lp（a）穿过内皮层进入内膜下与细胞外组织基质蛋白葡糖（PG）、氨基葡聚糖（GAGS）等成分结合, 在内膜下间隙积聚, 经修饰变形作用, 被巨噬细胞表面受体识别、摄取, 而后使巨噬细胞转化为泡沫细胞, 进一步形成脂肪纹病变。体外试验表明, Lp（a）与 PG 和 GAGS 的亲和力远强于 LDL, 促进 TC 酯化, 从而使巨噬细胞转化为泡沫细胞的能力也更强。Lp（a）还能与 PG 竞争占据内皮细胞, 单核巨噬细胞和血小板表面的 PG 受体。并与 PG 与 tP_A 竞争纤维蛋白上的结合位点, 因而可抑制 tPA 对 PG 的激活, 使纤维酶的生成减少, 纤溶活性减弱, 促进局部血栓形成, 并使 Lp（a）所含 TC 在血栓内沉积, 由此促使 AS 的形成。

国内临床研究报道表明, 冠心病、脑卒中及其他 AS 疾病患者的 Lp（a）水平显著高于正常人群。且 Lp（a）水平与动脉狭窄程度密切相关。家族调查研究表明, 在高 Lp（a）水平集中的家庭中, 冠心病的发病率也较高, 可不伴有其他血脂成分的异常, 因此, 认为 Lp（a）是冠心病早发的独立危险因子。也有作者认为, Lp（a）作为预测冠心病的危险因子较脂质和载脂蛋白更优。多数研究以 25 ~ 30mg/dL 作为危险界限。

三、血脂与血小板、前列环素、血栓素、血液流变学和甲襞微循环的关系

1. 与血小板的关系 据报道, 高 TC 血症和/或高 TG 血症中有血小板功能亢进引起血小板粘附、聚集和释放增强。用 VLDL 和 LDL 培养的血小板中也有类似发现, 而 HDL 则起抑制作用。

2. 与前列环素（PGI₂）和血栓素（TXA₂）的关系 有人从家兔实验中发现, 高脂血症可减少家兔血浆和血管壁中的 PGI_2 含量, 用 LDL 培养的血管内皮细胞有抑制。PGI_2 的生成可增加 TXA_3 的合成作用, 而 LDL 的作用恰相反。

3. 与血液流变学和甲襞微循环的关系 有人认为, 血浆中脂质升高可引起血液粘度升

高，并阻塞微小动脉或微循环入口，引起微循环的血液流动减慢停滞和微血管痉挛。

四、影响血浆脂质和脂蛋白改变的因素

1. 性别和年龄　性别方面，婴儿期男女之间均无显著差异；20～50岁时，TC 和 LDL 含量男女之间较接近；50岁以后，则女性显著高于男性。HDL 在女性绝经期前显著高于男性，年龄也是一个重要的影响因素，据上海市的调查资料表明，TC 和 TG 含量均随年龄增长而增加，至60岁后开始下降。LDL 和 VLDL 随年龄的变北与 TC 和 TG 平行。HDL 也随着年龄有增高的趋势。

2. 饮食　饮食对血浆脂质和脂蛋白的影响特别显著，动物蛋白、酒精、饱和脂肪酸均可使 LDL 增高。

3. 肥胖　多数肥胖患者血浆 TG 和 VLDL 含量较体重正常者显著增高，可能是由于 TG 合成过多、转运和降解困难所致。TC 和 LDL 也可能增高，HDL-C 则显著降低。

4. 运动和体力活动　运动和体力活动可使血浆 TC、TG、LDL 和 VLDL 含量降低，HDL-C 含量显著增高。

5. 其他　许多药物可影响脂质和脂蛋白代谢，如利尿药、β受体阻滞剂、α、β受体阻滞剂、α受体阻滞剂、利血平，甲基多巴、钙拮抗剂、卡托普利、某些激素和避孕药均可引起脂质和脂蛋白的改变。此外，吸烟、妊娠、精神紧张、遗传和其他环境因素等也可影响血脂和脂蛋白。

【病因】

高脂蛋白血症的病因可分为原发性和继发性两大类。

（一）原发性

系由于脂质和脂蛋白代谢先天性缺陷及某些环境因素，其机制尚未明确。

（二）继发性

系继发于下列疾病：

1. 未控制的糖尿病　如较轻而肥胖的非胰岛素依赖型糖尿病和胰岛素依赖型糖尿病。后者可能由于脂蛋白脂酶活力较低，脂肪动员分解增多，合成减少所致。

2. 甲状腺功能减退和粘液性水肿　系由于 TC 降解减慢所致。

3. 肾病综合征　可能与血浆蛋白降低有关。

4. 肝内外胆管梗阻　主要由于 TC 经胆道排出受阻所致。有研究发现，异常脂蛋白（Lp-X）也参与其过程。

5. 其他肝病　如慢性肝炎、脂肪肝、肝肿瘤和肝糖原沉着症等。

6. 胰腺炎　可能由于胰岛素分泌减少所致。

7. 痛风　可能与血尿酸增高有关，为原发性高脂蛋白血症Ⅲ、Ⅳ型的并发症。

8. 酒精中毒　可能由于消耗二磷酸吡啶核苷酸（NAD）过多，脂肪酸氧化困难，致 TG 堆积所致，也可能由于酒精刺激 LDL，使血中游离脂肪酸含量增高，因而引起肝脏合

成更多的内源性 TG。

9. 女性避孕药　可引起暂时性 TG 增高。

【分型】

（一）按 WHO 标准分型

将高脂蛋白血症分为 5 种类型：

1. Ⅰ型　高乳糜微粒血症（外源性高 TG 血症），空腹血浆中存在乳糜微粒，多见于青少年，TC 正常、TG 升高、胆/甘（C/G）<0.1。

2. Ⅱ型　高 β 脂蛋白血症，又分二个亚型：

①Ⅱa 型：家族性高 TC 血症，血 TC 升高，TG 正常；

②Ⅱb 型：高 β 脂蛋白血症与前 β 脂蛋白血症，血 TC 和 TG 均增高，TG 1.65 ~ 4.4mmol/L（150 ~ 400mg/dL）。

3. Ⅲ型　"阔 β 带"高脂蛋白血症，TC 和 TG 均增高，C/G>1.0。

4. Ⅳ型　高前 β 脂蛋白血症，VLDL 增高，LDL 不增高，TC 正常或增高，TG 增高达 4.4 ~ 11mmol/L（400 ~ 1 000mg/dL）。

5. Ⅴ型　混合型高脂蛋白血症（高前 β 脂蛋白血症和乳糜微粒血症），血 TC 和 TG 均增高，TG>11mmol/L（1 000mg/dL）。

（二）按临床分型

1. A 型　轻度高胆固醇血症，TC 轻度增高 5.2 ~ 6.5mmol/L（200 ~ 250mg/dL），TG <2.2mmol/L（200mg/dL）。

2. B 型　重度高胆固醇血症，TC 为 6.5 ~ 7.8mmol/L（200 ~ 300mg/dL），TG 正常。

3. C 型　单纯高甘油三酯血症，TC 正常 <5.2mmol/L（200mg/dL），TG 为 2.2 ~ 5.5mmol/L（200 ~ 500mg/dL）。

4. D 型　混合型高脂血症，TC 为 6.5 ~ 7.8mmol/L（200 ~ 300mg/dL），TG 为 2.2 ~ 5.5mmol/L（200 ~ 500mg/dL）。

5. E 型　严重的高胆固醇和高甘油三酯血症。TC>7.8mmol/L（300mg/dL）或 TG>5.5mmol/L（500mg/dL）。

【临床表现】

1. Ⅰ型　极罕见，属遗传性，系先天性脂蛋白脂酶缺陷，外源性甘油三酯不能被水解，造成大量 CM 堆积于血液中。多见于青少年，且多在 10 岁以内发病。其主要临床表现为：

①皮肤改变为最早出现的症状，在肘、背和臀部可见疹状黄色瘤；

②当 TG 超过 22mmol/L（2 000mg/dL）时，眼底可出现脂血症视网膜；

③肝脾肿大，其大小程度随 TG 含量而改变；

④腹痛反复发作。

2. Ⅱ型　家族性高胆固醇血症，是由于 LDL 的 apoB 部分代谢的先天性缺陷所致，系常染色体显性遗传，包括纯合子和杂合子的显性遗传。杂合子家族性高胆固醇血症（hFH）较常见，是脂质代谢单基因疾病中最严重的一种，其特点为血浆 LDL 水平明显增高，约为正常人的 2 倍。成人早期就出现脂性角膜弓，眼睑及肌腱黄色瘤，早发冠心病，约 60% 以上病例在 40 岁以前即有心绞痛发作。hFH 是冠脉疾病发生的一个重要危险因素。Ⅱa 型和Ⅱb 型的临床表现基本相似。

3. Ⅲ型　较少见，常为家族性，隐性遗传。常在 30～40 岁时出现扁平状黄色瘤，好发于手掌部，结节性疹状黄色瘤和肌腱黄色瘤，早发冠状动脉和周围动脉疾病，常伴肥胖和血尿酸增高，并可有葡萄糖耐量异常。

4. Ⅳ型　很多见，可为家族性，显性遗传，常在 20 岁以后发病，其特点为内源性 TG 异常增高，可能由于肝脏合成增加，或由于周围组织清除减弱。临床表现为肌腱黄色瘤，皮下结节状黄色瘤，皮疹样黄色瘤及眼睑黄斑瘤，视网膜脂血症，进展迅速的 AS，可伴胰腺炎，血尿酸增高，多数具有异常的糖耐量。

5. Ⅴ型　系Ⅰ型和Ⅳ型的混合型，可同时具有两型的特征，较少见，常于 20 岁以后发病，主要有肝脾肿大、腹痛伴胰腺炎等症状。常继发于急性代谢紊乱，也可为遗传性。

【诊断】

高脂蛋白血症的诊断主要依靠实验室检查，其中最主要的是测定血 TC 和 TG，同时参考放置 4℃冰箱过夜的血浆外观，必要时可作脂蛋白电泳和超速离心分析。为了使测定结果能反快患者的稳定状态，要求抽血时应维持原来规则的饮食至少 2 周，保持体重稳定，并停服任何调脂药物和激素。

除血脂分析外，病史、家族史、临床表现（如黄色瘤、老年环等）以及其他实验室检查，对本病的诊断也有一定的帮助。

【治疗】

高脂血症的治疗主要包括饮食控制，加强体育锻炼，不吸烟，控制糖尿病，使体重维持在标准范围内，再给予调脂药物治疗。

（一）饮食治疗

为了持久改变食谱，采用低脂肪、高碳水化合物饮食一般分 3 期进行：

①第 1 期：减少高 TC 与饱和脂肪酸的食品摄入，食谱中去除蛋黄、白脱油、猪油，尽可能用替代制品，如菜油取代猪油等；

②第 2 期：减少肉、干酪摄入，改为食用鱼、瘦肉、鸡等，烹调方法应采用烘、烤、蒸、炖取代油煎；

③第 3 期：达到低脂肪、高碳水化合物的饮食标准，TC 每日摄入量限制 100mg 以内，饱和脂肪降到占总热量的 5%～6%，且以谷类、豆类、水果、蔬菜等为主。肉、鱼、家禽等仅作为辅佐食物。对血 TG 增高者，少吃甜食。

（二）药物治疗

根据血脂情况，可选用下列药物

1. 血 TC 增高者:

（1）考来烯胺（消胆胺，cholestyramine）：属强碱性阴离子交换树脂，能与胆酸结合，干扰肠肝循环，使 TC 及胆酸排出体外，促进肝内 TC 降解为胆酸。口服 4g，qid。国内报道每日服 16g，2 个月后 TC、TG、LDL-C 分别下降 25.1%、4.8%、42.2%，HDL-C 上升 17:5%，以降 TC 为主，降 TG 不显著。副作用为腹胀（22.5%）、便秘（11.6%）、腹泻、恶心、呕吐，甚至发生脂肪泻。长期服用可使脂溶性维生素吸收不良，故宜补服维生素 A、D、K、E。治疗过程中，应复查肝功能、血常规和电解质。

（2）考来替呱（降胆宁）：为四乙烯五胺与环氧丙烷的共聚物，系弱碱性阴离子交换树脂，作用与考来烯胺相同。适用于 IIa 型高脂血症：每日口服 12～15g，分 3～4 次口服，易致便秘，可使 TC 下降 20% 左右。

（3）洛伐他丁（美降之，lovastatin）：为 TC 合成酶系中限速酶甲基羟戊二酰辅酶 A 还原酶的竞争抑制剂，有降低血 TC 和提高 HDL-C 的作用，对原发性或继发性高胆固醇血症均有效。用法：口服，每日 20～80mg，据报道，服药 3 个月 TC 下降 31%，LDL-C 下降 39%，TG、HDL-C 变化不大，治疗中 17.5% 患者腹部不适，个别患者有 CPK 或 AKP 增高，并可见白内障、肠胀气、腹泻、便秘、消化不良，一过性转氨酶升高，恶心、呕吐、肌痛、皮疹等。孕妇及哺乳期妇女禁用。

（4）辛伐他丁（舒降之，simvastatim）：是由土曲霉素酵解产物合成的降 TC 药物。能催化甲羟基戊二酰辅酶 A（HMG-CoA）转变为甲羟戊酸的特异性抑制剂，能降低血 TC、LDL-C、VLDL-C 水平，中度升高 HDL-C 和降低 TG。适用于原发性高 TC 血症，对杂合子家族性和非家族性高 TC 血症或混合型高 TC 血症效果较佳。每日 10～20mg 服一次，晚间顿服。据报道，3 个月后 TC 下降达 30.8%，LDL-C 下降 40.8%，TG 下降 .29%，HDL-C 上升 10.8%，治疗中少数患者有失眠、便秘、腹泻。对轻中度高 TC 血症者，开始每日 5mg，最大剂量为每日 40mg，晚间顿服。

（5）普伐他丁（普拉固，pravastatin）：为 3-羟基-3-甲基戊二酰辅酶 A（HMG-CoA）还原酶的竞争抑制剂，能可逆性地抑制 HMG-CoA 还原酶的活性，从而抑制 TC 的生物合成。适用于饮食限制不能控制的原发性高 TC 血症。口服每次 10mg，每日一次，临睡时服用，最高剂量为每日 40mg。不良反应较轻且短暂，一般包括皮疹、肌痛、头痛、胸痛、恶心、呕吐、腹泻、疲乏、转氨酶升高。治疗期间应定期复查肝功能，如转氨酶超过正常值 3 倍以上，且为持续性，应停止治疗。

（6）泛硫乙胺（潘特生，pentethine）：为辅酶 A 的组成部分，具有使 TC 合成减少，预防 TC 沉积于血管壁上，并有抗氧化、抑制血小板聚集和抗凝、抗血栓形成作用。适用于高胆固醇血症、动脉粥样硬化症。口服，每次 100～200mg，每日 3 次。据报道，服药 3 个月后，降 TC 为 15.15%，降 TG 为 31.67%，升高 HDL-C 为 20.47%。偶见口干、食欲亢进、头晕、胃部不适、腹胀、头痛、腹泻、乏力等副作用，但不需停药。服药期间应定期复查肝功能，如发现转氨酶升高，应及时停用，本药作用温和，副作用少。

2. 对 TG 增高者或 TG 增高为主伴 TC 增高者可选用：

（1）非诺贝特（为平脂，fenofibrate）：为第三代纤维酸类调脂药，有降 TG 和 TC 作用，适用于 IIa、IIb、III、IV、V 型高脂血症。国内已有几百例报道，显示本药降 TC 和 TG 有效率分别为 81.5% 和 94.5%，平均下降率分别为 22.6% 和 56.5%。对 HDL 升高率达 29.2%。口服每次 0.1g，每日 3 次。副作用轻微，少数病例可出现 SGPT 增高（4.9%）及血尿素氮暂时性轻度增高，但停药后即恢复正常，原有肝肾功能减退者慎用。孕妇禁用。

（2）益多酯：为氯贝丁酯的衍生物，适应证同非诺贝特，用量及副作用均较氯贝丁酯为小。口服，每次 0.25g，每日 2~3 次。据报道，服药 1~3 个月后，TC 下降 15%，TG 下降 75%，HDL-C 上升 24%，偶有胃肠道不适、恶心、SGPT 升高（0.7%）、肾功能减退、尿素氮增高（5.3%）症状，但均较轻微、不需停药。原有肝肾功能不全，孕妇，溃疡病及新近发生心肌梗塞者慎用。

（3）苯扎贝特（必降脂，bezafibrate）：为新型的纤维酸类调脂药物。能降 TC、TG、LDL、VLDL 及升高 HDL-C，还具有抗血栓形成，减少血小板聚集，降低血糖的作用，适用于原发性高脂血症，尤其是合并糖尿病的高脂血症患者。口服 0.2g，tid。2 个月后 TC 下降 17%，TG 下降 26%，HDL-C 上升 41%。副作用少而轻微。可引起恶心，呕吐，腹胀，肌炎，性功能障碍，皮疹，转氨酶升高，对原有肝胆疾病，肾功能衰竭，孕妇及哺乳期妇女禁用。

（4）吉非贝齐（诺衡，gemfibrozil）：为苯氧酸衍生物，其降 TG 作用较降 TC 作用明显。可作为高 TG 血症的首选药物，也用于治疗高 TC 血症。并有升高 HDL-C 的作用，又用于治疗非胰岛素依赖性糖尿病、肾病综合征及胰腺炎引起的继发性高脂血症。口服，每次 300~600mg，每日 2 次。3 个月后 TC 下降 17%，TG 下降 62%，HDL-C 上升 19%，SGPT 暂时性升高 16%，且发现每日用 900mg 与每日用 1200mg 的疗效相似。可有消化不良，胸痛及非特异性皮疹等。对本品过敏者，孕妇及哺乳期妇女，严重肾功能不全者禁用。

（5）阿西莫司、氧甲吡嗪、乐脂平：为菸酸衍生物，有抑制脂肪组织的脂肪分解，减少游离脂肪酸自脂肪组织释放，因而降低 TG 在肝脏合成，抑制 VLDL 及 LDL 的合成，减少 TC 进入动脉壁的流量。此外，还能抑制肝脏脂肪酶的活性，减少 HDL 的异化作用，提高 HDL 的水平，适用于糖尿病伴高脂血症患者，对 IIb、IV 型高脂血症效果较佳。口服 0.25g，每日 2~3 次，3 个月后其降 TG 达 17.5%，降 TC9.2%，HDL-C 升高达 19.3%。可有面部潮红、瘙痒、上腹不适、恶心、SGPT 升高（6%）等副作用。有消化性溃疡、严重肾功能不全者禁用，妊娠期及哺乳期妇女慎用。

（6）弹性酶：系从动物胰腺中提取的能溶解弹性蛋白的酶，能阻止 TC 合成，并促进 TC 转化成胆酸，因而有降 TC、TG 作用。用于 IIa、IIb 型高脂血症，口服每次 150~300 单位，每日 3 次。偶有瘙痒或胃不适。

（7）多烯康：为浓缩鱼油制剂。具有抑制肝内 TC 和 TG 合成，促进脂肪酸氧化，有降低 TC、TG 和升高 HDL-C 的作用，并有抑制血小板聚集和延缓血栓形成作用，对高 TC 血症效果较好，口服，每次 1.8g，每日 3 次，可有胃不适或嗳气时有鱼腥味，为近年来应用较多的调脂药物。

（8）月见草油：由夜来香的成熟种籽提炼制成。主要成分为 γ-亚麻酸和亚麻酸，含十八碳三烯酸，有纠正脂质代谢紊乱和促进体内前列腺素 E_1 合成的作用。并有降低 TC 及明显降低血小板聚集率的作用，口服，每次 2 ~ 3 丸，每日 3 次。

（9）菸酸：可降低 TC、TG 和升高 HDL-C。适用于 Ⅱ、Ⅲ、Ⅳ、Ⅴ 型高脂蛋白血症。口服 0.05g，每日 3 次。在 2 ~ 3 个月内逐渐增至 1.0 ~ 1.5g，每日 3 ~ 4 次。副作用有皮肤潮红、糖耐量下降、高尿酸血症，肝功能损害，消化性溃疡加剧。因此在治疗 4 ~ 6 周，或剂量高达每日 3g 时，应检查血糖、肝功能和血尿酸。不宜用于糖尿病或痛风患者，孕妇慎用。

（10）烟酸肌醇酯：为菸酸与肌醇化合物，口服吸收入组织，水解为菸酸，作用缓慢而持久，适用于 Ⅱ、Ⅳ 型高脂蛋白血症的治疗，口服，0.2 ~ 0.4g，每日 3 次，可有面部潮红等副作用，目前较少应用。

（11）氯贝丁酯（安妥明，atromide，clofibrate）：为苯氯乙酸衍生物，能抑制 TC 和 TG 在肝脏合成，促进脂质的代谢和排泄。降低血 VLDL 和 LDL，适用于 Ⅱ、Ⅲ、Ⅳ、Ⅴ 型高脂蛋白血症，其中对 Ⅲ 型效果较佳。早年的临床报道认为除能降低血 TG 和 TC 外，还可使黄色瘤消退，冠心病的发病和死亡率降低。长期观察发其具有降低 TG 和 TC 的作用，随用药时间延长而加强，冠心病的发病率降低，但病死率无明显降低。口服 250 ~ 500mg，每日 3 次。不良反应有胃肠道反应，性功能减退，关节痛和神经痛，偶有皮疹和肝肾功能损害，此外，还可引起胆石症。目前已不单独应用，而用其小剂量的复方制剂。

3. 中药治疗

（1）蒲黄：有降 TC、TG 和减肥功能，作用与安妥明相似，但副作用轻微。

（2）虎杖降脂片：含有大黄酚，以降 TG 作用为优，口服，每次 20mg，每日 3 次，可有尿呈紫红色或腹泻反应。

（3）脉安冲剂：由山楂、麦芽组成。山楂能消油腻肉积，麦芽能消食化积，有降 TC 作用。冲服，每次一袋（含山楂、麦芽各 15g），每日 2 次，偶有反酸、轻泻等症状。

（4）玉楂冲剂：由山楂、玉竹组成。冲服，每次一袋（含山楂、玉竹各 9g），每日 3 次，偶见反酸或胃内不适。

（5）首乌：内含大黄根酸，能增加肠蠕动而抑制 TC 吸收。口服，每次 5 片（每片含生药 0.81g），每日 3 次，偶有腹泻。

（6）异去氧胆酸：由猪胆酸中提取的一种胆基酸，具有抑制胆酸和溶解脂肪的作用。口服，每次 150 ~ 300mg，每日 3 次。

（7）水飞蓟素：为菊科植物，主要成分为双氢黄酮类化合物，有降 TC 作用及清除其在肝肾组织沉积作用。此外，对肝细胞有保护作用。口服 160mg，每日 3 次。

【预防】

（一）儿童和青少年时期的预防

许多作者提出，虽然冠心病多见于中老年，但其发病却起始于儿童期。Helmen 尸检研究发现，3 岁以下儿童的主动脉上就有脂肪条纹，并随年龄增长而加剧。因此，有学者曾提出，若能在 13～30 岁时及时发现这一危险因子，及早改变其生活习惯和予以治疗，则可有效地防止冠心病。许多学者还认为，从预防角度来看，冠心病也是一种儿科疾病。因此，在儿童和青少年时期应定期检测血脂。对高脂血症家庭中的子女，应定期检测，以便及时发现，尽早治疗。

（二）饮食

流行病学调查资料表明，饱和脂肪和 TC 摄入量，同血浆 TC 水平有关。因此，饮食控制是治疗高脂血症的重要措施。

1. 婴儿期喂养　一般以母乳为好，牛乳含饱和脂肪较多，其蛋白有抗原性，可能损伤婴儿动脉壁，其他代乳品应注意热卡、饱和脂肪、糖、盐的过多，可致婴儿肥胖，婴儿的 TG 水平与喂养食物品类密切相关。

2. 儿童期饮食　应少进牛奶、冰淇淋，肥肉及其他高 TC、高饱和脂肪酸饮食，纠正饮食过量习惯，防止肥胖。

3. 成人饮食　控制总热量，女性为 10 032～14 212kJ（2 400～3 400 千卡），男性为 10 868～15 048kJ（2 600～3 600 千卡）。有血脂增高者应限制在 8 360kJ（2 000 千卡）。肥胖者限制在 6 270kJ（1 500 千卡），TC 含量＜300mg，脂肪占热量的 30%～35%。饱和脂肪占总热量的 10% 以下，有 TG 升高者，还应减少单糖类的摄入等。

（三）体育锻炼

长期体育锻炼可以降低 TC、TG 和升高 HDL，从而改善脂质代谢。

（辛建文）

第七节　心肌疾病

心肌疾病是指以心肌本身受累为突出特征的一组原因尚不明确的疾病。从病理生理学方面分为三个基本类型，即扩张型、肥厚型和限制型心肌病。从病因方面分为特发性与继发性心肌病，前者病因未明，而后者一般有较明确的致病原因。

一、特发性扩张型心肌病

特发性扩张型心肌病（DCM）以心脏扩大为特征，到晚期才发生充血性心力衰竭，因此以目前的扩张型心肌病取代过去的充血性心肌病较为适宜。

【病因与发病机制】

DCM 病因未明，公认的解释是多因素所致的心肌损害。多数 DCM 患者无病毒感染史，但有些学者观察到少数病毒性心肌炎患者可发展为 DCM，因此认为部分 DCM 是病毒性心肌炎的后果，其机理可能是病毒损伤后的自身免疫反应，或许与基因损伤及变异有关。近年有学者发现，DCM 患者外周血及心肌存在一种抗心肌线粒体内膜腺苷酸转位酶的自身抗体。提示免疫反应在 DCM 的发病上起重要作用。

【临床表现】

DCM 可发生在任何年龄，但中年人最多，男性多于女性。起病缓慢，突出表现是左心功能不全，由于心排血量减少而疲乏无力。右心功能不全症状出现较晚，一旦出现则预后不良。大约 1/4～1/2DCM 患者有胸痛，主要是心肌灌注减少致心内膜下缺血所致。胸痛也可继发于肺栓塞。

DCM 患者最常见的体征是程度不同的心脏扩大和充血性心力衰竭，严重者可有交替脉、血压低、脉压差小；心尖搏动向左移位，当左室肥厚时可见抬举性心尖搏动，右心室扩大致三尖瓣关闭不全时，可见颈静脉怒张，肝脏肿大，也可有水肿及腹水，偶见有右心搏动。心脏听诊最常见有心动过速及室性奔马律，二尖瓣返流性杂音普遍存在，左束支阻滞时可闻及第二心音逆分裂。左房血栓移动，可致体栓塞，下肢静脉系统栓子，可致肺栓塞，多为晚期并发症。

【实验室检查】

1. 内分泌检查　许多内分泌实验检查可提供某些继发性 DCM 的病因，如血浆磷酸盐过少、血钙过低、铁过多所致心肌损伤。尿素氮、血肌酐等对识别尿毒症心肌病也甚为重要。

2. 心电图　DCM 心功能不全时，常表现有异常心电图，如窦性心动过速、房性及室性心动过速，房室传导阻滞。罕见病例有反复发作或持续室性心动过速，尤其在儿童更是如此。各种心内传导阻滞多普遍存在。当有广泛左室纤维化而并无离散的心肌梗塞也可有病理性 Q 波，ST 段异常也很常见。

3. 超声检查　超声心动图对于诊断 DCM 非常有价值，其特征性表现是心脏扩大，左室内径往往在 6.5～8.0cm 之间，出现二尖瓣、三尖瓣返流，室壁运动弥漫性减弱，明显右室大多在疾病晚期见到，有时见心包积液。

4. 放射性核素检查　放射性核素 ^{201}Ti(铊)静止与运动时显像，多呈弥散性心肌运动减弱，可与冠心病多呈限局性灌注不良及运动减弱鉴别。

5. 心导管检查　心导管及心室造影可见左室舒张末压、左房压和肺毛细血管压升高，晚期患者右心室扩张，右室舒张末压、右房压和中心静脉压升高。左室造影显示室腔扩大，室壁运动减弱。冠脉血管多正常，冠脉管腔可因受损而扩张。

6. X 线检查　可见左室大，肺动脉高压，肺间质甚至肺水肿样左心功能不全改变，也可见胸腔积液。右心功能不全时可见奇静脉及上腔静脉扩张。

【诊断】

1. 以左室扩大，左心功能不全为主要临床表现，可有胸痛，晚期可出现右室扩大及右心功能不全，易见心律失常。

2. 心脏 B 超及 X 线等提示心室腔扩大、室壁呈弥散性搏动减弱。

3. 排除冠心病、风心病、特异性心肌病等其他心脏病，ECG 异常。

【治疗】

由于 DCM 病因未明，故无特异的治疗方法，主要针对心功能不全治疗。中等度心功能不全患者休息即可缓解症状，重症者需药物治疗。DCM 患者心衰的近代治疗包括：

1. 正性肌力药物

（1）常用强心甙类：如地高辛，宜小剂量使用，一般可用 0.125mg，每日一次，口服。对伴有房颤快心室率时可静脉慢注毛花甙丙，剂量 0.2mg 稀释后静脉缓慢推注（5~10min）。

（2）磷酸二酯酶抑制剂：如国产米力农，是一种新型的非甙、非儿茶酚胺类正性肌力药，兼有血管扩张作用，能增加心肌收缩力，增加心排血量，降低心脏前、后负荷，降低左室充盈压，改善左心室功能，增加心脏指数，对平均动脉压及心率无明显影响，且不引起心律失常。此外，尚可使房室结功能和传导功能增强，故对伴有室内传导阻滞患者较安全。此药作用机制是通过抑制磷酸二酯酶和增加环磷酸腺苷（CAMP）的浓度，使细胞内钙浓度增加，从而增强心肌收缩力，同时有松弛血管平滑肌作用而使血管扩张。使用剂量和方法：每次 0.5mg/kg，静点速度为 5mg/（kg·min），每日最大剂量不超过 5mg/kg。使用时用生理盐水或注射用水溶解稀释 200ml 静滴。

（3）非洋地黄类正性肌力药物：如多巴酚丁胺，为 β 受体激动剂，能增加心肌收缩力，增加心排血量，对心率影响较小，适用于心排血量低及心率缓慢的心功能不全患者，其改善左室功能的作用优于多巴胺。常用剂量为 2.5~10μg/（kg·min）。

2. 利尿剂的应用　近年使用一种复合型保钾利尿剂，即武都力片，每片含阿米洛利 5mg，及氢氯噻嗪 25mg，可保持血清钾浓度正常，每次 1 片，口服，必要时增量，2~3 片/d。

3. 血管扩张剂的应用　血管紧张素转换酶抑制剂卡托普利，通过降低血管紧张素 II 水平，舒张小动脉，降低醛固酮水平而使心脏前、后负荷减轻，故可用于慢性心功能不全和对洋地黄、利尿剂及一般血管扩张剂无效的病例。剂量用法：口服，开始剂量 12.5mg，每日 3 次，逐渐增至 50mg，每日 3 次。静脉注射为 10mg 加 10% GS10ml 稀释后静脉慢注，每日 1~2 次。此药用来治疗各型高血压。故用以治疗心力衰竭时，注意如血压过低，即收缩压 <95mmHg 时需慎用。

4. β 受体阻滞剂　现已证实，β 受体阻滞剂是延长 DCM 患者生存的重要药物之一。一般对此药有很好的耐受，很少使心功能不全恶化。β 受体阻滞剂的作用机理主要有 5 个方面：

①负性变时性作用，减少心肌耗氧；

②减少儿茶酚胺分泌而降低其对心肌损伤；

③改善舒张期弛缓性；

④抑制交感神经，调节血管收缩；

⑤增加 β 受体密度而改善收缩功能。

因此，对于严重的 DCM 心功能不全患者，在正性肌力药物及血管扩张剂等常规治疗无效的情况下，加用 β 受体阻滞剂，往往收到明显改善心功能的疗效。一般可首选选择性 β 受体阻滞剂，如康可 2.5mg，每日一次；或美多心安（Betaloc）12.5mg，每日 2～3 次，口服；视心衰症状调整剂量或停药。

5. 心功能不全伴心律失常的治疗　本病患者，心律失常的控制非常重要。由于多数抗心律失常药物的负性肌力作用，故治疗时强调个体化，并应注意监护其毒性作用，常选用的药物有：

（1）心律平：用于预防或治疗室性或室上性异位搏动，室性或室上性心动过速，口服治疗剂量，每日 300～900mg，分 3～4 次服用，维持量 300～600mg，分次服用。必要时可在监护下静脉注射，每 8h 静注 70mg，或在 1 次静注后继以静滴，每小时 20～40mg。明显心源性休克、严重心动过缓、病窦、电解质失衡、严重的阻塞性肺部疾患禁用。

（2）慢心律：主要用于急、慢性室性心律失常，如室性早搏、室速，口服一次剂量 150～250mg，每 6h 一次，以后可酌情减量维持；静注开始剂量 100mg，加入 5% GS 20ml 中，缓慢注射（3～5min 注完），如无效，可在 5～10min 后再给 50～100mg，然后以 1.5～2mg/min 的速度静滴，3～4h 后减为 1mg/min，并维持 24～48h。

（3）胺碘酮：临床适用于室性和室上性心动过速及早搏、阵发性心房颤动和扑动。口服，开始剂量为 200mg，每日 3 次，3 天后改用维持量，每次 200mg，每日 1～2 次，或每次 100mg，每日 3 次。房室传导阻滞和心动过缓者忌用。

6. 除颤器使用　对严重心动过缓及其他严重心律紊乱患者，可考虑心内置入自动除颤器以预防突然死亡。

7. 抗凝治疗　DCM 患者，如无特殊禁忌证，应予以抗凝治疗，以预防血栓形成及栓塞，一般用肝素 5 000U，皮下或深部肌肉注射，每 8～12h 注射 1 次，3～5d 后改为口服肠溶阿司匹林，25～300mg，每日一次。

8. 皮质激素及免疫抑制剂　若实验证实患者有免疫异常或心肌活检证实有淋巴浸润，使用激素或免疫抑制剂治疗可能有一定效果。

9. 手术治疗　DCM 患者，如心脏进行性扩大，致严重二尖瓣关闭不全，可考虑人工瓣膜置换，但手术结果多不甚满意，这与原有心脏损伤及心功能不全有关。

10. 心脏移植　已知一年成活率超过 80%，三年成活率为 70%。

二、肥厚型心肌病

肥厚型心肌病（HCM）的突出特征是不对称性心肌肥厚，常累及室间隔，有左室流出道梗阻或者没有梗阻。

【病因与发病机制】

HCM 患者心肌肥厚的原因尚未清楚，但多数有家族遗传性，半数以上患者表现为常染色体显性遗传。其他提示 HCM 的病因有：

①心肌对循环儿茶酚胺的高反应状态；

②心肌冠状动脉壁厚度异常，不能正常舒缩，导致心肌缺血，促使心肌纤维化和自发性心肌肥厚；

③原发性胶质异常，导致心肌纤维架及心肌细胞结构破坏而排列紊乱；

④心内膜下心肌缺血，可能与微循环及血小板功能异常有关，影响舒张期钙离子的离散而增加心肌舒张的僵硬；

⑤心肌对钙、铁等吸收异常。

HCM 最具特征的病理生理异常不是收缩功能障碍，而是舒张期松弛性异常，导致心室充盈受限，尤其在梗阻型 HCM 更为明显。舒张期松弛异常致左室舒张末压升高，同时伴有左房和肺静脉压及肺毛细血管压升高。

【临床表现】

HCM 出现症状的平均年龄为 26 岁。HCM 在儿童期死亡率很高，多为猝死，晕厥和猝死常发生在剧烈活动时。

HCM 患者临床症状差异很大，轻者可无症状，重者可完全丧失活动能力，无症状患者可突发猝死，有症状患者中，90% 以上表现为呼吸困难，75% 有心绞痛、乏力及晕厥均较普遍。

HCM 产生心绞痛的机理是，部分患者是由于大块肌团使心肌供氧与需氧失衡，也可发生非冠状动脉狭窄所致的透壁性心肌梗塞，具有流出道梗阻的患者晕厥发生率可达50%。

患者体检可为正常，有明显左室流出道受阻者，心尖搏动强有力，心脏可向左扩大，在心尖部及胸骨左缘闻及粗糙的收缩期杂音，常伴有震颤，此杂音易与主动脉瓣狭窄相混淆，其主要不同点是杂音的部位不同，HCM 患者杂音最响部位在胸骨左缘第 4 肋间，而后者杂音最响部位在胸骨右缘第 2 肋间。

【实验室检查】

1. 心电图（ECG） HCM 患者 ECG 约 25% 可正常。常见 ECG 改变为 ST－T 段异常，20% ~50% 可有异常 Q 波。特征性 ECG 表现是在中部心前导联有巨大倒置的 T 波。24h 动态心电图监测证实，75% 以上的 HCM 患者有室性心律失常，25% 以上患者死于室速。此外，有 25% ~50% 可发生阵发性室上性心动过速，约 5% ~10% 发生房颤。

2. X 线检查 所见各异，左室大小可正常，亦可明显扩大，左房常扩大。

3. 超声心动图（UCG） UCG 可确切测定心脏房室大小、室间隔肥厚的程度及心室舒缩功能，血流速度及容量等。对本病诊断极有价值。

4. 放射性核素检查（ECT） ECT检查，主要是通过^{99}Tc或^{201}Ti心肌显像，可直接测定室间隔的厚度及心室游离壁的厚度等。

5. 心导管检查 心导管检查可揭示左室舒张期顺应性减弱及存在的压力梯度，左室造影通常可见左心室腔缩小，心尖肥厚型心肌病呈"铲刀样"形状。

【诊断】

1. 发作性晕厥、乏力、呼吸困难、心绞痛及猝死。

2. 心尖搏动有力，心脏向左扩大，胸骨左缘第四肋间收缩期杂音伴震颤，可有心尖部病理性收缩期杂音，杂音不受生理动作及药物影响。动脉压降低。

3. UCG及X线等显示左室、左房增大，室间隔肥厚及室壁僵硬，血流输出受阻。

4. 多种心律失常。

5. 排除冠心病、主动脉瓣狭窄、二尖瓣闭锁不全及室间隔缺损等心脏病。

【治疗】

1. 内科治疗

（1）β受体阻滞剂：可降低心室收缩力，增加心室容量，增加体动脉压，扩大流出道直径，改善心室顺应性，从而改善症状。一般治疗首选美多心安，每次50mg每日3次，口服，如无停药指征可增至100mg，每日3次。

（2）洋地黄制剂：在HCM患者一般属禁忌，仅在房颤伴快心室率时小量静脉应用，如毛花苷丙0.2～0.4mg，稀释后静脉缓慢注射，控制心室率，或者心脏扩大而无梗阻的心功能不全病例亦适用。

（3）避免使用硝酸酯类及β受体激动剂，以防止加重梗阻。

（4）少用利尿剂，因血管内容量的降低可减少心室腔尺度而增加收缩期流出道压力梯度，影响心搏量和血压，尤其是在原有小心室腔低血容量时尤应慎用。

（5）血管紧张素转换酶抑制剂或钙拮抗剂，可改善运动耐量。

2. 外科治疗 对于主动脉瓣下、局限性梗阻型心肌病可行外科手术治疗，切除肥厚心肌，解除梗阻。

三、限制型心肌病（RCM）

【病因与发病机制】

限制型心肌病病因不明，以心肌内膜疤痕形成、室壁极度僵硬而限制心室充盈为特征。继发性病因有：

①心肌淀粉样变性；

②血色素沉着症；

③糖原沉积症；

④嗜酸性细胞增多症等。

病理表现为广泛心肌纤维化，心内膜显著增厚而导致房室瓣及腱索、乳头肌受累、房室瓣关闭不全。由于心室腔缩小而收缩功能及舒张功能均受障碍，产生类似缩窄性心包炎的病理生理改变。

【临床表现】

RCM 患者不能耐受体力活动及运动，因不能提高心室充盈增加心排血量而表现乏力、呼吸困难，小部分患者有胸痛。主要体征是颈静脉怒张、肝脏肿大、腹水、奔马律、心尖部收缩期杂音、房颤、脉细弱、血压低、以及紫绀、动脉栓塞等。

【实验室检查】

1. ECG 可见 QRS 波群低电压，病理性 Q 波等。

2. X 线检查可见心影轻、中度扩大，并可见心内膜钙化影以及心包积液。

3. 超声心动图可见左室壁增厚。

4. 心导管检查表现左室充盈压高于右室，心室压力曲线呈舒张早期下陷，肺动脉压力增高，心排血量下降，心室造影见心室腔缩小。

【诊断】

1. 乏力、呼吸困难、胸痛、体力活动及运动能力下降。

2. 外周静脉淤血表现，如颈静脉怒张、肝肿大、腹水等。

3. 奔马律、心尖收缩期杂音、心房纤颤及低血压等。

4. 超声及 X 线检查见心影扩大、心内膜钙化、右室壁肥厚。ECG 见低电压、病理性 Q 波等。

5. 排除缩窄性心包炎等疾病。

【治疗】

1. 内科治疗　主要是改善舒张期功能，具体选用的药物包括：

（1）血管紧张素转换酶抑制剂：如开搏通 12.5mg，每日 3 次，口服；

（2）β 受体阻滞剂：如美多心安 50mg，口服，每日 3 次；

（3）钙离子拮抗剂：如异搏停 40mg，口服，每日 3 次；

（4）抗凝治疗：为了防止血栓形成，可适当应用抗凝剂或抗血小板聚集药物，如肠溶阿司匹林 25mg，口服，每日一次。

2. 外科治疗　切除增厚的心内膜，累及瓣膜者可置换人工瓣膜，一般可取得较好效果。

四、酒精性心肌病（ACM）

【病因与发病机制】

据文献报道，每日饮白酒 200ml 以上或啤酒 2 000ml 以上，持续 10 年之久，可引起酒精性心肌病，常伴发充血性心力衰竭或猝死。停止酗酒，可使病情逆转或停止恶化。ACM 的发病机理：

①酒精对心肌的直接毒性作用；

②酒精及其代谢产物干预细胞功能，影响钙离子转运、心肌脂代谢及 ATP 的合成，导致细胞内 K^+ 丢失，减少自由脂肪酸及三硝酸甘油的吸收，出现低钾、低磷、低镁等。

【临床表现】

ACM 起病隐袭，患者常有心悸，逐渐发展出现左心功能不全以及心律失常。主要体征是心脏扩大、奔马律、房颤及心尖部收缩期杂音。

【实验室检查】

1. X 线表现　心脏扩大，肺淤血及胸腔积液。

2. ECG　可表现为房颤，房扑及室性早搏等。

3. 心脏超声及心导管检查结果表现与 DCM 相似。根据病史，饮酒 10 年以上，有心脏扩大，尤以左心室扩大为主伴有心律失常，排除其他心脏病即可确立诊断。

【诊断】

1. 饮酒 10 年以上，特别是经常酗酒者。

2. 有心悸及心功能不全的症状、体征。

3. 超声及 X 线显示心脏扩大，ECG 示心律失常。

4. 排除其他心脏病，如 DCM 等。

【治疗】

早期停止酗酒是治疗关键。有关充血性心力衰竭的治疗与 DCM 相同。一旦心功能不全发生，其三年死亡率可达 80%。

五、克山病

克山病原于 1935 年在我国黑龙江省克山县最早发现，故命名为克山病。此病特点为心肌损伤伴有急性或慢性充血性心力衰竭和各种心律失常。

【病因与流行病学】

本病发病区域主要在偏僻山区，草原地带，农村多见，女性罹患者多，尤以生育期妇女及儿童发病多，一律呈一定季节性。病因至今未完全阐明。大量研究发现，病区人群血硒及头发中硒水平含量低，这些人群居住环境水中含硒量亦低，提示其发病可能与硒缺乏有关。硒的主要生理功能是促谷胱甘肽过氧化酶形成，清除氧自由基，保护心肌细胞。硒缺乏，可致血中超氧化物歧化酶活力下降，清除自由基能力下降而致心肌细胞微细胞结构即线粒体遭破坏。此外，其他微量元素镁等及营养状况亦可能与发病有关。有学者认为，本病发病可能与病毒及病区生物地球化学综合因素有关。

【临床表现】

1982 年全国克山病防治会确定此病有四个类型。

1. 急性型　骤然起病，可发生在健康人，冬季起病者多，或由潜在型、慢性型急性发作。

临床表现为突发性胸闷、呼吸困难、恶心呕吐，严重可有急性肺水肿、休克及严重心律失常，可在几小时至数天内死亡。体检见四肢厥冷、脉细弱、心界扩大、奔马律和心尖部收缩期杂音。肝大、腹水也常见。ECG 可见室早、室速、房室传导阻滞等多种异常。

2. 亚急型　起病较缓，夏季发病较多，儿童多见。常见食欲不振、咳嗽气促等表现。体检可见心脏扩大、奔马律，脑、肺、肾等栓塞现象以及全身水肿。

3. 慢性型　发病缓慢，以咳嗽、呼吸困难，特别是劳累后呼吸困难为主。体检心脏明显扩大，心尖部收缩期杂音、奔马律、早搏，肺底湿啰音，肝大腹水等。

4. 潜在型　仅在重体力劳动时出现心悸气促，平时多无症状，体检可见轻中度心脏扩大、早搏等，多不影响日常工作。

【实验室检查】

1. ECG　非特异性 ST－T 改变，可有病理性 Q 波，多为坏死纤维化所致，尚可见 QT 延长、房室传导阻滞、QRS 波群低电压等。

2. X 线　可见不同程度心脏扩大、肺淤血。透视是发现此病的主要手段。

3. UCG　可见左室、左房增大，室壁变薄，心搏减弱，与 DCM 极为相似。

4. 酶学检查　急重型可有心肌酶学改变，CK、GOT、LDH 多在发病数小时升高，1～3d 达高峰，1～2 周后恢复正常。血沉、白细胞也有升高。

5. 心内膜下心肌活检　电镜下心肌呈弥漫性变性坏死，心肌细胞微细结构破坏，细胞线粒体变形，肿胀或溶解成空泡，有助于诊断。

【诊断】

1. 流行地区，流行季节以及人群体发病史。

2. 心悸、呼吸困难、水肿等急、慢性心功能不全表现。

3. 心脏扩大，心尖部杂音，早搏及其他心功能不全体征。

4. 超声及 X 线改变类似 DCM 改变。

5. ECG 示心律失常，心肌酶谱及活检异常。

6. 排除急性心肌炎、AMC、DCM、风湿性心脏病及心包炎等。

【治疗】

1. 急性型　静脉注射维生素 C，15～30g/24h，首次为维生素 C 0.5～1.0 ＋50% 葡萄糖 20～40ml 静注。呕吐、烦躁不安者可冬眠，即氯丙嗪 50mg、异丙嗪 25mg、哌口替啶 50mg 分次肌肉注射。休克者按心源性休克处理。

2. 慢性型　主要是控制心功能不全和心律失常。

3. 亚急型　急性发作时治疗同急性型，其他治疗同慢性型。

4. 潜在型　主要注意生活管理，防止感染，定期随诊。

六、围产期心肌病

围产期心肌病过去称产后心肌病，指分娩后 5 个月内发病，由于部分病例在妊娠晚期发病，故将产前 1 个月与产后 5 个月内发病者称围产期心肌病。

【病因与发病机制】

确切病因尚不十分清楚，临床表现似 DCM，但又不尽相同，其特点与妊娠分娩有关。病因与营养、病毒感染等因素有关，也有学者认为与自身免疫、遗传及产后摄盐过多等因素有关。病理改变无特异，与 DCM 相同。

【临床表现】

围产期心肌病的临床症状不一，大多在产后 3~5 个月内发病，少数在产前出现症状，表现为全心功能不全，有的表现为心绞痛，部分有肺栓塞的表现。体征可见心界扩大，心率增快，奔马律，心尖部收缩期杂音，肝脏肿大及水肿等。

【实验室检查】

1. X 线表现　心脏普遍性扩大，肺瘀血。

2. ECG　多有左室大，ST-T 改变及左右束支传导阻滞，房颤等。

3. UCG　可见心室腔扩大，室壁运动减弱，室间隔活动度下降，心脏内附壁血栓。

【诊断】

1. 产前 1 个月至产后 5 个月内发病。

2. 临床表现类似 DCM。

3. X 线、超声和心脏一般性扩大，室壁运动减弱，ECG 心律失常。

【治疗】

1. 主要治疗心功能不全及心律失常。应卧床休息，严重时可选用扩血管药，但在分娩前应慎用，因可减少子宫胎盘灌注而对胎儿不利。可适当利尿，注意电解质失衡。

2. 多数学者主张抗凝治疗，常规剂量的肝素及其他抗凝，抗血小板药物可予应用。由于围产期的凝血特征，使用肝素极少引起出血。

3. 本病发病多在产后，一般无需早期引产。仍以自然分娩为宜，生产过程中，可用胎头吸引，等缩短第二产程，无特殊指征无需剖腹产。

七、病毒性心肌炎

【病因与发病机制】

引起心肌炎的病毒有：

①柯萨奇 B 族病毒；

②ECHO 病毒；

③腺病毒；

④流感病毒；

⑤水痘病毒；

⑥脊髓灰质炎病毒；

⑦流行性腮腺炎病毒；

⑧狂犬病毒；

⑨麻疹病毒；

⑩风疹病毒；

⑪巨细胞病毒以及虫媒病毒等。其中尤为柯萨奇 B 族最多见。

病毒性心肌炎发病机理至今未完全阐明，可能与下列因素有关：

①病毒本身直接侵害心肌，溶解心肌细胞；

②病毒毒素损害心肌；

③通过自身免疫反应，经 T 细胞介导引起心肌损害，即在机体免疫调节失衡情况下，受病毒等损害的心肌可能成为自身抗原，导致抗心肌抗体的产生而引起自身免疫反应。这种免疫机理的失衡可能与基因遗传等因素有关。

【临床表现】

本病患者近期多有病毒感染史。临床表现差异性很大，从无症状到致命性心功能不全，严重心律失常和猝死，取决于病变广泛程度。

体检发现心率快而与体温不相一致，可有奔马律，暂时性收缩期杂音，心功能不全时心脏可扩大。

【实验室检查】

1. ECG　为非特异性 ST－T 改变，多有室性心律失常，较少可见 Q 波。

2. X 线及心脏超声检查　无特异性改变。

3. 心肌酶谱及免疫学检查　心肌坏死时心肌磷酸激酶（CK）可升高。抗核抗体（ANA）、抗心肌抗体（AHA）、类风湿因子（RF）可阳性，补体 C_3 和 CH_{50} 下降，抗肌动蛋白、抗肌凝蛋白、抗肌膜蛋白和抗胶原 Ⅰ、Ⅱ、Ⅳ、IgG 等抗体可升高。

病毒分离甚为困难，目前仅有完成柯萨奇 B 族病毒和脊髓灰质病毒分离的报道。

【诊断】

1987 年我国心肌炎病座谈会订出病毒性心肌炎的诊断参考条件：

①病毒感染后 1～3 周内；

②心脏病有关症状及体征；

③ECG 改变；

④心肌活检和病原学检查阳性结果；

⑤排除其他心肌病。

此外，从心肌活检中用酶染色组织化学法检测心肌内病毒核糖核酸等，对诊断也甚有价值。

【治疗】

1. 症状治疗　主要针对心功能不全及心律失常进行治疗，但强心甙及 β 受体阻滞剂应谨慎或避免使用。

2. 病因治疗　干扰素、胸腺肽、免疫核糖核酸、转移因子等对控制病毒感染可能有好处。

3. 皮质激素　本病的激素治疗尚有争论，急性期禁用，因为激素抑制干扰素合成，增加组织坏死，有利于病毒生成。

附　心肌疾病疗效参考标准

由于大部分心肌病目前无特效治疗，故统一疗效标准尚待制定。以下指标供参考：

1. 治愈　病因去除，心肌解剖异常经手术等治疗完全矫正，临床症状及体征消失，特检及实验检查恢复正常。目前能达到标准者极少。

2. 好转　心功能不全及心律失常所致的临床表现明显减轻，特检及实验指标有不同程度好转。

3. 无效　症状、体征、特检及实验检查均无改善。

（辛建文）

第八节　感染性心内膜炎

感染性心内膜炎（IE）是发生于心内膜和/或心瓣膜的炎症病变，早在1554年就有学者描述亚急性细菌性心内膜炎，故为心脏病领域内较为古老的一种疾病。由于本病除一般细菌感染外，也可由真菌、衣原体和病毒等微生物所致，所以近代统称为IE，要比以往称细菌性内膜炎更恰如其分。IE主要侵犯已有病变的心瓣膜，其次为先天性缺损或人工瓣膜，如致病菌毒力强大，也可累及正常心脏。

IE的常见临床表现包括：发热，心脏杂音，贫血，血尿，脾肿大，瘀点和栓塞现象。大部分患者可持续存在菌血症，感染可通过赘生物而导致心瓣膜脓肿形成，尤其多见于人工心瓣膜发生感染的患者。细菌感染的迁移性损害可见于大脑、心脏、脾脏、肾脏和身体的其他部位。因此，根据IE的临床表现，自然病程和致病菌种类，通常分为亚急性和急性细菌性心内膜炎（SBE和ABE），正常心瓣膜性心内膜炎（NV-E），心瓣膜置换术后心内膜炎（PVE）和非细菌性血栓性心内膜炎（NBTE）。

由于近10年来，IE的发生率、临床特征、微生物学和防治等方面发生了很大变化。其原因是SBE的发生率日益减少，心脏手术后、瓣膜置换手术后的心内膜炎和医院内交叉感染性，正常心瓣膜及成人先天性心脏病的ABE均有增加的趋势。感染年龄在增加，几乎一半以上的患者年龄在≥50岁以上。患病后尽管能得到及时应用有效的抗生素治疗，但其并发症和死亡率仍然很高。近期证实二尖瓣脱垂和特发性肥厚性主动脉瓣下狭窄患者也易发生心内膜炎。

【病因】

（一）致病菌

据报道，几乎每一种细菌都可聚集或感染人体引起心内膜炎，但80%以上的心内膜炎是由链球菌和葡萄球菌所致的。

1. 革兰氏阳性球菌　60%~80%的心内膜炎患者，其致病菌仍为α溶血性（草绿色）链球菌。在口咽部和胃肠道中可发现大量毒力较低的链球菌。按发生率的次序，致心内膜炎最常见的菌株有血链球菌、变异链球菌、中间链球菌和轻型链球菌，其次有 D 组链球菌、牛链球菌和肠球菌。牛链球菌菌血症所致的心内膜炎，与存在胃肠道下部损害有关，如息肉和结肠癌。因此，不管患者是否有临床症状，对结肠癌患者应从血培养中捕捉此种菌株作随访检查。肠球菌引起的心内膜炎与育龄期妇女的生殖泌尿道感染和老年男性患前列腺疾病的泌尿道感染有关。肺炎链球菌也可引起 ABE，但是一种较少见的致病菌。肺炎球菌性肺炎、脑膜炎和心内膜炎合并共存时则称为奥地利综合征。常发生于体质虚弱的酗酒者，预后十分差。极少数心内膜炎是由营养依赖型链球菌所致的，这种细菌需要有 L-半胱氨酸和维生素 B_6 补充的媒介才会生长。因此，从血培养中难以分离到需复杂营养的微生物，其引起的感染也比其他类型的链球菌更难治愈。

研究认为，葡萄球菌已成为 IE 最常见的致病菌，发生率占 10% ~ 34%，近年来有增加趋势。尤其是金黄色葡萄球菌常可引起 ABE，也是 PVE 的主要致病菌。表皮葡萄球菌或白色葡萄球菌是一种较少见的致病菌，常发生于 PVE 和心导管检查，极少见于 NVE。

2. HACEK 细菌组　HACEK 细菌组所致的心内膜炎占 5% ~9%，它们是由副流感嗜血杆菌，伴放线杆菌，人类心杆菌，刻蚀艾肯氏菌，金氏菌五种细菌的第一个字母组成。曾有研究表明：HACEK 细菌组为生长缓慢，需要特殊营养的革兰氏阴性细菌。因此，临床上作血培养和药敏试验较难获得阳性结果。有作者认为此组细菌是 β 内酰胺酶的制造者。

3. 其他致病菌　淋病双球菌也可引起 ABE，但自青霉素问世以来已十分罕见。真菌以白色念珠菌属，组织胞浆菌属和曲霉菌属所致的心内膜炎并不常见，主要见于长期应用大量抗生素或激素治疗，或体力极度衰弱患者，也可继发于心脏手术，尤其是 PVE，和静脉滥用药物成瘾者。厌氧菌或混合菌感染所致的心内膜炎极为罕见，其发生率 <1%，如产碱费氏球菌 Veillonella alea 1 escens 和 Rochalimaea henselae 感染，它们都是革兰氏阴性菌，前者为厌氧球菌，后者为杆菌。偶尔 IE 也可由螺旋体或立克次氏体引起。

（二）感染途径

正常人血流中偶有来自口腔、鼻咽部或其它部位侵入的少量细菌，随时都会被杀灭，但在宿主机体防御机能低下时，各种细菌可在咽峡炎，上呼吸道感染，口腔感染或各种牙科操作，扁桃体炎或扁桃体摘除术后，前列腺切除，膀胱镜检查，子宫内按置避孕器，流产或分娩等手术或器械操作侵入血流，定居于损害或异常的心瓣膜，或靠近于先天性解剖缺陷区域的心内膜和内皮，引起 IE 或动脉内膜炎。近年来由于国内心瓣膜置换术的广泛开展，IE 的发生率也相应增加。有时，乙状结肠镜检查和钡剂灌肠也可引起心内膜炎。虽然在许多损伤性手术后发生菌血症是常见的，但致心内膜炎的病原体是有限的。因此，临床上难以预测哪些患者将会发生这种感染，也无法估计哪些特殊手术会造成心内膜炎。

值得注意的是，目前药物成瘾者发生心内膜炎也并不少见，这主要与经常使用细菌污染或未经消毒的注射器和针头有关。近五年来，我国学者对国内药物滥用进行了多项研究证明，使原已基本绝迹的吸毒问题在我国一些地区又开始漫延，为此必须要引起高度重视。静注毒品造成感染并发症如 IE。有些患者随着肺炎、皮肤感染或皮肤手术切口，甚至用力刷牙或咀嚼硬糖后的细菌入侵，甚至在胃肠道器械检查后均可引起 IE。

（三）易患疾病

IE 通常发生于既往有心脏瓣膜异常的患者。40 年前最常见的基础心脏病为慢性风湿性心瓣膜病，目前在美国主要为各种类型的先天性心脏病和二尖瓣脱垂。由于慢性风湿性心脏病的发生率日益降低，因此，在美国及其他发达国家接受心瓣膜置换术的人数也明显减少。其他重要的易患疾病为心脏手术，尤其见于心瓣膜置换术后和既往有 IE 发作史者。各种心脏损害对发生 IE 危险性分级的估价见表 1-14。ABE 可发生于正常和原有受损心瓣膜或人工心瓣膜者。

表 1-14　各种心脏损伤对发生 IE 危险性分级的估价

高危组	中危组	低危组
人工心瓣膜置换	二尖瓣脱垂伴有返流	二尖瓣脱垂不伴有返流
主动脉瓣病变	单纯性二尖瓣狭窄	房间隔缺损
二尖瓣关闭不全	三尖瓣病变	动脉硬化性斑块
室间隔缺损	原有感染性心内膜炎	梅毒性主动脉炎
主动脉缩窄	非对称性室间隔肥厚	应用心脏起搏
马凡综合征	高营养输液或右房压力监护	手术矫正后的心脏损害
紫绀型先天性心脏病	非瓣膜性心内修复移植术	（非修复移植术后 >6 月）
梗阻型心肌病	肺动脉瓣病变	冠脉病变

1. 风湿性心瓣膜病　约 40% ~60% 的 IE 患者可存在各种心瓣膜病变。受累的瓣膜以二尖瓣为最多见，其次为主动脉瓣。在所有的风湿性心瓣膜疾病患者中，发生在右侧心脏的 IE <10%，常侵犯三尖瓣，肺动脉瓣受累较为少见。在二尖瓣和主动脉瓣的病变中，又以关闭不全者较易发生 IE。

2. 先天性心脏病　约 10% 的 IE 患者存在各种先天性心脏病，通常以室间隔缺损和动脉导管未闭最为常见，其次为主动脉缩窄、法洛氏四联征、肺动脉瓣狭窄和二叶主动脉瓣。继发孔型房间隔缺损很少会发生 IE。

3. 人工心瓣膜置换术后　IE 发生在各种人工心瓣膜置换术后的患者并不少见，其发生率报道不一，一般为 2% ~4%。多发生于静脉滥用药物成瘾者和 >15 岁以上的患者。置换术后二个月以上的患者，IE 的发生率要高于术后早期，多瓣膜置换要比单瓣膜置换者有较高发生 IE 的危险。

4. 静脉滥用药物成瘾者　有 20% ~40% 的 IE 患者，并无明显的基础心脏病依据。说明 IE 可发生于正常心瓣膜，而且近期认为其发生率有增加趋势，常见于静脉滥用药物者。这表明 IE 与体液免疫异常之间存在着一定的关系，即在正常心瓣膜的人群中，只要体内适量滴度的抗体和致病菌共存时，就会引起 IE。

5. 其他　据报道，二尖瓣脱垂和特发性肥厚性主动脉瓣下狭窄患者也易发生 IE。另外，马凡综合征、梅毒性主动脉瓣疾病、动-静脉瘘或动-动脉瘘者也均易发生 IE。

【发病机制】

就基础心脏疾病而言，IE 常发生在风湿性心瓣膜病、先天性心脏病和人工瓣膜置换术后的患者中。此时血液从高压的心腔或管腔经狭窄的孔道流入低压腔或管腔，使心室舒张期存在压力阶差或心瓣膜口存在返流，容易形成涡流为血循环中的细菌、血小板和纤维蛋白粘附到心瓣膜上创造了有利条件。当含有胶原纤维的心内膜下结缔组织剥脱内皮时，血小板就聚集于这些部位。现已表明，这些凝集物偶尔也可发生在正常心瓣膜上，但更多见于风湿性或先天性心脏病，和既往有 IE 发作史的受损心瓣膜表面上。镜下可见变性的血小板束与纤维蛋白丝条聚集在一起，伴有少量其他细胞。有时，这些栓子可被纤维蛋白沉淀而稳定，且生长为结节状非细菌性赘生物称为 NBTE。在动物实验中，用导管插入心脏可诱发上述过程，NBTE 就在导管损害心内膜的部位形成。人体心内压力监测导管也以同样的形式产生 NBTE。究其原因，晚期恶性肿瘤或其他消耗性疾病所致的恶病质患者容易形成 NBTE，此时统称为消瘦性心内膜炎。在部分系统性红斑狼疮患者中所发现的非细菌性赘生物（Libman-Sacks 心内膜炎）是 NBTE 的另一种形式。

NBTE 的赘生物是不规则易破碎，大小不一的白色或褐色块，通常沿心瓣膜接触关闭线上分布。赘生物虽可小到检查时容易遗漏，但通常较大。由于在附着处无炎症反应，所以在尸解时 NBTE 赘生物用钳子常常较易取下，此时心瓣膜表面的外观仍为正常。这些较易分离的赘生物常可引起栓塞，使外周动脉闭塞和心肌、脾、肾、脑、肠及四肢梗塞。

当血液循环中的细菌聚集在 NBTE 时就会引起 IE。确定那些细菌最有可能引起心内膜炎，主要取决于以下二个因素：

①血液循环中所发现的细菌频率；

②细菌粘附于纤维蛋白和血小板栓子的能力。

草绿色链球菌常常可从口腔进入血液，且容易粘附在血小板和纤维素上。因此，这些细菌应是 SBE 的主要致病菌。相反，大肠杆菌虽然常能引起菌血症，但由于它的粘附能力弱，所以极少会引起 IE。

一旦细菌定居在 NBTE 的表面上，即可迅速繁殖，且在赘生物内达到较高数目。此时，有许多细菌处于稳定或静止期。细菌的存在对进一步确定血栓形成的起源是一种强有力的刺激，通过新纤维素层的粘连使赘生物扩大。由于这些新纤维素层的形成，就可阻止吞噬细胞吞噬细菌，为赘生物提供了庇护所，甚至无毒力的细菌也能在其中繁殖。赘生物通常位于解剖异常的"下游"处，那里的压力和湍流作用有利于细菌从快速的血流中沉淀。赘生物也可发生于血液冲击心室壁的强烈返流喷射处，造成内皮粗糙和内皮膜纤维化反应，可称为"喷射损伤"。IE 所产生的赘生物在外形上是各不相同的，有的呈小疣状结节，有的呈菜花息肉状。大小相差悬殊，小的可 $<1mm^2$，大的可阻塞心瓣膜口，造成功能性狭窄。赘生物呈白色、红色、褐色或灰色。三尖瓣上的赘生物一般比左心瓣膜大。镜下检查显示细菌菌落和霉菌菌丝包埋于纤维蛋白和血小板内。使人惊奇的是，受感染的赘

— 136 —

生物一般很少含有白细胞。炎性细胞可集聚在赘生物的基底部，与心瓣膜相粘附，造成瓣膜变形扭曲，使其在原有的病理基础上再加上新的损害。这种反应严重时，可使瓣膜穿孔或在邻近组织发生脓肿。脓肿形成在 ABE 和 PVE 中较 SBE 中更为多见。

许多引起 SBE 的共生菌抗体效价在感染发生之前较低，但随病程进展其效价也相应增高，经有效治疗后又降低。这些抗体并不阻止 SBE 的发展，对今后心内膜感染也不能提供免疫力。甚至在 IE 未作治疗时已开始进入愈合过程，但只有在抗生素治疗杀灭细菌时才能达到完全愈合。宿主细胞进入赘生物使其机化，巨噬细胞吞噬细菌及细胞碎片，成纤维细胞变为新的胶原蛋白。此时，赘生物经数周或数月逐渐地缩小，变成为内皮化组织。愈合的瓣膜常有疤痕，纤维素性增厚和钙化。瓣膜可以穿孔，也可损害支持组织。因此，残余血流动力学很可能发生轻度或重度障碍，即使在抗生素治疗前细菌已死亡，但这种情况随着时间延长而恶化的倾向依然存在，说明疤痕型心瓣膜在今后仍然容易再感染。

总之，IE 的发生机制可归纳为四个连续事件和四个阶段。四个连续事件是：

①非细菌性血栓性赘生物的形成，内皮细胞的损害、纤维蛋白和血小板沉积；

②人体局部释出致病菌进入血循环；

③致病菌附着于赘生物上，继之有纤维蛋白和血小板聚集，将致病菌集落覆盖，成为赘生物的基础；

④使细菌能够在此滋长繁殖。

经上述四个连续事件后，就形成了感染灶。此后，感染灶继续演变为以下四个过程：

①当赘生物破裂时，释放病原菌进入血循环，产生一过性菌血症；

②含有细菌的赘生物局部侵入，导致心内传导系统异常，瓣环脓肿和心包炎，主动脉窦动脉瘤及瓣膜穿孔；

③感染的赘生物碎片脱落，引起体循环外周栓塞；

④血中已有的抗体与感染菌抗原形成免疫复合物。这些可能均是导致 IE 的机制。

【临床分型】

（一）急性细菌性心内膜炎

由于有效抗生素的治疗，使 IE 的自然病程和转归都发生了较大变化，难以区分 ABE 和 SBE 两者的临床特点与界限，所以，ABE 和 SBE 的分类显然已不适用。ABE 起病急骤，病情进展快，多由高毒力的病原菌感染所致。SBE 起病后进展缓慢，病程常大于数周或数月，多由低毒力的病原菌引起。与 SBE 相比，ABE 伴全身性疾病较为严重，早期死亡率也较高。ABE 的诊断一般在症状发作 7d 内。

ABE 的最常见病原菌是金黄色葡萄球菌，占 50% ~ 70%，常出现转移性感染病灶，其次为肺炎球菌、A 组链球菌、淋病双球菌及其它细菌。SBE 的最常见致病菌为草绿色链球菌，极少发生转移性感染病灶。

ABE 极易侵犯正常心瓣膜，SBE 多见于原有受损的心瓣膜。ABE 患者更可能导致瓣膜迅速破坏包括穿孔，因此，需作心瓣膜置换术的可能性也就更大。ABE 患者也可伴有心外一处或多处感染病灶，如及脑、骨、肺和其他部位，这些病灶可能是原发性感染，为引起心内膜炎致病菌的入侵门户，或是继发性血源性感染。引起 SBE 的致病菌很少在体内其他部位造成局部的血源性感染。ABE 发生心肌纤维化或脓肿的可能性，明显高于 SBE，如果这种脓肿靠近心脏传导系统，就可引起传导阻滞，抗生素治疗脓肿常常效果不佳。

由于 ABE 是由侵入性细菌所致，且进展迅速，因此，不应等到获得血培养的结果才给予治疗。重要的是，尽可能及早杀灭血中的致病菌，这样既可降低菌血症死亡的危险性，又可减少转移性感染会在其他部位发生的机会。在高度怀疑 ABE 时，只要抽取三次血培养标本后，应当立即接受凭经验选用抗生素的治疗方法。

（二）药物成瘾者心内膜炎

本型是静脉滥用药物者发生各种细菌性感染的最严重疾病。一般表现为"三高一小"的临床特点，即急性病例的比例较高，累及正常心瓣膜的比例也相对较高，三尖瓣感染的发生高和发病年龄较小。病原菌可从不同的途径进入血流：通过污染的药物注射直接入血，或由患者的皮肤菌丛、药物皮下注射所致的蜂窝组织炎，化脓性血栓静脉炎及与药物感染有关的其他部位如肺部。金黄色葡萄球菌是主要的致病菌。药物成瘾者也可增加革兰氏阴性杆菌性心内膜炎的发生率，尤其是假单胞菌属和真菌。

药物成瘾者心内膜炎通常表现为短暂的严重疾病，血培养阳性。由于病原体常为原发性致病菌，所以体内其他部位的血源性感染是常见的。住院时常发现胸部 X 线摄片为多片状性肺炎，是由三尖瓣，偶尔为肺动脉瓣赘生物中的败血症性肺栓子所致的。药物成瘾者常见于 ABE，但也可见于 SBE，尤其是既往有心内膜炎发作史者。

右侧金黄色葡萄球菌性心内膜炎发生于年青药物成瘾者，其预后一般较好，死亡率 <5%。造成预后不良的因素包括左心受累，尤其是主动脉和革兰氏阴性杆菌或真菌感染。药物成瘾者在首次心内膜炎发生后，如继续滥用麻醉药物；那么，IE 的复发是十分常见的，尤其多见于心瓣膜置换术后者。

（三）心瓣膜置换术后心内膜炎

PVE 应作为一种特殊类型，因为它在许多方面不同于其他类型的心内膜炎。早期 PVE 常指发生于术后 60d 以内的；如超过则称为晚期 PVE。早期发生率约为 0.5%，晚期年总发生率约为 1%，但报道不一。与二尖瓣膜置换术相比，主动脉瓣膜置换术后的感染率要比前者高 3 至 5 倍。

虽然 PVE 的病程可分为急性或亚急性，但从感染的细菌中难以预测属何型，如表皮葡萄球菌为一种"非致病菌"，既可使正常心瓣膜引起非活动性慢性病变，也可使早期PVE 发生急性综合征。表皮葡萄球菌极少感染于正常心瓣膜，但它却是早期和晚期 PVE 的主要病原体。革兰氏阴性杆菌和真菌也特别容易感染于心瓣膜置换者，术后早期尤为多见，极少影响正常心瓣膜。PVE 发生越晚，其致病菌越类似于正常心瓣心内膜炎。

除赘生物形成外，感染可分布于人造瓣环膜缝合处周围，常造成部分裂开和瓣膜周围渗漏。在纤维组织或靠近瓣环的心肌常形成脓肿。尽管有上述不良因素存在，但因感染而置换瓣膜后，极少在早期由同一种细菌再引起感染。

与其他类型的心内膜炎相比，PVE 的治疗更为困难。这可能与以下原因有关：

①耐药菌株的感染率不断增加；

②感染部位存在异物；

③瓣膜周围脓肿的发生率较高。

因此，本型抗生素治疗后复发的危险性明显高于正常心瓣膜感染者。为了达到治愈目的常再需置换瓣膜。抗生素治疗一般至少要连续使用 4 ~ 6 周，甚至需数月。对再次施行心瓣膜置换术有禁忌证者，只好长期接受抗生素的抑菌治疗。

（四）革兰氏阴性杆菌性心内膜炎

通常指肠道或周围革兰氏阴性需氧杆菌，如克雷自杆菌属、假单胞菌属、沙雷菌属、肠菌和大肠杆菌（不包括嗜血杆菌）。革兰氏阴性杆菌性心内膜炎是一种罕见的疾病，仅见于以下两种情况：心瓣膜置换术后早期感染和静脉药物滥用成瘾者，仅占 15%。

革兰氏阴性杆菌性心内膜炎常为急性发展，患者发生败血症性休克。死亡率高于革兰氏阳性菌感染，近似于真菌性心内膜炎。单用抗生素治疗通常无效，常需心瓣膜置换治疗。一般需要接受两种以上的抗生素治疗，持续 6 周以上。抗生素治疗后的复发率明显高于革兰氏阳性菌感染。

（五）HACEK 心内膜炎

虽然本组单种致病菌所致的心内膜炎并不十分多见，但它们有些特征是相同的，HACEK 心内膜炎总的发生率不低。本组致病菌均为革兰氏阴性菌，需在特殊营养条件下才能生成，倾向于引起 SBE，具有赘生物较大的特点，对 β 内酰胺抗生素可能较为敏感，如用氨苄青霉素和菌必治治疗尤为有效。其杀菌作用明显大于其他革兰氏需氧杆菌。本组引起的心内膜炎，预后良好，且不需施行心瓣膜置换术也常可治愈，甚至在部分心瓣膜置换术后感染的患者也是如此。

（六）真菌性心内膜炎

正如革兰氏阴性菌心内膜炎一样，心内膜的真菌感染也十分罕见，常发生于心瓣膜置换术后和静脉药物滥用成瘾者。近年来，虽然从 IE 患者中发现有许多种真菌可引起感染，但主要是念珠菌和曲菌属菌株。白色念珠菌心内膜炎常易侵犯三尖瓣，所以，这些真菌最容易累及右心系统。近平滑假丝酵母菌和热带假丝酵母菌较常发生于药物成瘾者，且能感染右心和左心系统的瓣膜。真菌性赘生物的特点通常是大而脆，极易发生周围动脉栓塞。由于真菌性心内膜炎的血培养常为阴性，因此，手术切除一侧肢体动脉中的大栓子既有利于诊断，也可作为治疗的积极措施。经组织学检查可证实组织切片中含有受染真菌的菌丝。

现在治疗真菌性心内膜炎的药物仍然较少。一般选用两性霉素 B，而单用药物治疗极少能治愈。手术切除赘生物和替换受感染的瓣膜能提高治愈率，但死亡率仍高于其他类型的心内膜炎。

（七）婴幼儿心内膜炎

婴幼儿发生 IE 并不多见，最常见的是侵入性致病菌（如金黄色葡萄球菌）引起的全身性感染。心内膜感染很可能发生在急性病程之后，常在因细菌性感染而死亡婴儿的尸解中发现。极易累及正常心瓣膜，酷似其他类型的 ABE。其他病因与先天性心脏缺损有关，常因诊断耽搁或误诊，使婴儿心内膜炎的死亡率高于其他年龄组。

1 岁以上的儿童发生 IE 较为常见。大多数易感儿童均有先天性心脏缺损的亚急性疾病。诊断与治疗都与成人型 IE 相似。然而，当选择心脏手术的最佳时间时，必需仔细考虑病孩的年龄和发育情况，施行心瓣膜置换术时也应如此。

（八）妇产心内膜炎

妊娠期发生 IE 具有一定的危险性。败血症性流产和与子宫内置入避孕器有关的盆腔感染都能引起心内膜炎。偶尔也可发生于分娩期和产后，如果母亲有心瓣膜病史，那么，菌血症与围产期感染的并发症有关如羊膜炎、子宫内膜炎、子宫旁组织炎、败血症性血栓性静脉炎或泌尿道感染。主要致病菌为肠球菌，agalactiae 链球菌（B 组）和金黄色葡萄球菌，其次为多形杆状菌和革兰氏阴性肠杆菌。

（九）医院内心内膜炎

在医院治疗过程中，有许多方面能引起心内膜炎。心内手术，压力监护导管，房室分流和高营养静脉输液等，只要进入右心房均能造成内皮损伤。创伤，烧伤，活检部位，动静脉置入导管，安装人工起搏器，血透入口部位，泌尿道插管和气管内导管均为致病菌侵入提供门户。本型常见于疾病严重的患者。由于重症监护病房的迅猛发展，在近 20 年里，医院内获得性 IE 有所增加。这种危险性或许在严重灼伤患者中最高，是因为这些患者常在右心系统置入较长时间的压力监护导管，导致菌血症反复发生。相反，在冠心病监护病房的患者中，诊断性右心导管检查所需的时间较短，很少会发生菌血症，所以发生 IE 危险性相对较低。

医院内心内膜炎的致病菌可有葡萄球菌，念珠菌和革兰氏阴性杆菌。与其他类型的 IE 相比，本型的预后较差。这主要是因为患者原有严重的疾病，常由于掩盖各种症状与体征而被延误诊断。同时，医院内获得性致病菌极可能对抗生素具有耐药性。

（十）血培养阴性心内膜炎

本型指心内膜已受感染，但血培养持续阴性可能原因有：

①血培养之前已开始接受抗生素治疗；

②血培养技术欠佳，难以发现生长缓慢或培养基要求特殊的细菌；

③取血做血培养的时间较晚，超过病程 3 个月以上；

④细胞内专性寄生物细菌；

⑤在慢性病程中可受尿毒症的影响。

临床上血培养阴性心内膜炎并不十分常见，据报道约为 2.5% ~ 13%；因此，在未接受过抗生素治疗的患者，如血培养始终阴性，很可能不一定就是心内膜炎。当然，需除外真菌性心内膜炎。在念珠菌性心内膜炎患者中，血培养阳性约占 1/2，而曲菌性感染则小于 1/5。本型常为 SBE。

如果临床检查结果强烈支持血培养阴性心内膜炎的诊断时，应及时给予抗生素治疗。对亚急性感染一般选用青霉素加氨基糖甙类抗生素，这种联合用法对草绿色链球菌，肠球菌，HACEK 属细菌和类白喉菌常常有效，如为急性感染，必须包括对金黄色葡萄球菌的治疗。为了提高诊断性治疗的价值，至少连续用药 2 周，除非已确诊其他疾病。

（十一）感染性动脉内膜炎

指局限于动脉内的感染，本型十分酷似 IE。赘生物的好发部位可能为未闭动脉导管，主动脉缩窄，动静脉瘘和血管移植处。过去认为，约有 1/4 的动脉导管未闭患者最终会发生细菌性动脉内膜炎，但由于许多基础损害能通过手术而得到矫正，所以，目前在发达国家感染性动脉内膜炎并不多见。相反，因血透而建立的动静脉分流所致的感染依然存在。当细菌性心内膜炎发生于动脉瘤内时，通常发现的致病菌是在动脉瘤腔的多层血栓内，而不是在赘生物之中。

（十二）复发性心内膜炎

本型包括复发和再感染。据报道，在 2～30% 的病例中为复发性心内膜炎。这种变异范围较宽的发生率，部分是由于随访期不同所造成的。静脉药物滥用成瘾者比其他类型发生复发性心内膜炎的危险性要高，少数 IE 患者可复发 4 次以上，即使经最佳治疗后，偶尔也会复发。因此，治疗后必须仔细随访数月。大多数复发是在治疗停止后数天或数周内发生，但也可在晚期复发。这主要是由于少量存活的细胞，以无活性的代谢状态深藏于赘生物内之故。

再感染系指既往发作治愈后重新发生。近几年来，再感染的发生更为多见，这主要是由于许多患者在首次发作后随访的时间较长所致的。通常包括的致病菌有不同种类的菌株，但如果第二次受感染的细菌与首次相同，均为常见的草绿色链球菌时，未经特殊试验检测，难以确诊复发性心内膜炎的发作是再感染还是复发。

【临床表现】

IE 的所有临床和实验室表现均说明血管内感染和患者对本病生理和免疫学反应的各种影响。近 10 年来，由于 IE 的治疗主张大剂量抗生素延长疗程，因此，目前发现本病的临床症状不典型，早期难以确诊，若延误治疗，其预后不良。

（一）病史

ABE 通常起病急骤常伴有高热等表现，而 SBE 的发作则为隐匿性，临床进展缓慢，主诉无特异性。可表现为全身不适、厌食、虚弱和疲乏，常把这种非特异性综合征说成"流感样病"。常出现间歇性低热，伴有寒颤、盗汗、头痛、背痛、肌痛、关节痛、食欲不振、体重下降、午后发热和慢性充血性心力衰竭的加重。原有心脏杂音、先天性心脏病、风湿热或心脏手术史者将有助于识别基础心脏疾病。值得一提的是，在询问病史和体格检查时务必牢记静脉滥用麻醉药也是一种感染的方式。药物成瘾者常隐瞒上述病史。

1. 发热 几乎每例 IE 患者都有发热，热型以不规则者多见，也可为弛张或间歇型。体温一般低于 39.5℃，但急性患者常超过此值。下列情况可无发热：

①年老或极度虚弱者；

②伴有严重充血性心力衰竭或肾功能衰竭者；

③已接受抗生素或激素治疗者。

2. 贫血 贫血是较为常见的症状之一，尤其多见于 SBE 患者，这主要是由于感染抑制骨髓所致，多为轻中度贫血，但晚期患者可出现重度贫血，红细胞和血色素呈进行性下降趋势。

3. 栓塞与梗塞 各种组织和器官的栓塞或梗塞，是 IE 患者的常见而重要的临床表现，一般发生在后期，但也有患者以栓塞或梗塞起病，可出现各种各样的临床症状：

（1）脑栓塞：可引起各种短暂或持久性神经综合征的突然发作如偏瘫、四肢局部瘫痪或失明，取决于何支血管病变，常见于大脑中动脉。也可表现为脑血管病损的其他形式包括：脑脓肿、脑炎或脑膜炎，甚至脑出血和中毒性脑病。临床上，年青人出现偏瘫或有蛛网膜下腔出血和其他脑血管病损所致的疾病，同时又能闻及器质性心脏杂音时，应高度怀疑 IE。

（2）肾栓塞：表现为肾区疼痛，血尿和蛋白尿，均由于肾栓塞或肾小球肾炎所致，严重病例可出现肾功能衰竭。

（3）脾栓塞：脾栓塞常有左上腹痛并向同侧肩部放射，改变体位和深呼吸时疼痛加重，偶有脾破裂发生。

（4）肺栓塞：常见于药物成瘾者或左向右分流的先天性心脏病患者，因此时赘生物多位于右心室壁和肺动脉，常表现为突发性胸痛、呼吸困难、紫绀或咯血等症状。

（5）冠脉栓塞：可表现为无症状性或症状性心肌梗塞。

（6）肠系膜动脉栓塞：可表现为急腹症。

（7）四肢动脉栓塞：栓塞以下部位皮肤变白、发冷、无力和疼痛。真菌性心内膜炎常有下肢血管栓塞，需立即施行栓子摘除术。

4. 心力衰竭 常由瓣膜穿孔或腱索破裂，心肌脓肿和栓塞性心肌梗塞所致。可发生于 IE 的任何阶段，多为充血性。因此，在 IE 患者中必须仔细寻找充血性心力衰竭的症状，一旦发生，预后极差。

（二）体格检查

SBE 患者可有亚急性全身性感染的非特异性症状，如面色苍白、肌肉无力和出汗等不适。仔细检查可发现各种具有诊断意义的周围体征，如瘀点（发生率为 20% ~40%），线状出血，Roth 点，Osler 结，Janeway 结和杵状指（详见表 1 -15）。

表 1 - 15　IE 周围体征的特点

	瘀点	线状出血	Roth 点	Osler 结	Janeway 结	杵状指
外形	细小红色出血点	在甲床下可见线状出血,新发生时呈红色,以后变成棕色或黑色	小而光亮的红斑,中央呈苍白色	豌豆状红色或紫色结节	红色斑点	指甲过度凸起,终末指(趾)增宽变厚
分布	任何地方多见于锁骨上、口腔和结膜	指甲远端 1/3	视网膜	手指和足趾偶见手和足	手掌和足底,偶见胁腹、前臂,足和耳	指和/或趾
发生率	常见于 SBE 和 ABE	常见于 SBE 和 ABE	不常见,一般见于 SBE	不常见,一般见于 SBE	不常见,一般见于 ABE	罕见,仅见于 SBE
病理	毛细血管渗透性增加和微血栓	由于微血栓和毛细血管脆性增加造成甲床下血液位于无血管的鳞状上皮内	炎症和出血	内皮局部血管炎,极少有细菌。偶而脓肿形成,可能与小血管栓塞有关	机制不明,可能与栓塞或过敏有关	软组织增生偶尔骨膜新骨形成
疼痛	无	无	无	明显压痛,程度不一	无	一般不痛时而有压痛
持续期	数天	数周	数天	数天	几小时至数天	几周至数月
诊断意义	非特异性,见于败血症,心脏手术后和其它疾病	非特异性,10%见于正常人,40%见于二尖瓣狭窄	强烈提示心内膜炎,但不是诊断	几乎是心内膜炎的特有病征	通常有菌血症,无心内膜炎	非特异性见于心肺疾病,可能为先天性

　　几乎所有 IE 患者均可闻及心脏杂音,可由于基础心脏病和/或细菌性心内膜炎的瓣膜损害所致。与 SBE 相比,ABE 患者更易发生心脏杂音强度与性质的变化,或出现新的杂音。在发热原因不明时,如出现新的心脏杂音,一般是由于主动脉瓣关闭不全引起,强烈提示 IE 的诊断。心脏杂音强度的变化可由 IE 本身进行性瓣膜损坏所致,也可仅由于心率和/或心搏出量变化引起。因发热和/或心力衰竭常引起脉搏增快,且脉搏虚弱可提示主动脉瓣关闭不全,这与原有主动脉病变或新近发生心内膜炎的瓣膜损害有关。有时栓子可阻塞周围动脉,或可能就是霉菌性动脉瘤的部位。

　　脾肿大发生率高达 20% ~ 60%,常为中等度肿大,在 SBE 尤为明显。除脾脏有脓肿或新近发生栓塞性梗塞外,一般无明显压痛,脾栓塞时可闻及脾区摩擦音。

【并发症】

　　IE 最常见的并发症是心力衰竭,可发生于任何阶段。与其他并发症相比,心力衰竭可严重影响 IE 的预后及其疗效。据报道,主动脉瓣病伴 IE 并发心衰者占 75%,二尖瓣和三尖瓣病变者分别为 50% 和 19%。重度心力衰竭常由于各种心瓣膜严重破坏,心肌脓肿和栓塞性心肌梗死所致。

约有 2/3 ABE 并发动脉栓塞，而 SBE 患者约占 1/3。按照其发生率的次序为脑、肺、心脏、脾和四肢动脉。

IE 的神经系统表现也较为常见，约占 30% ~50%。表现为中毒性意识模糊、卒中、脑膜脑炎、脑脓肿、颅内或外周神经病变及其精神症状。脑栓塞多见于大脑中动脉病变，其发生率明显高于脑出血，后者可能与栓子或真菌性动脉瘤破裂有关。

IE 并发真菌性动脉瘤较少，约为 3% ~5%。真菌性动脉瘤是一种动脉壁的炎症反应，常由脉管败血症性微栓塞或动脉腔内感染性栓子嵌塞所致。常见的部位是主动脉近端，包括 Valsalva 窦，其次为内脏、四肢和大脑动脉。

许多亚急性 IE 患者有尿沉淀异常，这主要是由肾小球肾炎或肾栓塞引起。严重病例可出现肾功能衰竭，有时需作透析治疗。在亚急性 IE 中，由免疫复合物介导的其他炎症表现有关节炎、腱鞘炎、心包炎、Osler 结和 Roth 点。

【实验室检查】

（一）常规检查

尿常规检查约一半患者为异常，镜检显示血尿和/或轻度蛋白尿。肉眼血尿提示可能有肾梗塞。出现红细胞管型和非选择性蛋白尿说明可能存在免疫复合体肾小球肾炎。

血常规检查仅证明非特异性异常。SBE 一般有贫血，但 ABE 更为多见。60% ~70% 患者的贫血为低增生型，血涂片呈正色素正红细胞性贫血。ABE 可引起急性溶血。在 SBE 的血涂片中常发现未成熟的白细胞呈中度增加，但许多患者的白细胞计数仍可正常。ABE 常显示带状中性白细胞增多，出现空泡，白细胞包涵体和中毒颗粒。少数患者经革兰氏染色涂片检查，在血沉棕黄层发现中性白细胞内含有细菌。血沉多数增高，约占 90%。

（二）血培养

血培养阳性在 IE 诊断中具有重要意义。对所有发热伴有心脏杂音者均应及时做血培养，除发热和心脏杂音是由其他疾病所致或发热迅速消退已不再复发外，如存在 IE 易患的心脏损害，以及与本病感染有关的其他症状和体征者也应做血培养。

IE 的菌血症一般呈持续性的，亚急性者每毫升血液中含 1 ~100 个细菌。因此，无需抽取较多的血液做血培养。住院首日采血找致病菌，可使 90% 以上的 IE 患者的血培养为阳性，首次 24h 内单独静脉取血做血培养不应超过 3 次，如在第二日还未见细菌生长，可以第二、第三批取血再培养。95% 以上 ABE 患者血培养阳性，而 SBE 为 85 ~95%，如患者已接受抗生素治疗，则要在该药物作用消除后的第二周做血培养；这样，可提高血培养的阳性检测率。每次血培养需 10 ~20mL。采血时清洁皮肤十分重要，因为常见的皮肤菌丛（如表皮葡萄球菌和类白喉菌）均可引起 IE。若上述细菌从血培养中分离出来易造成诊断上的混乱。倾泻平皿有助于区分是真性血培养阳性，还是受污染。另外，偶尔由少见微生物如布氏菌、组织胞浆菌或厌氧性链球菌引起，血培养可为阴性。此时，血培养需特殊培养基，如临床上怀疑 IE 时，孵化培养时间至少持续 3 周，甚至在无细菌生长时也应择时做染色检查。

（三）免疫学检测

SBE可刺激体液免疫系统，产生特异性和非特异性抗体。类风湿因子测定约有40%～50%的患者为阳性，但在ABE中常为阴性。这无疑对血培养阴性者提供一种较有意义的诊断线索。γ球蛋白的多克隆增加也具有特征性意义，尤其是免疫复合体在80%以上的ABE或SBE患者中显示阳性，可作为与非IE的败血症者的鉴别依据。偶尔出现梅毒血清试验的假阳性结果。溶血性补体含量可中度升高，正常或偏低，而免疫复合体肾小球肾炎者的含量为最低。总之，在活动期上述免疫学检测均可异常，但经有效治疗后迅速恢复至正常水平。

（四）心电图表现

心电图可显示心肌梗塞的证据，这主要是与赘生物引起冠脉栓塞有关，如感染延伸到心壁或室间隔心肌，可出现心脏传导阻滞。其次，因基础心脏病的不同可发现不同程度的心室扩大和/或心律失常。

（五）超声心动图

胸前超声心动图（TTE）在50%～70%的IE患者，可证实受感染的瓣膜上存在赘生物。虽TTE是诊断IE的常规检查方法，但由于检测赘生物的敏感性较低，约为40%～70%，同时受声窗和人工瓣过度反射等影响，图像质量受到一定的限制。最新研究报道，经食管超声心动图（TEE）发现赘生物的敏感性≥90%，特异性与TTE相似均为80%～90%，但与TTE相比，TEE更容易发现赘生物以外的心内损害如瓣叶穿孔，瓣环和人工瓣周围形成脓肿或瘘管，其次为瓣叶憩室，腱索破裂，Valsalva动脉窦瘤和转移性赘生物等并发症。据临床大量资料证明，TEE检测IE并发症的心内损害远优于TFE，且认为赘生物的大小与IE的严重并发症有关。TEE是一种创伤性检查，不应作为常规使用，只有在TTE难以明确诊断或怀疑合并赘生物以外的心内损害时才显得更有价值。

（六）X线检查

胸片对IE并不能提供有意义的诊断价值，但可显示充血性心力衰竭的征象。静脉药物滥用成瘾者伴有发热，肺部出现多处小片状浸润阴影则强烈，提示其与右心IE所致的菌血症性栓子有关。慢性风湿性或先天性心瓣膜受损常显示瓣膜钙化。真菌性动脉瘤可使主动脉变宽，如X线透视检查发现人工瓣膜活动异常，提示主动脉根部瓣膜存在赘生物或部分裂开，常需瓣膜再置换术治疗。

CT对确定IE患者局部神经损害的病因是十分有价值的。许多并发症均可造成这种损害如脑炎，脑梗塞，出血性真菌动脉瘤和脑脓肿。有时需用血管造影来证实脑部和其他部位的真菌性动脉瘤。对保守治疗无效和/或考虑手术的患者，心导管检查可提供较为重要的临床资料，因此，不应担心栓子脱落而放弃此检查。

（七）多聚酶链反应（PCR）

目前，PCR是鉴别血培养阴性心内膜炎的唯一方法。据报道，应用PCR技术能识别由 Rochalimaea henselae 所致的心内膜炎。

（八）免疫闪烁图

新近应用^{99}Tc（锝）标记的抗 NCA-95 抗粒细胞抗体免疫闪烁图，可对超声心动图难以肯定的亚急性 IE 提供有价值的诊断依据，同时又能评价抗生素治疗的效果。

【诊断】

阳性血培养对本病的诊断具有重要价值；因此，凡有 IE 的常见临床表现如发热、心脏杂音、贫血、血尿、脾肿大、白细胞增多和伴或不伴有栓塞现象的患者，出现血培养阳性，则可确诊为本病。仔细询问病史，检查静注针眼是诊断药物成瘾者心内膜炎十分重要的线索。若反复血培养阴性，应疑为少见微生物所致。此外，IE 常易侵犯原有心瓣膜受损或其他基础心脏病者，如出现周围体征瘀点、线状出血、Roth 点、Osler 节、Janeway 结和杵状指也必需考虑本病的诊断，此时超声心动图检查具有一定的参考价值。

【鉴别诊断】

本病主要与活动性风湿热、类风湿性关节炎和多发性关节炎相鉴别。因为上述疾病的肌肉和骨骼症状有时可以完全相同，给诊断上造成一定的困难。IE 主要以栓塞现象为特点，同时伴有发热、心脏杂音和血培养阳性等征象，而后者除均有各自的特殊表现和有关的实验室检查依据外，通常经抗风湿和糖皮质激素治疗后都可明显好转。

【治疗】

（一）一般治疗

如存在心力衰竭，需卧床休息，限制体力活动，选用适当的药物控制心衰的发作。对高热和头痛也应作对症处理。

（二）抗生素治疗

在抗生素治疗之前，尽可能获得病原菌的药敏结果。IE 患者最重要的实验室依据，就是至少要在二次血培养中均发现致病菌。对二周前未接受过抗生素治疗的患者，连续 2 天在 24h 内很少需超过三次抽血做血培养。在 95%～98% 未接受过抗生素治疗的患者中，均可从首次血培养中发现病原菌。由于 IE 的菌血症为持续性的，所以做血培养不必与体温升高相一致，也不需延长每次取血的间隔时间。大多数 IE 患者已患病数周，甚至有些病例长达一年之久，通常并不急需应用抗生素。若在未确定病原菌时，盲目或凭经验治疗，常可造成以下不良后果：

①发生与治疗不当有关的医源性并发症；

②促进和/或加重心力衰竭，使心瓣膜造成进行性损害；

③增加感染复发的可能性；

④延长住院时间，增加费用。

对确诊或高度怀疑 IE，和已确定病原菌的患者，就应及时选用合适的抗生素治疗，最好选用杀菌剂，而不是抑菌性抗生素。

1. 对青霉素敏感的链球菌　对大多数草绿色链球菌或牛链球菌心内膜炎患者，可选用青霉素 G 和庆大霉素联合治疗。而对革兰氏阴性杆菌感染者不需要用同等剂量的庆大霉素。上述两药合用具有协同作用，能有效地杀灭链球菌和葡萄球菌，但合用时庆大霉素所需的浓度相对较低（≤3μg/mL）。因此，对青霉素敏感的链球菌性心内膜炎伴肾功能正常者，可接受小剂量庆大霉素治疗，以后的剂量应当调整到血浓度≤3μg/mL·h，并且有＜1μg/mL 的谷浓度。使用小剂量庆大霉素的理由，是将庆大霉素的肾脏与第 8 对颅神经的毒副作用降低到最低程度。对有心外感染病灶、心肌脓肿、真菌性动脉瘤或原有肾脏或颅神经异常者，不应接受二周庆大霉素治疗的方案，而应单甩青霉素 G 或菌必治治疗。菌必治的优点是可以肌注，对血流动力学稳定的患者可以出院，作为门诊患者来完成抗生素治疗。对不能耐受青霉素或菌必治治疗的患者，可选用万古霉素治疗。

2. 肠球菌　单用青霉素或万古霉素能抑制肠球菌，但不能杀灭。肠球菌性心内膜炎的有效治疗，需选用青霉素、氨苄青霉素或万古霉素加氨基糖甙类抗生素，一般选用庆大霉素。肠球菌性心内膜炎结局的一个重要因素是在有效抗生素治疗之前感染的症状持续不退，如感染症状持续超过 3 个月以上，其复发率和死亡率要比小于 3 个月的患者明显增高。症状持续小于 3 个月者可用青霉素或氨苄青霉素加庆大霉素治疗，其疗效与草绿色链球菌心内膜炎者一样，疗程应持续 4 周，但对症状持续超过 3 个月者应接受 6 周治疗。为了确保 1h 浓度≤3μg/mL 和谷浓度≤1μg/mL，应严密监测庆大霉素的血浓度。使用较大剂量的庆大霉素并不会提高疗效，也不会增强与青霉素的协同作用，但会明显增加肾脏中毒的危险性。对青霉素耐药的患者，应当选用万古霉素与庆大霉素的联合治疗。对极少数有庆大霉素耐药的患者，目前尚无有效的抗生素可供治疗，只有心瓣膜置换术可提供生存的希望。

3. 对甲氧西林敏感的金黄色葡萄球菌　左侧金黄色葡萄球菌（金葡菌）心内膜炎应该选用乙氧萘青霉素或苯甲异恶唑青霉素，第一代头孢菌素（如头孢唑啉）或万古霉素治疗。对甲氧西林敏感的右侧金葡菌心内膜炎，常见于静脉药物滥用成瘾者，若不伴有肺外或心外感染病灶，可选用乙氧萘青霉素与妥布霉素联合治疗较有效。

4. 对甲氧西林耐药的金葡菌　对甲氧西林耐药的 IE 应该选用万古霉素治疗。唯一有效的替代药物是用新诺明复方磺胺甲恶唑治疗。

5. 凝固酶阴性葡萄球菌（表皮葡萄球菌）　凝固酶阴性葡萄球菌所致的 NVE 较为少见，而大多数菌株都对乙氧萘青霉素敏感。这些患者应该接受与对甲氧西林敏感的左侧金葡菌心内膜炎相同的治疗方案。对甲氧西林耐药性菌株所致的 IE 应选用万古霉素治疗，持续 6 周。凝固酶阴性葡萄球菌是 PVE 早期发生的最常见致病菌，大多数这些菌株对乙氧萘青霉素具有抗药性。对凝固酶阴性葡萄球菌 PVE 最有效的治疗，是用万古霉素与利福平联合治疗，持续 6 周，在头 2 周再加用小剂量庆大霉素。

6. HACEK 细菌属　现已表明，由这些需要复杂营养、生长缓慢的革兰氏阴性细菌所致的心内膜炎，可静脉应用氨苄青霉素治疗 3 周，可获得较好的效果。然而，副流感嗜血杆菌的菌株偶尔可产生 β－内酰胺酶。此外，对 HACEK 细菌组又难以实行药敏试验。因此，在没有其他证据表明之前，理应认为本组细菌是 β - 内酰胺酶的制造者。对 HACEK 细菌属所致的心内膜炎，最有效的治疗是用菌必治，每日一次，每次 2g，持续 3 周。

7. 血培养阴性　据报道，真性血培养阴性的心内膜炎极为罕见，常见于新近已接受过抗生素治疗的患者。除非急需用抗生素治疗，否则最好在获得阳性血培养结果时再治疗。对急性暴发性 IE 或反复血培养为阴性的患者，最初的治疗应选用万古霉素加小剂量庆大霉素。血培养阴性的心内膜炎应除外 Q 热、衣原体病和真菌性心内膜炎。此外，对 HACEK 细菌属或草绿色链球菌引起的心内膜炎，由于它们具有周期性致病菌生长的特征；所以，需延长观察期才能提高血培养阳性率。否则，血培养有时也会出现阴性结果。

8. 真菌　真菌所致的心内膜炎与细菌性心内膜炎的症状和体征十分相似，早期诊断较为困难。阳性血培养出现较晚，常易延误诊断与治疗，死亡率极高。对真菌性心内膜炎常需接受综合治疗，有些患者经过置换感染的瓣膜、清除赘生物与栓子，加上抗真菌药物治疗可获成功。可选用两性霉素 B 或 5-氟脲嘧啶。近期，有使用两性霉素 B 与氟康唑联合治疗念珠菌心内膜炎的成功报道。氟康唑具有口服吸收持久，作用迅速，既可口服，又可静注和副作用小的优点。因此，它是目前治疗真菌性心内膜炎最理想的药物。

（三）手术治疗

当出现发热，血培养阳性，急性左心衰和新近发生体循环栓塞，一般与感染所致的瓣膜严重破坏有关。尤其是主动脉瓣或二尖瓣关闭不全时，可在无任何预兆情况下发生。因此，对上述这种活动性 IE 患者，应及早考虑瓣膜置换术，来逆转心力衰竭造成促发或加重瓣膜功能的异常。IE 的手术指证是：

①进行性或顽固性心力衰竭；

②经抗生素治疗无效，败血症持续存在；

③心瓣膜置换术后再感染如瓣周脓肿或瘘管形成，出现瓣膜裂口或瓣架活动严重受限；

④新近发生多部位的体循环栓塞；

⑤进行性肾功能衰竭。

在瓣膜置换手术期间，只要条件许可，尽可能同时矫正基础心脏疾病，如动脉导管未闭，室间隔缺损，主动脉缩窄或非对称性室间隔肥厚。这样既置换人工心脏，又矫正心脏结构的异常，可望成为根治性措施。此外，也应注意术前并发症的控制和其他支持疗法。

【预后】

本病的预后取决于病原菌类型、对抗生素治疗的反应，有无并发症以及其严重程度，基础心脏病和患者的年龄等因素有关。下列情况的预后一般较好：对青霉素治疗有效的致病菌感染，年青患者，既往无严重疾病，早期诊断和及时有效的治疗，尤其是年轻药物成瘾者，常由金葡菌所致右侧心内膜炎，其恢复率 >95%。但出现下列临床情况则预后较差：延误诊断，抗生素治疗较晚或对抗生素治疗不敏感；有严重并发症，如进行牲或顽固性心力衰竭；重要血管栓塞和肾功能衰竭。其他不良因素还包括主动脉瓣受累，革兰氏阴性或真菌感染，血培养阴性心内膜炎，心瓣膜置换术后再感染和瓣环或心肌有脓肿形成。

一般认为，链球菌感染者的治愈率较高，约为 90%，葡萄球菌约为 50%。本病的早期和晚期死亡率仍较高，5 年生存率仅为 60%～70%。常死于心力衰竭，体循环栓塞，肾功能能衰竭和细菌性动脉瘤破裂。

（辛建文）

第九节　心包炎

心包炎是最常见的心包疾病，由多种致病因素引起，是全身性疾病的一部分或由邻近组织病变蔓延而来。临床上分为急性心包炎和慢性心包炎，后者常引起心包缩窄。

一、急性心包炎

急性心包炎是心包膜脏层和壁层的炎症，可同时合并心肌心内膜炎，也可作为唯一的心脏病损而出现。

【病因及病理生理】

急性心包炎几乎都是继发性的，可由各种感染或非感染因素所引起，以结核性、急性非特异性、化脓性、风湿性为多。近年，肿瘤、心肌梗塞引起的心包炎日渐增多，其他原因还有尿毒症、系统性红斑狼疮、放射线、药物、创伤等，部分病因至今不明。国外以非特异性心包炎居多，国内则以结核性占首位。

心包炎症病理变化分为纤维蛋白性（干性）和渗出性（湿性）两种。炎症开始时，壁层和脏层心包出现纤维蛋白、白细胞及内皮细胞等渗出，此阶段对血流动力学无影响，以后渗出液增加，浆液纤维蛋白性、浆液血性、血性或化脓性，渗出量不等，若达 2～3L 可引起血流动力学变化。炎症常累及心包膜下的表层心肌，并成为急性心包炎时心电图变化的解剖基础，而深层心肌很少累及；炎性渗出物可完全吸收，亦可长时间存在，还可为结缔组织所代替形成疤痕，甚至钙化、粘连而最终发展成缩窄性心包炎。

【临床表现】

1. 症状

（1）心前区疼痛：主要见于纤维蛋白渗出阶段，以急性非特异性心包炎最明显，结核性或风湿性较轻，尿毒症性则无明显疼痛。疼痛可突然开始，常局限于胸骨下或心前区，亦可放射至左肩臂、颈背部及上腹部，体位改变或深呼吸、咳嗽吞咽时加剧，坐位或前倾位时减轻。

（2）心脏压塞症状：当大量渗出液引起胸内压力明显增加，回心血流受阻时而出现心脏压塞，突出表现为呼吸困难、面色苍白、紫绀、上腹疼痛甚至休克。也可因大量心包积液压迫邻近器官而致呼吸困难加重、干咳、声嘶及吞咽困难等，患者常采取前倾位减轻压迫症状。

2. 体征

（1）心包摩擦音：为急性纤维蛋白性心包炎的特征，可存在数小时或数周不等，在收缩期和舒张期均可闻及，以胸骨左缘第三、四肋间、胸骨下段和剑突附近最明显，当大量心包积液时，摩擦音即消失。

（2）心包积液：症状的出现与积液量和渗出增加速度有关。当心包积液达 200～300ml 以上或积液迅速积聚时，可出现下列体征：

①心脏体征：心脏搏动减弱或消失，心浊音界向两侧扩大，相对浊音界消失，心音轻而远，心率快，少数在胸骨左缘第三、四肋间闻及舒张早期额外音（心包叩击音）；

②左肺受压迫征象：大量心包积液压迫左下肺引起左肺下叶不张时，在左肩胛角下常有浊音区，语颤增强并闻及支气管呼吸音（Ewart 征）；

③心脏压塞征象，当积液迅速积聚即使仅 100ml 时，也可引起急性心脏压塞，出现心动过速、肝肿大、腹水、下肢浮肿、颈静脉怒张，肝颈静脉回流阳性等体循环淤血表现，动脉收缩压降低，脉压小，出现奇脉。

【实验室检查】

1. 心电图　典型的心电图变化是先有 ST 段呈弓背向下抬高，继之 ST 段回复到基线，以后再出现 T 波低平、倒置；有心包积液时，肢体导联呈 QRS 低电压；病变轻或局限时可有不典型的演变，部分导联 ST 段及 T 波改变。

2. X 线检查　当积液量达 300ml 或更多时，心影双侧增大呈烧瓶状，透视或 X 线记波摄影见心影随体位改变而移动，心脏搏动减弱或消失。另外，心血管造影或放射性核素扫描均可检出有无渗液存在。

3. 超声检查　二维超声心动图能显示积液暗区，可发现少至 15ml 的积液和心包粘连，并可作为心包穿刺定位的指导。

4. 心包穿刺　心包液检查，有助于确定其性质或病因，也可于抽液后向心包腔内注入空气（100～150ml）进行 X 线摄片，了解心包厚度、心脏大小和形态或是否注入药物进行治疗。

【诊断】

1. 有无原发疾病的特征。

2. 心前区疼痛及压塞症状。

3. 心包摩擦音或心包积液体征。

4. X 线、超声及 ECC 异常。

5. 心包穿刺液检查可帮助作出病因诊断。

【治疗】

1. 支持疗法　卧床休息，进易消化饮食，疼痛时可给予镇静剂，必要时使用哌替啶 50～100mg 肌注或吗啡 5～10mg 皮下注射。

2. 解除心脏压塞　急性心脏压塞时，心包穿刺抽液是解除压迫症状的有效措施。心包穿刺时可先作超声波检查确定穿刺的部位和方向。穿刺的常见部位是：

①左侧第 5 肋间心浊音界内侧约 1~2cm 处，针尖向后内推进，指向脊柱，穿刺时患者应取坐位；

②胸骨剑突与左肋缘相交的尖角处，针尖向上略向后，紧贴胸骨后面推进，穿刺时患者应取半卧位，此穿刺点对少量渗液者易成功，不易损伤冠状血管，引流通畅，且不经过胸腔，特别适用于化脓性心包炎以免遭污染；

③左背部第 7 或第 8 肋间左肩胛中线处，穿刺时患者坐位，左臂应抬高，针头向前并略向内侧推进，在大量心包积液压迫肺部，而其他部位不能抽出液体时可采用此穿刺部位，如疑为化脓性积液时，应避免此处抽液，以防胸腔感染。

心包穿刺时，也可将穿刺针与绝缘可靠的心电图机的胸导联电极相连结进行监护，穿刺时同时观察心电图变化，如触及心室，可见 ST 段抬高，偶呈 QS 型的室性早搏；触及心房时，可见 P－R 段抬高及有倒置 P 波的房性早搏出现。心包穿刺操作时应备有心脏除颤器及人工呼吸器械。

3. 病因治疗

（1）结核性心包炎：早期联合使用抗结核药物，并给予足够剂量和较长的疗程，直至结核活动停止后一年左右再停药。肾上腺皮质激素能抑制心包反应，减少渗出及促进液体吸收，可在有效抗结核治疗的前提下使用。强的松，每日 30~60mg，5~7 日减量，6~8 周停药。

（2）急性非特异性心包炎：病因尚未完全肯定，多数起病前常有上呼吸道感染，而认为与病毒感染有关。治疗以对症为主。肾上腺皮质激素对急性期可能有效，如病情严重、疾病持续、高热及心包腔内有大量液体存在，可用强的松，60mg/d，3~5 日减至 5~10mg 直至停药。

（3）化脓性心包炎：应选用足量对致病菌有效的抗生素。在菌种未确定之前，宜用广谱耐菌药物并考虑联合用药。

（4）风湿性心包炎：治疗与急性风湿热相同，一般用肾上腺皮质激素效果较好，剂量 40~60mg/d，2~3 周达满意疗效后逐渐减量，总疗程 6~8 周，除非心脏压塞，一般不需做心包穿刺抽液。

（5）肿瘤性心包炎：可有原发性和继发性两种，以后者为多。原发性中良性心包肿瘤少见，治疗以手术切除为主，而恶性间皮细胞瘤所致心包炎多见，其心包液增长快，预后差，可试用放射疗法及化学疗法，并反复抽心包积液减轻心脏压塞症状，同时于心包内注入抗肿瘤药物，但疗效多不满意。对于转移性肿瘤所致的心包积液，以原发肿瘤治疗及抽心包积液减轻压塞为主，心包内化疗药物使用可以试用。

（6）其他：如心肌梗塞后，尿毒症性心包炎等，则以治疗原发病为主，一般不需心包穿刺抽液。

【疗效标准】

1. 治愈 症状、体征消失、实验、心电图、X线及超声检查恢复正常或大致正常。

2. 好转 治疗后症状改善，实验检查、心电图、X线及超声检查未完全恢复正常。

3. 无效 临床、实验检查及特检均无改善。

二、慢性心包炎

慢性心包炎系继发于急性心包炎，其病理变化可分为慢性粘连性心包炎，慢性渗出性心包炎及慢性缩窄性心包炎三种。

【病因及病理生理】

在能肯定的病因中，以结核占首位，其次为化脓性、创伤性、肿瘤性。近年认为，非特异性、尿毒症性、系统性红斑狼疮性心包炎也可引起缩窄，而风湿性心包炎很少引起缩窄。

急性心包炎以后，可在心包上留下瘢痕粘连和铅质沉着，常为轻微或局部病变，而心包无明显增厚，不影响心脏功能，此为慢性粘连性心包炎；部分患者心包积液长期存在，形成慢性渗出性心包炎，可能为急性非特异性心包炎的慢性过程，主要表现为心包积液，预后良好；少数患者由于形成了坚厚的瘢痕组织，心包失去伸缩性，明显地影响心脏收缩舒张功能而成为缩窄性心包炎。

【临床表现】

1. 症状 劳累性呼吸困难是缩窄性心包炎最早期症状，晚期出现腹胀、乏力、纳差、心悸、端坐呼吸等。

2. 体征 心浊音界正常或稍大，心尖搏动减弱或消失，心音轻而远，肺动脉瓣第二音增强。部分患者可闻及心包叩击音，心率快，可有心律失常、颈静脉怒张、肝肿大、腹水、胸腔积液、下肢浮肿、脉压小，可有奇脉。

3. 辅助检查

（1）静脉压显著升高，多高达300mmHg或以上，可有轻度贫血及低蛋白血症，胸腹水常为漏出液。

（2）心电图：常出现QRS波低电压，T波平坦或倒置，可有P波增宽呈双峰，有窦性心动过速、房性早搏、心房颤动、心房扑动。

（3）X线：心包钙化是曾患过急性心包炎最可靠的X线征象。心影可普遍增大呈三角形或球型，心缘变直或形成异常心弓，X线透视或记波摄影见心脏搏动减弱或消失。心血管造影能显示心脏大小和在心动周期中的形态变化，从而估计心包厚度和缩窄程度。

（4）超声、CT、磁共振成像可提示心包积液、心包增厚、钙化及有无缩窄存在。

【诊断】

1. 急性心包炎病史、慢性病程经过。

2. 劳累性心悸、呼吸困难。

3. 心包压塞体征。

4. X线、超声CT、磁共振及ECG异常。

【治疗】

1. 心包剥离术　这是治疗慢性缩窄性心包炎最有效的方法，应尽早施行，病程过久，心肌常有萎缩和纤维变性，可影响手术效果。

（1）适应证：临床心脏受压塞进行性加重，单纯性心包渗液不能解释，或在进行心包腔注气术时发现壁层心包显著增厚，或磁共振成像及CT显示心包增厚和缩窄者，病因已基本控制，就应及早手术。

（2）注意事项：术前数周应严格休息，术前1~2d开始使用抗生素静滴，对于全身性慢性疾病、肝肾功能不全、呼吸道感染及水电解质平衡紊乱者，应积极改善和纠正，提高机体储备能力，术前一般不用洋地黄制剂。

术中心包应尽量剥离，尤其两心室的心包，但对病程长、心包缩窄严重、心肌萎缩变薄者，剥离心包应谨慎，无法剥离者不宜勉强。

术后要注意监测血压、中心静脉压、呼吸、心率、尿量、血气分析及血电解质等。液体输入量及速度应严格控制，尽量避免增加心肌负担而导致的急性肺水肿。严密观察及处理各种并发症，如水电解质失衡、心律失常、心力衰竭、出血等。

2. 对症治疗　不能耐受手术或不愿手术者，给予对症处理，包括改善营养，限制活动，低盐饮食，使用利尿剂，必要时抽除腹水及胸水。

【疗效标准】

1. 治愈　病因消除，症状、体征消失，静脉压、X线及心电图检查恢复正常。

2. 好转　经治疗，症状明显减轻，体征基本消除，但辅助检查未完全恢复正常。

3. 无效　症状、体征及辅助检查均无改善。

（樊贞玉）

第十节　心脏瓣膜病

二尖瓣狭窄

二尖瓣狭窄可分为先天性和后天性两大类。先天性二尖瓣狭窄极为罕见；后天性二尖瓣狭窄几乎均为风湿热的遗患，其中约半数以上的病例有急性风湿热史。

正常二尖瓣其瓣口面积约为4~6cm^2。当二尖瓣口狭窄程度达2cm^2（轻度狭窄）时，临床上会引起轻度症状。严重的机械循环障碍，大都发生在二尖瓣口面积缩小到1cm^{2}以下时。

按病变程度与性质，可将二尖瓣狭窄分为二型：

1. 隔膜型　瓣叶病变轻，能自由活动；

2. 漏斗型 瓣叶极度增厚和纤维化，瓣膜活动力消失，腱索和乳头肌有显著缩短和粘连，形成强直的漏斗，常伴有显著的反流。

二尖瓣狭窄所产生的病理生理改变可分为两期：

1. 慢性肺淤血期（肺静脉和肺毛细血管高压期） 二尖瓣口狭窄使左心房压升高，左心房扩张，同时因左心房与肺静脉之间无瓣膜，故肺静脉和毛细血管压也同时升高，肺静脉和肺毛细血管发生扩张和淤血；

2. 肺动脉高压期（右心室增大或衰竭期） 严重的肺静脉高压首先使肺动脉压力增高，继之发生肺小动脉痉挛、狭窄、硬化。肺小动脉阻力增加导致右心室负荷增加，右心室肥厚，扩张以致衰竭。

【临床表现】

（一）症状

呼吸困难是最常见的早期症状。体力活动、精神紧张、发热、阵发性心房纤颤，贫血和妊娠等使心排血量增加或心率增快，左心房压进一步升高，肺淤血加重，故最先为劳力性呼吸困难或仅在上述情况时诱发呼吸困难。随着狭窄加重，出现休息时呼吸困难、端坐呼吸和阵发性夜间呼吸困难，甚至反复发生急性肺水肿。

咯血是因肺静脉与支气管静脉相通，前者压力升高时使支气管静脉及其毛细血管淤血，可致出血。痰中血丝系肺泡壁或支气管内膜毛细血管破裂所致；支气管静脉曲张破裂常致大咯血，喷鲜红色血；后期，因曲张静脉壁增厚，大咯血反而少见；急性肺水肿时可咯出或自口鼻涌出粉红色泡沫血痰；伴发肺梗死时咳出暗红色痰。

咳嗽可能与支气管黏膜淤血水肿易患支气管炎或左心房增大压迫左主支气管有关。

声嘶较少见，可由于扩大的左心房和肺动脉压迫左喉返神经致其麻痹引起。

（二）体征

重度二尖瓣狭窄常有"二尖瓣面容"双颧呈绀红色。心尖搏动正常或不明显。如二尖瓣狭窄发生在儿童期，可见心前区隆起。心尖部可触及舒张期震颤。胸骨左缘第三肋间心浊音界向左扩大。局限于心尖部舒张中、晚期隆隆样杂音为二尖瓣狭窄的特征性体征，左侧卧位、活动后、呼气末增强。心尖部可听及第一心音亢进和开瓣音，提示前叶柔顺、活动，如钙化僵硬，则第一心音减弱或（和）开瓣音消失。肺动脉瓣区第二心音亢进、分裂。由于肺动脉扩张，于胸骨左上缘闻及短的收缩期喷射性杂音和递减型高调哈气性舒张早期杂音（Gaham Steell 杂音）。右心室扩大伴三尖瓣关闭不全时，胸骨左缘第4、5肋间隙有全收缩期吹风性杂音，于吸气时增强。

【诊断】

（一）辅助检查

1. X线检查 可见二尖瓣型心脏或称"梨形心"。左心房增大，后前位见左心缘变直，右心缘有双心房影，左前斜位见左心房使左主支气管上抬，右前斜位见食管下段后移。右心室增大，心尖圆钝翘起。肺动脉总干突出，主动脉结小。

肺门阴影增重模糊，肺下部血管纹理减少，而上部血管影增重，间质性肺水肿（如KerleyB 线）提示肺静脉高压；

2. 心电图 二尖瓣型 P 波，P Ⅱ >0.12s 伴切迹，PV₁ 终末负性向量增大。右心室肥厚；

3. 超声心动图 为确定和定量二尖瓣狭窄的可靠方法。M 型示 EF 斜率降低、A 峰消失、后叶前向移动和瓣叶增厚。二维超声心动图示舒张期前叶呈圆拱状，后叶活动度减小，交界处融合。瓣叶增厚和瓣口面积减小，用连续多普勒所测二尖瓣血流速度计算的跨瓣压差和二尖瓣口面积，与心导管法的结果相关性好；

4. 心导管术 如症状、体征与超声心动图测定和计算的二尖瓣口面积不一致，在考虑手术治疗时，应同步测定肺毛细血管压和左心室压以确定跨瓣压差和计算二尖瓣口面积，明确狭窄程度。

（二）诊断要点
中青年患者心尖区有隆隆样舒张期杂音伴 X 线或心电图示左心房增大，一般可诊断为风湿性二尖瓣狭窄，确诊有赖于超声心动图。

（三）鉴别诊断
1. 左心房粘液瘤 瘤体阻塞二尖瓣口，产生随体位而改变的舒张期杂音，其前有肿瘤扑落音。超声心动图可见二尖瓣前后叶间云团状肿瘤影像；

2. 主动脉瓣关闭不全 回流血液使二尖瓣前叶开放受阻产生相对性二尖瓣狭窄致Austin-Flint 杂音，超声心动图有助于鉴别；

3. 相对二尖瓣狭窄 如贫血，左向右分流先心病等。

【治疗】
（一）一般治疗
1. 风心病需预防风湿热复发，用苄星青霉素 G120 万 U，每 4 周肌注一次，长期甚至终身应用；

2. 预防感染性心内膜炎，在接受可因出血或明显创伤而致暂时性菌血症的手术或器械操作时，应予预防感染性心内膜炎；

3. 无症状者避免剧烈体力活动，定期（6～12 个月）复查；

4. 呼吸困难者应减少体力活动，限制钠盐，口服利尿剂。避免和消除可能诱发急性肺水肿的因素（如贫血、急性感染）；如伴窦性心动过速而无严重肺动脉高压、右心衰竭和低血压时，用 β 受体阻滞剂减慢心率，通过左心房压下降而减轻症状和提高运动耐量；以扩张静脉为主的扩血管药如硝酸异山梨酯等虽可降低左心房压，但亦具一定的扩张小动脉作用，如所致周围血管阻力下降不能被流经狭窄瓣口的有限心排血量代偿，则可引起动脉血压明显下降，故应谨慎使用。

（二）大咯血
应采取坐位，吸氧，用镇静剂，静脉注射利尿剂，以降低肺静脉压，速尿 20～40mg/

次静脉注射。慎用强镇咳药，以免抑制咳嗽反射和呼吸中枢，使血块不能咳出而发生窒息。咯血较多可用脑垂体后叶素 5U 加入 50% 葡萄糖 40ml 中，缓慢静脉推注，亦可将 10U 加入 5% 葡萄糖 500ml 静脉滴注。脑垂体后叶素有收缩小动脉，包括冠状动脉和毛细血管的作用，减少肺血流量，从而减少咯血。此药还能引起子宫、肠平滑肌收缩，故对患有高血压、冠心病的患者及孕妇均忌用。注射过快可引起恶心、便意、心悸、面色苍白等不良反应。咯血过多，根据血红蛋白和血压测定酌情给予输入少量新鲜血。大量咯血不易止住者可行急诊二尖瓣分离术。抢救时，应特别注意保持呼吸道通畅。

（三）急性肺水肿

处理与急性左心衰竭所致的肺水肿大致相似，不同之处为：

1. 避免用扩张小动脉为主的扩血管药；

2. 正性肌力药物于二尖瓣狭窄所致的肺水肿无益，仅当心房纤颤伴快心室率时始需静脉注射毛花苷 C 以降低心室率；

3. 心率快而无明显充血性右心衰竭者可含化阿替洛尔 6.25 ~ 12.5mg/次，控制心室率至 70 次/min 左右。

（四）心房颤动

治疗原则为控制心室率，争取恢复窦性心律，预防血栓栓塞。

1. 急性发作伴快心室率

（1）血液动力学稳定者，首先静注毛花苷 C 以降心室率。如无效，可静注 β 受体阻滞剂。心得安为最常用的非心脏选择性 β 受体阻滞剂。大部分在肝内代谢，很少以原形从肾脏排出。静注后 2min 即起作用，3 ~ 5min 达最大效应，维持 2 ~ 4h。静注每次 0.5 ~ 3mg，以 0.5 ~ 1mg/min 的速度注入，10 ~ 15min 后可以重复，一日不超过 10mg，应在心电监护下进行。支气管哮喘、严重心功能不全，心动过缓者禁用。美多心安为 β₁ 受体阻滞剂，半衰期为 3h，在肝脏代谢，常用静脉剂量为 5 ~ 15mg，5 ~ 20min 内缓慢静注，禁忌同心得安。也可用钙拮抗剂，维拉帕米，静注后立即起效，5min 达高峰，维持 10 ~ 20min，静注 5 ~ 10mg，15min 后可重复一次。硫氮革酮静注 0.15 ~ 0.25mg/kg。钙拮抗剂静注要在心电监护下，从小剂量开始应用。大剂量可引起心动过缓，低血压，心衰加重。洋地黄中毒者使用易致心跳停搏，中毒时可用阿托品、异丙基肾上腺素、葡萄糖酸钙解救。心室率控制后未自动恢复窦性心律者，可行电复律或用药物（胺碘酮或奎尼丁）转复；

（2）血液动力学不稳定伴意识障碍者可立即行电复律。

2. 慢性心房颤动

（1）如心房颤动病程 <1 年，左心房直径 <60mm，无高度或完全性房室传导阻滞和病态窦房结综合征，可考虑行选择性电复律或药物转复，复律后用药物维持窦性心律。复律前 3 周和转复后 4 周用抗凝剂（华法林），预防因转复所致栓塞；

（2）不宜复律，复律失败或转复后不能维持窦性心律而心室率快者，应每日服用地高辛 0.125~0.25mg，控制休息时心室率为 70 次/min 左右，如疗效欠佳或轻微活动后心室率即显著增快，可加用硫氮䓬酮、阿替洛尔；

（3）如无禁忌证，慢性心房颤动应长期服用抗凝剂（华法林）或抗血小板聚集药（阿司匹林）预防血栓栓塞。

（五）抗凝治疗

除上述适应证外，有栓塞史或超声检查见左心房血栓者，无论有无心房颤动，如无禁忌证，应长期抗凝治疗。

（六）右心衰竭

以限制钠盐摄入，应用利尿剂和地高辛为主。

（七）机械性缓解二尖瓣梗阻，为治疗本病的根本措施。

1. 经皮球囊二尖瓣成形术　指征：

①单纯的二尖瓣狭窄或合并轻、中度二尖瓣关闭不全；

②瓣口面积 0.6~1.5cm^2 者，<0.6cm^2 球囊导管进入左心室困难，>1.5cm^2 患者一般无明显症状，故暂缓做扩瓣术；

③心功能为 Ⅱ~Ⅲ级；

④二尖瓣柔软，有弹性，无明显增厚、钙化；

⑤左心房血栓原则上不做扩瓣术。房颤患者左心房血栓可能未检出，先抗凝治疗 2 周后再扩瓣；

⑥风湿活动控制 3 个月以上再做扩瓣术。

方法系将球囊从周围静脉经过房间隔进入二尖瓣，通过扩张球囊分离交界处的融合而扩大瓣口。

2. 二尖瓣分离术　指征：

①心功能 Ⅱ~Ⅲ级；

②二尖瓣狭窄；

③近半年内无风湿活动及感染性心内膜炎；

④不合并主动脉瓣病变，单纯二尖瓣狭窄（隔膜型）可做闭式二尖瓣分离术，目前有被经皮球囊二尖瓣成形术取代之势。二尖瓣叶严重钙化，左心房内有血栓或再狭窄者可行直视分离术。

3. 人工瓣膜置换术　指征：

①严重瓣叶和瓣下结构钙化、畸形、不易作分离术者；

②二尖瓣狭窄合并严重二尖瓣关闭不全；

③心功能 Ⅲ~Ⅳ级或心功能 Ⅱ级，但心脏呈进行性增大伴新近发生心房纤颤者。

二尖瓣关闭不全

收缩期二尖瓣关闭依赖瓣叶、瓣环、腱索、乳头肌和左心室（即二尖瓣器）的结构和功能的完整性，其中任一异常均可致二尖瓣关闭不全。二尖瓣关闭不全分为急性和慢性两种。

一、急性二尖瓣关闭不全

【病因】

1. 腱索断裂；

2. 感染性心内膜炎毁损瓣叶或致腱索断裂；

3. 急性心肌梗死致乳头肌急性缺血、梗死或破裂；

4. 创伤使二尖瓣破损；

5. 人工瓣膜开裂。

【临床表现】

（一）症状

轻度二尖瓣反流仅有轻微劳力性呼吸困难。严重二尖瓣反流，因左心房急性扩张能力有限，则左心房压急剧升高，导致肺淤血，甚至急性肺水肿，相继肺动脉高压和右心衰竭发生。由于急性者左心室扩张程度有限，故心排血量明显减少，可出现心源性休克。

（二）体征

心尖搏动为高动力型。第二心音肺动脉成分亢进。非扩张的左心房强有力收缩致心尖区第四心音常见。由于收缩末期左心室-房压差减小，心尖区反流性杂音于第二心音前终止而非全收缩期，呈递减型和低调，不如慢性者响。严重反流亦可出现心尖区第三心音和短促舒张期隆隆样杂音。

【诊断】

（一）辅助检查

1. X线　急性者心影正常或左心房轻度增大伴明显肺淤血，甚至肺水肿征；

2. 心电图　示心电图正常，窦性心动过速常见；

3. 超声心动图　可见左心房左心室内径正常或轻度增大，二尖瓣瓣叶穿孔、脱垂、腱索断裂等，收缩期可在左心房探及收缩期高速射流。

（二）诊断要点

急性者，突发呼吸困难，心尖区出现新的收缩期杂音，X线心影不大而肺淤血征明显和有病因可寻（如二尖瓣脱垂，感染性心内膜炎、急性心肌梗死、创伤和人工瓣膜置换术后），诊断不难。

（三）鉴别诊断

需与室间隔缺损、肥厚型梗阻型心肌病等鉴别。

【治疗】

目的为降低肺静脉压，纠正或控制病因。内科治疗一般为术前过渡措施。应尽可能在床旁球囊漂浮导管血流动力学监测下进行。静滴硝普钠通过扩张小静脉和小动脉降低前、后负荷，使左心室充盈压降低、肺淤血减轻前向排血量增加和反流量减少。静注几乎立即生效，作用仅持续 1~5min。因个体差异较大，用硝普钠应从小剂量开始，通常用量为 0.5~1.0μg/（kg·min）速度静脉点滴，每 5~10min 增加 5~10μg，直到获得效果或出现不良反应。停药前应逐渐减量，以免发生"反跳"现象。用药时间延长（3 天以上）或剂量过大，可出现氰化物中毒或甲状腺功能减退，尤其是老年或肾功能不全患者，此药应新鲜配制和避光使用。静注利尿剂可降低前负荷，减轻肺淤血。如出现心源性休克可使用多巴胺等血管活动药物和正性肌力药物。多巴胺是目前应用最广泛的升压药，具有 α 和 β 肾上腺素能受体兴奋作用，临床应用时从小剂量开始，2μg/（kg·min），逐渐增加剂量，使收缩压保持在 12~13.3kPa（90~100mmHg），当血压迅速下降时可以 10mg 静脉注射。小剂量 2~5μg/（kg·min）可使肾、肠系膜、冠状动脉及脑血管扩张，同时伴有中等程度的正性肌力作用，心率变化不大，总外周阻力降低。中等量 6~10μg/（kg·min）时，正性肌力作用明显，总外周阻力变化不大或轻度增加，心率略增加。大剂量 >10μg/（kg·min）时正性肌力作用更明显，但由于血管收缩和外周阻力增加，心率增快。有条件的医院可用主动脉内球囊反搏，是最常用的机械辅助循环方法。经皮穿刺股动脉后，将一球囊导管逆行插入至胸降主动脉左锁骨下动脉开口之远端，用心电图信号触发，控制气囊的充气与放气。当左心室射血主动脉瓣开放后球囊放气凹陷，主动脉压力下降，左心室射血阻力减小，左心室射血分数增高心排血量增加；舒张期时主动脉瓣关闭后气囊充盈，使主动脉内压力上升，增加心、脑血液灌注，降低反流量。主动脉内球囊反搏禁忌证包括主动脉瓣反流，主动脉夹层和严重外周血管疾病。并发症常见有下肢缺血、血管损伤、感染、栓塞和血栓形成，溶血和血小板减少偶见。外科治疗为根本措施，视病因、病变性质、反流程度和药物治疗的反应，采取紧急、择期或选择性手术。部分患者经药物治疗后症状完全控制，进入慢性代偿期。

二、慢性二尖瓣关闭不全

【病因】

1. 风心病为最常见病因，常伴二尖瓣狭窄和主动脉瓣损害；

2. 二尖瓣脱垂，由于收缩期中一或二瓣叶脱垂入左心房，引起瓣膜关闭不全。部分二尖瓣脱垂则为其他遗传性结缔组织病（如马凡综合征）的表现之一；

3. 冠心病由于左心室乳头肌或其腱索断裂，多数原因不明（特发性），偶可继发于二尖瓣脱垂。后叶腱索受累多见；

4. 二尖瓣环和环下部钙化为退行性改变，多见老年女性；

5. 感染性心内膜炎，赘生物破坏瓣叶边缘、瓣叶穿孔或炎症愈合后瓣叶挛缩畸形；

6. 左心室显著扩大，瓣环扩张和乳头肌侧移引起继发性二尖瓣轻至中度关闭不全；

7. 其他少见原因，先天性畸形（二尖瓣前叶裂、左侧房室瓣反流伴纠正型大血管错位）、系统性红斑狼疮、类风湿性关节炎、肥厚型梗阻性心肌病、心内膜心肌纤维化和左心房粘液瘤等。

【临床表现】

（一）症状

轻度二尖瓣关闭不全可终身无症状。严重反流以心排血量减少所致软弱乏力为首先突出表现，肺淤血的症状如呼吸困难等出现较晚。

（二）体征

心尖搏动呈高动力型，左心室增大时向左下移位。风心病所致重度关闭不全时第一心音减弱，可听及与第二心音同时终止的全收缩期吹风性高调杂音，在心尖部最响，可伴震颤；杂音一般传向左腋下及左肩胛下区。二尖瓣脱垂时，第一心音多正常，有收缩中期高调喀喇音及收缩晚期杂音。冠心病乳头肌功能失常所致为收缩早、中、晚或全收缩期杂音。腱索断裂伴连枷样瓣叶时，杂音似海鸥鸣或呈乐性。反流严重时，心尖部可听及第三心音后的短促舒张期隆隆样杂音。

【诊断】

（一）辅助检查

1. X线检查　慢性重度二尖瓣关闭不全常见左心房和左心室增大，左心室衰竭时可见肺淤血和间质性肺水肿征。二尖瓣环钙化为致密而粗的 C 型阴影，在左侧位或右前斜位可见；

2. 心电图　慢性重度二尖瓣关闭不全主要为左心房增大，部分有左心室肥厚和非特异性 ST-T 改变，少数有右心室肥厚征，心房颤动常见；

3. 超声心动图　诊断二尖瓣关闭不全的敏感性达100%，且均可判断血量反流程度。左心房内最大射流面积 $<4cm^2$ 为轻度反流，$4\sim8cm^2$ 为中度反流，$>8cm^2$ 为重度反流。超声心动图还可提供心腔大小、心功能和合并其他损害等资料；

4. 核素心室造影　可测定左心室收缩、舒张末期容量和休息、运动射血分数以判断左心室收缩功能。通过左心室与右心室心搏量之比值估计反流程度，>2.5 提示严重反流；

5. 左心室造影　观察收缩期造影剂反流入左心房的量，作为半定量反流严重程度的"金标准"。

（二）诊断要点

慢性者心尖区有典型杂音伴左心房室增大，诊断亦可成立，确诊有赖超声心动图。

（三）鉴别诊断

由于心尖区收缩期杂音可向胸骨左缘传导，应注意与下列情况鉴别：

1. 三尖瓣关闭不全　为全收缩期杂音，在胸骨左缘第4、5肋间隙最明显，右心室显著扩大时，可传至心尖区。杂音在吸气时增强。伴有颈静脉收缩期明显搏动和肝收缩期搏动；

2. 室间隔缺损　为全收缩期杂音，在胸骨第4、5、6肋间隙最明显，不放射到腋下，常伴胸骨旁收缩期震颤；

3. 胸骨左缘收缩期喷射性杂音　包括健康人的无害性杂音、主动脉或肺动脉根部扩张、高动力循环所致功能性杂音及左心室或右心室流出道梗阻等。

【治疗】

对风湿性二尖瓣关闭不全患者，应使用抗生素预防急性风湿热的反复发作，防止瓣膜进一步损伤。当患者有心外感染或拔牙等情况时，亦需应用抗生素，以防止并发感染性心内膜炎。如合并有高血压，则应积极治疗高血压，因为高血压的发生可增加左心室排血的阻抗，降低二尖瓣关闭不全患者的有效搏出量，增加反流量，此外高血压的控制还可减少腱索断裂的可能性。对二尖瓣反流量较少且无心脏症状的患者无需特殊治疗，但应定期随访。对心功能不全患者，利尿剂的应用可改善肺部及全身性充血所引起的各种症状。洋地黄对二尖瓣关闭不全病例的效果比二尖瓣狭窄患者好，因洋地黄可改善左心室收缩期的泵功能。此外洋地黄还可有效地控制心房颤动患者的心室率。对慢性二尖瓣关闭不全患者扩血管药物可降低后负荷，增加有效搏出量，减少反流。一般说来，对大多数二尖瓣关闭不全患者，应限制患者体力活动，适当控制钠盐的摄入，合理应用利尿剂、洋地黄和扩血管药物。对伴有巨大左心房的心房颤动，复律的成功率低，且复律后的窦性心律大多不能持久，故不必勉强进行复律。对并发全身性栓塞患者，应予抗凝治疗。

外科治疗分为瓣膜修补术和人工瓣膜置换术两大类。

人工瓣膜置换术为主要手术方法。临床常难以确定本病瓣膜置换术的最佳手术时间，鉴于外科技术和人工瓣膜性能不断改进，故趋向较早期考虑手术。对无症状伴左心室收缩功能正常的严重二尖瓣关闭不全患者应密切随访。有症状者，应在左心室收缩末期容量指数（LVESVI）＞50ml/m^2，左心室射血分数（LVEF）＜0.5和平均肺动脉压＞2.6kPa（20mmHg）之前或当左心室收缩末期内径（LVESD）＝45mm，LVESVI＝50ml/m^{2}时手术治疗。术后存活者多数症状和心功能改善，心脏大小和左心室重量减少。严重左心室功能不全（LVEF≤0.30～0.35）或左心室重度扩张（左心室舒张末期内径［LVEDD］≥80mm，左心室舒张末期容量指数［LVEDVI］≥300ml/m^2），已不宜换瓣。

二尖瓣修补术优点为作用持久，术后发生感染性心内膜炎和血栓栓塞少，左心室功能恢复较好，不需长期抗凝治疗。指征：非风湿性、非感染性和非缺血性病因者，如二尖瓣脱垂、腱索断裂和瓣环扩张等。LVEF≤0.15～0.20时，亦为禁忌。

主动脉瓣狭窄

主动脉瓣狭窄亦可分为先天性和后天性两大类。先天性主动脉瓣狭窄中以先天性二叶瓣畸形多见，发生率1%～2%，男性多于女性，出生时多无交界处融合，故无狭窄，以后约1/3发生狭窄，系由于畸形所致湍流对瓣叶的长期创伤引起纤维化和钙化，为成人孤立性主动脉瓣狭窄的常见病因。先天性单叶主动脉瓣出生时即有狭窄，如狭窄轻，多在成年期进行性钙化使狭窄加重。后天性主动脉瓣狭窄以风心病为主，凡无单纯的主动脉瓣狭窄者，多伴关闭不全和二尖瓣损害。风湿性炎症过程导致交界处融合，瓣叶纤维化，僵硬，钙化和挛缩畸形。65岁以上老年人单纯主动脉瓣狭窄常见于退行性老年钙化性主动脉瓣狭窄。

正常成人主动脉瓣口为 $\geqslant 3.0cm^2$，当瓣口面积 $\leqslant 1.0cm^2$ 时，左心室收缩压明显升高，跨瓣压差显著，临床症状明显。

【临床表现】

（一）症状

典型主动脉瓣狭窄三联征为呼吸困难、心绞痛和晕厥。

1. 呼吸困难　首发症状常为劳力性呼吸困难发生率90%，进而可发生端坐呼吸、阵发性夜间呼吸困难和急性肺水肿。这是由于主动脉瓣狭窄使左心室射血受阻使左心室收缩压升高，左心室肥厚，顺应性降低，引起左心室舒张末压进行性增高，继而左心房肥大，左心房压升高，肺静脉淤血和肺水肿。

2. 心绞痛　见于60%的患者，常为运动诱发，休息则缓解。严重主动脉瓣狭窄引起心肌缺血其机制为：

（1）左心室壁增厚、心室收缩压升高和射血时间延长增加心肌氧耗；

（2）左心室肥厚，心肌毛细血管密度相对减少；

（3）舒张期心腔内压力增高压迫心内膜下冠状动脉；

（4）左心室舒张末期压力升高致舒张期主动脉－左心室压差降低，减少冠状动脉灌注压。

合并冠心病者，可进一步加重心肌缺血。

3. 晕厥或晕厥先兆　约见于1/3的有症状患者。常发生于直立、运动中或运动后即刻，少数发生在休息时，由于脑缺血引起。原因为：

（1）运动时周围血管扩张，而主动脉瓣狭窄限制了左心排血量同步地增加；

（2）运动导致心肌缺血加重，使左心室收缩泵功能突然降低，心排血量减少；

（3）运动时左心室收缩压上升，激活心室内压力感受器，反射性引起血管床不适当地扩张，导致周围血管阻力降低；

（4）运动后即刻发生者，为突然体循环静脉回流减少，影响心室充盈，左心室心搏量进一步减少；

（5）休息时晕厥可由于心律失常（心室颤动、心房颤动或房室传导阻滞），导致心排血量骤减所致。

以上均引起体循环动脉压下降，脑循环灌注压降低，发生脑缺血。

（二）体征

1. 心音　第一心音正常。第二心音主动脉瓣成分减弱或消失，严重狭窄者可听到逆分裂。心尖区可闻及第四心音。先天性主动脉瓣狭窄或瓣叶活动度佳者，可在胸骨右缘、左缘和心尖区听到主动脉喷射音，不随呼吸改变；如瓣叶钙化僵硬则消失；

2. 收缩期喷射性杂音　在第一心音稍后或紧随喷射音开始，终止于第二心音之前，为吹风性、粗糙、递增-递减型；在胸骨右缘第2或左缘第3肋间最响，传向颈部，胸骨左下缘和心尖区，常伴震颤；

3. 血压低，脉压差小，脉搏细弱。

【诊断】

（一）辅助检查

1. X线检查　心影正常或左心室轻度增大，左心房可能轻度增大，升主动脉根部常见狭窄后扩张。重度狭窄者可见主动脉瓣钙化。晚期可有肺淤血征；

2. 心电图　左心室肥厚伴ST-T继发性改变和左心房增大。可见房室传导阻滞，室内阻滞（左束支阻滞或左前分支阻滞），心房颤动或室性心律失常；

3. 超声心动图　为确定和定量主动脉瓣狭窄的重要方法。二维超声心动图可见主动脉瓣瓣叶的数目、大小、增厚、钙化、开放幅度等。连续多普勒测定通过主动脉瓣的最大血流速度，可计算出平均和峰跨瓣压差及瓣口面积，所得结果与心导管检查者相关性好；

4. 心导管术　当超声心动图不能确定狭窄程度并考虑人工瓣膜置换术时，应用心导管检查。根据所得压差计算出瓣口面积。$>1cm^2$ 为轻度狭窄，$0.75 \sim 1.0cm^2$ 为中度狭窄，$<0.75cm^2$ 为重度狭窄。如以压差判断，则平均压差 $>6.7kPa$（50mmHg）或峰压差 $>9.3kPa$（70mmHg）为重度狭窄。

（二）诊断要点

主动脉瓣区喷射性收缩期杂音及震颤、左心室肥厚、脉压差小及超声心动图特征可确诊。如合并关闭不全和二尖瓣损害，多为风心病。单纯主动脉瓣狭窄 <15 岁者，以单叶畸形多见；16～65 岁者，以先天性二叶瓣钙化可能性大；年过 65 岁，以退行性老年钙化性者较多见。

（三）鉴别诊断

主动脉瓣狭窄与其他左心室流出道梗阻疾病的区别：

①先天性主动脉瓣上狭窄的杂音最响在右锁骨下，杂音和震颤明显传到胸骨右上缘和右颈动脉，喷射音少见；约半数患者右颈动脉和肱动脉的脉搏和收缩压大于左侧者；

②先天性主动脉瓣下狭窄则难于与主动脉瓣狭窄区别，前者常合并轻度主动脉瓣关闭不全，无喷射音，第二心音非单一性；

③肥厚型梗阻性心肌病由于收缩期二尖瓣前叶前移致左心室流出道梗阻，产生收缩中或晚期喷射性杂音，最响在胸骨左缘，不向颈部传导。

主动脉瓣狭窄的杂音传到胸骨左下缘或心尖区时，应与二尖瓣关闭不全、三尖瓣关闭不全和室间隔缺损的全收缩期杂音区别。以上各种情况超声心动图可助确诊。

【治疗】

（一）内科治疗

目的为确定狭窄程度，观察阻塞进展情况，预防治疗并发症，为有手术指征者选择合理手术时间。

1. 预防感染性心内膜炎和风心病预防急性风湿热反复发作；

2. 无症状轻度狭窄者每 2 年复查一次，应包括超声心动图的定量测定。中、重度狭窄者避免做剧烈体力活动，每 6～12 个月复查一次；

3. 如有频发房性早搏，应予抗心律失常药物以预防心房颤动。主动脉瓣严重狭窄患者一旦发生心房颤动可使病情迅速恶化，故应及时转复为窦性心律。其他有症状或导致血流动力学紊乱的心律失常亦应积极治疗；

4. 心绞痛发作时可含服硝酸甘油治疗；

5. 心力衰竭患者有心脏扩大，射血分数下降，应限制钠盐，用洋地黄制剂和小心应用利尿剂。过度利尿可因低血容量致左心室舒张末压降低和心排血量减少，发生直立性低血压。避免使用作用于小动脉的血管扩张剂，以防血压过低。

（二）外科治疗

人工瓣膜置换术为治疗成人主动脉瓣狭窄的主要方法。重度狭窄（瓣口面积 < 0.75cm^2 或平均压差 > 6.7kPa）伴心绞痛、晕厥或心力衰竭症状为手术治疗的主要指征。无症状的重度狭窄患者，如伴有进行性心脏增大和（或）明显左心室功能不全时，亦应考虑手术。严重左心室功能不全、高龄，合并主动脉瓣关闭不全或冠心病增加手术和术后晚期死亡危险，但非手术禁忌。手术死亡率 ≤5%。男性患者 > 40 岁，女性患者 > 50 岁，应在换瓣术前，常规行冠状动脉造影术，以明确是否合并冠心病。有冠心病者可同时做冠脉搭桥术。术后长期预后优于二尖瓣病和主动脉瓣关闭不全换瓣者。儿童、青少年的非钙化性先天性主动脉瓣严重狭窄，甚至无症状者，可在直视下行交界处分离术。

（三）经皮球囊主动脉成形术

为经股动脉逆行将球囊导管置于主动脉瓣，通过充气扩张的球囊撕裂瓣叶和分离融合的交界处，从而缓解阻塞和症状。手术死亡率为 3%～5%，并发症约 25%，半年内再狭窄率达 50% 以上，故仅适于高龄患者和在一些特殊情况下（如换瓣危险性大、紧急需要、拒绝换瓣等）作为姑息治疗。

主动脉瓣关闭不全

主动脉瓣关闭不全是由于主动脉瓣和主动脉根部疾病所致主动脉瓣关闭不全，分为急性和慢性两种。

一、急性主动脉瓣关闭不全

【病因】

1. 感染性心内膜炎；

2. 创伤、穿通性或钝性胸部创伤致升主动脉根部，瓣叶支持结构和瓣叶破损或瓣叶急性脱垂；

3. 主动脉夹层分离，夹层血肿使主动脉瓣环扩大；一个瓣叶被夹层血肿压迫向下；瓣环或瓣叶被夹层血肿撕裂。通常发生于马凡综合征、特发性升主动脉扩张、高血压或妊娠；

4. 人工瓣膜破裂。

【临床表现】

（一）症状

轻者可无症状。重者出现急性左心衰竭和低血压。舒张期血流从主动脉反流入左心室，左心室容量负荷急剧增加，致左心室舒张压明显升高，左心房压升高，肺淤血甚至肺水肿。因大量反流使前向心搏量减少，常有代偿性心动过速。

（二）体征

脉压稍增大。无明显周围血管征。心尖搏动正常。心动过速常见。第一心音降低，第二心音肺动脉瓣成分增强。第三心音常见。主动脉瓣舒张期杂音较慢性者短和调低，如出现心尖区舒张中和（或）晚期隆隆样杂音杂音，其舒张晚期成分消失。

【诊断】

（一）辅助检查

1. X线检查　心脏大小正常，除原有主动脉根部扩大或由主动脉夹层分离所致外，无主动脉扩大。常有肺淤血和肺水肿征。

2. 心电图　可见窦性心动过速和非特异性 ST-T 改变。

3. 超声心动图表现：

（1）二尖瓣前叶有舒张期震颤，这是主动脉瓣关闭不全最常见的超声心动图表现；

（2）室间隔舒张期扑动；

（3）二尖瓣舒张早期开放不完全；

（4）左心室舒张末期直径略增加；

（5）在左心室失代偿的患者，左心室舒末压升高，可发生二尖瓣提早关闭；

（6）超声心动图提供瓣膜和主动脉根部的形态改变，有助于确定病因；

（7）经食管超声心动图有利于主动脉夹层分离和感染性心内膜炎的诊断。

4. 心导管检查　主动脉造影即在主动脉根部注射造影剂，有助于测定反流的严重程度。年龄超过 40 岁并有心绞痛样发作的主动脉瓣关闭不全患者，如需手术治疗，应同时做冠状动脉造影。

（二）诊断要点

突发左心衰竭、低血压伴新出现的典型的主动脉瓣关闭不全的舒张期杂音，即可诊断。超声心动图可助确诊及病因诊断。

（三）鉴别诊断

感染性心内膜炎时可见赘生物，瓣膜穿孔、破裂等；主动脉夹层时，可见夹层血肿撕裂情况等。

【治疗】

外科治疗为根本措施，包括人工瓣膜置换术或主动脉瓣整复术。内科治疗一般仅为术前过渡措施。目的在于降低肺静脉压，增加前向心排血量，稳定血流动力学。静滴硝普钠能降低前、后负荷，改善肺淤血，减少反流量和增加前向心排血量，但应尽量在漂浮导管床边血流动力学监测下进行，如血压下降过多时，可合并应用多巴胺。可酌情用利尿药，正性肌力药及其他血管扩张剂。血流动力学不稳定者，如严重肺淤血、肺水肿和前向心排血量明显降低，应立即手术。主动脉夹层分离即使伴轻或中度反流，也需紧急手术。活动性感染性心内膜炎所致者，争取在完成 7~10 天强有力抗生素治疗后手术。创伤性或人工瓣膜功能不全者，根据病情采取紧急或择期手术。个别患者。药物完全控制病情，心功能代偿良好，手术可延缓；但真菌性心内膜炎所致者，无论反流轻重，几乎均需早日手术。

二、慢性主动脉瓣关闭不全

【病因】

1. 风心病　约 2/3 的主动脉瓣关闭不全为风心病所致。单纯主动脉瓣关闭不全少见，多合并二尖瓣损害；

2. 感染性心内膜炎为单纯性主动脉瓣关闭不全的常见病因；

3. 先天性畸形以二叶主动脉瓣常见，其他为室间隔缺损伴瓣叶脱垂、先天性主动脉瓣穿孔等；

4. 主动脉瓣粘液样变性致瓣叶舒张期脱垂入左心室；

5. 梅毒性主动脉炎；

6. 马凡综合征，典型者四肢细长、韧带和关节过伸、晶体脱位和升主动脉呈梭形瘤样扩张，常伴二尖瓣脱垂；

7. 强直性脊柱炎，可见瓣叶增厚、缩短，升主动脉弥漫性扩张；

8. 严重高血压或动脉硬化。

【临床表现】

（一）症状

慢性者可多年无症状。最先的主诉为与心搏量增多有关的心悸、心前区不适、头部强烈搏动感等症状，晚期始出现左心衰竭表现。心肌缺血所致心绞痛较主动脉瓣狭窄者少见，体位性头昏常见，晕厥罕见。合并左心功能失代偿时，可感疲劳、乏力，夜间阵发性呼吸困难等。

（二）体征

动脉收缩压升高，舒张压降低，脉压升高。周围血管征常见，包括：随心脏搏动的点头征（De Musset 征）、颈动脉和桡动脉扪及水冲脉、股动脉枪击声（Traube 征）、听诊器轻压股动脉闻及双期杂音（Duroziez 征）、毛细血管搏动征等。心脏向左下扩大，心尖搏动呈抬举性，搏动范围弥散。胸骨左缘可触及舒张期震颤。第一心音减弱，由于收缩期前二尖瓣部分关闭所致。第二心音中主动脉瓣成分可消失或减弱。心尖区可听及第三心音。单纯主动脉瓣关闭不全时，由于心搏量的增加及快速喷血，可在心底部听及短促收缩中期喷射音。主动脉瓣关闭不全最重要的听诊发现是高调的舒张期杂音，呈哈气性递减型，坐位并前倾和深呼气时明显。在胸骨左缘第3、4肋间最为响亮。轻度反流时，杂音仅限于舒张早期，音调高；中、重度反流时，杂音为全收缩期且粗糙。杂音为乐性时，提示瓣叶脱垂、撕裂或穿孔。重度反流者，心尖区可闻及舒张中、晚期隆隆样杂音（Austin-flint 杂音）。

【诊断】

（一）辅助检查

1. X 线检查　心脏呈靴形心，主要为左心室增大，可有左心房增大。升主动脉和主动脉弓继发性扩张，严重的主动脉根部瘤样扩张提示马凡综合征、囊性中层坏死或梅毒。左心衰竭时见肺淤血征；

2. 心电图　常见左心室肥厚伴劳损、房性和室性早搏；

3. 超声心动图　所见与急性主动脉瓣关闭不全相似，但左心室，左心房扩大明显。为风心病时，常见合并二尖瓣狭窄的超声心动图影像。

（二）诊断要点

有典型主动脉瓣关闭不全的舒张期杂音伴周围血管征，可诊断为主动脉瓣关闭不全。如合并主动脉瓣或二尖瓣狭窄，支持风心病诊断，超声心动图可助确诊。

（三）鉴别诊断

主动脉瓣舒张早期杂音于胸骨左缘明显时，应与 Graham Steell 杂音区别；后者见于严重肺动脉高压伴肺动脉扩张所致肺动脉瓣关闭不全，常有肺动脉高压体征，如胸骨左缘抬举样搏动、第二心音肺动脉瓣成分增强等。Austin Flint 杂音应与二尖瓣狭窄的心尖区舒张中晚期隆隆样杂音区别；前者常紧随第三心音后，第一心音常减弱，后者则紧跟开瓣音后，第一心音常亢进。

【治疗】

（一）内科治疗

1. 预防感染性心内膜炎和风心病预防风湿热，尤其在拔牙、口腔内手术、尿道及肠道手术时更应注意；

2. 梅毒性主动脉炎应予全疗程青霉素治疗，驱梅治疗需慎重，严密观察，注意赫氏反应即在数小时内，由于梅毒螺旋体的大量死亡，产生内毒素，引起寒战、发热、头痛等症状以及冠状动脉闭塞或动脉瘤破裂；

3. 舒张压 >12.0kPa（90mmHg）者应用降压药；

4. 无症状的轻或中度反流者应每隔6个月作定期检查和限制体力活动。晚近报道，无症状的严重主动脉瓣反流伴左心室功能正常者，长期服用钙通道阻滞剂硝苯啶扩张动脉，可使左心室容量和重量减少，射血分数增加，延长无症状和心功能正常时期，从而推迟手术的时间和需要；

5. 对左心室明显增大的患者，即使没有症状，也应用洋地黄类药治疗；

6. 心力衰竭时加用利尿剂和血管扩张剂；

7. 心绞痛时可试用硝酸酯类药；

8. 有症状的心律失常应予治疗。

（二）外科治疗

人工瓣膜置换术为严重主动脉瓣反流的主要治疗方法。一般主张，无症状（指呼吸困难或心绞痛）和左心室功能正常的严重反流不需手术，但需密切随访。

1. 下列情况的严重反流则需手术

①有症状和左心室功能不全者；

②无症状伴左心室功能不全者，经一系列无创性检查（超声心动图、核素心室造影等）显示持续或进行性左心室收缩末期容量增加或休息射血分数降低，应手术；如左心室功能测定为临界值或不恒定的异常，应密切随访；

③有症状而左心室功能正常者，先试用内科治疗，如无改善，不宜拖延手术时间。

2. 手术禁忌为 $LVEF \leq 0.15 \sim 0.20$、$LVEDD \geq 80mm$ 或 $LVEDVI \geq 300ml/m^2$。如果手术时机选择良好，则术后心脏情况常可得到改善，扩大的左心室可以逐渐缩小。主动脉瓣置换术死亡率在 $5\% \sim 10\%$ 之间。部分病例（如创伤、感染性心内膜炎致瓣叶穿孔）可行整复术。主动脉根部扩大者，如马凡综合征，需行主动脉根部带瓣人工血管移植术。

三尖瓣狭窄

三尖瓣狭窄几乎全部是风湿热的后果，常合并二尖瓣狭窄和（或）主动脉瓣病变。偶可见先天性三尖瓣闭锁、后天性系统性红斑狼疮、转移性类癌或右心房粘液瘤等所致的三尖瓣狭窄。

【临床表现】

（一）症状

三尖瓣狭窄时产生舒张期跨三尖瓣压差，此压差可因吸气时经瓣膜血流量增多而增加，也可因呼气使三尖瓣血流减少而降低。平均舒张期压差 $>0.25kPa$（1.9mmHg）提示三尖瓣狭窄，$>0.67kPa$（5mmHg）时，平均右心房压升高导致体循环静脉压显著升高，出现右上腹不适，腹胀，周身水肿。因右心排血量低可引起疲乏等。

（二）体征

1. 颈静脉怒张、搏动，窦性心律者可显示巨大的心房收缩波（a 波）；

2. 胸骨左下缘可听及三尖瓣开瓣音；

3. 最重要的听诊特点是在胸骨左缘第 4、5 肋间或剑突处有紧随开瓣音后的响亮的、粗糙的舒张期隆隆样杂音，伴舒张期震颤，杂音与开瓣音均在吸气时增强，呼气时减弱；

4. 肝大伴收缩期前搏动；

5. 腹水和全身水肿。

【诊断】

（一）辅助检查

1. X 线检查　心影明显增大，后前位右心缘见右心房和上腔静脉突出，右心房缘距中线最大距离常 >5cm。而肺总动脉并不明显扩张，肺野也比较清晰；

2. 心电图　Ⅱ 导联和 V_1 导联 P 波振幅 >0.25mV，提示右心房增大；

3. 超声心动图　二维超声心动图确定三尖瓣狭窄具有高度敏感性和特异性。可见三尖瓣瓣叶增厚、钙化，舒张期呈圆拱形及右心房扩大。通过连续多普勒测定的经三尖瓣口最大血流速度可计算出压差。

4. 心导管术　同步测定右心房和右心室压以了解跨瓣压差。

（二）诊断要点

有典型的杂音和体循环静脉淤血而不伴肺淤血，可诊断为三尖瓣狭窄。

（三）鉴别诊断

1. 二尖瓣狭窄，常伴右心室肥厚、肺淤血和肺动脉高压。舒张期隆隆样杂音，呼气末增强；

2. 房间隔缺损，如左向右分流量大，通过三尖瓣血流增多，可于三尖瓣区听及继第三心音后短促的舒张中期隆隆样杂音。超声心动图有助于鉴别。

【治疗】

（一）内科治疗

症状出现前，应使用抗生素防止感染性心内膜炎。一旦症状出现，给予限制钠盐摄入和应用利尿剂。心房颤动时，可用地高辛控制心室率。

（二）外科治疗

跨三尖瓣压差 >0.67kPa（5mmHg）或瓣口面积 <2.0cm² 时应手术治疗。单纯三尖瓣狭窄，瓣叶活动尚好，可行三尖瓣分离术。伴有三尖瓣反流或三尖瓣活动很差者可行人工瓣膜置换术。三尖瓣置换术死亡率二三倍于二尖瓣或主动脉瓣者。机械性三尖瓣发生血栓形成的危险性较机械性二尖瓣为高，因此在三尖瓣换置时，一般选用生物瓣。

（三）经皮球囊三尖瓣成形术

虽易行，但其适应证尚不明确，明显的三尖瓣反流可为其并发症。

三尖瓣关闭不全

三尖瓣关闭不全分为功能性和器质性两种，前者常见。由于右心室扩张致三尖瓣环扩大引起收缩时瓣叶不能完全闭合，多见于伴右心室收缩压增高或肺动脉高压的心脏病，如风湿性二尖瓣病、先天性心脏病（肺动脉瓣狭窄、艾生曼格综合征）和肺心病等。器质性三尖瓣关闭不全较少见，包括：三尖瓣下移畸形（Ebstein 畸形）、风心病、三尖瓣脱垂、感染性心内膜炎、冠心病、类癌综合征及心内膜心肌纤维化等。

【临床表现】

（一）症状

严重三尖瓣关闭不全致体循环静脉高压和运动时右心室增加心搏量的能力受限，右心室衰竭故患者有疲乏、腹胀和水肿等症状。并发症为心房颤动和肺栓塞。部分患者因长期肝淤血可致心源性肝硬化，出现轻度至中度黄疸。

（二）体征

1. 血管和心脏体征

（1）颈静脉怒张伴明显收缩期搏动，吸气时增强，反流严重者伴颈静脉收缩期震颤和杂音；

（2）右心室搏动呈高动力冲击感；

（3）重度反流时，胸骨左下缘有第三心音，吸气时增强；

（4）三尖瓣关闭不全最重要的听诊特点是胸骨左缘第3～5肋间全收缩期，高调，吹风样杂音，吸气时增强；

（5）严重反流时，通过三尖瓣血流增加，在胸骨左下缘可有紧随第三心音后的短促舒张期隆隆样杂音；

（6）三尖瓣脱垂有收缩期喀喇音；

（7）收缩晚期肝脏扩张性搏动。

2. 体循环淤血体征

（1）颈静脉充盈或怒张当压迫患者肝或上腹部时，由于静脉回流增加，可见到颈外静脉充盈加剧或怒张，称肝颈反流征阳性；

（2）肝脏肿大和压痛；常伴黄疸、腹水及慢性肝功能损害；

（3）水肿，首先出现于身体下垂部，晚期可出现全身性水肿；

（4）胸水和腹水；双侧胸水多见，如为单侧，多为右侧，如仅为左侧胸水提示肺栓塞可能。

【诊断】

（一）辅助检查

1. X线检查　右心房明显增大，右心房和上腔静脉在收缩期有明显搏动，右心室扩大，胸腔积液；

2. 心电图　右心房增大、不完全性右束支阻滞和心房颤动常见；

3. 超声心动图　可见右心房、右心室扩大。对三尖瓣关闭不全的病因诊断有助，可确诊反流，半定量反流程度；

4. 核素心室造影　测定左心室心搏量与右心室心搏量的比值，估测反流程度，<1.0提示三尖瓣反流，比值越小，反流越大；

5. 右心室造影　确定三尖瓣反流及其程度。

（二）诊断要点

典型杂音伴右心房、右心室扩大及体循环淤血，可考虑此诊断。超声心动图在明确病因及诊断上有重要意义。

（三）鉴别诊断

三尖瓣关闭不全与二尖瓣关闭不全鉴别较难，随呼吸发生的杂音强度的改变有助于两者鉴别，吸气时三尖瓣关闭不全的杂音常增强，而二尖瓣关闭不全的杂音则减轻。

【治疗】

（一）内科治疗

右心室衰竭者，限制钠盐摄入，应用利尿剂、洋地黄制剂和血管扩张剂，后者通过直接和间接降低肺动脉压而减少反流，对继发于肺动脉高压的三尖瓣关闭不全更为有益。心房颤动用地高辛控制心室率。

（二）外科治疗

1. 继发于二尖瓣或主动脉瓣疾病者，对于这些瓣膜行人工瓣膜置换术时，术中探测三尖瓣反流程度，轻者一般不需手术，中度反流可做瓣环成形术，重者做瓣环成形术或人工瓣膜置换术；

2. 三尖瓣下移畸形、类癌综合征等原发瓣膜疾病，需做人工瓣膜置换术。因三尖瓣的压力和血流速率均较二尖瓣低，易于发生血栓形成。因此，一般主张选用生物瓣。

（柏晓莉）

第十一节　心脏骤停

心脏骤停系指心脏受到了严重打击而突然停搏，包括心室停搏（电的或机械的）、心室自主性节律（电－机械分离）和心室颤动三个类型。心脏骤停的患者，如能得到及时有效的抢救，有相当一部分可获得新生。这些措施称为心肺复苏。随着"脑死亡"概念的确立，近年来尤其注重脑缺血及再灌注损伤的防治，并发展为心肺脑复苏术。

【临床表现】

1. 先兆　虽然心脏骤停的确切时间难以预测，但熟知其先兆征象是十分有助于早期发现的。如发现患者突然出现低心排出量状态、紫绀、严重的心律失常、呼吸微弱或暂停、眼球上窜、呆滞凝视、肢体抽搐等，均可能为其先兆。心电监护下发现频发、多源、成对出现或 RonT 型的室早搏，短阵室速以及异常缓慢的心率（＜50 次/min）、QT 间期显著延长等等，均为心脏骤停的先兆。

2. 症状及体征　可依次出现心音消失、脉搏扪不到、血压测不出、意识突然丧失（心脏骤停后 10s 内）或伴有短暂抽搐（心脏骤停后 15s）、有时伴眼球偏斜、呼吸断续呈叹息样，随即停止（多发生心脏骤停后 20～30s 内）、昏迷（多发生于心脏骤停 30s 后）、瞳孔散大（多在心脏骤停 30～60s 内）。临床上，切勿待上述表现完全具备时才确立诊断。其中最可靠且出现较早的临床征象有两点。

（1）意识突然丧失（一般主张，用手拍喊患者来判断意识是否存在）。

（2）大动脉搏动消失（多扪摸颈动脉和股动脉来确定）。

若两者均消失，即可肯定心脏骤停的诊断。此时心电图示心室颤动、心室停搏或电机械分离（慢而无效的自身节律，心室无有效的机械性收缩。）

【诊断】

虽然心搏骤停的原因很多，但心肺复苏的技术大致相同。时间是复苏成败的关键，故抢救必须分秒必争。心搏骤停复苏成功的有利因素是：有目击者的心脏停跳；现场即时心肺复苏；4～8min 内能进行现代的生命支持；心搏骤停的基本心律是心室颤动；除颤迅速；灌注性心律恢复快；心搏骤停前无功能损害；住院患者主要器官疾病少于 2 个。据研究和脑复苏临床验证：如脉搏消失 >10～15min，极难做到功能的复苏。复苏的处理可分为三个阶段：

①基本生命支持，又称第一期复苏；

②现代的心脏支持，又称第二期复苏；

③后期复苏处理，又称第三期复苏即脑复苏。复苏处理的三个阶段是紧密联系的，不能截然划分。

【治疗】

（一）第一期复苏

立即恢复循环与呼吸。包括畅通气道、人工呼吸及人工胸外心脏按压，简称为 ABC（Airway，Breathing，Circulation）三步曲。必须指出：如发现患者心搏骤停的瞬间是心室颤动所致，则应首先电击除颤，而不应把时间花在畅通气道、人工呼吸或使用药物上，因心室颤动治疗成功关键取决于快速除颤，其他治疗亦为了除颤容易获得成功而已。

1. 畅通气道　心搏骤停时，由于下额肌突然松弛，常使舌根后坠，压迫会厌，易引起呼吸道阻塞。因此心肺复苏的第一步必须首先设法畅通气道。通常立即将患者去枕，将手置于患者额部加压使头后仰，并抬高颈部或下颌，使舌根离开咽喉后壁，气道便可通畅。并要清除呼吸道异物。

2. 人工呼吸　心搏骤停20～30秒后，呼吸亦随之停止。为保证氧的输入和二氧化碳的排出，必须同时进行人工呼吸与胸外心脏按压，以维持血液循环，缺一不可。现场抢救最简便的方法是口对口吹气或口对鼻吹气，前者效果最好。在一般情况下，人呼出的气中含氧 15.5Vol%，足以维持生命所需，如作深吸气后再呼气，则其中含氧量可达 18Vol%。每次可呼出气体 1 000～1 250ml，连续作口对口呼吸 2 次，代替以往推荐的 4 次，可使患者肺中氧浓度恢复到近乎正常水平。在施行前，首先要保持呼吸道通畅，患者仰卧，双肩垫高，松解衣领及裤带，清除口中污物、假牙等。术者一手托起患者颈部并尽量使头后仰，另一手捏紧患者鼻孔，深吸一口气，对准患者的口用力吹入，然后放松鼻孔，如此反复，每分钟 12 次（吹气 2 秒，患者呼气 3 秒）。一般按压心脏 5 次，可算作口对口吹气 1 次（1 个人做亦可 15 比 2）。初时吹大些快些，10～20 次后压力渐减，维持上胸部轻轻向上即可。口对口吹气效果欠佳者，应迅速改为口对鼻吹气，向鼻孔吹气时，将患者口闭住。此法尤适用于牙关紧闭的患者。一旦有关人员到达，即作气管插管加压给氧，必要时施行气管切开术。

3. 人工胸外心脏按压

（1）叩击心前区：停搏一开始（1分钟内）急救者可向患者胸骨下部，剑突之上，高举拳头尺侧20～30cm用力叩击1～2下，相当于1～2焦耳电击能量，用此法有可能触发心脏收缩或制止室性心律失常，使循环得以恢复。但对缺氧而跳动的心脏循环尚未停止的患者应避免使用，因有可能使之转为严重的心室扑动或心室颤动。

（2）胸外心脏按压：经上述叩击后，如颈动脉仍无搏动，应立即使患者仰卧在硬板床或地面，头低，抬高双下肢30°～40°，以利静脉回流心脏，术者左手掌根置于患者胸骨下半部，剑突上的水平，右掌压在左手背上，肘关节伸直，手臂与胸骨垂直，借助身体之力，有节奏地按压胸骨下陷4～5cm，每分钟按压100次。如操作恰当，则体循环收缩压可达10.6～13.3kPa（80～100mmHg），但舒张压很低，以致影响心肌和脑组织的灌注和血流量。为能提高人工胸外按压时心脏重要脏器的灌注和血流量，晚近又有采用附加的腹部挤压术。当患者心脏复跳，但动脉收缩压＜6.7kPa（50mmHg）时，仍要继续按压。

1）注意事项

①压力要合适，勿过重或过轻，过轻达不到有效指征的要求，过重可致肋骨骨折，心包积血、甚至肝破裂；

②按压部位要准确，在上述部位进行，而不是心前区、剑突下或左下胸部，如部位太低，有损伤腹部脏器或引起胃内容物反流；如位置过高可损伤大血管；按压不在中线则可能引起肋骨骨折乃至气胸等；

③借助身体重量垂直往下压，动作稳健有力并带节奏性，避免突然或急撞的动作，压下后持续约0.5秒突然放松，让患者胸壁弹回，产生胸腔负压，以利血液回流到心脏，但手掌根不要离开按压处，而手指则不接触胸部，否则整个手压在胸部，心前区挤压范围太大，亦易致骨折；

④次数要合适，一般按压头2～3分钟可达100次/分，使血压短期内上升达8.0～9.3kPa（60～70mmHg）左右，并可能促使心脏复跳；

⑤不要因为心脏听诊、作心电图而频频地停止按压，不论心电图记录为何种心律必须持续进行心脏按压，直到脉搏和血压都自动恢复正常为止。若向心内注射、电击、气管插管等必要治疗措施而必须暂停按压时，每次暂停不能超过5秒；

⑥有下列情况，不宜行闭式胸外心脏按压，应立即开胸直接心脏按压：有胸骨或脊柱畸形，影响胸外按压效果，如漏斗胸、明显鸡胸；心包填塞；严重肺气肿，桶形胸；张力性气胸；巨大肺栓塞；胸腔大出血或胸部严重创伤；心脏穿透伤；心肌梗塞合并可疑心室穿破；冠状动脉气栓；心房粘液瘤。闭式胸外按压无明显效果者；装有人工心瓣膜者（胸外按压会损伤人工心瓣膜）。

2）按压有效指标：

①能触及周围大动脉（股、颈动脉），上肢收缩压 >8.0kPa（60mmHg）；

②患者颜面、唇、皮肤色泽转红润；

③瞳孔缩小；

④呼吸改善或出现自主呼吸；

⑤眼睑毛反射恢复；

⑥肌张力好；

⑦昏迷变浅，患者开始挣扎。

（二）第二期复苏

恢复原有心律和维持有效循环和呼吸。复苏的措施和处理因心搏骤停的类型而异。

1. 紧急处理

（1）心室颤动的处理首要措施是除颤。

1）电击除颤：不论心室颤动波粗细，立即行非同步电击除颤，首次用 200 瓦秒，如心室颤动持续，紧接连续用 300 和 360 瓦秒除颤；首次用 200 瓦秒除颤，成功的机会最大，且不增加心肌电损伤；除颤时，必须用力压紧电极板（每平方厘米 1.8kg）。如连续 3 次除颤不成功，应立即气管插管，加压给氧，加大换气，同时立即静脉推注肾上腺素 1mg（加生理盐水稀释至 10ml），可扩张冠状动脉，改善冠状动脉灌注不足，增强心肌收缩力，接着再用 360 瓦秒除颤。

2）药物除颤：若一时未有电除颤器，或连续几次电除颤失败，应迅速静脉推注一种或多种抗心律失常药物，如室颤持续，再用 360 瓦秒除颤。目前认为首选的除颤药物是利多卡因、溴苄胺和硫酸镁。

①利多卡因：能抑制心肌兴奋性，使缺血心肌细胞传导正常，终止折返性室性心动过速，提高室颤阈。首剂静脉推注 70 ~ 100mg，若无效，再注 1 次（70 ~ 100mg）。如有效，用利多卡因 1 ~ 4mg/min 静脉滴注维持。对有肝功能损害和老年患者，剂量宜小，因剂量过大可抑制心肌收缩力和呼吸。

②溴苄胺：与利多卡因相似，可终止室性折返性心律失常，提高室颤阈，有利于除颤，且对心肌收缩力无抑制而有增强作用，与利多卡因并用有相加或协同作用。主要用于利多卡因和电击复律无效的难治性心室颤动。首剂静脉推注 250 ~ 300mg 后再除颤，若心室颤动仍持续或再发，可增至 600 ~ 700mg 再注 1 次，如有效，按 0.5 ~ 2mg/min 静滴维持，最大剂量为 30mg·kg^{-1}·d^{-1}。

③硫酸镁：硫酸镁治疗心室颤动作用尚未明确，它有钙阻滞作用，加快复极，激活钠钾三磷酸腺苷酶泵（Na$^+$-K$^+$-ATPase Pump），使动作电位 2 位相缩短，静息膜负电位增加，从而减少自动除极的可能性，逆转其他抗心律失常治疗无效的心室颤动，对心跳停止患者几乎无毒，可逆转其他抗心律失常治疗无效的顽固性心室颤动。因此应早期使用。首次静脉推注 25% 硫酸镁 8ml，如无效，可静脉推注 1g/min，总量可达 5 ~ 10g。

④心得安：经上述药物处理，心室颤动仍持续或反复发作，可静脉推注心得安 0.5 ~ 1mg（用注射水稀释至 5 ~ 10ml），如心室颤动仍持续，可每分钟注射 0.5mg，共 3 ~ 5 次，常可获得意想不到的作用。作者曾用于治疗顽固性心室颤动，确有奇效。静注心得安可减少儿茶酚胺对心肌的有害作用，延长缺血性心肌相对反拗期，有膜的稳定性作用，对抑制和预防急性心肌梗塞持续发作的心室颤动，以及与洋地黄和异丙肾上腺素等毒性作用有关的心室颤动，效果良好，特别是经利多卡因、溴苄胺、硫酸镁或普鲁卡因胺治疗无效者。

⑤普鲁卡因酰胺：用以上药物后仍反复发生心室颤动者，可试用普鲁卡因酰胺，首剂 4min 内静脉推注 200mg，以后按需要每 5min 推注 100mg，总量达 750 ~ 1 000mg，如有效用 1 ~ 4mg/min 静滴维持。普鲁卡因酰胺具有延长心肌有效反拗期，防止期前冲动的传导，促进双向性阻滞，从而抑制折返性室性心律失常，因而有抗心室颤动作用。

必须再次强调，在使用上述药物除颤时，如心室颤动持续，应同时每分钟用 360 瓦秒电击除颤 1 次，每 3 ~ 5min 静注肾上腺素 1mg（用注射水稀释为 10ml）。

（2）心搏停止的处理

1）首先证实确无心电活动：至少有 2 个导联心电图无心电活动，才能称为心搏停止，包括纤细的心室颤动，要排除心搏停止不是心电图导联线连接不当或导联线断裂，或心电图增益不够等。亦可表现为心率极慢，节律不整的缓慢性心搏停止；

2）继续第一期复苏措施：最好行气管插管，加压供氧，加大换气，以便可以从气管内给药；

3）立即注射肾上腺素和阿托品各 1mg：阿托品对原发性心动过缓性心搏停止特别有效。注射上述两药有时可使心律转为心室颤动；

4）电击除颤：注射肾上腺素和阿托品后，立即用 360 瓦秒电击除颤，看能否逆转纤细的心室颤动，或经上述药物注射后发生的心室颤动；

5）重复注射肾上腺素：如经上述处理无效，可每 3 ~ 5min 静脉推注肾上腺素 1mg；

6）考虑人工心脏起搏（见后）。

必须指出：心搏停止患者复律成功率甚低，已如前述。如患者经上述现代生命支持抢救 15 ~ 30min，包括最合理的供氧，加大换气，纠正酸碱失衡，多次肾上腺素注射，人工心脏起搏等，仍无效，可终止复苏抢救，宣告患者死亡。

（3）心电机械分离：通常心电活动频率呈进行性减慢，QRS 波群变宽，最后呈心搏停止。亦可在消除心室颤动或心搏停止后出现。

1）产生心电分离的原因

①不可逆原因：主动脉夹层动脉瘤合并主动脉穿破；心室游离壁穿破；巨大肺栓塞；

②可逆原因：严重缺氧和酸中毒；血容量掉失过多；急性心包填塞、心瓣膜手术后、急性心肌梗塞后、结核性心包炎、肾功能衰竭、淋巴瘤和胸外伤后；张力性气胸；药物和电解质的毒性作用洋地黄、β 受体阻滞剂、钙通道阻滞剂等药物过量，以及高钾血症等，均可发生心电机械分离。

2）处理和治疗的重点：迅速发现和治疗心电分离的可逆原因。

①继续第一期复苏措施：同时立即气管插管，加压给氧，加大换气，目的是纠正缺氧和酸中毒。如发现有心包填塞或张力性气胸，不宜胸外心脏按压。

②迅速确定有无下列情况：高钾血症特别是有肾功能衰竭患者，心电图出现 T 波高尖、QRS 波群变宽时，立即用 5% 氯化钙 10ml 或 10% 葡萄糖酸钙 10～20ml 加等量 5% 葡萄糖液稀释后缓慢推注，紧接静注 50% 葡萄糖 100ml，加胰岛素 10 单位，以上二种钙剂，5min 可以生效。如心电机械频率＜60 次/min，可静注阿托品 1mg；低血容量如颈静脉充盈不明显，或能测到中心静脉压≤0.49kPa（5cmH₂O），应积极补充血容量，可于 10min 内，经静脉滴注 500ml 溶液，可输 5% 葡萄糖溶液（有肺充血时），或生理盐水（有失钠史时），如有失血，可输血或血浆；急性心包填塞颈静脉明显怒张，静脉压可高达 1.471～1.961kPa（15～20cmH₂O），心电图 QRS 波群电压低，或频率很慢的心电机械分离，特别是患者有上述产生心包填塞的临床情况，应高度怀疑急性心包填塞，立即做床边二维超声确诊，并进行心包穿刺，只要抽出少量积液，心律即可改观。如无效，应立即改为开胸直接心脏按压。在第一期复苏，如高度怀疑急性心包填塞，应避免胸外心脏按压，要迅速明确诊断，加以相应处理；张力性气胸，闭式胸外心脏按压对张力性气胸所致心搏骤停非常危险，如忽略，可致患者死亡。在给患者气管插管，用简易呼吸器（Ambu bag）进行人工操作呼吸，如感到阻力大和换气时听不到肺部呼吸音或很弱，结合患者有支气管哮喘或慢性阻塞性肺病史，应考虑张力性气胸。立即用 14 号针头在有气胸侧第二肋间锁骨中线上进行穿刺，以缓解张力性气胸，并立即请心外科医生开胸直接心脏按压，否则预后严重；药物毒性作用要警惕洋地黄毒性作用，β-受体阻滞剂和钙通道阻滞剂过量所致的心电机械分离。

洋地黄所致的心电机械分离可用地高辛免疫抗体片段治疗（见本书充血性心力衰竭）。β 受体阻滞剂和钙通道阻滞剂毒性作用均可致心电机械分离伴心动过缓，两者治疗均可用肾上腺素 1mg 加 5% 葡萄糖液 250ml 静脉滴注和 5% 氯化钙 10～40ml 加等量 5% 葡萄糖液缓慢静脉推注；对顽固病例，可静脉注射高血糖素 2～5mg，其作用机制为兴奋非 α 和非 β 心肌受体，使心肌收缩力增加，心率增快，血压上升；如有体外循环，可以救命；异丙肾上腺素对此无作用。

③患者经上述处理和迅速分析后，如仍找不到心电机械分离的可逆原因，应快速静脉滴注肾上腺素，总量可达 0.2mg/kg，如循环仍不能恢复，可终止复苏。

2. 复苏药物的应用　心搏骤停时间短、及时进行心脏按压或/和电击除颤，有时心脏可立即恢复跳动，但大多数患者需要药物帮助才能复跳。心脏用药的目的是提高心脏应激性，加强心肌收缩力，增加冠状动脉灌注，加速心率，纠正缺氧，纠正酸中毒，抑制异位节律。

（1）药物的选择：常用的急救药物有肾上腺素能药物，利多卡因、阿托品、碳酸氢钠、钙剂等药。肾上腺素是所有心搏骤停患者的首选药物，因它具有增强心肌收缩力，兴奋心脏传导系统，可直接兴奋心脏高、低位起搏点，能扩张冠状动脉，增加心肌供氧，对心跳停止患者用药后可恢复心跳，对心室颤动病例用药后可使其颤动波变粗，因而增加电击复律的成功率。肾上腺素尚能使外周血管收缩，有升压作用。故无论心搏骤停属何种类型均可使用肾上腺素，目前主张首次常规静脉注射肾上腺素 1mg，如心律未恢复，可每 3~5min 至少再注射 1mg，如确证心搏骤停为心搏停止或心电机械分离，亦可一次静、脉注射肾上腺素 5~15mg，但仅一次而已。近年国外有学者报道，应用大剂量肾上腺素（3~5mg）抢救心搏骤停可提高复苏效果，认为大剂量肾上腺素可使心肌血流量增加，使心肌氧供超过氧耗，同时使脑皮质血流量增加，而这一血流量的增加与剂量成正比。推荐最佳剂量为 0.2mg/kg，可使主动脉舒张压升至 3.3~3.6kPa（25~27mmHg），此压力为胸外心脏按压时改善冠状动脉和脑血流灌注的最低要求。但亦有报道大剂量（7mg）与标准剂量（0.5~1mg）比较无明显差异。1992 年许多大系列临床研究显示，使用大剂量肾上腺素不能改善心搏骤停的存活率和神经系统的后遗症，仅能恢复灌注性心律而已。因此，目前除在特定类型的心搏骤停可使用大剂量肾上腺素（5~15mg）外，一般均不主张使用。

传统观念认为，在心脏复苏中兴奋 β 受体比 α 受体更为重要。在本世纪 60~70 年代抢救心脏骤停常规使用肾上腺素、异丙肾上腺素和去甲肾上腺素，称之"心脏三联针"，或在三联针基础上加上阿托品称之"心脏四联针"。近年来许多学者认为三联针、四联针不应使用，因三联针中之三种药物均属拟交感药。理作用重复，尤其是去甲肾上腺素，可引起周围血管强烈收缩，增加外周血管阻力，亦即增加心脏后负荷，对心脏恢复有效搏动不利。若心腔内注射则危害更大，药物渗入心脏或误注入心肌可引起心肌坏死或心内膜下出血，心肌过度强烈收缩可加剧心肌缺血，也易形成"石头心"。此外，血管强烈收缩可严重影响各脏器血供，尤其是肾脏，可引起或加剧急性肾功能衰竭，恶化微循环，加剧组织缺氧和酸中毒，降低室颤阈值。因此在心肺复苏中，去甲肾上腺素并无可取之处，现已不用。异丙肾上腺素是 β 受体强烈的兴奋剂，有强烈加强心肌收缩的效应，对窦房结亦有明显兴奋作用，以往一直用于治疗心搏停止和心电机械分离。但由于无 α 肾上腺素能兴奋作用，对冠状动脉和脑动脉灌注无作用，加之可增加心肌耗氧，易引起异位心律，不少病例在心内注射后随着心脏复跳，常可出现短阵室性或室上性心动过速，然后又回复到心室颤动。因此目前已不再使用"三联针"。

氯化钙以往亦常用于治疗心搏骤停，但其疗效未证实。目前已不作常规使用，同时它可增加停跳后神经元缺血性损伤和脑血流灌注不足。

（2）给药途径在循环停顿后，皮下和肌内注射药物不起作用，必须由其它途径给药：

1）心腔内注射：以往常用，一般在胸骨左缘外 2cm 第 4 肋间处用长穿刺针垂直插入，或稍向内斜，抽得回血后即可注入。作右室腔内注射容易命中，起效迅速是其优点，但易损伤局部心肌、冠状血管或肺泡并发气胸，药物误注入心肌内，可使心肌坏死或造成异位兴奋灶而诱发心律失常。同时要暂停心脏按压，影响复苏抢救。目前多不主张使用，除非静脉通路尚未建立，或尚不能经气管插管给药时用之；

2）静脉给药：目前都主张先作静脉注射，首选前臂静脉，其效果与心内注射效果相似，且给药不必中止心脏按压，亦无气胸、心肌损伤等并发症。但须注意，静脉给药时必须同时作有效的心脏按压，否则药物难以到达心脏；

3）气管内给药：其效果与中心静脉给药相似。肾上腺素、利多卡因和阿托品均可从气管内缓慢注入而迅速奏效。碳酸氢钠为碱性药，与肾上腺素可产生沉淀或分解反应，且用量大，钙剂可引起局部组织坏死，因而均不宜气管内注入。气管内注入药物时，先将药物稀释至 10～20ml，用注射器通过一塑料静脉导管（勿用针头），将药物缓慢注射到气管插管的远端，注药后，停止人工胸外心脏按压 5 秒，同时加大换气。此法必须先行气管插管术，每次注入液体量不能太多，否则易引起细支气管阻塞。

3. 进一步维持有效的换气和循环　一期复苏时的口对口呼吸未能使患者脱离低血氧状态，势必导致无氧代谢和代谢性酸中毒，不利于心搏的恢复和循环的维持。应进一步改善换气，用面罩或气管插管法给纯氧加强通气。气管插管用人工球囊挤压或人工呼吸机进行机械辅助呼吸效果最好。

4. 纠正酸中毒　心跳停止后由于缺氧、大量代谢产物积蓄体内而致代谢性酸中毒。由于呼吸功能衰竭，导致二氧化碳不能排出，产生呼吸性酸中毒；因此必须加大换气来纠正酸中毒。严重酸中毒对心脏的自律性和收缩功能都有抑制作用，心排血量减少，使心脏和血管对拟交感神经胺类药物反应减弱，升压药可无效；心肌代谢障碍，降低心脏发生心室颤动的阈值，易发生心室颤动或使除颤无效。因此经充分通气后，如心脏仍然停跳，则必须及时纠正酸中毒，这是复苏成败的主要环节之一。碳酸氢钠是目前应用最广，作用最快和效果最好的一种碱性药物。一般动脉血 pH < 7.1 或心脏骤停 10 分钟内未能恢复循环者，则应静注 5% 碳酸氢钠 75ml，必要时，每 10 分钟重复一次，直至循环恢复为止。如有可能，应监测动脉血 pH、PO_2 和 PCO_2 结果指导用药。尽量使 pH 接近 7.36，保证有效通气来控制 PCO_2。

据近来的临床观察和动物实验研究，发现心搏骤停时的酸中毒主要是呼吸性酸中毒，而非代谢性酸中毒。以往心肺复苏时有"宁碱毋酸"的做法，可引起高钠低钾血症，代谢性碱中毒，造成组织缺血、缺氧，抑制心肌和脑细胞功能，使心肺复苏难于成功。纠正酸碱失衡时而"宁稍偏酸"，则对心血管系统的功能既无明显抑制，又有利于维持血钾水平和 HbO_2 对组织的供氧。保证充分通气更是纠正酸碱失衡的主要措施。

5. 人工心脏起搏　适用于高度房室传导阻滞，重度病态窦房结综合征引起的阿-斯综合征，心搏停止经心肺复苏及多次药物注射无效，亦可试用起搏治疗。为争取时间，简便易行的用皮肤电极或皮下心肌针起搏可先行试用，继之静脉插管到右心室行心内膜电极起搏。但人工心脏起搏对心搏停止者多无效。

6. 维持血压及循环功能　复苏后，循环功能经常不稳定，常有低血压、心律失常或心功能不全。

（1）控制心律失常

1）阵发性室性心动过速：病情稳定、无胸痛、血压正常者，首选利多卡因，剂量70～100mg，静脉推注2～3min。如患者清醒，有胸痛，血压12/8kPa（90/60mmHg），先静注利多卡因70～100mg；如无效，可选用其他抗心律失常药，或立即用100瓦秒电击复律［击前用安定10～15mg静注使患者处于入睡状态］。如患者心率<160次/min，心电图有单独和清晰的T波，可用同步电击复律，否则用非同步较合适。如病情不稳定、神志不清、低血压、有肺水肿等，宜首先用100瓦秒电击复律，如无效，可加大电能，直至200～360瓦秒，然后静注利多卡因（剂量同上）。如患者用100瓦秒电复律成功，但以后又回复室性心动过速，可用较低电能进行电复律，有时5～10瓦秒亦能转复成功。药物或电击复律成功后，宜用抗心律失常药物维持，如利多卡因1～4mg/min静脉滴注。如患者静脉推注利多卡因无效，则静脉滴注亦收效甚微。亦可加服普鲁卡因胺，每日4次，每次250～500mg，或用慢心律，每日4次，每次150mg，或心律平每日3次，每次200mg。

必须指出：心力衰竭、肝肾功能衰竭或年龄>74岁患者，或患者正服红霉素、西咪替丁或心得安等使肝脏降低对利多卡因代谢作用的药物，易发生利多卡因毒性反应。因此，临床医生重复静脉推注利多卡因时，要慎重考虑，权衡利弊，尽量避免长期用大剂量利多卡因，以免引起抽搐、呼吸抑制、头晕、耳鸣、低血压、视力模糊、窦房停跳等。

经上述治疗无效的顽固室性心动过速，可试用下列药物：

①普鲁卡因胺：起始每min静脉滴注20mg，或每5min静脉推注100mg，直至室性心动过速减轻，改为静脉滴注1～4mg/min，总量可达1000mg，注射后如出现低血压或QRS波时间增宽≥50%，则停用；

②溴苄胺：如普鲁卡因酰胺治疗无效，可用溴苄胺250mg加5%葡萄糖液20ml静注10min，随后用500mg加5%葡萄糖500ml静脉滴注，每分钟0.5～2mg，溴苄胺与普鲁卡因酰胺联合用药效果更好；

③硫酸镁：是治疗尖端扭转型室性心动过速的首选药物，特别是其他药物治疗无效者。对室性心动过速合并低钾、低镁血症、洋地黄中毒或Q-T间期延长者效果甚佳。首先静脉推注25%硫酸镁8ml，如有效，可每小时滴注2g；

④β受体阻滞剂：降低交感神经张力和冲动传导的速度，对曾用肾上腺素后产生的阵发室性心动过速帮助较大。可静脉推注心得安0.5～1mg（加注射水稀释至5ml），必要时，可重复注射2～3次。

必须指出：患者有反复发作室性心动过速时，应排除以下因素，并加以纠正：缺氧、低钾血症、低镁血症、严重酸中毒或碱中毒，或使用致心律失常性药物，如异丙肾上腺素或插有漂浮导管等。

2）室上性心律失常：对室上性阵发性心动过速，心房扑动或心房颤动，可静注心律平70～140mg，如无效，可用西地兰，首剂0.4～0.6mg，加入5%葡萄糖液40ml静注（原来未用洋地黄者），必要时，每2～4小时再注射0.2mg。紧急时可采用直流电同步电转复。

3）高度房室传导阻滞或显著窦性心动过缓用肾上腺素 1mg 加入 5% 葡萄糖液 250ml 静脉滴注，以心率≥60 次/min 为度。也可用阿托品 0.5～1mg 静脉推注，需要时可每隔 5min 重复给药，一般总剂量不超过 2mg，除非有第三度房室传导阻滞。

（2）低血压的处理：复苏后发生低血压的原因很多，如心律失常或心肌收缩无力，血容量不足，呼吸功能不全，严重酸中毒未纠正，微循环功能失调，或抢救过程中产生的并发症如气胸、心包填塞和药物的副作用，或不正确的使用呼吸机，以及心搏骤停前导致休克的因素未解除等。应针对不同原因进行治疗。对低血压可用：

①拟交感神经胺类药物和肾上腺皮质激素并用，以选用多巴胺、多巴酚丁胺为好。对伴有心率偏慢、无异位心律者，可试用肾上腺素静脉滴注；

②伴有心力衰竭时可用适量强心剂如西地兰、毒毛旋花子苷 K 等。

经上述处理无效时，部分患者可考虑用辅助循环。

7. 呼吸兴奋剂的应用　复苏成功，自主呼吸恢复，但呼吸尚不健全者，可用可拉明、洛贝林、回苏灵等静脉注射或静脉滴注。

（三）第三期复苏

即后续生命支持。主要是脑复苏，其目的是恢复智能和工作能力。

1. 防治脑缺氧和脑水肿　心搏恢复后，主要矛盾从停搏转化为脑部缺氧。复苏后患者能否存活，直接取决于脑组织的损害程度及治疗措施是否积极妥善。脑水肿是脑缺氧的后果。脑缺氧和脑水肿的防治应尽早开始，实际上，立即恢复循环和呼吸就是最好的防治措施。

（1）低温疗法：为目前治疗心搏骤停后脑缺氧损害的主要措施。低温可降低颅内压和脑代谢，提高脑细胞对缺氧的耐受力，体温每下降 1℃，颅内压和脑代谢分别下降 5.5% 和 6.7%。降温开始越早越好，早期正确应用低温，能使心搏停止超过 4min 所谓"临界时限"的患者得以恢复正常。以头部降温为主，应争取在心搏骤停 5min 内用冰帽保护大脑，使头部温度降至 28℃，肛温降至 32～34℃。血压稳定，神志仍不清者可人工冬眠，常用异丙嗪 25～50mg 加氢化麦角碱 0.6mg 稀释于 5% 葡萄糖液 100ml 静脉滴注。当病情稳定，神志逐渐好转，出现听觉时可复温，一般需 3～5 天。

（2）脱水疗法：对防治脑水肿是一项迅速有效的措施。常用 20% 甘露醇或 25% 山梨醇和地塞米松或甲基强的松龙。复苏后头 3～4 天常合并使用甘露醇 250ml 每 8 小时 1 次静脉滴注、地塞米松 10mg 或甲基强的松龙 60mg 每 6 小时 1 次静脉推注，必要时，可加用速尿 40～60mg 静脉推注，每 6 小时 1 次，3 天或脑水肿好转后，改用甘露醇或山梨醇与 50% 葡萄糖交替使用。在脑缺氧时，由于血脑屏障功能受损，渗透性利尿剂可透过屏障而产生相反的渗透压差，导致"反跳"，颅内压和脑水肿又趋加重。为预防反跳，可联合应用：

①速尿或利尿酸钠，尤其适用于伴有心功能不全者；

②地塞米松或甲基强的松龙静脉注射；

③20%～25%白蛋白50ml静脉滴注。脱水疗法一般需维持1周。

（3）高压氧治疗：复苏早期应用，有利于脑功能的恢复。

（4）镇痉：有抽搐发作可用安定10mg静注，或用苯巴比妥、阿米妥钠等。

（5）促进脑组织代谢的药物：如都可喜、脑活素、ATP、辅酶A、细胞色素C、谷氨酸、γ-氨酪酸、维生素C等均可应用。

（6）自由基清除剂、钙拮抗剂及保护脑功能药物的应用：自由基清除剂超氧化歧化酶、过氧化氢酶可减轻复苏后心、脑损伤。钙拮抗剂可解除缺血后血管痉挛，降低细胞线粒体内钙负荷，干扰脂质过氧化和组织坏死，改善微循环。巴比妥类药物可降低脑细胞氧耗量，改善脑血流分布，降低颅内压，减轻脑水肿，缩小梗塞面积，增加脑组织耐受性，降低缺血时游离脂肪酸的产生，阻滞钙内流，消除氧自由基，预防和控制抽搐。

2. 防治肾功能衰竭

（1）尽快恢复和保持有效循环，使血压达一定水平［收缩压＞8kPa（60mmHg）］，在纠正休克或低血压时，避免应用过多的血管收缩剂；

（2）纠正酸中毒；

（3）早期应用利尿脱水剂，如甘露醇、山梨醇、速尿等有利于防止肾功能不全。

（四）防止心搏骤停再发

心脏复苏后需密切观察病情及上述各种情况的进展，随时防止和治疗再发。在头24～48小时内应特别注意。继续心电、血压监测，要查明发作的原因和诱因并加以防治。早期发现和早期药物治疗心律失常，制止向严重心律失常发展尤为重要。心脏骤停的预防，根本上是防治各种器质性心脏病或影响心脏的其他各种因素。

根据流行病学资料，在心脏骤停中以冠心病占第一位，尤其是有严重的三支冠状动脉阻塞性病变。冠心病伴有心搏骤停、室性心动过速和左室射血分数低于30%者，在国外推荐植入自动复律除颤器，目前一致认为可减少心脏猝死的发生率（Winkle RA等在一组555例报告中称1年减少1.9%，5年减少4%）。

（五）终止复苏的指征

1. 脑死亡

（1）完全而又持续意识丧失，对外界任何刺激均无反应；

（2）自主呼吸持续停止；

（3）所有反射含脑干反射全部消失（包括瞳孔固定散大，对光反射、角膜反射、吞咽反射等消失）达20min以上；

（4）脑自主或诱导电活动消失。

2. 无心跳与脉搏（颈、桡、股动脉）　符合以上两项，且持续心肺复苏30min以上，可考虑终止复苏。

（柏晓莉）

第十二节　休　克

休克是因任何急重症打击下引起的急性循环障碍，使组织微循环灌注不良，维持生命的重要器官发生严重缺血、缺氧，而产生一系列代谢紊乱，细胞受损，脏器功能障碍、衰竭的临床综合征。

休克的病因及类型很多，常见的有：感染性休克、心源性休克、低血容量休克、过敏性休克及神经源性休克。

感染性休克

感染性休克又称败血症休克或中毒性休克。是由病原微生物（细菌、病毒、支原体、立克次体、原虫与真菌）及其代谢产物（包括内毒素、外毒素、抗原-抗体复合物）致严重感染，引起以微循环障碍为特征的急性循环功能不全，表现以组织灌注不足所致的组织缺氧和体内主要脏器损害的全身反应性综合征。

依血液动力学改变的不同，休克分为暖休克或高动力型（高排低阻型）与冷休克或低动力型（低排高阻型）两型，近年来随着分子生物学的飞跃发展，对感染性休克的发病机理有了新的认识，认为与前列腺素（PGS）、肿瘤坏死因子（TNF）、自由基及内啡肽有关。

【临床表现】

（一）休克早期

少数病例表现为暖休克，大多数患者神志尚清，但烦躁、焦虑、面色和皮肤苍白，口唇和甲床轻度紫绀，肢端湿冷。可有恶心、呕吐、心率增快、血压正常或稍低、脉压小，尿量减少。眼底检查可见动脉痉挛。

（二）休克发展期

患者烦躁、意识不清、呼吸浅表、四肢温度下降，心音低钝，脉细数而弱，血压下降，收缩压至10.7kPa（80mmHg）以下或测不出、脉压差小于2.7kPa（20mmHg）、皮肤湿冷发花、尿少或无尿。

（三）休克晚期

可出现弥散性血管内凝血（DIC）和重要脏器功能衰竭，主要有以下几方面：

1. DIC表现　顽固性低血压和广泛出血（皮肤黏膜和内脏）；

2. 急性肾功能衰竭（以下简称肾衰）表现　尿量明显减少或无尿，尿比重固定，血尿素氮和肌酐、血钾明显增高；

3. 急性心功能衰竭（以下简称心衰）表现　呼吸急促、发绀、心率加快（超过100次/min），心音低钝，可有奔马律、心律不齐。心电图示心肌缺血，心律紊乱和传导阻滞；

4. 急性肺功能衰竭（以下简称肺衰）表现　成人呼吸窘迫综合征（ARDS），表现为进行性呼吸困难、紫绀、吸氧亦不能缓解，肺底可有细小湿鸣，呼吸音低。严重时可有呼吸节律不整，间歇呼吸；

5. 其他表现　脑水肿时可有呕吐、颈项强直、瞳孔及眼底改变。肝功能衰竭可出现昏迷、谵语、扑翼样震颤、黄疸等。

【诊断】

（一）辅助检查

1. 血象　白细胞增高，在（15～30）×10⁹/L（15 000～30 000/mm³）之间，中性粒细胞增高及核左移。红细胞压积增高和血红蛋白增高提示血液浓缩，血小板减少示 DIC 迹象；

2. 病原学检查　在抗菌药物治疗前进行血或其他体液、渗出物等培养，阳性者作药敏试验，如有条件做内毒素检测；

3. 尿常规和肾功能检查　尿比重初期可偏高，后降低而固定，并发 DIC 出血时可有血尿，尿/血肌酐比值 <15，尿/血渗透压之比 <1.5，尿钠排泄量 >40mmol/L；

4. 血液生化检查　血 pH 降低，PO_2 降低，PCO_2 升高，血气分析 PO_2 低于 9.33kPa（70mmHg），血钠多偏低，血钾高低不一，血乳酸升高；

5. 血液流变学和有关 DIC 检查　血小板计数、纤维蛋白原、凝血酶原时间及活动度、血浆精蛋白副凝（3p）试验等；

6. 其他　包括心电图、X 线检查等。

（二）诊断标准

1. 有引起感染性休克的原发病。

2. 休克的诊断

（1）意识和精神状态：意识由烦躁转为抑郁而淡漠甚至昏迷；

（2）呼吸改变：初见呼吸快、急促，继之呼吸困难，呼吸浅表，叹息样呼吸或间歇呼吸；

（3）皮肤色泽、温度和湿度：面色苍白或晦暗，皮肤发花，湿冷，肢端与躯干温差较大，以手指轻压前额耳前缘皮肤，观察苍白恢复时间（正常在 5 秒以内）；

（4）静脉充盈情况：颈及四肢表浅静脉凹陷示血容量不足，充盈过度示心功能不全或输液过多；

（5）尿量：休克初期尿量在 20～30ml/h，血压低于 9.3kPa（70mmHg）时，尿量极少或无尿；

（6）血压与脉压：收缩压降至 10.7kPa（80mmHg）以下，原有高血压者下降 20% 以上，脉压差 <4kPa（30mmHg）；

（7）中心静脉压（CVP）：正常为 0.588～1.18kPa（6～12cmH₂O），升高者示心功能不全，降低者示血容量不足。

【治疗】

（一）病因治疗

病因治疗是指损伤原因的去除。主要是感染灶的彻底引流及合理应用抗生素。治疗应尽早开始，以减缓全身炎性反应的发生。

（二）一般治疗

1. 体位　头和下肢抬高位与平卧位交替进行；

2. 给氧　争分夺秒尽快恢复组织细胞的供氧。休克和可能休克的患者要立即鼻导管给氧，流量 2～4L/min，必要时还应积极选用气管内插管进行机械通气；

3. 对症处理　有高热配合药物或物理降温，注意口腔卫生，有烦躁不安时，给予安定或冬眠灵、非那根合剂等；

4. 增强机体抵抗力　增强机体抵抗力是战胜感染的重要因素。食物中以高糖、高维生素、高蛋白为主。不能口服者，可酌情采取鼻饲或静脉滴注高渗葡萄糖、水解蛋白、复方氨基酸溶液、高营养合剂等。根据病情选用输全血、白蛋白等。中药：据报道麦冬有增强网状内皮细胞吞噬功能的作用，元参、板蓝根、公英等清热药有增强非特异性免疫的作用。

（三）抗休克治疗

1. 控制感染　早期、足量、有效、联合和静脉给药，及时根据病原菌及药敏结果选用有力、广谱杀菌剂，同时必须注意。肾功能情况，轻度肾功能不全用原剂量 1/2，中度损害者给原剂量 1/2～1/5，重度损害者给原剂量 1/5～1/10；

2. 扩充血容量　补液宜先多后少，先快后慢，先盐后糖。晶体溶液维持血容量的时间有限，故必须适当补充胶体溶液，常用的胶体液有低分子右旋糖酐、白蛋白、血浆及代血浆。最初一小时要求按 10～20ml/kg 补给液体量，在休克失代偿期血液浓缩，粘度增高，以输晶体液为妥，尤以平衡盐水为宜。

扩容治疗要求达到的目标是：

①组织灌注良好，患者精神安稳，口唇红润，肢端温暖，紫绀消失；

②收缩压 > 12.0kPa（90mmHg），脉压差 > 4.0kPa（30mmHg）；

③脉率 < 100 次/min；尿量 > 30ml/h；

④血红蛋白回复至基础水平，血液浓缩现象消失。

3. 纠正酸中毒　根据血气分析及二氧化碳结合力补充碱性液体。

①5% 碳酸氢钠（首选），轻症休克每日 400ml，重症休克每日 600～800ml；

②11.2% 乳酸钠（肝功损害者不宜采用），0.3ml/kg 提高二氧化碳容积；

③三羟甲基氨基甲烷（THAM），适用于需限钠患者。

4. 血管活性药物的应用

（1）血管收缩剂：仅适用于暖休克型，剂量要小，要在血容量基本补足时应用，一般阿拉明与多巴胺联合应用。情况紧急时，阿拉明 10mg 稀释成 20ml，缓慢滴注，随后将阿拉明 30～60mg 溶于 500ml 液体内静滴，并酌情调整剂量与速度，一般使血压维持在 12.0～13.3kPa（90～100/60～70mmHg）为宜。亦可用去甲肾上腺素 0.5～1mg 加入 100～200ml 液体内，以每分钟 20 滴左右速度静滴；

（2）血管扩张剂：适用于冷休克型。首选α受体阻滞剂，酚妥拉明较好，一般用20～40mg加入500ml液体内静滴。有心功能不全者与适量多巴胺或阿拉明同时用。多巴胺为目前常用药物，成人一般药量10～20mg，以2～5tLg/（kg·min）速度静滴。抗胆碱能药物，包括山莨菪碱0.3～0.5mg/（kg·次），或东莨菪碱0.01～0.02mg/（kg·次），或阿托品0.03～0.05mg/（kg·次）静脉注射，每10～30min一次。青光眼患者禁用。

如有以下情况时，忌用血管扩张药物：血容量不足；电解质紊乱，酸碱平衡失调；呼吸功能障碍尚未完全纠正；四肢未见湿冷，出汗，反呈湿热。

5. 肾上腺皮质激素应用　患者高热、中毒症状明显时可加用皮质激素，但要在抗生素配合下使用，疗程不宜超过72小时。氢化可的松200～2 000mg/d，或地塞米松40～160mg/d静滴。用药期间要密切观察有无感染恶化和诱发消化道出血；

6. 维护重要器官功能　主要是心、肾、呼吸与脑功能，如发生心衰、肾衰、成人型呼吸窘迫综合征（ARDS）、弥散性血管内凝血（DIC）、脑水肿及消化道出血等，要给予相应的治疗处理；

7. 对一些难治性休克可以试用环氧化酶抑制剂，自由基清除剂和钙离子拮抗剂；

8. 免疫治疗　今后治疗方向就是联合使用抗生素和免疫疗法，并辅以强有力的支持治疗。

心源性休克

心源性休克是由许多不同病因所致的病理生理状态，是一种综合征，是由许多症状、体征和实验室检查异常为综合表现。其共同特点是：

①低血压组织血流灌注不足；

②终末器官功能不良，因心脏不能满足机体代谢的需求所致。

严格地讲，要准确诊断心源性休克，必须进行侵入性血液动力学监测，并排除其他非心肌性病因所致的休克。根据下列的血液动力学监测指标，心源性休克的定义如下：

1. 动脉性低血压直接动脉内插管测压，收缩压＜12kPa（90mmHg）或平均压比基线血压下降≥4kPa（30mmHg）；

2. 前向性心排血量下降（漂浮导管热稀释法测定）心脏指数≤2.2L/（min·m²）；

3. 心室前负荷增加［肺动脉导管测定，左心室充盈压≥1.6～2kPa（12～15mmHg）］。

【病因】

产生心源性休克的病因大致分为下列三种情况：

（一）心肌收缩功能受损，和/或前负荷过重

1. 急性心肌梗塞　常见有：

（1）左室前壁或下后壁大块梗塞、右心室大块梗塞，或全部心内膜下心肌梗塞，造成左心室功能明显减退；

（2）并发左心室游离壁穿破；

（3）并发急性心室间隔穿破；

（4）并发急性二尖瓣关闭不全。

2. 急性二尖瓣或主动脉瓣关闭不全可由于感染性心内膜炎、外伤和手术创伤等造成二尖瓣或主动脉瓣穿孔、撕裂、脱垂、腱索断裂、乳头肌撕裂等；

3. 慢性心功能不全急性恶化；

4. 扩张型心肌病晚期；

5. 心脏切开术后；

6. 快速性或缓慢性心律失常　高度房室传导阻滞、阵发性室性心动过速、心房颤动或心房扑动合并快速心室率（≥240次/min）；

7. 非缺血性心肌疾患　暴发型心肌炎、严重低氧血症、严重酸中毒和碱中毒；抑制心肌药物如β受体阻滞剂、钙离子通道阻滞剂、抗心律失常药物或麻醉剂等；或心脏毒性化疗药物的毒性作用。

（二）前负荷不足

常见原因有

1. 右心室梗塞常并发于下壁心肌梗塞；

2. 心包填塞可见于心导管或心血管造影检查时穿破心房或心室，或心脏手术缝合口出血等；

3. 巨大肺栓塞；

4. 心房粘液瘤或球型瓣膜血栓，致心室流入道梗阻；

5. 严重二尖瓣狭窄；

6. 缩窄性心包炎；

7. 严重限制型心肌病；

8. 腹主动脉瘤或主动脉夹层穿破造成低血容量；

9. 严重肺动脉高压，如原发性肺动脉高压。

（三）后负荷过重

可见于恶性高血压、严重主动脉缩窄、主动脉瓣狭窄、肥厚性心肌病合并严重心引流出道梗阻等。心源性休克亦可由上述二种或多种病因造成。在众多病因中，以急性心肌梗塞最常见，其发生率约占急性心肌梗塞的5%～15%。根据作者近15年来观察，心源性休克一旦发生，尽管采取各种各样治疗措施，其住院死亡率仍高达70%～100%，抢救成功者，5年存活率仅为40%，可见其严重性（因此，本节重点介绍急性心肌梗塞所致的心源性休克）。

根据实验和仔细的尸解研究，认为心肌梗塞所致心源性休克的主要机制是：

①广泛的心肌损伤；

②进行性心肌坏死；

③冠状动脉供血不足。

心肌梗塞后心功能受损的程度直接与心肌损伤的程度相关。大面积心肌梗塞常导致心源性休克，如无机械性病变因素，梗塞坏死区超过功能性左心室质量的35%，则可发生心源性休克，左心室心肌坏死达40%～70%，则可致死。

尸解研究还发现，心源性休克患者都有进行性心肌坏死，但临床上并非所有患者都能表现出来。心肌酶测定常发现此酶有额外的峰值，这种心肌细胞进行性坏死的性质可能与心肌整体灌注低下有关。虽然体循环低血压是休克综合征的特点，但冠状动脉依靠自身调节机制仍可维持其血流，甚至平均动脉压下降至$6.67～8kPa$（$50～60mmHg$）时，仍可保持此调节能力。不过发生心源性休克时，许多患者自我调节机制同时受损，因只要有一支或多支血管阻塞，都可妨碍心肌的正常灌注。

心源性休克亦可因右心室梗塞而激发，特别是大面积的右心梗塞，常发生血流动力学障碍。如合并肺高压，即使右心梗塞面积不大，亦会对过劳的心肌产生严重损害。

心源性休克亦可因致命性机械性损伤而诱发，造成血压突然下降，病情急剧恶化。如乳头肌断裂、室间隔穿破，尤其是心室游离壁穿破（占心脏穿破的85%）。后内侧乳头肌只接受一条冠状动脉血供，所以其病变最常见于下后壁心肌梗塞，而前外侧乳头肌病变则较少见。前壁和下后壁心肌梗塞都可导致室间隔穿破，产生大量左至右分流，穿破时间大多在发病后3～7天。

心肌梗塞后约有10%～15%病例发生游离壁穿破。有人认为溶栓治疗可增加心室壁穿破的危险，且多在早期（24～48小时内）发生，这个论点虽未最后证实，但值得重视。

【临床表现】

1. 低血压　收缩压 < $12kPa$（$90mmHg$）或平均压比以往基线血压下降 ≥ $4kPa$（$30mmHg$）。

2. 血流灌注不良　其临床表现有：

（1）神智改变患者激动、不安或反应迟钝；

（2）皮肤湿冷；

（3）尿量减少 < $20ml/h$，或无尿；

（4）窦性心动过速心率 > 100 次/min，周围脉搏细弱；

（5）呼吸加速，呼吸 > 20 次/min。

【诊断】

应随时警惕心源性休克的发生，要尽快早期诊断这是抢救心源性休克成功的关键。一旦病情开始稳定，就要作出准确的诊断，以便采取特定的抢救措施。

根据病史、体检发现和实验室检查，一般都能作出心源性休克的病因诊断，但要准确诊断必须进行血液动力学监测。一些病情比较复杂、变化比较急骤、或表现不典型者，诊断有时比较困难，需要一些特殊检查，才能确诊。

（一）辅助检查

体检要特别注意有无心动过速、低血压、脉压差小、颈静脉怒张、Kussmaul 征、肺水肿、室性奔马律、瓣膜狭窄或关闭不全杂音、低排血量的外周性体征和一些与病因有关的体征、如心内膜炎的指甲下条纹状出血等。必须指出，休克时，由于前向性心排血量严重下降，心脏听诊可无杂音或杂音很轻。

在早期，病情尚未稳定之前，不宜做深入细致的诊断性检查，以免使病情加重。但下列无创性检查有助于心源性休克的病因诊断和鉴别诊断。

1. 心电图检查　对急性心肌梗塞的诊断必不可少，尤其是右胸导联对诊断右心梗塞很有价值。心电图可提示心室壁瘤或巨大肺栓塞的存在。剧烈胸痛、休克的患者，心电图如无急性缺血改变，即可排除急性心肌梗塞；

2. 彩色多普勒二维超声心动图检查　是诊断心血管病的重要无创性检查，亦可在床边进行，不会加重病情。对下列疾病有较大的诊断价值：

①急性心肌梗塞可见室壁运动异常，局限性心肌变薄，如左心室室壁运动无异常，则穿壁性心肌梗塞的可能性不大；

②室间隔急性穿孔，为急性心肌梗塞所致；

③乳头肌断裂致二尖瓣关闭不全；

④主动脉夹层；

⑤严重主动脉瓣狭窄；

⑥严重二尖瓣狭窄；

⑦心包填塞；

⑧肥厚性心肌病合并左心室流出道梗阻；

⑨心房粘液瘤或左心房球型血栓合并心室流入道梗阻；

⑩重度限制型心肌病；

⑪感染性心内膜炎合并重度二尖瓣或主动脉瓣关闭不全；

3. X线胸片检查　X线胸片检查对左心衰竭、严重二尖瓣或/和主动脉瓣狭窄有较大帮助；

4. 心肌酶学检查　对急性心肌梗塞性心源性休克的早期诊断和鉴别诊断有决定性意义。肌酸激酶（CK）及其同功酶 CK-MB，可在心肌梗塞发病后 4～8 小时明显升高（CK-MB 正常值 <17IU/L），CK-MB 特异性高达 95%～100%，其水平与心肌梗塞范围的大小相关。晚近发现 CK-MB 同功酶又分为二种亚型，测定这些亚型有助于急性心肌梗塞的早期诊断，发病后 2～4 小时和 4～6 小时分别有 59% 和 92% 呈阳性反应；

5. 动脉血气分析　包括 pH、PCO_2、PO_2、氧饱和度，可检出酸中毒、碱中毒、低氧血症等；

6. 其它检查　血常规、红细胞压积、血型、血小板、血清电解质、血清尿素氮和肌酐等。

（二）诊断要点

1. 暴发性心血管虚脱　可在心肌梗塞后数小时迅速发生。常常是大面积心肌受累，或左心室游离壁穿破的结果；

2. 突然发生休克和肺水肿　在心肌梗塞后一段时间，出现新的收缩期杂音，见于乳头肌功能不全或断裂合并二尖瓣关闭不全，或心室间隔穿破；

3. 逐渐发生的低流量状态　经历多天后，发展为低排性心力衰竭或休克，为反复进行性小量心肌坏死所致。

【治疗】

心源性休克的处理及治疗要积极迅速，分秒必争，全力以赴，及时采取有效措施，作出正确的判断，进行抢救。心肌梗塞如发生心源性休克超过4小时，在梗塞病灶周围会出现斑片状坏死灶，呈进行性扩散，心肌收缩力随之恶化，休克变为不可逆。

治疗的主要目的是：

①稳定患者的血液动力学和代谢上的变化；

②逆转休克状态，防止发展为不可逆的细胞性休克。

（一）判断和稳定病情

根据前述病史和检查，一旦提示有心肌梗塞性心源性休克，立即置患者于冠心病监护室，进行密切观察，持续心电、血压监测。如有条件，放在有导管设施的病室进行观察，更为有利。在观察和稳定病情时，要注意如下几点：

1. 安慰患者，增强治疗信心　烦躁不安者可用小量镇静药，如安定5mg，静脉推注；

2. 止痛　如确证为急性心肌梗塞，患者心前区剧烈疼痛，应立即静脉注射吗啡2～3mg（加生理盐水2～3ml），如5分钟后不止，可再注射，亦可重复多次，至疼痛消失为止。一些患者疼痛缓解后，血压得以回升。使用吗啡后，要特别注意患者有无呼吸抑制（可测定PCO_2）、血压、心律、心率和心室充盈压等，因吗啡可使右心回流减少，血压下降；

3. 保持呼吸道通畅　心源性休克出现低氧血症，氧分压（PO_2）$< 5.333 \sim 6.666kPa$（40～50mmHg）相当常见。所以，首先要注意呼吸道情况，呼吸道是否通畅，通气是否充分，根据动脉血气分析加以评定。低血压合并动脉低氧血症［$PO_2 < 9.3kPa$（70mmHg）］会抑制心功能，如心室功能已有损害，会使临床情况进一步恶化。所以，在心源性休克时，要首先给予高流量吸氧（6～10L/min），纠正低氧血症和改善组织的氧合作用，使动脉血氧饱和度>95%。如通气功能衰竭，应插管进行机械通气。如患者反应迟钝，有中至重度低氧血症，酸碱平衡失调，终末器官进行性灌注不良的体征，应早期气管插管，行机械通气，切莫拖延，方可迅速改善患者的临床状况。少数患者心功能储备很差，呼吸费力，亦可考虑气管插管，行机械通气，从而减少呼吸作功，降低心肌耗氧。不插管患者确诊低氧血症或疑有组织缺氧，应持续高流量吸氧。心源性休克合并成人型呼吸窘迫综合征，需采取有效机械通气和呼气末正压（PEEP），最大限度地加强氧合作用，但可能降低心排血量，应注意血液动力学监测。

4. 纠正低血压　心源性休克体循环低动脉压的常见原因之一是低血容量，特别是休克持续发展，毛细血管渗透性和静水压力增加，使血容量下降，因此需常规进行扩张容量。心源性休克多有左心室功能受损，特别是急性心肌梗塞，扩张容量要特别小心，以免心功能进一步恶化。如有条件，最好在血液动力学监测下进行扩张容量（见后）。为保证足够液体及时输入，要立即进行静脉穿刺，通常需二条静脉通道，其中一条用中心静脉导管，在严格无菌操作技术条件下，经锁骨下静脉或股静脉插至上腔或下腔静脉，最好用有侧管的静脉套管，以便需要时经侧管将药物注射到中心血循环，随后可经静脉套管插入漂浮导管，进行血液动力学监测。如发现血容量严重不足，需大量补液，静脉通道需多条，而且导管要够粗，最好 16F 以上，以便液体能快速输入。根据患者神志、外周大血管搏动、有无外周性发绀、血压水平和尿量等可估计体循环是否良好。

5. 抗心律失常 快速性心律失常、缓慢性心律失常或高度房室传导障碍，明显影响血液动力学的稳定，应立即纠治，才能迅速改善血液动力学状况。抗心律失常药要使用得当，切忌过量，否则会抑制心肌功能。室上性和室性心动过速先用直流电电转复律，随后用抗心律失常药物治疗。同时，再次仔细检查有无代谢性紊乱和低氧血症，以免触发快速性心律失常。缓慢性心律失常可用阿托品治疗，使心率加快，改善心功能和血压。如即时反应效果不佳，心率不增快，并产生不良的血液动力学改变，可行体外临时起搏，随后用静脉临时起搏。并右心功能不全者，宜用心房或房室起搏。高度房室传导阻滞可植入埋藏起搏器。大面积心肌梗塞和进行性心肌缺血容易发生心室颤动，需立即电击除颤，随后静脉滴注利多卡因，如无效并反复发作，可改用溴苄胺、硫酸镁、心得安、普鲁卡因胺等（见"心搏骤停"）。同时注意氧合作用、电解质和酸碱平衡。

6. 特别注意诱发休克的原因 急性心肌梗塞和心瓣膜病换瓣术后，可突然发生急性心包填塞而致休克，应及时行心包穿刺引流，或立即再次手术，控制缝合口出血，可转危为安。主动脉瘤或主动脉夹层突然破裂大出血，应迅速大量补液和输血，可迅速稳定病情。

7. 插停留导尿管 观察每小时尿量变化，评价终末器官血流灌注对血流动力学的反应。

（二）血液动力学监测

床边血液动力学监测对了解心源性休克的病理生理过程很有帮助，因而提高其抢救成功率。低排血量和肺小动脉嵌入压升高的患者，70% 单纯根据临床表现就能作出估计，另 30% 病例无肺水肿或明显临床灌注不良，而心脏指数却 <2.2L/（$m^2 \cdot min$），肺小动脉嵌入压 >2.4kPa（18mmHg），说明单凭临床检查会低估血液动力学的改变。另一方面，休克综合征和心源性休克的患者病情危重，可发生多器官衰竭。因此，早期进行床边血液动力学监测至关重要，其目的是：

①准确地动态测定心脏充盈压和前向性心排血量；

②测定右心血液动力学数据，制订适合患者病情的治疗方案；

③通过导管给予相应的药物治疗，密切观察患者的血液动力学对药物的反应，及时调整药物及其剂量，如发现血压下降，则不能用血管扩张剂；

④估计患者的预后患者左心室充盈压 < 2kPa（15mmHg），心搏作功指数 > 35 ~ 40g-m/m² （正常为 30 ~ 110g-m/m²），死亡率为 6% 如充盈压 > 2.7kPa（20mmHg），心搏作功指数 < 15 ~ 20g-m/m²，死亡率为 80%。因此，对预后差的患者，应在病情恶化之前给予积极治疗。

1. 动脉内压力监测　休克较深的患者，要尽快进行连续动脉内压力监测。为准确测定中心动脉压，以选用中心动脉（股动脉）测压为宜，避免用远端较小的挠动脉测压，防止内源性或药物所致血管强烈收缩，影响压力曲线的准确性。心源性休克时，平均动脉压 < 9.3kPa（70mmHg），要用升压药，使平均压维持在 > 9.3kPa（70mmHg），如有低血容量，应补充血容量的同时加用升压药。

2. 测定右心压力　包括测定右心房、右心室、肺动脉压和肺小动脉嵌入压。将漂浮导管插入锁骨下静脉或股静脉，经上腔或下腔静脉送至右心房，将气囊充气，使漂浮导管随血流经三尖瓣口进入右心室、肺动脉，最后嵌入肺小动脉内，接体外压力传感器，再接多导生理仪，即可分别测得右心房、右心室、肺动脉压和肺小动脉嵌入压力曲线和读数。但须注意，压力曲线应在呼气末时测，否则不准。一旦测得肺小动脉嵌入压，应将球囊放气，以免损伤肺动脉壁，穿破肺动脉，造成大出血。在插漂浮导管时，可同时从上下腔静脉、右心房、右心室、肺动脉取血标本，作血氧分析。正常右心房压力（中心静脉压）< 0.80kPa（6mmHg），如无左心功能受损，可用来监测输液量，因与肺动脉舒张压、肺小动脉嵌入压和左心室舒张末压平衡，如有左心室功能受损，则不适用。正常肺小动脉嵌入压为 0.07 ~ 1.6kPa（2 ~ 12mmHg），如 < 1.6kPa（12mmHg），代表心室前负荷不足。通常肺动脉舒张压可反映肺小动脉嵌入压。如无肺血管病变，前者比后者仅高 0.13 ~ 0.4kPa（1 ~ 3mmHg）。因此肺动脉舒张压可作为左心房平均压的一项指标，只要患者以往无肺动脉高压，无需反复扩张漂浮导管远端的球囊来测定肺小动脉嵌入压，以防并发症的发生，特别是防止肺梗塞的发生。急性下后壁心肌梗塞合并右心心肌梗赛时，右心房压力要提高到 2 ~ 2.4kPa（15 ~ 18mmHg）；心肌收缩和舒张功能均受损，左心室顺应性差时，肺小动脉嵌入压要升高至 2.4 ~ 2.9kPa（18 ~ 22mmHg），才能使心脏指数维持到 > 2.2L/（min·m²）。因此，在心源性休克，特别是急性心肌梗塞时，为保证输液的安全和扩容达到最佳状态，可作输液负荷试验，方法如下：

根据对患者临床情况的判断，通过一静脉通道，10 分钟输入 50、100 或 200ml 液体，输液过程中监测肺小动脉嵌入压或肺动脉舒张压。如压力升高 < 0.4kPa（3mmHg），则基本不会发生液体过量或诱发心力衰竭，可继续输液；如 > 0.4kPa（3mmHg），但 < 0.93kPa（7mmHg），则暂停输液，观察 10 分钟，如压力下降至 ≤ 0.4kPa（3mmHg），可继续输液；如压力升高 > 0.93kPa（7mmHg），提示左心室收缩和/或舒张功能明显受损，不能继续输液，直至药物或机械干预治疗改善心功能为止。

如只能测右心房压力，输液后右心房压力上升 < 0.27kPa（2mmHg），可继续输液，如 > 0.27kPa（2mmHg），但 < 0.67kPa（5mmHg），暂停输液，观察 10 分钟；如压力下降 ≤

0.27kPa（2mmHg），可继续输液；如压力升高＞0.6kPa（5mmHg），不能继续输液，在有左心室功能不全时，根据右心房压力输液，不如肺小动脉嵌入压可靠。但急性左心室下壁心肌梗塞波及右心室并发心源性休克时，肺小动脉嵌入压不能作为评价左心室功能的指标，因肺小动脉嵌入压升高不明显，常＜右心房平均压，会导致对左心室功能损害的低估，此时输液以右心房压力评估较为可靠。

上述方法保证了在左心室功能明显受损的情况下，如何安全输液，避免盲目处理，造成肺水肿，特别是大量快速输液可能造成不良后果。输液过程中，如能密切注意患者呼吸、肺部有无啰音或啰音增多等等，则更为安全。

根据上述右心各部位压力数据、血氧分析结果，结合心电图、心肌酶学和多普勒二维超声心动图检查，对急性心肌梗塞及其并发症能作出准确的解剖学诊断、血液动力学分类，从而为抗心源性休克的药物治疗和其它有效措施提供了可靠的依据。

3. 测定心排血量 当漂浮导管嵌入肺小动脉时，将导管热敏电阻与多导生理记录仪连接，通过近端孔管向右心房快速注入 0～5℃ 冰冻 5% 葡萄糖溶液 10ml，生理记录仪即显示出心排血量读数，隔 5～10min 重复测定一次，正常心脏指数应 ＞2.2L/（min·m²）。急性心肌梗塞合并心源性休克时，心脏指数 ＜2.2L/（min·m²）。

上述初步检查、血液动力学监测和稳定病情应争取在 2～3 小时内完成，因此要善于组织和协调，交叉穿插进行，以便作进一步检查和研究。

急性心肌梗塞合并心源性休克或左心室功能受损，顺应性明显下降时，为保证有效心排血量或心脏指数，必须提高心室充盈压，才能增加心排血量，已如前述;巨大肺栓塞和急性心包填塞并低血压亦需增加前负荷，才能保证有效心排血量。必须指出，患者最佳充盈压因人而异,定期系列测定不同水平的前负荷的心排血量，方能确定患者在病程进展中最合理的充盈压。但要警惕在左心室功能不全时，肺小动脉嵌入压升得过高，有招致急性肺水肿的危险。

如血液动力学检查发现患者血容量不足，应快速补液，输入 5% 葡萄糖液或生理盐水，使肺小动脉嵌入压升至 2～2.24kPa（15～18mmHg）。如患者有大出血，不论何种病因，均需在血液动力学监测下积极快速大量输液，开始用 5% 葡萄糖液、生理盐水、右旋糖酐等扩容剂维持血压，随后输人血白蛋白和血。另一方面，扩容治疗心源性休克固然重要，但常需与肌力性药物并用，效果才较满意。

（三）药物治疗

患者到达医院经初步检查后，应尽快用药，如前述吗啡、安定和抗心律失常药等。如血液动力学监测确定患者有持续性动脉低血压、肺小动脉嵌入压升高，心排血量低，即可给予相应药物，目的是维持有效体动脉压和前向性心排血量，而不增加心肌氧耗量。

1. 拟交感神经肌力性药物 本类药的作用为激动一个或多个特异的肾上腺素能受体。心脏肌力性和变时性效应是通过激动 $β_1$ 肾上腺素能受体来调节，外周血管效应是通过 $α_1$ 和 $β_2$ 受体产生血管收缩和扩张，都有类似的药物动力学，需持续静脉滴注，注后 5min 生效，约 15min 达最大效应，半衰期约 1.5～2.5min，特别适合急性心力衰竭或心源性休克病情迅速多变者的治疗。因此，在任何时间都能按照患者的具体病情进行迅速调整。

（1）多巴胺：为去甲肾上腺素和肾上腺素的前体。作用为直接激动 α_1、β 和多巴胺能受体，间接地使突触前交感神经末梢释放去甲肾上腺素。心源性休克有明显心排血量减低、血压中度以上下降，故首选药物为多巴胺。低剂量静脉滴注（每分钟 2～5μg/kg）时，以 β 肾上腺素能作用为主，使体循环阻力下降，选择性激动肾脏多巴胺能受体使肾动脉扩张，尿量增加；中等剂量（每分钟 5～10μg/kg）静脉滴注，主要激动心脏 β_1 受体和使交感神经末梢释放去甲肾上腺素，增加心排血量，心率和血压轻度增加；大剂量（每分钟 10～20μg/kg）静脉滴注、产生 β 肾上腺素能和 α_1 肾上腺素能血管收缩的联合作用，进一步增加心排血量，加快心率和升高血压。当剂量大于每分钟 20μg/kg，多巴胺仅有 α_1 肾上腺素能的血管收缩作用，使体循环阻力增加。用时，将多巴胺 100mg 加入 5% 葡萄糖液 250ml 中滴注，根据血液动力学改变，调节剂量。

（2）多巴酚丁胺：为异丙肾上腺素合成的衍生物主要作用：

①直接激动心肌 β_1 肾上腺素能受体，增加心肌细胞环磷酸腺苷浓度，使心朋收缩力增强；

②激动 β_2 受体，扩张外周血管；

③α－肾上腺素能作用甚微，大剂量亦无血管收缩作用，因此不宜单独用于严重低血压患者［收缩压≤10.7kPa（80mmHg）］，因其 β_2 受体作用可使血压和冠状动脉血流灌注压进一步下降。多巴酚丁胺对心室舒张功能有良好作用，增加左心室顺应性，降低心肌氧耗量，增加心内膜下血流灌注，对治疗急性心肌梗塞合并心源性休克特别有利，能增加心排血量；降低肺小动脉嵌入压；降低体循环阻力。和多巴胺比较，能增加心率和较少产生心律失常，特别适用于心搏量下降、低血压不严重和前负荷增加的患者。急性下壁心肌梗塞合并右心室梗塞，右心充盈压升高，血压和心脏指数下降，静脉注射多巴酚丁胺与扩充血容量并用，效果最好。因此，在大多数情况下，多巴酚丁胺是治疗急性心肌梗塞并发心源性休克的首选药物。剂量可根据临床、血液动力学和心电图监测进行调节。初始剂量为每分钟 2～5μg/kg，根据血液动力学改变，可逐渐加大剂量，最大剂量为每分钟 15μg/kg，静脉滴注。用时将多巴酚丁胺 250mg 加入 5% 葡萄糖溶液 250ml 中滴注。临床上与多巴胺联合应用，特别是有明显低血压时，效果更佳。

（3）去甲肾上腺素：是节后肾上腺素能神经释放的化学介体。主要作用为激动血管 α_1 受体，使血管收缩，体动脉压升高，次为激动心肌 β_2 受体，增强心肌收缩力，增加心率。去甲肾上腺素是很强的血管升压药，一般不作为一线药物使用。主要用于严重低血压低于 9.3kPa（70mmHg），和上述肌力性药物或辅助治疗无效的难治性心源性休克。去甲肾上腺素的优点是能增加心脏舒张期冠状动脉灌注压，保证在一定程度上有足够的冠状动脉血流，初始剂量 1～4μg/min。根据临床和血液动力学，可调整其剂量，以期达到最佳效果。最大量为 20μg/min。如有可能，应尽快减量，改用多巴胺或多巴酚丁胺。用时将去甲肾上腺素 1mg 加入 5% 葡萄糖溶液 100ml 中滴注，根据血压调节滴注速度和浓度。

（4）异丙基肾上腺素：为单纯 β_1 和 β_2 肾上腺素能受体激动剂，使心肌收缩力增强，心率增快，外周血管扩张，对 α 受体无作用。一般不用作治疗心源性休克的一线药物，此药明显增加心肌氧耗量，减少冠状动脉血流，增加心肌缺血。仅偶用于治疗缓慢性心律失常所致血液动力学障碍，作为过渡办法，随后用临时起搏代之。总之，目前其临床应用愈来愈少。用时将异丙基肾上腺素 0.5~1mg 加入 5% 葡萄糖 250ml 中，按 0.05~0.5μg/min 静脉滴注，调整其剂量，使心率维持在大于 60 次/min。

必须指出，上述肌力性药物都有一定的副作用，如心律失常（房性或室性）、诱发心肌缺血、过度血管收缩、恶心、呕吐、局部组织坏死等，因此使用时要密切监测心律和其它副作用。

2. 洋地黄糖苷　尽管有人认为可以用，但目前仍不主张心源性休克早期使用洋地黄类药物。因其作用有限。地高辛虽能增加心排血量 7%~15%，但无法预测其对体循环阻力和左心室充盈压的影响。药物动力学研究显示：静脉注射地高辛负荷量，要经 90min 后才生效，2~6h 时作用最强，半衰期为 36min，说明对心源性休克作用微弱，效果难以预料，无法为某一特定的血液动力学效应调整其剂量。加上洋地黄增加心肌氧耗量，在心源性休克时其毒性作用增加，易招致室性心律失常，万一发生，难以鉴别是洋地黄毒性作用还是心肌缺血所致。因而认为在心源性休克时使用无益。惟一例外的是用于心房颤动、控制心室率、或反复发作的室上性心动过速，可静脉注射。用法为将西地兰 0.4mg 加入 10% 葡萄糖溶液 40ml，缓慢静脉推注 10min，必要时过 2~4h 再注射 0.2mg，注射前要纠正血清钾、镁失衡。

3. 血管扩张剂　心源性休克时，不单独使用血管扩张剂，因对血压不利。如心排血量和血压都低，肺小动脉嵌入压高，外周血流灌注不良，血管扩张剂与肌力性药物联合应用，效果却相当好。当心排血量低，左心室充盈压升高 >2.7kPa（20mmHg），但动脉血压不低，≥12kPa（90mmHg），可单独使用血管扩张剂，以降低外周血管阻力，减少左心室容量和充盈压，降低心肌氧耗量，改善脑、心、肾血流灌注，使心室功能改善。应用血管扩张剂的前提是心室要有足够的前负荷，并且流入道或流出道无固定性梗阻，如无二尖瓣或主动脉瓣狭窄，无心房粘液瘤或左室流出道梗阻等，右心室梗塞时亦不宜用。血管扩张剂主要适用于心源性休克并急性二尖瓣和/或主动脉瓣关闭不全、心室间隔缺损。目前常用的血管扩张剂有以下几种。

（1）硝普钠：硝普钠能直接扩张小动脉，减轻后负荷，适用于血压不太低，肺小动脉嵌入压升高者。其半衰期极短，能即时生效，同时需密切监测动脉压，每 1~3min 调整滴注速度一次，以达到最佳血流动力学效应。使用前，如有低血压，可用多巴胺将血压升至 13.3kPa（100mmHg）。开始静脉滴注浓度为每分钟 0.4μg/kg，以后根据血液动力学逐步调至每分钟 7μg/kg。其主要副作用为低血压、反射性心动过速和动脉低氧血症。长期用药可致氰化物中毒，要及时检查硫氰酸盐血浓度，维持在 <12mg/L；一般只能滴注数天。

用时新鲜配制，将硝普钠50mg加入5%葡萄糖溶液1000ml中，缓慢滴注，同时避光保护。

（2）硝酸甘油：静脉滴注硝酸甘油对心排血量低，肺淤血和进行性心肌缺血造成心肌收缩功能受损者有帮助，使用时要避免低血压。初始剂量为5μg/min，静脉滴注，以后每隔5～10min增加2.5～5μg，直至取得最佳血液动力学和临床效应。用时将硝酸甘油5mg加入5%葡萄糖溶液250ml中缓慢滴注，调节其剂量。一般晚间停止滴注，以免产生耐药性。

4. 磷酸二酯酶抑制剂　　上述肌力性药物对心源性休克虽有帮助，但持续滴注长时间后，心肌肾上腺素能受体下调，对药物反应性减弱，使其应用受到限制。单纯使用血管加压药使小动脉收缩，加重心室后负荷，进一步降低心排血量，减少毛细血管血流，使组织功能受损。血管扩张剂疗法虽可降低后负荷，增加心排血量，但不能用于严重低血压，因此寻求一种治疗心源性休克更为合理的药物是必要的。

磷酸二酯酶抑制剂的血液动力学效应是增加心肌收缩力，降低血管阻力。其血管扩张作用在肌力性作用帮助下增加心排血量，补偿血压下降，减轻心室充盈压；而肌力性作用在血管扩张剂配合下，减少心肌氧耗量，改善心功能，保持血压稳定。因此磷酸二酯酶抑制剂治疗心源性休克较为合理。目前临床常用的磷酸二酯酶抑制剂有以下几种。

（1）氨利酮：氨利酮是合成的正性肌力性药物，是磷酸二酯酶抑制剂的原型，属非儿茶酚胺类强心药。氨利酮抑制环磷酸腺苷（AMP）的降解，间接增加肌细胞环磷酸腺苷的浓度，促进钙离子到细胞液中的内流。其血液动力学作用类似多巴酚丁胺，有扩张血管作用，加强心肌收缩力，增加心排血量和左心室射血分数，降低心脏前后负荷，增加有效肾血流量，因此，可作为治疗心源性休克的强有力一线肌力性药物。它与其他肌力性药物不同，心率增加不明显，对体循环阻力无作用。治疗心源性休克近期疗效确切，但无远期疗效。用法：首剂负荷量0.75mg/kg静脉推注3～5min，随后静脉滴注每分钟4～10μg/kg。静脉注射2min内生效，10min作用达高峰，半衰期为5～30min，作用可维持1～1.5h。每日最大量10mg/kg。本品不能用葡萄糖溶液或右旋糖酐稀释，因可发生沉淀。肾功能不全者剂量酌减，静脉滴注持续超过48h，有可能引起血小板减少症，减量或停药可恢复正常。用时将氨利酮100mg加入0.99%～0.45%生理盐水250ml中，缓慢滴注，调节滴速。

（2）米利酮：为氨利酮的同类药，以正性肌力作用为主，兼有一定血管扩张作用。药效比氨利酮强10～30倍，如同氨利酮，对心肌梗塞合并心源性休克近期疗效确切，但无远期疗效。其增加心脏指数作用优于氨利酮。无血小板减少的副作用。用法：首剂负荷剂量50μg/kg，推注10min，随后静脉滴注维持量每分钟0.5～1.5μg/kg，调节滴注速度，达到所需血液动力学状态。本药作用类似多巴酚丁胺，副作用有心率增快、心律失常，如剂量过大（7.5μg/kg），可诱发室性心动过速和心室颤动，使用时需密切监测心律。

（3）依诺昔酮：1988～1990年用于治疗心源性休克。本药兼有正性肌力作用。据报道13例心源性休克患者，使用肾上腺素能药物无效，加用依诺昔酮0.5mg/kg，静脉注射后，心脏指数和心搏出量明显增加，肺动脉嵌入压明显下降，而平均动脉压无改变；8例再次滴注 0.5mg/kg，效果增强。除 1 例外，其余均渡过休克关。其后减少依诺昔酮剂量，改为 0.25mg/kg，缓慢静脉推注，每日 3～4 次，效果同样明显。

上述三药均可单独使用，虽有口服制剂，但在心源性休克时，病情急重，口服制剂无临床实用价值，否则会贻误病情。晚近认为长期服用可能由于心肌收缩力增强和致心律失常的特性，使患者存活率下降，因此认为无助于慢性心力衰竭的治疗。

综上所述，从心源性休克的药物治疗作用机制来看，磷酸二酯酶抑制剂与肾上腺素能制剂联合应用治疗心源性休克，较为合理，而实践证明有效，值得在临床应用。氨利酮能抑制多巴酚丁胺激发环磷酸腺苷的降解，因而可增强多巴酚丁胺的作用。联合用药较单一用药效果更佳，至少对渡过休克关有确实疗效，为进一步治疗创造条件。

5. 利尿剂 血压和心排血量低，而充盈压高时，静脉注射利尿剂要特别慎重，因利尿剂使前负荷下降，亦使血压和冠状动脉灌注压下降。肺小动脉嵌入压 > 2.7kPa（20mmHg），并发肺水肿者，可静脉注射小量速尿 10～20mg 或丁尿胺 0.5～1mg。其后如血压允许，可注射较大剂量速尿（40～80mg）。如血压和心排血量均正常，左室充盈压升高，有肺淤血者，可注射较大剂量利尿剂，但亦要避免过度，以免引起低血容量。

6. 激素治疗 风湿性心肌炎合并休克，用大剂量皮质类固酮激素治疗有帮助；急性病毒性心肌炎，无论动物实验或临床研究都不支持大剂量激素治疗。慢性心力衰竭患者不宜使用激素，因其副作用比其好处还多。急性心肌梗塞亦不主张激素治疗，曾有研究认为一次大剂量甲基强的松龙治疗急性心肌梗塞，可缩小梗塞灶，但缺乏严格对照。另一研究发现，多次甲基强的松龙治疗急性心肌梗塞，梗塞灶不但不缩小，反而增大，肌酸激酶同功酶 MB 持续升高，心室穿破发生率可能极高，病死率增加，原因是激素妨碍梗塞灶的愈合，使疤痕组织变薄。因此急性心肌梗塞发病后数小时内大量激素治疗有害无益，不宜使用，否则会增加并发症，促进患者死亡。

7. 血管紧张素转换酶抑制剂（ACEI） 心肌梗塞后 24～48h，由于梗塞扩展，造成梗塞区心室局部膨胀，心肌变薄，会造成心室壁瘤、心脏穿破或左心室进行性扩大。远离梗塞区的心肌受到室壁应力增加的作用，心肌细胞滑脱，心肌呈肥厚性改变，梗塞和非梗塞区都受到左心室重构的影响。

大量证据表明：急性心肌梗塞激活交感神经系统和肾素-血管紧张素-醛固酮系统，加重心脏负担，加速心力衰竭的发展，对心肌梗塞的远期预后有重要影响。动物实验和临床研究证明，ACEI 能减轻心肌梗塞后左心室的增大和心室重构。梗塞后 3～16 天口服卡托普利 50mg，每日 3 次，心血管死亡比对照组降低 21%，再发心肌梗塞减少 25%。服用依那普利 5～10mg，每日 2 次，严重心力衰竭死亡危险性减少 40%，心功能明显改善，心率减慢。

急性心肌梗塞并发心源性休克患者大多梗塞面积大，有明显左心室功能不全（纽约心脏协会心功能 II 级和 III 级），ACEI 能改善中至重度左心功能不全，且降低其死亡率，抑制心肌梗塞后和心力衰竭进展时产生的神经体液激活，缩小心室腔径等。因此，急性心肌梗塞在血压稳定后，应考虑早期服用 ACEI。用法：卡托普利 12.5～25mg，每日 3 次，或依那普利 2.5～5mg，每日 2 次，或赖诺普利 2.5～5mg，每日 1 次。

8. 抗凝与抗血小板治疗　急性心肌梗塞并发心源性休克多由于左心室前壁及心尖部大面积梗塞所致，梗塞后左心室附壁血栓发生率高达 50%～60%，即使患者抢救成功出院，但心功能减退，其长期治疗方案必须包括抗凝和抗血小板治疗。

以往对心肌梗塞急性期是否行抗凝治疗曾有争论，认为抗凝治疗不能改变其预后，最近研究发现，使用肝素抗凝，可减少心肌梗塞合并左心室血栓的发病率，加速血栓溶解，已发生心室血栓者，可减少体循环栓塞的发生，特别是高危患者可减少心肌梗塞的反复发作、血栓栓塞、深部静脉栓塞和肺栓塞等，使病死率减少 20%。

老年急性心肌梗塞需长期卧床者，或已有室壁血栓形成，经二维超声心动图检出，应给予抗凝治疗，预防静脉血栓形成和肺栓塞，其禁忌证如下：有出血史或目前有出血倾向，活动性溃疡病和严重肝肾功能不全。

方法：首剂肝素负荷量为 100U/kg，静脉注射，使凝血时间维持在 15～20min（试管法），随后持续静脉滴注 800～1 200U/h。待患者病情允许改为口服华法林每日 2～3mg，使凝血酶原时间维持在 18～22s。

大量研究证明急性心肌梗塞患者口服阿斯匹林可使心血管病死亡率减少 23%，再梗塞减少 50%，说明在急性心肌梗塞的急性期和其后服用阿斯匹林是必要的，因此在心源性休克病情稳定后，可每日口服阿司匹林 1 次，剂量为 300mg。

（四）特殊检查和治疗

鉴于心源性休克的原因多种多样，且病情危重而复杂，应尽快作出病因诊断，在病情初步稳定之后，应在数小时内进行一些特殊检查，包括侵入性检查，但在执行之前应考虑以下几点：

①患者休克前的情况；

②患者和家属的意愿。因这些检查费用昂贵，一些人无力负担；

③患者的病变有无希望逆转。

通常心肌梗塞并发心源性休克，死亡率高达 80% 以上，即使给予目前最先进的治疗和条件，其存活率至多提高至 50%～60%。

1. 特殊检查　目的是弄清患者确切和全面的解剖诊断。

（1）核素心血管造影：为无创伤性检查，患者易于承受。可了解急性心肌梗塞的范围、严重程度、受累的冠状动脉和心功能情况，对指导选择性冠状动脉造影有帮助。如患者经抢救存活，可作为以后随访的评价指标；

（2）左心导管和造影检查：双平面左心室造影、选择性冠状动脉造影检查，了解急性心肌梗塞左右冠状动脉病变、阻塞的具体情况，并发症、心功能等；主动脉逆行造影可了解主动脉瘤、主动脉夹层动脉瘤的类型、病变波及范围。在造影检查前必须作床边多普勒二维超声心动图检查，解决一些无需造影检查而可以确诊的心血管病变，使造影检查的目的性更明确。造影剂最好用非离子型，副作用较少，用量尽量少，以免增加心脏负荷，但要保证检查质量。

2. 特殊治疗

（1）溶栓治疗：溶栓治疗旨在早期恢复梗塞相关的冠状动脉血流再灌注，阻止梗塞区扩展，挽救濒死的心肌，加速梗塞的愈合，阻止阻塞扩大、室壁变薄，限制左室重构。所以，其关键是迅速使之完全再通。在发病 3~6 小时内经冠状动脉内滴注溶栓剂，可使 60% 栓塞的冠状动脉再通，改善心肌灌注，射血分数增加，心电图恢复正常，甚至心源性休克亦得以逆转。

然而，溶栓治疗急性心肌梗塞并心源性休克的效果却令人失望，不论冠状动脉内或静脉滴注链激酶和重组组织型纤维蛋白溶酶原激活剂（rt-PA）等都不能降低其死亡率。原因是：

①急性心肌梗塞并发心源性休克患者反复缺血，梗塞区扩展和梗塞早期扩展；

②患者往往是高龄、曾患心肌梗塞，特别是前壁梗塞，射血分数 <35%，并发糖尿病等；

③血管的再通率低，心源性休克时冠状动脉灌注压低，纤维蛋白溶酶原激活剂本身和纤维蛋白溶酶扩散受到限制，到达血栓处的浓度不高，因而血栓溶解速度慢；

④冠状动脉灌注压低，呈动力性狭窄的节段塌陷，影响血栓溶解效应；

⑤代谢因素影响溶栓剂的溶解性能，血浆纤维蛋白原和局部凝血酶浓度增加。有代谢性酸中毒时尤其如此，即使冠状动脉灌注压增加，这种不良条件亦限制了血栓的溶解。

另一方面，心源性休克患者常规作血液动力学监测和其它侵入性检查、介入性治疗等措施，如 PTCA、旁路手术等，溶栓治疗可引起严重出血，对患者不利。

鉴于上述情况，溶栓疗法不应作为治疗急性心肌梗塞并发心源性休克的单一措施。

（2）紧急经皮冠状动脉腔内成形术（PTCA）：最近研究证明：急性心肌梗塞并发心源性休克进行紧急 PTCA 治疗成功者存活率高达 50%~71%，失败者存活率为 0%~25%，证明紧急 PTCA 效果好，令人鼓舞。PTCA 的冠状动脉再通率高达 97%，远高于溶栓组，病死率为 2%，低于溶栓组（7%）；再梗塞和病死率之和为 7%，溶栓组为 28%。国内报道急性心肌梗塞并发心源性休克行紧急 PTCA 治疗，住院病死率降至 45.4%。存活率增加的关键是与梗塞相关的冠状动脉能否再通，通畅者病死率为 33%，不通者为 75%，情况不明者为 84%。远期效果亦显示，行 PTCA 后，梗塞血管再通者存活率明显优于血管仍阻塞或未行 PTCA 的患者。因此，急性心肌梗塞单支血管病变并发的心源性休克重建冠状动脉再灌注，其远、近期生存率均改善。多支血管病变行 PTCA 效果不如单支病变好，即使梗塞相关血管治疗成功，存活率仅为 47%。心源性休克发生后 24h 内行 PTCA 均可改善其存活率，多支病变者发病后 <6h 内做 PTCA 是主要的决定因素。

急性心肌梗塞并发乳头肌功能不全而致心源性休克，用 PTCA 治疗效果好，可明显减轻急性二尖瓣关闭不全，解除心源性休克，避免替换二尖瓣。

曾作冠状动脉旁路移植术的心源性休克患者作紧急 PTCA，成功率亦达 64%，说明此类患者经认真挑选，亦可做 PTCA。

冠状动脉内支架使 PTCA 更安全，且可预防再狭窄。和 PTCA 相比，支架可减少 10% 的再狭窄率，术后不需华法林抗凝治疗。术中使用高压球囊扩张术，即常规植入支架后，再用非顺应性球囊高压［1418.5～1621.2kPa（14～16 大气压）］扩张支架，使之充分扩张并与血管壁紧贴，即使植入有钙化病变的动脉亦足够。

目前常用为 Palmaz-Schatz 支架，初步认为效果较好。新一代 GR（Gianturco-Roubin）支架更细，使用耐高压球囊，只需用 6F 引导导管即可植入，还开发生产了长支架（4cm），用于弥漫性冠状动脉狭窄病变，无须植入多个支架，可大大降低医疗费用。

上述研究结果虽然令人鼓舞，提示 PTCA 和冠状动脉内支架植入可使阻塞的冠状动脉畅通，对患者近期和远期存活率都有良好影响，但大多数研究并非随机或严格对照，有一定程度偏倚，因此还有待今后进一步研究。

（3）冠状动脉旁路移植术（CABG）：许多研究表明 CABG 对急性心肌梗塞并发心源性休克有较好的作用。近期疗效为 55%～95%，远期疗效 75%～100%。治疗效果取决于曾否有心肌梗塞、冠状动脉病变的程度、左心室功能、血管重整术的完整程度、有无多系统衰竭、冠状动脉阻塞距冠状动脉血流重建的时间。下壁心肌梗塞发病后 16 小时内进行血管重整效果好，病死率下壁为 20%，而前壁为 62.5%；远期病死率下壁为 40%，前壁为 81.2%。

血管重整术研究重提的一个课题是再灌注的时间。心肌梗塞发病：16h 内进行血管重整术，病死率为 25%，超过 18h 病死率为 71.4%。这种观察结果符合血管重整术的临界期限，在此期限可改善梗塞区附近或远离梗塞区有缺血而尚未坏死的心肌的血供说明尽快恢复冠状动脉再灌注至关重要。

虽然现有的研究都认为 CABG 远、近期疗效好，但缺乏随机验证，且病例选择偏倚，尚难定论。

（4）辅助循环措施：心源性休克，特别是由于大面积急性心肌梗塞所致者，病死率高达 70%～100%。如前述药物治疗无效，需行机械辅助循环，作为临时支持措施，使患者血液动力学稳定，以便进行介入或心外科纠治手术，如紧急 PTCA、CABG 或作为心脏移植等术前的过渡手段。此外由于心肌抑顿，需数天甚至数周才能恢复，要长时间行辅助循环支持，才能撤离。另一方面，多数心源性休克患者对药物治疗反应甚微，或效果不能持久，因此在抢救心源性休克的同时，必须考虑辅助循环措施的必要性，以免贻误时机。

机械辅助循环装置的主要作用是：

①给患者血液循环提供有效的支持；使重要生命器官得到充分灌注，防止不可逆损伤；

②帮助恢复心肌功能，减轻心脏负荷和作功，改善心肌氧的供求比例。

因此，辅助机械循环装置对抢救患者生命至关重要。使用越早，预后越好。应用大剂量肌力性药物虽可维持血液动力学于临界边缘状态，但长时间应用会使心肌作功增加，产生潜在的不可逆的功能障碍，值得注意。下面介绍当前应用于心源性休克的辅助循环装置。

1）主动脉内球囊反搏（IABP）：是最简单而又最常用的机械辅助循环装置。IABP是一脉冲式气动装置，心室舒张期充气膨胀，收缩期放气。球囊导管减轻左心室后负荷，增加冠状动脉灌注压，使心肌耗氧量减少，有利于心肌氧供求比例，可以改善心源性休克有中至重度低血压患者的冠状动脉血流。通常可增加心排血量10%～20%，多者达40%，约增加500～800ml/min，但一些患者增加不多，而另一些增加超过1500ml/min。左心室舒张末压和肺小动脉嵌入压下降10%～20%，多者可达30%，收缩压下降5%～15%，舒张压增加70%，平均主动脉压不变，心率减慢5%～10%。

IABP可使75%患者的心源性休克得到缓解，其适应证是：

①难治性心源性休克，经内科最积极治疗无效者；

②急性心肌梗塞并发室间隔缺损和/或严重二尖瓣关闭不全，效果最佳；

③心脏切开术后心源性休克；

④心源性休克高危患者在围术期需做紧急PTCA或CABG；

⑤感染性心内膜炎合并急性二尖瓣关闭不全；

⑥心脏移植前的过渡措施；

⑦内科难治的严重冠心病心肌缺血；

⑧顽固室性心律失常伴血液动力学不稳定者。

禁忌证：

①严重周围血管动脉粥样硬化；

②明显主动脉瓣关闭不全；

③明显主动脉瘤；

④不能耐受全身性抗凝者，因患者要小到中等量肝素化。

IABP通常经皮穿刺插入股动脉，间或切开股动脉插入，沿导引钢丝送至左锁骨下动脉远端胸主动脉内。如无法进入股动脉，可将球囊导管经腋下动脉、锁骨下动脉或髂动脉送至主动脉。从腋下、锁骨下和髂动脉插导管，患者易于运送。IABP一般插管2～3天，但亦可较长时间使用，有报告插管327天者。

急性心肌梗塞并发心源性休克单独用IABP，而不做心肌血管重建术，对减少住院病死率帮助不大，其短期住院（30天）病死率为47%～83%，而且许多患者对球囊产生依赖，需要长时间辅助循环支持。如急性心肌梗塞并发心源性休克联合使用IABP和外科心肌血管重建术，住院病死率和远期存活率均有改善。

心脏切开术后心源性休克单独用IABP治疗，60%～90%患者血液动力学初步获得改善。因可提供充分的血液循环，减轻顿抑的心肌作功，有利于其恢复。通常心功能在3-7天内情况好转，存活率为27%～63%。

IABP 与其它机械辅助循环装置比较，其主要缺点是对血液动力学作用相对较小，对许多明显右心功能不全患者亦无明显作用。

IABP 约有 30% 患者发生合并症，如感染、溶血、血小板减少、栓塞、漏气、创伤和出血等。

2）经皮心肺转流系统（PCPB 系统）：又称为体外膜式氧合器（ECMO）。心肺转流用于维持循环衰竭已积累了 20 多年的经验。PCPB 系统需要二个引流管，一个为 18～20F 静脉引流管，另一个为 18～20F 动脉引流管，均可经皮穿刺分别插入股静脉和股动脉。静脉引流管置于右心房，动脉引流管置于股动脉。血泵产生负压，使静脉血流出，正压使动脉血流入。静脉引流管与血泵联接，动脉引流管分别与氧合器、热交换器顺序联接。通常此系统可维持循环 10～120min，使用时间不主张超过 6h，以免破坏红细胞，引起溶血。

休克非常严重，且心脏有停搏的患者，通常需要提供更有力的辅助循环。PCPB 系统可提供心肺转流 >5L/min，在"正常代谢"情况下，足够灌注各系统器官，除非患者代谢增高。在转流过程中，由于血流为非搏动性，导致血管扩张，患者会感到明显发热和出汗。因为泵无负荷性质，而且血管扩张，肺动脉压、肺毛细血管嵌入压和体动脉压因而明显下降。为保持冠状动脉和其它器官的灌注，常规应用短效单纯血管收缩剂新福林和补充液体，以保持平均体动脉压在 8～9.3kPa（60～70mmHg）。心肺转流可明显减轻后负荷和心室壁张力，使心肌缺血减轻。因能升高主动脉舒张压，降低左心室舒张压，故冠状动脉灌注压得以提高，冠状动脉流量增加。

PCPB 系统适用于急性心肌梗塞并发心源性休克或心搏骤停者，特别是经过扩容、最积极的药物和 IABP 治疗，心排血量仍低，< 1.8L/（min·m²），血压 < 12kPa（90mmHg），器官仍灌注不良，应早期使用 PCPB 系统。有报告 8 例急性心肌梗塞并发心源性休克，收缩压 ≤7.5kPa（80mmHg），2 例心搏骤停，1 例合并右心梗塞，肺小动脉嵌入压为 1.3kPa（10mmHg），经用 IABP 仍无效，于休克发生后 4 小时内，紧急做 PCPB，在此条件下做紧急 PTCA，7 例获救，平均随访 8.2 个月，7 例均存活。其它作者采用 PCPB 系统，支持血循环行 CABG，心源性休克的病死率比单用 IABP 低。说明在抢救严重心源性休克，进行紧急 PTCA 或 CABG，迅速使用 PCPB 以稳定患者血液动力学是可取的。

PCPB 系统亦适用于心导管检查或介入性治疗过程中发生意外的并发症的抢救，如心脏穿破、急性心包填塞等，如有经验的术者在场，可在几分钟内插入此系统。

高危患者，其血液动力学不稳定，左室射血分数 <25%，必须紧急行 PTCA，使一条冠状动脉畅通，以便维持 50% 以上的存活心肌的血供，此时应配备 PCPB 系统待命使用，以防万一。此系统还适用于紧急瓣膜成形术。

PCPB 系统的合并症有：

①出血很常见，如消化道出血、血管出血、切口渗血，与肝素使用过量有关；

②血栓形成和栓塞与抗凝不足有关；

③血管损伤有穿孔、血栓性静脉炎、动静脉瘘等；

④气栓与右房压力低、血泵在右房产生负压有关；

⑤其它如急性肾功能衰竭、溶血、感染等。

PCPB系统的优点是可经皮穿刺，快速插入，15分钟内可以启动，由于是手提式，可在急诊、冠心病监护病室，特别是在导管室发生急性循环意外，更为有用。

PCPB系统的缺点是技术要求较高，需要有一组熟练的技术人员：体外循环、灌注和麻醉等专门医师。此外，费用昂贵，PCPB泵机一次性部件需耗资万余美元，在发展中国家，除极个别患者外，都无法承受；在我国亦无法在临床使用。

3）血泵（HP）：是新近开发的左心室辅助循环装置，是一种新的轴性血流泵，装在导管上，直径为21F，泵的工作原理为轴流技术，每分钟旋转15000～25000次，产生单向、无搏动性血流，达2～3.5L/min。HP将内流套管从股动脉的外科切口插入，在萤光屏的监测下送至升主动脉，经主动脉瓣口进入左心室，HP将左心室的血液泵到主动脉。用一个可以屈曲的驱动轴将泵与体外电动机联接，用以启动HP。

有一组报告HP治疗29例急性心肌梗塞合并心源性休克，15例（52%）可以脱离HP，10例（35%）存活出院；而无法用HP的10例，仅2例（20%）存活。另一报告12例心源性休克患者，包括9例心脏切开术后；2例原位心脏移植发生急性排斥；1例大室间隔穿孔，用HP全部患者血液动力学得到恢复，例存活出院，2例做了心脏移植，仅1例死亡。第三组报道88例心源性休克患者，用HP维持循环达14天之久，存活24例占27%。

HP的并发症较为常见的有室性心律失常，少数有溶血和主动脉瓣损伤。

HP的优点是可以长期使用，有利于介入和心外科手术治疗或过渡到心脏移植。缺点是费用极其昂贵，绝非国人所能承担。

4）其它辅助循环装置：有气动心室辅助泵和经皮左房股动脉辅助循环系统、离心心室辅助泵、全人工心脏等。这些装置对急性心肌梗塞并发心源性休克、心脏切开术后心源性休克或心脏移植的过渡需要更强和维持时间更长的辅助循环，或进行纠治术时均有帮助。但这些辅助循环装置需要开胸，将引流管放到心胸和大血管，比较费时，患者负担较大。经皮左心房股动脉辅助循环系统虽不要开胸，但要在萤光屏监测下，穿刺房间隔，技术较复杂，不如前述方法快速，便于抢救，除非患者需要长期循环支持。全人工心脏目前极少用，因效果不如心室辅助装置，因此不作详细介绍。

总之，机械辅助循环装置对抢救心源性休克有积极作用。对心功能可逆或能纠治的心脏病变，只能作为一个短期临床的治疗措施，不宜长期使用，否则合并症越来越多。

（五）确切治疗

导致心源性休克的绝大多数病种的病因不完全清楚，因此不可能有真正的病因治疗。只能根据每一病种的主要矛盾给予相应的解决办法。前述已重点介绍急性心肌梗塞并发心源性休克的最佳治疗，总结为：

①早期恢复梗塞相关冠状动脉血流，迅速给予溶栓治疗，如无效则行紧急PTCA，冠

状动脉内支架植入，或外科心肌血管重建术等；

②纠治急性心肌梗塞的机械性并发症；

③提供有效的辅助循环。因此按照不同的病种和具体病情，在肌力性药物和/或辅助循环治疗，稳定了血液动力学状态，力争及早采用最有效的治疗方法。

现将引致心源性休克的各种疾病，除急性心肌梗塞外，其处理办法分述如下。

1. 严重主动脉瓣狭窄　在疾病的晚期常合并严重左心衰竭或心源性休克。严重主动脉瓣狭窄其瓣口面积可小于 $0.5cm^2$ 而休克时跨瓣压力阶差仅有 $2.7 \sim 4kPa$（$20 \sim 30mmHg$），杂音变得很轻，甚至消失，彩色多普勒二维超声心动图检查可以确诊。此时患者无法承受外科换瓣手术。作者多年前曾处理一例严重主动脉瓣狭窄合并顽固左心衰竭和低血压，无法承受心脏瓣膜置换术的患者：先用肌力性药物治疗，立即进行紧急主动脉瓣球囊扩张术，解除主动脉瓣口部分狭窄，使患者病情迅速缓解。因此，这类患者在药物治疗帮助下，当病情危重，才在 PCPB 帮助下，行紧急主动脉瓣球囊扩张术，初步改善心功能，可能为以后择期手术创造条件。此法虽分两期进行，但有利于挽救患者的生命。

2. 严重二尖瓣狭窄并发心源性休克　当二尖瓣口窄至 $0.5cm^2$，可发生严重右心衰竭和急性肺水肿，心脏指数 $<1L/$（$min \cdot m^2$）。彩色多普勒二维超声心动图可以确诊。应立即行二尖瓣闭式扩张术，将瓣口扩大至 $\geq 0.8cm^2$，即可缓解休克状态，待病情稳定再考虑择期外科手术。此法亦分二期手术，但安全，效果有保证。

3. 急性二尖瓣关闭不全或主动脉瓣关闭不全　二者多见于感染性心内膜炎，前者还可由急性心肌梗塞并发乳头肌断裂、风湿热或自发性腱索断裂所致；后者亦可因主动脉根部夹层穿破而发生。均应紧急行外科手术换瓣。急性二尖瓣关闭不全使用 IABP 维持循环帮助较大，但不能用于主动脉瓣关闭不全。

4. 急性室间隔穿破　由大面积急性心肌梗塞所致，彩色多普勒二维超声心动图可以确诊。如缺损不太大，直径 $<10mm$，并远离主动脉瓣，可行经皮导管闭合术，用钮扣式补片闭合室间隔缺损。如缺损较大，则要外科手术修补，术前、术中和术后都用 IABP 维持循环，效果较好。

5. 急性心包填塞　床边二维超声心动图可以确诊。治疗的关键是：立即心包穿刺引流、减压，快速大量静脉输液，包括生理盐水、低分子右旋糖酐、血浆和全血。用多巴胺维持血压。如有心房或心室穿破，应在 PCPB 维持血循环下，进行紧急修补；如急性心包填塞发生于二尖瓣球囊成形术过程中，应同时行紧急二尖瓣狭窄扩张术，待病情稳定后，再作心外科择期手术。

6. 心房粘液瘤　多普勒二维超声心动图可以确诊。一旦急性堵塞二尖瓣口或三尖瓣口，即可发生心源性休克，应立即外科手术摘除肿瘤。

7. 巨大肺栓塞　肺血管造影可以确诊。如无禁忌证，立即溶栓治疗，抗凝，或用导管法吸出或粉碎栓子，如无效，应作紧急肺栓子摘除术。

8. 腹主动脉瘤穿破　如病情允许，血压稳定，可作电子计算机 X 线体层扫描（CT）、磁共振成像（MRI）确诊。治疗要紧急大量输液，包括 0.9% 生理盐水、血浆、低分子右旋糖酐和全血等。紧急外科手术或探查。

9. 容量负荷过重　有颈静脉怒张、肺部湿性啰音，经胸部 X 线照片、心电图、超声心动图、动脉血气分析、红细胞比容等检查有助于诊断。肺动脉导管检查显示肺小动脉嵌入压明显升高可以确诊。治疗：高流量给氧，使用吗啡、肌力性药物、利尿剂和硝酸甘油静脉滴注等。

10. 原位心脏移植　任何原因引起的心源性休克都可以考虑。关键取决于供体心脏的供应和心脏移植的时间。

（六）心源性休克的预后

现有资料说明：急性心肌梗塞并发心源性休克的远期预后差。存活出院者 1、2、3 年病死率分别为 18%、25% 和 28%。与远期预后有关因素包括：梗塞相关冠状动脉通畅程度、射血分数、受累冠状动脉数目。如出院时梗塞相关冠状动脉仍阻塞，一年病死率可高达 90%。说明梗塞相关冠状动脉阻塞如未获解决，心肌梗塞呈进行性扩展，患者预后极差。

低血容量性休克

低血容量休克是由于急性大出血、失液等原因引起循环血量锐减所致的休克，也称失血性休克。其特点为静脉压低，外周血管阻力增高和心动过速。

【临床表现】

出血性休克的患者多表现为冷型休克，最初为交感神经兴奋，精神紧张、烦躁、出冷汗、皮肤苍白、四肢末端发凉，脉细数而快，血压正常或偏高，脉压差小，尿量少，后期才出现低血压。

1. 休克前期　即代偿期。患者多无感觉，也无体征。收缩压一般正常或稍高，脉压差有变小趋势、脉搏快、中心静脉压（CVP）正常，尿量有减少趋向；

2. 轻度休克期　患者烦躁不安、口渴、冷汗、面色苍白、四肢发凉，脉率 120 次/min，收缩压下降 12.0kPa（90mmHg），尿量 20ml/h，CVP 开始下降；

3. 中度休克期　表情淡漠，口渴难忍，紫绀，收缩压下降至 7.4～8.0kPa（60～70mmHg），脉率 120～140 次/min，脉压差变小，尿量明显减少，CVP 明显下降；

4. 重度休克期　表情极度淡漠，意识模糊甚至昏迷，收缩压 8.0kPa（60mmHg）以下甚或测不到，脉率 140 次/min，甚或数不清，无尿，CVP 极度下降或出现负 CVP。

【诊断】

（一）辅助检查

血红蛋白降低，红细胞减少，红细胞压积小；若血流量减少导致肾血流量及肾小球滤过率下降则血尿素氮和肌酐同时增高。

（二）诊断要点

1. 有引起有效循环血容量减少的原因（如溃疡病、肝硬变并发食管与胃底静脉曲张，出血糜烂性胃炎、胃黏膜脱垂、胃癌及胆道疾病等）；

2. 有外伤所致的外出血和内脏破裂引起内出血及宫外孕引起的大出血病因；

3. 有低血容量休克的临床表现

（1）有效循环血量不足：口渴、烦躁、面色苍白、皮肤湿冷，尿量少于30ml/h，脉细速，脉率>100次/min，重者可长期面色青灰、皮肤花斑、反应迟钝甚至昏迷。可出现弥散性血管内凝血；

（2）血压下降：收缩压<10.7kPa（80mmHg），高血压者比原基础水平下降>30%以上，脉压差<2.67kPa（20mmHg），中心静脉压<0.49kPa（5cmH_2O）。

【治疗】

（一）病因治疗

积极控制原发病，进行止血，防止体液、血浆进一步丢失是纠正低血容量休克的关键措施之一。对大出血者，按照不同病因，采取不同的有效止血措施（手术止血及非手术止血）。

（二）一般治疗

取头和腿各抬高30°体位，或与平卧位相互交替，注意保暖，保证呼吸道通畅，呼吸道有分泌物时，应经常吸痰；必要时应行气管切开；呼吸功能不全时应给予辅助呼吸，必要时可应用呼吸兴奋药物。供氧，氧流量调至2~4L/min。立即开辟输液径路。

（三）抗休克治疗

1. 补充血容量

（1）输血、输液量及输液速度。参阅表1-16，1-17，1-18，1-19。

表1-16　出血量的临床估计方法

1. 休克指数=脉搏÷收缩压(mmHg)
正常值为0.54,休克指数为1时失血量约为循环量的23%（成人约1000ml),休克指数1.5时约33%（成人约1500ml),休克指数为2时约43%（成人约2000ml)
2. 来院时收缩压<10.7kPa(80mmHg)时,失血量>1000ml
3. 如用低分子右旋糖酐快速输注而血压不回升,提示失血量>1500ml
4. 颈外静脉塌陷时,失血量1500ml以上
5. 一侧大腿骨非开放性骨折时失血量达500~1000ml
6. 典型骨盆骨折无尿路损伤时失血量约达1000~1500ml
7. 胫骨骨折时,失血量500ml左右
8. 上腕骨骨折时,失血量350ml
9. 一条肋骨骨折时失血量125ml

表1-17　根据出血量估计输血与输液量

出血量(ml)	输血	输液
<750	不输	平衡盐水或其他溶液
750~1000	根据情况施行	右旋糖酐500ml,平衡盐水>1000ml,可用血浆或代用品
1000~3000	输给出血量的70%以上	除输血外,平衡盐水2000ml左右
>3000	输入出血量的80%以上,用新鲜血	平衡盐水2000ml以上,代血浆右旋糖酐,有酸中毒者,可用碳酸氢钠液

表1-18　中心静脉压与补液的关系

中心静脉压	血压	原因	处理原则
低	低	血容量严重不足	充分补液
低	正常	血容量不足	适当补液
高	低	心功能不全或血容量相对过多	给正性肌力药物,纠正酸中毒、血管扩张剂
高	正常	容量血管过度收缩	舒张血管
正常	低	心功能不全或血容量不足	补液试验

注:补液试验:取等渗盐水250ml,于5~10mim内经静脉注入;如血压升高而中心静脉压不变,提示血容量不足;如血压不变而中心静脉压升高0.29~0.49kPa（3~5cmH$_2$O）,则提示心功能不全。

表1-19　输液速度

收缩压	输入
<12.0kPa（90mmHg）	500ml/h
<10.7kPa（S0mmHg）	1000ml/h
<8.0kPa（60mmHg）	1500ml/h

开始快速输入60~100ml/min,根据血压回升情况逐渐减慢至正常速度。

（2）输液种类:应先充分给含钠晶体溶液,以缓解高血凝状态。在此基础上根据具体情况再给予低分子右旋糖酐、血浆及其代用品、全血。

2. 补充电解质及纠正酸中毒　根据实验室检查输入钾、钠、氯等,pH<7.1时,应给予补碱纠正。依二氧化碳结合力的测定值,来决定补碱液量,其原则是少量多次给予;

3. 血管活性药物的应用　如血容量已基本补够,又无继续出血证据,而收缩压仍在10.7kPa（80mmHg）以下,应用血管活性药物,阿拉明20~60mg加入500ml葡萄糖或生理盐水中静滴,如尿量少可加入多巴胺40~60mg联合静滴。

（四）中医药治疗

1. 独参汤　人参10~15g水煎服。当归补血汤:当归12g,黄芪15g,水煎服。

2. 针灸　体针穴涌泉、足三里、人中、内关。耳针穴内分泌、皮质下、肾上腺、神门。

（五）防治急性肾功能衰竭及其他并发症

（六）抗休克裤的应用

休克裤每次充气压为 2.67～5.33kPa（20～40mmHg），可使用 4h 以上。应注意观察患者呼吸、血压、脉搏和神志情况，以随时调节休克裤充气压力。

过敏性休克

过敏性休克是外界某种抗原物质（药物、异种蛋白、蜂毒、血清等）与人体相应的抗体相互作用引起的全身性的即刻反应（立即过敏反应），使血管极度扩张，各内脏器官广泛充血，水肿和渗出，导致静脉回流减少，使有效血循环量严重不足而发生的休克。

【临床表现】

过敏性休克有两大特点：一是有休克表现，即收缩期血压急剧下降至 10.6/6.6kPa（80/50mmHg）以下，患者出现意识障碍，轻则朦胧，重则昏迷。二是在休克出现之前或同时，常有一些与过敏相关的症状。

1. 皮肤黏膜表现　皮肤潮红、瘙痒，继之以广泛的荨麻疹和（或）血管神经性水肿，此外鼻、眼、咽喉黏膜也可发生水肿；

2. 呼吸道症状　由于喉头、气管和肺间质水肿，支气管痉挛，出现喉头堵塞感、声音嘶哑、胸闷、气急、喘鸣，双肺可闻及哮鸣音及湿罗音，紫绀，严重可因窒息而死亡；

3. 循环系统症状　患者先有心悸、出汗、面色苍白、脉速而弱；然后发展为肢冷、发绀、血压迅速下降致休克，少数原有冠状动脉硬化的患者可并发心肌梗死；

4. 消化系统症状　腹痛、恶心、呕吐或腹泄，严重者发生大小便失禁；

5. 神经系统症状　失语、抽搐、四肢麻木、意识障碍甚至昏迷。

【诊断】

（一）辅助检查

血清 IgE 测定，血生化、肾功能检查等均可出现异常。

（二）诊断要点

1. 有过敏原接触史（包括注射、口服、体表和空气接触等）；

2. 急发型　在接触过敏原后，多数即刻出现休克的临床表现，约占 80%～90%。来势凶猛，预后较差，多见于药物注射、昆虫螫伤或抗原吸入接触后半小时内；

3. 缓发型　休克出现于变应原接触后半小时以上，长者可达 24h 以上，约占 10%～20%。多见于服药过敏、食物或接触过敏。此型病情相对较轻，预后亦较好。

（三）鉴别诊断

1. 注射后血管性晕厥　又称迷走血管性晕厥，多发生在注射后，但此类患者无瘙痒及皮疹，昏厥经平卧后好转。血压虽偏低，心率缓慢但多为一过性，可以很快恢复，一般不会出现循环障碍和器官损害；

2. 低血糖性晕厥　多发生于饥饿或劳累之后，多发于女性，经过休息、平卧或饮糖水或静注葡萄糖可以缓解。既往可有类似发作史；

3. 血管性水肿　是一种遗传性疾病，患者可在一些非特异性因素如创伤、感染等刺激下发病，但本病起病缓慢，多有家族史或自动发作史，通常无血压下降及荨麻疹。

【治疗】

（一）病因治疗

1. 与过敏原脱离接触；

2. 清除引起过敏反应物质；

3. 切断或干扰过敏反应发生或发展的环节。

（二）一般治疗

1. 平卧或头低足高位，注意保暖，就地抢救，不宜搬动，立即建立两条静脉通道；

2. 立即给予 0.1% 肾上腺素 0.5～1ml 皮下或肌注，小儿每次 0.02～0.025ml/kg。若心跳停止，可用 0.1% 肾上腺素 1ml 或心三联针直接作心内注射，并胸外心脏按压；

3. 吸氧，保持呼吸道通畅如有喉头水肿，支气管痉挛者，可用氨茶碱 0.25～0.5g 或喘定 250mg 加入 10%～50% 葡萄糖液 20～40ml 缓慢静注。有窒息者，气管内插管行人工呼吸；

4. 肾上腺皮质激素地塞米松 10～20mg 静注或氢化可的松 200～500mg 加 5%～10% 葡萄糖液 500ml 内静滴；

5. 补充血容量　宜选用低分子右旋糖酐、平衡液或血浆等，一般先给 500～1000ml，输液速度不宜过快、过多，以免诱发肺水肿；

6. 抗组织胺药物　异丙嗪 25～50mg 肌注或静滴。也可用 10% 葡萄糖酸钙 10～20ml 缓慢静注。患者情况允许也可口服苯海拉明或异丙嗪，分别为 50mg 与 25～50mg，每日 3 次；

7. 升压药的应用　经上述处理后，血压仍低者，可用升压药阿拉明或多巴胺等；

8. 防止并发症　喉头水肿、肺水肿、脑水肿、心跳骤停或代谢性酸中毒等；

9. 针刺疗法　可针刺双侧内关、合谷及人中穴；

10. 特殊治疗　如青霉素过敏反应可于原来注射青霉素部位注射青霉素酶 80 万单位，链霉素过敏反应用 10% 葡萄糖酸钙 10～20ml 缓慢静滴。

（柏晓莉）

第十三节　周围血管病

多发性动脉炎

多发性大动脉炎是累及主动脉及其主要分支的慢性、非特异性闭塞性炎症。又称主动脉炎综合征，主动脉弓综合征，无脉征及高安病病等。

病因尚不明确。认为是一种与免疫复合物沉积有关的自身免疫性疾病。可能与链球菌、结核菌、病毒等感染有关的自身免疫性疾病。多见于年青女性，女与男之比约 8:1。

【病理】

1. 病理变化主要是一种慢性、进行性、闭塞性炎症。基本病变为弥漫性纤维组织增生伴有圆形细胞浸润，以增生病变为主，常有血栓及纤维疤痕形成，导致坏死，最终致受累动脉段管腔闭塞；

2. 动脉壁中层破坏严重者可形成局限性动脉瘤和狭窄后扩张。病变主要累及主动脉及其大、中分支，分支开口处最严重。好发部位依次为锁骨下动脉（90%）；颈动脉（45%）；椎动脉（25%）和肾动脉（20%）。常为多发性，约84%的患者病变侵犯2支以上动脉。

【临床表现】

（一）活动期

3/4患者于青少年发病，起病缓慢。早期患者有发热、心悸、盗汗、乏力、食欲不振、恶心呕吐、体重减轻、关节酸痛等症状，活动期症状可自行隐退。经过长短不等隐匿期后出现大动脉及分支闭塞的症状和体征。

（二）血管闭塞期

狭窄病变血管处可有血管杂音和震颤，远端动脉搏动减弱或消失，血压降低或测不出。临床根据血管受累部位可分为三型：

1. 头臂动脉型（主动脉弓综合征）　病变主要位于主动脉弓和头臂血管。颈动脉和椎动脉狭窄堵塞时，可有不同程度的脑缺血，表现为头昏头痛、眩晕、视觉障碍等。严重者可有晕厥。颈动脉搏动减弱或消失，可听到血管杂音，少数伴有震颤。眼底视网膜贫血。锁骨下动脉受累时，可出现患肢无力、麻木和冷感，活动后间歇性肢体疼痛。患侧桡动脉搏动减弱或消失，血压降低或测不出为无脉症；

2. 主－肾动脉型　病变主要累及胸腹主动脉及其分支，特别是肾动脉。由于下肢缺血，可出现乏力、麻木、冷感和间歇性跛行等症状。下肢的脉搏减弱或消失，血压降低，上肢的血压可升高。有患者可有肠缺血性绞痛、肠功能紊乱等。合并肾动脉狭窄者，高血压是主要表现，腹部和肾区可听到血管杂音；

3. 广泛（混合）型　具有上述两型特征，病变呈多发性，多数病情较重。其中肾动脉受累较常见，常有明显高血压。其他症状和体征则视受累血管而异。

上述三型均可合并肺动脉受累，晚期可出现肺动脉高压。近年发现病变可累及冠状动脉开口而致心绞痛或心肌梗死。

【诊断】

（一）辅助检查

1. 病变活动期可有血沉增快，贫血和白细胞增高，半数以上患者IgG、IgM升高，C反应蛋白异常和ASO升高，血清类风湿因子阳性；

2. 受累血管检查可用无创性多普勒技术、数字减影、X线血管造影可显示管腔狭窄、扩张、囊状血管病或完全闭塞及其侧支循环情况；

3. 对脏器缺血或功能性改变，可采取相应的检查。如颅脑超声、放射性核素肾图、分泌性肾盂造影、心电图、X线检查等。

（二）诊断要点

1. 40岁以下特别是女性，出现典型症状和体征一个月以上；

2. 肢体或脑部缺血症状伴颈动脉或患肢动脉搏动减弱或消失，血压降低或测不出；

3. 持续性高血压伴腹部血管杂音。

（三）鉴别诊断

1. 闭塞性动脉粥样硬化　常见于 50 岁后发病，有动脉粥样硬化的其他临床表现如心脑血管疾病和危险因素如糖尿病高脂血症等；

2. 肾动脉纤维肌性发育不良　见于年轻女性，无多发性大动脉炎的表现，肾动脉病变位于远端 2/3 处伴分支狭窄，可与大动脉炎的开口、近端病变相区别；

3. 血栓闭塞性脉管炎（Buerger 病）　主要累及中小动脉。好发于下肢，多见于年轻男性，有吸烟史；

4. 先天性主动脉缩窄　多见男性，主动脉呈孤立性节段性缩窄，多位于主动脉弓及其上下，很少累及头臂干、颈动脉、锁骨下动脉等主要分支，血管杂音部位较高，位于心前区和背部，腹部听不到。

【治疗】

（一）早期

病变活动时，糖皮质激素有助于缓解症状和停止病情进展。常用剂量强的松 20～30mg/日或地塞米松 0.75～1.5mg/日，每日 3～4 次，病变稳定后逐渐减少至最小有效维持量。如激素治疗无效或副作用明显或有激素禁忌证者，可口服环磷酰胺，一般 2mg/（kg·d），外周血白细胞数不低于 3 000/μl。

（二）血管闭塞期

应用扩血管剂如妥拉苏林 25～50mg，每日 3 次；抗凝剂或血小板聚集抑制剂如阿司匹林 100～150mg，每日 1 次等。合并高血压时应积极治疗。如血管狭窄严重，可应用外科手术或经皮腔内血管成形术治疗。

血栓闭塞性脉管炎

血栓闭塞性脉管炎又称 Buerger 氏病，是一种缓慢进展的节段性炎症性闭塞性血管疾病，主要累及四肢中、小动静脉，以下肢为甚。

【病因】

病因至今未明，一般认为与寒冷、感染、吸烟、激素等有关。据认为吸烟对某些敏感个体可启动自身免疫、变态反应或特异性反应机制。本病常见于男性，且又都在青、壮年发病，可能与前列腺功能紊乱有关。另外，本病在 HLA-A$_9$ 及 HLA-B$_5$ 抗原者发病率高和本病患者中抗胶原抗体增加，提示本病发病又与遗传基因及免疫反应有关。

【临床表现】

早期症状多为缺血所致，稍后阶段则为感染和组织坏死所产生。患者多为 40 岁以下男性，60%～95% 有吸烟史。早期常有浅表节段性血栓静脉炎表现。间歇性跛行为早期重要症状，可伴随麻木、感觉减退、刺痛或烧灼痛等缺血性神经病变。指、趾、手足甚或上、下肢冷凉、苍白，并可出现肢端局部营养不良及继发雷诺现象。病程常为发作性，患肢趾、指末端坏死与溃疡形成是肢体缺血的严重后果。体检时可发现患肢足背动脉、胫后动脉、桡动脉和尺动脉搏动减弱或消失。

【诊断】

本病的特殊检查有：

1. 电阻抗血流测定　当血管闭塞、阻力增高时，上升支低平，血管弹力减退时，重搏波降低或消失；

2. 超声多普勒检查　本病可表现为动脉搏动波形幅度降低，缺乏次峰或第三峰，或测不到搏动；

3. 动脉造影　可发现四肢远端多发性中、小动脉节段性闭塞，闭塞近端管腔平滑，闭塞周围广泛侧枝循环形成，大动脉一般不波及，这有助于与闭塞性动脉硬化鉴别；

4. 红外线热象仪检查　可显示两个部位间温度差。

【治疗】

戒烟是治疗本病的首要措施，有时可获得明显的临床改善，防止病情发展，但再吸烟可招致病情复发。防止患肢受冷、受潮和外伤也很重要。患肢应进行锻炼，如做高举，下垂活动，并做足部旋转、伸屈活动，以促进侧支循环的建立。

血栓闭塞性脉管炎的治疗应包括防止病情进展、促进血管扩张、应用镇痛药及治疗缺血性溃疡和坏死等项措施。

（一）药物治疗

1. 血管扩张剂　具有解除动脉痉挛及扩张血管的作用，适用于局部缺血期及营养障碍期的患者。常用的药物有：妥拉苏林（苄唑啉，Tolazolin，Priscoline）25mg，口服 3 次／日，或 25mg 肌内注射，2 次／日；烟酸 50mg，口服，3 次／日；罂粟碱 30mg，口服或皮下注射，3 次／日。

如采用动脉注射妥拉苏林、654-2、普鲁卡因等药物，效果更好，但需反复动脉穿刺，使临床应用受到一定限制；

2. 硫酸镁溶液　有良好的血管扩张作用，可用新配制 2.5% 溶液 100ml，静脉滴注，每日 1 次，15 次为一疗程，间隔 2 周后可再用；

3. 己酮可可碱　能降低血液粘度，增加红细胞变形性，从而提高组织灌注量，减轻静息痛及间歇性跛行，并促进溃疡愈合。常用量为 400mg，口服，每日 3～4 次，连续服用 1～3 个月或更久；

4. 低分子右旋糖酐　平均分子量 2～4 万，可减少血粘度、抑制血小板聚集和改善微循环。常用量为 500ml，静脉滴注，每日 1 次，10～15 日为一疗程。间隔 7～10 天可重复应用。但对溃疡继发感染或伴有其他全身炎症病灶者不宜使用。

5. 前列腺素　有扩张血管和抑制血小板作用，近年用于治疗血栓闭塞性脉管炎获得良好效果。一般用 PGE_1 100～200mg，静脉滴注，1 次／日。PGE_1 也可动脉注射使用。

为了防止再通血管段的血栓形成，在急性发作后连续使用肝素、低分子右旋糖酐及尿激酶 10～14 天。

并发溃疡感染者应根据细菌培养及药敏试验使用有效的抗菌药物。

（二）手术治疗

1. 交感神经节切除术；

2. 动脉血栓内膜剥离术；

3. 旁路转流术；

4. 大网膜移植术；

5. 分期动、静脉转流术；

6. 截肢术。

血栓性静脉炎

血栓性静脉炎包括深部静脉血栓形成和血栓性浅静脉炎。深部静脉血栓形成是一种严重疾病。可由于并发肺栓塞引起死亡，或致肺动脉高压等疾病。

病变多累及下肢深静脉。血栓性浅静脉炎是浅表静脉局限性、迁徙性炎症，可有继发性血栓形成，病变很少向深部静脉扩展。四肢浅静脉均可受累。

【病理】

1. 深静脉血栓形成三大征

（1）静脉血流淤滞。多见于因创伤、手术或心力衰竭等严重疾病而长期卧床者。甚至长时旅行久处坐位者亦有发生；

（2）静脉损害；

（3）血液高凝状态。如创伤、烧伤、或严重脱水所致的血液浓缩，真性红细胞增多症等。

2. 血栓性浅静脉炎病因

（1）血管壁损伤，如外伤、皮肤破损伴霉菌感染，各种原因引起的细菌感染，最常见的外伤是静脉穿刺、插管输入高渗液或刺激性较大的药物。静脉使用越长，发生率越高。细菌污染时还可发生化脓性血栓；

（2）静脉曲张者，静脉血流淤滞，可自发引起血栓性静脉炎；

（3）偶见某些进行性癌肿、结缔组织病患者中。

3. 深部血栓形成早期，血栓与静脉壁粘附不紧，易发生栓塞，有时肺栓塞可为首发症状；

4. 较大静脉血栓形成常致静脉高压受累肢体淤血、肿胀、压痛。血栓形成后期，与静脉壁粘附较紧，由于血栓收缩溶解可发生再通。静脉血栓主要为红细胞组成，破碎脱落后可成为肺栓塞来源；

5. 血栓性浅静脉炎的静脉壁常有不同的炎变和增厚，腔内血栓多与腔壁紧贴不易脱落。

【临床表现】

1. 深部静脉血栓形成变化很大。轻者可无症状。重者常有受累肢体肿、痛。髂、股静脉血栓形成时，整个患肢有痉挛性剧痛。肺栓塞常是深部静脉血栓形成的首发症。

2. 深部血栓形成的体征：

（1）受累静脉的压痛和牵拉痛直接触诊病变静脉时，局部有压痛，有时可在腘部触到有压痛的条索。用血压计袖带在小腿或大腿充气加压时出现疼痛（Lowenberg 袖带征）。令患者下肢伸直、踝关节急速背屈时，可因腓肠肌受牵拉，刺激小腿中病变静脉出现疼痛（Homan 征）；

（2）静脉阻塞体征患肢肿胀、水肿、皮肤温度升高、出现花斑状紫绀，浅表静脉扩张。髂、股静脉血栓形成时，整个患肢极度水肿，呈蓝紫色，并有大血泡。此时肢体有坏死的极大危险。

3. 血栓浅静脉炎　沿血栓走向有炎症反应：局部红，皮肤温度高，疼痛和明显压痛，可触到索状静脉。多数炎症为无菌性，很少有全身反应，约经 1～3 周静脉炎消退。局部遗留硬索条状物和皮肤色素沉着，常经久不退。

【诊断】

（一）辅助检查

1. 多普勒血管超声图　可用于检查较大静脉血流。正常时随呼吸变化。在静脉远侧端加压时，血流声增强；作 Valsalva 动作时，血流声减弱，如无血流声则强烈提示有血栓阻塞。如有附壁血栓伴不完全阻塞时常不易检出；

2. 节段性体积描记法　正常时肢体容积随吸气和压迫肢体近端而增加，如无上述变化，表明有静脉血栓形成；

3. 静脉造影　如多普勒血管超声图和节段性体积描记法不能得出结论时，需进一步作静脉造影，可显示静脉阻塞的部位、程度和范围。

（二）诊断要点

凡是术后、产后或因全身性疾病长期卧床的患者，均应警惕深部血栓形成的可能性。多普勒血管超声图和节段性体积描记法二者结合，对较大静脉深部血栓诊断准确率为 90% ~95%。以上两项检查均不能肯定时，应做静脉造影以确诊。

血栓浅静脉炎根据望、触诊即可做出诊断，沿表浅静脉通路发红、触诊有压痛、呈条索状。

（三）鉴别诊断

需与腓肠肌断裂、腘窝滑膜破裂或囊肿破裂、椎间盘疾病、急性小腿肌炎、小腿蜂窝织炎和淋巴液肿等疾病鉴别。

【治疗】

深部静脉血栓形成患者，按内科重症治疗。

（一）非手术治疗

1. 肝素抗凝治疗，如无出血性疾病、活动性溃疡、近期无手术史及严重肝肾功能障碍等禁忌证者，均应首选。首剂肝素钠 5 000U 静脉注射，继以 750 ~ 1 000U/h 持续静脉滴注 7 ~ 10 天，使活化部分凝血酶时间较正常对照延长 2 倍左右。改服抗凝剂双香豆素，使凝血酶原时间维持在正常 2 倍左右，并维持 3 ~ 4 个月。

急性期肝素治疗同时，需严格卧床休息，床脚抬高 30°，以利静脉回流，待肢体水肿、压痛缓解逐步下床活动，并穿弹力加压长袜；

2. 溶栓治疗，宜在血栓形成早期采用溶栓治疗，常用尿激酶或链激酶静脉注射。一般用于髂股静脉或锁骨下静脉血栓形成或并发大的肺栓塞。溶栓后继续应用肝素和双香豆素治疗；

3. 对有出血并发症危险患者，不能应用肝素或溶栓治疗者，可给予右旋糖酐，严密观察；

4. 血栓性浅静脉炎治疗因很少发生肺栓塞或向深静脉扩展，一般仅需对症治疗。患肢休息，抬高、局部热敷、抗炎药口服。抗凝剂不必应用。如留置导管，需拔除。

（二）手术治疗

内科治疗无效且临床症状明显者，可做静脉血栓摘除术或血管旁路移植术。

【预防】

预防发病应避免长期卧床，如创伤、术后、心肌梗死等患者，要早期下地活动。久病者在床上多做下肢主动运动。有深部静脉血栓形成倾向者应给予抗凝治疗。

（谢睿）

第二章 消化系统疾病

第一节 功能性消化不良

消化不良是指一组临床症状群，包括上腹不适、腹胀、嗳气、早饱、厌食、恶心、呕吐、烧心、胸骨后痛、反胃等，如这些症状（不一定全部具备）持续1个月以上（亦有认为持续3个月以上），且经有关检查排除了消化系统或全身性疾病时称之为功能性消化不良（FD），又称非溃疡性消化不良（NUD）。FD在国内尚无人群流行病学调查资料，国外认为一般普通门诊消化不良约占2%~3%，胃肠专科门诊约占20%~40%，其中FD约占40%~55%。FD的发病无明显性别差异，少数报道女性患者稍多。FD可发生在各年龄组，但以青年较多见。

【发病机制】

FD的发病机理尚未阐明，可能与多种因素有关。

（一）胃酸分泌

曾有学者认为，FD患者胃酸分泌增高，但近些年来一些学者持不同意见，大量资料认为FD患者胃酸分泌正常，也有研究认为，FD患者胃酸分泌虽然不高，但胃酸在引起其症状的发生中可能起一定的作用。

（二）慢性胃炎与十二指肠炎

许多慢性胃炎患者有不同程度的消化不良症状，但其症状的多寡和严重程度与胃炎及或十二指肠炎的程度不呈密切的相关性。80年代末期张锦坤等在国内首次报道，FD（NUD）的诊断探讨并对慢性胃炎、十二指肠炎再评价，指出即使内镜检查有胃、十二指肠炎症，并不都是引起临床消化不良症状的原因，应承认和接受FD（NUD）这一诊断，有利于国际交流及对疾病的进一步研究。

（三）胃肠运动障碍

目前多数学者认为，胃肠运动障碍是FD的主要发病机制之一，FD亦被归为运动障碍性疾病，其胃运动障碍涉及面较广，包括餐后胃窦运动减弱，胃排空延迟，胃动过速，胃－食管返流，近端胃适应性舒张障碍等，不同的FD患者其运动障碍型可不同，其与症状之间的关系也难以完全肯定。除胃运动障碍外，一些研究表明，FD患者亦存在着肠运动功能障碍，如一些患者小肠缺乏消化间期移行性运动复合波（MMC），另一些患者则表现为成串的、高幅高频的MMC，即所谓爆发收缩，另外，约有1/3的FD患者可同时合并有肠易激综合征（IBS）的症状，约40%以上的IBS可合并有消化不良的症状，IBS被认为是常见的运动障碍性疾病，两者的症状交错，可能其发病因素有重叠。研究认为FD患者可同时存在胆囊排空功能障碍。

FD患者上述运动障碍的机制尚不明确，胃肠运动受多种因素的调控，包括肠神经系统（ENS）、自主神经系统、胃肠激素、胃肠平滑肌自身的活动等，这些因素可相互影响，使胃肠运动调节十分复杂。目前认为 FD 患者胃肠感觉神经的敏感性增高及传入通路的异常改变可能是引起其运动障碍的主要因素，有关研究尚需逐步深入。

（四）精神与环境因素

精神因素被认为是引起症状发生的重要因素，有报道称，FD 者生活中应激事件较频，对应激事件的承受能力差，产生精神紊乱或精神病者较多，精神刺激可改变胃肠运动功能。这些患者多对疾病过分紧张、焦虑、更易抱怨其对工作、住房及经济状况的不满。

（五）幽门螺杆菌感染

幽门螺杆菌（Hp）作为慢性胃炎的发病因素之一已得到公认，但 Hp 感染是否为 FD 的致病因素尚未肯定，许多研究表明，FD 的 Hp 感染率比正常对照组高，但亦有研究表明两者无明显差异。Hp 感染与 FD 患者的症状是否相关意见亦不统一，Andersen 等认为 Hp 的存在使 FD 患者症状持续时间更长，而 Talley 等认为，急性 Hp 感染可戏剧性地引起消化不良症状，但在未清除 Hp 或胃炎未治愈时症状可自动减轻。学者们认为，要建立 Hp 与 FD 的病因关系，必须要证实 FD 者确实有 Hp 感染，感染先于 FD 的症状出现之前以及根除 Hp 后症状消失，在这些方面目前尚无肯定的统一见解。

【诊断及分类】

（一）诊断

1. 化验检查　一般认为有前述消化不良症状，持续 4 周（1 个月）以上，经内镜、B 超及有关化验检查排除了器质性疾病后可诊断为 FD，但在诊断过程中对病史询问方面应注意以下几点：

1）除前述消化不良症状外，有无吞咽困难、消瘦、贫血、消化道出血等所谓的“报警症状”，如有这些报警症状不应轻易诊断 FD。

2）IBS 与 FD 有症状重叠，不宜将 IBS 伴消化不良症状者诊断为 FD，IBS 主要表现为腹痛及排便异常。

3）过去有消化性溃疡，胃-食管返流病史者，即使本次检查未发现明显活动性病变者不宜轻易诊断 FD。

4）45 岁以上有消化不良症状者诊断 FD 应慎重，FD 无特异性阳性体征。

2. 关于实验室检查　消化不良临床十分常见，为了排除器质性疾病所致，需作一系列检查，这在实际工作中既不可能，也无必要，众多学者主张对症状轻微的患者，无报警症状的患者，特别是 45 岁以下的患者，在作特殊检查之前可先进行 4～8 周的药物试验性治疗，如治疗有效，可避免做检查。进行实验治疗还是进行进一步检查应视病情及条件而定，对一般患者可采取一些简单的常规检查，在等待检查的过程中同时进行药物试验性治疗，但对 45 岁以上的消化不良患者，有报警症状的患者，经过 4～8 周药物治疗无效的患者应及时进行有关检查，其中包括：胃、十二指肠镜，肝、胆、胰 B 超及常规化验检查，必要时应作 ERCP、CT 等检查，疑有运动功能障碍时应作胃排空、食管内 24h pH 监测、食管测压等，某些情况下需做内分泌及免疫学检查。

（二）诊断标准

1989 年张锦坤等根据国外资料在国内首先提议 NUD 诊断参考标准如下：

1. 慢性上腹部疼痛、饱胀、烧心、反酸、嗳气及（或）呕吐等症状。

2. 纤维内镜检查正常或排除了糜烂、溃疡及肿瘤等器质性病变。

3. 实验室、B超及X线检查等排除了肝、胆、胰器质性病变。

4. 追踪2~5年，2次以上胃镜复查，未发现新的器质性病变。

以上标准1~3项为国际上通用标准，国外规定的慢性期限为1~3个月，第4项则为张氏等为严格选择病例而制订的。

（三）分类

1988年芝加哥国际专题工作会议按症状的不同将FD（NUD）分为以下五类：

1. 返流样消化不良　主要症状为胸骨后或上腹部烧心、反酸及食物反出，此型常被认为是胃-食管返流病，但内镜检查并无食管炎症，食管内pH监测亦无胃一食管病理返流。

2. 运动障碍样消化不良　主要症状为早饱、腹胀、餐后上腹堵塞感，有时可伴有IBS症状。

3. 溃疡样消化不良　主要症状为上腹痛，可呈节律性痛，进食及服抗酸药可缓解，内镜检查无消化性溃疡。

4. 吞气症　主要表现为频繁嗳气，可伴恶心，嗳气常发生在应激或餐后等情况下。嗳气是由于不断吞气所致。此型临床少见。

5. 特发性消化不良　即其症状表现不能归为上述某一类型者，本型约占25%~30%。

上述分型虽对指导治疗有一定帮助，但由于上述各型之间症状交错重叠，实际分型有一定困难。

【治疗】

由于FD的发病机制尚未完全阐明，因此尚无确切的病因治疗，目前主要根据患者的临床表现及可能的影响因素进行相应治疗。

（一）使患者放心，有安全感

一旦作出FD的诊断，医生应尽量了解患者症状的主要原因及本次就诊的原因，尽可能向患者解释引起症状的可能机制，并关心患者，取得患者信任，使其感到放心，有安全感，这是治疗各类FD患者的关键。部分FD患者在求医的过程中，如果对自己的症状得到满意的解释，确信不是器质性病变所致，有了安全感，不一定需要医生给予药物治疗，他（她）们愿意接受医生的劝告并照着去做。另有一些FD患者，精神较紧张，特别是那些症状持续存在或症状较严重者，对癌症有一种超常的恐惧感，尤其那些有亲友或同事患癌症而死亡者，这些患者严重地影响其生活质量。对这类患者应更加仔细询问病史，耐心解释，在对症治疗的同时给予适当的抗焦虑治疗，应避免作过多的附加诊断检查，以免使患者更加怀疑自己疾病的良性性质。

（二）饮食调理及生活指导

有些患者因食用某些食物可使症状加重，如返流样FD患者进食咖啡、巧克力、高脂肪等可使症状加重，应该避免之，告诉患者睡时抬高床头，避免穿紧身衣，可使症状减轻。溃疡样FD可因进酸性食物使症状加重。运动障碍型患者进食不易消化固体食物（油炸花生米等）可使症状加重，对这些患者只要停用相应食物或生活习惯作相应改变即可减少症状。

（三）药物治疗

FD的药物治疗主要根据症状来选择药物，因此应遵循个体化原则。用于治疗FD的药物主要有抗酸药及促运动药等。

1. 抗酸治疗　虽然目前认为 FD 患者胃酸分泌并不增高，但众多学者仍应用抗酸药治疗 FD，尤其是对溃疡样及返流样消化不良患者，有认为这可能是 FD 患者对酸较敏感之故，其中也不乏有安慰剂效应。抗酸药中用得最多的是 H_2 受体拮抗剂，也可应用中和胃酸的药，对抗酸治疗的效果褒贬不一，一些对照研究表明，抗酸药在治疗 FD 时不比安慰剂强，另一些研究表明，H_2 受体拮抗剂明显优于安慰剂。尽管有这些矛盾的报道，近些年来，H_2 受体拮抗剂已较广泛的治疗上述两种类型的 FD 患者。药物剂量参照治疗消化性溃疡的常规用药量，疗程视病情而定。一种药无效，更换另一种抗酸药有时可奏效，但质子泵抑制剂抑酸作用太强不适宜用于 FD 患者。

2. 抗 Hp 治疗　部分 FD 患者合并 Hp 感染，但尚未能证明 FD 患者 Hp 感染率高于无症状的对照者，Hp 感染与 FD 的症状之间的确切关系尚不清楚，因此对 Hp 阳性的 FD 患者是否要进行抗 Hp 治疗及治疗的效果难以肯定，报道也不一。有学者研究表明，应用胶体铋（De-Noi）治疗 Hp 阳性的 FD 患者，可以清除 Hp，也可使胃炎组织学得到改善，但与症状改善无关。另有报道，用胶体铋（CBS）及安慰剂双盲对照治疗 Hp 阳性的 FD 患者，治疗 4 周后，CBS 组 Hp 清除率为 81%（17/21），组织学上炎症的改善率为 71.4%（15/21），而安慰剂组 19 例无 1 例清除 Hp，也无一例有组织学上的改善，在症状缓解方面，CBS 组明显高于安慰剂组（P < 0.001），但在停药后 1 个月，复发率高达 75%（12/16）。

3. 促运动药　50% FD 存在胃肠运动障碍，应用促运动药治疗 FD 已成为主要措施之一，尤其是对运动障碍型及返流样型。

促运动药有胃复安、多潘利酮、西沙比利及红霉素。胃复安是多巴胺受体拮抗剂，可通过血脑屏障，因此可有锥体外系副作用，临床应用受到限制。多潘利酮是直接作用外周胃肠道多巴胺受体，不通过血脑屏障，故无中枢神经系统的锥体外系副作用。其作用为增加食管下括约肌压力，促进胃排空，使幽门扩张，促进胃窦向十二指肠的推进性蠕动，减少十二指肠胃返流。最近有学者认为多潘利酮可提高胃敏感者（痛阈减低者）的痛阈，从而有止痛作用。80 年代末我们应用多潘利酮治疗 NUD，初步观察发现其对上腹重压感、早饱、腹胀等症状的疗效优于胃复安。治疗前后胃液体排空明显加快（P < 0.01）。多潘利酮剂量为 30mg/d，分 3 次服用，症状较重者可增至 60mg/d，分 3 次服用。国外认为症状顽固者可增至 120mg/d，并无明显副作用，少数可出现乳腺肿胀、溢乳、停经、口干等，停药后即消失。西沙比利是一种新型促胃肠动力药，它直接作用于肠肌神经丛神经细胞释放乙酰胆碱而促进胃肠运动，这种胆碱能选择性的作用于胃肠道，从而不引起全身性胆碱能副反应。大量研究表明，西沙比利在治疗 FD 患者中，其作用明显比安慰剂强，与多潘利酮相比，西沙比利可促进全胃肠道运动，多潘利酮只作用于胃，对食管及肠道无促动力作用，对多潘利酮无效的患者应用西沙比利可能有效，因此，西沙比利目前已作为治疗 FD 的首选药。用量 15~30mg/d，分 3 次服用，该药副作用较少，少数患者可出现腹泻及痉挛性腹痛（少于 4%）。红霉素被认为是一种胃动素激动剂，其对胃肠道的促动力作用与剂量有关，大剂量（抗菌治疗量）可致恶心、呕吐、腹痛。在用其他促动力药无效时可试用小剂量红霉素治疗运动障碍型 FD，具体用量个体差异较大，需逐步摸索及深入研究后确定，一天用量可从抗菌治疗量的 1/4~1/3 开始试用，然后再酌情调整。

其他药物如胃粘膜保护剂硫糖铝，M 胆碱受体阻滞剂哌吡氮平等对 FD 的疗效不肯定，可考虑选择应用，对精神异常紧张焦虑者可适当应用抗抑郁药。

（赵海强）

第二节　吸收不良综合征

吸收不良综合征是指多种病因所致的营养物质及水分吸收不良所引起的综合征，表现为脂肪、碳水化合物、蛋白质、水、维生素及矿物质等的吸收不良，其中脂肪吸收障碍最具特征性。消化是将食物中的营养物质分解为可被吸收形式的过程，吸收是指被分解的营养物质通过胃肠粘膜的吸收细胞进入毛细血管和淋巴的过程。吸收与消化是两个互相联系的过程，消化功能障碍一定会引起吸收功能障碍，而吸收功能障碍有时也影响消化功能，在临床上很难将两者绝然分开。

【病因与发病机制】

吸收不良可分为原发性与继发性吸收不良，前者是指小肠粘膜本身异常或酶缺陷，影响物质吸收及脂肪酸在细胞内的再酯化，而继发性吸收不良由于胃肠及其他疾病而影响物质吸收（见表 1－20）。

表 1－20　原发性与继发性吸收不良综合征的病因分类

1. 原发性

　　热带口炎性腹泻、非热带口炎性腹泻

2. 继发性

　　慢性肠炎（结核、局限性结肠炎、whipple 病）、淋巴肉瘤、肠肿瘤、淀粉样变性、类癌综合征、广泛性
　　小肠切除、盲袢综合征、寄生虫感染、甲状旁腺功能不全、糖尿病性脂肪泻、充血性心衰、无丙球蛋
　　白血症、慢性肠系膜上动脉血栓症、肠道乳糖酶缺乏

3. 消化能力异常

　　胰腺病（慢性胰腺炎、胰腺癌、胰腺囊肿性纤维化症、胰腺切除术后）、肝脏病（肝炎、肝硬化）、胆道
　　系统疾病

吸收不良的发生可涉及消化吸收的各个环节，如消化吸收的各种酶类缺乏、吸收面积减少及胃肠运动异常等。

1. 腔内水解作用缺损

（1）胰腺外分泌不足或胰酶活性减低，使脂肪水解发生障碍，见于胰腺炎等疾病。

（2）胆盐缺乏，脂肪乳化过程受阻，见于肝实质疾病、胆道梗阻性疾病及末端回肠疾病。

（3）肠粘膜本身消化酶缺乏，如乳糖酶缺乏。

2. 吸收面积不足　小肠切除术、空肠结肠瘘。

3. 肠壁结构异常

（1）粘膜弥散性病变：寄生虫感染、免疫缺陷病，如 IgA 缺乏症及某些药物等，均可使小肠粘膜发生广泛炎症、绒毛变性、萎缩。

（2）肠壁浸润：Whipple 病、小肠淀粉样变性、Crohn 病。

（3）淋巴及血液循环障碍。

4. 小肠运动障碍 见于甲亢、甲减、硬皮病、小肠假性梗阻。

5. 运送障碍 如单糖吸收不良、无 β 脂蛋白血症。

【临床表现】

吸收不良可有多种临床表现，消瘦、腹泻、腹胀、低血压、夜尿增多及各种营养物质缺乏的临床表现，如舌炎、口角炎、夜盲症、出斑倾向、末梢神经炎、贫血等维生素缺乏症状以及骨痛、手足抽搐等电解质紊乱症状。

【诊断】

（一）营养不良状态评定

具备以下二项者：

1. 血浆总蛋白低于 60g/L。

2. 血胆固醇低于 0.78mmol/l。

（二）消化吸收障碍评定

1. 粪脂苏丹Ⅲ染色镜检阳性。

2. 粪脂定量测定超过正常值。

3. 平衡试验标准试餐法粪脂超过正常值。

4. 其他消化吸收试验。

（1）葡萄糖耐量试验异常。

（2）右旋木糖吸收排泄试验异常。

（3）^{131}碘油酸试验异常。

（4）^{131}碘甘油三酯试验异常。

（5）Schilling 试验正常。

（三）小肠 X 线检查评定

1. 肠腔扩大。

2. 肠腔呈节段性。

3. 分泌过多，腊肠样征，肠曲分布似雪片状。

（四）小肠粘膜活检

肠绒毛萎缩、消失。

诊断判断：具备（一）及（二）中 1 项以上者可诊断为吸收不良综合征，（三）或（四）并非诊断必需条件。

【治疗】

吸收不良综合征的治疗包括病因治疗和对症治疗，病因明确的应给予相应治疗，如卓－艾综合征给予抑酸治疗，对症治疗应根据不同病情选择药物，补充热量及各种营养成分维生素及矿物质，个别严重病例需采用全胃肠外营养，腹泻严重的患者可使用止泻药物。

（一）电解质的补充

静脉补充各种电解质成分，以纠正电解质代谢的紊乱及体内电解质缺乏，常用的有钾、钙、铁、镁等制剂，也可补充微量元素，如水乐维他、安达美等。

（二）脂溶性维生素的补充

维生素 A、D、K，根据缺乏程度决定补给总量，肌肉注射。

（三）水溶性维生素的补充

维生素 B_1、维生素 B_2、维生素 B_{12}、维生素 C、叶酸等可充分补充。

（四）多酶或胰酶制剂

酵母、胰酶片、多酶片、胃蛋白酶、康彼身、viokase、pentozyme cotazym 等。

（五）抗生素

氯霉素、四环素、灭滴灵、磺胺异噁唑，口服，氨苄青霉素，肌注，需长期应用者可采用间歇用药，如每周服用 3 ~ 4d。因抗生素可致肠菌群紊乱，故诊断未明时切勿滥用。

（六）氨基酸的补充

各种复方氨基酸的静脉补充，视病情每日给予 250 ~ 1 000ml。

（七）中链甘油三酯和脂肪乳剂

中链甘油三酯（MCT）在缺乏胰脂酶、胆盐情况下，仍能被水解、吸收直接进入门静脉系统，特别是用于不能耐受食用脂肪之患者，用法：MCT 75ml，乳酪 60g，葡萄糖 160g 溶于 1 000ml 水中，20℃ 可保持 1 年，用量为 100 ~ 200ml，每日 2 ~ 3 次。还可以通过静脉给予脂肪乳剂，以供给能量，用法：10% 静脉脂肪乳剂每日 1 ~ 2.5g/kg，静脉滴注，速度为 20 ~ 60 滴/min。

（八）血浆或少量输血

（九）临床中常见吸收不良疾病的治疗

1. 胃切除术后　胃切除术后，特别是毕Ⅱ式与全胃切除患者，易发生吸收不良，主要由于十二指肠系旁路刺激胰腺消化酶及胆汁分泌不足，胆汁及胰液与食物混合欠佳；盲段肠曲细菌过度繁殖改变胆盐代谢，影响脂肪的水解、转运与吸收；胃的潴留功能丧失，食物迅速排入小肠。

治疗方法包括：

（1）胰酶加广谱抗生素有时见效。

（2）补充维生素 B_{12}、铁剂、钙剂、叶酸等。

（3）静脉高能制剂，如脂肪乳、复方氨基酸。

（4）应用蛋白同化激素促进蛋白质的合成。

（5）患者可耐受情况下补充 MCT。

（6）患者饮食应少吃多餐，每次食量不易过多。

（7）经以上治疗无效，可考虑手术治疗，如毕Ⅱ式改为毕Ⅰ式。

2. 慢性肝胆疾病　慢性肝胆疾病患者由于胆囊排胆功能障碍及肝脏合成、排泄、结合胆盐障碍而造成脂肪和脂溶性维生素吸收不良。

治疗除保肝、纠正肝脏功能异常、抗感染解除胆系感染外，可考虑下列治疗：

①利胆剂：利于胆囊收缩、Oddi 括约肌开放，便于胆汁排出，如硫酸镁、山梨醇，近年后者已代替硫酸镁，2.5g 开水冲服，每日 2 ~ 3 次，餐前服用，无明显副作用；

②泌胆剂：刺激肝细胞分泌更多的胆汁，如去氧胆酸，口服 0.2 ~ 0.4g，每日三次，可根据病情逐渐增加剂量至 2g/d。

此外，慢性肝病患者由于维生素 D 及钙吸收不良，引起骨质疏松，甚至病理性骨折，应给予钙剂。

3. 胰腺疾病　胰腺破坏、胰管阻塞、胰酶减少，在肠腔内不足以消化脂肪及蛋白质，引起脂肪泻及肉质泻，而以脂肪泻为最常见。

胰酶制剂替代治疗有一定效果，但国内常用的胰酶片、多酶片等尚难使患者粪脂降至正常。国外报道胰腺脂酶有不同品种，如 PancreseMT$_{16}$、Panerease MT$_{10}$、cotazyme（s）、Ku-zyme、Viokase、Viokase 粉等，其中前三种为肠衣片剂，而各种药物所含的胰脂酶活性不同，每次 20 000~40 000U，每次餐前服用，睡前可加服一次，副作用主要在大剂量替代时出现，如恶心、腹胀，儿童可出现血尿酸增加。

4. 小肠疾病　各种原因造成小肠吸收面积减少、吸收功能减退，从而导致脂肪、蛋白质、维生素、电解质吸收障碍。

治疗方法：

①治疗原发病；

②口服低渗电解质混合液体，视病情调整给予量；

③减少胃肠道分泌，如 H$_2$ 受体拮抗剂；

④抑制胃肠道运动，如复方苯乙哌啶、易蒙停；

⑤静脉补充液体和各种电解质；

⑥静脉高营养，病情严重者通过静脉给予各种营养素，以维持每日 40kcal/kg 体重热量，注意微量元素的补充；

⑦抗生素可抑制肠道细菌生长。

5. 非热带性斯泼卢　由于肠粘膜内缺乏某种肽酶，不能消化麦胶，后者作用于肠粘膜，破坏其绒毛及细胞的正常生长，引起吸收不良。

治疗：

①忌麸质饮食（小麦、大麦、黑麦、燕麦），一般于停止此种饮食后 2~3 周症状明显好转，此可作为本病重要诊断依据之一；

②全身性治疗：补充各种维生素及电解质，水肿明显患者可考虑给予血浆及白蛋白输液，慎用利尿剂；

③激素治疗：上述治疗效果不满意者给予强的松 40~60mg，强的松龙 30~40mg，清晨顿服，症状缓解后逐渐减量，维持量每日 10mg 左右。

6. 糖尿病性腹泻　糖尿病患者由于胰腺外分泌不足，小肠萎缩、肠蠕动异常、肠菌群失调等原因，造成极为顽固的腹泻。

治疗：一般治疗无效，主要应控制糖尿病，同时给予大剂量维生素 B$_1$、维生素 B$_{12}$、皮质激素等。

7. 晚期血吸虫病　造成吸收不良的可能原因为门脉高压和肠系膜淋巴结内虫卵沉积，从而造成小肠粘膜充血水肿、坏死；胰腺受累后造成胰外分泌功能不足。

治疗：

①积极治疗原发疾病；

②饮食中适当增加脂肪和蛋白质含量，给予胰酶片或胰脂酶；

③手术治疗门脉高压症。

8. 免疫缺陷所致胃肠疾病　包括 IgA 缺乏症、成人获得性低丙种球蛋白血症、重链病等，由于小肠绒毛萎缩、梨形鞭毛虫感染、肠菌群紊乱等因素造成吸收不良。

治疗：

①治疗原发病；

②禁麸质饮食；

③治疗寄生虫感染、纠正肠菌群紊乱；

④丙种球蛋白注射。

【疗效标准】

1. 治愈　症状消失，体重增加，D-木糖吸收试验正常，大便常规及苏丹Ⅲ染色阴性，X线检查正常。

2. 好转　一般情况好转，排便基本恢复正常，吸收试验接近正常，X线表现进步。

3. 无效　一般情况无变化，排便同治疗前，客观检查无改善。

（赵海强）

第三节　胃食管返流病

胃-食管返流病（GERD）是指胃、十二指肠内容物返流入食管引起临床症状及或食管炎症的一种疾病。返流物主要是胃酸、胃蛋白酶，亦可为胆汁等。本节主要介绍胃酸相关性胃－食管返流病。GERD在欧美国家十分常见，我国对GERD的认识及研究起步较晚，近几年研究发现本症在我国并不少见，据同济医科大学附属协和医院近三年专科门诊初步统计，GERD约占专科就诊人数的6.2%左右，任何年龄均可发病，男女发病情况相近。

【病因及发病机制】

1. 食管抗返流屏障障碍

食管抗返流屏障包括下食管括约肌等一系列复杂的解剖及生理功能区域，其中最主要的区域是下食管括约肌（LES）。LES位于食管下段直至腹段食管，长约3~4cm，正常情况下LES保持一定张力，称之为下食管括约肌压力（LESP）。正常情况下，LESP为10~30mmHg。当LES过短尤其是腹段过短时或其结构受到破坏时均可影响LESP，使压力下降。有学者认为，当LESP低于6~10mmHg时易致返流，但也有学者观察到一些GERD者其LESP正常甚至增高，其机制尚不明确。

LES的松弛是造成胃食管返流的主要因素，正常情况下也有一过性LES松弛（TLESR），但较少，但GERD者TLESR过多，目前认为TLESR是引起胃食管返流的主要原因。

除LES外，抗返流屏障因素还有膈肌脚，食管与胃底之间夹角等因素。

2. 食管酸清除

食管有自发性及继发性的推进性蠕动，是食管廓清的主要方式。当胃酸返流入食管后，大部分由食管蠕动清除，剩余部分由唾液中和。多项研究表明，GERD者食管酸清除时间延长，主要是由于食管体部蠕动功能障碍所致，当唾液分泌功能障碍时亦影响食管的酸清除能力。

3. 食管粘膜抵抗力

在GERD中，只有约1/2~2/3的患者发生食管粘膜损害（食管炎），另一部分患者虽有胃－食管返流症状，但并没有食管炎症表现，这与食管粘膜组织抵抗力有关，当各种因素影响食管粘膜组织抵抗力下降时易致食管炎症的发生。

4. 胃排空延迟

许多原因，可致胃排空延迟，如胃运动功能障碍、糖尿病胃轻瘫等，胃排空延迟可促进及加重胃食管返流。

【临床表现】

GERD 的临床表现个体差异较大，其临床症状的轻重也不一定与食管炎症程度相平行，其典型症状为烧心、胸骨后痛及食物反出：

1. 烧心　是 GERD 最常见的症状，表现为上腹部、剑突下、胸骨后烧灼感，卧位、弯腰及腹压增高时症状更明显。

2. 胸骨后痛　是食管源性胸骨后痛的常见原因之一，当食管粘膜有炎症、糜烂、溃疡时可引起吞咽痛。应注意与心绞痛鉴别。

3. 反酸及反食　患者胃内容物返流入食管并进入口腔，此为反食，与呕吐不同，是在不用力情况下食物涌入口腔。

4. 返流所致的其他症状　如咽喉部异物感及或吞咽时咽喉部梗塞感，还可有唇、舌烧灼感、声嘶等，均可能是由于酸返流对相应部位的化学刺激所致。

5. 呼吸道症状　由于返流物被吸入气管及肺内致支气管炎或肺炎等，引起咳嗽、哮喘等症状。有些患者可以呼吸道症状为主而无上述典型症状。

GERD 患者可无明显异常体征。

【并发症】

GERD 患者如有返流性食管炎时，由于食管糜烂、溃疡等可引起上消化道出血，食管狭窄。

如食管粘膜鳞状上皮被单层柱状上皮取代，称之为 Barrett 食管，后者除可形成食管溃疡外，还是食管腺癌的重要癌前病变。

【特殊检查】

1. 食管 X 线检查

食管吞钡检查时可观察到钡剂由胃返流入食管，但发现率仅 10% ~ 50%，还可观察钡剂在食管运行情况，食管吞钡检查可协助排除其他器质性病变，并可协助诊断有无食管裂孔疝等，有裂孔疝者更易发生返流。

2. 核素扫描

用放射性核素^{99}锝标志的食物吞下后，用 γ 摄像来了解胃食管返流情况，此方法较合乎生理情况，测定时间较短。由于胃食管返流呈间歇性，短时间的扫描有时难于确诊。

3. 下食管括约肌压力测定

LESP 下降可导致胃食管返流，但由于 RE 与正常人所测得的 LESP 有重叠现象，故一般认为不能以 LESP 的绝对值作为诊断胃食管返流的诊断标准。

4. 内镜检查

为诊断食管炎最准确的方法，可直接观察食管粘膜炎症、充血、渗出、糜烂、溃疡、狭窄等情况，还可通过活体组织检查排除恶性病变。关于内镜下食管炎的分级国外尚无统一标准，各家应用标准不一，例如 Savary-Miller 将内镜食管炎分为四级，随后 Tytgat 又提出五级分类法。国内尚未见有关报导，同济医科大学附属协和医院根据以上两种分级法，并结合其近年305例内镜食管炎检出情况亦提出了四级分类法。

内镜下观察到食管炎，不论其轻重还应注意有无Barrett食管，Barrett食管除极少数是先天性外，绝大多数被认为是胃食管返流的结果，它是以胃柱状上皮替代食管中下段的鳞状上皮。

内镜下观察到有食管炎存在，不一定都是返流性食管炎，还应通过其他手段证实，存在病理性的胃食管返流及/或组织学上证实有食管炎、胃食管返流病的存在才能确诊。

5. 食管内24h pH监测

这一检测方法目前被公认为是诊断胃食管返流的"金标准"，尤其在症状不典型及没有返流性食管炎时。pH监测可提供是否存在病理返流及返流的程度与持续时间，可判断返流与体位及症状发生之间的关系，当食管内pH<4时被认为是酸返流指标。

6. 组织学检查

轻度返流性食管炎（RE）组织学表现病变可为灶状，有基底层增厚，乳突向腔面延长，固有膜内有中性粒细胞浸润。后有学者提出嗜酸性细胞浸润及气球样变（Ballon cells）为本病特征，重症者可见坏死、溃疡、纤维蛋白沉积及肉芽组织增生等，如能发现Barrett食管的存在，对诊断RE极有价值。

【诊断】

1. 有胃食管返流的典型症状　如烧心、胸骨后痛，酸返流等。

2. 内镜及或X线钡餐排除其他器质性疾病。

3. 有病理性胃食管返流的客观依据，目前认为证实胃食管返流的金标准是食管内24h pH监测。

由于食管内24h pH监测在国内尚不能普遍开展，根据国外经验及我们的初步体会，根据以下几点可作出GERD的临床诊断：

①有上述胃食管返流的典型症状；

②内镜排除其他器质性疾病存在；

③正规抗酸治疗有效。

如果患者症状不典型及（或）经抗酸治疗无明显效果则应作进一步客观检查，特别是食管内24h pH监测。

【治疗】

返流性食管炎的治疗主要是采用抗返流措施以减少返流，同时用抗酸等治疗减少有害因素对食管粘膜的损害，概括如下。

（一）保护性措施

1. 睡眠时抬高床头，因食管体部在夜间很少有推进性蠕动，返流液易在食管内潴留，故主张抬高床头，抬高的高度以患者感觉舒适为宜，一般抬高15~20cm左右。

2. 饮食治疗

（1）避免过冷、过热及刺激性食物，以免诱发胸骨后疼痛。睡前2h停止进食，以减少夜间返流。

（2）避免进食致胃酸增高的食物，如咖啡、浓茶、醋酸及酸性饮料等，胃酸增高不仅增加酸返流量，而且酸增高反馈抑制胃泌素的释放，从而降低LES的张力。

（3）避免食用降低LES张力的食物，如巧克力、脂肪等；应戒酒，酒精可降低LES，减弱食管体部蠕动，影响食管对酸性返流物的清除能力。

此外，应禁烟，吸烟可降低 LESP，同时可使幽门括约肌松弛，致十二指肠胃返流。

3. 避免应用降低 LES 的药物　如抗胆碱能药、异丙基肾上腺素、多巴胺、左旋多巴、酚妥拉明、钙离子通道阻滞剂、前列腺素 E_1、E_2、A_2、安定、氨茶碱、喘定、烟酸、吗啡、黄体酮、雌激素、生长抑素、胰高血糖素等。

4. 避免增加腹压有关因素　如减轻体重、消除肥胖、不穿紧身衣裤、不紧束腰带、尽量避免举重物、弯腰等增加腹压的动作和姿势，防治咳嗽、便秘、呕吐、腹胀、腹水等病症。

5. 治疗某些可促进胃－食管返流的疾病　如食管裂孔疝、十二指肠球部溃疡、胆石症等。

（二）药物治疗

1. 抗酸剂和抑酸剂

（1）抗酸剂：包括单一的或复方的碱性药物，抗酸剂的作用主要是中和胃酸，提高胃内的 pH 值，以减少返流物对食管粘膜的刺激。据文献报道，抗酸剂可增加食管下端括约肌的压力，减少胃食管返流的次数。用抗酸剂可立即缓解烧心等症状，但需频繁给药，用药剂量较大，易致便秘或腹泻。

（2）H_2 受体拮抗剂：主要有西米替丁（泰胃美）、雷尼替丁、法莫替丁和尼扎替丁，这些药物通过完全阻滞壁细胞上 H_2 受体来抑制胃酸的分泌，从而减低返流的胃内容物的含酸量。用常规剂量的 H_2 受体拮抗剂短程治疗可缓解症状，愈合轻、中度食管炎。

大多数实验研究中，开始用西米替丁 400mg，每日 4 次，以达到 24h 内均有较强的抑制胃酸分泌，亦有主张 400mg，每日二次，或 800mg，每日一次。研究表明，酸返流最明显的时间是在傍晚后数小时，晚餐后一日一次给药优于睡前一次给药效果。在各级食管炎中，尽管不同剂量的西米替丁均有一定的愈合效果，但愈合率与食管炎的严重度呈反比。治疗需 6～8 周或更长时间。

雷尼替丁的常规剂量为 150mg，每日二次或 300mg，每晚 1 次。

法莫替丁的常规剂量为 20mg，每日二次，也有试用 40mg，每晚 1 次。

从理论上讲，法莫替丁抑酸作用强于雷尼替丁，雷尼替丁强于西米替丁。

由于用常规剂量的 H_2 受体拮抗剂治疗返流性食管炎不尽人意，尤其食管炎的愈合率较低（约 20%～58%），故试图用联合、长程治疗或使用大剂量 H_2 受体拮抗剂来改善愈合率。

联合治疗：系指 H_2 受体拮抗剂与促运动药联合应用，较多推荐的促运动药为西沙比利。实践证明联合用药可提高疗效，提高食管炎的愈合率，又不致过度增加 H_2 受体拮抗剂的剂量，值得推广。

有学者试图延长治疗时间来改善 H_2 受体拮抗剂的疗效，如从 6 周延长至 8～12 周，甚至 20 周，并未达到明显提高疗效的目的。

大剂量 H_2 受体拮抗剂：由于常规剂量的 H_2 受体拮抗剂抑酸不足，故有将西米替丁加大至每日 1600mg 或更多，雷尼替丁加大至每日 600～900mg 或更多，疗效虽可提高，但副作用亦增加，不便长期大量应用。

（3）质子泵抑制剂：又称 H^+-K^+-ATP 酶抑制剂，是一类强力抑酸剂。现应用的有奥美拉唑（Omeprazole，商品名 Losec 洛赛克）及兰索拉唑（Lansoprazde，商品名 Takpron 达克普隆）。在治疗 GERD 中，其作用比 H_2RA 强，尤其是对重症食管炎及用 H_2RA 无效的病例，应用质子泵抑制剂可获更好效果，在症状缓解率及食管炎的愈合率方面均优于 H_2RA。有学者报道，用奥美拉唑治疗 4 周后，59% 的患者的烧心症状消失，76% 没有食物及酸返流，82% 没有其他返流症状，44% 没有任何症状，相比之下，雷尼替丁却分别只有 27%、63%、70% 及 20%。综合研究表明，用奥美拉唑每日 20mg 治疗 4 周，食管炎的愈合率达 63%～76%，8 周后达 80%～88%，而用雷尼替丁每日 300mg 治疗 4 周，食管炎愈合率只有 28%～43%，8 周后也只达到 40%～56%。另一组报道用兰索拉唑每日 30mg，8 周后食管炎愈合率达 91%～92%，而用雷尼替丁每日 300mg，八周后食管炎愈合率仅为 39%～53%。尤其对较重食管炎者（3 级及 4 级），雷尼替丁的愈合率仅 20%～30%，而兰索拉唑及奥美拉唑则可达 90% 以上。对应用 H_2RA 3 个月以上仍无效的病例，改用奥美拉唑每日 40mg 或兰索拉唑每日 30mg 8～12 周后有效。

国内 GERD 者一般症状较轻，重症食管炎也较国外低，故用奥美拉唑每日 20mg 或兰索拉唑每日 30mg 均可获得较好疗效，疗程一般 4～8 周，对重症者可适当增加每日剂量或延长用药时间。

抑酸治疗虽能缓解症状并使食管炎愈合，但并未改变其动力障碍，故一旦停药，症状及（或）食管炎症又可复发，尤其是严重病例即使应用质子泵抑制剂，停药后半年内有 90% 的患者复发，因此应注意停药后的维持治疗。只要其动力障碍未得到根本解决，就可能需长期用药。维持治疗的用药剂量视病情而定，如用 H_2RA，可先用其治疗剂量的半量，无效则随时更改剂量以达到控制症状为止。奥美拉唑可用每日 20mg，亦可试用隔日 20mg，也有用每周连用 3d，每日 20mg，停用 4d，如此周而复始下去作维持治疗。关于长程治疗的安全性是人们所关注的问题。国外有长期应用 H_2RA 的报道，有坚持用西米替丁 10 年的市售后监测经验，因对 H_2RA 的药物相互作用已经了解，因此在处方时可事先加以注意。国外虽也有应用奥美拉唑维持治疗数年（对重症食管炎）的报道，但对其可能产生的副作用，如高胃泌素血症、肠嗜铬样细胞增生甚至类癌的发生仍应加以必要的监察。

2. 促运动药　此类药物的主要作用是旨在促进食管推进性蠕动，增强食管廓清功能，提高 LESP，促进胃排空，从而减少胃－食管返流。

（1）氨甲酰胆碱：又名乌拉胆碱，为拟胆碱能药，可增加 LESP 及食管的廓清功能，促胃排空作用较少，用量 25mg，每日 4 次。因其可促进胃酸、唾液分泌及使腹痛等副作用，已极少应用。

（2）胃复安：为多巴胺拮抗剂，可促进胃排空，增加 LESP 的作用，较乌拉胆碱更强，不增加胃酸分泌，对增加食管廓清能力不明显。常用剂量 10mg，每日三次，必要时睡前加服一次。此药副作用较大，有头晕、乏力、不安、共济失调及锥体外系症状等，故不宜长期应用。

（3）多潘利酮：此药也是多巴胺拮抗剂，但它不能透过血脑屏障，因此，中枢神经副作用较少，一般不出现锥体外系副作用，但可出现催乳作用。常用剂量 10～20mg，每日三次。

（4）西沙比利：目前认为其作用是促进肠肌神经丛节后神经末梢释放乙酰胆碱或增加乙酰胆碱的效能，从而促进食管、胃、十二指肠、小肠及大肠的推进性蠕动。它可增加食管廓清能力，增加 LESP，促进胃排空，是目前国际上最为推荐的促运动药。该药副作用较少，因胃肠运动增快可出现腹痛或腹泻。常用剂量为 5~10mg，每日 3~4 次。

3. 其他药物

（1）藻酸类制剂：此类药与唾液作用形成一种高粘稠度的泡沫状物质，飘浮在胃内容物上面，可阻碍胃内容物返流入食管。国产制剂有盖胃平片，每次 3~4 片，每日三次，嚼细后吞服。

（2）粘膜保护剂：硫糖铝在受损粘膜表面形成一层保护膜，使其不受胃酸、胃蛋白酶及胆盐侵蚀。

此两类药物只能作为返流性食管炎的辅助用药，单用此类药无肯定效果。

4. 抗 Hp 治疗　近几年大量研究资料表明，Hp 是寄生在胃粘膜上皮细胞表面，胃粘液层下的一种微需氧菌，并已表明其与慢性胃炎及消化性溃疡的发病密切相关。既然返流性食管炎 RE 可合并存在 Barrett 食管，即存在胃柱状上皮，则可能有 Hp 寄生，因此有抗 Hp 之适应证。可用胶体铋（如枸橼酸铋钾）联合敏感抗生素治疗。我们曾发现部分返流性食管炎患者，用抗酸治疗效果不明显，改用胶体铋单用或联合抗生素治疗后症状可改善。

（三）手术治疗

有少部分 RE 患者最终可能需要手术治疗，但尚无统一指征，以下情况可考虑手术治疗。

1. 经内科正规治疗 6 个月以上无效，症状仍严重，特别是返流物吸入呼吸道引起的症状难以控制者。

2. 食管炎症严重不能愈合或并有食管出血、溃疡及食管狭窄者。

3. Barrett 食管伴有重度不典型增生者。

【疗效标准】

1. 愈合　症状消失，X 线或食管镜检查粘膜恢复正常。

2. 好转　症状减轻，X 线或食管镜检查病变有改善。

（赵海强）

第四节　胃　癌

【概述】

我国胃癌死亡率居全球较高水平，1990~1992 年胃癌死亡率为 25.16/10 万，胃癌死亡占全部癌死亡的 23.24%。近年来，城市胃癌死亡率呈下降趋势，由第一位降至第三位，位于肺癌、肝癌之后，而农村胃癌死亡率略有上升，由第二位升至第一位。早期胃癌以手术切除为主，但术后 2 年内，有 50%~60% 患者可出现转移，故加强综合治疗的研究十分重要，还有不少患者就诊时已无手术指征，因此化学治疗在胃癌的治疗中占有重要位置。

【病因】

胃癌公认的比较明确的病因主要有以下几方面：

①慢性萎缩性胃炎：由于胃酸低下有利于胃内细菌（如硝酸盐还原酶阳性菌）的繁殖，促进了胃内亚硝胺类化合物的内源性生成，增加了胃内致癌物质浓度。同时，胃排空

时间延长，增加了胃黏膜与致癌物质的接触时间；

②胃息肉：腺瘤型息肉癌变高于增生型息肉，多发性息肉高于单发性息肉，直径＞2cm、无蒂者易于恶变；

③胃溃疡：溃疡周围的黏膜上皮在反复炎症刺激和修复过程中，再生上皮易受致癌物质作用而发生癌变；

④残胃：残胃多伴有程度不同的碱性反流（脱脂酸卵磷脂、胰酶等）和胃泌素、胃酸分泌的减少，这既降低了黏膜屏障的保护作用，削弱了胃黏膜上皮的营养和屏障功能，也有利于亚硝胺类化合物的合成，使已受损害的胃黏膜屏障更易遭受致癌物质影响。

【病理】

胃的任何部位都可能发生胃癌，但是多见于胃窦部，其次为贲门部。绝大多数起始于胃小弯，仅少数位于大弯侧。胃癌的组织学分型主要有：

①乳头状腺癌：扇细胞呈高柱状或立方形，可出现管状结构，但以乳头状结构为主；

②管状腺癌：癌细胞呈柱状或立方形，形成腺管；

③低分化腺癌：癌细胞以立方形为主，单层或多层排列，形成不规则的腺管或腺泡；

④黏液腺癌：癌细胞产生大量黏液，排出细胞外，聚集成黏液池，癌细胞可漂浮于大片黏液中；

⑤黏液（印戒）细胞癌：癌细胞多呈圆形，胞浆内可见黏液，有些黏液较多，将核挤于一边，形成印戒状；

⑥未分化癌：没有明确分化特征的恶性上皮性肿瘤。其他少见型，包括腺鳞癌、鳞癌、类癌等。

【诊断】

胃癌早期缺乏明显症状，更缺乏特异性临床表现。尽早作出诊断的关键在于患者以及医务人员的高度警惕，一旦疑及此病，则行进一步详细检查，目前主要的检查手段主要有：

1. X线检查　胃低张力双重对比造影结合纤维胃镜检查，对发现早期胃癌有很大价值。早期典型的胃癌 X 线征象有：环形充盈缺损，颗粒状突起，浅龛影及周围黏膜纠集或中断等。在进展期的胃癌则可见到胃腔内有不规则充盈缺损，位于胃轮廓内的完整周围黏膜影突然中断、破坏，胃壁僵硬，胃腔狭窄，蠕动消失，病变广泛则可形成"皮革胃"。

2. 内镜检查　胃内镜检查是诊断胃癌最直接、最准确有效的方法。早期胃癌在内镜下可见局部胃黏膜色泽改变，例如发红或略显苍白，还可能出现浅表的点状、小片状糜烂，边缘不规则的溃疡，或息肉样隆起等。进展期胃癌则内镜下所见多较典型。

3. CT检查　其优点是可显示胃癌向腔内或腔外生长的范围，病变与邻近组织器官的解剖关系无四周、肝门、后腹膜淋巴结转移等，因而对分期及手术方案制定有重要意义。

4. 超声检查　B 型超声可帮助了解胃癌转移情况（包括肝、胰、胆系及腹腔淋巴结），超声内镜可供了解胃癌浸润深度时选用。

5. 其他检查　脱落细胞学检查、大便隐血试验、血清肿瘤标志物如癌胚抗原（CEA）、胃蛋白酶原Ⅰ、碱性磷酸酶、乳酸脱氢酶、唾液酸转移酶等检查，对诊断也有一定帮助。

【治疗】

1. EFP方案在胃癌化疗中的作用　Vp-16100mg 静滴，第 1～5d；FUDR 500mg 持续

12h 静滴，第 1～5 天；CBP150mg 静滴，第 1～3d，28 天为一疗程。FUDR 作用与 5-FU 相同，都作为一种抗代谢药物，多用于消化道肿瘤，尤其是胃癌联合化疗的主要药物，单独有效率为 20%。注射后在体内转化成为活性氧苷单磷酸盐，阻断 DNA 生物合成。也能渗入 RNA 中产生异常 RNA，从而干扰异常蛋白质合成。且为周期特异性药物，有时间依赖性，长时间使用效果优于短时间使用，所以目前采用 12～24h 持续滴注法。治疗恶性肿瘤尤其是进展期肿瘤，并取得了较好的生活质量（QOL）。20 世纪 90 年代，国外一些学者提出铂类小剂量使用起到生物化学调节作用（BCM）。卡铂为第二代铂络合物，细胞周期非特异性药物，无需经肝脏活化即可直接杀伤癌细胞，为浓度依赖性药物，20 世纪 80 年代已用于睾丸癌、卵巢癌、肺癌、头颈部肿瘤，有显著疗效，且肾毒性、消化道毒性小，治疗指数高，尤其对消化道肿瘤有较好疗效。Vp-16 是近年研制出来的抗癌药物，其效价高于半合成鬼臼脂类衍生物，对细胞周期中 S 期及 G_2 期细胞有杀灭作用，可抑制拓扑异构酶而引导 DNA 链断裂，治疗指数高，国外报道单一治疗胃癌有效率为 60%。它与 FUDR 有协同作用，组成 EFP 方案由于未使用蒽环类抗癌药物，故毒性较低，适用年龄偏大、体质较弱或心脏病患者，以及耐药性消化道肿瘤，既往其他药物治疗失败病例。

生物化学调节是使用一种药物作用于抗癌药的代谢过程，使其疗效增强。生化调节药可以是非抗癌药如 LV，也可以是抗癌药如 CDDP。LV 使氟尿嘧啶增效，氟尿嘧啶注入体内活化成氟尿嘧啶脱氧核苷酸（FduMP），LV 抑制胸苷酸合成酶（TS），使脱氧尿苷酸（dUMP）不能生成脱氧胸苷酸（dTMP）。后者是合成 DNA 组成部分之一，使 DNA 合成障碍，细胞繁殖停止。生理情况下 dUMP 与 TS 及体内提供的还原型叶酸（5、10-CH_2FH_4）形成三联复合物，然后产生 dTMP，氟尿嘧啶输注后，FduMP 取代 dUMP 与 CH_2FH_4 TS 形成三联复合物，抑制 TS，阻止 dTMP 生成。

生理状况提供 CH_2FH_4 量少，抑制 TS 弱，当外源输入 LV，使三联复合物中 CH_2FH_4 量大，结合牢固，抑制 T 加强，氟尿嘧啶增效。LV/氟尿嘧啶治疗晚期胃癌有效率可达 40%～60%，高于单药氟尿嘧啶（20%），LV 标准剂量 200mg/m^2，Ⅳ2hr，然后氟尿嘧啶 375～500mg/m^2，静脉推注，二者可同步到达靶细胞，超大剂量如 500mg/m^2 未必进一步增效而不良反应加重。近年，发现 LV 小剂量（20mg/m^2）也有相同增效作用，LV 小剂量口服（60mg/d）与 uFT 或 5'-DFUR 同用可有增效作用。

UFT 是氟尿嘧啶衍生物 FT-20750mg + 尿嘧啶（Urail）112mg 的复方制剂，尿嘧啶无抗癌作用，因为生化调节使氟尿嘧啶活化物分解代谢受到抑制。近年 LV + UFT 双重生化调节氟尿嘧啶治疗胃肠癌在欧美报道增多，服用 6～8 周为一疗程。

40 余年来，氟尿嘧啶是治疗胃癌的基本药，传统的给药方法是分次推注或滴注，由于氟尿嘧啶的半衰期很短，约 10～20min，属于细胞周期特异性药物，只作用于细胞周期的 S 期（DNA 合成期），与癌细胞接触时间短，抗癌效应差，采用持续输注就解决了这一问题，肿瘤细胞暴露于氟尿嘧啶的作用时间延长，持续输注氟尿嘧啶的总剂量强度提高，对胸苷酸合成酶（TS）抑制时间延长，增加对 DNA 合成障碍，按每单位时间内氟尿嘧啶输入的浓度计算不比分次滴注高，不良反应不会加重，持续输注采用微型便携式注泵，给患者带来方便。

2. 铂类药物在胃癌化疗中的作用引起重视　顺铂（CDDP）、卡铂（CBP）是临床常用的铂类抗癌药，第三代铂类药奥沙利铂（L-OHP、草酸铂、乐沙定）是很受关注的新药。近年胃癌常用联合化疗方案中含 CDDP 者占到 45%，仅次于氟尿嘧啶，含 CBP 者少。铂类药是金属络合物，作用的靶点是 DNA，铂原子在 DNA 中形成链内交联，链间交联及 DNA 蛋白质交联，使 DNA 损伤，破坏 DNA 复制，造成细胞毒作用，使细胞死亡。近年发现，CDDP 除有大剂量浓度依赖性作用外，还有时间依赖性特点，在总给药量和血液中游离 CDDP 浓度 – 时间曲线下部分（AUC）一定的情况下，一次大量与分次小量用药可以获得同等疗效。认为低剂量 CDDP 作为氟尿嘧啶的生化调节剂使其增效，CDDP 改变肿瘤细胞膜的通透性，阻碍蛋氨酸进入细胞，使细胞内高半胱氨酸合成蛋氨酸过程亢进，活化了叶酸的代谢系统，增加 CH_2FH_4 浓度，使氟尿嘧啶抑制 DNA 合成加重。低量 CDDP 的疗效较好，不良反应小，不必水化，肾损害少，可不用或少用止吐剂，值得重视：推广与验证。

奥沙利铂的化学结构与顺铂不同，顺铂的氨基被 1，2-二氨环己烷基团（DACH）代替，DACH-铂复合体比顺铂 – 复合体抑制 DNA 作用更强，与 DNA 结合速率快 10 倍以上，而且结合牢固，有更强的细胞毒作用，与 CDDP 及 CBP 无交叉耐药，CDDP 治疗失败者用 L-OHP 仍可有效。与氟尿嘧啶、CDDP、CTX、TPT、CPT-11、Gemzar 等有协同增效作用。L-OHP 消化道反应少，血液毒性轻，无肾毒性，常见可逆性外周神经感觉异常。自 1998 年起国外采用 L-OHP + LV5FU2 方案治疗晚期胃癌。

3. 蒽环类药物是三联化疗方案主要构成 这一类药物主要有阿霉素（ADM）、表阿霉素（EPI）及吡柔比星（THP），单药治疗晚期胃癌有效率 17% ～21%，在联合化疗方案中，含蒽环类者占 32%，仅次于氟尿嘧啶及 CDDP，居第三位。1993 年以来胃癌专业委员会内科学组验证 FAM 方案结果相同，已成为国内最常用的化疗方案之一，以氟尿嘧啶 + ADM，为基础，由其他抗癌药代替 MMC，比较成功的组成药有 CDDP、BCNU、MTX。

表 1－21　含 ADM 三药联合治疗晚期胃癌

方　案	例　数	RR（%）	MST（月）
FAM	941	29.0	5 ~9
FAP	232	37.0	4 ~12
FAB	303	44.0	6 ~8
FAMe	141	25.0	6 ~13
FAMTX	637	32.0	3 ~11
EAP	509	48.0	6 ~10

注：引自 Shipper（1996）修改

表 1－21 列出的 EAP 是唯一不含氟尿嘧啶的三联方案，1987 年由 Preusser 首先报道，用 ADM + CDDP + VP-16 治疗晚期胃癌 56 例，获 CR21%，有效率 73.0%，引起极大关注。经过 10 年东西方验证，Wils, J.（1996）汇总 8 篇，治疗总数 431 例，获 CR 仅 9%，有效率 43.0%（18.0% ~72.0%），因化疗毒性死亡 3.0%，在 8 篇文献中仅 2 篇报道有效率达到 50.0% 以上，大多数没有达到最初报道的水平。胃癌专业委员会内科学组（1993 ~ 1999）协作验证报道 171 例，CR11%，PR48%，总有效率 59%。突出的不良反应是本方案的缺点，WHO Ⅲ ～Ⅳ 恶心呕吐 15%，脱发 91%（如加上Ⅱ度达到 100%），白细胞减少 64%（加上Ⅰ、Ⅱ度达到 99%），血小板减少 28%，感染 6%，作者认为慎重入选病例，注意防范不良反应，能取得很好疗效，连续给药最好不超过 6 个周期，国外一些临床医生

认为不良反应重，趋向放弃此方案。

FAMTX 方案中 MTX 可提高细胞内氟尿嘧啶活性产物 FdUMP 水平，增强对 TS 的抑制，此方案曾被誉为治疗胃癌的"金标准"，随着时间推移，验证报道增多。Shipper（1996）汇总报道 637 例，有效率 32%，作者统计国内外报道 7 篇（1998），有效率为 5% ~47%，EORTC（欧洲癌治疗研究协作组）多中心研究报道 399 例，有效率仅 25%。EPI 单药治疗胃癌优于 ADM，且心脏毒性低于 ADM，以 EPI 代 ADM 与氟尿嘧啶、CDDP 联合的 ECF 及 LFEP 方案治疗晚期胃癌是近年的热点，这两方案共同点是三联构成药均为 EPI、氟尿嘧啶、CDDP，不同点有 3 项：

①ECF 中氟尿嘧啶不加 LV，采用 CIV 给药，LFEP（PELF）中氟尿嘧啶推注，先滴注 LV；

②EPI 分 3 周一次 $50mg/m^2$（ECF）与每周一次 $35mg/m^2$（LFEP）；

③给药周期 ECF 持续 24 周氟尿嘧啶 CIV，LFEP 为每周给药，共 8 周。

ECF 方案首先由 CunninghamD（1991）报道，本方案随机与 FAMTX 对照，有效率、中位生存期、不良反应均优于 FAMTX。ECF 不良反应较轻，WHO Ⅲ ~ Ⅳ度、恶心/呕吐 10%、腹泻 3.5%、白细胞减少 13.5%、血小板减少 3.5%、感染 3.5%，无化疗相关死亡，显著缺点是长达半年（24 周）中心静脉插管及随身携带微型输注泵。

LFEP 方案首次报道为 Cocconi，G（1994），有效率 43%，5 年中 5 篇报道 254 例，有效率 43% ~66%。4 篇验证报道均超过最初报道，达到 50% ~66%，不良反应 WHO Ⅲ ~ Ⅳ度、恶心/呕吐 3%、黏膜炎 3%、贫血 10%、白细胞减少 21%、血小板减少 12%，方案中建议每周给药一次后预防用 G-CSF，以保护造血功能。胃癌专业委员会内科学组（2000.3）设计了 LFEP 改良方案，正在开展多中心研究协作。

4. 晚期胃癌联合化疗方案的新演进　晚期胃癌化学治疗不理想，近年开发新药，改良老药，设计新方案成为研究重点。

DNA 拓扑异构酶（DNATopoisomerases，Topo）是直接参与及影响 DNA 复制、转录的关键性酶，喜树碱（CPT）是唯一抑制 Topo Ⅰ 的抗癌剂，我国 20 世纪 70 年代由喜树提取喜树碱，后又提取 10-羟基喜树碱（HCPT），国外半合成 CPT-11 与 PT 最受关注。胃癌专业委员会内科学组 1997 设计 LV/氟尿嘧啶 + CDDP + HCPT 方案，初步报道有效率 33.3%，WHO Ⅲ ~ Ⅳ 不良反应 <10%。CPT-11 临床报道，小西敏郎（1998）Ⅱ 期试验单药，治疗晚期胃癌 60 例，有效率为 23.3%，白细胞减少 42.1%（WHO Ⅲ ~ Ⅳ）。Kohne（1998）治疗 18 例，有效率为 22.2%，WHO Ⅲ ~ Ⅳ 腹泻与白细胞减少达 33.3%。Tadaoka（1999）报道 CPT-11 + MMC 治疗 10 例，有效率为 20.0%。

紫杉醇类药物最近已有治疗胃肠癌的报道，常用有紫杉醇与多西紫杉醇，作用的靶点是微管，破坏微管组装与拆散的平衡，抑制癌细胞增生，Taxol 与 Taxotere 单药治疗胃癌有效率均在 20% 以上。LokichJJ（1999）报道 Taxol + CDDP + VP-16，有效率 100%，WHO Ⅲ 度以上贫血与白细胞减少均达 100%，是极严重的。KimYH（1999）报道 Taxol + 氟尿嘧啶 CIV + CDDP，有效率为 65%，不良反应较小。胃癌专业委员会内科学组设计 Taxol + 氟尿嘧啶 CIV + LDCDDP 方案正在多中心研究中。

近年开发的新药众多，治疗胃癌的药物除以上介绍的 L-OHP、HCPT、CFT-11、Taxol、Taxotere 外，S-1 是类似 UFT 的口服新药，以 FT-207 为主体，加入 CDHP 阻止氟尿嘧啶活化物降解，增强抗癌作用，再加入 Oxo 保护肠黏膜，减少消化道反应，三者构成比 = FT-207：CDHP：Oxo = 1：0.4：1。田口报道（1999）治疗晚期胃癌 129 例，有效率 46.5%，WHO Ⅲ ~ Ⅳ 不良反应 < 10%。另一新药希罗达是 5-DFUR 前体，口服经肠吸收至肝，转化为 5-DFCR，再经胞苷脱氨酶生成 5-CFUR，由 PyNPase 转为氟尿嘧啶，Xeloda 抑癌率比氟尿嘧啶、UFT、5-DFUR 都高，胃癌 Ⅱ 期试验在进行中。

晚期胃癌患者只要没有化疗禁忌证，都应接受以化学治疗为主的综合治疗，得到姑息治疗效果，延长生存期，理想的化疗效果以以下五项指标作为评价：

近期客观有效率（RR）高；临床受益疗效（CBR）高；无进展生存期（DFS，TTF）长；不良反应少；药物价格低。

5. 胃癌化学治疗的运用　胃癌是化疗相对敏感的肿瘤，至今没有规范方案，且不断推出新的方案。许多方案最初报道效果甚佳，但经受不住时间考验，验证结果不尽人意，难免被淘汰。各类药物的组合方案众多，临床运用难以选择。方案的组合首先应从选药入手。近 50 年的治疗胃癌的药物不断增多，尤其是近十年来开发了许多新药，可以归纳为七类。

（1）胸苷合成酶抑制剂：5-FuFT-207（UFT、S-1）、HCFU、FTL（Xeloda）

（2）铂类：CDDP、CBP、L-OHP

（3）醌类：蒽环：ADM、EPI、THP；苯醌：MMC

（4）拓扑酶 Ⅰ、Ⅱ 抑制剂：Ⅰ：CPT、HCPT、CPT-11、TPT；Ⅱ：VP-16、VM-26

（5）亚硝基脲类：BCNU、CCNU、Me-CCNU、ACNU

（6）二氢叶酸还原酶抑制剂：MTX

（7）微小管抑制剂：PTX、TXT

以上七类中前四类使用最多，依次为氟尿嘧啶类、铂类、蒽环类、微小管抑制剂类、拓扑异构酶 Ⅰ、Ⅱ 抑制剂、MTX、亚硝脲类，联合方案中氟尿嘧啶 + CDDP + EPI 是治疗热点之一，HCPT、CRT-11、PTX、TXT 参与联合方案是新动向。胃癌化疗方案选择的原则应参照理想标准，方案验证疗效确实可信，还要考虑患者状况个体化，将用药方案归纳如表 1 - 22。

表 1 - 22　胃癌化学治疗方案的演进与创新

单药：	5-FU 类 + LV（LV/5-FU）
双药：	5-FU 类 + PT（FP）
	± LV + MMC（FM，UFTM，FTLM）
	+ VP-16（ELF）
三联：	5-FU 类 + PT + ADM、EPI（FAP，ECF，LFEP）
	5-FU ± LV + Topo（HCPT、CPT-11 或 VP-16）
	5-FU ± LV + PTX（或 TXT）
	5-FU + ADM + MMC（FAM）
	5-FU + AOM + BCNU（FAB）
	ADM + CDDP + VP-16（EAP）

注：（　）内为方案名称

这些方案用于晚期胃癌，也用于辅助化疗（术前、术后），以及区域介入治疗。多数新联合方案均为近 10 年的新发展。展望 2000 年未来 10 年，胃癌化学治疗会不断推陈出新，取得十分显著进步。

6. 附：常用联合化疗方案

LV/UFT：UFT360mg/m²/d，po，分三次服

　　　　　LV25mg/m²/d，po，分三次服第1~21，间隔7d，再用21d为1个疗程

UFTM：UFT9~12片/d（含FT－207300~400mg/m²/d），po，分三次服

　　　　MMC6~12mg/m²（10~20/body），Ⅳ/3w

　　　　UFT连服6w，MMC用2次为一疗程

　　　　5'-DFUR（Doxifluridine，去氧氟尿苷，Furtolon，氟铁龙）400mg，

　　　　po，tid，连服

　　　　21d，间隔7d，为1个疗程

LDLV/FP：LV20mg/m²，Ⅳ，第1~5天

　　　　　5-FU1 000mg/m²，CIV，12hr第1~5天

　　　　　CDDP20mg/m²，Ⅳ，第1~5天，每4w为一疗程

FAM：5-FU600mg/m²，Ⅳ，第1、8、29、36

　　　ADM30mg/m²，Ⅳ，第1、29天

　　　MMC10mg/m²，Ⅳ，第1，每6w为一疗程

ECF：EPI50mg/m²/d，Ⅳ/3w×8

　　　CDDP60mg/m²/d，Ⅳ/3w×8

　　　5-FU200mg/m²/d. CIV×24w

PELF（LFEP）：CDDP（P）40mg/m²＋NS200ml，Ⅳ，30min/w

　　　　　EPI（E）35mg/m²

　　　　　LV（L）250mg/m²＋NS250ml，Ⅳ，4hr/w

　　　　　5-FU（F）500mg/m²＋NS100ml，Ⅳ，15min/w，每周一次，8w

EAP：ADM20mg/m²，Ⅳ，第1、7天

　　　VP-16120mg/m²，Ⅳ，第4、5、6天

　　　CDDP40ms/m²，Ⅳ，第2、8天，水化

　　　60岁以上，VP-16改为100mg/m²，每4w重复，3周期为一疗程

ELF：LV200mg/m²，Ⅳ10min，第1~3天

　　　5-FU500mg/m²，Ⅳ10min，第1~3天

　　　VP-16120mg/m²，Ⅳ50min，第1~3天，每4w，当有WHOⅡ~Ⅳ不良反应，

　　　5-FU量减少10%

FAMTX：5-FU1 500mg/m²，Ⅳ，第1（MTXⅣ1hr后）

　　　　ADM30mg/m²，Ⅳ，第14天

　　　　MTX1 500mg/m²，Ⅳ，第1天

　　　　LV15mg/m²，po，q6hr×48hr，每4w重复

Eloxatin＋LV5FU2（de GramontA）：L-OHP100mg/m²＋5% Glucose500ml，Ⅳ，

　　　　2hr，第1

　　　　LV200mg/m²，Ⅳ，2hr，第1、2天

　　　　5-FU400mg/m²，Ⅳ，bolus，第1、2天

$5\text{-}FU600mg/m^2$，CIV，22hr，第1、2 每2w×

4，每周期出现 WHO Ⅲ～Ⅳ不良反应 5-FU 减至 80% LFH（E）（GCMSG，1997）：$LV20mg/m^2\,or\,200mg/m^2$，Ⅳ2hr

$5\text{-}FU500mg/m^2$，Ⅳbolus

$HCPT10mg/m^2$，Ⅳ4hr 第1～5 天

可加 $VP\text{-}16\ 100mg/m^2$，Ⅳ2hr，第8～10 天

每3w×3 周期一疗程

PFC（GCMSG，1999）：PTX（TAX）$35～50mg/m^2$，Ⅳ3hr/w×3

$5\text{-}FU750mg/m^2$，CIV24hr，第1～5 天

$CDDP20mg/m^2$，Ⅳ2hr，第1～5 每4w 为一周期×2

LFEP（GCMSG，2 000）：$LV200mg/m^2$，Ⅳ2hr 第1～3 天

$5\text{-}FU600mg/m^2$，CIV24hr 第1～3 天

$EPI50mg/m^2$，Ⅳ第1 天

$CDDP20mg/m^2+NS500ml$，Ⅳ4hr 第1～3 天

每3w×3～6 周期。

（赵海强）

第五节　大肠癌

【概述】

结肠、直肠癌通称大肠癌。是消化道常见的恶性肿瘤，国内的发病数仅次于胃癌和食管癌，国外则占消化道恶性肿瘤的首位。发生在乙状结肠下端和直肠的癌最多见，占整个大肠癌的4/5，其次为盲肠、升结肠和横结肠。患者大多是中年以上的男子。近年来，青年甚至少年患者也并不罕见，所以值得重视。大肠癌的发病率与死亡率在我国有上升的趋势。近年来，在大肠癌的预防、诊断和治疗上已有了一些新的进展。

【病因】

通过流行病学研究，但大肠癌的确切病因还在推测，大肠癌的发病与环境因素密切相关，最主要可能是与饮食习惯及生活方式有关。大肠癌高发人群的饮食习惯以高脂肪、高蛋白和低纤维素食物为特征。食物中的脂肪及纤维素的量可影响肠内容物的停留时间，因而延长了肠黏膜与粪便内的诱变物、胆酸、细菌及酶类的接触时间。大多数研究表明，长期饮酒、肥胖、动物脂肪摄入过多、少食新鲜蔬菜和维生素及硒、少食纤维素等可使大肠癌的发病风险增加。

【病理】

大肠癌可发生于大肠的任何部位，以直肠最为多见，向上逐渐减少，至盲肠、升结肠又多见。大体类型可分为：

①肿块型：肿瘤向肠腔内呈菜花状或结节状生长，易出血、溃烂，与周围分界清楚，生长慢，转移晚，预后较好，好发于右半结肠；

②溃疡型：是常见的病理类型。肿瘤主要向肠壁肌层呈浸润性生长，并向周围浸润，溃疡边缘斜坡状隆起，呈碟状。与周围组织分界不清，溃疡底部深陷，易出血、穿孔，预

后较差，多见于右半结肠；

③浸润型：肿瘤主要沿肠壁浸润性生长，具有明显的纤维组织反应，形成环状狭窄，易造成肠梗阻，发生转移早，预后差，多见于左半结肠，特别是老年人；

④胶样型：肿瘤组织中含大量黏液，主要见于黏液腺癌，可呈巨块状、溃疡及浸润生长，穿透浆膜后易发生种植性转移。

病理组织学分类主要为腺癌，为最常见类型，约占 60%～90%，预后较好。根据其分化程度又可分为高分化腺癌（包括乳头状腺疡）、中分化腺癌、低分化腺癌。黏液腺癌约占 1/5，以肿瘤细胞分泌"黏液湖"为特征，分为黏液内癌和黏液外癌，其中黏液内癌也称为印戒细胞癌，预后较差。未分化癌，癌细胞常呈弥漫性浸润，易侵入小血管和淋巴管，预后差。其他少见类型，如腺鳞癌、鳞状细胞癌、平滑肌肉瘤、淋巴瘤、类癌等，都较罕见。类癌好发于阑尾和直肠，鳞状细胞癌多发生于肛管。

【诊断】

大肠癌患者的症状常由肿瘤继发病变引起，如肿瘤继发出血时可出现便血、贫血，肿瘤引起肠道阻塞时可引起腹痛、肠梗阻症状，肿瘤继发炎症后可出现腹泻、黏液便等。其他常见症状尚有腹部肿块、腹膜炎症状及肿瘤浸润转移至其他脏器后引起的中毒症状。凡40 岁以上的男女患者有以下症状而原因不明者，应警惕结肠癌的可能。经一般治疗无效果者，近期内出现持续性腹痛、腹胀、腹部不适；近期内出现排便习惯改变及粪便带有脓血、黏液、血便等；原因不明的进行性贫血、消瘦、乏力等；腹部出现肿块。对于结合病史和症状，怀疑为结肠癌者应行进一步检查以明确诊断，目前临床应用较多的检查主要有：

1. 肛门指检　肛门直肠指检简单易行，一般可发现距肛门 7～8cm 以内的直肠肿瘤。与世界大肠癌高发地区相比，我国的大肠癌中直肠癌所占比例较高。据目前资料统计，我国大肠癌中将近一半可通过肛门指检得到诊断。

2. 粪便隐血实验　该方法简便易行，被广泛应用于大肠癌的筛检。同时也被用于结肠疾病的诊断，但粪便隐血试验容易出现假阳性和假阴性。

3. 结肠造影检查　结肠造影检查是诊断结肠癌的重要手段。由于容易造成漏诊，往往采用气钡双重对比造影技术，可提高造影检查的质量。尽管如此，目前许多医院也基本不采用该检查而使用纤维肠镜替代。仅在无法进行乙状结肠镜或者全结肠镜检查的情况下，方使用纤维乙状结肠镜和（或）结肠气钡双重对比造影检查来替代肠镜检查。

4. 肠镜检查　凡患者有血便或大便习惯改变，经粪便隐血检查有阳性发现，患者均需接受肠镜检查。肠镜下不但可以直接窥视癌肿的形态、大小，进行活检做病理检查，明确其性质，还可以切除早期病变，是诊断大肠癌最可靠的方法。

5. 其他检查　超声检查、CT 检查、磁共振检查可有助于判定直肠肿瘤浸润肠壁的深度及肠旁淋巴结有无肿大和进行腹内转移病灶的诊断，对 Dukes 分期具有指导意义，并可用于术后复发病灶的检测。肿瘤标志物，如癌胚抗原（CEA）的检查，其正常值 <5ng/ml（酶标法），连续监测可用于检测复发或转移，估计预后。

【治疗】

1. 大肠癌的静脉化疗　结、直肠癌辅助化疗近年来受到临床医生重视，其原因是出现了新的抗癌药和新的化疗方案，并获得较好的效果，改变了以往"化疗对结直肠癌无疗效"的观点。

（1）5-氟尿嘧啶：5－FU 及其衍生物是大肠癌化疗的基本药物，5-FU 有多种剂型，在应用剂量方面个体差异较大，且有效剂量与中毒剂量相近，静脉推注的毒副作用远高于静脉输注，故近来有用静脉注射泵持续灌注 48h 的方法，剂量可加大到 4～5g/48h，且毒副作用不大。5-FU 主要毒副作用是胃肠反应、黏膜炎症和骨髓抑制，近年来注意到它的神经毒性和心脏毒性。临床常用的同类衍生物有喃氟啶（FT-207）、优氟啶（UFT）和氟铁龙（5-DFUR，Furtulon）。

（2）联合用药：在恶性肿瘤化疗中，除个别情况外，只有联合用药（而不是单药）才能取得长期临床疗效。几种有效的化疗药物联合可产生药效的相加或协同作用，使有效率提高，生存期延长。除对目标肿瘤有活性外，药物在联合应用时具有协同作用，且各自的主要毒性不重叠。虽联合化疗可能导致毒性增多，但可减少剂量限制性毒性的发生危险，从而使每一药物的最佳剂量及两疗程间最少间隔时间成为可能。成功的联合用药标准：

①单药有明显的活性；

②与其他药物有协同或相加作用；

③与其他药物的毒性没有重叠；

④在联合化疗中可保证最佳的单药剂量和用药方法。

事实上，单药治疗是很少的，多数是联合化疗或添加调节剂，目前最常用的方案是 5-FU/LV 和 5-FU/CF。

1）5-FU/LV 方案：即 5-FU + Levamisole（左旋咪唑），它作为术后辅助化疗方案获得较好效果。结直肠癌根治术后 28d 开始，静注 5-FU450mg/m²，每日一次，连续用 5 天，后改为每周一次，连用 48 周。术后 28 天开始口服 Levamisole50mg，每日 3 次，连服 3d，每两周重复一次，共服 1 年。此方案确能提高Ⅲ期结肠癌患者术后生存率，可推荐作为Ⅲ期结肠癌术后的辅助化疗的标准方案。

2）5-FU/CF 方案：即 5-FU + Leueovorin（CF，醛氢叶酸），是目前大肠癌较有效的治疗方案。CF 能增强 5-Fu 的抗肿瘤作用，使治疗结、直肠癌的缓解率增加一倍。一般方案为：CF20～200mg/m²，5-FU370～400mg/m²，每日一次，连用 5d，每月一疗程，可连用 6 个疗程，缓解率达 30%～50%。至于 CF 剂量尚有不同意见，近年文献证明，低剂量（20mg/m²）与高剂量（200mg/m²）效果相当，而且副作用小。本方案亦用于术后辅助治疗，一项国际多中心研究表明，5-FU/CF 可使结肠癌术后复发率减少 35%，死亡率减少 22%。

（3）对大肠癌有效的新药主要有：

1）CPT-11（Irinotecan，依立替康）：是喜树碱半合成衍生物，拓扑异构酶Ⅰ抑制剂。

2）L-OHP（Oxaliplatin，乐沙定）：是第三代铂类，一种新的二氨环己烷铂络合物，能够插入链内和链间，直接阻止 DNA 合成。

3）Xeloda（Capecitabine，希罗达）：它在肿瘤细胞内经胸腺嘧啶脱氧核苷磷酸化酶激活而具有抗肿瘤活性，优点在于选择性抗肿瘤和方便给药（口服），对乳腺癌和大肠癌有效。

4）Tomudex（Raltitrexed）：是一种胸腺嘧啶合成酶抑制剂，常与 CPT-11 和 L-OHP 合

用。

5）Eniluracil（776C85，乙炔尿嘧啶）：是一种干扰核酸合成的新药，能使二氢嘧啶脱氢酶失活，与5-FU联合应用。

6）Edrecolomab（单抗17-1A）：是一种单克隆抗体，用于免疫治疗。

7）Erbitux（cetuximab）：也称C-225，IgG_1单克隆抗体，是表皮生长因子受体（EGFR）阻止剂。美国FDA2004年2月批准上市，为百时美施贵宝和免疫克隆系统公司联合研制。

8）DX8951f（DX）：是一种喜树碱类的合成衍生物。

9）ISIS2503：是一种反义K-ras抑制剂，作用于K-ras mRNA。

新的方案大多以CF/5-FU为基础，加上L-OHP或CPT-11，或二者同时加入。

目前较多是术后辅助治疗，术中化疗受到外科医生欢迎，包括腹腔化疗、肠腔化疗、门静脉灌注等。术前化疗又称新辅助化疗，也有人尝试，但未见较大规模病例报道。

2. 腹腔内化疗

（1）大肠癌腹腔内化疗容量及药物选择

1）容量选择：含有高浓度的抗癌药液，在腹腔均匀分布，使整个腹膜腔和腹腔脏器表面与之相接触，是腹腔内化疗的根本基础。根据腹腔液流体动力学研究表明，只有注入大容量液体达到腹腔膨胀时才能确保腹腔脏器和整个腹膜表面与抗癌药液体相接触，至少需灌注2 000ml液体才能克服腹腔内液体的自由流动阻力，确保液体在腹腔内均匀分布。

2）药物选择：腹腔内化疗液主要由抗癌药和溶剂组成，溶剂常为生理盐水，抗癌药则依据以下几点选择：

①药物必须能通过自身或其代谢产物杀死肿瘤细胞；

②药物必须有低的腹腔通透性；

③药物必须很快从血浆中清除；

④药物必须有较强的穿透肿瘤组织的能力。

根据上述原则，大肠癌腹腔内化疗最常用的抗癌药物是顺铂（CDDP）、丝裂霉素（MMC）、5-FU等。目前有人根据腹腔清除大分子物质比小分子慢的特点，腹腔内化疗中应用一些生物制剂，如干扰素、白介素-2、单克隆抗体等，以增强抗癌的治疗效果。

（2）大肠癌腹腔内化疗实施方法

1）术前化疗：诱导性腹腔内化疗：$MMC12mg/m^2$，第1天，Ⅳ；5-FU20mg/（kg·d）第2~5d腹腔内化疗，5d为1个疗程。另一种方案是5-FU20mg/（kg·d），连续5d，第3天加用$MMC10mg/m^2$静脉滴注，5天为1个疗程，以上方案每月实行1个疗程，3~5个疗程后休息2个月，然后行手术或细胞减积术。

2）术后化疗：术后第1天$MMC10mg/m^2$，经灌注导管尽快灌入腹腔，保留23h后开放导管，持续低负压吸3h引流腹腔。术后2~5d，5-Fu15mg/kg溶于1 000ml生理盐水灌入腹腔，每日一次。术后第6天，充分引流腹腔后去除灌注导管。延迟性腹腔内化疗（DIPC），作用是在治疗腹腔内复发的同时防止全身性癌转移，方法：细胞减积术和术后早期腹腔内化疗患者康复后施行，在局麻下置灌注导管于腹腔，5-FU 20mg/（kg·d），连续5d为1个疗程，在第3天，加$MMC10mg/m^2$静脉化疗，1个月一次，连续用3个疗程。

3）毒性反应及并发症：腹腔内化疗的毒性反应主要由腹腔灌注液中化疗药的浓度过

高造成。一般常见的毒性反应有骨髓抑制、急性肾衰竭、化学性腹膜炎及白细胞数减少等，但这些毒性反应多数可通过减少药物剂量加以避免。治疗中最常见的并发症是吻合口瘘和肠穿孔，其次为胆瘘、胰腺炎、腹壁出血、伤口裂开等。有过肠梗阻、腹腔内化疗史、腹部或盆部放疗及广泛的细胞减积术的患者都是术后腹腔内化疗产生吻合口瘘和肠穿孔的高危患者。

大肠癌腹腔内化疗现已进入二期临床试验阶段。这一治疗技术简单，操作方便，临床疗效肯定，治疗中出现一些不良反应可以通过减少药物剂量及改进治疗技术加以避免。虽然它的远期疗效还有待临床进一步验证，但可以相信随着抗癌新药的问世及治疗技术的不断提高，腹腔内化疗必将是改善大肠癌患者预后，提高患者术后生存质量的一种安全有效的辅助治疗方法。

3. Ⅲ期和Ⅳ期大肠癌术后辅助化疗方案

LF 方案 - 28 天重复 1 次，醛氢叶酸 $20mg/m^2$，Ⅳ，第 1~5 天

氟尿嘧啶 $425mg/m^2$，CIV，第 1~5 天

MFL 方案 - 2 周重复，甲氨喋呤 $200mg/m^2$，Ⅳ，第 1 天（给药后 24h 给下面两药）

氟尿嘧啶 $600mg/m^2$，Ⅳ，第 2 天

醛氢叶酸 $10mg/m^2$，PO，第 2~3d

FL 方案 - 氟尿嘧啶 $450mg/m^2$，Ⅳ，第 1~5 天，从 28 天起，每周一次，用 12 个月

左旋咪唑 50mg，PO，第 1~3d，每日 3 次，2 周重复，用 12 个月

UFT/CF 方案 - 每用药 2~4 周，休 1 周，UFT300~$400mg/m^2$，PO，连续 14 或 28 天

CF30~$60mg/m^2$，PO，连续 14 或 28 天

HLF 方案 - 每 28 天重复羟基喜树碱 $10mg/m^2$，Ⅳ，第 1~5 天

醛氢叶酸 $200mg/m^2$，Ⅳ，第 1 天，$60mg/m^2$，PO，第 2~21 天

氟尿嘧啶 $375mg/m^2$，Ⅳ，第 1~21 天

HDLF 方案 - 21 天重复，羟基喜树碱 $10mg/m^2$，Ⅳ，第 1~5 天顺铂 $20mg/m^2$，Ⅳ，第 1~3d

醛氢叶酸 $20mg/m^2$，第 1~5 天或 $200mg/m^2$

氟尿嘧啶 $500mg/m^2$，CIV，第 1~5d

OLG 方案（2 周方案）- 第 14 天重复，草酸铂 $85mg/m^2$，Ⅳ，第 1 天

醛氢叶酸 $200mg/m^2$，Ⅳ，第 1~2 天

氟尿嘧啶 $400mg/m^2$，第 1~2 天；$600mg/m^2$，CIV，第 1~2 天

OLF 方案（3 周方案）- 21 天重复，草酸铂 $125mg/m^2$，Ⅳ，第 1 天

醛氢叶酸 $300mg/m^2$，Ⅳ，第 1~5 天

氟尿嘧啶 $700mg/m^2$，Ⅳ，第 1~5 天

伊立替康（CTP-11）单药方案 - 21 天重复，伊立替康 $350mg/m^2$，Ⅳ，第 1 天

（70 岁以上患者为 $300mg/m^2$）30~90min

晚期大肠癌-ILF 方案 - 每 2 周重复，伊立替康 $180mg/m^2$，Ⅳ（90min），第 1 天

醛氢叶酸 $200mg/m^2$，Ⅳ（2h），第 1，2 天

氟尿嘧啶 $400mg/m^2$，Ⅳ（推注）

第 1，2 天；$600mg/m^2$，CIV（22h 连续点滴），第 1，2 天

AIO 方案（德国）－7 天重复 ×6，伊立替康 80mg/m²，Ⅳ（90min），第 1 天

　　醛氢叶酸 500mg/m²，Ⅳ（2h），第 1 天

　　氟尿嘧啶 2 300mg/m²，CIV（24h），第 1 天

OI 方案－每 28 天重复，草酸铂 85mg/m²，Ⅳ，第 1、15 天

　　伊立替康 80mg/m²，Ⅳ，第 1、8、15 天

FM 加放疗方案－28 天重复，为直肠癌放化疗术后标准放化疗方案

　　氟尿嘧啶 1 000mg/m²，CIV，第 1～4d

　　　丝裂霉素 10mg/m²，第 1 天

注：Ⅳ：静脉滴注

　　CIV：连续静脉给药

　　PO：口服

（赵海强）

第六节　胰　腺　炎

一、急性胰腺炎

急性胰腺炎是一多病因性炎性疾病，由胰腺消化酶被激活后消化自身器官引起。在第一次发作后，大多数患者胰腺在形态或功能上均能或早或晚得到恢复，极少转化为慢性。

【病因与发病机制】

1. 病因　急性胰腺炎常见病因见表 1－23。在急性胰腺炎发作时，如能去除某些能找到的原因则可明显改善病情。而预防性地治疗某些潜在的可导致胰腺炎的疾患，可以防止这种威胁患者生命的疾病的发作。

表 1－23　急性胰腺炎的病因

1. 胆石症
2. 酗酒　　　　　占所有病例数 90%
3. 非特异性
4. 腹部手术（特别是胃十二指肠和胆道手术）
5. 代谢性疾病：高脂血症、高钙血症、甲状旁腺功能亢进症、遗传性胰腺炎
6. 注射性胰腺炎
7. 外伤
8. 妊娠
9. 消化道溃疡
10. 流出道受阻：十二指肠梗阻、输入襻梗阻（毕Ⅱ式手术）
11. 感染：流行腮腺炎、传染性单核细胞增多症、柯萨奇 B 病毒感染、乙型肝炎病毒 　　感染、沙门菌感染、溶血性链球菌感染
12. 药物：已证实者有：硫唑嘌呤、双氢克尿噻、雌激素类、磺胺类、四环素类

可能者：可的松类、氯酞酮、降糖灵、普鲁卡因、丙亚胺
13. 其他：血管疾病
中毒：蝎咬伤，金属类中毒

2. 发病机制　发病机制尚未完全明了，目前主要有三种学说。

（1）共同通道学说：此学说由 Opie 在 1901 年提出，认为总胆管和胰管之间有一段共同通道，胰酶可通过此共同通道进入胆管并被激活，随后再与胆汁一起返流入胰管，引起胰腺炎。一般发生于乏特氏壶腹有结石嵌顿者，但这样的共同通道仅存在于 18% 的人群中，对死于胰腺炎患者尸解仅发现 5% 在乏特氏壶腹有结石嵌顿。

（2）梗阻－分泌学说：此学说认为先有胰管梗阻（机械性或痉挛性），加上胰液大量分泌而导致急性胰腺炎。国内资料报道有 40% 的急性胰腺炎患者发病前有暴饮暴食史，但胰头肿瘤引起胰管梗阻者极少发生急性胰腺炎，结扎动物胰管多不能诱发急性胰腺炎。这些结果似不支持此学说。

（3）十二指肠液返流学说：返流的十二指肠液内含有大量已被激活的胰酶。许多动物实验和临床资料显示，十二指肠液返流可引起急性胰腺炎，如毕 II 氏术后导致的输入袢梗阻及括约肌切开术后，均有发生急性胰腺炎的报道。

【诊断】

临床上常根据病情的轻重将急性胰腺炎分为水肿型（亦称间质型）和坏死出血型两种，但国外许多学者建议将其分为轻重两型，因其真正的病理变化在体外无法了解。确诊急性胰腺炎应有以下三条标准：

1. 急性起病，剧烈腹痛，发热，腹部症状与体征分离，伴或不伴有休克。

2. 血清淀粉酶检查高于 500 索氏单位/dl，脂肪酶高于 7.5u/dl。

3. 有超声波或 CT 等影像学改变。表 1－24 列举了提示重型胰腺炎的有关实验指标，供临床参考。

表 1－24　与重症急性胰腺炎有关的实验指标

A. 急性酒精伴随性胰腺炎
入院时：（1）年龄超过 55 岁
（2）白细胞数 > 16.0×10^9/L；
（3）血糖 > 200mg/L；
（4）血清 LDH > 350 IU/L（正常 < 225IU/L）；
（5）sGOT > 250Sigma Frankel 单位/L（正常 < 40U/L）；
（6）血细胞压积下降 10 个百分点；
（7）BUN 上升 5mg/dl；
（8）动脉血氧分压 < 60mmHg；
（9）BE > 4mEq/L；
（10）血清钙 < 2.0mmol/l；
（11）体液损失量 > 6L。
B. 与饮酒无关的急性胰腺炎

入院后48h内：（1）白细胞数>15.0×10^9/L；	
	（2）血糖>180mg/dl；
	（3）BUN>16mmol/l；
	（4）动脉血氧分压<60mmHg；
	（5）血清钙<2.0mmol/l；
	（6）血清白蛋白<32g/L；
	（7）血清LDH>600U/L（正常<250U/L）；
	（8）sGOT或SGPT>200U/L（正常<40U/L）。

【治疗】

急性胰腺炎的死亡率约9%，多发生于重症胰腺炎或出现严重并发症者，有效治疗可明显改善病情，降低死亡率。

1. 急性轻型胰腺炎　治疗目的是通过减少胰酶的合成与分泌，灭活胰腺的水解酶而尽量停止胰腺的自身消化过程。其次是预防有可能发生的感染并发症。

（1）一般治疗：

①密切观察病情变化：包括每日数次检测患者生命体征，检测上表中所有检查项目，并拍胸腹部平片。记录24h液体出入量。

②补充足够的液体：急性胰腺炎者常有大量液体渗出，一般情况下约有30%有效循环血量丢失，所以应根据患者血压、脉率、尿量、BUN、皮肤弹性、血细胞压积与中心静脉压水平及时补充足够的液量。对补液种类临床上并无多大限制，重要的是补液的速度和进入体内液体总量，适当补充胶体成分。

（2）减少胰腺分泌：

①禁食，直至腹痛消失方可开始进食少量高糖、低蛋白、低脂肪饮食。以后逐步过渡到常规饮食，但仍应避免量多且油腻的食物。在出现严重恶心呕吐的情况下可予鼻胃管引流。

10%～20%的患者恢复进食后可能出现腹痛或（和）血清淀粉酶和脂肪酶回升，一旦发生这种情况，应再次停止进食，延长禁食时间。

②抑制胃酸分泌和中和胃酸：胃酸进入十二指肠后可明显刺激胰腺的分泌，所以抑酸治疗甚为重要。最好能选用作用强持续时间长的抑酸药物，如洛赛克，40mg，静注，每日一次。

如选用半衰期较短的药物则需每日重复多次给药，如甲氰咪呱0.3g，静滴，每6h一次，或雷尼替丁50mg，静滴，每6h一次或法莫替丁20mg，静滴，每12h一次，以上药物应持续使用3～5d或更长时间。

选用 H_2 受体阻滞剂者最好每小时加服一次抗酸药物，以加强治疗效果。

③避免输注复方氨基酸液：实验表明，静脉输注糖和脂肪无刺激胰液分泌作用，而输注复方氨基酸则有刺激胃酸和胰蛋白酶分泌的作用，故在输液过程中尽量避免用复方氨基酸液，而给全胃肠外营养也仅用于病程长或有并发症者。

④其他药物治疗：包括抗胆碱能药、胰高糖素、生长抑素、降钙素、前列腺素合成抑制剂、胰蛋白酶和磷脂酶 A_2 抑制剂等，在临床对照研究中尚未肯定它们对轻型胰腺炎的

明显疗效。

2. 重症胰腺炎的治疗　区别轻重症胰腺炎见上表，对饮酒者，上表中 A 项内标准达到或超过 3 项者，或对非饮酒者上表中 B 项标准达到或超过 3 项者均可诊断为重症胰腺炎。持续性低血压状态和少尿，虽经扩容仍无改善者应立即收入重症监护病房，并请外科会诊。

急性重症胰腺炎早期死亡的原因有：循环衰竭、成人呼吸窘迫综合征（ARDS）、急性腹腔内出血、急性肾功能不全和急性化脓性胆管炎。而较晚期（约一周后）常见的死亡原因有：败血症、肺炎、胰腺脓肿等。

治疗原则类似轻型胰腺炎，但应加强抗感染和抗休克治疗。

（1）监测：严密监测中心静脉压、尿量、体重、体温变化。

（2）抗体克：大通道、多通道补液，有条件者放置 Swan-Ganz 导管，经扩容，血压仍不回升者，加用血管活性药物如多巴胺和异丙基肾上腺素等。

（3）抗感染：选用广谱、强效的抗生素，如各种头孢类抗生素，分次大剂量静脉滴注。

（4）生长抑素类药物：该类药物能有效地抑制胰腺分泌，松弛 Oddi 括约肌，显著降低并发症发生率和死亡率。药物有奥曲肽，100μg，皮下注射，每 4~6h 一次，或是施他宁 250ng，静注，以后 250μg/h 静滴维持。

（5）支持疗法：静脉内补充钙和镁制剂，以纠正低血钙、低血镁，有高血糖者给予小剂量胰岛素治疗，对病程较长或有并发症者应给予高能营养治疗，必要时行全胃肠外营养疗法（TPN）。

（6）ARDS：其表现为肺水肿和低氧血症。常发生于有高脂血症，低钙血症和大量补充液体后。胸部 X 线片显示肺间质弥漫性浸润性阴影，而心脏大小正常。治疗上宜早期行气管切开，给予呼气囊正压通气（PEEP），早期进行 PEEP 是抢救成功的关键。药物使用对 ARDS 无肯定疗效。

（7）急性肾功能衰竭：急性肾功能衰竭为急性重症胰腺炎的主要死亡原因，占 50%。长时间的低血压和休克导致肾小管坏死是急性肾功能衰竭的原因。患者表现为少尿，尿中出现红细胞管型、红细胞和蛋白，尿渗透压接近于血渗透压，尿钠 >30mEg/L，BUN 和 Cr 持续上升。治疗与一般急性肾小管坏死导致的肾功能衰竭一样：

①严格限制水和电解质摄入量；

②纠正代谢性酸中毒和高钾血症；

③限制含氮类物质的摄入量，仅需静脉内补充每日必需氨基酸即可；

④血液透析或持续性腹膜透析。

（8）假性胰腺囊肿：胰液聚集于胰腺内或胰腺旁或小网膜囊内称为假性胰腺囊肿。约半数重症胰腺炎可并发假性胰腺囊肿，其中 30% 上腹部体检可触及囊性包块。对假性胰腺囊肿的治疗采用以下方法：

①超过半数的患者其囊肿可在 6 周内自行吸收而不需特殊处理；

②超声波或 CT 引导下穿刺抽吸，这是近年来开展的一种有效而安全的治疗方法，治疗需反复多次进行；

③囊肿合并感染、出血、急剧增大以及病程超过 6 周者均应考虑手术治疗。

总之，对急性重症胰腺炎的治疗应与外科医师密切配合，把握手术时机，及时处理出现的并发症，提高生存率。近年来，广泛开展的内镜治疗适用于有胆管结石梗阻或十二指肠乳头炎性狭窄的患者，对急性化脓性胆管炎采用内镜治疗较外科手术更安全，且一样有效。

疗效标准：症状体征消失，血清及尿淀粉酶恢复正常为治愈，症状体征消失，血清及（或）尿淀粉酶恢复正常，但并发的胰腺假性囊肿需手术治疗，则为好转。

二、慢性胰腺炎

慢性胰腺炎常有反复发作或持续性的腹痛，部分患者伴有胰腺内外分泌功能障碍，在有些患者可以没有腹痛而仅有胰腺分泌功能障碍。形态学上，慢性胰腺炎表现为局限性的或节段性或弥漫性炎症，腺体纤维化、钙化及外分泌腺组织结构消失等改变。慢性胰腺炎所导致的胰腺形态和功能上的改变是永久性的。

【病因与发病机制】

慢性胰腺炎的病因在国外以酗酒为多数，约占90%，其发病率亦随酗酒人数的逐年增加而上升。在国内，则以胆结石合并胆系感染为常见病因，约占慢性胰腺炎之半数。

1. 酒精　近年研究发现胰液中含有一种抗结石形成蛋白质，称为胰结石蛋白分子量135 000 在酗酒者，这种蛋白质含量明显下降，从而促使胰管内结石的形成。另发现长期饮酒者的胰液内蛋白含量常升高，尤其是胰蛋白酶原，由于其增高比率大于胰蛋白酶抑制物，故胰蛋白酶常处于活化状态。饮酒者的胰管常有变形、狭窄，易导致胰管梗阻，这些功能和结构的改变可能与慢性胰腺炎症的发生有密切关系。

2. 胆石症　胆石症引起慢性胰腺炎的机制与其引起急性胰腺炎的机制相似，即梗阻 - 分泌学说。

3. 其他原因　如营养不良、甲状旁腺功能亢进症、高脂血症、胰腺外伤、遗传等因素均可能与慢性胰腺炎的发生有关，但其发病机理均未明确，有待进一步研究。

【诊断】

诊断标准参考日本胰脏病研究会 1971 年制订的临床诊断标准，即：

1. 存在明显诱发因素，有慢性腹痛和（或）消化功能不良病史。

2. 组织学诊断明确。

3. X 线腹部平片在胰腺部位有确切的钙化。

4. 胰腺分泌功能检查，显示胰分泌功能减低。

以上 4 项中，凡具有第一项及余下 3 项中任何一项者，即可诊断本病，如合并糖尿病、脂肪泻、扪及假性胰腺囊肿等，则诊断更为明确。

不符合上述诊断标准又不能否定包括慢性胰腺炎在内的慢性胰腺疾病者，则应进一步行胰腺功能，组织形态学等检查。

【治疗】

对无并发症的慢性胰腺炎的治疗通常采用非手术方法，患者应禁酒、镇痛、加强支持疗法及胰酶替代疗法。

1. 镇痛　疼痛是大多数患者突出的症状，严重者甚至需外科手术治疗。

（1）戒酒、节食：禁酒及节制饮食可以减少胰液分泌，部分患者采用这种方法即可明显减轻疼痛。

（2）镇痛剂：尽量选用非阿片类镇痛药，可用一些非类固醇类抗炎药，如阿司匹林、扑热息痛等，服用这些药无效时方可间断使用阿片类镇痛药，长期使用者可能对麻醉剂成瘾。

（3）胰酶制剂：新近研究发现，服用胰酶制剂可反馈性地抑制缩胆囊素（CCK），引起的胰腺分泌，从而改善腹痛症状。即使没有脂肪泻者采用胰酶治疗也一样有效。一般用胰酶片 0.3~0.9g，每日三次或康彼身 1~3 片，每日三次。

（4）破坏腹腔神经丛：国外曾有人试用酒精注射破坏腹腔神经丛，约半数患者腹痛获得缓解达半年以上，此法副作用较多，尚未被正式采用。

（5）手术治疗：尽可能保守治疗，因部分患者腹痛可在几年后自行缓解，且手术不一定对每位患者均有效，只有在以下情况才考虑手术：

①反复发作的难以忍受的疼痛；

②保守治疗无效者。

2. 吸收不良的治疗　慢性胰腺炎出现胰腺外分泌功能不足常先表现为由于胰脂肪酶不足而发生脂肪泻。决定用药物治疗前，先改变患者的饮食习惯，采用低脂高蛋白饮食，每日脂肪摄入量限制在 60~80mg/kg，监测类脂和患者体重变化，无效者应予以胰酶替代疗法为主的治疗。胰酶片宜进餐时服用，剂量应大于常规用量，与抑酸药合用可明显提高其疗效。用康彼身无需与抑酸药合用。

肽酶制剂内含有 8%~10% 的核酸，大剂量服用后可致血尿酸增高，尿中尿酸含量也相应增高，有可能形成尿酸性结石，应注意预防。

3. 营养支持疗法　一般患者无需进行特殊营养治疗，经调整饮食（高蛋白、低脂、高热量、高维生素），加上胰酶替代疗法常能将体重维持在较正常水平。对少数严重营养不良者需进行 TPN，可持续数周或数日不等，以后逐渐恢复饮食。

严重消瘦者，饮食和酶替代疗法常难以奏效，目前强调在饮食中加入中链甘油三酯治疗，中链甘油三酯从椰子油中提取，其与食物中存在的长链甘油三酯不同之处在于它可部分溶于水，这样加快了被水解的速度，部分中链甘油三酯可直接被肠粘膜吸收，吸收的中链甘油三酯进入门脉血流，而不是淋巴管因而可很快被分解利用。一般每日用量为 40mg，可根据病情调整用量。副作用为恶心、腹泻等。

4. 治疗　糖尿病为本病严重并发症之一。

5. 高草酸尿症的治疗　慢性胰腺炎脂肪泻者常常伴有高草酸尿症，增加了泌尿系结石形成的机率。其原因是结肠内大量无法吸收的长链脂肪酸与钙结合形成不溶性的钙皂，降低了肠壁可溶性钙的容量，因此肠腔内的草酸不能与钙结合形成不溶性草酸钙，从而被结肠粘膜吸收，经肾排出体外。治疗高草酸尿症的方法是：

①尽量食用含草酸盐低的食物；

②低长链甘油三酯饮食，并辅以胰酶替代治疗；

③服用含钙（2~3g/d）或铝（3.5g/d）的制酸药物。

6. 胰源性胸腹水　对这类患者应先禁食，以最大限度减少胰液的分泌，同时给予 TPN 以改善患者营养状况，利尿和放腹水治疗多无效，适量应用抗胆碱能药物减少胰液分泌。通过治疗，相当一部分患者胰液渗漏会自发停止，而腹水逐渐被吸收，如治疗 2~3 周不见疗效者，应转外科手术治疗。术前常规行 ERCP 检查，以发现胰漏的部位，提高手术治愈率。

对胰源性胸水者除给予全胃肠外营养支持疗法外，应进行大口径胸腔引流。胰源性胸水内科治疗效果比胰源性腹水差，多需手术治疗，所以尽早行 ERCP 检查及请外科医师协助治疗。

7. 内镜治疗　对有总胆管下段结石或十二指肠乳头开口狭窄者，应尽早行内镜治疗以解除梗阻，减轻胰胆管内压力。

（赵海强）

第七节　胆 石 症

胆石症包括胆囊、胆总管、肝总管以及肝内胆管结石。80 年代后期，随着各种影像学检查如 B 超、CT 普遍应用于临床，大量的胆石症得以检出，西方女性人群中有 25% 患者，男性则为 10%。我国患病率在 8%～13% 之间，胆管结石所占比例高，且近年胆囊结石所占比例有上升趋势。

【病因和发病机制】

胆石形成的因素是多方面的，目前认为有关的因素包括：

①肝胆汁成分的异常，胆汁酸和磷脂比例下降，而胆固醇比例增加，蛋白含量增加；

②成核时间缩短，成核因子和抗成核因子间失衡；

③胆囊的作用，使胆汁构成异常，糖蛋白分泌增加，胆汁粘稠，呈酸性环境，这些均利于胆石形成；

④感染，形成结石核心，非结合胆红素增加；

⑤异物，如寄生虫，外科线结等成为核心；

⑥胆管梗阻，使胆汁淤滞，并为胆石形成提供动能；

⑦溶血；

⑧肝脏疾病；

⑨肥胖；

⑩饮食中高热量、高胆固醇、高脂肪；

⑪药物有口服避孕药、雌激素、酒精、静脉高营养。

胆石形成的机制目前尚未完全明确，有多种学说。不同类型的胆石，包括胆固醇结石、色素结石（黑色结石和褐色结石），其发病机制亦不同。胆固醇结石的形成：胆汁中胆汁酸和磷脂减少，胆固醇增多，超饱和状态的胆固醇单体聚集、融合，形成结晶，并与粘蛋白结合，成为成熟胆固醇结石；褐色结石的形成：细菌感染后，细菌产生 β-葡萄糖醛酸酶，使非结合胆红素浓度增高，与钙离子结合成胆红素钙，沉淀而形成结石；黑色结石的形成：胆囊内胆汁淤滞，非细胞性水解非结合胆红素增加，胆汁酸化障碍，磷酸钙和碳酸钙形成，与胆红素钙共同沉淀，再与粘蛋白结合成为结石。

【诊断】

1. 胆绞痛病史，也可无典型胆绞痛，而为剑下痛。

2. 口服胆囊、胆管造影或 ERCP 显示结石存在。

3. B 型超声波确认结石存在。

4. CT 发现结石。

【治疗】

(一) 观察及饮食治疗

观察患者，不给予任何处理，是基于对本病自然病程的认识。据美国报道，18%的无症状胆石症患者 15 年内发生绞痛，另一报道称 3%的患者在 3 年内有发作，对 305 例安慰剂治疗患者随访 24 个月，仅 4%需手术治疗。我国报道 309 例，观察 2 年，有 3%的患者自然排石。鉴于此，对静止性胆石症（主要是指胆囊结石）仅需定期追踪观察，给予低脂肪、低胆固醇饮食，适当增加活动，控制体重，不需用药物治疗。在急性发作期，应禁食脂肪类食物，宜高碳水化合物流质饮食，呕吐频繁及高热者应静脉高营养并补足水分及电解质。

(二) 控制感染，消除胆绞痛

胆石症主要临床表现为胆绞痛，因此消除胆绞痛为治疗胆石症的主要目的之一，轻度绞痛可静卧，右上腹热敷等。严重者可用解痉剂，如阿托品 0.5mg 或加哌替啶 50 ~ 100mg，肌注，由于胆绞痛极易并发胆系感染，故一般病例均应选用抗生素治疗。若合并急性胆系感染，手术治疗仍为有效手段，但急性期手术的危险性大于择期手术，特别是老年人，积极应用抗生素，控制感染，择期施行手术是必要的。胆系感染的细菌可能为大肠杆菌、肠球菌属、肺炎杆菌、其他革兰氏阴性杆菌和厌氧菌，如发生梗阻性胆囊炎时，胆汁中的厌氧菌以类杆菌属为多见，尤以脆弱类杆菌为主，往往合并肠杆菌科细菌和肠球菌属等。治疗宜选用在胆汁中浓度高的药物，首选氨苄青霉素、羟氨苄青霉素，严重病例可与氨基糖甙类合用，次选喹诺酮类、头孢类。合并厌氧菌感染者可合用甲硝唑或克林霉素。

(三) 口服溶石治疗

各种口服溶石药物，如鹅去氧胆酸、熊去氧胆酸等，均是通过降低胆固醇饱和度起到溶石作用，故仅对胆固醇结石有效。西方 80%以上属胆固醇结石，而我国此类结石正在逐年增多。

适应证：同时具备下列三项条件的病例：

①X 线和 B 超提示为胆固醇结石；

②胆囊管开放，胆管无明显狭窄，胆囊功能良好；

③结石直径一般应 <1cm。

剂量和疗程：鹅去氧胆酸，每日 13 ~ 15mg/kg，分 3 次饭后服用或睡前顿服，也可增加至 1250mg/d，分次口服；熊去氧胆酸，每日 8 ~ 13mg/kg，服用方法同鹅去氧胆酸；或鹅去氧胆酸和熊去氧胆酸各取半量联合应用，减少各自副作用，并加强溶石效力。疗程为 0.5 ~ 2 年，如 2 年后仍无效，很少有被溶解的可能性。

副作用：

①不同程度的腹泻、腹痛，可给复方苯乙哌啶或胍二苯丁胺对症处理；

②AL 增高，多为一过性，注意观察，在正常值 3 倍以下可暂不中断治疗；

③血糖升高。

注意：

①溶石时间较长，平均一年左右，完成疗程者仅 10% ~20%结石全溶，故症状严重者

不宜应用；

②妊娠妇女禁用；

③用药同时应注意低胆固醇饮食。

（四）局部溶石治疗

经皮经肝胆囊插管或内镜下逆行胆囊插管，也可经胆囊造瘘管、T 管溶石，灌注局部溶石药物如甲基叔丁基醚、乙基叔丁醚，前者已在临床应用，其沸点高，注入人体时不致立即挥发，能在 10 余小时内迅速溶解胆固醇结石和以胆固醇为主的混合结石，这些药物对结石有直接溶解作用。

1. 适应证

（1）不愿手术者。

（2）手术危险性大。

（3）结石可透 X 线，CT 值≤60Hu。

（4）无胆管和胆囊管阻塞。

（5）无上消化道内镜禁忌证。

2. 主要步骤和方法　经皮经肝胆囊插管或内镜下逆行插管至胆囊，插管成功后，吸出所有胆汁，注入造影剂，以恰好不溢出胆囊的造影剂量为胆囊容积，以此容积半量或刚浸没结石为标准注入溶石药物，灌注药物时需不断抽吸，再注入，达到搅拌的效果，溶石过程中，每小时透视一次，透视阴性后仍延续治疗 1～3h，将残碎结石均搅拌溶解，平均溶石时间为 2h 左右。

3. 不良反应

（1）灌后胆道粘膜溃疡，粘膜下出血，出现腹痛、发热、呕吐，4 周后可恢复。

（2）AL 升高、胆红素升高。

（3）灌注过快或压力过高会引起肠炎、肝实质坏死，出血性肺炎、溶血等严重合并症和麻醉作用。

（4）插管损伤。

4. 注意事项

（1）妊娠妇女、儿童禁用，凝血功能障碍、胆道感染禁用。

（2）出现上述副作用应停止注入药物。

（3）术前、术后仔细观察 AL、胆红素、淀粉酶、血白细胞。

（4）经皮肝胆囊插管易引起胆漏，可术前用 5μg 蛙皮素防止，由于此方法繁杂，副作用较大，尚未普遍应用。

（五）体外冲击波碎石

从 1986 年临床应用以来，体外冲击波碎石（简称 ESWL）已渐趋完善，国外有报道175 例患者，174 例成功碎石。

1. 适应证

胆囊结石：

（1）症状性结石。

（2）大小为 1～3cm 孤立结石。

（3）总数不应超过 3 枚，总大小＜3cm。

（4）胆囊收缩功能良好。

（5）超声波示胆囊壁正常。

（6）胆管无明显阻塞。

（7）无胆系感染。

2. 禁忌证

（1）结石太大、嵌顿，内镜手术难以治疗。

（2）肝内外胆管均有结石。

（3）体弱、高龄不易手术治疗。

3. 并发症

（1）局部皮肤损伤。

（2）冲击波经过组织的损伤，如肺、肠、胃等。

（3）血管损伤，可能出现血栓形成、出血、组织坏死。

4. 注意事项

（1）操作过程中准确定位，尽量避免冲击波经过肺、肠、胃等脏器。

（2）凝血功能异常、妊娠妇女、急性胰腺炎禁用。

（3）术前最好行十二指肠乳头肌切开。

（4）术前后可给予口服溶石药治疗。

（六）内镜下取石

随着内镜设备的不断更新，操作更为方便，成功治疗大大提高，内镜下胆道取石也由气囊、网篮发展到机械碎石、母子镜直视下激光、体内高压放电碎石术等，目前临床广泛应用的为气囊、网篮取石、机械碎石后取石。

1. 十二指肠乳头括约肌切开取石术

（1）适应证：

①胆总管结石，包括原发性胆总管结石、胆总管残余结石、复发性胆总管结石及继发性胆总管结石等。内镜下乳头括约肌切开后90%以上的胆总管结石可以排出；

②外科手术危险性大；

③结石引起阻塞性黄疸；

④无上消化道内镜检查禁忌证。

（2）禁忌证：

①全身情况差，心、脑、肝、肾、肺功能严重衰竭者；

②上消化道狭窄、十二指肠镜无法通过者；

③严重凝血机制障碍及出血性疾患者；

④不能合作者。

（3）步骤和方法：

①内镜医师插入十二指肠镜至乳头，进一步插入造影导管至乳头开口内进行逆行胰胆管造影，了解结石的部位、大小、数目；

②将乳头切开刀由乳头开口插入胆管，至刀丝全部进入为止，并造影证实导管已进入胆总管下端，随后外拉导管使 1/2 ~ 2/3 的刀丝露于乳头开口外，置刀丝于乳头开口 11 ~ 12 点处，核对电流波型及频率后，即可通电烧灼，每次约 1 ~ 3s，一次切开不满意，可反

复进行。切口长度约 1~2cm，但并不绝对，而是以胆管肠腔内隆起作为标志，并按结石大小调整，可分成大切开（全长）、中切开（4/5）及小切开（4/5 以下）；

③乳头切开后可用器械排石（网篮碎石、网篮取石、经口胆道镜碎石等）和药物排石两种，器械取石是排出结石的有效方法，可伸入网篮取石，如结石较大（>1.5cm），先用机械碎石等方法碎石后再用网篮取石。

（4）并发症：

①出血；

②穿孔；

③急性胰腺炎；

④胆囊炎、胆管炎；

⑤结石嵌顿。

（5）注意事项：

①控制切口长度，同时用电凝电流；

②避免切刀伤及胰总管；

③术后密切观察，常规应用抑酸剂，必要时给予抗生素；

④黄疸严重、胆管感染明显，患者一般情况较差，应先进行胆管引流，病情好转后再取石。

2. 胆道镜取石　对于较大的不易经乳头取出的难治性结石，可经口胆道镜取石，经胆道镜器械孔送入网篮取石，若取石网无法挤过结石与胆管壁间的缝隙，可经器械孔送入活检钳，一点一点地咬碎结石，或用液电碎石和激光碎石法碎石后再取石。胆道镜取石的途径还有经皮经肝胆道镜，对于胆总管切开取石，T 管引流术后者，如肝内外胆管内仍有结石残留，可用胆道镜取石，一般在术后 6 周，拔去 T 管后立即经 T 管瘘道插入胆道镜至胆管、再经胆道镜器械孔送入碎石、取石器械，如历经 2~3h 仍未取净，可向 T 管瘘道插入引流管以保持瘘道开放和引流胆道，休息一周后再次取石，每次取石后开放引流管并应用抗生素至少 3d。

（七）手术治疗

年龄在 50 岁以下患者，一般状态良好，无内脏器质性病变，由有经验的外科医生进行胆囊切除是比较安全的，但手术治疗亦有诸多顾虑，经 2 次甚至 3 次胆道手术者亦非罕见，胆道解剖变异多，经验不足者容易失手，胆道手术一旦发生并发症，修复手术十分困难。胆囊切除术后，过量胆酸进入肠道引起腹泻，更有担忧者，临床流行病学调查显示术后右半结肠癌发病率增加。不少患者拒绝手术，且大量 B 超提示的病例，外科医生已应接不暇，只能严格选择有适应证的病例进行手术，总之胆石症患者的处理首先考虑的已不再是外科手术治疗，而是上述介绍的非手术治疗。外科手术主要适应证为：频繁发作的胆石症患者；发生急性胰腺炎，非手术治疗无效或无法进行，伴有胆囊或胆管肿瘤。

（赵海强）

第八节　胆囊炎和胆管炎

一、急性胆囊炎

急性胆囊炎系由细菌感染，浓缩的胆汁或反流入胆囊的胰液化学刺激所引起的胆囊炎性疾病，以发热、右上腹痛及压痛、呕吐、白细胞增多等为常见临床表现。

【病因】

引起急性胆囊炎的原因主要有：

1. **胆囊管梗阻**　大多由结石引起，当结石梗阻于胆囊管或胆囊颈，存留胆囊内浓缩胆汁，尤其是高浓度的胆盐对胆囊粘膜的刺激和损伤，可引起化学性炎变，加之胆囊的出路受阻而其粘膜仍继续不断分泌，使囊腔内压力逐渐增加，于是胆囊膨胀，囊壁因血管与淋巴管受压而发生梗阻，组织坏死、坏疽，甚至穿孔。这种情况尤易发生在患有动脉粥样硬化伴有胆囊血液供应不良的高龄患者。胆囊缺血损伤的同时，囊壁的抵抗力降低，也易招致继发性细菌感染，如胆囊内已有细菌感染存在时，则使胆囊的病理改变过程加快并加重。

2. **细菌感染**　细菌可以通过以下途径到达胆囊：

（1）血源性感染：较为少见，可为伤寒、副伤寒或大肠杆菌败血症等全身性细菌感染的一种并发症，病原菌自血流进入胆囊。

（2）肝源性感染：肠道内细菌经门静脉进入肝脏，如未被消灭，可自胆汁中排出而感染胆囊，肝内细菌也可经淋巴管而进入胆囊。

（3）上行性感染：通过胆道上行到胆囊是急性胆囊炎时细菌感染的主要途径。蛔虫常携带肠内细菌钻入胆道，胆囊结石患者的胆囊胆汁、胆囊壁、胆囊淋巴结中，常可以培养出细菌。急性胆囊炎时的细菌感染多为肠道菌属，其中以大肠杆菌最为常见，其次如链球菌、梭状芽胞杆菌、产气杆菌、沙门氏菌、肺炎球菌及葡萄球菌等。由于合并产气厌氧菌的感染，在胆囊内、胆囊壁及其周围，有时可从腹部 X 线平片上见到有积气现象，临床上称之为气肿性急性胆囊炎。

3. **胰液向胆道返流**　种种原因引起的 Oddi 括约肌功能失常，导致胰液反流入胆道后，被胆汁激活的胰消化酶可侵蚀胆囊而产生急性胆囊炎。

（四）**其他因素**

急性胆囊炎也可见于创伤、烧伤或手术后患者，可能与出血、麻醉、发热、饮食不足或感染等因素引起脱水，致使胆汁粘度增加，胆囊排空延缓有关。此外疼痛和恐惧、焦虑等精神因素也可影响胆囊的排空功能而导致胆汁的郁积。

【病理】

在解剖上，胆囊是一个盲袋，与细长而弯曲的胆囊管与胆管相通，因而容易发生梗阻并引起急性胆囊炎，或在急性炎症消退之后，留下慢性炎症改变。引起胆囊胆汁流出梗阻的最常见的原因是胆囊结石，约 80% ~95% 的急性胆囊炎患者胆囊内含有结石，此类称急性结石性胆囊炎。其他引起梗阻的原因尚有胆道蛔虫、胆囊肿瘤、胆囊扭转、胆囊管狭窄。由于细菌感染或胆囊内浓缩胆汁的刺激，亦可引起胆囊颈部粘膜的充血水肿，并发生梗阻，此等原因所致的急性胆囊炎，称为急性非结石性胆囊炎，继发于胆道感染时胆囊的急性炎症改变，一般不作为一个单独的疾病。

急性胆囊炎视炎症轻重程度可有甚大的差别，分为下述三型：

1. 轻度充血水肿型　是较轻的一型，其特征是胆囊略膨胀，囊壁充血，粘膜水肿致囊壁稍增厚，有白细胞浸润，粘膜上皮脱落，但胆汁肉眼观仍正常或仅轻度混浊，而细菌培养多为阴性，如炎症较重，则胆囊膨大与浆膜充血更加显著，囊壁浆膜呈灰红色，失去正常光泽，并覆有少量炎性渗出物。胆囊常与其周围组织（或器官）特别是腹膜粘连。囊腔内有混浊胆汁，胆囊管充血水肿，附近淋巴结也呈炎性肿大。显微镜检查可发现胆囊粘膜层有不同程度的充血与坏死，囊壁各层均有白细胞浸润。胆汁培养常见的病原菌为大肠杆菌、葡萄球菌、链球菌及厌氧菌。

2. 急性化脓型　囊壁充血肥厚极为显著，胆囊表面常有脓性纤维素沉积，粘膜上形成溃疡，整个胆囊可以充满脓液。

3. 坏疽型　有时胆囊胀大过甚，可影响囊壁血运，引起囊壁的缺血坏疽。胆囊内结石也可嵌顿在胆囊颈部，引起囊壁压迫坏死而穿孔，穿孔的胆囊与附近器官或网膜粘连，并常为后者所掩盖或包围，或同时形成局限性胆囊周围脓肿，向腹腔穿孔则形成弥漫性腹膜炎。当胆囊的梗阻一旦解除，胆囊内容得以排出，胆囊内压降低之后，胆囊的急性炎症便迅速好转，部分粘膜修复，溃疡愈合，形成纤维疤痕化，肌纤维萎缩，胆囊粘膜脱落，胆囊萎缩，完全丧失其生理功能。

【临床表现】

本病的发病率高低与其性别、年龄的关系，与胆石症大致相同。患者常有慢性胆囊炎，伴多次胆绞痛发作史。轻型病例仅有低热，倦怠，消化不良等症状及右上腹中度疼痛与压痛。

典型发作时，腹痛是急性胆囊炎的主要症状，常在进油腻食物之后，开始时可为剧烈的绞痛，位于上腹中部，可能伴有恶心、呕吐。在绞痛发作过后，便转为右上腹部疼痛，呈持续性，疼痛可放射至右肩或右腰背部。急性结石性胆囊炎较常表现有胆绞痛，部分患者，特别是急性非结石胆囊炎，起病时可能没有明显的胆绞痛，而是上腹部及右上腹部持续性疼痛。当胆囊肿大，胆囊的炎症刺激邻近腹膜时，则右上腹部疼痛的症状更为突出，但是，如果胆囊的位置很高，则常没有右上腹部痛，右肩背部疼痛则表现得更为突出。

随着腹痛的持续加重，常有畏寒、发热症状，若发展至急性化脓性胆囊炎或合并有胆道感染时，则可出现寒颤高热，甚至严重全身感染的症状，此情况在老年患者更为突出，如恶心呕吐持续难止者，每见于有胆石或蛔虫阻塞胆总管的病例。

体格检查时，患者多呈急性病容，呼吸表浅或不规则，如呕吐严重，则有失水或虚脱现象。开始时体温正常，以后升高者表示已有细菌感染。一般无黄疸，轻度黄疸可因感染经淋巴管蔓延及肝而造成肝脏损害，或累及胆总管，造成奥狄括约肌痉挛和水肿，如黄疸明显，则表示伴有胆总管，或肝胆管结石性梗阻，或胆囊炎症，波及肝外胆管而致。大多数患者在右上腹部有压痛，肌紧张，Murphy 征阳性，有时可扪及膨大而有压痛的胆囊，或触到压痛性块物（系胆囊炎变累及网膜及附近肠壁而形成的包块），如炎症已侵入腹膜，上腹可有气胀，腹式呼吸不明显，右上腹或右下胸痛觉过敏，压痛及反跳痛均很显著，同时伴腹肌强直。当腹痛、压痛、反跳痛及腹肌强直扩延至腹部其它区域，甚至全腹时，则提示胆囊已穿孔而产生急性腹膜炎或并发出血性胰腺炎。

一般急性胆囊炎病程不长，多持续一至数日，如有胆囊积脓，疼痛与压痛可持续数周。在某些病例，则于胆石退回胆囊或自胆总管排出，或蛔虫退出胆道，因而梗阻解除，症状可因此减轻或消失。胆囊急性炎变的反复发作也可转为慢性。

【实验室检查】

血象检查常表现为白细胞计数及中性多核白细胞增高，白细胞计数一般为（10～15）×10^9/L（10 000～15 000/mm^3），但在急性化脓性胆囊炎、胆囊坏疽等严重情况时，白细胞计数可上升至20×10^9/L（20 000/mm^3）以上。约有10%的急性胆囊炎病可发生黄疸，但原有轻度的高胆红素血症者则更要高些，黄疸一般为轻度至中度，若血清胆红素超过85.5μmol/L（5mg%）时，常提示胆总管结石或胆管炎并肝脏功能损害，血清淀粉酶常呈不同程度升高，部分患者是由于小结石从胆囊排出过程中，引起的急性胰腺炎，而Oddi括约肌部的痉挛、炎症、水肿，亦可能是导致血清淀粉酶升高的原因。较多的患者表现有SGOT和SGPT升高，特别是当有胆管阻塞及胆道感染时，则SGPT升高更为明显，提示有肝实质的损害。血清碱性磷酸酶亦可升高。

经腹部X线平片检查，具有诊断意义的征象有：

①相当于胆囊区的阳性结石；

②扩大的胆囊阴影；

③胆囊壁钙化阴影（偶可见于慢性胆囊炎急性发作的病例）；

④在少数情况下，由于产生细菌感染引起的"含气性胆囊炎"，胆囊壁及胆囊腔内可出现液平；

⑤碳酸钙沉淀所形成的胆囊乳状致密不透明阴影。

因急性胆囊炎多由于胆囊管梗阻引起，且胆囊浓缩功能减退，口服胆囊造影往往不能显示胆囊。进行静脉胆道造影，如胆囊不显影，支持急性胆囊炎的诊断。静脉注射[131]碘四氯荧光素或者[99m]锝后90min内，如胆囊区无放射性显示，表朗有胆囊管梗阻而支持急性胆囊炎的诊断。

超声与CT检查可显示增厚的胆囊壁及结石，对本病均有很大诊断价值。

【并发症】

急性胆囊炎期的主要严重并发症常见有：

1. 胆囊穿孔　胆囊是个盲袋，当胆囊管梗阻复因急性炎症使胆囊内压力升高时，可引起胆囊壁的血循环障碍，胆囊坏疽，并可发生穿孔。因老年性的动脉硬化性改变亦可以累及胆囊血管，局部组织的供血较差，故容易发生坏疽、穿孔。发生穿孔的患者多为胆囊内压力升高迅速，胆囊膨胀较显著，张力较大者，亦即是多发生于胆囊壁原有改变较轻或原来尚有一定功能者，故有1/3～1/2的穿孔是发生在首次发作的急性胆囊炎。对于胆囊原来已有明显的慢性炎症、壁厚、纤维化、萎缩者，则发生急性穿孔的可能性很少。临床上对于有胆囊明显肿大、肌紧张、局部腹膜刺激征明显者，则发生急性穿孔的可能性较大。当穿破至游离腹膜腔引起胆汁性腹膜炎时，则死亡率较高，特别是在老年患者。结石性胆囊炎穿孔能同时合并有胆囊癌。

2. 胆囊内瘘　最常见是胆囊十二指肠瘘，较少见的是横结肠、胃、小肠等与胆囊形成瘘。同样胆囊可与胆总管或肝管形成瘘，使胆囊内的结石不经胆囊管而直接进入胆管内。

胆内瘘多见于有长时间胆道病史的老年患者。巨大的胆囊结石经十二指肠瘘口排出后，可以发生十二指肠梗阻，或向下运行的过程中，在小肠下端引起机械性梗阻，称为胆结石性肠梗阻。有时当结石破溃入十二指肠时，可以发生消化道大出血。

3. 急性气肿性胆囊炎　因厌氧菌在胆囊壁内滋生并产生气体，气体首先在胆囊壁内，然后沿组织的分隔向胆囊周围扩展。约有25%的病例的胆囊中，可培养出梭状芽胞杆菌，另外的一些细菌，如大肠杆菌，和某些链球菌等感染时，亦可以产气和发生组织气肿。此种情况较多见于年老的糖尿病患者。临床表现类似一般重症的急性胆囊炎，在肝胆区X线平片上，发病24~48h后，可见胆囊壁增厚并积气。晚期，气体影像扩散至胆囊周围组织。

【诊断】

急性胆囊炎患者大多有右上腹突发性疼痛，典型的病例并有右肩部放射痛，右上腹大多有触痛和腹肌紧张的症状，少数病例还可伴有黄疸，白细胞也有增加，诊断一般并不困难。需要指出，约15%~20%的病例其临床表现可能较为轻微，或者症状发生后随即有所好转，但实际的病变仍在进行，换言之，急性胆囊炎患者的临床表现与病理变化并不都是经常成比例的，这点有时可增加诊断上的困难。

十二指肠引流试验对急性胆囊炎的诊断帮助不大，不仅患者病情较重，不耐作此试验，且试验本身能使胆囊收缩而加重腹痛，引起胆石嵌顿，加剧损害的危险。故在病程之急性期，十二指肠引流应视为禁忌。

X线检查，急性发炎的胆囊无浓缩和排泄功能，因此一般多不能显影。在平片上如看到钙化的胆囊或不透光的结石，肿大的胆囊，胆囊腔或胆道树内积气（气肿性胆囊炎，胆肠内瘘），则可帮助诊断。

B超检查能提供早期诊断，能确定结石，淤积物，胆囊壁厚度，对急性胆囊炎确诊率为80%~90%。同位素扫描的确诊率为91%~97%。

【鉴别诊断】

某些急腹症可与急性胆囊炎相混淆，应加以鉴别。急性盲肠后位阑尾炎可根据其疼痛部位与性质予以区别。急性阑尾炎的腹痛在早期往往在中上腹，以后逐渐移向右下腹部，很少呈绞痛性质，腹部压痛点也多较急性胆囊炎为低。黄疸的存在有助于胆囊炎的诊断。右侧肾盂肾炎的疼痛，最剧烈部位在腰部，且伴有泌尿系症状。一些胸部疾病，如急性膈胸膜炎，右肺下部肺炎等，也可出现右上腹剧烈疼痛。右下胸带状疱疹在出疹前也易被误诊为胆囊炎。急性胆囊炎有中或左上腹部或剑突下疼痛的，可与心肌梗塞相混淆，但根据有关病史和心电图检查，不难鉴别。

【治疗】

（一）内科治疗

1. 一般治疗　卧床休息，禁食，静脉滴注葡萄糖盐水及钾盐等，必要时胃肠减压，注意体液和电解质平衡。

2. 止痛　一般情况下单用解痉药，如阿托品或普鲁本辛等，已可止痛，口服颠茄硫酸镁合剂亦颇有效，痛甚时可给予度冷丁、可待因等镇痛药，但不宜单独使用吗啡，因其能使胆总管括约肌发生痉挛，增加胆道内压力，可致病情反而恶化。

3. 防治细菌感染及并发症　青霉素、头孢霉素类在胆汁中均可达到必要的治疗浓度，而庆大霉素则浓度不够。四环素、氨基苄青霉素、甲硝唑对急性胆囊炎亦有效，尤对厌氧菌感染效果很好。红霉素主要由胆汁排泄，但抗菌谱对大多数细菌不适用。

4. 中医治疗

（1）针刺疗法有解痉止痛，降低胆道内压，促进胆道炎症消退之效。常用的主穴有胆囊点（阿是穴）、阳陵泉、足三里、内关等，备穴有肝俞、胆俞、外关、曲池等，用强刺激每日针2~3次，每次不留针或留针30min。

（2）中药治疗：中医认为急性胆囊炎是肝气郁结，脾失健运，湿热蕴结所致，一般是实热之证，治宜疏肝利胆，化湿清热。可用柴胡汤加减治疗：柴胡15g，半夏15g，黄芩15g，郁金15g，大黄15g，杭芍25g，木香15g，茵陈30g，栀子15g，瓜蒌20g，左金丸10g（吞），热较重者（舌质红，舌苔黄）可加：龙胆，银花，连翘，苦参；热甚伤津（舌红降，皮枯燥）可去：柴胡，半夏，再加：元参，鲜地，麦冬，生鳖甲；痛甚者可加：元胡，灵脂，川楝子；湿热内阻者（口不渴，苔白腻）可加：厚朴，苍术，陈皮，茯苓。

通常在上述保守疗法下自觉症状如疼痛最先消失，但腹壁的紧张、压痛体症逐渐缓解，最后体温和白细胞也恢复正常。大多数的急性胆囊炎在非手术疗法下病情可以好转，以至症状完全消失。

（二）手术治疗

急性胆囊炎诊断确定后，外科治疗首先是选择手术的时机。目前有两种不同主张，一是尽量应用非手术治疗，待病情缓解后再择期施行手术，以减少手术的并发症和死亡率。另外的意见则是对患者的全身情况经过短时间的积极处理，包括纠正水、电解质和酸碱平衡紊乱，控制血糖，以及对心血管系统状况加以了解和必要的处理后，尽可能作早期手术处理，以避免发生胆囊坏疽及穿孔。一般说来，急性期手术的危险性大于择期手术，如GLenn的研究显示，在6 367例择期胆囊切除术死亡率为0.5%，但在1 700例急性期手术者，死亡率为2.6%，在老年患者，急性期手术的死亡率更高些。

1. 手术治疗指征

（1）初次发作的急性胆囊炎：在非手术治疗过程中疗效不佳，如胆囊逐渐肿大，局部触痛和腹肌强直显著增剧，体温升高、脉搏加快、白细胞明显增多时，应考虑及时手术治疗，以免发生胆囊坏死或穿孔等严重并发症。

（2）曾经用非手术疗法"治愈"后又有反复发作的病例：此等病例或者已转慢性，囊壁增厚，周围粘连，不仅胆囊功能已经丧失，且易因胆汁滞留而经常继发感染，或者已经并发胆道结石、胆道感染或慢性胰腺炎等其他病变，非一般的保守疗法所能奏效，应改为手术治疗。

（3）患者来治时已发病多日，或者局部体征严重：如胆囊明显肿大，腹壁广泛强直，压痛明显，有胆囊蓄脓现象者，或者一般情况不佳，如高热、黄疸、肝脏肿大、脉搏细速，有胆道上行感染现象者，也须考虑即行手术治疗，以免延误治疗时机，造成不幸后果。

2. 手术时机　急性胆囊炎症状开始后2~3d内，应即急取早期手术；发病已逾5d以上者，以暂不手术为宜，等病变完全恢复后再择期手术较为安全，如患者入院时发病在3~5d之间，则可个别考虑。至于个别病例已发生严重并发症者，如胆囊蓄脓，胆囊穿孔，或上行性胆管炎等，即使胆囊周围炎的病变已甚剧烈，仍应考虑作胆囊或胆总管引流术，有条件者亦可争取切除胆囊，少数病例凡属年老体弱，心肺机能不佳，或有高血压、糖尿病、肾脏炎等慢性病变，或急性胆囊炎之症状极为轻微且已经趋于消退者，则可以不做手术治疗。

3. **手术方式之选择** 急性胆囊炎之手术疗法以胆囊切除为上选，有时需并行胆总管探查和引流，是因胆囊切除不仅可中断病变，避免穿孔坏死的危险，且可预防结石之形成，但事实上手术方式之选择，需根据患者年龄、健康状况、解剖和病理方面的表现，以及手术者的技术和经验等而定。一般说来，胆囊能切除者应争取切除，如胆囊化脓性病变已颇严重，且呈坏死现象，或胆囊积脓张力甚高，或患者年老体弱，伴有其他严重疾病，此时胆囊切除术的死亡率颇高，应先作胆囊造瘘术引流，待病情好转后，再做胆囊切除术。

【预后】

急性胆囊炎在非手术疗法后约有 80% ~ 90% 可以消退自愈，另 10% ~ 20% 则因病情恶化需行手术治疗，但所谓"痊愈"的患者以后有可能反复发作，或者引起胆石症与胆总管炎等一系列并发症，而终需手术治疗。

手术治疗预后尚佳，约 70% ~ 80% 的患者可获痊愈。其预后取决于下列因素：
①年龄的大小；
②病期的早晚；
③并发病的有无；
④术前准备的是否充分。

胆囊的急性炎症消失后，多遗留纤维皱缩，并出现功能不良，以后易致反复发作。严重化脓性胆囊炎多由病原菌毒力较强，对抗生素有耐药性，且与患者年老体弱，营养不良或伴有严重疾病有关，此种病例如不及时施行手术治疗，短期内可进展至胆囊积脓、坏死、穿孔，产生腹膜炎、败血症、肝脓肿或胰腺炎等并发症而致死亡。

二、慢性胆囊炎

慢性胆囊炎为胆囊疾病中常见的，多为急性胆囊炎的后遗症，或因胆固醇代谢紊乱而引起，它可以伴有或不伴有结石，在结石形成前或结石形成以后开始有病变。多数病例以往无急性发作史，而在就医时即为慢性。临床上常有上腹部不适和消化不良，时或伴有急性发作，伤寒带菌者可有慢性非结石性胆囊炎而缺乏临床表现。

【病因和病理】

慢性胆囊炎的病因和病理解剖可分为下列三类，不同的病因常形成不同的病变。

1. **感染性胆囊炎** 这是最常见的一种，为急性胆囊炎的后遗病变。其程度轻重不一，轻者仅囊壁纤维增生和肥厚，重者因囊壁极度肥厚，囊腔缩小，胆囊可以完全萎缩或硬化，甚至可以结成一团疤痕组织，致使机能完全丧失，胆囊周围常有紧密粘连，并可累及邻近脏器，但一般不含结石。

2. **代谢性胆囊炎** 是由于胆固醇代谢紊乱，致胆固醇酯沉积在胆囊的粘膜上，引起慢性胆囊炎，亦称胆囊胆固醇沉积症。胆囊外观多无明显异常，囊壁有时稍增厚，颜色似苍白，不再呈现正常的蓝绿色，胆囊切开可见粘膜有较明显的充血肥厚，粘膜上有无数黄白色的胆固醇酯沉淀，形如草莓，故本病亦称"草莓胆囊"。

3. **阻塞性胆囊炎** 胆囊管如被结石嵌顿或因疤痕粘连致完全阻塞时，胆汁就滞留在胆囊内，久之胆色素被吸收，胆囊粘膜不断分泌粘液，遂致胆囊扩大，而其中则充满透明的粘液，谓之"胆囊积水"。这种胆囊常扩大成梨状或香肠状，胆囊壁甚薄，内含无色液体，临床上常可扪及。

慢性胆囊炎不论是否伴有结石，约半数可并有细菌感染。另外还有属于增生性改变，如胆囊腺肌增生病，胆囊神经瘤病，临床上表现为慢性胆囊炎症状。

【临床表现】

慢性胆囊炎患者的发病年龄和性别与急性胆囊炎患者相似。不同患者临床表现有较大差别，症状可以明显地继急性胆囊炎第一次发作后即不断出现，也可以发病隐晦，症状轻微，甚至诊断确定后才注意有症状存在，也可以有不定期的反复发作和逆转。在急性发作时，临床症状与急性胆囊炎完全相似，不发作时，则临床征象模糊不清，类似慢性"胃病"。也可以始终没有急性发作，仅表现为经常的上腹部隐痛不适和消化不良，有时则可以全无症状。症状之所以有差别，主要是因胆囊炎症程度不同、有或无胆囊结石、引起的反射性括约肌痉挛的程度亦各异、胆囊功能状态不同之故。

患者通常有气胀、嗳气以及厌食油腻现象，饱食以后常感上腹部不适，且不像十二指肠溃疡，在食后可减轻疼痛。患者常感右肩胛骨角下、右季肋下或右腰等处隐痛，在站立、运动或冷水浴后更明显，体重常有所减轻。一旦因结石嵌顿而有急性发作时，右上腹将有经常的钝痛，并有阵发性加剧，80%的患者可有恶心呕吐（但恶心呕吐在平时则属少见）。25%伴有胆囊结石的患者在发作时还有轻度黄疸，如结石进入胆总管，黄疸之发病率可高达60%，故在剧烈的胆绞痛后出现深度黄疸者，大多表示胆总管内有结石阻塞，但有时也可能虽有结石存在而无疼痛或黄疸出现。此外，慢性胆囊炎患者还可以有两种特殊表现：

①风湿性的关节痛，特别在颈、背及其他关节，可能是一种特殊的慢性中毒现象；

②心脏症状，如心前区痛、心悸、气促等，有时极似心绞痛，称为胆－心综合症，这两种特殊表现在胆囊切除后均可获得好转或痊愈。

体检：除右上腹有轻度触痛外，一般无其他阳性体症。少数患者因胆囊管阻塞而胆囊肿大，可在右上腹部扪到圆形肿物，如发现患者有皮肤和巩膜黄染，提示病变是在胆管。

【诊断】

慢性胆囊炎发作时缺乏典型症状，不易确诊。进脂餐后，症状加剧也非特异性。右上腹压痛及叩击痛为重要的体征。B超检查可显示胆囊大小、壁厚薄、囊内结石和胆囊收缩功能等情况，最有诊断价值。腹部X线平片可显示胆石，膨大的胆囊，胆囊钙化或胆囊乳状不透明阴影等。胆囊造影术可用以发现胆石及胆囊缩小或变形，胆囊浓缩与收缩功能不良等征象，如造影时胆囊不显影，表示胆囊浓缩功能不良或存在胆囊管梗阻，后者常与慢性胆囊炎合并存在。十二指肠引流采集的胆汁中可能发现胆固醇结晶，胆红素钙沉淀，被胆汁黄染的脓细胞、柱状上皮细胞、华支睾吸虫卵、肠梨形鞭毛虫滋养体等。胆汁细菌培养可发现致病菌，此为胆石及感染的证据。引流时若不能获得第二部分胆汁（胆囊胆汁），提示胆囊收缩功能不良或胆囊管梗阻。

经十二指肠镜逆行胰胆管造影术（ERCP）有助于发现胆囊内结石，胆总管大小及是否有胆石存在。

诊断慢性胆囊炎尚须与消化性溃疡，慢性胃炎，慢性肝炎，胃肠神经官能症及慢性泌尿道感染等病作出鉴别。

【治疗】

一些非胆石性慢性胆囊炎可能通过饮食的节制及内科治疗而维持不发病，但疗效并不可靠。已伴有结石者，急性发作的机会更多，且可引起一系列严重并发症，偶或引致胆囊癌，故本症不论是否伴有结石，最佳的疗法莫如手术，而最好的手术方法是胆囊切除，只有切除胆囊，才能根本除去感染病灶，防止一切并发症。一般说来，凡慢性胆囊炎症状明显，发作频繁而且剧烈者，特别是伴有胆囊结石者，手术切除效果大多良好；反之如症状轻微，诊断不确切者，切除疗效可能较差，因此在选择适当病例，考虑手术治疗时需加注意。伴发代偿良好的冠状动脉心脏病并非手术的禁忌证，诊断未肯定者，或仅有消化不良症状而胆囊无结石可见，且其功能正常或稍有减退者，或患者全身情况不利于进行手术者，应予以内科治疗。

利胆药物：口服硫酸镁、去氢胆酸或胆酸钠，如十二指肠引流发现有梨形鞭毛虫或华支睾吸虫感染者，应进行驱虫治疗。

三、急性梗阻性化脓性胆管炎

急性梗阻性化脓性胆管炎（AOSC）是急性化脓性胆管炎的严重阶段，可发生于有较完全性的胆管梗阻和较重的胆道感染，特别是当有厌氧菌的混合感染时，亦常发生于当患者的全身抵抗力降低，如在老年，肿瘤晚期的患者。急性梗阻性化脓性胆管炎可继发于胆总管或主要肝胆管梗阻，后者有时称为急性梗阻性化脓性肝胆管炎。

【病因】

引起急性梗阻性化脓性胆管炎的原发性疾病多为胆管结石及胆道感染，在我国胆管结石和胆道蛔虫是最常见的梗阻因素，少数胆管癌患者晚期时可合并急性梗阻性化脓性胆管炎。

除胆管结石外，肝内、外胆管的炎症性狭窄亦是导致发生急性梗阻性化脓性胆管炎的重要因素。炎症性胆管及肝胆管狭窄常合并于原发性胆管结石，狭窄有时是多发性的，因而有时肝外胆管梗阻虽经过引流，但感染的症状仍未能缓解，其原因是在肝内胆管可能有狭窄。胰腺炎继发胆管梗阻和感染亦可引起急性梗阻性化脓性胆管炎。致病细菌主要为革兰氏阴性细菌，如大肠杆菌、变形杆菌、绿脓杆菌等，其中以大肠杆菌最多见。胆汁细菌培养的阳性率为95%~100%。厌氧性细菌感染较多见，胆汁的厌氧培养阳性率可达80%以上。当有厌氧菌及需氧菌的混合感染时，其临床过程加重。厌氧菌中以类杆菌属多见。

【病理】

急性梗阻性化脓性胆管炎的基本病理改变是胆道的完全梗阻及化脓性感染。胆总管常呈显著扩大、壁厚、粘膜充血、水肿，粘膜面上常有多数性溃疡，胆管内压升高，可达3.92kPa（40cmH$_2$O），装满臭味的脓性胆汁。肝脏呈充血、肿大，镜下见肝细胞肿胀，胞浆疏松不均，肝细胞索紊乱，肝窦扩张，胆管壁及周围有中性多核白细胞及淋巴浸润，胆汁淤滞。较晚期者有大片的肝细胞坏死以及多发性肝脓肿。临床上一些表现和大片的肝细胞坏死有关。当梗阻发生于一侧的肝胆管时，则往往肝脏的一侧呈较严重的改变，而对侧的改变比较轻。

晚期患者，由于胆管梗阻而致胆道内压力升高，胆小管溃破，含大量游离胆红素颗粒的胆汁可经坏死的肝细胞而进入肝窦，形成胆小管－肝静脉或门静脉分支瘘，含胆红素颗粒的混合性血栓（胆沙性血栓）可见于肝中央静脉、小叶旁静脉、肝静脉及其分支，并可经下腔静脉进入肺循环，发生肺动、静脉内的胆沙性血栓栓塞，造成肺局灶性梗塞。

严重的急性梗阻化脓性胆管炎的死亡原因多与大量的细菌及细菌毒素从胆汁进入血循环有关，此类患者作血培养时多有与胆汁中相一致的细菌生长，细菌入血与胆管内高压有关。Jacobson 认为胆管梗阻与感染同时存在，首先引起胆管内压力升高，达到一定程度时，导致肝细胞的胆－血屏障破坏，因此细菌和毒素通过胆管－静脉反流进入血行，产生败血症和休克，即为胆源性内毒素血症。此外，由于胆管梗阻时胆汁不能正常进入肠道，肠道内因缺乏胆盐而发生菌群失调，革兰氏阴性杆菌迅速繁殖，大量的内毒素生成并经门静脉与淋巴管进入周身循环，造成肠源性内毒素血症。

【临床表现】

典型者起病急骤，突发剑突下或右上腹部顶胀痛或绞痛，继而寒颤、高热，恶心、呕吐。病情发展迅速，有时尚未出现黄疸前已发生神志淡漠、嗜睡、昏迷等症状，继而出现全身发绀，低血压性休克，严重者短期内死亡。腹痛的性质可因原有的病变不同而各异，如胆总管结石，胆道蛔虫多为剧烈的绞痛；肝管狭窄，胆道肿瘤梗阻等则可能为右上腹、肝区的剧烈胀痛；黄疸源于胆管的梗阻及肝细胞的急性损害，且与病程的长短和胆道梗阻的部位和程度而异；病程短者，黄疸可能较轻或暂未出现；由一侧肝胆管阻塞引起的急性梗阻性化脓性肝胆管炎，可能不表现黄疸或黄疸较轻。寒颤高烧亦常是此症的特点，体温一般在 39℃ 以上，不少患者达到 40℃ ~41℃，有时每日可有数次寒颤和弛张高热。

低血压多发生于病程的晚期，在腹痛、寒热以后出现，但病情严重者亦可在发病早期数小时后出现。出现低血压之前，患者常有烦躁不安、脉搏增快、呼吸迫促、神志恍惚、烦躁不安，继之可发生发绀、昏迷，严重者可在数小时内死亡。

体检：多有程度不同的黄疸，约 20% 的患者亦可无明显的黄疸。腹部检查主要为右上腹及剑突下区明显压痛，肌紧张，肝脏肿大，肝脏压痛及叩击痛等。位于肝总管及胆总管的梗阻，肝脏多呈一致性的肿大并有压痛，有时胆囊亦呈肿大，若梗阻位于一侧的肝管，则肝脏常呈不均匀的肿大，以病侧肿大显著，并有显著的触痛，常难与肝脓肿区分。

实验室检查：白细胞计数常高于 $20 \times 10^9/L$，可达 $(60 \sim 70) \times 10^9/L$ 其上升程度常与胆道感染的严重性成比例，部分患者血培养有细菌生长，肝功能常损害，尿中常有蛋白及颗粒管型，代谢性酸中毒及低钾血症均较常见。

【治疗】

急性梗阻性化脓性胆管炎是急症，严重威胁患者生命，临床应依具体病情，积极抢救，勿贻治疗时机，治疗原则为去除胆管梗阻因素，控制胆道感染和败血症。

（一）全身性治疗

目的是改善患者的情况并为手术治疗作准备，尤其对发生中毒性休克的患者应采用积极措施。

1. 抗休克　输液，输血补充血容量，必要时应用升压药，纠正代谢性酸中毒，预防急性肾功能衰竭及使用肾上腺皮质激素。

2. 抗感染　AOSC 时感染多系革兰氏阴性的肠道菌，且以杆菌为主体，包括大肠杆菌、变型杆菌及绿脓杆菌，并半数以上有厌氧菌混合感染。抗菌素宜选择以抗革兰氏阴性杆菌为主，兼抗球菌及厌氧菌，并在血液及胆汁中呈高浓度的药物，目前以头孢菌素类为首选。在胆汁中浓度最高者为第三代头孢（如先锋必素），其次为第二代（如头孢噻四唑）及第一代（如头孢唑啉）。在胆汁中浓度较高的还有氯霉素、氨苄青霉素、羟氨苄青霉素。上述还可以与在血液中浓度较高的氨基糖甙类抗生素（庆大霉素或卡那霉素）联合应用。静滴甲硝唑对厌氧菌有良好的效果。

3. 支持治疗　止痛，解痉，纠正脱水，静脉内给予维生素 K、C。

（二）手术治疗

部分患者经上述紧急处理后，若病情在数小时内趋于稳定，血压保持平稳，腹痛减轻，体温下降，患者安静，全身情况好转者，一般可渡过急性期后，再择期手术。若经过处理，病情未稳定，血压不能维持，腹痛症状不减或仍有寒颤高热，白细胞计数甚高者，应采用急症手术。手术目的是解除梗阻和引流胆道，手术应该是简单有效，常用方法为切开胆总管探查并放置"T"形管引流。

手术后维持全身治疗，待病情稳定后，再进一步造影检查，行Ⅱ期手术，彻底解决病因。

（三）经皮肝穿刺胆管外引流（PTCD）

是可迅速有效降低胆管内压力的非手术疗法。在 X 线或 B 超监视引导下，将导管通过穿刺置入胆道。本法简单易行，如引流通畅，疗效不亚于手术，仍属有创性，有一定并发症，如胆漏、胆道出血等。

（四）经内镜鼻胆管外引流

在内镜下经十二指肠乳头或经切开的乳头置入胆总管引流，是近年来迅速发展的一种治疗方法，对凝血机制严重障碍者，可先插管引流后，再做乳头切开取石。

（五）内镜下胆道内引流

胆道恶性肿瘤致 AOSC 患者，如不能手术切除，可在内镜下放置胆管内引流，能达到缓解症状，减少痛苦，缩短住院时间和改善生活质量。该方法缺点是内引流管易被血凝块或坏死肿瘤阻塞。

（六）并发症的防治

积极防治休克和多脏器衰竭，是 AOSC 治疗的重要环节，治疗要点包括：

①输血补液，纠正水、电解质和酸碱失衡；

②心肺监护，强心利尿；

③早期发现 DIC 及时处理；

④短期内应用大剂量糖皮质激素，对休克和内毒素血症有一定作用。

（赵海强）

第九节　胆道肿瘤

一、胆囊良性肿瘤

胆囊良性肿瘤并不常见。其中，上皮来源的有乳头状瘤与腺瘤，由中胚层发展而来的有平滑肌瘤、脂肪瘤、血管瘤、肌母细胞瘤等。有的肿瘤含有两种成分，如纤维腺瘤及纤维肌瘤等。乳头状瘤可单个或多个，大多有蒂，大小不一，质地柔软，腺瘤大多单个、较少、直径 0.5～1cm，主要发生于胆囊底和胆总管，以上两种良性肿瘤的癌变机会均小。胆囊的腺肌瘤或腺肌增生本身并不是肿瘤，由于其引起胆囊壁的形态上的改变，在胆道的影像诊断学中，需与胆囊的肿瘤加以鉴别。

胆囊良性肿瘤本身大多无症状，由于常合并有胆囊炎与胆石症而出现相应的症状。大多数胆囊良性肿瘤于胆囊 X 线造影或胆囊手术中偶然被发现。有时，在胆囊造影或超声图像的照片上，可发现附有胆囊粘膜上的固定性有充盈缺损，此种情况最常见者为胆固醇性息肉，其次为腺肌瘤、炎症息肉，而真正的腺瘤只约占 4%。

治疗方法是胆囊切除术。由于腺瘤与早期癌肉眼不易区别，因此手术时应将切除的标本作冰冻切片检查，以便当时做出良、恶性的鉴别。

二、胆囊癌

【发病率】

胆囊癌居胃肠道恶性肿瘤第 5 位，手术切除标本中可发现 1%～2%。女性高于男性 3 倍，50 岁以上患者占 90%。70%～90% 患者合并胆囊结石。由于胆囊切除手术率增加，一些国家的胆囊癌近十年内发病率明显减少。

地区和种族发病率有显著差异，南美印地安、墨西哥、北欧等发病率最高，在美国，白种人发病率高于黑种人的 50%。

【病因】

1. 胆石症　虽然胆囊癌与胆囊结石有明显的关系，尚未能证实胆囊结石致癌的作用，然胆囊结石和胆囊慢性炎症导致胆囊的钙化（瓷性胆囊）可以认为有癌变的危险因素。

2. 致癌因子　如 3-甲基胆蒽，可致胆囊癌。

3. 腺瘤恶变　较为少见。

4. 其他因素　如肠道慢性炎症，胆囊慢性伤寒感染，偶见有家族史。

【病理】

胆囊癌多发生于胆囊体或胆囊底部，偶亦见于胆囊颈，多为腺癌，可分为浸润型和乳头状型两类。浸润性癌的胆囊壁呈弥漫性增厚，有的在胆囊腔内充满粘液。乳头状癌分局部型和弥漫型，常见于胆囊底部，癌肿呈绒毛状或菜花样包块，可阻塞胆囊的出口，肿瘤可发生出血及坏死，胆囊腔扩大，临床上可误诊为胆囊积液。

癌肿通过直接浸润及淋巴转移至附近组织与脏器，也可通过血流转移至肝脏。

【临床表现】

胆囊癌起病隐袭，早期大多无症状，主要临床表现为疼痛，位于中上腹或右上腹，可为间歇性或持续性，钝痛或绞痛，进行性加重，可放射至右肩、背、胸等处，有时很难与胆石症相区别。消瘦、黄疸也是主要的表现，黄疸主要发生于有肝十二指肠韧带处淋巴结转移及肝外胆管受阻塞的患者，说明肿瘤已无法手术切除，但是，有时因合并胆总管内结石梗阻，可在早期亦出现黄疸。患者可有食欲不振、肢体软弱、恶心呕吐、消瘦等症状，当胆囊癌直接扩散侵犯胃幽门部或十二指肠时，可引起幽门梗阻，有时表现为急性或慢性胆囊炎。约有 50% 在上腹有压痛和扪及肿块，在临床上胆囊区触及肿块已属晚期。

胆囊癌的转移早而广泛，最常见的是引起肝外胆管梗阻，严重黄疸，进行性肝衰竭，肝肾综合征。肝脏的广泛转移是常见的。

并发症有胆囊感染、积脓、穿孔、肝脓肿、膈下脓肿、与附近胃肠道形成瘘管、胰腺炎、化脓性静脉炎、门静脉血栓形成、肠梗阻、胃肠道及腹腔内出血等。

【诊断】

早期不易诊断，多于胆囊手术时偶然被发现。部分患者有白细胞升高、贫血与粪便潜血阳性，然无特征性。症状明显时往往已属晚期，故 60 岁以上患者，有右上腹痛、黄疸、消瘦和食欲不振等症状时应想到本病。

超声检查可诊断出 90% 左右的胆囊癌，胆囊癌的逆行胰胆管造影（ERCP）可有 4 种表现：

①胆囊底部不规则充盈缺损；

②胆囊不显影；

③胆总管或右肝管因外来压迫而狭窄或移位；

④胆总管完全闭塞而上部见不到造影剂，这种表现占 60% 以上。

经皮肝穿胆道造影（PTC）及 CT 可证实约 70%，对确定范围有价值，但亦有约 20% 为假阳性。腹腔镜检查作出诊断者不超过 40%。进行 PTC 与 ERCP 时尚可收集胆汁作细胞学检查。应与胆石症、肝癌、胰腺癌、胆管与壶腹癌相鉴别。手术切除的胆囊均应详细检查，并做冰冻切片，以及时发现胆囊癌。

【治疗】

手术切除是胆囊癌的唯一有效的治疗方法，但结果往往很令人失望，只有极少数的患者手术后能生存至 5 年以上。大多数患者于手术时便发现肿瘤已超出了可能切除的范围，肿瘤已转移至邻近肝组织或肝十二指肠韧带上的淋巴结，仅 10% 患者肿瘤仍局限于胆囊，作胆囊及局部淋巴结切除，如已侵犯一叶肝脏，则要同时作肝叶或肝叶部分切除，如累及两叶肝脏及有远处转移，则仅能作姑息性手术。姑息性手术的方法是通过切开胆总管，将 T 形管的一臂放置梗阻部位之上，以解除黄疸及皮肤瘙痒。晚期患者亦可通过经皮肝穿刺胆管置管引流（PTCD），而不必做剖腹手术。

手术切除后及无法切除者可进行放射治疗和/或化疗，以延长生命。

三、胆管癌

胆管癌一般是指原发于自左、右肝管至胆总管下端的肝外胆管癌，不包括肝内的胆管细胞癌、胆囊癌和壶腹部癌。

【发病率】

胆管癌在尸检中发现率为 0.01% ~ 0.2%，占尸检肿瘤的 2%。在我国发病率较高，占胆道手术的 2.5%。近年来，发病率有所增高，这与诊断技术的提高有关。男性高于女性，年龄为 50 ~ 70 岁之间。

【病因】

本病病因不明，在慢性非特异性溃疡性结肠炎患者与胆道囊肿合并结石的患者中发病率较高，机理不明。

【病理】

大多数为腺癌，少数为鳞状上皮细胞癌与硬癌，可呈结节型（髓样癌）、绒毛型（乳头状癌）与弥漫型（浸润癌），以结节型为多。发生部位以胆总管最多，以下依次为肝总管、胆囊管－肝管－胆总管接合处、左右肝管接合处、左肝管、右肝管和胆囊管，也可弥散地发生于胆道各部。根据肿瘤生长的位置，胆管癌可以分为上段胆管癌、中段胆管癌、下段胆管癌，三者在临床病理，手术治疗方法，预后上均有一定的差别。

癌肿可在胆管粘膜下向上、下扩展，直接浸润至附近器官，特别是肝脏，也可沿淋巴及血路转移至周围淋巴结、肝、胰、十二指肠、腹腔、肺、骨、肾等处，侵犯神经的不少见。

【临床表现】

黄疸是常见症状，为进行性梗阻性黄疸，常伴有明显皮肤搔痒，少数黄疸可呈波动性、消瘦、食欲不振、中上腹或右上腹痛也常见，多为胀痛，偶而亦可发生绞痛，其他可有恶心、呕吐、腹泻、消化不良等。发生胆道炎症时有畏寒发热，少数可出现急性梗阻性化脓性胆管炎，呈 Charcot 五联症并可迅速死亡。大多数患者有肝脏肿大，晚期可出现胆汁性肝硬化，门脉高压症。癌肿位于胆囊管与胆总管接合部之上者胆囊不肿大，反之可扪及肿大的胆囊。

B 超和 CT 可显示肿瘤梗阻上方扩张的胆管，梗阻部位的狭窄及肿块。经皮肝穿刺胆道造影（PTC）和逆行胰胆管造影（ERCP）可以确定梗阻的部位，并可吸取胆汁，做脱落细胞检查获癌细胞而确诊，大多数确诊需剖腹检查。

【预后】

本病预后极差，全部 5 年存活率为 5%，大多于诊断 3 个月内死亡，治疗组较非治疗组平均存活时间稍长，然作根治性手术患者，长期存活者很少。

【治疗】

（一）手术切除

是首选方法，然由于早期诊断不易，大多数手术时已属晚期，手术切除率及手术并发症和死亡率均高。

上段胆管的乳头状癌，硬化性癌和高分化癌的发展比较缓慢，瘤肿主要侵犯肝十二指肠韧带和肝脏转移，远处转移并不多见。当肿瘤尚属早期，手术切除病变后作胆管空肠Roux-en-Y 型吻合，可望得到一定的远期效果。当上段胆管癌累及左、右肝管时，手术治疗比较困难，切除率低。

早期的中段胆管癌的手术切除率较高，晚期时，由于癌肿侵犯邻近组织、门静脉、肝动脉等，难于做到根治性切除。

下段胆管癌的外科治疗与壶腹部癌相同，胰十二指肠切除术的效果也较满意，手术后的 5 年生存率为 20% ~ 35%。

肿瘤不可切除时，可将梗阻近端胆道与空肠做姑息性内引流术。

（二）经皮肝穿刺胆道引流（PTCD）

对不可切除者可使用此方法，以引流胆汁。可在肝内狭窄部位置管内引流，缓解肝脏淤胆，因此 PTCD 可以作为缓解黄疸的姑息性手段而避免剖腹的痛苦，并可以改善生活质量。

（三）经内镜胆道置管

适用于近端胆管癌，经癌肿置入记忆合金支撑管，使胆道得以减压。

（四）PTCD 术后抗癌疗法

在 PTCD 作姑息性内引流术后，经引流导管行抗癌治疗。

1. PTCD 术后腔内照射

（1）钴遥控治疗机（RALS）：用胆管腔内照射管代替 PTCD 管进行照射，每次 5Gy，深度 1.5cm，每次数分钟。姑息性照射：每周 1~2 次，5 次为一疗程；术后照射：每周一次，共 3 次。

（2）^{192}铱放疗：在 PTCD 术后 10~14d 进行，经导管置入 ^{192}铱，照射深度 1cm，剂量 30~50Gy，共 40~48h，可分 2 次，同时可配合外照射。

2. PTCD 术后局部注射抗癌药物 经导管注射阿霉素，每次 5~10mg，每周一次。也可用 5-Fu，丝裂霉素或氟甙（FUDR）。对肝组织及全身影响小，而局部肿瘤组织药物浓度增加。

3. PTCD 术后胆管腔内微波凝固治疗 PTCD 后作窦道扩张，在 X 线透视下插入微波电极（长 50mm，内径 1.5mm，两电极 7×4.2mm 和 2×4.5mm，相距 2mm）定位后加热，功率为 50W×45s，有报导应用此方法后肿瘤消失。

4. PTCD 局部加温 利用 42~43℃ 能使肿瘤细胞变性坏死的原理。在 PTCD 术后进行瘘道扩张，插入加热引流两用导管，在温控仪控制下，使两用管口壁温度达 60℃，距管壁 7mm 外局部温度达 41~44℃，每次加温 30min，每周 1~2 次。此方法尚处于临床试用阶段。

（赵海强）

第十节　肝　硬　化

肝硬化是由不同病因引起的反复肝细胞弥漫性变性、坏死和再生从而继发的广泛肝纤维化。以肝假小叶形成和肝内血液循环障碍为特点。临床以肝功能受损和门脉高压为主要表现。晚期常出现消化道出血、肝性脑病、继发感染等并发症。全世界本病发病率为 17.1/10 万。我国尚无准确统计。本病占内科总住院人数的 1.33%~2.63%。发病年龄以 21~50 岁多见，占 85.2%。男女比例为 3.6~8.1:1。

【病因及发病机制】

肝硬化的病因参见表 1-25。

表 1-25　肝硬化的病因

病毒性肝炎
慢性乙型、丙型和丁型病毒性肝炎
自身免疫性慢性活动性肝炎
血吸虫或肝吸虫
酒精
药物
甲氨喋呤、四环素、酮康唑、避孕药、扑热息痛、氟烷、双醋酚丁、甲基多巴及长期过多服用维生素 A 等
化学毒物

病毒性肝炎
四氯化碳、磷、砷、苯等
胆汁淤积
原发性胆汁性肝硬化
原发性硬化性胆管炎
胆道闭锁
慢性胆管阻塞
胰腺囊性纤维化
营养过度引起的胆汁淤积
代谢障碍
血色病
肝豆状核变性
α_1-抗胰蛋白酶缺乏症
高酪氨酸血症
果糖不耐受症
半乳糖血症
糖尿病
糖原储积病
肝淤血
Budd-chiaIi 综合征
静脉闭塞性疾病（特发性、药物性、毒素性或乙醇性）
心源性肝硬化
其他
空回肠旁路引起的肝硬化
印度青少年性肝硬化
隐源性肝硬化

（一）病毒

肝硬化可由乙型肝炎病毒、丙型肝炎病毒或乙型加丁型肝炎病毒感染引起的慢性肝炎演变而成，在我国肝炎病毒是最常见的肝硬化病因。乙型肝炎病毒通过病毒复制和机体免疫反应而损伤肝细胞，丙型或丁型肝炎病毒仅通过病毒复制对肝细胞产生直接损害。慢性肝细胞的损伤和再生，可激活胶原的大量合成，引起过多的结缔组织形成，导致肝硬化，多为大结节性肝硬化。

（二）血吸虫感染

长期或反复感染日本血吸虫病者，虫卵沉积于汇管区，虫卵及其毒性产物引起大量结缔组织增生，造成血吸虫病性肝纤维化，为不完全分隔性肝纤维化。

（三）酒精中毒

长期大量饮酒（每日摄入乙醇 80g 达 10 年以上）时，乙醇及其中间代谢产物乙醛可损害肝细胞致酒精性肝炎。炎症、乙醛及乙醇的代谢产物乳酸可刺激胶原合成和肌成纤维细胞增生，导致中央静脉周围和窦周纤维化，形成酒精性肝硬化。在欧美国家，酒精性肝硬化最常见。

（四）胆汁淤积

持续肝内淤胆或肝外胆管阻塞，可致汇管区水肿、炎症及小胆管反应。炎细胞释放白三烯，加重炎症。炎细胞及巨噬细胞释出刺激因子，刺激成纤维细胞增生和小胆管增生致管周纤维化，从而影响管周动脉毛细血管血供致胆管萎缩、消失，加重淤胆使得肝细胞坏死，称胆汁碎屑样坏死。坏死肝细胞、炎症反应和激活的淋巴细胞释放出胶原合成刺激因子，引起窦周纤维化，使汇管区与中央区纤维化连接起来，这时肝结节再生，引起胆汁性肝硬化。

（五）循环障碍

慢性充血性心力衰竭、缩窄性心包炎、肝静脉或下腔静脉阻塞可致肝细胞缺氧淤血、坏死和结缔组织增生，导致淤血性（心源性）肝硬化，多为小结节性肝硬化。

（六）工业毒物或药物

长期接触四氯化碳、磷、砷或服用双醋酚丁、甲基多巴、四环素等，可致中毒性肝炎，引起药物或毒物性肝硬化。

（七）代谢障碍

1. 血色病　本病铁质在肝内过多沉积。铁是胶原合成中脯氨酰和赖氨酰羟化酶的重要辅因子。铁过多可使溶酶体膜稳定性降低，释放出水解酶，引起肝细胞损伤，它还引起细胞膜及线粒体膜的类脂质过氧化，这些毒性反应导致进行性肝纤维化及大结节性肝硬化。

2. 肝豆状核变性　本病为遗传性铜代谢障碍疾病，大量铜沉积于肝脏引起肝组织损害，表现为慢活肝的组织学改变，胶原首先在汇管周围沉积，以后向肝小叶扩展，构成桥样纤维化及结节形成，最后致大结节性肝硬化。

3. α_1-抗胰蛋白酶缺乏症（α_1-AT 缺乏症）　此为常染色体显性遗传病。正常人血清 α_1-AT 为 2.3mg/ml，患者约有 0.2～0.4mg/ml。α_1-AT 缺乏引起肝硬化的原因尚不清楚。α_1-AT 可能对肝细胞有毒性作用，或使肝细胞对毒物的耐受性减低。该病可致大结节或小结节性肝硬化。

4. 糖代谢障碍　如果糖不耐受症和半乳糖血症可分别引起果糖和半乳糖-1-磷酸盐及半乳糖醇在肝内大量堆积，引起肝毒性，致汇管区脂肪变及纤维化以及小叶内纤维化形成，引起大结节性肝硬化。另外糖原贮积病可因淀粉-1、6-糖苷酶缺乏而引起小结节性肝硬化。

5. 蛋白质代谢障碍　如酪氨酸血症因 P－羟苯基丙酮的盐羟化酶缺乏而致结节性肝硬化。其原因是由于酪氨酸的中间代谢产物琥珀酰乙酰乙酸盐损害肝脏所致。

（八）营养障碍

慢性炎症性肠病、小肠旁路术后等由于营养不良，缺乏基本的氨基酸或维生素 E，饮食中碳水化合物和蛋白质不平衡，从食物中吸收多量有毒的肽，以及对肝有毒的石胆酸均可引起肝脂肪变性和肝纤维化形成。

（九）隐源性

发病原因目前难以肯定，称为隐源性肝硬化（见上表）。

肝硬化的形成是由于以上各种致病因素所致肝内胶原纤维的合成和降解失去平衡的结果。有以下几方面参与肝纤维化的形成：

①炎症、缺氧等刺激因素刺激纤维母细胞分泌大量胶原纤维；

②胶原纤维在受损的肝细胞窦状隙表面或围绕着增生的胆小管基底膜或含有吞噬物的巨细胞表面发生沉积，形成纤维膈；

③非胶原糖蛋白、氨基多糖和蛋白多糖含量增加，参与纤维膈的形成；

④肝受损后 Kupffer 细胞抑制胶原合成的作用丧失，使得非实质性细胞、Ito 细胞产生胶原增加；

⑤炎性介质、Kupffer 细胞和单核细胞产生的化学趋化物质刺激单核细胞和其他炎性细胞移入肝细胞间，并促使成纤维细胞增生和合成胶原，从而形成分隔肝细胞板和假小叶。

由于广泛肝纤维化，肝内血液循环发生障碍从而导致门脉高压和侧枝循环形成。由于肝细胞受损，可出现蛋白质、糖、脂肪、维生素和激素等物质的代谢障碍，表现为低白蛋白血症、维生素 K_1 缺乏，血清醛固酮和雌激素增高、糖耐量异常、高血脂和血清红细胞生成素增加等病理生理变化。

【临床表现】

肝硬化的起病一般较隐匿，病程发展较缓慢，可隐伏 2～5 年以上。少数因大片肝坏死，3～6 个月便发展成肝硬化。本病临床表现轻重不等，临床上分为肝功能代偿期和失代偿期。

（一）代偿期（早期或隐匿期）

此期病程呈隐匿性，临床症状较轻或患者无任何不适，多在体检、剖腹手术或腹腔镜检查或尸解时被发现。主要症状为乏力和食欲不振，此与营养物质消化吸收障碍和中间代谢障碍有关，可伴有腹胀、恶心、肝区隐痛、轻度腹泻等症状，这些症状多在劳累时出现，经休息或治疗后缓解。

此期可发现肝轻度肿大、质地结实或偏硬，无或有轻度压痛，脾轻、中度肿大。肝功能检查正常或轻度异常。

（二）失代偿期

此期常出现腹水或出现消化道出血等并发症或肝功能检查明显异常。临床症状多较显著。

1. 一般症状　营养较差，消瘦、乏力，皮肤干枯，面色黝暗，可有不规则低热、夜盲、舌质锋红光剥、浮肿等。这些体征与维生素缺乏、继发性肾上腺皮质功能减退或肝不能代谢黑色素细胞刺激素有关，发热与内毒素经肠道进入体循环有关。

2. 消化道症状　多有食欲不振，可伴有恶心、呕吐、腹胀、腹泻等症状，这些症状与肝硬化门脉高压时胃肠道淤血水肿、消化吸收障碍和肠道菌丛失调等有关。约 50% 患者有黄疸，提示肝细胞受损。

3. 血液系统表现　本病常鼻出血、牙龈出血、皮肤紫癜、胃肠出血以及女性月经过多等出血倾向，与肝合成凝血因子减少、脾功能亢进和毛细血管脆性增加有关，还常有贫血，由脾功能亢进，胃肠失血，肠道吸收障碍和营养不良等引起。多数为正细胞性贫血，少数可为大细胞性贫血。

4. 呼吸系统表现　大量腹水时由于横膈升高可出现呼吸困难。血气分析表明约半数本期患者血氧饱和度和氧分压下降。还有少数患者由于肺内小动静脉瘘和门静脉至肺静脉侧支血管的形成而发生肺水肿。

5. 内分泌系统表现　由于肝功能减退对雌激素的灭活作用减弱而引起雌激素增加，后者又负反馈抑制垂体前叶的功能，影响垂体－性腺轴或垂体－肾上腺皮质轴而致雄激素减少和肾上腺糖皮质激素分泌减少。男性患者可出现性欲减退、阳萎、睾丸萎缩、乳房发育等，女性出现月经不调、闭经、不孕等。患者在面、颈、手、胸、臂和背等上腔静脉引流区出现蜘蛛痣，在手掌的大小鱼际、指尖端甚至掌心等部位出现红斑，称为肝掌。另外，由于肝脏对醛固酮和抗利尿激素灭活功能下降，可致继发性醛固酮和抗利尿激素增多，引起水钠潴留、尿少、浮肿、低血钾，加重腹水的形成。

6. 门脉高压症　由于肝硬化时门静脉血回流受阻，和水钠潴留形成引起门脉血流量增多而导致门脉高压。后者可继发脾肿大、侧支循环建立、腹水和胸水的形成。脾肿大多为轻、中度，少数可达脐下。消化道大出血时脾可一时性缩小，晚期可继发脾功能亢进。侧支循环的建立主要表现为食管和胃底静脉曲张、腹壁静脉曲张以及痔静脉扩张。食管和胃底静脉曲张常因门脉压力显著增高、食管炎、十二指肠胃食管返流、腹内压突然增高或食物机械性损伤而发生曲张静脉破裂大出血。腹水是肝硬化失代偿最突出的表现，其形成的原因有：

①门脉压力增高；

②低白蛋白血症；

③肝淋巴液生成过多；

④继发性抗利尿激素和醛固酮增多致水钠潴留；

⑤有效循环血容量不足致肾交感活性增强，引起肾血流和尿量减少。

上消化道出血、感染、门静脉血栓、外科手术等可诱发和加重腹水的形成。约5%～10%的腹水患者可伴有胸水的形成，多为右胸，双侧或单纯左侧胸水少见。胸水形成与低白蛋白血症，奇静脉、半奇静脉压力增高，肝淋巴回流增加致胸膜淋巴管扩张、腹压增高致膈肌腱索变薄形成孔道等有关。

此期肝脏缩小、坚硬、表面结节状、边缘锐利，肋下多不能触及，剑突下可触及，一般无压痛。

此期患者可出现多种并发症，以上消化道出血最为常见，出血原因除食管胃底静脉曲张破裂外，也可因门脉高压胃病或并发消化性溃疡而引起。痔静脉曲张、十二指肠静脉曲张或肠系膜上静脉曲张破裂出血少见。门脉高压胃病是指门静脉高压时胃粘膜淤血，能量代谢紊乱，粘膜细胞坏死，而致胃粘膜充血、糜烂甚至发生溃疡。另外，肝硬化尚可引起肝性脑病、感染（包括肺部感染、自发性腹膜炎、胆道感染、败血症等）、功能性肾衰竭、原发性肝癌、电解质和酸碱平衡紊乱等并发症。自发性腹膜炎是在肝硬化腹水基础上由于低白蛋白血症、血清和腹水补体活性下降、网状内皮系统功能减低、肝解毒功能减弱而引起的细菌在腹水中繁殖和腹膜炎症。功能性肾衰竭又称肝肾综合征，是指肝硬化时有效血容量不足、交感神经兴奋、肾前列腺素减少、血栓素 A_2 和白三烯增加、内毒素血症等因素引起的肾皮质血流量和肾小球滤过率的持续降低，表现为自发性少尿或无尿、氮质血症、稀释性低钠血症和低尿钠，但肾无重要病理改变。电解质酸碱平衡紊乱多表现为低钠血症、低钾低氯血症和代谢性碱中毒，多与摄食不足、长期利尿、大量放腹水、抗利尿激素和醛固酮增多、呕吐以及腹泻等因素有关。

【诊断】

肝硬化的诊断主要依赖于:

①典型临床表现和病史,有肝炎、血吸虫病或酗酒等病史,出现脾大、腹水或食管胃底静脉曲张;

②肝功能检查提示白蛋白减低、球蛋白增高、白蛋白与球蛋白值倒置,可有谷丙转氨酶或谷草转氨酶和血清胆红素的升高;

③影像学检查,如 B 超或 CT 或 MRI,显示肝硬化征象;

④腹腔镜检查发现肝缩小、变形,肝边缘较锐利,肝表面有弥漫性结节形成;

⑤肝活检发现有假小叶和再生结节的形成。

腹水为漏出液,若继发感染可为渗出液或介于二者之间。其他血清生化检查,如单胺氧化酶、腺苷脱氨酶(ADA)、胆碱脂酶、β 脯氨酸羟化酶(IRβPH)、乳酸脱氢酶同工酶、碱性磷酸酶同工酶、卵磷脂胆固醇酰基转移酶、赖氨酰氧化酶、血清Ⅲ型前胶原肽(PⅢP)、透明质酸(HA)、胆固醇酯、板层素测定和吲哚青绿(ICG)清除试验等,在肝硬化的诊断上有参考价值。参见表 1 - 26。

表 1 - 26 肝硬化的血清生化指标的变化

指标	变化情况
谷丙转氨酶（ALT）	↑或正常
谷草转氨酶（AST）	↑或正常
AST/ALT	肝细胞坏死时 > 1.0
胆红素	↑或正常
腺苷脱氨酶（ADA）	↑↑↑
单胺氧化酶（MAO）	↑↑
β 脯氨酸羟化酶（IIRβPh）	>1.77 倍
乳酸脱氢酶同工酶	$LDH_5 > LDH_4$
碱性磷酸酶同工酶 V	（+）
胆碱酯酶	↓↓
胆碱酯酶同工酶快带	（+）
卵磷酯胆固醇酰基转基酶（LCAT）	↓↓
赖氨酰氧化酶	>11.8 倍
胆固醇酯	↓
Ⅲ型前胶原肽（PⅢP）	>6 倍
透明质酸	↑↑
板层素	↑↑
蛋白电泳	
白蛋白	↓↓
γ 球蛋白	↑↑

指标	变化情况
βγ 桥	（ + ）
IgG	↑↑
A	↑↑
M	↑↑
凝血酶原时间	↑

【治疗】

应着重于改善肝功能，减少腹水和防治并发症。

（一）肝硬化的一般治疗

1. 休息　可减轻肝脏负担，促进肝细胞的修复和再生。

2. 饮食治疗　以高热量、高蛋白质和维生素丰富而易消化的食物为宜，肝功能显著损害或有肝性脑病先兆时，应限制或禁食蛋白质，禁酒，避免粗硬食物。

3. 护肝药物　目前尚无特效的"护肝药"，因此不宜滥用，以免加重肝脏的负担，但可用复合维生素和消化酶以补充维生素和帮助消化。若患者为肝炎后肝硬化，有活动性肝炎时可试用 α - 干扰素，用法为每次 3×10^6 IU，一周 3 次肌注，共 4 个月。据报道疗效达 24% ~ 60%。

4. 抗纤维化治疗　肝纤维化是肝硬化发生和发展的必经过程，抗纤维化的治疗有重要意义，并且在临床上有一定疗效。

（1）秋水仙碱：每日 1 ~ 2mg，每周用药 5d，疗程 14.5 个月。可提高腺苷环化酶和 Na^+-K^+-ATP 酶活性，促进胶原酶生成和细胞内前胶原降解。肝穿刺观察肝纤维化显著减少，肝功能改善，腹水、水肿消失，脾脏缩小，疗效达 26%。本药副作用较少。

（2）强的松：开始每日 60mg，用药 1 周；然后每日 40mg，用药 1 周；随后每日 30mg，用药 2 周；最后每日 20mg 作为维持量，直至临床缓解，包括症状消失，转氨酶正常或低于正常 2 倍，组织学上表现为慢性迁延性肝炎（CPH），然后逐渐减量至停用。也可减半量与硫唑嘌呤每日 50mg 合用。此药可减少炎性介质释放，对防止肝纤维化进展有一定作用。在肝硬化前期（肝纤维化）时有效，肝硬化晚期则无效。本药副作用较大，限制了其在临床的应用。

（3）D-青霉胺：开始剂量 100mg，每日 3 次，用药 1 周，增至 200mg，每日 3 次，最后增至每日 900 ~ 1 800mg，疗程 2 ~ 8 个月，据临床报道，有一定疗效。本药可络合单胺氧化酶的铜离子，阻断胶原的共价交联，使胶原纤维的合成受阻，同时激活胶原酶，促进胶原的分解和吸收，但本药毒性较大，其副作用有骨髓抑制、血细胞减少、肾损害、视神经炎等。

（4）其他如脯氨酸类似物铃兰氨酸、山梨豆素、葫芦素 B（甜瓜蒂）和冬虫夏草、丹参等活血化淤中药也具有抗纤维化的作用。

5. 降低门静脉压药物　给肝硬化门脉高压患者口服降低门脉压力药物可降低门脉压，长期用药则能减少食管曲张静脉破裂出血的危险性，因此其在临床治疗中有一定意义。

（1）普萘洛尔（心得安）：为 β 肾上腺素能阻滞剂，它可阻滞 $β_1$ 受体，降低心输出量，同时也可阻滞 $β_2$ 受体，阻止血管扩张，引起内脏小动脉收缩，降低内脏血流量，从

～95％，疗效优于单用血管加压素或血管加压素加硝酸甘油。本类药物价格较昂贵，有条件的患者应首选此类药物治疗。

（4）血管加压素：2mg 静注每 8～10 小时一次。可收缩内脏血管床的小动脉和毛细血管前括约肌，增加毛细血管前/后阻力比值，使内脏血流量下降60％，从而降低门脉血流，止血率达70％，较垂体后叶素20U 静滴每6～8 小时一次疗效好，后者止血率为60％。

（5）三腔二囊管压迫止血：该法副作用较大，使用后患者感胸闷、胸痛，可发生吸入性肺炎，并且疗效不持久，再发出血率高，但如使用方法正确，仍有77.6％的止血有效率。使用时应注意早期应用。在压迫24h 后解除牵引，观察12h，如无再出血，则放气，再观察12h 无再出血，方可拔管。注意先解除食管囊，再解除胃囊。气囊压迫和药物联合应用可提高疗效。

（6）硬化剂治疗：内镜下在出血曲张静脉旁及近端 1～2cm 处注射硬化剂5% 鱼肝油酸钠，或1% 乙氧硬化醇2.5～5ml，若不能确定出血点，开始应在胃食管连接部注射，并连续向近端注射。若见到附着在静脉的血凝块，应以同样的方式进行治疗。每点2.5～5ml，每次总量为20～30ml。注意注射时动作轻巧、准确、出针缓慢，注射后局部喷洒稀释去甲肾上腺素及凝血酶。同时患者输血、静滴垂体后叶素、静注血管加压素或人工合成生长抑素，可帮助减少出血，有利于硬化治疗，但对胃底静脉曲张破裂出血疗效差，不及TIPSS 的疗效。主要并发症有食管穿孔和大出血、发热、胸骨后疼痛，也可发生食管运动障碍，少量胸腔积液、食管坏死、急性呼吸窘迫、吸入性肺炎等。

（7）急诊 TIPSS 术：在药物和三腔二囊管止血无效时可采用，同时行胃左静脉栓塞术。主要适应证有：

①食管胃底静脉曲张破裂大出血，经保守治疗效果不佳者；

②中重度静脉曲张，随时有破裂出血危险者；

③外科分流术后再发出血者；

④不具备手术条件者，如轻度黄疸、一般情况较差、不能耐受外科手术者。

主要禁忌证有：

①肝静脉、门静脉有狭窄、阻塞性病变；

②有肝性脑病前兆；

③中重度黄疸；

④严重心肾功能障碍；

⑤肝癌伴有门脉高压但肿瘤距离穿刺区（第一、二肝门）很近时。

使用 TIPSS 治疗出血控制率为80％～90％，术后静脉曲张完全消失占75％，明显减轻占15％。术后半年内，由于分流道狭窄、阻塞所致的复发出血占16％，这些患者经重复扩张分流道后多出血停止。导致狭窄的原因为分流道内膜过度增生，其确切机制尚不清楚，有人认为，支架的高张力刺激及分流后的高血流速度是引起内膜增生的原因。分流道阻塞的原因包括支架展开不全、未完全支撑分流及分流道内血栓形成所致。TIPSS 术后的肝性脑病的发生率低于外科分流术，且均为轻度，经内科治疗后症状迅速控制，但如果由于支撑架直径过大引起，则持续时间较长，且可反复发生，此时需再安置一较小直径的支撑架于其内，减少或停用术后抗凝药物。

（8）内镜下食管曲张静脉套扎术：该法在内镜下运用套扎器将橡皮圈套于曲张静脉

上，多用于预防出血治疗，与硬化剂疗效相近。最近也有治疗急性出血的报道，若出血量较大，出血部位难以找到，可从食管胃底交界处逐渐向上套扎，有利于控制出血，待出血减少后，再仔细寻找出血灶，将出血部位套扎住。在进行套扎术的同时，患者应行输血，静滴人工合成生长抑素或血管加压素或垂体加压素对减少出血，发现出血灶和防止休克很有帮助。该法套扎食管曲张静脉近期疗效较好。预防出血时每次套扎4~6个曲张静脉部位，每1~2周进行一次，有利于防止出血或再出血的发生。被套扎的静脉多在1~2周自动坏死脱落，曲张静脉塌陷，但本法的远期效果较差，多于1~2年后静脉曲张再发明显。本法的并发症主要有胸骨后疼痛、吞咽困难、近期大出血、发热、过敏反应、食管穿孔和感染等，但一般均较轻微，患者易耐受。用本法治疗后曲张静脉消失率达83.3%。

（9）外科手术：手术方法包括短路术（门腔端侧吻合或远端脾肾静脉吻合）和非短路手术，如食管横断加胃底静脉结扎术及脾切除术。常见并发症有肝性脑病、腹腔出血和感染。急症出血病例外科分流术的死亡率高达50%。本法能有效地降低门静脉压力，控制出血和降低出血的再发生率。

食管胃底静脉曲张破裂出血的预防：

①摄取软食，避免腹压过高，用抑酸剂（H₂受体拮抗剂或质子泵抑制剂）及促动力药物治疗胃食管返流；

②降低门静脉压力药物的使用；

③内镜下食管静脉套扎或硬化治疗，特别是食管曲张静脉呈红色血管征，具有出血危险时；

④TIPSS术；

⑤门体分流术；

⑥脾切除术。

2. 肝性脑病的治疗

（1）去除诱因：如消化道出血、电解质紊乱、感染、镇静剂等。

（2）低蛋白饮食。

（3）口服乳果糖10~30ml，每日3次，调节大便成糊状。

（4）口服新霉素、灭滴灵等抗生素，杀灭肠菌，减少肠氨的产生。

（5）使用降血氨药物，如谷氨酸钠、谷氨酸钾、精氨酸、苯甲酸钠或苯乙酸等。

（6）静滴支链氨基酸。

（7）白醋灌肠降低肠道pH值，阻止肠氨的吸收。

3. 自发性细菌性腹膜炎的治疗　自发性细菌性腹膜炎（SBP）是指没有胃肠穿孔或腹腔脓肿等感染原因而发生的腹膜急性弥漫性细菌炎症，又称原发性细菌性腹膜炎。肝硬化腹水患者并发SBP的感染途径以血源性接种可能最大，肠道细菌经肠壁直接感染也是常见途径。肝硬化时肠壁水肿，细菌易从肠壁入血，形成一过性菌血症。由于肝硬化存在低白蛋白血症，血和腹水补体较少，加之肝Kupffer细胞吞噬功能减弱，来自肠道的细菌不能被清除，直接进入体循环并感染腹水发病。SBP的常见菌株为革兰氏阴性杆菌，占45%~55%，其中又以大肠杆菌最为常见（占80%~90%），其次为革兰氏阳性球菌，近年变形杆菌、产气杆菌、肺炎杆菌和绿脓杆菌感染受到重视，厌氧菌感染也有增多趋势，可达6%。SBP的诊断标准为：

①典型的 SBP 临床表现，如发烧、腹痛、腹压痛和反跳痛；

②临床征象不典型，但多形核粒细胞（PMN）$> 7.5 \times 10^7/L$（$> 75/mm^3$），或腹水 pH < 7.35，或动脉血、腹水 pH 梯度 > 0.10；或腹水乳酸 $> 25mg/dl$；

③PMN $> 2.5 \times 10^8/L$（$250/mm^3$），或腹水乳酸 $> 25mg/dl$，即使患者无 SBP 的症状和体征，也可建立诊断。

及早联合应用抗生素，迅速控制腹腔内感染是治疗本病的关键。选用的抗生素应符合以下条件：

①广谱，对引起 SBP 的常见细菌有效；

②药物在腹水中能达到足够浓度；

③肾毒性小，不会发生二重感染。

临床上应首选第二、三代头孢霉素，如头孢氨噻肟、头孢噻甲羧肟、头孢三嗪噻肟、头孢氧哌嗪等。常用剂量为每次 2g，每日 1～2 次，静脉滴注。其次为喹诺酮类抗生素，如环丙沙星或氧氟沙星等，常用剂量为每次 0.2～0.4g，每日 1～2 次静脉滴注。也可选用半合成青霉素，如氨苄青霉素、羟氨苄青霉素、氧哌嗪青霉素或羧苄青霉素等，棒酸类抗生素，如安灭菌、特美汀等也有较好疗效。用两种抗生素联合治疗效果较好。若腹水细菌培养阳性，应按药敏试验结果来选用抗生素。氨基糖甙类抗生素虽有效，但对肾功能有影响，一般不宜推荐。抗菌治疗应持续至腹水中 PMN 降至 $250/mm^3$ 以下。为防止复发，可口服氟哌酸 0.2～0.4g，每日 3 次，维持治疗 1～2 周。在用抗生素同时应补充白蛋白，加强营养，减轻低蛋白血症，增强补体和网状内皮系统的免疫功能；结合利尿、放腹水等减少腹水的措施，从而更利于 SBP 的治疗。

4. 肝肾综合征的治疗　肝肾综合征是发生于肝硬化终末期的功能性肾衰竭，以尿少、无尿、尿钠 $< 10mmol/L$、尿/血浆肌酐比 $> 30:1$ 为主要表现。其主要治疗为限制水钠摄入。可试用扩容（白蛋白、右旋糖酐、甘露醇）、血管活性药物（多巴胺、心得安、钙通道阻滞剂）、放腹水减低腹内压和透析等治疗，但疗效均有限，肝移植效果较好。

5. 脾功能亢进的治疗　最有效的治疗是脾切除术，但仅暂时降低门脉压力，恢复血象。脾切除同时行脾肾静脉吻合术，对降门脉压更为有利。近来经导管血管闭塞术栓塞脾动脉分支和末梢血管效果较佳，同时保留了脾的免疫功能，并且门脉血流量明显减少，门脉压下降。副作用有脾区疼痛、发热、脾脓肿或肺炎等。

【肝移植】

对于终末期肝硬化患者来说，肝移植是唯一可治愈本病的手段。移植的指征是不断加深的黄疸、顽固性腹水、复发性食管静脉曲张破裂出血、肝肾综合征和肝性脑病等。

【疗效标准】

1. 完全缓解　临床症状消失，腹水消失，肝功能恢复正常。

2. 部分缓解　临床症状减轻，腹水减少，肝功能部分恢复。

3. 无效　临床症状无减轻或加重，腹水无减少或增加，肝功能无好转或持续加重。

（赵海强）

第十一节　原发性肝癌

原发性肝癌简称肝癌，高发于非洲东南部和东南亚地区。我国是高发区之一，其发病率和死亡率占我国全部恶性肿瘤第三位，目前仍呈高发趋势，发病年龄以中、壮年为主，男女之比为2:1。

【病因及发病机制】

原发性肝癌的病因甚为复杂，一般认为，遗传因素及环境因素为此病因的两大因素。肝炎病毒感染及黄曲霉素在其发病中的作用日渐受到重视。

（一）遗传因素及分子生物学研究

许多研究发现肝癌有 N-ras 癌基因的过量表达，并发现 N-ras 有转化活性。其他研究表明，肝癌至少有 7 种原癌基因、生长因子和生长因子受体基因的异常表达，包括 N-ras，G-myc，C-fms（即集落生长因子 1 号受体，CSF-IR）、IGF-II（胰岛素样生长因子 II 号），Cest-Z，P53 和 CSF-II R 等。这些原癌基因在肝癌和癌旁组织均有表达，其中部分在癌组织中的表达高于癌旁肝组织中的表达。在多种化学诱变剂诱发的动物肿瘤细胞中，发现癌基因 ras 激活及某些抑癌基因，提高癌基因与抑癌基因平衡失调，癌基因活性增高，是致癌的重要因素。

（二）肝炎病毒与肝癌的关系

研究表明，几种主要肝炎病毒感染与肝癌的发病相关。我国以乙型（HBV）为主，南欧、东欧、日本等约 90% 的以丙型（HCV）为主，俄国等则主要为丁型（HDV）。HBV 导致肝癌的机制是通过 HBV-DNA 插入激活癌基因（顺式作用），或通过病毒产物激活癌基因（反式作用），此外持续的 HBV 感染引起肝细胞炎症、坏死，再生本身可使原癌基因激活、抑癌基因缺失而致癌。

（三）黄曲霉素

1960 年英国发生 10 万只火鸡死亡，发现与喂食霉花生粉有关，并从中分离出一种耐热的黄曲霉素。研究发现，其中的黄曲霉毒素 B_1 是最强的动物致癌剂之一。近年用 PCR-SSCP 同位素技术测定，黄曲霉素高污染区 P53 基因突变率高，进一步证实黄曲霉素的致癌作用，有资料提示，黄曲霉毒素与乙肝病毒在肝癌的发生中有协同作用。

（四）饮水污染

国内调查显示，数个肝癌高发区的居民都有长期饮用污浊或污染水的情况存在，如江苏启东县、海门县、广西扶绥县等，饮用宅周沟水、污浊塘水者，肝癌发病及死亡率明显高于饮用井水者，尤其饮用深井水者。近年研究发现，水中致癌物质达百余种，主要有六氯苯、苯并芘、多氯联苯、氯仿等。

（五）其他

亚硝胺类化学致癌物质、食物中缺乏蛋白质、酪蛋白和维生素 B 族中胆碱及中华华支睾吸虫感染等均可能与肝癌发生有关。

【临床表现】

（一）肝区疼痛

为肝癌患者最常见的症状，约占 68.5%，疼痛可由肿瘤迅速生长使肝包膜张力增加，或肝包膜下癌结节破裂及肝癌结节破裂出血，亦可由肿块压迫肝胆管或邻近胃肠道或直接浸润膜壁而产生，表现为持续性钝痛或剧烈疼痛，可由右肩、背部等处放射。

（二）纳差、乏力、消瘦

纳差常因肝功能障碍、肿瘤压迫胃肠道所致，乏力、消瘦为肝癌患者又一重要症状，常与肿瘤细胞的代谢产物作用有关，进食少以及肿瘤细胞过多摄取患者营养有关，严重者可出现恶病质。

（三）发热

肝癌发热可因肿瘤坏死、合并感染，以及肿瘤代谢产物引起，如体温在38℃左右，不伴寒颤，无感染证据者，结合临床高度警惕癌性发热的可能。

（四）肝肿大

为诊断肝癌最有意义的临床症状，常可在肋缘下和（或）剑突下扪及肿大的肝和肿块，表面凹凸不平，质地较硬，伴有疼痛。右上肝癌可致肝上界上移，横膈升高，常易忽视或误诊。

（五）黄疸

多为晚期表现，可由肝细胞性黄疸或胆道癌栓及肿瘤压迫肝胆管所致。

（六）其他

出血倾向，持续性肩、腰痛，腹泻等甚为常见。部分患者有皮下结节、腹水、肝区血管杂音，男子乳房发育症及自发性低血糖症等亦有一定提示诊断的价值。

【检查方法】

（一）生物化学检查

1. 甲胎蛋白（AFP）　AFP对流法阳性或放免法测定等于或大于400ng/ml，持续4周，有极重要定性诊断价值，如AFP高于正常（>20ng/ml）而未达到400ng/ml时，必须做进一步检查，密切随访，以免遗漏小肝癌病例。

2. 铁蛋白　约90%的肝癌患者铁蛋白水平含量增高，但缺乏特异性。转移性肝癌、肝炎、肝硬化、心脏病、白血病、乳腺癌、感染性疾病等铁蛋白亦可升高，同功铁蛋白对肝癌诊断优于一般铁蛋白。

3. 异常凝血酶原（DCP）　1984年Lihman首先发现肝癌患者人血清中DCP含量显著增高，建议作为肝癌诊断指标之一。约90%肝癌患者血清DCP高于300ng/ml，慢性肝炎、肝硬化、转移性肝癌亦有不同程度DCP增高，但多低于300ng/ml。有报道认为，异常凝血酶原与AFP联合检测肝癌，阳性率可高达87%。

4. 其他　血清谷胱甘肽S-转移酶（GST）、碱性磷酸酶（AKP）、γ-谷氨酰转肽酶（γ-GT）、转化生长因子（TGFα）等，在肝癌患者亦可升高，但有些缺乏特异性，有的尚处于研究阶段，其价值有待进一步探讨。

（二）影像学检查

1. 超声显像（B超）　B超可准确检测肝内肿块大小、位置及数量，并判断肿块有无膜、与大血管关系，血管内有无瘤栓，邻近脏器有无受侵，肝周淋巴结有无肿大等，但B超对肝脏检查有盲区，如右膈下、右外叶上段肝癌或直径小于1cm的癌灶等。

2. CT或磁共振成像（MRI）　为分辨率较高的非创伤性检查，可用于肝癌的定位及定性诊断。肝癌在CT平扫中多表现为低密度占位性病变，增强扫描能更好地显示肿瘤，对平扫中发现的中等密度病灶及鉴别血管瘤或转移癌极有帮助。MRI可获取肝横断面、冠状面、矢状面三种图像，对肝癌的诊断目前尚未超越CT，但有助于与血管瘤的鉴别。

3. 肝动脉造影　是分辨率较高的创伤性检查，仅限为直径1cm肿瘤。适用于：

①血清学诊断怀疑肝癌，而其他影像学检查阴性者；

②肝内实质性占位经非创伤性检查未能确诊者；

③需要做肝动脉栓塞治疗者。

肝癌之肝动脉造影表现为肿瘤血管，肿瘤染色，肝内动脉移位、扭曲、拉直、扩张、肿瘤包绕动脉等。

4. 肝穿活检　可直接取病变组织行病理检查，是肝癌最可靠的诊断方法，适用于：

①不能手术的肝内实质性占位经血清学及影像学检查不能确诊者；

②拟做肝肿块无水酒精注射者。

穿刺可在B超或CT引导下采用细针进行，以减少并发症，因取材等原因，可有一定比例的假阴性。

【诊断】

（一）病理诊断

1. 肝组织学检查证实为原发性肝癌。

2. 肝外组织的组织学检查证实为原发性肝癌。

（二）临床诊断

1. AFP对流法阳性或放免法≥400ng/ml，持续4周以上，并能排除妊娠、活动性肝病、生殖腺胚胎源性肿瘤及转移性肝癌。

2. 影像学检查肝内有明确的实质性占位病变，排除肝血管瘤和转移性肝癌，并且有下列条件之一者：

（1）AFP≥200ng/ml。

（2）典型原发性肝癌影像学表现。

（3）无黄疸而AKP或γ-GT明显升高。

（4）远处有明确的转移性病灶或有血性腹水，或腹水中发现癌细胞。

（5）明确的乙型肝炎标志物阳性的肝硬化。

（三）分期

1977年全国肝癌防治研究协作会议制订的分期标准：

Ⅰ期（早期、亚临床期）：无明显肝癌症状与体征。

Ⅱ期（中期）：介于Ⅰ期与Ⅲ期之间者。

Ⅲ期（晚期）：有明显黄疸、腹水、恶病质或肝外转移之一者。

该分期在临床应用近20年，简单易行，但过于笼统。

1987年UICC关于原发性肝癌的TNM分期标准：

T - 原发性肿瘤，适用于肝细胞癌或胆管（肝内胆管）细胞癌。

Tx 原发性肿瘤不明。

T_0 无原发癌证据。

T_1 孤立的肿瘤，最大直径≤2cm，无血管侵犯。

T_2 孤立的肿瘤，最大直径≤2cm，有血管侵犯，或孤立的肿瘤，最大直径＞2cm，无血管侵犯，或多个，局限一叶，≤2cm，无血管侵犯。

T_3 单个，>2cm，侵犯血管；或多个，局限一叶≤2cm，未侵犯血管；或多个，一叶内>2cm，伴或不伴血管侵犯。

N - 区域淋巴结，指肝、十二指肠韧带淋巴结。

Nx 区域淋巴结不明。

N_0 区域淋巴结无转移。

N_1 区域淋巴结转移。

M - 远处转移。

Mx 远处转移不明。

M_0 无远处转移。

M_1 远处转移。

（四）小肝癌

单个肿瘤，最大直径≤5cm，或两个肿瘤最大直径之和≤5cm。近年则有定为单个肿瘤最大直径≤2cm。

【治疗】

原发性肝癌的治疗目的有3个：

①根治；

②延长生存期；

③减轻痛苦。

（一）手术切除

肝癌的外科治疗主要包括切除癌灶，通过手术进行各种肝癌局部放疗，如肝动脉结扎，术中肝动脉栓塞，术中瘤内无水酒精、化疗药物注射，液氮冷冻治疗，激光、微波治疗。通过手术为术后综合治疗创造条件，包括肝动脉插管、药物泵植入、术中银夹定位以便局部放疗），亚临床期复发及转移的再切除、二期切除、全肝切除及同种肝移植术等。

1. 手术探查指征

（1）定位诊断有明确肝内占位，肿瘤有切除可能或尚有进行切除以外的姑息性外科治疗的可能。

（2）肝功能代偿，凝血酶原活性为正常之50%以上。

（3）无其他重要脏器的手术禁忌证。

2. 非肿瘤切除之外科治疗

（1）肝动脉结扎术。

（2）肝动脉插管术。

（3）术中肝动脉栓塞术。

以上三种适应证是不能切除肝癌的姑息性治疗，但门静脉主干有癌栓形成，严重肝硬化、黄疸、腹水、肿瘤已超过全肝70%者禁忌以上治疗。

（4）液氮冷冻治疗：-196℃液氮可使肝癌组织凝固性坏死，插入式的冷冻可解决肝脏深部肿瘤的治疗。

（5）高功率激光治疗：高功率激光可使小肝癌组织完全气化，术中出血较少。

（6）微波固化治疗：为近年来国内外采用的新技术。Mcrakami-Retal 报道 9 例直径 >3cm 的肝细胞癌经皮微波固化治疗，所有肿块缩小，5 个肿块随访显示无复发证据。国内报道可安装腹壁拉链装置，以便多次微波固化肝内肿瘤。

（二）放射治疗

主要用于术前缩小肿瘤，术后防止复发或无手术指征之患者。经过 20 年临床实践，放疗在肝癌治疗地位日渐提高，已成为不能手术肝癌患者的一种主要手段，一年生存率可达 29.2%，以肝动脉造影行肿瘤定位后的早期放射治疗一年生存率达 70%，三年生存率为 35.7%，五年生存率为 12.5%。

放疗的总剂量，以不严重损害受照射患者肝功能为限，尽可能给予较高剂量。根治剂量至少要 60Gy，术前全肝照射 2 400～3 000CGy/3 周，术后放疗，一般为 2 400～3 000CGy，休息 4 周后再照 2 000CGy。从综合治疗角度看，术前放疗能使肿瘤血管减少，癌块缩小，门脉高压改善，降低腹水发生率。放疗还可与肝动脉结扎术合用，有报道肝动脉结扎术与外放射合用一年生存率为 57.1%，二年生存率为 21.4%。近年开展的放射性核素标记抗体治疗肝癌是用对癌细胞有亲和力的物质作载体，放射体核素为弹头的导向治疗，载体多用抗 AAP、抗铁蛋白，弹头多采用 131 Z。

（三）介入治疗

1. 适应证

（1）无法手术切除者，尤以右叶肝癌且肿块 <20% 肝体积者，若癌肿呈非浸润生长者可列为绝对适应证。

（2）手术切除前提高切除率，减少术中出血。

（3）肝癌破裂出血者。

2. 禁忌证

（1）门静脉有癌栓。

（2）明显黄疸，严重肝功能损害，AL>200U。

（3）中等量以上腹水。

（4）肿瘤过大，超过肝脏体积 70% 以上。

（5）严重食管静脉曲张。

（6）严重感染，尤其有胆系感染者。

介入治疗常用的栓塞剂有明胶海绵、碘化油、微球、电凝等，上述物质以明胶海绵、碘化油及微球等最为常用。

3. 方法　目前，常用的介入治疗方法有肝动脉栓塞法、双重栓塞法及联合栓塞法等。

（1）肝动脉栓塞多通过栓塞剂直接阻断癌肿动脉血供，导致癌肿坏死而起到治疗作用，若病情需要，可多次重复栓塞。近来，有研究者采用肝段栓塞治疗肿瘤，可克服因插管深度不够、栓塞范围涉及非癌组织等缺陷，研究结果表明，该法具有并发症少和复发少等优点。

（2）双重栓塞法在右肝动脉栓塞基础上，再行经皮肝穿刺部分门静脉栓塞，目的是使肿瘤的双重血供完全阻断，从而获得肿瘤完全坏死之效果。

（3）联合栓塞法指肝动脉近端栓塞加远端栓塞加化疗同时应用，以减少侧支循环形成，增强栓塞效果。常用化疗药物包括细胞周期非特异性药物丝裂霉素、阿霉素及周期特异性药物 5-氟脲嘧啶和甲氨喋呤等。临床上常用联合化疗，如 5-氟脲嘧啶加丝裂霉素，可提高药物治疗效果，并减少副作用。

（四）化疗

单药治疗肝癌首选顺铂（DDP）、5-氟脲嘧啶（5-Fu）、阿霉素（ADM）、甲氨喋呤（MTX）等，若肝癌合并严重肝硬化，则易选用前二种药物为主，全身化疗对肝癌疗效欠佳。除以上药物外，常用药物尚有环磷酰胺（CTX）、丝裂霉素（MMC）等。联合化疗可考虑以下方案：

6～8 周可重复治疗

FAM 方案　5-Fu　0.5g
　　　　　ADM　30～40mg
　　　　　MMC　10～20mg

6～8 周可重复治疗

CMF 方案　CTX　0.5g
　　　　　MMC　10～20mg
　　　　　5-Fu　0.5g

6～8 周可重复治疗

MP 方案　MMC　10～20mg
　　　　　DDP　60～100mg

【疗效标准】

1. 完全缓解　所有可见的病灶完全消失至少 4 周以上。

2. 部分缓解　肿瘤最大直径及最大直径与横径的乘积减少 50% 以上，维持时间长于 4 周，无任何病灶有进展，无新病灶出现。

3. 无变化　肿瘤两径乘积缩小不到 50%，或增大不超过 25%。

4. 进展　一个或多个病灶直径增大超过 25%，或出现新病灶。

该标准主要适用非手术治疗的疗效评定。

（赵海强）

第十二节　肠易激综合征

肠易激综合征（IBS）系肠道功能紊乱性疾病，约占消化内科门诊的 30%～50%，患者以慢性反复发作性腹痛、腹泻、便秘、粘液便为主要表现，严重影响患者的心身健康。

【病因与发病机制】

IBS 病因和发病机制研究甚多，但仍无肯定的结论，涉及的因素有精神、消化道运动和感觉、吸收和分泌功能、饮食等。

（一）精神因素

许多研究结果均表明，IBS 的发病与精神因素有关，IBS 患者精神病发生率高于其他疾病组 3 倍；多数 IBS 患者具有精神状态的变化，如焦虑、愤怒、抑郁、恐惧；约 65% 患者精神症状出现于肠道症状之前；症状的发生和加重与情绪密切相关；抗精神药物治疗不但使精神症状改善，而且可以缓解肠道症状；客观证据提示，情绪变化和应激确实可改变结肠、和小肠的运动、分泌和吸收功能。

（二）肠道运动紊乱

IBS患者整个消化道运动均有异常，以结肠运动尤为突出。IBS患者结肠3周/min慢波多见，正常人为6周/分慢波；便秘型IBS峰电位短爆破增多，腹泻型为减少；便秘型肠节段性收缩加强，腹泻型蠕动性收缩加强；乙状结肠静息压腹泻患者降低，便秘者增高；腹泻型胃－结肠反射亢进，结肠通过时间缩短，便秘型则减慢。

小肠运动异常出现于腹泻患者，表现为移行性运动复合波周期缩短，MMC数量增多，小肠运行时间缩短，运动异常与症状同时出现。

（三）肠道感觉异常

部分IBS患者无明显的肠道运动、吸收和分泌功能异常，但发现直肠、乙状结肠感觉异常，感觉阈值明显降低，是感受器异常，还是中枢或输入通路异常，尚未最后定论。

（四）结肠分泌和吸收异常

腹泻型IBS结肠局部PG浓度升高、胆酸增加，均促使结肠粘膜分泌增加。回盲部灌注液体试验表明，腹泻型患者液体吸收能力下降，而便秘型增高。

（五）饮食

相当部分IBS患者对某些食物缺乏耐受性，包括牛奶、乳酪、麦类、果糖、乳糖、山梨醇、巧克力、茶、咖啡等。

（六）肠道菌群失调

IBS患者厌氧菌与需氧菌比例失调，前者明显低于后者，以类杆菌、双歧杆菌减少为主。

【诊断】

本诊断标准由1986年全国慢性腹泻学术会议制定。

（一）临床诊断标准

1. 以腹痛、腹胀、腹泻及便秘等为主诉，伴有全身性神经官能症表现。

2. 一般情况良好，无消瘦及发热，系统体检仅有腹部压痛。

3. 多次粪常规及培养（至少3次）均为阴性，粪潜血试验阴性。

4. X线钡剂灌肠检查无阳性发现，或结肠有激惹征象。

5. 结肠镜示部分患者肠蠕动亢进，无明显粘膜异常，组织学检查基本正常。

6. 血、尿常规正常，血沉正常。

7. 无痢疾、血吸虫等寄生虫病史，且相应试验性治疗无效。

（二）科研病例选择标准

1. 病程一般超过2年。

2. 临床表现（具备一种基本症状及二种以上有关症状）。

（1）基本症状：腹痛、腹泻（一般少于5次/d）、便秘，或腹泻、便秘交替。

（2）有关症状：

①经常腹胀；

②排便或排气后腹痛缓解；

③晨起或餐后便意窘迫；

④粪便带有粘液；

⑤便后有不适感。

（3）体格检查：

①可及乙状结肠肠曲，并有压痛；

②结肠区广泛压痛；

③肛门指检提示括约肌张力增高，但患者有痛感。

3. 下列实验室检查均正常

（1）血、尿常规。

（2）粪常规及培养（至少 3 次）。

（3）粪潜血试验。

（4）甲状腺功能测定。

（5）肝、胆、胰腺功能及 B 超检查。

（6）血沉。

4. 其他检查（有二项以上符合）

（1）X 线钡剂灌肠无阳性发现，或示结肠充盈迅速，或袋形增多，加深。

（2）纤维结肠镜无明显异常，或示肠腔痉挛、粘液增多，粘膜活检基本正常。

（3）结肠动力学检查示，结肠压力波形及肠肌电波异常。

5. 试验性治疗

（1）灭滴灵 0.2g，每日 3~4 次，共 1 周，无效。

（2）停用乳制品、麦胶类食品或食物调制品后，症状仍不消失。

【治疗】

IBS 的治疗比器质性疾病更为困难。对于病程较长患者更是如此。本病的发病机制未完全清楚，涉及的可能因素较多，缺乏特异的药物治疗，故目前主要遵循个体化原则，根据不同患者的具体情况，采取对症治疗。

（一）精神心理治疗

IBS 患者多出现情绪异常，如焦虑、愤怒、抑郁、恐惧，而其个性多为不稳定、敏感、多疑，故精神心理因素的调整是治疗中的重要环节，应根据不同的病情进行心理治疗，并辅以神经、精神性药物治疗。

1. 心理治疗　心理治疗的成功在于医务人员高度的责任感和同情心，使患者有充分的信任感。医生应从社会、心理、行为三方面着手，仔细寻找可能的社会心理刺激因素，耐心解释这些因素在疾病发生、发展中的重要作用，使患者认识调整生活节奏、纠正不良行为的重要性与必要性，使异常的心理状态得以恢复。

暗示治疗常有意想不到的疗效，是 IBS 治疗中常用的手段之一，而医者的权威性、患者的信任感、先进检查技术也都可产生暗示效果。

催眠疗法、音乐疗法、自我锻炼（如气功）的治疗效果明显，使患者处于松弛状态，摆脱不良境遇的影响，如催眠疗法可缓解 60%~85% IBS 患者的精神和肠道症状，这些方法需患者的高度配合。

2. 神经、精神性药物

（1）抗焦虑药：安定 2.5~5mg，每日三次；舒乐安定 1mg，睡前 1 次；利眠宁 5~10mg，每日三次；三唑仑 0.25~0.5mg，睡前 1 次。除抗焦虑作用外，还具有催眠、肌肉松弛等作用。

（2）抗抑郁药：阿米替林 25mg，每日 2～3 次；多虑平 25～50mg，每日三次。此类药还有抗胆碱能作用。

如治疗有效，无明显副作用，应坚持服用 2～3 周，以后逐渐减量。治疗过程中注意不良反应的出现，根据年龄等具体情况调整药量。

（二）饮食治疗

患者耐受性较差的食物应及早发现，并避免食用；尽量减少产气食物的摄入，主要包括豆类、果糖、乳糖、活性碳、饮料等；根据情况调整食物结构，如增加蛋白质含量可抑制结肠运动；纤维素可缓解患者肠道症状，应适量给予，对便秘型患者可能有治疗作用。

（三）食用纤维

食用纤维主要为不被消化的植物多糖，包括纤维素、半纤维素、果胶、树胶等。食用纤维可从食物中获得，高纤维食物有各种谷物制品、水果、蔬菜、麦类等，市售的容积性药物即为食用纤维，因其口味佳、热量低、纤维素丰富等优点，应用日趋广泛。国外常用的药物是 citrucel、Fiberall、Periem、Metamucil 等。

1. 作用机制 食用纤维治疗 IBS 患者的机制为：

①吸水能力极强，结肠内水分与其混合，使粪便成形、松软；

②刺激细菌生长，增加大便容量；

③调节肠道运动，可使过快和（或）缓慢的肠蠕动趋于正常；

④降低肠腔内压；

⑤促进胆汁排泄，并络合胆酸，减少肠分泌。由于以上作用食用纤维可以缓解 IBS 患者腹泻、便秘、腹痛、腹胀等症状，成为主要治疗药物之一。

2. 用药方法 容积性药物有各种剂型，如粉剂、颗粒剂、片剂，剂量根据不同药物种类而定，每日 6～15mg，分两次口服；如果为麦糠饼、粗制面包等，每日量为 15～30g，分次口服。疗程根据病情而定，一般 6～12 周。长期便秘者可考虑小剂量维持。

3. 副作用 无全身副作用，无依赖性，可出现粪便嵌塞、肠梗阻，极少数患者出现过敏反应。

4. 注意事项

（1）食用纤维可用于腹泻型和便秘型患者治疗。

（2）服用容积性药物时，应同时饮水至少 300ml。

（3）疑有肠梗阻、粪便嵌塞、不明原因的排便习惯改变和急性腹痛者禁用。

（4）有水钠潴留患者注意选用低钠制剂。

（5）用量根据病情和患者反应而定，初次服用宜从小剂量开始。

（6）食用纤维还可用于憩室病、痔疮、糖尿病、高胆固醇、高脂血症等患者的治疗。

（四）抗便秘药物

1. 促肠道运动药物

（1）西沙必利：可促进消化道肌间神经丛释放乙酰胆碱，对肠运动的疗效为增加慢波运动，延长峰电位时间，增加肠管收缩波幅和频率，加强推进性运动，缩短肠运行时间。临床应用表明，IBS 便秘型患者效果满意，可减少泻剂用量。用药方法：10～20mg，每日 2～4 次，餐前服用，疗程 4～8 周，副作用少见，偶可出现挛缩性腹痛、腹泻、乏力、头痛等。

（2）红霉素：近年研究表明，低剂量红霉素具有促进胃肠运动作用，可直接作用于平滑肌胃动素受体而产生疗效。对肠道的作用为加强推进性收缩，缩短肠运行时间，用于便秘患者治疗。用药方法：0.125～0.25g，每日2～3次，餐前服用，疗程4～8周，仅少数患者出现腹痛、腹泻副作用。国外已在研究具有促进肠蠕动作用，而无抗菌能力的红霉素，它将使该药的应用更加广泛。

2. 泻剂

（1）高渗性泻药：以前常用的硫酸镁、硫酸钠已极少应用，目前常选用的为乳果糖，每日50～200ml，分2～4次口服；山梨醇，每日6～12g，分3次口服；20%甘露醇，10～30ml，每日三次，副作用少，偶见腹胀、腹痛、恶心、呕吐等不良反应。

（2）刺激性泻药：

①双苯甲烷类：酚酞、双醋酚汀，因副作用多，已较少在临床上应用；

②蒽醌甙类：大黄、番泻叶，前者作为中药常用药，番泻叶1.5～3g，泡水饮用效果良好，还可用于清洁灌肠；

③蓖麻油，严重便秘时用，口服每次5～20ml。

（3）滑润性泻药：常用液体石蜡，15～30ml口服；甘油栓或甘油溶液（开塞露），1支塞肛，急性便秘暂时性给药。

3. 抗便秘治疗的原则　IBS患者便秘多为慢性反复发作性，故应仔细分析病情和以前用药情况，目前最主要的治疗为食用纤维，辅以促肠运动药物；其次考虑甘露醇、山梨醇，其他泻剂多为暂时解决急性便秘，不宜长期应用。特别应指出，刺激性泻药长期应用可损害肠粘膜上皮及肠壁神经细胞，反而可加重便秘。

（五）抗腹泻药物

抗腹泻治疗是IBS对症治疗的主要手段之一，以前常用的吸附剂（活性炭、次碳酸铋、鞣酸蛋白）和阿片受体拮抗剂（可待因、复方樟脑酊）等目前已很少应用，现常用的药物主要为洛哌丁胺（易蒙停）和苯乙哌啶，食用纤维中甲基纤维素、聚丙烯酸树脂亦有抗腹泻作用，而思密达可有效地控制IBS患者腹泻症状。

1. 易蒙停　作用于肠阿片受体，可抑制钙调节蛋白活性，延长肠运行时间，降低肠上皮分泌。用药方法：4～8mg/d，分次口服，有效后，2～4mg/d维持治疗。副作用少而轻，如便秘、腹痛、腹胀、恶心、呕吐等。注意事项：1岁以下儿童、溃疡性结肠炎活动期伴中毒性巨结肠、伪膜性肠炎、细菌性痢疾出现发热、血便者禁用；每日用量不宜超过16mg。

2. 苯乙哌啶　苯乙哌啶为哌替啶衍生物，可抑制肠蠕动，延长肠内容物与肠粘膜接触时间，促进水分吸收。用药方法：苯乙哌啶2.5～5mg，每日3～4次，腹泻控制后改为2.5mg/次，每日2～3次维持；复方苯乙哌淀（苯乙哌啶2.5mg，阿托品0.025mg/片），1～2片/次，每日三次，以后1片/d维持。副作用较少，可出现恶心、头痛、嗜睡症状。
注意事项：

①长期应用可产生依赖性；

②不宜与中枢抑制药合用；

③一般初次口服时小剂量观察疗效，随后逐渐调整用量，直至出现最佳疗效。

3. 思密达　思密达为双八面体蒙脱石组成的层纹状结构，颗粒直径仅为 1～3μm，具有极强的固定能力，固定和清除有害物质，提高肠粘膜屏障作用，降低结肠敏感性，调整结肠运动功能，从而达到治疗 IBS 患者腹泻、腹痛等症状的目的。

用药方法：9g/d，每日 2～3 次口服，晨间冲服，疗程 30～60d。副作用少见，少数可出现恶心、便秘等。

（六）解痉药物

1. 抗胆碱能药　因其解除平滑肌痉挛，抑制腺体分泌，用于解除 IBS 患者腹痛。用药方法：口服阿托品 0.3mg，每日三次，或肌注 0.3mg；普鲁本辛 15mg 口服，每日三次；颠茄合剂 5～10ml 口服，每日 2～3 次；盐酸双环胺 10～20mg 口服，每日 3～4 次。副作用：口干、心悸、皮肤潮红。青光眼禁用。

2. 钙通道阻滞剂　可抑制肠平滑肌痉挛性收缩，缓解腹痛症状。用药方法：硝苯吡啶 10mg 口服，每日三次；地尔硫䓬 30～40mg 口服，每日 4 次，匹维溴铵为肠道选择性钙通道阻滞剂，50mg/次，每日 4 次，效果良好。

（七）调整肠道菌群

约 80% IBS 患者存在肠菌群紊乱，故对不明原因腹泻患者切勿滥用抗生素，存在肠菌群紊乱的患者应及时予以纠正，如服用乳酸菌活菌制剂、双歧杆菌活菌制剂等。

（八）其他治疗

1. 生长抑素　生长抑素及类似药物可减缓肠运动、抑制肠分泌，临床用于腹泻型 IBS 患者，效果较为满意。用药方法：生长抑素八肽 0.2mg，每日 2～3 次，皮下注射，多为 0.2mg，每 12h 一次，症状控制后减量 0.1mg 每 12h。用药初期可有恶心、腹胀等，用药过程中可自动消失。这类药物价格昂贵，仅用于其他药物治疗无效时。

2. 5-羟色胺（5-HT）受体拮抗剂　主要是 5-HT$_3$ 受体拮抗剂，能抑制结肠运动，延长肠运行时间，用于治疗腹泻型 IBS 效果较好。用药方法：恩丹西酮 16mg 口服，每日三次，持续 3～4 周。这类药临床应用时间甚短，疗效及副作用有待观察。

3. 醋酸亮丙瑞林　为黄体生长激素释放激素，近来研究认为，该药物可抑制肠运动，改善 IBS 腹泻型患者的症状，临床应用尚待进一步研究。

（赵海强）

内科疾病诊断与治疗

（下）

赵海强等◎主编

吉林科学技术出版社

第三章　呼吸系统疾病

第三章 呼吸系统疾病

第一节 急性上呼吸道感染

急性上呼吸道感染是指鼻腔、咽或喉部急性炎症的总称。

【病因和发病机制】

急性上呼吸道感染70%~80%患者由病毒引起，主要有流感病毒（甲、乙、丙）、副流感病毒、呼吸道合胞病毒、腺病毒、鼻病毒、埃可病毒、柯萨奇病毒、麻疹病毒、风疹病毒等。

细菌感染可直接或继病毒感染之后发生，以溶血性链球菌为多见，其次为流感嗜血杆菌、肺炎球菌和葡萄球菌等，偶见革兰氏阴性杆菌。其发病的主要表现为鼻炎、咽喉炎或扁桃体炎。

当有受凉、淋雨、过度疲劳等诱发因素存在时，可使全身或呼吸道局部防御功能降低，原已存在于上呼吸道的条件致病菌或从外界侵入的病毒可迅速繁殖，引起急性上呼吸道感染。

急性上呼吸道感染不仅具有较强的传染性，而且可引起严重并发症，应积极防治。

【临床表现】

根据病因不同，临床表现可有不同的类型。

1. 普通感冒

俗称"伤风"，又称急性鼻炎或上呼吸道卡他，以鼻咽部卡他症状为主要表现，一般无发热及全身症状，或仅有低热、不适、轻度畏寒和头痛。检查可见鼻腔黏膜充血、水肿、有分泌物，咽部轻度充血，如无并发症，一般5~7d后痊愈，但亦可持续数周以上。白细胞检查多为正常或减少。

2. 流行性感冒

简称流感，是由流感病毒引起的。主要通过飞沫传播，具有传染性。潜伏期1~3d，最短数小时，最长3d。起病多急骤，症状变化很大，主要以全身中毒症状为主，呼吸道症状轻微或不明显，临床表现和轻重程度差异颇大。

（1）单纯型：最为常见，先有畏寒或寒颤、发热，继之全身不适、腰背发酸、四肢疼痛、头昏、头痛，部分患者可出现食欲不振、恶心、便秘等消化道症状。发热可高达39~40℃，一般持续2~3d渐降。本型中较轻者，全身和呼吸道症状均不显著，病程仅1~2d，类似一般感冒，单从临床表现较难确诊。

（2）肺炎型：本型常发生在婴幼儿，或原有慢性基础疾患，如二尖瓣狭窄、肺心病、免疫力低下的患者以及孕妇、年老体弱者。其特点是，在发病后24h内，可出现高热、烦躁、呼吸困难、咳血痰和明显发绀，全肺可有呼吸音减低、湿啰音或哮鸣音，但无肺实变体征。

（3）中毒型：较少见。临床表现为高热不退、神志昏迷，成人常有谵妄，儿童可发生抽搐，并出现脑膜刺激征。少数患者由于血管神经系统紊乱或肾上腺出血，导致血压下降或休克。

（4）胃肠型：主要表现为恶心、呕吐和严重腹泻，病程 2～3d，恢复迅速。

3. 以咽炎为主要表现的感染

（1）病毒性咽炎和喉炎：由鼻病毒、腺病毒、流感病毒、副流感病毒以及肠病毒、呼吸道合胞病毒等引起。临床特征为咽部发痒和灼热感，疼痛不持久，也不突出，当有吞咽疼痛时，常提示有链球菌感染，咳嗽少见。

（2）疱疹性咽峡炎：常由柯萨奇病毒 A 引起，表现为明显咽痛、发热，病程约为 1 周。检查可见咽充血，软腭、腭垂、咽及扁桃体表面有灰白色疱疹及浅表溃疡，周围有红晕。多于夏季发病，多见于儿童，偶见于成人。

（3）咽结膜热：主要由腺病毒、柯萨奇病毒等引起。临床表现有发热、咽痛、畏光、流泪、咽及结合膜明显充血，病程 4～6d，常发生于夏季，于游泳时传播，儿童多见。

（4）细菌性咽-扁桃体炎：多由溶血性链球菌引起，次为流感嗜血杆菌、肺炎链球菌、葡萄球菌等引起。起病急，明显咽痛、畏寒、发热、体温可达 39℃ 以上。检查可见咽部明显充血，扁桃体肿大、充血，表面有黄色点状渗出物，颌下淋巴结肿大、压痛，肺部无异常体征。

【实验室检查】

1. 血象　病毒性感染，白细胞计数多为正常或偏低，淋巴细胞比例升高，细菌性感染有白细胞计数和中性粒细胞增多以及核左移现象。

2. 病毒和病毒抗原的测定　视需要可用免疫荧光法、酶联免疫吸附检测法、血清学诊断和病毒分离鉴定，以判断病毒的类型，区别病毒和细菌感染。细菌培养可判断细菌类型和检测药物敏感性试验。

【诊断】

根据病史、流行情况、鼻咽部发生的症状和体征，结合周围血象和胸部 X 线检查可作出临床诊断。进行细菌培养和病毒分离，或病毒血清学检查、免疫荧光法、酶联免疫吸附法、血凝抑制试验等试验，可确定病因。

【鉴别诊断】

主要与以下情况鉴别：

1. 过敏性鼻炎　临床上类似于"伤风"，所不同者过敏性鼻炎起病急骤、鼻腔发痒、频繁喷嚏、流清水样鼻涕，发作与环境或气温突变有关，有时异常气味亦可引起发作，数分钟至 1～2h 内缓解。检查表现为：鼻黏膜苍白、水肿，鼻分泌物可见嗜酸性粒细胞增多。

2. 急性传染病前驱症状　如麻疹、脊髓灰质炎、脑炎、严重急性呼吸窘迫综合征（SARS）等，在患病初期也可有上呼吸道症状，在这些病的流行季节或流行区应密切观察，并进行必要的实验室检查，以资区别。

【治疗】

上呼吸道病毒感染目前尚无特殊抗病毒药物，通常以对症处理、休息、忌烟、多饮水、保持室内空气流通、防治继发细菌感染为主。

1. 对症治疗　可选用含有解热镇痛、减少鼻咽充血和分泌物、镇咳的抗感冒复合剂或中成药，如对乙酰氨基酚（扑热息痛）、双酚伪麻片、银翘解毒片、板蓝根等。儿童忌用阿司匹林或含阿司匹林药物以及其他水杨酸制剂，因为此类药物与流感的肝脏和神经系统并发症即 Reye 综合征相关，偶可致死。

2. 支持治疗　休息、多饮水、注意营养，饮食要易于消化，特别对于儿童和老年患者更应重视。密切观察和监测并发症，抗菌药物仅在明确或有充分证据提示继发细菌感染时有应用指征。

3. 抗流感病毒药物治疗　现抗流感病毒药物有两类，即离子通道 M_2 阻滞剂和神经氨酸酶抑制剂。其中 M_2 阻滞剂只对甲型流感病毒有效，治疗患者中约有 30% 可分离到耐药毒株，而神经氨酸酶抑制剂对甲、乙型流感病毒均有很好作用，耐药发生率低。

（1）离子通道 M_2 阻滞剂：金刚烷胺和金刚乙胺。

1）用法和剂量：16 岁以下和 65 岁以上人群用法见表 1 - 27。

2）不良反应：金刚烷胺和金刚乙胺可引起中枢神经系统不良反应，有神经质、焦虑、注意力不集中和轻微头痛等症状，其中金刚烷胺较金刚乙胺的发生率高。胃肠道反应主要表现为恶心和呕吐，这些副作用一般较轻，停药后大多可迅速消失。

3）肾功能不全患者的剂量调整：金刚烷胺的剂量在肌酐清除率≥50ml/min 时，酌情减少，并密切观察其不良反应，必要时可停药，血透对金刚烷胺清除的影响不大。肌酐清除率 <10ml/min 时金刚乙胺推荐减为 100mg/d。

表 1 - 27　金刚烷胺和金刚乙胺用法和剂量

年龄（岁）	金刚烷胺	金刚乙胺
1～9	5mg/kg/d（最多每日 150mg），每日 2 次	不推荐使用
10～12	100mg，每日 2 次	不推荐使用
13～16	100mg，每日 2 次	100mg，每日 2 次
≥65	≤每日 100mg	每日 100mg 或 200mg

（2）神经氨酸酶抑制剂：目前有 2 个品种，即奥司他韦和扎那米韦，我国目前只有奥司他韦被批准临床使用。

1）用法和剂量：奥司他韦：成人 75mg，每日 2 次，连服 5d，应在症状出现 2d 内开始用药，1 岁以内不推荐使用。扎那米韦：6 岁以上儿童及成人剂量均为每次吸入 10mg，每日 2 次，连用 5d，应在症状出现 2d 内开始用药。6 岁以下儿童不推荐使用。

2）不良反应：奥司他韦不良反应少，一般为恶心、呕吐等消化道症状，也有腹痛、头痛、头晕、失眠、咳嗽、乏力等不良反应的报道。扎那米韦吸入后最常见的不良反应有头痛、恶心、咽部不适、眩晕、鼻出血等症状。个别哮喘和慢性阻塞性肺疾病（COPD）患者使用后可出现支气管痉挛和肺功能恶化。

3）肾功能不全的患者无需调整扎那米韦的吸入剂量。对肌酐清除率 <30ml/min 的患者，奥司他韦减量至 75mg，每日一次。目前尚无较好的特异性病原治疗，较常用的有金刚丸、病毒灵、病毒唑及阿糖胞苷。

4. 抗菌药物治疗　如有细菌感染，可根据病原菌选用敏感的抗菌药物。经验用药常选青霉素、第一代头孢菌素、大环内酯类或氟喹诺酮类。

（谢睿）

第二节　支气管炎

一、急性气管 - 支气管炎

支气管炎是由感染、理化刺激或过敏因素等引起的气管 - 支气管粘膜的急性炎症。治疗后粘膜结构可完全恢复正常。冬季发病率较高。

【病因与发病机制】

上呼吸道感染向下蔓延以及吸入刺激性气体或烟雾、粉尘、花粉、真菌孢子等，均可引起支气管炎。病毒感染多为呼吸道合胞病毒、副流感病毒、流感病毒及腺病毒所致。在此基础上常继发细菌感染，常见的致病菌为肺炎球菌、流感嗜血杆菌、链球菌及葡萄球菌。

【临床表现】

起病较急，常先有上呼吸道感染症状。

1. 全身症状　多轻微，如发热、头痛等，一般 3 ~ 5d 可消退。

2. 呼吸道表现　主要表现为咳嗽，先为干咳或少量粘液痰，后可为粘液脓性痰，痰量增多，偶有痰中带血。体检可闻散在、易变的干、湿啰音。

【实验室检查】

白细胞计数正常或升高，X 线检查大多正常，亦可显示肺纹理增多。

【诊断】

根据病史，咳嗽和咳痰，两肺散在干、湿性啰音，以及血象及胸部 X 线检查，即可作出临床诊断，但应与支气管肺炎、肺结核、支气管肺癌等相鉴别。

【治疗】

1. 一般治疗　脱离致病环境，保暖，适当休息，多饮水。

2. 对症治疗

（1）镇咳：

①刺激性咳嗽可给予蒸气或雾化吸入；

②若为过敏因素所致者，可应用抗组织胺药物，如扑尔敏 4mg，每日 3 次；

③干咳较剧烈时，可选用镇咳剂咳必清（枸橼酸维静宁）25mg，每日 3 次；咳美芬 20mg，每日 3 次，因上述两药有阿托品样作用，青光眼患者慎用，心功能不全伴肺淤血者禁用；可待因 15 ~ 30mg，每日 3 次，此药有成瘾性；咳快好（磷酸苯哌丙烷）20mg，每日 3 次，副作用少，镇咳作用强于可待因。亦可选用下列镇咳剂：咳宁、咳平、咳必定、美沙芬、易咳嗪、那可丁、贝母、复方樟脑酊等；

④咳嗽伴喉痒可用各种止咳糖浆或含片如复方甘草片、碘含片、薄荷含片等。

（2）祛痰：痰稠不易咳出时，可通过补充水分（多饮水、蒸气吸入以及静脉输液）、气溶胶疗法以及祛痰剂的应用等方法来稀化，常用祛痰剂有：

①必漱平（盐酸溴己铵）16mg，每日 3 次；复方甘草合剂 10ml，每日 3 次；

②氯化铵 0.3~0.6g，每日 3 次；

③愈甘醚（愈创木酚甘油醚）0.2g，每日 3 次；

④愈咳糖浆 5~10ml，每日 3 次；

⑤碘化钾片 0.3~0.6g，每日 3 次，或 10% 碘化钾溶液 10ml，每日 3 次。

此外，尚可选用多种中药化痰制剂，如蛇胆陈皮散、蛇胆川贝散（液）、川贝枇杷膏等。

3. 抗感染治疗　目前，对病毒性感染主要采用对症治疗，因尚无肯定的特效病原疗法，可早期应用干扰素、金刚烷胺等。有细菌感染者，可根据主要的致病菌及严重程度选用适当的抗生素，口服或注射给药，常单一用药即可，一般 3~5d 为一疗程。

【疗效标准】

1. 痊愈　症状、异常体征消失，实验室检查完全恢复正常。

2. 显效　病情明显好转，但症状、异常体征及实验室检查中有一项未完全恢复正常。

3. 进步　用药后病情有所好转，但不够明显。

4. 无效　用药 72h 后病情无明显进步或加重者。

二、慢性支气管炎

慢性支气管炎（下称慢支）为气管－支气管粘膜及其周围组织的慢性非特异性炎症，冬季多发，临床上以长期反复发作的咳嗽、咳痰和/或喘息为特征。当慢支、支气管哮喘、肺气肿 3 个疾病伴有持续性气道阻塞时，则称为慢性阻塞性肺病（COPD）。

【病因与发病机制】

慢支的病因是多方面的，在机体全身或呼吸道局部抵抗力减弱的基础上，外因（如吸烟、感染、理化刺激、过敏等）长期反复作用于反应性尚非亢进的气道，使其粘液分泌增加，纤毛活动减弱，组织结构破坏，纤维组织增生，以至气道狭窄，发展成为慢支。

【临床表现】

1. 症状　多于寒冷季节或上呼吸道感染后发病，出现咳嗽、咳痰或喘息症状，咳嗽以夜间或清晨为重，痰多为白色粘液痰，伴发细菌感染时，则为粘液脓性痰，偶有痰中带血。部分患者出现喘息。

2. 体征　肺部检查早期可正常，或有散在、多变的干、湿啰音，喘息型者可闻哮鸣音。

【实验室检查】

1. 血液检查　急性发作期可见白细胞及中性粒细胞增多，部分患者嗜酸性粒细胞增多。

2. 痰液检查　涂片可见白细胞、脓细胞。培养常见肺炎球菌、流感嗜血杆菌等。

3. X 线检查　轻者可无异常，重者肺纹理增多、紊乱。

4. 肺功能检查　早期多正常，小气道功能检查显示，75% 肺活量最大呼气流速（V_{max} 75）下降，闭合气量增加。当有气道阻塞时，表现为阻塞性通气功能障碍，1 秒钟用力呼气容积（FEV1.0）、最大通气量（MVV）、用力肺活量（FVC）、最大呼气中段流速（MMEF）下降。

【诊断】

1. 咳嗽、咳痰或伴喘息，每年发病持续 3 个月或以上，连续 2 年或以上，并排除上呼吸道及其他心、肺疾患（如支气管哮喘、肺结核、支气管扩张、尘肺、上呼吸道阻塞、肺癌、心脏病、心功能不全等），可作出诊断。

2. 如每年发病持续不足 3 个月而有明确的客观检查依据（如 X 线、肺功能等）时也可诊断。

3. 临床分型

（1）单纯型：主要表现为咳嗽、咳痰。

（2）喘息型：主要表现除咳、痰外尚伴喘息。

4. 病情分期

（1）急性发作期：一周内出现脓性或粘液脓性痰，痰量明显增多或伴有发热等其他炎性表现，或咳、痰、喘等症状任何一项明显加剧。

（2）慢性迁延期：指不同程度的咳、痰、喘症状，迁延到 1 个月以上。

（3）临床缓解期：经过治疗或自然缓解 2 个月或以上。

【治疗】

1. 治疗原则　去除激发因素，分期施治，防治结合。

（1）抗感染：根据感染的严重程度和致病菌决定种类单一或联合用药以及给药途径。慢支急性发作期常有多种致病菌存在，其中以肺炎球菌及流感嗜血杆菌最重要，近年来革兰氏阴性杆菌明显增多，故常选用广谱抗菌素或联合用药，以后根据痰培养和药敏试验结果加以调整，否则易形成耐药菌株。使用抗菌素同时注意祛痰，抗感染无效常因支气管分泌物引流不畅所致。感染严重时，常首选青霉素 G 与氨基糖甙类（常用者为丁胺卡那霉素、庆大霉素、妥布霉素）联合应用。亦可选用半合成青霉素（氧哌嗪青霉素、苯唑青霉素、羟氨苄青霉素，优力新［氨苄青霉素＋青霉烷砜］等），或第一、二代头孢菌素（头孢唑啉、头孢拉啶、头孢呋肟），或第三代喹诺酮类药（环丙氟哌酸）单独或与氨基糖甙类联合应用。病情危重或上述抗菌素无效时可选用第三代头孢菌素（头孢哌酮、头孢噻甲羧肟、头胞氨噻肟、羟羧氧酰胺菌素等）。亦可选用下列较新的抗生素，新灭菌（羟氨苄青霉素＋氟氯青霉素）、特美汀（羧噻吩青霉素＋棒酸）、奥格门汀（氨苄青霉素＋棒酸）、菌克单、泰宁（伊米配能＋西司他丁）等，病情较轻者或病情改善后可用口服制剂巩固治疗，常用药物有大环内酯类（麦迪霉素、螺旋霉素、交沙霉素）、青霉素类（氨苄青霉素、羟氨苄青霉素、新灭菌等）、头孢类（头孢唑啉、头孢拉啶、头孢呋辛酯）以及第三代喹诺酮类（氟啶酸、氟嗪酸、环丙氟哌酸等）及 SMZco，强力霉素等）。一般均为常规剂量。

（2）祛痰、止咳：基本同急性支气管炎，但需注意以祛痰为主，清除呼吸道分泌物，保持呼吸道通畅，除各种祛痰剂之外，最重要的措施包括先吸入一种 β_2 受体兴奋剂，再吸入热水蒸气，并用胸部物理疗法（叩击胸部及体位引流），以及正确的咳嗽技巧。这套措施每日至少 2 次，第一次在晨起后，第二次在晚上睡觉前，因夜间分泌物易聚于气道内。吸入 β_2 受体兴奋剂（如舒喘灵或喘康速气雾剂）后，舒张支气管，提高患者的耐受性，促进有力的咳嗽，此后再吸入热水蒸气，使分泌物稀释、松动，叩击和震动胸壁有利于痰液排出。正确的咳嗽应是深呼吸后有意识的咳嗽，采取使肺部病变最重的区域居上的体位，更为有效。最有效的粘液溶解措施是使患者保持良好的水合状态，可多饮水，病情严重时，需静脉输液。镇咳剂一般忌用，只能用于剧烈干咳时，且不应选用强烈镇咳药（如可待因），以免导致病情恶化。

（3）湿化与雾化治疗：可使呼吸道增湿、稀化痰液以及扩张支气管、局部消炎等作用。目前常用超声雾化器进行气溶胶疗法。常用药物及剂量见表1-28。

表1-28　吸入药物的目的、种类及制剂表

目　的	药　名	制　剂	注　意　事　项
稀化痰液	蒸馏水		
	盐水	0.45%、0.9%和5%溶液	
	碳酸氢钠	2%～4%溶液	
	N-乙酰半胱氨酸	5%～10%溶液，每次5～10ml	需先或合用支气管扩张剂
	α糜蛋白酶	每次5mg，溶于生理盐水5ml	
	安利维尔	是0.125% tyloxapol 与2%碳酸氢钠、5%甘油的混合物，每次5～10ml	
平喘	氨茶碱	每次2.5%溶液3～5ml，加生理盐水5～7ml	
	地塞米松	每次1mg溶于生理盐水10ml	
	氟美松	每次0.75mg溶于生理盐水10ml	
抗感染	青霉素C	每次10～50万U溶于生理盐水30～50ml	
	庆大霉素	每次4万U溶于生理盐水30～50ml	
	氯霉素	每次125mg溶于生理盐水30～50ml	
	红霉素	每次125mg溶于蒸馏水30～50ml	

目前大多数平喘剂已有计量雾化吸入器，无须经超声雾化吸入。各种抗生素均可雾化吸入，但其疗效难以肯定。气溶胶疗法可引起低氧血症、过度增湿、感染等副作用，应注意防治。

（4）支气管扩张剂及肾上腺皮质激素的应用：支气管扩张剂可解除支气管痉挛，有利于排痰及通气。它不仅是保持呼吸道通畅的重要辅助药物，更是治疗慢性单纯性支气管炎及COPD患者的基础药物，所有患者均应给予扩支剂，且即使应用扩支剂未取得客观效果，一般仍应给予维持量氨茶碱配合 β_2 受体兴奋剂，以防支气管痉挛的再次发生。

肾上腺皮质激素具有非特异性抗炎作用，减轻呼吸道粘膜充血、水肿及粘液腺分泌功能，且能强力扩张支气管，但激素可有较多副作用，故应用激素治疗慢支的指征为：第一，病情急剧加重时或经最大限度的扩支疗法，仍有明显气道阻塞或又复发，可给予小至中剂量激素（如强的松10～40mg/d）短期应用，疗程不超过2周，一般5～7日内即可停药。第二，正在口服维持量激素以及一些过去加重时需激素来解痉的慢支急性加重期患者，应给予一个较高剂量疗程的激素直至病情缓解。某些患者须用维持量时，应尽可能采用隔日一次的给药方式，并尽量争取以局部吸入来部分或全部替代口服激素。常用二丙酸氯地米松，每次吸二剂（100μg），每日4次，可取代7.5mg强的松口服量，一疗程3～4周。支气管扩张剂及激素的具体应用见"支气管哮喘"章。

2. 缓解期治疗　主要目的为预防复发、提高机体免疫力、改善呼吸功能，提高生活质量。

（1）去除病因和诱因：首先是戒烟，目前认为戒烟是唯一肯定能阻止 COPD 进展的方法。

防止理化刺激，若职业或环境接触在发病中起重要作用，可考虑改变职业或居住环境。

（2）预防感冒及肺部感染：注意保暖、避免受凉并进行耐寒锻炼。还可使用流感疫苗预防感染的发生。感染一旦发生则应及早治疗。关于使用抗生素预防感染的问题有争论，倾向于不用，因其效果不肯定，且有引起耐药菌株产生或二重感染等副作用。

（3）肺康复治疗

（4）免疫治疗：灵芝片、左旋咪唑等可试用于免疫功能低下者，亦可选用以下方法以提高机体的非特异性或/和特异性抗病能力：

①卡介苗：可提高机体的细胞免疫功能，可在前臂划痕接种死卡介苗，每毫升含死卡介苗 75mg，每周 1~2 次。亦可肌肉注射卡介苗素，每次 1ml，每周 3 次，疗程一年；

②核酪：核酪是麻疹病毒疫苗的培养液，皮下或肌肉注射，每周 2 次，每次 2~4ml，在发病季节前应用 3~6 个月；

③气管炎疫苗：常用三联菌苗（甲型链球菌、白色葡萄球菌和奈瑟球菌）在发病季节前开始应用，自 0.1ml 开始，每次递增 0.1ml，直至 1ml 为维持量，每周皮下注射 1 次，疗程至少 3 个月以上，有效者应持续应用 2~3 年；

④脂多糖：发病季节前开始应用，从 0.2ml 开始，每次递增 0.2ml，直至 1ml，每周 2 次，3~6 个月为一疗程，可提高机体的非特异性免疫力；

⑤某些生物制剂：现有多种生物制剂如免疫活性肽、免疫核糖肽、白细胞介素-α 等可试用于免疫功能低下者。

【疗效标准】

1. 痊愈　咳、痰、喘症状消失，观察两年以上无复发。

2. 显效　咳、痰、喘症状消失保持 2 个月或以上。

3. 进步　临床症状减轻但达不到显效者。

4. 无效　用药后 72h 病情无明显进步或恶化者。

（谢睿）

第三节　支气管哮喘

支气管哮喘，简称哮喘，是由多种细胞（如嗜酸性粒细胞、肥大细胞、T 淋巴细胞、嗜中性粒细胞、气道上皮细胞等）和细胞组分参与的气道慢性炎症性疾患。这种慢性炎症导致气道高反应性的增加，通常出现广泛多变的可逆性气流受限，并引起反复发作性的喘息、气急、胸闷或咳嗽等症状，常在夜间和（或）清晨发作、加剧，多数患者可自行缓解或经治疗缓解。治疗不当也可产生不可逆性气流受限，因此，合理的防治至关重要。

【病因】

哮喘的病因还不十分清楚，大多认为与多基因遗传有关，同时受遗传因素和环境因素的双重影响。

许多调查资料表明，哮喘的亲属患病率高于群体患病率，并且亲缘关系越近，患病率越高，患者病情越严重，其亲属患病率也越高。哮喘患儿双亲大多存在不同程度气道反应性增高。目前，哮喘的相关基因尚未完全明确。

环境因素主要包括某些激发因素，吸入物，如尘螨、花粉、真菌、动物毛屑、二氧化硫、氨气等各种特异和非特异性吸入物；感染，如细菌、病毒、原虫、寄生虫等；食物，如鱼、虾、蟹、蛋类、牛奶等；药物，如普萘洛尔、阿司匹林及血管紧张素转换酶抑制剂等；气候变化、运动、妊娠等都可能是哮喘的激发因素。其发病与遗传、过敏及感染（特别是呼吸道病毒感染）等因素有关。

【发病机制】

哮喘的发病机制尚不完全清楚，多数人认为哮喘与变态反应、气道炎症、气道反应性增高及神经等因素相互作用有关。

1. 变态反应　当变应原即过敏性抗原进入具有特应性体质的机体后，可刺激机体通过 T 淋巴细胞的传递，由 B 淋巴细胞合成特异性 IgE，并结合于肥大细胞和嗜碱性粒细胞表面的高亲和性的 IgE 受体（FcεR1）。IgE 也能结合于某些 B 细胞、巨噬细胞、单核细胞、嗜酸性粒细胞、NK 细胞及血小板表面的低亲和性 Fcα 受体（$FcεR_2$），但是 $FcεR_2$ 与 IgE 的亲和力比 $FcεR_1$ 低约 $10 \sim 100$ 倍。若变应原再次进入体内，可与结合在 FcεR 上的 IgE 交联，使该细胞合成并释放多种活性介质导致平滑肌收缩、黏液分泌增加、血管通透性增高和炎症细胞浸润等。炎症细胞在介质如组胺、慢反应物质的作用下又可分泌多种介质，使气道病变加重，平滑肌痉挛与腺体分泌增加，炎症浸润增加，产生哮喘的临床症状。

根据变应原吸入后哮喘发生的时间，可分为速发型哮喘反应（IAR）、迟发型哮喘反应（LAR）和双相型哮喘反应（OAR）。

2. 气道炎症　气道慢性炎症被认为是哮喘的本质，表现为多种炎症细胞特别是肥大细胞、嗜酸性粒细胞和 T 淋巴细胞等多种炎症细胞在气道的浸润和聚集。这些细胞相互作用可以分泌出多种炎症介质和细胞因子，这些介质、细胞因子与炎症细胞互相作用构成复杂的网络，使气道反应性增高，气道收缩，黏液分泌增加，血管渗出增多。

3. 气道高反应性（AHR）　表现为气道对各种刺激因子出现过强或过早的收缩反应，是哮喘患者发生发展的另一个重要因素。由于多种炎症细胞、炎症介质和细胞因子的参与，使气道上皮和上皮内神经损害而导致气道高反应性。

4. 神经机制　神经因素也被认为是哮喘发病的重要环节，支气管受复杂的自主神经支配，除胆碱能神经、肾上素能神经外，还有非肾上腺素能非胆碱能（NANC）神经系统。

【病理】

支气管管壁增厚、黏膜肿胀充血，黏液栓塞。早期显微镜下可见气道上皮下有肥大细胞、肺泡巨噬细胞、嗜酸性粒细胞、淋巴细胞与中性粒细胞浸润。气道黏膜下组织水肿，微血管通透性增加，支气管内分泌物贮留，支气管平滑肌痉挛，纤毛上皮剥离，杯状细胞增殖及支气管分泌物增加等病理改变。若哮喘长期反复发作，晚期表现为支气管平滑肌肌层肥厚，气道上皮细胞下纤维化等，致气道重构和周围肺组织对气道的支持作用消失，造成局部肺不张、肺气肿和肺大泡等，剧烈发作可并发气胸。

【临床表现】

1. 症状　支气管哮喘典型性发作前常有先兆症状，有哮鸣音的呼气性呼吸困难或发作性胸闷和咳嗽，如不及时治疗可迅速出现喘息，严重者被迫采取坐位或呈端坐呼吸，干咳或咳大量白色泡沫痰，甚至出现发绀等，有时咳嗽为唯一的症状（咳嗽变异型哮喘）。哮喘症状可在数分钟内发作，经数小时至数天，用支气管舒张药或自行缓解。

2. 体征　胸部呈过度充气状态，有广泛的哮鸣音，呼气音延长，但有轻度哮喘或非常严重哮喘发作，哮鸣音可不出现。心率增快、奇脉、胸腹反常运动和唇、指发绀常出现在严重哮喘发作患者中。心源性哮喘发作时出现奔马律或心律失常，可有心电图异常。

【实验室和其他检查】

1. 血液检查　发作时可有嗜酸性粒细胞增高，但多不明显，如并发感染可有白细胞数增高，分类中性粒细胞比例增高，血清 IgE 升高。

2. 痰液检查　涂片在显微镜下可见较多嗜酸性粒细胞。

3. 呼吸功能检查　在哮喘发作时有关呼气流量的全部指标均显著下降。在发作时可有用力肺活量减少、残气容积增加、功能残气量和肺总量增加，残气容积占肺总量百分比增高。缓解期可逐渐恢复，有效支气管舒张药可使上述指标好转。

4. 动脉血气分析　哮喘严重发作时可有缺氧，PaO_2 降低，由于过度通气可使 $PaCO_2$ 下降，pH 上升，表现为呼吸性碱中毒，如重症哮喘，病情进一步发展，气道阻塞严重，可有缺氧及 CO_2 潴留，$PaCO_2$ 上升，表现呼吸性酸中毒，缺氧明显，可合并代谢性酸中毒。

5. 胸部 X 线检查　早期在哮喘发作时可见两肺透亮度增加，呈过度充气状态。在缓解期多无明显异常，如并发呼吸道感染，可见肺纹理增加及炎性浸润阴影。同时要注意肺不张、气胸或纵隔气肿等并发症的存在。

6. 特异性变应原的检测　可用放射性过敏原免疫吸附试验（RAST）测定特异性 IgE，过敏性哮喘患者血清 IgE 可较正常人高 2～6 倍，过敏原皮试（＋），亦可用激发试验。

【诊断】

1. 诊断标准

（1）反复发作喘息、气急、胸闷或咳嗽，多与接触变应原、冷空气、物理、化学性刺激、病毒性上呼吸道感染、运动等有关。

（2）发作时在双肺可闻及散在或弥漫性、以呼气相为主的哮鸣音，呼气相延长。

（3）上述症状可经治疗缓解或自行缓解。

（4）排除其他疾病所引起的喘息、气急、胸闷和咳嗽。

（5）临床表现不典型者（如无明显喘息或体征）应至少具备以下一项试验阳性：

①支气管激发试验或运动试验阳性；

②支气管舒张试验阳性（FEV1 增加 15% 以上，且 FEV1 增加绝对值 >200ml）；

③最大呼气流量（PEF）日内变异率或昼夜波动率≥20% 。

符合 1～4 条或 4、5 条者，可以诊断为支气管哮喘。

2. 分期　根据临床表现，支气管哮喘可分为急性发作期、慢性持续期和缓解期。急性发作期指在慢性咳嗽、咳痰和喘息基础上 1 周内症状加重，或出现痰量增加，伴炎症表现，经治疗或自然缓解 2 个月或以上；慢性持续期是指在相当长的时间内，每周均不同频度和（或）不同程度地出现症状（喘息、气急、胸闷、咳嗽等）；缓解期系指经过治疗或未经治疗症状、体征消失，肺功能恢复到急性发作前水平，并维持4周以上。

3. 病情严重程度分级　哮喘患者的病情严重程度应分为4个分级。

（1）治疗前哮喘病情严重程度的分级：包括新发生的哮喘患者和既往已诊断为哮喘而长时间未应用药物治疗的患者（见表1－29）。

表1－29　治疗前哮喘病情严重程度的分级

分　级	临床特点
间歇状态 （第1级）	症状＜每周1次
	短暂出现
	夜间哮喘症状≤每月2次
	FEV_1≥80%预计值或PEF≥80%个人最佳值，PEF或FEV_1变异率＜20%
轻度持续 （第2级）	症状≥每周1次，但＜每日一次
	可能影响活动和睡眠
	夜间哮喘症状＞每月2次，但＜每周一次
	FEV_1≥80%预计值或PEF≥80%个人最佳值，PEF或FEV_1变异率为20%～30%
中度持续 （第3级）	每日有症状
	影响活动和睡眠
	夜间哮喘症状≥每周一次
	$FEV_1$60%～79%预计值或PEF60%～79%个人最佳值，PEF或FEV_1变异率＞30%
重度持续 （第4级）	每日有症状
	频繁出现
	经常出现夜间哮喘症状
	体力活动受限
	FEV_1＜60%预计值或PEF＜60%个人最佳值，PEF或FEV_1变异率＞30%

（2）治疗期间哮喘病情严重程度的分级：哮喘发作的预后与病程长短关系不大，只与发作的严重程度有关。当患者已经处于规范化分级治疗期间，哮喘病情严重程度分级则应根据临床表现和目前每日治疗方案的级别综合判断，例如，患者目前的治疗级别是按照轻度持续（第2级）的治疗方案，经过治疗后，患者目前的症状和肺功能仍为轻度持续（第2级），说明目前的治疗级别不足以控制病情，应该升级治疗，因此，病情严重程度的分级应为中度持续（第3级）。区分治疗前和规范化分级治疗期间的病情严重程度分级，目的在于避免在临床诊治过程中对哮喘病情的低估，并指导正确使用升降级治疗（见表1－30）。

表1－30　治疗期间哮喘病情严重程度的分级

目前患者的症状和肺功能	原设定的治疗级别		
	间歇状态（第1级）	轻度持续（第2级）	中度持续（第3级）
间歇状态（第1级）	间歇状态	轻度持续	中度持续

目前患者的症状和肺功能	原设定的治疗级别		
	间歇状态（第 1 级）	轻度持续（第 2 级）	中度持续（第 3 级）
轻度持续（第 2 级）	轻度持续	中度持续	重度持续
中度持续（第 3 级）	中度持续	重度持续	重度持续
重度持续（第 4 级）	重度持续	重度持续	重度持续

（3）哮喘急性发作时病情严重程度的分级：哮喘急性发作是指气促、咳嗽、胸闷等症状突然发生，或原有症状急剧加重，常有呼吸困难，以呼气流量降低为其特征。常因接触变应原等刺激物或治疗不当等所致，其程度轻重不一，病情可在数小时或数天内加重，偶尔可在数分钟内即可危及生命，故应对病情作出正确评估，以便给予及时有效的紧急治疗。支气管哮喘总死亡率 <10%，但重症哮喘住院死亡率可达 3.4% ~5.8%，重症患者应给予强有力的治疗措施，降低哮喘病死率。哮喘急性发作时病情严重程度的分级（见表 1 –31）。

表 1 –31　哮喘急性发作时病情严重程度的分级

临床特点	轻　度	中　度	重　度	危　重
气短	步行、上楼时	稍事活动	休息时	
体位	可平卧	喜坐位	端坐呼吸	
讲话方式	连续成句	单词	单字	不能讲话
精神状态	可有焦虑,尚安静	时有焦虑或烦躁	常有焦虑、烦躁	嗜睡或意识模糊
出汗	无	有	大汗淋漓	
呼吸频率	轻度增加	增加	常 >30 次/min	
辅助呼吸肌活动及三凹征	常无	可有	常有	胸腹矛盾运动
哮鸣音	散在,呼吸末期	响亮、弥漫	响亮、弥漫	减弱,乃至无
脉率(次/min)	<100	100 ~120	>120	脉率变慢或不规则
奇脉	无, <10mmHg	可有,10 ~25mmHg	常有, >25mmHg	无,提示呼吸肌疲劳
使用 β_2 受体激动剂后 PEF 预计值或个人最佳值 (%)	>80%	60% ~80%	<60% 或 <100L/min 或作用时间 <2h	
PaO_2 (mmHg)(吸空气)	正常	≥60	<60	
$PaCO_2$ (mmHg)	<45	≤45	>45	
SaO_2 (%)(吸空气)	>95	91 ~95	≤90	
pH 值				降低

【鉴别诊断】

1. 心源性哮喘　心源性哮喘常见于左心衰竭，发作时的症状与哮喘相似，但心源性哮喘多有高血压、冠状动脉粥样硬化性心脏病、风湿性心脏病和二尖瓣狭窄等病史和体征。表现阵发性咳嗽，常咳出粉红色泡沫痰，两肺可闻及广泛的湿啰音和哮鸣音，左心界扩大，心率增快，心尖部可闻及奔马律，心电图异常。胸部 X 线检查时，可见心脏增大，肺淤血征，有助于鉴别。若一时难以鉴别，可雾化吸入 β_2 受体激动剂或静脉注射氨茶碱缓解症状后，进一步检查，忌用肾上腺素或吗啡，以免造成危险。

2. 喘息型慢性支气管炎　实际上为慢支合并哮喘，多见于中老年人，有慢性咳嗽史，喘息长年存在，有加重期。有肺气肿体征，两肺可闻及湿啰音。

3. 支气管肺癌　为最常见的肺部原发性恶性肿瘤，发病及死亡率上升，多发于 40 岁以上男性。男女比例（5:1）。中央型肺癌由于肿瘤压迫导致支气管狭窄或伴发感染时，可出现喘鸣音或类似哮喘样呼吸困难，肺部可闻及哮鸣音，但肺癌的呼吸困难及喘鸣症状进行性加重，常无诱因，咳嗽可有血痰，痰中可找到癌细胞。胸部 X 线、CT 或 MRI 检查或纤支镜检查常可明确诊断。

4. 嗜酸性粒细胞性肺浸润　见于热带性嗜酸性细胞增多症、肺嗜酸性粒细胞增多性浸润、外源性变态反应性肺泡炎等。致病原为寄生虫、原虫、真菌、花粉、化学药品、职业粉尘及不明原因的致敏原等，多有接触史。症状较轻，患者常拌有发热。胸部 X 线检查可见多发性、此起彼伏的淡薄斑片浸润阴影，轻者可自行消失或再发。重症肺组织活检嗜酸性粒细胞增高，血沉快，冷凝集试验阳性，也有助于鉴别。

【治疗】

1. 脱离变应原　部分患者能找到引起哮喘发作的变应原或其他非特异刺激因素，应立即使患者脱离变应原的接触。

2. 药物治疗　哮喘治疗药物根据作用机制可分为具有抗炎作用和症状缓解作用两大类，某些药物兼有以上两种作用。

（1）糖皮质激素：糖皮质激素是最有效的抗变态反应炎症药物，其主要的作用机制包括干扰花生四烯酸代谢，减少白三烯和前列腺素的合成；抑制嗜酸性粒细胞的趋化与活化；抑制细胞因子的合成；减少微血管渗漏；增加细胞膜上 β_2 受体的合成等。给药途径包括吸入、口服和静脉应用等。

1）吸入给药：这类药物局部抗炎作用强；通过吸气过程给药，药物直接作用于呼吸道，所需剂量较小；通过消化道和呼吸道进入血液，药物的大部分被肝脏灭活，因此全身性不良反应较少。口咽部局部的不良反应包括声音嘶哑、咽部不适和念珠菌感染。吸药后及时用清水含漱口咽部，选用干粉吸入剂或加用储雾罐可减少上述不良反应。吸入糖皮质激素后，全身不良反应的大小与药物剂量、药物的生物利用度、在肠道的吸收、肝脏首关效应及全身吸收药物的半衰期等因素有关。目前上市的药物中，丙酸氟替卡松和布地奈德的全身不良反应较少。吸入型糖皮质激素是长期治疗持续性哮喘的首选药物。

①气雾剂：目前我国临床上常用的糖皮质激素有 3 种，其每日剂量高低和互换关系见表 1 - 32；

②干粉吸入剂：包括二丙酸倍氯米松碟剂、布地奈德都保、丙酸氟替卡松碟剂等。一般而言，使用干粉吸入装置比普通定量气雾剂方便，吸入下呼吸道的药物量较多。糖皮质激素气雾剂和干粉吸入剂通常需连续、规律地吸入 1 周后方能奏效；

③溶液：布地奈德溶液经以压缩空气或高流量氧气为动力的射流装置雾化吸入，对患者吸气配合的要求不高，起效较快，适用于哮喘急性发作时的治疗。

表 1 - 32　常用吸入型糖皮质激素的每日剂量高低与互换关系

药　物	低剂量（μg）	中剂量（μg）	高剂量（μg）
二丙酸倍氯米松	200 ~ 500	500 ~ 1 000	>1 000
布地奈德	200 ~ 400	400 ~ 800	>800
丙酸氟替卡松	100 ~ 250	250 ~ 500	>500

2）口服给药：急性发作病情较重的哮喘或重度持续（4 级）哮喘吸入大剂量激素治疗无效的患者应早期口服糖皮质激素，以防止病情恶化。一般使用半衰期较短的糖皮质激素，如泼尼松、泼尼松龙或甲强龙等。对于糖皮质激素依赖型哮喘，可采用每日或隔日清晨顿服给药的方式，以减少外源性激素对脑垂体 - 肾上腺轴的抑制作用。泼尼松的维持剂量最好≤10mg/d。对于伴有结核病、寄生虫感染、骨质疏松、青光眼、糖尿病、严重忧郁或消化性溃疡的哮喘患者全身给予糖皮质激素治疗时应慎重，并应及时随访。

3）静脉用药：严重急性哮喘发作时，应经静脉及时给予大剂量琥珀酸氢化可的松（400 ~ 1 000mg/d）或甲基泼尼松龙（80 ~ 160mg/d）。无糖皮质激素依赖倾向者，可在短期（3 ~ 5d）内停药；有激素依赖倾向者应延长给药时间，控制哮喘症状后改为口服给药，并逐步减少激素用量。地塞米松抗炎作用较强，但由于血浆和组织中半衰期长，对脑垂体肾上腺轴的抑制时间长，故应尽量避免使用或短时间使用。

（2）β₂ 受体激动剂：通过对气道平滑肌和肥大细胞膜表面 β₂ 受体的兴奋，舒张气道平滑肌、减少肥大细胞和嗜碱性粒细胞脱颗粒和介质的释放、降低微血管的通透性、增加气道上皮纤毛的摆动等，缓解哮喘症状。

β₂ 受体激动剂种类较多，可分为短效（作用维持 4 ~ 6h）和长效（维持 12h）。后者又可分为速效（数分钟起效）和缓慢起效（半小时起效）两种（见表 1 - 33）。

表 1 - 33　β₂ 受体激动剂的分类

起效时间	作用维持时间	
	短　效	长　效
速效	沙丁胺醇 特布他林 丙卡特罗 非诺特罗	福莫特罗
慢效		沙美特罗

1）短效 β₂ 受体激动剂：常用的药物如沙丁胺醇和特布他林等。

①吸入：可供吸入的短效 β₂ 受体激动剂包括气雾剂、干粉剂和溶液等，这类药物松弛气道平滑肌作用强，通常在数分钟内起效，疗效可维持数小时，是缓解轻至中度急性哮喘症状的首选药物，也可用于运动性哮喘的预防，如沙丁胺醇每次吸入 100 ~ 200μg 或特布他林 250 ~ 500μg，必要时每 20min 重复 1 次。1h 后疗效不满意者，应向医生咨询或去看急诊。这类药物应按需间歇使用，不宜长期、单一使用，也不宜过量应用，否则可引起骨骼肌震颤、低血钾、心律失常等不良反应。经压力型定量手控气雾剂（PMDI）和干粉

吸入装置吸入短效 β₂ 受体激动剂不适用于重度哮喘发作，其溶液（如沙丁胺醇、特布他林、非诺特罗及其复方制剂）经雾化泵吸入适用于轻至重度哮喘发作；

②口服：如沙丁胺醇、特布他林、丙卡特罗片等，通常在服药后 15~30min 起效，疗效维持 4~6h。用法：如沙丁胺醇片 2~4mg，特布他林 1.25~2.5mg，每日 3 次；丙卡特罗 25~50μg，每日 2 次。虽使用较方便，但心悸、骨骼肌震颤等不良反应比吸入给药时明显。缓释剂型和控释剂型的平喘作用维持时间可达 8~12h，特布他林的前体药班布特罗的作用可维持 24h，可减少用药次数，适用于夜间哮喘的预防和治疗。长期、单一应用 β₂ 受体激动剂可造成细胞膜 β₂ 受体的向下调节，表现为临床耐药现象，故应予避免；

③注射：虽然平喘作用较为迅速，但因全身不良反应的发生率较高，已较少使用。

2）长效 β₂ 受体激动剂：这类 β₂ 受体激动剂的分子结构中具有较长的侧链，因此具有较强的脂溶性和对 β₂ 受体较高的选择性。其舒张支气管平滑肌的作用可持 12h 以上。目前在我国上市的吸入型长效 β₂ 受体激动剂有两种，经气雾剂或碟剂装置给药，给药后 30min 起效，平喘作用维持 12h 以上。推荐剂量 50μg，每日 2 次吸入。福莫特罗，经都保装置给药，给药后 3~5min 起效，平喘作用维持 8~12h 以上，平喘作用具有一定的剂量依赖性，推荐剂量 4.5~9μg，每日 2 次吸入。

吸入长效 β₂ 受体激动剂适用于支气管哮喘（尤其是夜间哮喘和运动诱发哮喘）的预防和持续期的治疗。福莫特罗因起效迅速，可按需用于哮喘急性发作时的治疗。

近年来，推荐联合使用吸入糖皮质激素和长效 β₂ 受体激动剂治疗哮喘。这两者具有协同的抗炎和平喘作用，可获得相当于（或优于）应用加倍剂量吸入型糖皮质激素时的疗效，并可增加患者的依从性，减少较大剂量糖皮质激素引起的不良反应，尤适合于中至重度持续哮喘患者的长期治疗。

（3）茶碱：茶碱具有舒张支气管平滑肌作用，并具有强心、利尿、扩张冠状动脉、兴奋呼吸中枢和呼吸肌等作用。有研究资料显示，低浓度茶碱具有抗炎和免疫调节作用。

1）口服给药：包括氨茶碱和控（缓）释型茶碱，用于轻至中度哮喘发作和维持治疗，一般剂量为每日 6~10mg/kg。控（缓）释型茶碱口服后昼夜血药浓度平稳，平喘作用可维持 12~24h，尤适用于夜间哮喘症状的控制。茶碱与糖皮质激素和抗胆碱药物联合应用具有协同作用，但本品与 β 受体激动剂联合应用时易于出现心率增快和心律失常，应慎用，并适当减少剂量。

2）静脉给药：氨茶碱加入葡萄糖溶液中，缓慢静脉注射［注射速度不宜超过 0.2mg/(kg·min)］或静脉滴注，适用于哮喘急性发作且近 24h 内未用过茶碱类药物的患者。负荷剂量为 4~6mg/kg，维持剂量为 0.6~0.8mg/(kg·h)。由于茶碱的"治疗窗"窄以及茶碱代谢存在较大的个体差异，可引起心律失常、血压下降，甚至死亡，在有条件的情况下应监测其血药浓度，及时调整浓度和滴速。茶碱有效、安全的血药浓度范围应在 6~15mg/L。影响茶碱代谢的因素较多，如发热、妊娠、肝脏疾患、充血性心力衰竭以及合用甲氰咪胍或喹诺酮类、大环内酯类药物等，使其排泄减慢，应引起临床医师们的重视，并酌情调整剂量。

多索茶碱的作用与氨茶碱相同，但不良反应较轻。双羟丙茶碱（喘定）的作用较弱。

（4）抗胆碱能药物：吸入抗胆碱能药物，如溴化异丙托品、溴化氧托品和溴化泰乌托品等，可阻断节后迷走神经传出支，通过降低迷走神经张力而舒张支气管。其舒张支气管

的作用比 β_2 受体激动剂弱，起效也较慢，但长期应用不易产生耐药，对老年人的疗效不低于年轻人。

本品有气雾剂和雾化溶液两种剂型。经 PMDI 吸入溴化异丙托品气雾剂，常用剂量为 $40 \sim 80\mu g$，每日 $3 \sim 4$ 次；经雾化泵吸入溴化异丙托品溶液的常用剂量为 $50 \sim 125\mu g$，每日 $3 \sim 4$ 次。溴化泰乌托品系新近上市的长效抗胆碱能药物，对 M_3 受体具有选择性抑制作用，仅需每日一次，吸入给药。

本品与 β_2 受体激动剂联合应用具有协同、互补作用。本品对有吸烟史的老年哮喘患者较为适宜，但对妊娠早期妇女和患有青光眼或前列腺肥大的患者应慎用。

（5）白三烯调节剂：白三烯调节剂包括半胱氨酰白三烯受体拮抗剂和 5-脂氧化酶抑制剂，是一类新的治疗哮喘药物，目前在国内应用的主要是半胱氨酰白三烯受体拮抗剂。

半胱氨酰白三烯受体拮抗剂通过对气道平滑肌和其他细胞表面白三烯受体的拮抗，抑制肥大细胞，嗜酸性粒细胞释放出的半光氨酰白三烯的致喘和致炎作用，产生轻度支气管舒张和减轻变应原、运动和 SO_2 诱发的支气管痉挛等作用，并具有一定程度的抗炎作用。

本品可减轻哮喘症状，改善肺功能，减少哮喘的恶化，但其作用不如吸入型糖皮质激素，也不能取代糖皮质激素。作为联合治疗中的一种药物，本品可减少中至重度哮喘患者每日吸入糖皮质激素的剂量，并可提高吸入糖皮质激素治疗的临床疗效。本品服用方便，尤适用于阿司匹林过敏性哮喘和运动性哮喘患者。

本品较为安全。虽然有文献报道，接受这类药物治疗的患者可出现 Churg-Strauss 综合征，但其与白三烯调节剂的因果关系尚未肯定，可能与全身应用糖皮质激素剂量的减少有关。5-脂氧化酶抑制剂可能引起肝脏损害，需监测肝功能。

通常口服给药：扎鲁司特 20mg，每日 2 次；孟鲁司特 10mg，每日一次；异丁司特 10mg，每日 2 次。

（6）其他治疗哮喘药物：色甘酸钠和奈多罗米钠是一种非皮质激素类抗炎药，可抑制 IgE 介导的肥大细胞等炎症细胞中炎症介质的释放，并可选择性抑制巨噬细胞、嗜酸性粒细胞和单核细胞等炎症细胞介质的释放。这类药物适用于轻度持续哮喘的长期治疗，可预防变应原、运动、干冷空气和 SO_2 等诱发的气道阻塞，可减轻哮喘症状和病情。吸入这类药物后的不良反应很少。

1）抗组胺药物：口服第二代抗组胺药物（H_1 受体拮抗剂）如酮替芬、氯雷他定、阿司咪唑、氮革斯汀、特非那定等具有抗变态反应作用，其在支气管哮喘治疗中的作用较弱，可用于伴有过敏性鼻炎的哮喘患者的治疗，这类药物的不良反应主要是嗜睡。阿司咪唑和特非那定可引起严重的心血管不良反应，应谨慎使用。

2）其他口服抗变态反应药物：如曲尼司特、瑞吡司特等可应用于轻至中度哮喘的治疗，主要不良反应是嗜睡。

3）可能减少口服激素剂量的药物：包括口服免疫调节剂（甲氨喋呤、环孢素、金制剂等）、某些大环内酯类抗生素和静脉应用免疫球蛋白等，其疗效尚待进一步研究。

4）变应原特异性免疫疗法（SIT）：该疗法通过皮下给予常见吸入变应原提取液（如螨、猫毛、豚草等），可减轻哮喘症状和降低气道高反应性，但对其远期疗效和安全性尚待进一步研究与评价。变应原制备的标准化工作也有待加强。哮喘患者应用此疗法期间应严格的在医师指导下进行，目前适用于舌下给药的变应原免疫疗法。

5）中药：可辨证施治，并酌情使用某些确有疗效的中（成）药。

3. 急性发作期的治疗　哮喘急性发作的严重性决定其治疗方案，表1－31为哮喘急性发作时病情严重程度的判定标准，各类别中的所有特征并不要求齐备，如果患者对起始治疗的反应差，或症状恶化很快，或患者存在可能发生死亡的高危因素，应按照下一个更为严重的级别治疗。

4. 慢性持续期的治疗　哮喘治疗应以患者的病情严重程度为基础，并根据病情控制变化增减（升级或降级）的阶梯治疗原则选择治疗药物，通常达到哮喘控制并至少维持3个月，可试用降级治疗，最终达到使用最少药物维持症状控制。

（谢睿）

第四节　支气管扩张症

支气管扩张症主要是一个解剖学上的概念，指的是由于支气管壁平滑肌及结缔组织的破坏而导致一支或多支大支气管或中等大小支气管的不可逆扩张、变形。而支气管管壁的破坏，常是由于反复或慢性炎症及纤维化所致，临床上表现为慢性咳嗽，咳脓痰及反复咯血。

【病因及发病机制】

大多数支气管扩张起病于幼年时期，这一阶段，支气管在发育阶段，管壁较薄弱，若遇支气管肺炎、肺结核、百日咳、麻疹等感染，日后易形成支气管扩张，但先天性因素所致支气管扩张很少见，部分病例伴有囊性纤维化、纤毛无力症、Kar-tager综合征等。

支气管扩张主要发病因素是支气管肺组织感染及支气管阻塞。支气管感染破坏支气管管壁，粘液分泌增加，管壁充血水肿，易致支气管阻塞，而支气管阻塞，可致引流不畅而诱发支气管肺部感染，支气管阻塞后，可引起肺不张，胸腔负压增加，由于失去弹性肺泡组织的缓冲，而直接作用于支气管管壁，牵拉管壁使支气管扩张变形，或周围肺组织纤维化牵拉管壁，致支气管扩张变形。可见感染与阻塞二者相互影响促使支气管扩张的发生和发展。

支气管扩张从形态学上分：

①柱状支气管扩张：支气管轻度扩张，常有粘液栓阻塞，通常只需保守治疗；

②囊状支气管扩张：常侵犯大支气管，是最严重的一种类型。

支气管扩张常累及肺下叶，左下叶病变又多于右下叶。舌叶支气管开口接近下叶背支，常被下叶感染累及，亦易发生支气管扩张，右中叶支气管细长，周围有多组淋巴结，常因非特异或结核性淋巴结炎，而压迫管腔至中叶不张，故亦是支气管扩张好发部位。而上叶支气管扩张最常继发于肺结核及肺脓肿。

【临床表现】

支气管扩张通常多数病例在儿童期有支气管肺炎、肺结核、麻疹、百日咳病史，慢性咳嗽、咳大量脓性痰和/或反复咯血为其典型症状。痰量与体位有一定关系，并发呼吸道感染时痰量明显增多，痰液放置后可有分层现象。咯血常因呼吸道感染诱发，咯血量可由痰中带血到大量咯血。有部分病例没有典型的慢性咳嗽、脓痰表现，而仅有反复咯血，称为干性支气管扩张，多见于上叶支气管病变。活动后气促、紫绀、杵状指（趾）、疲乏不适感，多见于病变较广泛的病例。

体格检查最典型的体征是病变部位固定性的、中至粗大的湿啰音，咳嗽后啰音部位不变。

病情轻者体检可无异常发现，慢性重症支气管扩张病例可发现肺气肿、肺心病及右心衰的表现。

【实验室检查】

1. X线检查　一般支气管扩张患者胸部平片上可无明显异常，有时可发现肺纹理增多，粗乱，较重的囊状支气管扩张，平片上可见沿支气管分布的卷发状阴影，但还不能依此确诊支气管扩张。支气管碘油造影是诊断支气管扩张最重要的依据，对明确支气管扩张分型、严重程度、部位及范围是必不可少的方法，但碘油造影有一定痛苦及危险性，对于不合作的患者，症状轻不拟行手术治疗者或估计病变严重，尤为双侧性的病例，以及心肺功能不全者，均不宜行此检查。

2. 薄层CT检查　是近年来广泛应用于呼吸系统疾病诊断的非创伤性检查，可发现支气管囊状或囊柱状改变甚至明显的柱状改变。有资料表明，CT诊断支气管扩张敏感度及特异度分别为71%和86%，对于不宜做造影患者的支气管扩张的诊断、确定范围及严重程度有很大帮助。

【诊断】

1. 长期咳嗽，咳大量脓痰及/或反复咯血病史。

2. 下肺部持续中到粗湿啰音。

3. X线检查有肺纹理增深、粗乱或伴卷发状阴影者。

4. 支气管碘油造影或CT检查阳性者。

5. 急性感染期白细胞总数增高，中性粒细胞比例升高、核左移。

凡具备前三项者，一般即可做出临床诊断。

【治疗】

支气管扩张的治疗有内科保守治疗及外科手术治疗两种方法，内科治疗的目的在于缓解及控制症状，而外科治疗则认为可根治该病。由于近年来随着抗生素的进展，内科治疗后呼吸道感染易于控制，缓解期延长，使外科手术治疗的必要性日趋降低。

1. 控制感染　控制感染是支气管扩张急性感染时期的主要治疗措施，是否应用抗生素治疗主要根据患者症状决定，如患者症状明显增多，或由白粘液痰转为粘液脓痰，咯血并出现全身中毒症状发热等，则应加强抗生素治疗。抗生素选择最好依据痰细菌培养的结果来选用（参见"肺炎"章节），在痰培养结果出来前，或痰培养为阴性时，抗生素可选用下列经验性方案：

（1）轻度感染

1）氨苄青霉素胶囊，每次250～500mg，口服，每日4次。

2）复方新诺明片，每次2片，口服，每日2次。

3）羟氨苄青霉素/克拉维酸钾胶囊，375～750mg，口服，每日3次。

（2）中、重度感染

1）氨苄青霉素4～6g加生理盐水500ml，静脉滴注，每日一次（亦可分次静脉滴注）。

2）替卡西林/克拉维酸钾3.2g加生理盐水100ml，静脉滴注30min以上，每日3～4

次。

根据情况亦可选用羟氨苄青霉素/克拉维酸钾针剂、环丙氟哌酸、头孢噻肟钠、头孢他啶和亚胺配南/伊司他丁等药物。对于青霉素过敏者可选用红霉素等大环内酯类抗生素。

（3）疗程：10～14d，或治疗持续至患者体温正常，痰量明显减少一周左右可考虑停药。用药3～5d左右无效者，应根据痰细菌培养结果选用敏感抗菌药物或更换用药或联合用药，如患者痰和呼吸中有恶臭味应考虑混合厌氧菌感染，可选用头孢西丁或加用0.5%甲硝唑20ml静脉滴，半个月为一疗程。

2. 体位引流　扩张变形的支气管因缺乏弹性和纤毛上皮脱落，因而自动排痰困难，一般多采用体位引流，排除积痰，减少继发感染及中毒症状，其作用有时不亚于抗生素。即把病变部位抬高，利用重力作用将痰引流至肺门处，再行咯出，如病变在下叶基底部者，患者取俯卧位，头及上身向下伸出床外，紧贴床沿，两手撑在地面或矮凳上，间竭深呼吸后，咳嗽将痰排出，如患者体力差，可俯卧，将床脚抬高，头向下。病变在左肺舌叶或右肺中叶时，患者平卧，床脚抬高，头向下，患侧胸下垫高，体位引流。每日2～4次，每次15～30min。痰液粘稠时，可先用生理盐水雾化吸入使痰液变稀薄，或支气管扩张剂缓解小支气管痉挛，均有利于痰液引流。在患者痰液较多时，应注意痰液逐渐排出，以防痰液过多涌出而致窒息，也要注意避免过分增加患者的负担，发生意外。

另外，可选用必漱平8～16mg或痰之保克30mg，口服，每日3次，以溶解粘痰，促进痰液排出。

3. 咯血的治疗　咯血时应让患者卧床休息，适当镇静及服用止血药。

4. 根治病灶　口、鼻、鼻窦感染病灶应及时清除。若合并上呼吸道感染的病灶，如齿槽溢脓、副鼻窦炎等必须彻底治疗，否则脓液可流入支气管致使支气管反复感染。

5. 中医治疗

（1）急性感染期：以清热化痰、解毒排脓为主，可用千金草茎汤和桔梗汤加减，药用：南沙参15g、石斛15g、冬瓜仁30g、生苡仁30g、苇茎30g、鱼腥草30g、百部10g、桔梗10g、枇杷叶10g、桃仁40g、败酱草15g、银花30g、连翘30g、甘草10g。

（2）慢性感染期：清热化痰肃肺。方用：清金化痰汤加减：药用：黄芩10g、山栀10g、桔梗10g、麦冬20g、桑白皮10g、贝母10g、知母10g、瓜蒌仁10g、鱼腥草30g、甘草10g。

对于咯血、胸闷，可选用泻白化血汤，药用桑皮20g、地骨皮15g、生甘草20g、粳米10g、花蕊石30g、三七粉15g、血余炭20g。

6. 手术治疗　是治疗支气管扩张的根治方法，适用于反复发作急性上呼吸道感染或大咯血、病变范围不超过2个肺叶、年龄在10～40岁之间、全身情况良好、无严重心肺功能障碍的患者。对于病变广泛、心肺功能严重障碍者或症状轻微的局限性支气管扩张，均不宜或不必手术治疗。手术多采用病变肺叶切除术，有资料报道，10%～40%术后患者有咯血及感染等支气管扩张症状再发。

对支气管扩张的治疗效果，总的来说尚不令人满意，但由于广谱抗菌药物的应用以及外科治疗的发展，支气管扩张患者的预后已有较为明显的改善。

（谢睿）

第五节　肺　炎

一、总论

肺炎是肺实质的炎症，可由多种病原体引起，如细菌、病毒、真菌、寄生虫等，其他如放射性、化学、过敏因素等亦能引起肺炎。肺炎是常见病，在各种致死病因中居第5位，老年或机体免疫力低下者（用免疫抑制剂、器官移植、肿瘤、糖尿病、尿毒症、艾滋病患者或嗜酒、药物依赖久病体衰者）伴发肺炎时，病死率高。

正常的呼吸道防御机制（支气管内纤毛运载系统、肺泡内的吞噬细胞等）使气管隆凸以下的呼吸道无菌，许多因素可以损伤这些防御功能和人体免疫力，致使病原菌到达下呼吸道，滋生繁殖，引起肺泡毛细血管充血、水肿，肺泡内有纤维蛋白渗出和细胞浸润，气体交换亦有不同程度的障碍。临床上有发热、心悸、气促等症状，也有肺浸润、炎症体征和某些 X 线表现。除某些由葡萄球菌和革兰氏阴性菌所致的坏死性病变外，肺炎治愈后一般不留瘢痕，肺可以恢复其原来的结构和功能。

肺炎可按病因和解剖加以分类。临床诊断亦可将两种分类结合起来。

【病因分类】

痰液或经纤支镜刷取物以及支气管灌洗液的镜检和病原体培养，活检肺组织以及血清学检查等有助于辨明感染的病原体。

1. 细菌性肺炎

（1）需氧革兰阳性球菌：如肺炎链球菌（即肺炎球菌）、金黄色葡萄球菌、甲型溶血性链球菌等。

（2）需氧革兰氏阴性菌房：如肺炎克雷伯杆菌、流感嗜血杆菌、大肠埃希杆菌、铜绿假单胞菌等。

（3）厌氧杆菌如：棒状杆菌、梭形杆菌等。

2. 病毒性肺炎　如腺病毒、呼吸道合胞病毒、流感病毒、麻疹病毒、巨细胞病毒、单纯疱疹病毒等。

3. 支原体肺炎　由肺炎支原体引起。

4. 真菌性肺炎　如白色念珠菌、曲菌、隐球菌、放线菌等感染。

5. 其他病原体所致肺炎　如立克次体（如 Q 热立克次体）、衣原体（如鹦鹉热衣原体）、弓形虫（如鼠弓形虫）、原虫（如卡氏肺孢子虫）、寄生虫（如肺包虫、肺吸虫、肺血吸虫）等。

在上述众多病因中，细菌性肺炎最为常见，约占肺炎的80%。在医院内感染所致细菌性肺炎中，肺炎球菌约占30%，金黄色葡萄球菌占10%，而需氧革兰氏阴性杆菌（铜绿假单胞菌、肺炎克雷伯杆菌、流感嗜血杆菌、肠原杆菌、硝酸盐阴性杆菌等）则增至约

50%，其余为耐青霉素 G 的金黄色葡萄球菌、真菌和病毒。一些以往较少报道的病原体（如军团菌、卡氏肺孢子虫、衣原体等）相继出现，一些非致病菌也在适宜条件下成为机会致病菌。住院患者多数免疫功能低下，加之抗癌药物、免疫抑制剂的使用等，以及多种医源性因素（如留置各种导管、辅助呼吸、雾化吸入等的污染）和抗生素的不恰当使用，以致病原体更趋复杂多变。革兰氏阴性杆菌肺炎的病死率仍较高（30% ~ 40%），老年及重危患者尤为难治。住院患者有的已有严重创伤、多脏器衰竭、营养不良和酸碱及电解质平衡紊乱，故诊治肺炎的同时还要全面兼顾，采取综合措施。

物理化学和过敏因素亦可引起肺炎。放射线可以损伤肺组织，表现为炎性反应，可以发生肺广泛纤维化。吸入化学物质，包括刺激性气体和液体，可以发生支气管及肺损伤，严重的化学性肺炎可发生呼吸衰竭或呼吸窘迫综合征。机体对某些过敏原（外界侵入的、感染性的或自身免疫性的）发生变态反应或异常免疫反应，肺部形成嗜酸性粒细胞浸润症，可为斑片、云雾状散在或游走性病灶，血嗜酸性粒细胞增多，伴有或轻或重的呼吸系统症状。

【解剖分类】

1. 大叶性（肺泡性）肺炎　病原菌先引起肺泡炎变，然后通过肺泡间孔向其他肺泡蔓延，以致肺段的一部分或整个肺段、肺叶发生炎变。典型病例表现为肺实变，而支气管一般未被累及。

2. 小叶性（支气管性）肺炎　病原体通过支气管侵入，引起细支气管、终末细支气管和肺泡的炎症，常继发于其他疾病，如支气管炎、支气管扩张、上呼吸道病毒感染，以及长期卧床的重危患者。支气管腔内有分泌物，故常闻及湿啰音，无实变的体征和 X 线征象。由于下叶常受累，X 线显示为沿着肺纹理分布的不规则斑片状阴影，边缘密度浅而模糊。

3. 间质性肺炎　以肺间质为主的炎症，可由细菌或病毒引起，多并发于小儿麻疹和成人慢性支气管炎。支气管壁和支气管周围受累，有肺泡壁增生和间质水肿。由于病变在肺的间质，故呼吸道症状轻，异常体征也不多。X 线表现为一侧或双侧肺下部的不规则条索状阴影，从肺门向外伸展，可呈网状，其间有许多小片肺不张阴影。

二、肺炎球菌肺炎

肺炎球菌肺炎由肺炎球菌或称肺炎链球菌所引起，临床常见，居社区获得性肺炎首位，占院外感染肺炎中的 50% 以上。肺段或肺叶呈急性炎性实变，患者有寒颤、高热、胸痛、咳嗽和血痰等症状。近年来，由于抗菌药物的广泛应用，临床上轻症或不典型病较为多见。

【病因、发病机制和病理】

肺炎球菌为革兰氏阳性球菌，常成对（肺炎双球菌）或呈链状排列（肺炎链球菌），菌体外有荚膜，荚膜多糖体具有特异抗原性，根据血清试验现已知有 86 个亚型，成人致病菌多属 1～9 及 12 型，以 3 型毒力最强，而儿童中为 6、14、19 及 23 型，这些细菌为上呼吸道正常菌群，只有当免疫力降低时方始致病。少部分发生菌血症或感染性休克，若未及时恰当治疗，可导致死亡。

肺炎球菌在干燥痰中能存活数月，但阳光直射 1h，或加热至 52℃，10min，即可灭菌，对石炭酸等消毒剂亦甚敏感。

发病以冬季和初春为多，这与呼吸道病毒感染流行有一定关系。患者常为原先健康的青壮年人以及老人和婴幼儿，男性较多见。吸烟者、痴呆者及充血性心衰、慢性病、慢支炎、支气管扩张、免疫缺陷患者均易受肺炎球菌侵袭。多数患者先有轻度上呼吸道病毒感染，或者受寒、醉酒或全身麻醉史，使呼吸道防御功能受损，细菌被吸入下呼吸道，在肺泡内繁殖。肺炎球菌不产生毒素，不引起原发性组织坏死或形成空洞，其致病力是由于含有高分子多糖体的荚膜对组织的侵袭作用，首先引起肺泡壁水肿，迅速出现白细胞和红细胞渗出，含菌的渗出液经 Cohn 孔向肺的中央部分扩散，甚至延及几个肺段或整个肺叶。因病变开始于肺的外周，故叶间分界清楚，且容易累及胸膜。病理改变有充血期、红肝变期、灰肝变期和消散期，表现为肺组织充血水肿，肺泡内浆液渗出，红、白细胞浸润，吞噬细菌，继而纤维蛋白渗出物溶解、吸收，肺泡重新充气。实际上四个病理阶段并无绝对分界，在使用抗生素的情况下，这种典型的病理分期已不多见，病变消散后肺组织结构多无损坏，不留纤维瘢痕。极个别患者肺泡内纤维蛋白吸收不完全，甚至有成纤维细胞形成，形成机化性肺炎，老人及婴幼儿感染可沿支气管分布（支气管肺炎）。若未及时使用抗生素，5%～10% 可并发脓胸，15%～20% 细菌经淋巴管、胸导管进入血循环，形成肺外感染如胸膜炎、关节炎、心包炎、心内膜炎、腹膜炎、中耳炎等。

【临床表现】

潜伏期 1～2d，患者常有受凉、淋雨、疲劳、醉酒、精神刺激、病毒感染史，半数病例有数日的上呼吸道感染的先驱症状。起病多急骤，有高热，半数伴寒颤，体温在数小时内可以升到 39～40℃，高峰在下午或傍晚，呈稽留热型，与脉率相平行。患者感全身肌肉酸痛，患侧胸部疼痛，可放射到肩部、腹部，咳嗽或深呼吸时加剧。痰少，可带血丝或呈铁锈色。胃纳锐减，偶有恶心、呕吐、腹痛或腹泻。有头痛、乏力、肌肉酸痛、黄疸等，易与急性胃肠炎混淆。

患者呈急性病容，面颊绯红，皮肤干燥，口角和鼻周可出现单纯性疱疹。当肺炎病变广泛，通气/血流比例减低，出现低氧血症，表现为气急、发绀。有败血症者，皮肤和黏膜可有出血点，巩膜黄染。颈有阻力提示可能累及脑膜。心率增快，有时心律不齐；早期肺部体征无明显异常，仅有胸廓呼吸运动幅度减小，叩诊轻度浊音，呼吸音减低和有胸膜摩擦音。发病 2～3d 进入实变时有典型的体征，如叩诊浊音、语颤增强和支气管呼吸音。消散期可闻及湿啰音，因延及胸膜而致胸痛，为刺痛，随呼吸、咳嗽加剧，亦使呼吸变为浅速。重症可伴肠胀气，上腹部压痛可能由于炎症累及膈胸膜外周所致。严重感染可伴发休克、弥散性血管内凝血、成人呼吸窘迫综合征和神经症状，如神志不清、烦躁不安、嗜睡、谵妄、昏迷等，须密切观察，积极救治。

本病自然病程大致 1~2 周，发病第 5~10d 时，发热可以自行骤降或逐渐减退。

使用有效的抗菌药物可使体温在 1~3d 内恢复正常，患者顿觉症状消失，逐渐恢复健康。

【并发症】

肺炎球菌肺炎的并发症近年来已较少见。严重败血症或毒血症患者可并发感染性休克，有高热（但也有体温不升）、血压下降、四肢厥冷、多汗、口唇青紫。并发心肌炎时心动过速，出现心律失常，如早搏、阵发性心动过速或心房纤颤。并发胸膜炎时，胸液为浆液纤维蛋白性渗出液，偶可发生脓胸、心包炎、心内膜炎等。

【实验室检查】

血白细胞计数多数在 （10~20） ×10^9/L，中性粒细胞多在 80% 以上，并有核左移或胞质内可见毒性颗粒，年老体弱、酗酒、免疫力低下者的白细胞计数常不增高，但中性粒细胞百分比仍高。在抗菌药物使用前做血培养，20% 可呈阳性。痰涂片检查有大量中性粒细胞和革兰氏阳性成对或短链状球菌，在细胞内者更有意义。痰培养 24~48h 可以确定病原体。聚合酶链反应（PCR）检测和荧光标记抗体检测可提高病原学诊断率。为了避免痰标本污染，可在漱口后采集深咳痰液，或经纤支镜用防污染刷采集标本或支气管肺泡灌洗液标本，能灵敏检出细菌，但不能作为常规方法。

早期仅见肺纹理增粗或受累的肺段、肺叶稍模糊。由于肺泡内充满炎性渗出物，在实变阴影中可见支气管气道征，近年来，典型的大叶实变已较少见肋膈角可有少量胸腔积液征。在肺炎消散期，X 线显示炎性浸润逐渐吸收，可有片状区域吸收较早，呈现"假空洞"征。多数病例在起病 3~4 周后才完全消散，老年人病灶消散较慢，有可能发展为机化性肺炎，X 线表现为外形不整齐、内容不均匀的致密阴影。

【诊断】

有典型症状、体征的病例，再经胸部 X 线检查，不难诊断

【鉴别诊断】

1. 肺结核　急性结核性肺炎临床表现与肺炎球菌肺炎相似，X 线亦有肺实变，但结核病常有低热、乏力症状，病程长，患者一般情况差，痰内可找到结核杆菌。X 线显示病变多在肺尖或锁骨上下，密度不均，历久不消散，且可形成空洞和肺内播散，而肺炎球菌肺炎经青霉素治疗 3~5d，体温多能恢复正常，肺内炎症也较快被吸收。

2. 其他病原体引起的肺炎　葡萄球菌肺炎和克雷伯杆菌肺炎的临床表现均较严重。革兰氏阴性杆菌肺炎多见于体弱、心肺慢性疾病或免疫缺损患者，多为院内继发感染。痰和（或）血的细菌阳性培养是诊断不可缺少的依据。病毒性和支原体肺炎一般病情较轻，白细胞常无明显增加，临床病程、痰液病原体分离和血液免疫学试验对诊断有重要意义。

3. 急性肺脓肿　早期临床表现与肺炎球菌肺炎相似，但随着病程的发展，高热、咳嗽，大量脓臭痰为肺脓肿的特征，致病菌有金葡球菌、克雷伯杆菌及其他革兰氏阴性杆菌

和厌氧菌。X线显示脓腔和液平，较易鉴别。

4. 肺癌　少数周围型肺癌X线影像颇似肺部炎症，但一般不发热或仅有低热，周围血白细胞计数不高，痰中找到癌细胞可以确诊。肺癌可伴发阻塞性肺炎，经抗生素治疗后炎症消退，肿瘤阴影渐趋明显，或者伴发肺门淋巴结肿大，肺不张。对于有效抗生素治疗下炎症久不消散，或者消散后又复出现者，尤其是年龄较大的患者，要注意观察，有时需X线体层摄片，CT、MRI检查，痰脱落细胞和纤支镜检查等，以免耽误诊断。肺癌多发生于40岁以上男性，男女发病比率为2:1。

5. 其他疾病　肺炎伴有胸痛时，需与渗出性胸膜炎、肺梗死鉴别。胸腔积液体征和X线有其特征。肺梗死有静脉血栓形成的基础，咯血较多见，很少出现口角疱疹。下叶肺炎有时出现腹部症状，应以X线和其他检查与膈下脓肿、胆囊炎、胰腺炎和阑尾炎等进行鉴别。

【治疗】

1. 抗菌药物治疗　一经诊断，应立即开始抗生素治疗，不必等待细菌培养结果。对肺炎球菌肺炎，青霉素G为首选，轻症可用红霉素，亦可用林可霉素。重症患者还可改用其他第一代或第二代头孢菌素或氟喹诺酮类药物。

2. 支持疗法　患者应卧床休息，注意保暖，注意足够蛋白质、热量和维生素等的摄入，观测呼吸、心率、血压及尿量，注意可能发生的休克。鼓励饮水每日 1～2L。轻症患者不需常规静脉输液，确有失水者可输液，保持尿比重在 1.020 以下，血清钠保持在145mmol/L 以下。由于发热使水分及盐类缺失较多，故一般用1/4～1/2 生理盐水加5%葡萄糖水静滴。中等或重症患者（$PaO_2 < 8.0$kPa，即 <60mmHg 或有发绀）应给氧；若呼吸衰竭进行性发展，须考虑气管插管、气管切开及机械呼吸。腹胀、鼓肠可用腹部热敷和肛管排气，如果有明显的麻痹性肠梗阻或胃扩张，应停止口服药物而用胃肠减压，直到肠蠕动恢复。烦躁不安、谵妄、失眠者，可服安定5mg 或水合氯醛1～1.5g，禁用抑制呼吸的镇静剂。

3. 并发症的处理　用适当抗菌药物后，高热一般在 24h 内消退，或数日逐渐下降。体温再升或 3d 后仍不退者，应考虑肺炎球菌的肺外感染，如脓胸、心包炎或关节炎等。

4. 感染性休克治疗　应注意以下几个方面：

（1）补充血容量：只有当血容量得到适当补充后，血管活性药物的作用才能有效地发挥。一般先输给低分子右旋糖酐或平衡盐液以维持血容量，减低血液黏稠度，预防血管内凝血。有明显酸中毒者，可加用5%碳酸氢钠。

（2）血管活性物质的应用：输液中加入适量血管活性药物（如多巴胺、异丙肾上腺素、间羟胺），使收缩压维持在 12～13.33kPa（90～100mmHg）左右，然后逐渐减量，但感染性休克时，往往小血管强烈收缩，外周阻力增加，心输出量下降，致使组织血液灌流减少。故在补充血容量的情况下，血管扩张药（α 受体阻滞剂苄胺唑啉，β 受体兴奋剂异丙基肾上腺素、去甲肾上腺素、多巴胺）能改善微循环，使皮肤变暖，肤色变红，脉压差增宽。当休克并发肾衰竭时，可用利尿药，合并心衰时可酌用强心剂，西地兰静注。

（3）控制感染：加大青霉素剂量，每日400万～1 000万U静脉滴注，亦可用头孢唑啉或2～3种广谱抗生素联用。对病因不明的严重感染（如败血症、胸膜炎）可单用头孢他啶、头孢曲松，待确定病原菌后再做适当调整。

（4）糖皮质激素的应用：对病情严重，抗生素和血管活性药不能控制时，可静滴氢化可的松100～200mg或地塞米松5～10mg。

（5）纠正水、电解质和酸碱紊乱：输液不宜太快，以免发生心力衰竭和肺水肿。输新鲜血较库存血为好。随时监测和纠正钾、钠和氯紊乱以及酸、碱中毒。

（6）补液过多过速或伴有中毒性心肌炎时易出现心功能不全：应减慢输液，用毒毛花苷K或毛花苷C静脉注射。

【预后】

肺炎球菌肺炎预后良好，但有以下因素存在时预后差：年老，原先患有慢性心、肺、肝、肾疾病者；体温和白细胞计数不高者以及免疫缺陷者；病变广泛、多叶受累者；并发症严重如有周围循环衰竭者。

三、葡萄球菌肺炎

【概述】

葡萄球菌肺炎是由葡萄球菌所引起的急性肺部化脓性感染，可分为原发性（吸入性）及继发性（血源性）两种。常发生于免疫功能已经受损的患者，如糖尿病、血液病（白血病、淋巴瘤、再障等）、艾滋病、肝病、营养不良、酒精中毒以及原已患有支气管－肺病者。儿童患流感或麻疹时，葡萄球菌可经呼吸道入侵而引起肺炎，若未给予恰当治疗，病死率较高。皮肤感染灶（痈、疖、毛囊炎、蜂窝织炎、伤口感染）中的葡萄球菌亦可经血循环而产生肺部感染，细支气管往往受阻而伴发气囊肿，尤多见于儿童患者。葡萄球菌肺炎临床中毒症状严重，病情较重，可导致组织破坏，空洞形成肺脓疡，脓肿可以溃破而引起气胸、脓胸或脓气胸，有时还伴发化脓性心包炎、胸膜炎等。

【病因】

葡萄球菌为革兰氏阳性球菌，有金黄色葡萄球菌（简称金葡菌）和表皮葡萄球菌两类，前者可引起全身多发性化脓性病变，血浆凝固酶使细菌周围产生纤维蛋白，保护细菌不被吞噬。凝固酶阴性的葡萄球菌为条件致病菌。

【临床表现】

本病起病多急骤，有高热、寒颤、胸痛、呼吸困难、咳痰症状，痰为脓性，量多，带血丝或呈粉红色乳状。病情严重者可早期出现周围循环衰竭。院内感染病例起病稍缓慢，但亦有高热、脓痰等。肺部X线显示肺段或肺叶实变，或呈小叶样浸润，其中有单个或多发的液气囊腔。X线阴影的易变性是金葡菌肺炎的另一重要特征。

【诊断】

根据全身毒血症状、咳嗽、脓血痰、白细胞计数明显增高、中性粒细胞比例增加进行诊断，核左移并有毒性颗粒，X线表现片状阴影伴有空洞和液平，可见肺气囊，常伴有胸腔积液，可作出初步诊断。确诊有赖于痰的阳性细菌培养。

【治疗】

应在早期将原发病灶清除引流，同时选敏感抗菌药物。医院外感染的金葡菌肺炎，首先用苯唑青霉素。对于院内感染和部分院外发病者，多为凝固酶阳性的金葡菌，90%以上产生青霉素酶，应予耐酶的半合成青霉素或头孢菌素，如甲氧西林、苯唑西林（新青霉素Ⅱ）、头孢呋辛钠等，合并使用氨基糖苷类如阿米卡星等，亦有较好疗效。对甲氧西林亦耐药的金葡菌称甲氧西林耐药株（MRSA），可用万古霉素治疗，静脉滴注，亦可用万古去甲霉素。重度混合感染可使用第三代头孢菌素、氟喹诺酮类等，此外利福平、磷霉素、红霉素等对葡萄球菌肺炎亦有一定疗效。

四、克雷伯杆菌肺炎

【概述】

克雷伯杆菌肺炎亦称肺炎杆菌肺炎，是由肺炎克雷伯杆菌引起的急性肺部炎症，多见于老年、营养不良、慢性酒精中毒、已有慢性支气管－肺疾病和全身衰竭的患者。

【病因】

肺炎克雷伯杆菌为革兰氏阴性杆菌，常存在于人体上呼吸道和肠道，当机体抵抗力降低时，便经呼吸道进入肺内而引起大叶或小叶融合性实变，以上叶右肺较为多见。病变中渗出液黏稠而重，致使叶间隙下坠。细菌具有荚膜，在肺泡内生长繁殖时，引起组织坏死、液化，形成单个或多发性脓肿。病变累及胸膜、心包时，可引起渗出性或脓性积液，偶可引起血行播散和脑膜炎，易于机化，纤维素性胸腔积液可早期出现粘连。

【临床表现】

本病起病急剧，有高热、畏寒、咳嗽、痰量多和胸痛表现，严重者可有发绀、气急、心悸症状，约半数患者有畏寒，可早期出现休克。临床表现类似严重的肺炎球菌肺炎，但痰呈黏稠脓性、量多、带血，呈灰绿色或砖红色，可有血痰，呈胶冻状。X线显示肺叶或大叶实变，有多发性蜂窝状肺脓肿，叶间隙下坠。克雷伯杆菌肺炎的预后差，病死率高。

【诊断】

本病确诊有待于痰的细菌学检查，并与葡萄球菌、结核菌以及其他革兰氏阴性杆菌所引起的肺炎相鉴别。年老、白细胞减少、菌血症及原有严重疾病患者预后较差。

【治疗】

及早使用有效抗生素是治愈的关键，原则为第二、第三代头孢菌素联合氨基糖苷类抗生素，如头孢噻肟钠或头孢他啶静滴合并阿米卡星或妥布霉素肌注或静滴。亦可选择哌拉西林钠与氨基糖苷类联用，部分病例使用氟喹诺酮类、氯霉素、四环素及 SMZ-TMP 亦有效。除抗生素治疗外，支持疗法、对症治疗也不容忽视。

五、军团菌肺炎

【概述】

军团菌病是由革兰染色阴性的嗜肺军团杆菌引起的一种以肺炎为主的全身性疾病。

【临床表现】

起病缓慢，也可经 2～10d 潜伏期而急骤发病。本病可呈暴发流行，患者可有乏力、肌痛、头痛和高热寒颤。痰量少、黏性、可带血，也可有恶心、呕吐和水样腹泻等胃肠道症状。严重者有神经精神症状，如感觉迟钝、谵妄，并可出现呼吸衰竭和肾小球肾炎、心内膜肾炎、腹膜肾炎、弥散性血管内凝血、肾衰等并发症和休克。

【诊断】

1. X 线胸片　早期显示片状肺泡浸润，继而肺实变，下叶较多见，单侧或双侧病变，可为大片状阴影，亦可为斑点状、结节状、条索状等。病变进展迅速，可伴有胸腔积液，脓肿与空洞仅见于免疫抑制患者。

2. 实验室检查　周围血白细胞计数正常或稍增高，嗜中性粒细胞核左移。尿可有蛋白、血尿或管型。一般白细胞数减少者预后差。支气管抽吸物、胸液、支气管肺泡灌洗液作 Ciemsa 染色可以查见细胞内的军团杆菌。

【治疗】

首选红霉素，每日 1～2g，分 4 次口服，重症以静脉给药，用药 2～3 周。新型大环内酯类药物，如阿奇霉素抗菌作用强于红霉素。利福平对军团菌有抑制作用，但易产生耐药性，不能单独使用，10mg/（kg·d），一次口服。氟喹诺酮类药物是杀菌剂，在有免疫抑制或症状严重的病例是首选药物，氨基糖苷类和青霉素、头孢菌类抗生素对本病无效。

六、肺炎支原体肺炎

【概述】

肺炎支原体肺炎是由肺炎支原体所引起的呼吸道感染疾病，有咽炎、支气管炎和肺炎。肺炎支原体是能在无细胞培养基上生长的最小微生物之一，平均直径 125～150μm，无细胞壁，支原体经口、鼻的分泌物在空气中传播，引起散发的呼吸道感染或者小流行。

【临床表现】

本病约占非细菌性肺炎的 1/3 以上，或各种原因引起的肺炎的 10%，常于秋季发病，好发于青少年。一般起病缓慢，有乏力、咽痛、咳嗽、发热、纳差、肌痛等，半数病例无症状。2～3d 后，出现明显的呼吸道症状，如阵发性刺激性咳嗽，干咳或少量黏痰。少数病例发生少量胸腔积液，极少数病例伴发中枢神经症状，亦有心包炎、心肌炎、肝炎、关节炎、血小板减少性紫癜等并发症。查体咽部中度充血，颈淋巴结可肿大，少数有斑丘疹、红斑，肺部闻及干湿啰音。X 线显示，肺部多种形态的浸润影，呈节段性分布，以肺下野为多见，有的从肺门附近向外伸展，呈现浅淡、边缘模糊阴影，偶见大叶性分布病变，少数可见胸腔积液。支原体肺炎可在 3~4 周自行消散，早期使用适当的抗生素可以减轻症状，缩短病程。

【实验室检查】

一般周围血白细胞总数正常或稍增多，以中性粒细胞为主。起病后 2 周，约 2/3 患者冷凝集试验阳性，滴定效价大于 1:32，特别是当滴度逐步升高时，4 倍以上有诊断价值。约半数患者对链球菌 MG 凝集试验阳性。诊断的进一步证实有赖于血清中支原体 IgM 抗体的测定。抗原检测可用 PCR 法，但试剂药盒还有待改进，以提高敏感性和特异性。本病轻型须与病毒性肺炎、军团菌肺炎相鉴别。病原体分离阳性和血清学试验对鉴别诊断很有帮助。

【治疗】

首选红霉素，成人每日剂量2g，分3次口服。罗红霉素每日0.3g，分2次口服或阿奇霉素每日0.5g，每日一次，共3d，效果亦佳。治疗一般持续2~3周，支原体灭活疫苗的预防效果差。

（谢睿）

第六节　气　胸

空气进入胸膜腔称为气胸。此时胸膜腔内压力升高，甚至由负压变成正压，使肺脏压缩，静脉回心血流受阻，产生不同程度的肺、心功能障碍。

气胸分为人工气胸，外伤性气胸和自发性气胸三大类。临床上最常见的气胸即为自发性气胸，也是本节讨论的重点。

【病因及发病机理】

自发性气胸分原发性和继发性两类。原发性自发性气胸亦称特发性气胸，常规 X 线检查无明显肺部疾病，多见于 20~40 岁瘦长男性，气胸发生可能与肺尖胸膜下肺大泡有关。继发性自发性气胸，较常见于阻塞性肺气肿或炎症后纤维病灶，细支气管半阻塞，形成肺大泡，在咳嗽或肺内压增高时胸膜脏层破裂而发病。

另外，食管等邻近器官穿孔破入胸腔、子宫内膜异位症、应用正压人工通气、长期应用皮质激素等也可引起气胸。

自发性气胸的临床类型：

1. 闭合性气胸　气胸发生后，肺脏萎陷，胸膜裂口自行闭合，不再漏气。

2. 开放性气胸　因胸膜间粘连牵拉，致裂口持续开启，测压时随呼吸变化，胸内压在零上下波动，抽气后压力并不降低。

3. 张力性气胸　胸膜裂口呈单向活瓣，吸气时气体进入胸腔，呼气时裂口闭合，胸腔内积气不能随呼气排出体外，结果胸膜腔内压力持续性升高，使肺受压，纵隔向间侧移位，甚至严重影响心脏血液回流，可出现循环障碍而危及生命。

【临床表现】

发病前常有持重物、屏气、剧烈咳嗽等诱因存在，少数患者可在睡眠中发病。典型症状为突发一侧胸痛，继而胸闷、气促，可有刺激性咳嗽，如果气量较大或原已有严重肺部疾病，可出现明显呼吸困难，不能平卧。张力性气胸时患者有紫绀、烦躁、窒息感及休克、意识障碍等表现。

自发性气胸典型体征有：患侧胸廓饱满，气管向健侧移位，病例叩诊呈鼓音，语音震颤及呼吸音减弱或消失，右侧气胸，肝浊音界下降，左侧气胸心界叩诊界线不清。部分患者心前区可闻及与心搏一致的"碾扎"音（Hamman's征）。

【实验室检查】

X线检查是诊断气胸最可靠的方法。在直接显示气胸特征同时，可了解肺压缩程度、有无胸膜粘连、纵隔移位、胸腔积液，以及有无原发性支气管、肺及胸膜病变。气胸时肺脏萎缩，其外缘可见一细线条为肺组织与气胸的分界线，气胸线以外透亮度增高，肺纹理消失，健侧肺呈代偿性肺气肿征象。危重患者卧位平片，可见患侧肋隔角变深、锐利（深沟征），应注意有气胸可能，可加做侧卧位胸片进一步确诊。

诊断性穿刺抽气及测压。

血气分析有助于了解气胸的严重程度。

【诊断】

1. 典型的临床症状、体征。

2. X线检查患侧气胸征象及对侧代偿性肺气肿，纵隔移位。

3. 诊断性穿刺抽出大量气体，部分患者胸内压增高。

4. 可能有慢性支气管、肺及胸膜疾病史。

【治疗】

自发性气胸治疗原则在于根据气胸不同类型及肺压缩情况适当排气，解除胸腔积气对呼吸循环造成的不良影响，使肺尽早复张，同时治疗并发症及原发病。

（一）一般治疗

包括限制活动、止痛、镇咳、吸氧等。症状不明显、积气低于20%的闭合性气胸，经上述治疗胸腔气体可自行吸收，每日吸收约1%～1.5%。对无禁忌证患者可吸入高浓度氧，以加快积气吸收。每周复查胸片，观察气体吸收情况直至完全吸收。

（二）胸穿抽气

对于积气量较多的闭合性气胸可行胸穿人工抽气。胸穿时患者应坐位或半卧位，常规取患侧第二肋间锁骨中线处偏外0.5～1.0cm行胸穿抽气，每次抽气不超过1L。每日或隔日抽气1次，至肺大部复张，少量残余气体可自行吸收。该方法治疗气胸复发率高，且有一定危险性，目前许多国家已不把胸穿抽气作为常规标准方法。

（三）闭式引流

水封瓶闭式引流是治疗气胸效果较理想的方法，适应证包括：张力性气胸、开放性气胸、症状明显积气较多的气胸、继发性自发性气胸、持续正压通气并发气胸、液气胸、对侧有气胸史以及双侧气胸的患者。

闭式引流插管部位一般多取锁骨中线第2肋间或腋前线外侧第4、5肋间，如果胸膜粘连则应根据X线检查确定插管部位，然后在局麻下沿肋骨上缘平行做1.5～2cm皮肤切口，用套管针穿刺进入胸膜腔，拔出针芯，通过套管将灭菌胶管插入胸腔，导管固定后，另一端置于水封瓶液面下1～2cm，胸腔内压力保持在1～2cm以下，若胸腔内积气超过此正压，胸腔内积气便会通过导管从水面逸出，如果引流成功，导管保持通畅，压缩肺脏可在2～3d内全部复张。在导管停止排气后，如患者无气急，可夹管24h观察，如症状不加重，X线检查示肺已全部复张，即可拔出插管。

部分经1～2闭式引流，导管排气不减少，患者症状无改善，或肺无明显复张之患者，可在引流瓶端加用负压吸引闭式引流，采用0.98～1.47kPa负压持续吸引，如12h仍不复张时应查找原因，若肺已完全复张，可持续吸引1～3d，然后夹住引流管，停止负压吸引，观察2～3d，如病情稳定，即可拔除导管。

在引流过程中，水封瓶要放置在低于患者胸壁水平，避免引流瓶内之水返流入胸腔。在插管引流及随后的操作过程中，应注意严格消毒，以免发生继发感染。

（四）手术治疗

适应证：

①闭式引流两周无效；

②同一侧反复发生气胸；

③对侧有气胸史；

④双侧同时发生气胸；

⑤血气胸出血量较大；

⑥首次发作即危及生命者；

⑦张力性气胸负压封闭引流无效；

⑧特殊职业如飞行员、潜水员等。

手术包括胸膜裂口缝合、修补、肺大泡切除等。

（五）胸膜粘连术

对于多次复发性气胸而原有严重肺部疾病或有手术禁忌者，可采用本法治疗。常以50%葡萄糖溶液40～50ml或四环素1g溶于50ml生理盐水中，加2%利多卡因10～20ml，注入胸腔，然后让患者变换体位，形成化学性胸膜炎，使胸膜腔广泛粘连增厚，预防气胸复发。

（六）并发症处理

1. 血气胸　气胸伴胸膜腔内出血系在肺萎缩时胸膜粘连带内血管破裂所致，通常情况下，随着肺复张而出血多能自行停止，如出血较多，闭式引流每小时血量超过 100ml 者，应考虑开胸结扎血管止血。

2. 纵隔气肿和皮下气肿　随着胸膜腔内减压，纵隔气肿和皮下气肿多能自行吸收。而吸入高浓度氧气可加快此过程。纵隔气肿张力过高而影响呼吸循环者，可进行胸骨上窝穿刺或切开排气。

3. 脓气胸　部分细菌性肺炎和干酪性肺炎可并发脓气胸，病情危重，多有支气管胸膜瘘存在。治疗上除加强全身和局部抗感染治疗外，还应根据情况考虑外科治疗。

【疗效标准】

1. 治愈　症状消失，X 线检查胸腔内气体完全吸收，肺已复张。

2. 好转　症状减轻，胸腔内气体明显减少，但尚未完全吸收。

（谢睿）

第七节　呼吸衰竭

一、总论

呼吸衰竭是指各种原因引起的肺通气和（或）换气功能严重障碍，以致在静息状态下不能维持足够的气体交换，导致低氧血症伴（或不伴）高碳酸血症，进而引起一系列病理生理改变和相应临床表现的综合征。明确诊断有赖于动脉血气分析：一般认为在海平面、静息状态、呼吸空气条件下，动脉血氧分压（PaO_2）< 60mmHg，伴或不伴 CO_2 分压（$PaCO_2$）> 50mmHg，并排除心内解剖分流和原发于心排出量降低等致低氧因素，可诊断为呼吸衰竭。

【病因】

1. 气道阻塞性疾病　气管-支气管炎症、痉挛、肿瘤、异物、纤维化瘢痕，如慢性阻塞性肺疾病（COPD）、重症哮喘等引起气道阻塞和肺通气不足，或伴有通气/血流比例失调，导致缺氧和二氧化碳（CO_2）潴留，发生呼吸衰竭。

2. 肺组织病变　各种累及肺泡和（或）肺间质的病变如肺炎、肺气肿、重度肺结核、弥漫性肺纤维化、肺水肿、硅尘着病等可引起肺泡减少、有效弥散面积减少、肺容量减少、肺顺应性降低、通气/血流比例失调，导致缺氧或 CO_2 潴留。

3. 肺血管性疾病　肺动脉栓塞、肺血管炎等可引起通气/血流比例失调或部分静脉血未经过氧合直接流入肺静脉，导致呼吸衰竭。

4. 胸廓胸膜病变　胸廓外伤、畸形、手术创伤致胸膜粘连增厚，大量胸腔积液、气胸等可影响胸廓活动和肺脏扩张，导致通气减少及吸入气体分布不匀，影响换气功能，引起急性呼吸衰竭。

5. 神经中枢及其传导系统和呼吸肌疾患　脑血管疾病、颅脑外伤、脑炎脑肿瘤及镇静催眠剂中毒可直接或间接抑制呼吸中枢。脊髓颈段或高位胸段损伤、脊髓灰质炎、多发性神经炎、重症肌无力、有机磷中毒、吗啡过量、破伤风等可累及呼吸肌功能，造成呼吸肌无力、疲劳导致呼吸动力下降引起肺通气不足。

6. 睡眠呼吸暂停 临床分为三型：阻塞型呼吸暂停最多见，中枢性呼吸暂停（仅占15%），混合型呼吸暂停（以上两种型交替出现）已证明极端肥胖者、慢性高山病、扁桃体肥大等疾病患者睡眠呼吸暂停时间显著延长，并有严重缺氧。呼吸暂停的原因可能为呼吸中枢的驱动力不足，但更多为上呼吸道的阻塞，严重时可引起慢性呼吸衰竭、肺源性心脏病、精神异常等，甚至可危及生命。

【分类】

1. 按照其病理生理和血气分析分类

（1）Ⅰ型呼吸衰竭：仅有缺氧（$PaO_2 < 60mmHg$），不伴 CO_2 潴留（$PaCO_2$ 正常），甚至由于缺氧引起代偿性通气过度，大量排出 CO_2（$PaCO_2$ 低于正常），导致呼吸性碱中毒。

（2）Ⅱ型呼吸衰竭：既有缺氧（$PaO_2 < 60mmHg$），又有 CO_2 潴留（$PaCO_2 > 50mmHg$）。

2. 根据气体交换异常发生持续的时间分类

（1）急性呼吸衰竭：主要指原来肺部正常，由于某些突发致病因素，在短时间引起呼吸衰竭，因机体不能很快代偿［以成人呼吸窘迫综合征（ARDS）为代表］，若不及时抢救，会危及生命。

（2）慢性呼吸衰竭：在原有肺部疾病基础上（尤其常见 COPD），造成呼吸功能的损害逐渐加重，经过长时间病变发展为呼吸衰竭。早期虽然有低氧血症或伴高碳酸血症，但机体通过代偿适应，仍能从事轻的工作和日常生活活动，称为代偿性慢性呼吸衰竭。一旦并发呼吸道感染或有其他诱因，呼吸功能急骤降低，失去代偿能力，即为失代偿性慢性呼吸衰竭，短时间内 PaO_2 显著下降和 $PaCO_2$ 显著升高，又称为慢性呼吸衰竭急性加重。

【发病机制】

人类的呼吸可分为 4 个功能过程，即通气、弥散、灌注、呼吸调节。每一个过程对于维持正常动脉血 PaO_2 和 $PaCO_2$ 均有其特殊作用，各种病因通过引起肺泡通气不足、弥散障碍、肺泡通气/血流比例失调和肺内动 - 静脉解剖分流增加四个主要机制，使通气和（或）换气过程发生障碍，导致呼吸衰竭。临床上单一机制引起的呼吸衰竭很少见，往往是多种机制并存或随着病情的发展先后参与发挥作用。

1. 肺通气不足 正常成人在静息状态下有效肺泡通气量约为 4L/min 时，才能维持正常的肺泡氧分压（PaO_2）和二氧化碳分压（$PaCO_2$）。肺泡通气量减少会引起 PaO_2 下降和 $PaCO_2$ 上升，从而引起缺氧和 CO_2 潴留。呼吸驱动力减弱（主要见于神经肌肉系统疾病）、生理死腔量的增加（如肺实质血管性疾病引起的通气-灌注失调）、气道阻力增加（如 COPD）皆可导致通气障碍。

2. 弥散障碍 系指 O_2、CO_2 等气体通过肺泡膜进行交换的物理弥散过程发生障碍。

气体弥散的速度取决于肺泡膜两侧气体分压差、气体弥散系数、肺泡膜的弥散面积、厚度和通透性，同时气体弥散量还受血液与肺泡接触时间以及心排出量、血红蛋白含量、通气/血流比例的影响。

3. 通气/血流比例失调　血液流经肺泡时，能否保证得到充足的 O_2，充分地排出 CO_2，使血液动脉化，除需有正常的肺通气功能和良好的肺泡膜弥散功能外，还取决于肺泡通气量与血流量之间的正常比例。正常成人静息状态下，通气/血流比值约为0.8。肺泡通气/血流比值失调有下述两种主要形式：

①部分肺泡通气不足：肺部病变如肺泡萎陷、肺炎、肺不张、胸腔积液、气胸、肺水肿等引起病变部位的肺泡通气不足，通气/血流比值减小，部分未经氧合或未经充分氧合的静脉血（肺动脉血）通过肺泡的毛细血管或短路流入动脉血（肺静脉血）中，故又称肺动-静脉样分流或功能性分流；

②部分肺泡血流不足：肺血管病变如肺栓塞，引起栓塞部位血流减少，通气/血流比值增大，肺泡通气不能被充分利用，又称为死腔样通气。

4. 肺内动-静脉解剖分流增加　肺动脉内的静脉血未经氧合直接流入肺静脉，导致 PaO_2 降低，是通气/血流比例失调的特例。在这种情况下，提高吸氧浓度并不能提高分流静脉血的血氧分压。分流量越大，吸氧后提高动脉血氧分压的效果越差，若分流量超过30%，吸氧并不能明显提高 PaO_2。常见于肺动-静脉瘘。

5. 氧耗量增加　发热、寒颤、呼吸困难和抽搐均可增加氧耗量。寒颤时耗氧量可达500ml/min；严重哮喘时，随着呼吸功的增加，用于呼吸的氧耗量可达到正常时的十几倍。

氧耗量增加，肺泡氧分压下降，正常人借助增加通气量以防止缺氧。故氧耗量增加的患者，若同时伴有通气功能障碍，则会出现严重的低氧血症。

【低氧血症和高碳酸血症对机体的影响】

呼吸衰竭时发生的低氧血症和高碳酸血症，除呼吸系统本身异常外，能够影响全身各系统器官的代谢功能甚至使组织结构发生变化。

1. 对中枢神经系统的影响　脑组织耗氧量大，占全身耗氧量的 1/5 ~ 1/4。中枢皮质神经元细胞对缺氧最为敏感。通常完全停止供氧 4 ~ 5min 即可引起不可逆的脑损害。对中枢神经影响的程度与缺氧的程度和发生速度有关。当 PaO_2 降至 60mmHg 时，可以出现注意力不集中、智力和视力轻度减退；当 PaO_2 迅速降至 40 ~ 50mmHg 以下时，会引起一系列神经精神症状，如头痛、不安、定向与记忆力障碍、精神错乱、嗜睡；低于 30mmHg 时，神志丧失乃致昏迷；PaO_2 低于 20mmHg 时，只需数分钟即可造成神经细胞不可逆性损伤。

CO_2 潴留使脑脊液 H^+ 浓度增加，影响脑细胞代谢，降低脑细胞兴奋性，抑制皮质活动；但轻度的 CO_2 增加，对皮质下层刺激加强，间接引起皮质兴奋。CO_2 潴留可引起头痛、头晕、烦躁不安、言语不清、精神错乱、扑翼样震颤、嗜睡、昏迷、抽搐和呼吸抑制，这种由缺氧和 CO_2 潴留导致的神经精神障碍综合征称为肺性脑病，又称 CO_2 麻醉。肺性脑病早期，往往有失眠、兴奋、烦躁不安等症状。除上述神经精神症状外，患者还可表现出木僵、视力障碍、球结膜水肿及发绀等。肺性脑病的发病机制尚未完全阐明，但目前认为低氧血症、CO_2 潴留和酸中毒三个因素共同损伤脑血管和脑细胞是最根本的发病机制。

2. 对循环系统的影响　一定程度的 PaO_2 降低和 $PaCO_2$ 升高，可以引起反射性心率加快、心肌收缩力增强，使心排出量增加。缺氧和 CO_2 潴留时，交感神经兴奋引起皮肤和腹腔器官血管收缩，而冠状血管主要受局部代谢产物的影响而扩张，血流量增加。严重的缺氧和 CO_2 潴留可直接抑制心血管中枢，造成心脏活动受抑和血管扩张、血压下降和心律失常等严重后果。在呼吸衰竭的发病过程中，缺氧、肺动脉高压以及心肌受损等多种病理变化导致肺源性心脏病。

3. 对呼吸系统的影响　低氧血症对呼吸的影响远较 CO_2 潴留的影响为小。低 PaO_2（$<60mmHg$）作用于颈动脉体和主动脉体化学感受器，可反射性兴奋呼吸中枢，增强呼吸运动，甚至出现呼吸窘迫。当缺氧程度缓慢加重时，这种反射性兴奋呼吸中枢的作用迟钝。缺氧对呼吸中枢的直接作用是抑制作用，当 $PaO_2 < 30mmHg$ 时，此作用可大于反射性兴奋作用而使呼吸抑制。

CO_2 是强有力的呼吸中枢兴奋剂，$PaCO_2$ 急骤升高，呼吸加深加快。长时间严重的 CO_2 潴留，会造成中枢化学感受器对 CO_2 的刺激作用发生适应。当 $PaCO_2 > 80mmHg$ 时，会对呼吸中枢产生抑制和麻醉效应，此时呼吸运动主要靠 PaO_2 降低对外周化学感受器的刺激作用维持。因此对这种患者进行氧疗时，如吸入高浓度氧，由于解除了低氧对呼吸的刺激作用，应注意避免造成呼吸抑制。

4. 对肾功能的影响　呼吸衰竭的患者常常合并肾功能不全，若及时治疗，随着呼吸功能的好转，肾功能可以恢复。

5. 对消化系统的影响　呼吸衰竭的患者常合并消化道功能障碍，表现为消化不良、食欲不振，甚至出现胃肠黏膜糜烂、坏死、溃疡和出血。有人观察到老年呼衰并肺心病患者的溃疡病发病率高达 40% 左右。

6. 对酸碱平衡和电解质的影响　严重缺氧可抑制细胞能量代谢的中间过程，如三羧酸循环、氧化磷酸化作用和有关酶的活动，导致能量产生减少，乳酸和无机磷产生增多引起代谢性酸中毒。由于能量不足，体内转运离子的钠泵功能障碍，使细胞内 K^+ 转移至血液，而 Na^+ 和 H^+ 进入细胞，造成细胞内酸中毒和高钾血症。代谢性酸中毒产生的固定酸与缓冲系统中的 HCO_3^- 起作用，产生 H_2CO_3，使组织 CO_2 分压增高。

pH 值取决于 HCO_3^- 与 H_2CO_3 的比值，前者靠肾脏调节（需 $1 \sim 3$ 日），而 H_2CO_3 的调节靠呼吸（仅需数小时）。急性呼吸衰竭时 CO_2 潴留可使 pH 迅速下降，如与代谢性酸中毒同时存在时，可因严重酸中毒引起血压下降、心律失常，乃致心脏停搏。而慢性呼吸衰竭时因 CO_2 潴留发展缓慢，肾减少 HCO_3^- 排出，不致使 pH 明显降低。因血中主要阴离子 HCO_3^- 和 Cl^- 之和相对恒定（电中性原理），当 HCO_3^- 增加时 Cl^- 相应降低，产生低氯血症。

【治疗】

对症治疗选用呼吸兴奋药：

①可拉明3.84mg，肌注，每2h一次；

②氨苯碱0.25g加2%普鲁卡因2ml肌注，每4h一次。重症者可试用各级起搏器。

二、急性呼吸衰竭

【病因】

呼吸系统疾病如严重呼吸系统感染、急性呼吸道阻塞性病变、重度或危重哮喘、各种原因引起的急性肺水肿、肺血管疾病、胸廓外伤或手术损伤、自发性气胸和急剧增加的胸腔积液，导致肺通气或（和）换气障碍；急性颅内感染、颅脑外伤、脑血管病变（脑出血、脑梗死）、电击、化学中毒等直接或间接抑制呼吸中枢；脊髓灰质炎、重症肌无力、有机磷中毒及颈椎外伤等可损伤神经–肌肉传导系统，引起通气不足。上述各种原因均可造成急性呼吸衰竭。若呼吸功能失去代偿，则有明显缺氧和呼吸性酸中毒的危重症状即为急性呼吸衰竭。

【临床表现】

急性呼吸衰竭的临床表现主要是低氧血症和CO_2潴留所致的呼吸困难和多器官功能障碍。

1. 呼吸困难　是呼吸衰竭最早出现的症状。多数患者有明显的呼吸困难，可表现为频率、节律和幅度的改变。较早表现为呼吸频率增快，病情加重时出现呼吸困难，辅助呼吸肌活动加强，如三凹征。中枢性疾病或中枢神经抑制性药物所致的呼吸衰竭，表现为呼吸节律改变，如陈-施呼吸、比奥呼吸等。

2. 发绀　是缺氧的典型表现。当动脉血氧饱和度低于90%时，可在口唇、指甲出现发绀。另应注意，因发绀的程度与还原型血红蛋白含量相关，所以红细胞增多者发绀更明显，贫血者则发绀不明显或不出现。严重休克等原因引起末梢循环障碍的患者，即使动脉血氧分压尚正常，也可出现发绀，称作外周性发绀。而真正由于动脉血氧饱和度降低引起的发绀，称作中央性发绀。发绀还受皮肤色素及心功能的影响。

3. 精神神经症状　急性缺氧可出现精神错乱、躁狂、谵妄、昏迷、抽搐等症状。

4. 循环系统表现　多数患者有心动过速、血压升高。严重低氧血症、酸中毒可导致心肌损害，亦可引起周围循环衰竭、血压下降、心律失常、心跳停止。也可导致肺动脉高压，这是造成肺心病的主要原因。

5. 消化和泌尿系统表现　严重呼吸衰竭对肝、肾功能都有影响，部分病例可出现丙氨酸氨基转移酶与血浆尿素氮升高；个别病例可出现尿蛋白、红细胞和管型。因胃肠道黏膜屏障功能损伤，导致胃肠道黏膜充血水肿、糜烂渗血或应激性溃疡，引起上消化道出血。

【诊断】

呼吸衰竭因病因不同，病史、症状、体征和实验室检查结果都不尽相同。除原发疾病和低氧血症导致的临床表现外，呼吸衰竭的诊断主要依靠血气分析，尤其是 PaO_2 和 $PaCO_2$ 的测定。

1. 动脉血气分析　呼吸衰竭的诊断标准是在海平面、标准大气压、静息状态、呼吸空气条件下，$PaO_2 < 60mmHg$，伴或不伴 $PaCO_2 > 50mmHg$。单纯 $PaO_2 < 60mmHg$ 为 I 型呼吸衰竭；若伴有 $PaCO_2 > 50mmHg$，则为 II 型呼吸衰竭。pH 可反映机体的代偿状况，有助于对急性或慢性呼吸衰竭进行鉴别。当 $PaCO_2$ 升高、pH 正常时，称为代偿性呼吸性酸中毒；若 $PaCO_2$ 升高、$pH < 7.35$，则称为失代偿性呼吸性酸中毒。

2. 肺功能检测　尽管在某些重症患者，肺功能检测受到限制，但肺功能检测有助于判断原发疾病的种类和严重程度。通常的肺功能检测是肺量测定，包括肺活量（VC）、用力肺活量（FVC）、第 1 秒用力呼气量（FEV_1）和呼气峰流速（PEF）等，这些检测简便易行，有助于判断气道阻塞的严重程度。呼吸肌功能测试能够提示呼吸肌无力的原因和严重程度。

3. 胸部影像学检查　包括普通 X 线胸片、胸部 CT 和放射性核素肺通气/灌注扫描等，有助于分析引起呼吸衰竭的原因。

【治疗】

对与呼吸衰竭总的治疗原则，是在保持呼吸道通畅的条件下，纠正缺氧、CO_2 潴留和酸碱失衡所致的代谢功能紊乱，从而为基础疾病和诱发因素的治疗争取时间和创造条件。急性严重呼吸衰竭应针对呼吸衰竭本身和原发疾病同时进行治疗，并配合适当的支持治疗。具体措施应结合患者的实际情况而定。其治疗原则包括下述几个方面：

1. 保持呼吸道通畅　对任何类型的呼吸衰竭，保持呼吸道通畅是最基本、最重要的治疗措施。气道不畅使呼吸阻力增加，呼吸功消耗增多，会加重呼吸肌疲劳；气道阻塞致分泌物排出困难将加重感染，同时也可能发生肺不张，使气体交换面积减少；气道如发生急性完全阻塞，会发生窒息，在短时间内导致患者死亡。

保持气道通畅的方法主要有：

①若患者昏迷应使其处于仰卧位，头后仰，托起下颌并将口打开；

②清除气道内分泌物及异物；

③若以上方法不能奏效，必要时应建立人工气道。人工气道的建立一般有 3 种方法，即简便人工气道、气管插管和气管切开，后二者属气管内导管。简便人工气道主要有口咽通气道、鼻咽通气道和喉罩，是气管内导管的临时替代方式。在病情危重不具备插管条件时应用，待病情允许后再进行气管插管或切开。气管内导管是重建呼吸通道最可靠的方法。气管插管不宜超过 72h，以免引起声带压迫性损伤和喉头水肿。

若患者有支气管痉挛，需积极使用支气管扩张药物，可选用 β_2 受体激动剂、抗胆碱药、糖皮质激素或茶碱类药物等。在急性呼吸衰竭时，主要经静脉给药。

2. 氧疗　通过增加吸入氧浓度来纠正患者缺氧状态的治疗方法即为氧疗。对于急性呼吸衰竭患者，应给予氧疗。确定吸氧浓度的原则是，保证 PaO_2 迅速提高到 60mmHg 或脉搏容积血氧饱和度（SaO$_2$）达 90% 以上的前提下，尽量减低吸氧浓度。氧流量应小于 6L/min，否则患者难以复原。

3. 增加通气量、改善 CO$_2$ 潴留

（1）呼吸兴奋剂：呼吸兴奋剂的使用原则：必须保持气道通畅，否则会促发呼吸肌疲劳，并进而加重 CO$_2$ 潴留；脑缺氧、水肿未纠正而出现频繁抽搐者慎用；患者的呼吸肌功能基本正常；不可突然停药。主要适用于以中枢抑制为主、通气量不足引起的呼吸衰竭，对以肺炎、肺水肿、弥漫性肺纤维化等病变引起的以肺换气功能障碍为主所导致的呼吸衰竭患者，不宜使用。常用的药物有尼可刹米和洛贝林，用量过大可引起不良反应，有恶心、呕吐、肌抽搐、潮红等症状。尼可刹米常用量 1.5~3g，溶于 500ml 葡萄糖静滴。每日总量不得大于 5g，用 3 日无效需停用。多沙普仑对于镇静催眠药过量引起的呼吸抑制和 COPD 并发急性呼吸衰竭的呼吸兴奋有显著效果。

（2）机械通气：当机体出现严重的通气和（或）换气功能障碍时，以人工辅助通气装置（呼吸机）来改善通气和（或）换气功能，即为机械通气。呼吸衰竭时应用机械通气能维持必要的肺泡通气量，降低 PaCO$_2$；改善肺的气体交换效能；使呼吸肌得以休息，有利于恢复呼吸肌的功能。

（3）气管插管的指征因病而异：急性呼吸衰竭患者昏迷逐渐加深，呼吸不规则或出现暂停，呼吸道分泌物增多，咳嗽和吞咽反射明显减弱或消失时，应进行气管插管使用机械通气。机械通气过程中应根据血气分析和临床资料调整呼吸机参数。机械通气的主要并发症为通气过度，造成呼吸性碱中毒；通气不足，加重原有的呼吸性酸中毒和低氧血症；出现血压下降、心输出量下降、脉搏增快等循环功能障碍；气道压力过高，可致气压伤，如气胸、纵隔气肿或间质性肺气肿；有创人工气道长期存在，可并发呼吸机相关肺炎（VAP）。72h 插管无明显改善应进行气管切开术。

近年来，无创正压通气（NIPPV）用于急性呼吸衰竭的治疗已取得了良好效果。经鼻/面罩行无创正压通气，无需建立有创人工气道，简便易行，与机械通气相关的严重并发症的发生率低，但患者应具备以下基本条件：

①清醒能够合作；

②血流动力学稳定；

③不需要气管插管保护（即患者无误吸、严重消化道出血、气道分泌物过多且排痰不利等情况）；

④无影响使用鼻/面罩的面部创伤；

⑤能够耐受鼻/面罩。

4. 病因治疗 如前所述，引起急性呼吸衰竭的原发疾病多种多样，在解决呼吸衰竭本身造成危害的前提下，针对不同病因采取适当的治疗措施十分必要，也是治疗呼吸衰竭的根本所在。

5. 一般支持疗法 电解质紊乱和酸碱平衡失调的存在，可以进一步加重呼吸系统乃致

其他系统器官的功能障碍，并可干扰呼吸衰竭的治疗效果，因此应及时加以纠正。急性呼吸衰竭较慢性呼吸衰竭更易合并代谢性酸中毒，应积极纠正。对重症患者常需转入 ICU，集中人力物力积极抢救。危重患者应监测血压、心率，记录液体出入量。采取各种对症治疗，预防和治疗肺动脉高压、肺源性心脏病、肺性脑病、肾功能不全和消化道功能障碍等。特别要注意防治多器官功能障碍综合征（MODS）。

三、慢性呼吸衰竭

慢性呼吸衰竭多由支气管 - 肺疾病引起，如 COPD、严重肺结核、肺间质纤维化、尘肺等。胸廓和神经肌肉病变如胸部手术、外伤、广泛胸膜增厚、胸廓畸形、脊髓侧索硬化症等，亦可导致慢性呼吸衰竭。

【临床表现】

慢性呼吸衰竭的临床表现与急性呼吸衰竭大致相似，但有以下几个不同方面：

1. 呼吸困难　慢性阻塞性肺疾病所致的呼吸衰竭，病情较轻时表现为呼吸费力伴呼气延长，严重时发展成浅快呼吸。若并发 CO_2 潴留、$PaCO_2$ 升高过快或显著升高以致发生 CO_2 麻醉时，患者可由呼吸过速转为浅慢呼吸或潮式呼吸。

2. 精神神经症状　慢性呼吸衰竭伴 CO_2 潴留时，随 $PaCO_2$ 升高可表现为先兴奋后抑制现象。兴奋症状包括失眠、烦躁、躁动、夜间失眠而白天嗜睡（昼夜颠倒现象），但此时切忌用镇静或催眠药，以免加重 CO_2 潴留，发生肺性脑病。肺性脑病表现为神志淡漠、肌肉震颤或扑翼样震颤、间歇抽搐、昏睡，甚至昏迷等。

3. 循环系统表现　CO_2 潴留使外周体表静脉充盈、皮肤充血、温暖多汗、血压升高、心排出量增多而致脉搏洪大；多数患者有心率加快；因脑血管扩张产生搏动性头痛。

【诊断】

慢性呼吸衰竭的血气分析诊断标准参见急性呼吸衰竭，但在临床上 II 型呼吸衰竭患者还常见于另一种情况，即吸氧治疗后，$PaO_2 > 60mmHg$，但 $PaCO_2$ 仍升高。

【治疗】

治疗原发病、保持气道通畅、恰当的氧疗等治疗原则，与急性呼吸衰竭基本一致。

1. 氧疗　COPD 是导致慢性呼吸衰竭的常见呼吸系统疾病，患者常伴有 CO_2 潴留，氧疗时需注意保持低浓度吸氧 < 35%，防止血氧含量过高。CO_2 潴留是通气功能不良的结果。慢性高碳酸血症患者呼吸中枢的化学感受器对 CO_2 反应性差，呼吸主要靠低氧对颈动脉体、主动脉体化学感受器的刺激来维持。若吸入高浓度氧，使血氧迅速上升，解除了低氧对外周化学感受器的刺激，便会抑制患者呼吸，造成通气状况进一步恶化，使 CO_2 上升，严重时陷入 CO_2 麻醉状态。

2. 机械通气　根据病情选用无创机械通气或有创机械通气。

3. 抗感染　慢性呼吸衰竭急性加重的常见诱因是感染，一些非感染因素诱发的呼吸衰竭也容易继发感染。

4. 呼吸兴奋剂的应用　需要时，慢性呼吸衰竭患者可服用呼吸兴奋剂阿米三嗪 $50\sim100mg$，3 次/d。该药通过刺激颈动脉体和主动脉体的化学感受器使呼吸中枢兴奋，增加通气量。

5. 纠正酸碱平衡失调　慢性呼吸衰竭常有 CO_2 潴留，导致呼吸性酸中毒。呼吸性酸中毒的发生多为慢性过程，机体常常以增加碱储备来代偿，以维持 pH 于相对正常水平。当以机械通气等方法较为迅速地纠正呼吸性酸中毒时，原已增加的碱储备会使 pH 升高，造成对机体的严重危害，故在纠正呼吸性酸中毒的同时，应当同时注意纠正潜在的代谢性碱中毒，通常通过给予患者补充盐酸精氨酸和氯化钾来解决。

6. 合并症的防治　慢性呼吸衰竭常见的合并症是慢性肺源性心脏病、右心功能不全，急性加重时可能合并消化道出血、休克和多器官功能衰竭等，应积极防治。

7. 营养支持　呼吸衰竭患者因摄入热量不足和呼吸功增加、发热等因素，导致能量消耗增加，多数存在混合型营养不良，会降低机体免疫功能，感染不易控制；造成呼吸肌无力和疲劳，以致发生呼吸泵功能衰竭，使抢救失败或病程延长。故抢救时应常规给鼻饲高蛋白、高脂肪、低碳水化物，以及适量多种维生素和微量元素的饮食；必要时作静脉高营养治疗。营养支持应达到基础能量消耗值。

（谢睿）

第八节　阻塞性肺气肿

阻塞性肺气肿（以下称肺气肿）是由慢支或其他原因引起的终末细支气管远端的气腔扩大，同时伴有肺泡壁的破坏。

【病因及发病机制】

慢支及其他肺部疾病反复发作，导致气道阻塞，肺泡过度通气，并使肺泡壁弹性减弱、破坏，形成肺气肿。关于肺气肿的发病机理至今尚未完全阐明，现认为，无论是弹性蛋白酶生成增多或弹性蛋白酶抑制物生成减少或者两者并存，均可导致肺气肿。部分肺气肿患者有家族性，即因先天性遗传缺乏 α_1 抗胰蛋白酶所致。

肺气肿的基本病理变化为肺泡壁的破坏，致使充气间隙扩大而数量减少。

【临床表现及实验检查】

肺气肿的突出症状是逐渐加重的呼吸困难，早期体征不明显，随后出现肺含气过多的一系列体征，临床上分为三型，即气肿型、支气管炎型及混合型。对前两型现列表（见表 1-34）对比如下。

表 1-34　气肿型与支气管炎型肺气肿的区别

	气肿型（A 型、PP 型）	支气管炎型（B 型、BB 型）
病理改变	全小叶型肺气肿	严重支气管炎伴小叶中央型肺气肿
临床表现：		

	气肿型（A 型、PP 型）	支气管炎型（B 型、BB 型）
起病	以呼吸困难为主起病隐袭	以咳嗽为主
一般外貌	消瘦型,四肢凉	肥胖型,四肢暖
年龄	多大于50	多小于50 岁
发绀	轻度或无	显著
咳嗽	轻	重
咳痰	少	多,粘稠
呼吸困难	明显	不明显
呼吸音	减弱	明显减弱
湿性啰音	稀少	多密布
右心衰	晚期发生	多发生
胸部 X 线:		
肺野	肺透亮度增加,肺纹理减少,膈肌低平	正常或纹理增多
心脏	滴状心	心影扩大
肺功能:		
FEV_1(1 秒量)	降低	降低
TLC(肺总量)	增加	正常或轻度增加
FRC(功能残气量)	显著增加	中度增加
RV(残气容量)	显著增加	中度增加
MVV(最大通气量)	显著减少	中度减少
DLOO(CO 弥散量)	下降	正常或下降
肺顺应性(静态 D_{1st})	增加	接近正常
（动态 D_{1dyn}）	正常或稍低	很低
肺弹性回缩力	明显减低	不低
血液检查:		
红细胞压积	多 >45%	多 <50%
PaO_2	休息时轻度降低,运动时显著降低	休息时显著降低
$PaCO_2$	晚期升高	多明显升高
肺动脉高压	正常或轻度升高	多明显升高
心输出量	常低	多接近正常

【诊断】

1. 病史　有慢性支气管炎或支气管哮喘的既往病史；有咳嗽、咳痰并出现逐渐加重的呼吸困难等临床症状。

2. 体征　出现桶状胸，呼吸运动减弱，触诊语颤减弱，叩诊呈过清音，肺下界下降，听诊呼吸音普遍减弱，呼气延长。

3. 胸部 X 线　两肺野透亮度增强，肺血管纹理外带纤细、稀疏，而内带增粗和紊乱，膈肌下降，心影狭长。

4. 肺功能检查　最大通气量低于预计值的80%，残气容积占肺总量的百分比超过40%或1秒钟用力呼气容积占用力肺活量比值低于60%。

【治疗】

肺气肿的治疗基本上与慢性支气管炎相同。除药物对症治疗和防治病因及并发症外，主要是采用康复治疗，改善呼吸功能，提高患者的生活质量。

1. 应用支气管扩张剂　口服或雾化吸入。

2. 呼吸锻炼　主要目的在于通过各种方法改善肺泡通气，提高呼吸耐力，常用方法为：

（1）腹式呼吸：即呼吸时腹部"吸鼓呼瘪"吸与呼时间比为1:2或1:3，缓呼深吸，每分钟呼吸频率8~10次左右，每日2~3次，每次20~30min。

（2）吹气锻炼：最简单的方法是缩唇呼气，用鼻吸气，口呼气，呼气时口唇收拢，似吹口哨样。吸与呼时间比为1:2或1:3。亦可采用吹瓶法锻炼，即将两个盛有水的瓶子串连起来，用力将第一个瓶内的水吹向第二个瓶。

（3）阻力负荷呼吸锻炼：利用肺力泰（吸气阻力器，Piexiglas）锻炼，可增加呼吸肌耐力与肌力。

（4）膈起搏：通过体外膈肌起搏器用电刺激膈神经引起膈肌收缩，改善通气功能。

3. 医疗体育　根据患者情况，因人而异，选用散步、太极拳、登梯、气功等活动，提高患者耐力，但应注意，活动量须从小到大，活动时间逐渐延长。

4. 氧气疗法　慢阻肺患者伴有明显低氧血症时，需给予氧气吸入。

（1）严重劳力性低氧血症患者（$PaO_2 < 40mmHg$）运动时给予低流量氧气吸入，可提高运动耐量。

（2）长期家庭氧疗：指每日吸氧在15h以上，坚持2年半以上。主要适用于休息时亦有严重低氧血症的患者（$PaO_2 < 55mmHg$）。一般由鼻导管给氧1~3L/min，使PaO_2提高到60~80mmHg。已有许多研究表明，长期家庭氧疗不但提高生活质量，而且显著提高生存率。且连续24h吸氧者比夜间吸氧12h肺血管阻力降低更明显，存活率高。现有压缩氧桶、氧浓缩器、液态氧和轻便氧气筒可用于长期家庭氧疗。

5. 营养疗法　阻塞性肺气肿患者的营养问题又重新引起重视。许多研究结果表明，本病患者由于能量的大量消耗和补充不足，大多伴有较严重的营养不良，且病情的严重程度与营养不良的程度密切相关。体重下降明显者，气道阻塞严重，呼吸肌易疲劳而导致呼吸功能不全，生存时间较短，血浆胶体渗透压愈低，气体交换障碍愈明显。营养不良对肺气肿及感染的发生、发展均有促进作用，可影响抗胰蛋白酶的产生，并增强弹性蛋白酶的活性，同时削弱抗氧化系统的作用，使蛋白酶－抗蛋白酶失衡，促进肺气肿的发生、发展。因此，对阻塞性肺气肿患者保持足够的能量供给，有利于控制感染，防治肺气肿，减少急性发作和呼吸衰竭的发生，提高生活质量及存活率。

阻塞性肺气肿患者营养疗法的指征及方法：

（1）体重明显下降≥10％及白蛋白＜30g/L，血清转铁蛋白＜1.5g/L时，即应给予葡萄糖及脂类，补充能量以达到患者基础能量消耗，并注意蛋白质（1.0～2.5g/kg/d）及维生素、盐类等的补充。

（2）并发感染时，除了葡萄糖、脂类、盐类外，特别要补充足够的氨基酸。

【疗效标准】

目前尚无统一疗效标准，如能控制感染及其他并发症，加强体质锻炼，症状缓解则可视为好转，本病病理改变为不可逆性，临床尚无治愈方法。

（谢睿）

第九节　肺　脓　肿

广义而言，各种原因导致的脓性物质在肺实质病损局部积聚均称为肺脓肿。临床上，肺脓肿通常指由于病原微生物导致肺实质局灶坏死、脓腔形成的肺内感染，但不包括结核等分枝杆菌感染导致的局灶坏死、空洞。

【病因及发病机制】

（一）常见诱因

1. 吸入性　意识障碍、食道疾病、口咽及牙周脓肿，易致感染性物质吸入肺内。

2. 支气管阻塞　支气管内肿瘤和异物。

3. 血性传播　如菌血症、败血症。

4. 邻近感染扩散　膈下脓肿或肝脓肿。

5. 肺炎伴发　葡萄球菌、克雷伯杆菌肺炎。

（二）发病机理

机体抵抗力低下或伴发其他组织感染时，致病菌入侵机体，早期在肺组织引起感染性炎症，随后发展至中央性坏死。坏死组织破溃进入支气管后，即形成空洞，同时伴有周围肺组织炎症。局部肺循环栓塞、异物及肿瘤阻塞及压迫，导致局部血供不足，易发生坏死伴发感染形成脓腔。

（三）病原菌

本病大多数为多种细菌混合感染引起。常见的致病菌有梭形杆菌、类杆菌、厌氧球菌、金黄色葡萄球菌及克雷白杆菌等，其他如化脓性链球菌、肺炎链球菌、流感嗜血杆菌、绿脓杆菌、放线菌、嗜肺军团菌、诺卡菌和溶组织阿米巴等，可致肺脓肿。

（四）病理变化

肺脓肿主要病理变化为炎症破坏和部分修复交织，其程度不一，病变组织可迅速坏死液化，形成局限性有脓液的空洞，其外周常有肉芽组织包围。厌氧菌感染时，组织坏死倾向较大，脓液和破坏组织得以部分排出后，空洞壁表面常可见残留坏死组织。

多数肺脓肿为单发性，多发性亦多见于单侧。吸入性肺脓肿病灶出现的部位受重力和支气管解剖位置的影响，平卧位吸入易发生于下叶背段或上叶后段，直立位吸入易发生于右下叶下段，侧位吸入易发生于上叶后前段的腋亚段。

【临床表现】

1. 症状　起病可急可慢，早期出现肺炎症状，如畏寒、乏力、纳差、高烧、咳嗽和胸痛，明显寒颤不常见，若出现，常提示有脓肿形成。脓腔形成后，痰液明显增多，出现腐烂、带有异常臭味的痰液，提示厌氧菌感染。由金葡萄、革兰氏阴性杆菌和阿米巴引起的肺脓肿，起病更为急剧，但腐烂、恶臭痰液不多。

2. 体征　与肺脓肿的大小、部位有关，有时无明显异常体征。脓肿周围常可闻及湿啰音，叩诊可呈浊音或实音，如空洞较大可出现鼓音和空瓮性呼吸音，血源性肺脓肿常为阴性体征，慢性肺脓肿患者可出现慢性病容、贫血、消瘦以及杵状指。

【实验室检查】

（一）X线表现

病变早期可呈现大片浓密模糊浸润阴影，边缘不清；脓肿形成后可显示脓腔和液平，四周多为较浓密炎症浸润影像，恢复期，病灶部位可仅残留少量纤维条索阴影。

（二）白细胞计数及分类

呈急性感染血象，外周血白细胞可高达 $30.0 \sim 40.0 \times 10^9/L$，中性粒细胞升高达90%以上，核左移明显，可有中毒颗粒出现。慢性患者白细胞数稍升高或正常，粒细胞和血红蛋白减少。

（三）细菌学

咯出痰液应立即作培养，一般培养和厌氧培养可有致病菌生长，常有 α 溶血链球菌。奈瑟球菌等，但是否为肺脓肿的致病菌尚需仔细分析，应排除口腔常存菌的污染，血培养有致病菌生长，则有助于血源性肺脓肿的诊断。

【诊断】

（一）吸入性肺脓肿

1. 诱发本病因素，如口腔化脓感染，异物吸入，昏迷等。

2. 起病急、有寒颤、发热、咳嗽、咳粘痰和胸痛等，随后咳大量脓性痰或脓臭痰，体检可闻肺部湿性啰音。

3. 外周血白细胞总数和中性粒细胞均增高，痰液培养有致病菌生长。

4. X线胸片早期可见肺部炎性阴影，继而形成脓腔，脓腔内有液平面，周围有浓密炎性浸润阴影。

（二）血源性肺脓肿

1. 有皮肤创伤感染等化脓性病灶病史。

2. 原有畏寒、高热等全身脓毒血症的症状，以后出现咳嗽、咯痰症状。

3. 周围血白细胞计数增多。

4. 胸部 X 线可见两肺多发性散在小块炎性病灶，或边缘较整齐的球形病灶，其中可见透亮区及液平面。

【治疗】

主要选用合适抗生素和恰当的体位引流方法。

若为吸入性肺脓肿，厌氧菌引起感染，可选择青霉素、氯林可霉素或青霉素加灭滴灵。宜静脉分次给药。当热退、临床症状减轻后，改用口服或肌注治疗，总疗程至少 3～6 周或至胸片显示病灶完全消失或仅残留小的、稳定的病灶，后者可能需要 8～16 周或更长。

金黄色葡萄球菌所致的肺脓肿应选择耐青霉素酶的青霉素类或第一代头孢菌素。若为耐甲氨苯青霉素金葡萄株（MRSA）感染，可考虑选用万古霉素分次静脉滴注，氯霉素疗效不够理想，即使体外培养提示敏感，也不宜作为首选用药。

体位引流可帮助排出脓液，缩短病程，但巨大脓肿引流时，应特别小心，以免污染其他肺叶。当药物加体位引流疗效不佳且又有手术禁忌证，经皮作肺脓肿穿刺引流可能有帮助，但需特别小心，以免脓液污染胸腔造成脓胸。纤支镜检查不仅可帮助诊断不典型肺脓肿，了解有无新生物或异物阻塞支气管，还有助于吸排脓液和局部注射抗生素，促进病灶恢复。

经积极内科治疗，脓腔仍不闭合或出现危及生命的大出血、支气管新生物或阻塞等可考虑手术治疗。外科手术通常作肺叶切除，若并发脓胸，胸腔穿刺引流疗效不佳时，需作胸膜切开引流。

【疗效标准】

1. 治愈　症状、异常体征消失，胸部 X 线检查脓腔消失，周围炎症吸收，病变区残留少许纤维条索状阴影。

2. 好转　体温正常，咳嗽、咯痰明显减轻，胸部 X 线检查炎症和空洞明显缩小。

（谢睿）

第十节　肺 栓 塞

肺血栓栓塞（PTE）是指来自静脉或右心的栓子进入肺循环，造成肺动脉及其分支阻塞所引起的疾病，严重者可使肺循环受阻，脉动脉压急剧增高，引起急性右心扩张和右心功能不全，称为"急性肺源性心脏病"。本病在欧美的发病率较高，据统计，美国每年因 PTE 死亡人数超过 5 万人，亚非各国发病率较低。根据尸检资料国外肺栓塞的总发生率为 5%～14%，国内则为 3%。肺栓塞的临床表现轻重不一，易造成漏诊及误诊，生前获得确诊的仅占 10%～30%，因此，进一步提高对本病认识有重要意义。

【病因及发病机制】

（一）血栓来源

80%～90% 的肺栓塞是由下肢深部静脉系统血栓迁徙所致，源于盆腔静脉、肾静脉、肝静脉，以及锁骨下静脉或上腔静脉长期留置导管处的血栓。有时非血栓物质如脂肪颗粒、羊水、空气、瘤细胞团等亦可引起。据国内报道，有30%左右的栓子来自右心室，特别是心脏病患者合并心肌梗死、心房纤颤、心功能不全时，易发生附壁血栓引起的肺栓塞和肺梗塞（肺栓塞后肺组织缺血、坏死）。

（二）基础疾病

肺栓塞常发生在有基础疾病的患者，我国有学者报道以心脏病最多，占40%，恶性肿瘤（包括白血病）次之，占35%，血栓性静脉炎占13%，感染性疾病占15%，妊娠占4%，骨折占2%，肝硬化占1%。其他基础疾病和病因有烧伤、肾移植、人工气腹、体外循环及镰状细胞贫血等。

（三）诱发因素

血液淤滞、静脉损伤、高凝状态是促进深静脉血栓的三要素。

1. 血液淤滞　长期卧床、肥胖、心功能不全、静脉曲张和妊娠等情况易发生血液淤滞。

2. 静脉损伤　外科手术、创伤及烧伤后常易引起静脉损伤，尤其以盆腔和腹部的恶性肿瘤切除等大手术及下肢较大的矫形手术后更易引起下肢静脉血栓形成和肺栓塞。

3. 高凝状态　某些凝血和纤溶系统异常，易引起静脉血栓和肺栓塞，如抗凝血酶Ⅲ、蛋白C和蛋白S及纤溶系统中某些成分缺乏等。

【临床分类及诊断标准】

（一）分类（Delen 1977 年）

1. 重症

（1）广泛肺栓塞：临床诊断为急性肺源性心脏病。

（2）复发性肺栓塞：临床诊断为血栓栓塞性肺动脉高压症。

（3）弥漫性微小肺栓塞：临床诊断为呼吸窘迫综合征。

2. 轻症

（1）亚广泛性肺栓塞：临床诊断为单发性或多发性肺栓塞。

（2）肺栓塞：临床诊断为肺梗塞。

（二）诊断要点

1. 有易致本病的基础疾病或诱因，如恶性肿瘤、血栓性静脉炎、心脏病、手术、妊娠、长期卧床等病史。

2. 临床表现有发热、出汗、心悸、胸痛、咳嗽、痰中带血等，重者出现呼吸困难、意识丧失，体检可有肺部栓塞区干、湿啰音，血压下降等。

3. 白细胞计数升高，SGOT、SGPT、LDH 及胆色素等可增高。

4. 心电图出现右心肥大，肺性P波，电轴右偏及右束支传导阻滞等异常。

5. X线检查肺部圆形或楔形浸润阴影，可有少量胸腔积液，肺门区肺动脉扩大，横膈上升。

6. 肺血流放射性核素分布出现肺血流灌注缺损，则有助于肺栓塞的诊断，肺吸入扫描无缺损。

7. 肺血管造影出现切断像、壁缺损、充盈缺损等。

【治疗】

（一）一般治疗

1. 卧床休息　绝对卧床，避免深呼吸，剧烈咳嗽及其他一切体力活动，以免血栓再脱落。

2. 吸氧　通过鼻导管或面罩给予高浓度的氧，以克服缺氧，减轻气急，防止心脏、呼吸功能不全的发生。

3. 镇痛　哌替啶 50～100mg，肌注，或吗啡 5～10mg，皮下注射，昏迷、休克、呼吸衰竭者禁用。

4. 抗休克　异丙基肾上腺素 1～2mg 和多巴胺 40～80mg 或多巴胺 40～80mg 加阿拉明 40～100mg 加入 5% 葡萄糖注射液 500ml 中静脉滴注。亦可用多巴酚丁胺 5～15mg/kg，静滴，对心脏有正性肌力作用和扩血管作用，以上药物调整滴速或浓度以维持收缩压在 12kPa（90mmHg）左右。

5. 治疗心功能不全　可用毒毛旋花子甙 K 或毛花甙丙静注。

6. 防止继发感染　根据病情选用抗生素。

7. 解除支气管痉挛　可用氨茶碱，罂粟碱或阿托品静注，用以改善呼吸困难，有利于血管扩张。必要时可用地塞米松 10mg 静注。

（二）抗凝治疗

诊断确立后立即进行抗凝治疗，防止新的血栓形成及新的肺栓塞的发生。

1. 肝素疗法　主要是通过与抗凝血酶Ⅲ结合，使其结构改变，从而使其易与凝血酶因子Ⅸ结合，使二者失活，阻断凝血反应。同时肝素又能抑制血栓表面的血小板聚集，并减小 5-羟色胺等活性物质的释放。

（1）用法：

①间断静脉给药：适用于轻症患者，每 4h 50mg，或每 6h 750mg；

②持续静脉给药：适用于中、重症患者，开始用冲击量 50～100mg，静注，以后持续静滴，每日用量 250～300mg，最多达 400mg；

③间断皮下注射，每 4h 50mg，每 8h 100mg 或每 12h 200mg。

（2）疗程：通常血栓需经 7～10d 溶解或机化，一般主张用 10～14d，以后改口服抗凝药。

2. 口服抗凝剂　主要为双香豆素类衍生物，常用的有双香豆素、新双香豆素、新抗凝片和华法林等。

（1）用法：口服抗凝剂应在肝素停用前 5～7d 开始，如新双香豆素 10～15mg/d，如凝血酶原时间延长至对照组的 1.5～2 倍，则达到它们的完全抗血栓作用。

（2）疗程：可持续应用，至少需 3 个月，长则达 9 个月。对完全恢复或无血栓形成倾向存在之患者，治疗可在 6~8 周后停止。

（三）溶栓治疗

【疗效标准】

大约 10% 的肺栓塞患者在急性期致命，其中 75% 在症状出现后 60min 内死亡，其余的 25% 在以后的 48h 内死亡。

1. 治愈　休克、心功能不全纠正，临床症状及异常体征、胸部 X 线改变消失。

2. 好转　心功能不全好转，临床症状减轻，胸部 X 线改变部分消失。

（四）外科治疗

由于内科疗法的进步，外科治疗的适应证范围明显缩小，仅限于有肝素治疗禁忌证或疗效欠佳患者。手术治疗有取栓术、气囊扩张术。

（曹军）

第十一节　肺 结 核

肺结核由结核杆菌引起的慢性传染病。1882 年 Roch 发现结核杆菌，第一次明确结核病的病原体。我国 50 年代初起一直沿用 1948 年苏联结核病分类法，到 1978 年才制定我国结核病分类法。

1944 年以来，由于一系列抗痨药物的发现及其他治疗方法的发展，结核病（主要为肺结核）的发病率一度急骤下降，但近 20 年来，由于变异、耐药菌株的出现及人类免疫缺陷病毒感染与艾滋病急剧流行，人们对结核病防治措施的放松，结核病的发病又明显回升，以至重新成为严重威胁人类的最常见传染病之一。据 1990 年 WHO 对全球结核病疫情调查报道表明，全球约有 1/3 的人口感染了结核菌，每年约有 800 万新结核患者发生，约有 300 万结核患者死亡。1993 年 WHO 宣布全球结核病处于紧急状态并提出"阻止结核病于源头"等策略。

【病因及发病机制】

1. 结核杆菌

结核杆菌属放线菌属，分枝杆菌科的分枝杆菌属。使人致病的主要是人型菌；牛型菌感染较少见。结核杆菌没有分泌内、外毒素的能力，推测其致病力在于菌壁外层使邻近菌体首尾相接、由茧蜜糖二霉菌酸构成的膜性索状因子，或具有强酸作用的硫脂等有关。

2. 传染途径与致病作用

（1）呼吸道传染：为本病主要传染途径，痰菌阳性（开放性肺结核），患者是主要传染源，患者咳嗽、打喷嚏时带菌飞沫及痰经过尘埃传入对方呼吸道，侵入肺部。

（2）消化道传染：为次要途径，如服用含牛型结核菌未经良好消毒或灭菌的牛奶。

（3）其他：如通过皮肤、泌尿生殖器等。

人体感染结核菌后是否患病取决于细菌的数量、毒力及人体的免疫功能，感染结核菌不一定患结核病。机体对结核菌的初感染与再感染有不同的反应，称为科赫现象。小儿肺部首次感染结核菌后细菌被巨噬细胞吞噬后经淋巴管被带到肺门淋巴结，致其肿大，少量细菌可进入血流向全身播散（隐性菌血症期），若机体抵抗力低下，则至全身或肺急性播散型结核。成人（儿童期多已感染过结核菌或接种过卡介苗）再感染时，机体已有相当的免疫力，多不引起局部淋巴结肿大及全身反应，而肺部病灶表现为渗出性病变、干酪性坏死或空洞形成，此即是初感染与再感染的不同。

3. 人体反应性

指免疫与变态反应，人体对结核菌的自然免疫（先天性）是非特异性的，接种卡介苗或结核感染后所获得的免疫力（后天性）具有特异性。结核病的免疫主要是细胞免疫，表现为 T 淋巴细胞致敏和单核巨噬细胞作用的增强。为细胞免疫的迟发反应即Ⅲ型变态反应。结核菌侵入人体 4~8 周后，机体对结核菌及代谢产物产生过敏反应，可能有少部分患者表现为多发性关节炎（结核感染过敏性关节炎或结核性风湿病）、皮肤结节红斑及疱疹性角膜结膜炎等。

【临床表现】

1. 轻症患者可无症状。

2. 全身中毒征　主要表现为潮热、盗汗、乏力、食欲减退、消瘦，重症者可有持续高热及多关节炎等。

3. 呼吸系统症状、体征　可有咳嗽、咳痰、胸痛及咳血等，多数肺部体征不明显，少数可有实变及空洞征。

【分型】

1978 年全国结核病防治工作会议制定的我国五型分类法如下：

1. Ⅰ型　原发型肺结核即原发综合征。

2. Ⅱ型　血行播散型肺结核。

3. Ⅲ型　浸润型肺结核。

4. Ⅳ型　慢性纤维空洞型肺结核。

5. Ⅴ型　结核性胸膜炎。

另分进展期、好转期与稳定期三个期。

【实验室检查】

1. 肺部 X 线检查可呈肺门淋巴结肿大，上肺野片状阴影，粟粒状结节影，肺空洞影及胸腔积液等。

2. 细菌学检查痰结核菌检查、培养及动物接种。结核菌素包括旧结素 OT 及新纯蛋白衍生物 PPD 试验，ELISA 法检测 PPD-IgG 及 PCR 结核菌抗原检测均对诊断有辅助作用。

【诊断】

原发型肺结核：

①本病多发生于儿童；

②症状大多轻微而短暂，可有低热、轻咳和食欲不振等；少数患者因肺门肿大淋巴结压迫支气管，可有阵咳和哮鸣（局限性）；

③结核菌素试验呈强阳性；

④X线胸片显示肺部原发病灶、淋巴管炎和肺门肿大淋巴结三者组成似哑铃状，也可仅见肺门肿大淋巴结或伴肺门部炎性浸润。

急性粟粒型肺结核：

①大多起病急，全身中毒症状明显，有高热、虚弱和昏睡等，部分患者起病较慢，先有数天的乏力和精神不佳，然后出现高热和盗汗等；

②周围血白细胞数正常或减少，血沉加速；

③结核菌素试验阳性，免疫功能低下者对结核菌素试验可无反应（或阴性）；

④X线胸片显示两肺有弥漫性细小，如粟粒样病灶，病灶等大、均匀地播散于两肺。

亚急性或慢性粟粒型肺结核：血行播散灶大小不均，新旧不等，对称分布于两肺上、中部。

浸润型肺结核：

①本病多见于曾感染过结核的成年人；

②当病情进展时，有发热、盗汗、乏力、咳嗽和咯血等，病变部位有时可闻及湿性啰音；

③结核菌素试验阳性；

④病情进展时血沉增快；

⑤X线胸片显示肺部有斑片状或炎性浸润阴影，有些病例显示肺部有空洞形成和支气管播散症病灶，结核性球形病灶或干酪性肺炎也属本型；

⑥痰液检查可查到结核菌。

慢性纤维空洞型肺结核：

①本型多半是由于浸润型肺结核未获得充分治疗而形成，病情迁延，症状时有起伏，常有咳嗽、咳痰或咯血症状；

②体征：患侧胸廓塌陷，气管偏患侧，患侧呼吸音减低并有固定的湿性啰音；

③痰液中经常可找到结核菌，血沉增速；

④X线胸片可见肺部有浸润病变，纤维条索阴影和播散病灶并存，并有厚壁空洞和多个小透亮区。由于肺组织纤维收缩，气管和纵隔牵向病侧，无病灶的肺组织形成代偿性肺气肿。

结核性胸膜炎：

①胸痛，伴有发热、乏力和食欲不佳。严重时可有呼吸困难；

②患侧胸廓较饱满，叩诊浊音，呼吸动度弱和呼吸音减低，可闻及摩擦音；

③结核菌素试验多半呈强阳性，血沉增快；

④X线检查可见胸腔积液或包裹积液征象；

⑤超声波检查胸腔有液平面；

⑥胸水常规大多呈草黄色透明，少数可为血性，胸水常规检查符合渗出液；

⑦胸液中腺苷脱氨酶（ADA）一般在450/L以上，溶菌酶、血管紧张素转化酶等可增高，可作为辅助性鉴别诊断资料；

⑧胸膜活检病理检查可协助诊断，有时胸水培养约20%有结核菌生长。

【治疗】

（一）结核病化疗的现代观点

抗结核化疗的理论基础就是要达到抑菌、杀菌的目的，尽可能使病变组织修复，保持长久的临床治愈。良好的抗结核药应具备以下条件：

①常规剂量可使血液中和吞噬细胞内的药物浓度与该处这一药物对结核菌的最低抑制菌浓度间有很高的比值；

②常规剂量的安全性很大，即治疗量与毒性剂量间的比值大；

③对不同条件中各种菌群均有抑菌或杀菌作用；

④合理的联合用药可延缓或防止继发性耐药性发作外，并能消灭结核菌的自然变异株，加速杀菌，增强化疗效果。

临床结核病化疗失败原因：

①不规则用药或过早停药；

②化疗方案不合理；

③耐药性的产生。

（二）肺结核的治疗和管理原则

1. 化疗应以主要传染源，即初治痰菌涂片阳性为重点和首要对象，其次依序为初治痰涂片或培养阴性患者，复治痰涂片阳性患者，痰菌阴性而X线具活动性患者。

2. 化疗一般可不住院治疗，仅少数危重患者，有严重合并症和使用抗结核药物有严重副作用的患者才需住院治疗。

3. 在多种化疗方案中选择与本地区情况相适应的化疗方案。

4. 所有治疗患者必须严格管理，保证患者规律治疗和完成疗程。

5. 考核治疗效果，以痰菌转阴与否为主要依据。

（三）国际通用的12种抗结核药物

1. 其作用机理、抗菌效能、耐药界限（见表1-35）。

表1-35 12种抗结核药物的主要作用机制、抗菌效能和耐药界限

药　物	主要机理	抗菌效能		耐药界限（改良罗氏培基）
		作用部位	最低抑菌浓度	
异烟肼 Isoniazid（INH,H）	作用方式多种，主要抑制DNA合成	细胞内外，强大杀菌	$0.02 \sim 0.05\mu g/ml$	$1\mu g/ml$
链霉素（streptomycin）	抑制菌体蛋白合成	细胞外作用强 pH7.8	$0.1 \sim 1.0\mu g/ml$	$10\mu g/ml$

药 物	主要机理	抗菌效能		耐药界限（改良罗氏培基）
		作用部位	最低抑菌浓度	
（SM,S）		时最强		
利福平 Rifampin（RFP,P）	阻碍 DNA 合成	细胞内外作用,强大杀菌 对短暂繁殖菌具有强大杀菌作用	$0.02 \sim 0.5 \mu g/ml$	$50 \mu g/ml$
利福平衍生物: 利福定（KFD） 利福喷丁即环戊哌利福霉素 Rifapentine		对 G^+G^- 及部分非典型抗酸杆菌病毒亦有效		
吡嗪酰胺 Pyrazinamide（PZA,Z）	体内转化吡嗪酸抗菌,阻碍 O_2 及脱氢酶活性	为细胞内最强杀菌作用（或酸性环境）	体内抑菌 $12.5 \mu g/ml$ 杀菌 $50 \mu g/ml$	$50 \mu g/ml$
乙胺丁醇 Ethambutol（EMB,E）	抑制核酸代谢,妨碍戊糖及脂类代谢	细胞内外作用相仿,抑菌作用	$1 \sim 5 \mu g/ml$	$5 \mu g/ml$
对氨基水杨酸钠 Para amino salicylate acid（RAS）	阻碍核酸合成	作用于细胞外	$1 \sim 10 \mu g/ml$	$1 \sim 10 \mu g/ml$
乙硫异烟胺 Ethion-amide B14th 丙硫异烟胺 Prothion-amide B21th	抑制菌体蛋白合成	细胞内外作用相仿	$0.6 \mu g/ml$ 有杀菌作用	$25 \mu g/ml$
卡那霉素 Kanamycin（KM. K）	阻碍蛋白合成对 S. CPM. v 单项交叉耐药	细胞外	$0.5 \sim 2.5 \mu g/ml$	$100 \mu g/ml$
卷曲霉素 Capreomycin（CPM）	阻碍蛋白合成,对 K 单项交叉耐药,对 V 完全交叉耐药	细胞外	$1 \sim 8 \mu g/ml$	$100 \mu g/ml$
紫霉素 Viomycin（VM. V）	阻碍蛋白质合成,对 K、CPM 交叉耐药	细胞外	$1 \sim 5 \mu g/ml$	$100 \mu g/ml$
氨硫脲 Thiacethazone（TB₁）	阻碍核酸合成	细胞外	$2 \mu g/ml$	$10 \mu g/ml$
环丝氨酸 Cycloserinum（C₃）	妨碍细胞壁粘多糖合成	细胞内外相仿,对 SHP 耐药效果好,对 C^+ 菌、立克次体有效	$20 \mu g/ml$	$40 \mu g/ml$

2. 常见抗结核药物的剂量、应用方法及常见副作用，见表 1 – 36。

表 1 – 36　常用抗结核药物的剂量、应用方法及常见副作用

药物	成人剂量（每日）	成人剂量 （2 ～ 3 周）（W）	常见副作用
INH	5 ～ 10mg/kg 300mg/d	15mg/kg	肝炎,周围神经炎,中枢神经系统副 作用,过敏反应,痤疮
RFP	10 ～ 15mg/kg ＜50kg 450mg、＞50kg 600mg/d	600 ～ 900mg	肝炎、流感综合征,紫癜,药物相互 作用
	25 ～ 30mg/kg	50mg/kg 3/w ＜50kg 2g	肝毒性,高尿酸血症,关节痛,皮疹
	≤50kg 1.5g	≥50kg2.5g	
PZA	≥50kg 2.0g	75mg/kg 2/w	
	0.5g 3/d ～ 2/d	＜50kg 3/g ＞50kg 3.5/g	
EMB	一般常用 15mg/kg,开始 25mg/kg, 2 个月后,改为 15mg/kg	30mg/kg 3/W 45mg/kg 2/w	球后视神经炎,15mg/kg 罕见,并可 逆,皮疹
SM	15 ～ 20mg/kg 1g/a 老年 0.75g/d	25 ～ 30mg/kg	第 8 对听神经、前庭神经损害,肾毒 性
PAS	150 ～ 300mg/kg 4 ～ 5g 2/d 静滴 12 ～ 6g/d	–	胃肠紊乱,超敏反应,肝毒性
1314Th	15mg/kg ≤50kg 750mg/d ≥50kg 100mg/d	–	胃肠紊乱,超敏反应,肝毒性
Cs	15mg/kg 0.6 ～ 1g/d	–	性格改变,忧郁,精神病,惊厥,皮疹
CPM	12 ～ 15mg/kg 1g/d 肌注	–	第 8 对听神经损害,肾毒性,前庭毒 性罕见
KM	12 ～ 15mg/kg 1g/d 肌注	–	第 8 对听神经损害,肾毒性,前庭毒 性罕见
VM	12 ～ 15mg/kg 1g/d 肌注	–	第 8 对听神经损害,肾毒性,前庭毒 性罕见
TBl	1 ～ 2mg/kg 中国人 75 ～ 100mg/d	–	肝毒性,血液学抑制或超敏反应

近年来，国内外倾向将常见抗结核药制成复合新剂型，以方便患者服用。我国有根据抗结核标准化的治疗方案，将不同剂型抗结核药进行科学组合，其特点为抗结核作用强，临床疗效高，用药剂量准，服药次数少，促使患者合理用药规律用药，保证抗结核治疗的

实施。新型组合药介绍如表1-37，供参考。

表1-37　抗结核系列药

品　名	药品名称	规　格	单　位
抗结核组合药 B_1 组	利福平胶囊	300mg×2 粒	板
	吡嗪酰胺片	500mg×4 片	板
	异烟肼片	300mg×2 片	板
抗结核组合药 B_2 组	利福平胶囊	300mg×2 粒	板
	异烟肼片	300mg×2 片	板
抗结核组合药 B_3 组	利福平胶囊	300mg×2 粒	板
	吡嗪酰胺片	500mg×4 片	板
	盐酸乙胺丁醇片	400mg×3 片	板
	异烟肼片	300mg×2 片	板
抗结核组合药 B_4 组	利福平胶囊	300mg×2 粒	板
	盐酸乙胺丁醇片	400mg×3 片	板
	异烟肼片	300mg×2 片	板
抗结核组合药 B_5 组	利福平胶囊	300mg×2 粒	板
	吡嗪酰胺片	500mg×3 片	板
	盐酸乙胺丁醇片	250mg×3 片	板
	异烟肼片	300mg×1 片	板
抗结核组合药 B_6 组	利福平胶囊	150mg×1 粒	板
	利福平胶囊	300mg×1 粒	板
	吡嗪酰胺片	500mg×3 片	板
	盐酸乙胺丁醇片	250mg×3 片	板
	异烟肼片	300mg×1 片	板

（四）化疗方案

1. 初治痰涂片阳性患者　ZSHRZ/4HR 或 2HRZE/4HR 方案即强化期每日链霉素（或乙胺丁醇）、异烟肼、利福平和吡嗪酰胺各 1 次，共 4 个月。治疗结束后，痰菌阴转率达 98% ~100%，2 年复发率仅为 1% ~2%。6 个月疗效尚不理想，可延长至 8 ~9个月。

2. 初治涂阴培阳患者　可采用上述初治涂阳患者短程化疗 6 个月方案。

3. 复治涂阳患者　分析过去治疗情况，无耐药性产生可能者，可采用初治涂阳方案规律化疗，有耐药性者，可仍用属敏感的主要抗结核药及选用后备抗结核药（卡那霉素、对氨水杨酸、丙硫异烟胺）进行规律治疗，疗程 8 ~10 个月，可使 30% ~60% 患者痰菌转阴，空洞缩小或闭合。

4. 初治涂阴患者　粟粒型肺结核或空洞性病变及病变广泛，特别是有明显干酪性病变患者应采用初治涂阳患者的化疗方案。病变范围较小的涂阳患者可采用$2SHR_2/2H_2R_2$，即每日一次，使用2个月，后2个月改用异烟肼、利福平，每周2次。

5. 难治肺结核的处理　应采取多种措施综合治疗，首先根据药敏及用药史，选择敏感药物至少应2种以上。目前喹诺酮类第三代药物，如环丙氟哌酸、氟嗪酸等，已应用于难治病例。应重视并发病的诊治，加强免疫治疗，有条件者可考虑手术治疗。

（五）萎陷疗法及手术治疗

肺结核患者经规则化疗，其痰菌仍阳性，或单侧局限不可逆性病变，或空洞未闭合者，再延长疗程亦难取得痰菌阴转的效果，宜采用手术治疗，使病变消除（手术切除）或机化（萎陷手术），痰菌阴转。双侧病变无手术治疗条件者，则可行气腹（萎陷疗法），以使空洞萎陷逐渐闭合，病变吸收，达到治愈的目的。

（六）抗结核药物的新进展

1. 喹诺酮类药物　环丙氟哌酸、氟嗪酸均有杀灭结核杆菌作用，目前临床多用于耐药难治病例，痰菌转阴率为14.3%～44.4%。

（1）氟嗪酸（OFL）其杀菌机制为抗DNA旋转酶，阻断DNA复制。其特点：

①细胞内杀菌作用强；

②痰中浓度可达血中50%；

③与其他药物有协同效应；

④对耐S、H、R、E等均敏感。

（2）Sprafloxacin（SPFX）：抗菌活性大于OFL，在细菌、吞噬细胞内作用较OFL强。本药如与RFP、KM等联用，效果较好。

2. 新合成利福霉素衍生物（KRMs）　其杀菌作用强，与利福平无交叉耐药性。

【疗效标准】

1. 痊愈

（1）症状消失；

（2）痰菌阳性者阴转；

（3）X线检查病灶硬结纤维化；

（4）胸膜炎者胸水完全吸收。

2. 好转

（1）症状消失；

（2）痰菌阳性者转阴；

（3）X线检查病灶有吸收，范围缩小；

（4）胸膜炎者胸水未完全吸收。

3. 无效　临床及实验检查均无改善。

（曹军）

第十二节 原发性支气管癌

原发性支气管癌是最常见的肺部恶性肿瘤，亦称肺癌。本病绝大多数起源于支气管粘膜上皮，少数起源于支气管腺体或肺泡上皮。

肺癌的发病率和病死率近年来急剧增加，且随年龄增长亦上升，多发于 50～60 岁，男性高于女性，近年来，男女两性发病率差距有缩小趋势。

【病因】

肺癌的病因迄今尚未明确。一般认为可能与长期吸烟、接触某些理化致癌物质、大气污染及慢性肺部疾患等有关。

【病理与分类】

按肺癌原发部位不同分为周围型（约占 1/4）和中央型（约占 3/4）两类。按癌细胞的分化程度和形态，一般分为八型，最常见的五型如下：

1. 鳞状细胞癌（简称鳞癌）　为最常见的类型，多发生于 50 岁以上的男性。绝大多数患者有吸烟史。肿瘤发展较慢，转移较晚，以中央型居多。

2. 腺癌　发病率仅次于鳞癌，多见于女性，与肺组织炎性瘢痕有密切关系，以周围型居多。局部浸润和远处转移较鳞癌早。

3. 小细胞癌　恶性程度在肺癌中居首位，发病率次于腺癌，多发生于 40～50 岁中老年人，与吸烟关系密切。多发生于大支气管，生长快，转移也较早。

4. 大细胞癌　是一种缺乏鳞癌、小细胞或腺癌形态特征的未分化癌，可发生于肺门附近或肺边缘的支气管，癌组织有出血和坏死倾向，转移较小细胞癌晚，手术切除机会较多。

5. 细支气管肺泡癌（又称肺泡癌）　本型临床较少见，男女发病率相近。可分为结节型和弥漫型。分化较好者发展慢，分化较差者与一般腺癌类似。

【临床表现】

1. 呼吸系症状

（1）咳嗽、咳痰：初期为干咳，肿瘤在支气管壁生长可出现刺激性呛咳，无痰或有少量白色泡沫痰。

（2）咯血：常为痰中带血或小量咯血，反复发生，晚期肿瘤侵犯大血管造成大咯血。

（3）胸痛：多呈钝痛，肿瘤累及胸壁、肋骨或压迫肋间神经则有尖锐胸痛。

（4）呼吸困难：多为晚期表现。

2. 肿瘤压迫或侵犯邻近器官的征象

常见有声音嘶哑、吞咽困难、膈肌麻痹、上腔静脉压迫综合征、霍纳综合征等。

3. 肺外非转移表现

肺癌可分泌各种激素、酶等，引起异源性内分泌症候群，出现一些肺外表现，如杵状指（趾）、肥大性骨关节病、库欣综合征、低钠或高钙血症，男性乳房发育，小脑变性，重症肌无力等。

【实验室检查】

1. 胸部 X 线

（1）直接征象有肺门肿块、类圆形或孤立性结节、肺部浸润性阴影、弥漫性阴影、癌性空洞等。

（2）间接征象有局限性肺气肿、阻塞性肺炎、肺不张、肋骨破坏、胸腔积液等。

（3）局部点片和断层摄影可了解有无支气管变形、阻塞、肿块密度、分叶、毛刺、癌性空洞等。

2. 胸部 CT　能发现 X 线难以解决部位的瘤块，如心后区，能显示胸膜侵犯情况，了解有无纵隔淋巴结转移，且对肺癌的早期拟诊有较高价值。

3. 胸部 MRI（磁共振）　对肿块性质、部位、形态、大小、有无纵隔及肺门转移有较高判断价值。

4. 细胞学检查　痰或胸水脱落细胞检查找到癌细胞可确诊。

5. 纤维支气管镜检查　部分病例可直接观察肿瘤的位置、形态、大小及表面性状。细胞刷片或取支气管病变活体组织病检查阳性或在支气管肺泡灌洗液找到瘤细胞可确诊。

6. 同位素扫描　用^{99}Tc 及^{113}Tn 进行肺灌注扫描可显示肿癌缺损区。用^{67}Ca 或^{119}Yb 作亲肿瘤扫描可显示肿瘤密集区。

7. 活体组织检查　经穿刺皮肺，淋巴结或胸膜活检，或剖胸探查或手术取材做病理检查，阳性者可确诊。

8. 血清肿瘤相关抗原　近年发现某些激素、酶抗原如癌胚抗原（CEA）与肺癌有一定相关性，但并不具有特异性。

肺癌的表现多种多样，可与肺结核、肺炎、肺脓肿、肺良性肿瘤、转移瘤及纵隔淋巴瘤等相鉴别。

【诊断】

1. 有长期吸烟史，年龄在 45 岁以上。

2. 有刺激性咳嗽、持续痰中带血等症状；体检发现局限性哮鸣音，X 线胸片发现肺不张或球形病灶，或反复在同一部位发生肺炎者。

3. 痰液检查找到肿瘤细胞。

4. 组织活检具有确诊价值

（1）纤维支气管镜下刷检或活检。

（2）经支气管肺活检或经皮穿刺肺活检。

（3）肿大淋巴结活检。

（4）手术摘取肺组织标本活检。

附：肺癌 TNM 分极

隐匿癌：TxN_0M_0；原位癌：$TisN_0M_0$ Ⅰ期：$T_1N_0M_0$，$T_2N_0M_0$ Ⅱ期：$T_1N_1M_0$，$T_2N_1M_0$ Ⅲ期：$T_3N_0M_0$，$T_3N_1M_0$ 和 $T_{1\sim3}N_2M_0$ Ⅳ期：任何 T 和任何 NM_1T；代表原发肿瘤。

Tx：支气管-肺分泌物中找到癌细胞，但 X 线检查及纤支镜检查阴性。

T_0：找不到原发病灶。

Tis：原位癌。

T_1：肿瘤最大直径≤3cm，瘤体被正常肺及脏层胸膜包绕，支气管镜下未见侵犯近端叶支气管。仅累及支气管壁的浅表肿瘤，侵犯至近端主支气管，也列为 T_1。

T_2：肿瘤最大直径＞3cm 或侵及脏层胸膜或存在肺不张、阻塞性肺炎并波及肺门区。支气管镜下肿瘤侵及叶支气管或距隆突 2cm 以上，可伴有肺不张或阻塞性肺炎，但范围不超过一侧肺。

T_3：肿瘤直接侵犯胸壁（包括上沟瘤）或膈肌、纵隔胸膜或心外膜，但未累及心脏、大血管、气管、食管或椎体，或肿瘤距隆突 2cm 以内，但未累及隆突。

T_4：肿瘤侵犯纵隔或心脏、大血管、食管、椎体或隆突，或出现癌性胸水（不包括非血性的漏出液、细胞学检查阴性者）。

N：代表淋巴结。

N_0：淋巴结转移阴性。

N_1：支气管周围或同侧肺门淋巴结转移，包括直接蔓延。

N_2：同侧纵隔淋巴结或隆突下淋巴结转移。

N_3：对侧纵隔淋巴结转移，对侧肺门淋巴结转移，同侧或对侧斜角肌或锁骨上淋巴结转移。

M：代表远处转移。

Mx：未查到远位转移。

M_0：肯定无远位转移。

M_1：有远位转移。

【治疗】

国内外较一致认为，肺癌治疗以手术为主，以放疗、化疗、免疫疗法等为辅助性综合治疗。治疗方法的选择依患者的病情、病程及肿瘤的范围、大小及组织类型而定。肺癌的 TNM 分级有助于治疗方法的确定。

（一）手术治疗

1. 适应证　对于确诊或拟诊肺癌且无远处转移症者，手术为首选治疗方法。一般认为以肺叶切除加局部淋巴结清除及术后放疗或化疗较为理想。

2. 禁忌证　凡有严重心、肺、肝、肾功能障碍，远位转移，胸内广泛转移，隆突固定及增宽、癌性胸腔积液等情况者，均不宜手术治疗。此外，病变呈广泛弥散性改变，且对非手术治疗较为敏感者，如小细胞肺癌，亦不宜手术。

（二）放射治疗

放疗可改变肺癌病程的自然发展规律，解除阻塞症状。少数病例可获根治。其适应证有：

①不宜于手术但无远位转移者；

②由于出现支气管阻塞引起呼吸困难者；

③作为手术的辅助治疗；

④缓解肺癌骨转移所致的疼痛及脑转移引起的颅内高压。

禁忌证：

①全身情况不佳者；

②严重心、肝、肾功能不全者；

③广泛转移者；

④较重白细胞减少、血小板减少者；

⑤并发症感染者。

常用的放射治疗有 ^{60}Co γ 级、电子束 β 射线和快中子加速器等，小细胞癌对放疗较敏感；其次为鳞癌，腺癌较差，故照射量应依不同类型递增，一般以 4 000 ~ 7 000 拉德（rad）/5 ~ 7 周为宜。

（三）化学治疗

根据细胞类型及细胞动力学原理，合理选用抗癌药物。多采用间歇、短程及联合用药方法，可提高疗效。小细胞癌对化疗药物最敏感，鳞癌次之，腺癌最差。肺癌联合化疗常用方案有：

1. 小细胞肺癌

（1）适应证：已经病理或细胞学确诊；karnofsky 记分在 50 ~ 60 分以上；预期生存时间在 1 个月以上；年龄 ≤ 70 岁。

（2）禁忌证：年老体弱或有恶病质者；严重的心、肝、肾功能障碍者；骨髓功能不佳者，白细胞在 3.0×10^9/L 以下，血小板在 80×10^9/L 以下者；有并发症如感染发热者，出血倾向者等不宜用化疗。

（3）常用的小细胞肺癌的化疗方案：

①CAO 方案：环磷酰胺 1 000mg/m^2，第一天静注；阿霉素 50 ~ 60mg/m^2，第一天静注；长春新碱 1 ~ 1.4mg/m^2，第二天静注；每 3 周为一周期，每 2 ~ 3 周期为一疗程。

②CMC 方案：环己亚硝脲 50 ~ 70mg/m^2，第一天晚口服；甲氨喋呤 10mg/m^2，每周静注二次，连用 3 周；环磷酰胺 1 000 ~ 1 500mg/m^2，第二天静注；每 3 周为一周期，2 ~ 3 周期为一疗程。

③CV 方案：卡铂 300mg/m^2，第一天静滴，鬼臼乙叉甙 100mg/m^2，第 2、3、4 天静滴，每 4 周为一周期，4 周期为一疗程。

④DAV 方案：顺铂（或卡铂）600mg/m^2，第一天静注，给药时充分补液（1 500 ~ 2 000ml），利尿；阿霉素 45mg/m^2，第一天静注；鬼臼乙叉甙 120mg/m^2，第 1、2、3 天静注；每 3 周重复一次。

2. 非小细胞肺癌

（1）适应证：

①经病理或细胞学确诊但不能手术的Ⅲ期及术后复发的患者或因其他原因不宜手术的Ⅰ期、Ⅱ期患者；

②经手术探查、病理检查有残留灶、胸内有淋巴结转移、淋巴管或血管中有癌栓和低分化癌患者；

③胸腔或心包有肿瘤性积液，需局部化疗。

（2）禁忌证：同小细胞肺癌。

（3）常用化疗方案：

①OCAD方案：长春新碱1mg，第一天静注；环磷酰胺400～800mg，第二天静注；阿霉素30mg，第二天静注；顺铂（或卡铂）50mg，第三天加入液体静滴，要充分补液及利尿。每3周重复一次，共用2～4疗程。

②MOD方案：丝裂霉素5～6mg/m²；长春新碱1mg/m²，静注；顺铂（或卡铂）50mg/m²静滴（水化）。每3周为一周期，2～3周期为一疗程。

③VD方案：鬼臼乙叉甙120mg/m²，第1、3、5天静注，顺铂（或卡铂）60mg/m²，第1、2天静注，充分补液（1 500～2 000ml），利尿，每3～4周重复1次，共用2～3次。

3. 转移及受压综合征的处理　对癌性胸腔积液可在抽液后胸腔内注入丝裂霉素C 10～20mg/次，或氮芥10～20mg/次，氟脲嘧啶500～750mg/次、卡铂100～150mg/次、地塞米松5～10mg/次；胸腔内注射一般不采用联合用药，每5～7d注射1次，5～7d为一疗程。对大量胸腔积液致呼吸困难明显者或胸腔积液频发须多次胸穿才能缓解者，可用肋间引流加滑石粉或加短小棒状杆菌或加四环素治疗。

对上腔静脉压迫综合征气急症状严重者，可用利尿剂和大剂量抗癌药物冲击治疗。对脑转移者可采用CCNU 100～120mg，口服，每3周一次。

4. 副作用处理　各种抗癌药物都有一定副作用。对食欲减退、恶心、呕吐者可用氯丙嗪12.5～25mg口服或肌注；亦可用灭吐灵10～20mg肌注或维生素B₆50～100mg静注。治疗中白细胞降低者，可暂缓给药，并用维生素B₄、利血生各10mg或鲨肝醇50～100mg，每日3次，有明显骨髓抑制者，可酌情输入少量新鲜血液及使用造血细胞生成刺激因子。

（四）支气管动脉内药物灌注治疗

应用时先进行支气管动脉造影确定病变供血动脉，再将抗癌药物注入该动脉，每2～3周灌注一次，可治疗2～3次，近期疗效好。

（五）免疫治疗

为增强机体免疫功能及对化学治疗耐受性治疗效果提高，目前临床多应用非特异性免疫治疗，常用者有卡介苗，卡介苗的甲醇提出残余物（NER）和细胞壁骨架（CWS-1），短小棒状杆菌、左旋咪唑、转移因子、干扰素诱导剂。特异性免疫核酸瘤苗和肺癌单克隆抗体也应给予重视。

（六）对症及支持治疗

应注意患者的一般情况，对伴有咳嗽、咳痰、咯血、胸痛及感染发热等症状者给予适当处理。

加强营养支持治疗，预防感染。

【疗效标准】

1. 治愈

（1）一般情况良好。

（2）症状、体征消失。

（3）X线等实验检查正常。

2. 好转　患者情况显著改善，但上述治愈标准中至少有一项未达标准。

（曹军）

第十三节　传染性非典型肺炎

传染性非典型肺炎是由SARS冠状病毒（SARS-CoV）引起的一种具有明显传染性、可累及多个器官系统的特殊肺炎，世界卫生组织（WHO）将其命名为严重急性呼吸系统综合征（SARS）。

【病原学】

SARS-CoV属冠状病毒科冠状病毒，为有包膜的RNA病毒。此病毒的耐受力较强，在37℃条件下生长良好，24℃下在尿液中可存活至少10日，在体外室温下、在粪便和痰液中能存活5天以上，在血液中可存活约15日，在56℃存活90min。对有机溶剂敏感，在乙醚4℃条件下作用24h可完全灭活病毒，75%乙醇作用5min可使病毒失去活力，含氯的消毒剂作用5min可以灭活病毒，紫外线照射60min后可全部灭活。

【流行病学】

1. 传染源　现有资料证明SARS患者是最主要的传染源。一般情况下传染性随病程进展而逐渐增强，在发病的第2周最具传播力。通常认为症状明显的患者传染性较强，退热后传染性迅速下降，尚未发现潜伏期患者以及治愈出院者可传染他人的证据。

2. 传播途径　近距离飞沫传播，即通过与患者近距离接触，吸入患者咳出的含有病毒颗粒的飞沫，是SARS传播的最主要途径。气溶胶传播是经空气传播的另一种方式，被高度怀疑为严重流行疫区的医院和个别社区暴发的传播途径之一。易感者可以在未与患者见面的情况下，由于吸入了悬浮在空气中含有SARS-CoV的气溶胶所感染。通过手接触传播是另一种重要的传播方式。

目前尚不能排除经粪便、尿、活水、食物、衣服间接传染的可能，尚无经血液、性途径和垂直传播的流行病学依据，尚无证据表明媒介昆虫可以传播SARS-CoV。

3. 人群易感性　人群普遍易感，但儿童感染率较低，原因不明。SARS症状期患者的密切接触者是 SARS 的高危人群，如医护人员、陪护的亲友等。

该病患者以青壮年为主，男女性别间发病无显著差异。职业分布有医务人员明显高发的特点。

感染 SARS 病原后，已证实可产生体液免疫，但其持续时间及其对机体的保护作用，以及流行病学意义，尚不清楚。

【发病机制】

关于此病的发病机制还不十分清楚，总体来说，可能是由于机体对入侵的病毒产生了过强的炎症反应，在大量消耗机体本身的淋巴细胞的同时，激活的巨噬细胞和淋巴细胞产生的细胞因子和自由基对机体各组织器官产生了严重的损害。随着免疫损伤的加重，机体各器官出现明显的继发感染。

【临床表现】

1. 流行病学史　患者在 2 周之内与 SARS 患者，尤其是密切接触（指与 SARS 患者共同生活，照顾 SARS 患者，或曾经接触 SARS 患者的排泄物，特别是气道分泌物）的患者；或患者为与某 SARS 患者接触后的群体发病者之一；或患者有明确的传染他人，尤其是传染多人 SARS 的证据，可以认为该患者具有 SARS 的流行病学依据。

2. 症状　潜伏期通常限于 2 周之内，一般 2~10d。一般呈急性起病，SARS 初期为流感样症状，以发热为主要症状，体温一般高于 38℃，常呈持续性高热，可伴有畏寒、肌肉酸痛、关节酸痛、头痛、乏力等症状。早期退热药可有效，进入进展期，难以用退热药控制高热。抗生素治疗效果不佳。患者可出现干咳、咽痛等呼吸道症状，严重者有明显的胸闷、气促症状，甚至呼吸窘迫，常无上呼吸道卡他症状。呼吸困难和低氧血症多见于发病 6~12 天以后。部分患者出现腹泻、恶心、呕吐等消化道症状。严重者可出现中毒性休克、肾衰、DIC 等危症。SARS 患者一旦出现感染、休克、肾衰、DIC，死亡率极高。

3. 体征　常不明显，部分患者可闻少许湿啰音，或有肺实变体征。

【临床分期】

1. 早期　一般为病初的 1~7 天。起病急，发热为首发症状，体温一般 >38℃，持续高热不退，伴有头痛、关节肌肉酸痛、乏力等症状，部分患者可有干咳、胸痛、腹泻等症状；肺部体征多不明显，50% 患者 X 线胸片肺部阴影在发病第 2 天即可出现，95% 以上的患者在病程 7 天内出现阳性改变。

2. 进展期　多发生在病程的 8~14 天，发热及感染中毒症状持续存在，肺部病变进行性加重，表现为胸闷、气促、呼吸困难，活动后明显。X 线检查肺部阴影发展迅速，常为多叶病变。少数出现 ARDS 而危及生命。

3. 恢复期　体温逐渐下降，临床症状缓解，肺部病变开始吸收，多数患者经 2 周左右的恢复，可达到出院标准，肺部阴影的吸收则需要较长的时间。

【实验室检查】

1. 外周血象　白细胞计数一般 63.3% 正常或 15.5% 降低；常有 62.2% 淋巴细胞计数

减少，若淋巴细胞计数 $<0.9 \times 10^9/L$，对诊断的意义较大；部分患者血小板减少。

2. T 淋巴细胞亚群计数　常于发病早期即见 CD3、CIM$^+$、CD$_8^+$ 细胞计数降低，比值正常或降低。危重患者更明显。

3. 胸部影像学检查　病变初期肺部可出现不同程度的片状、斑片状毛玻璃密度影，少数为肺实变影。阴影常为多发性和（或）双侧改变，并有随病情进展的趋势，部分病例进展迅速，短期内融合成大片状阴影。胸部 CT 检查有助于发现早期轻微病变。

4. 特异性病原学检测

（1）SARS-CoV 血清特异性抗体检测：发病 10 天后，采用 IFA 方法，在患者血清内可以检测到此抗体。从进展期至恢复期抗体阳转或抗体滴度 4 倍以上增高，具有病原学诊断意义。

（2）SARS-CoVRNA 检测：在排除污染和技术问题的前提下，采用 RT-PCR 法，从呼吸道分泌物、血液和粪便中，检出尤其是多次检出 SARS-CoV RNA，具有早期诊断意义。

【诊断】

结合上述流行病学史、临床症状和体征、一般实验室检查、胸部 X 线影像学变化，配合 SARS 病原学检测阳性，在排除其他类似表现疾病的基础上，可以做出 SARS 的诊断。

1. 临床诊断　对于有 SARS 流行病学依据、有症状、有肺部 X 线影像改变、并能排除其他疾病诊断者，可以作出 SARS 临床诊断。若分泌物 SARS-CoVRNA 检测阳性，或血清 SARS-CoV 抗体阳转，或抗体滴度 4 倍及以上增高，则可做出确定诊断。

2. 疑似病例　对于缺乏明确流行病学依据，但具备其他 SARS 支持证据者，可以作为疑似病例，需进一步进行流行病学追访，并安排病原学检查以求印证。

3. 医学隔离观察病例　对于近 2 周内有与 SARS 患者或疑似 SARS 患者接触史，但无临床表现者，应自与前者脱离接触之日计，进行医学隔离观察 2 周。

【鉴别诊断】

SARS 的诊断目前主要是临床诊断，在一定程度上属于排除诊断。在作出 SARS 诊断前，需要排除能够引起类似症状的其他疾病，如普通感冒、流感、一般细菌性肺炎、军团菌肺炎、支原体肺炎、衣原体肺炎、真菌性肺炎等肺部感染，若规范地进行抗菌治疗无明显效果时，应考虑 SARS 诊断。

【治疗】

SARS 目前缺少针对病因的治疗手段，目前治疗以对症支持并治疗并发症为主。

在目前疗效不明确的情况下，应尽量避免多种药物长期、大剂量地联合使用。

1. 一般治疗与病情监测　卧床休息，注意水、电解质平衡，早期给予持续鼻导管吸氧；根据病情需要，每日监测脉搏容积血氧饱和度（SaO$_2$）；定期复查血、尿常规、肝肾功能、T 细胞亚群和 X 线胸片。

2. 对症治疗　可酌情使用解热镇痛药（儿童禁用水杨酸类解热镇痛药）、镇咳、祛痰药物；对有器官功能损害者，应采取相应治疗；腹泻患者应注意纠正水、电解质失衡。

3. 糖皮质激素的应用　应用糖皮质激素的目的在于抑制异常的免疫病理反应，减轻全身炎症反应状态，改善机体的一般状态，减轻肺的渗出、损伤，防止或减轻后期的肺纤维化。由于长期、大剂量应用糖皮质激素易引起溃疡、骨质疏松、糖尿病、结核播散等副作用，故糖皮质激素的使用应严格掌握适应证。应用指征如下：

①有严重的中毒症状，持续高热不退，经对症治疗 3 天以上最高体温仍超过 39℃；

②X 线胸片显示多发或大片阴影，进展迅速，48h 之内病灶面积增大 > 50%，且在正位胸片上占双肺总面积 1/4 以上；

③达到急性肺损伤或 ARDS 的诊断标准。满足适应证的患者，成人的推荐剂量为相当于甲基泼尼松龙每日 80 ~ 320mg。当临床表现改善或胸片显示肺内阴影吸收时，逐渐减量停用。一般每 3 ~ 5d 减量 1/3，通常静脉给药 1 ~ 2 周后可改用口服泼尼松或泼尼松龙。总的疗程一般不超过 4 周，在使用中应注意预防和治疗并发症。

4. 抗病毒治疗　目前尚未发现针对 SARS-CoV 的特异性药物。

5. 免疫治疗　胸腺肽、干扰素、静脉用丙种球蛋白等非特异性免疫增强剂对 SARS 的疗效尚未肯定。

6. 抗菌药物的使用　抗菌药物的应用目的主要有两个：一是对疑似患者的试验性治疗，协助鉴别诊断；二是用于治疗和控制继发性细菌、真菌感染。常用新喹诺酮类或 β 内酰胺类联合大环内酯类药物，或根据致病原选用适当的药物。

【预后】

SARS 患者的病死率为 9% 左右，老年人预后较差，随年龄增加，病死率逐渐上升，合并其他疾病如高血压、糖尿病、心脏病、肺气肿及肿瘤的患者病死率高。

SARS 患者细胞免疫功能低下，继发感染发生率较高，且病死率高（50%），早期针对性使用抗生素十分重要。

（曹军）

第四章　内分泌疾病

第一节　甲状腺疾病

一、单纯性甲状腺肿

【病因与发病机制】

单纯性甲状腺肿是一种因甲状腺激素合成障碍而引起的疾病，由于甲状腺激素分泌减少，可引起：

①垂体促甲状腺素（TSH）反馈性增加；

②TSH 不增加，但甲状腺组织对 TSH 反应增强。

上述两种原因导致甲状腺代偿性肥大、增生，从而使其分泌的甲状腺激素满足机体代谢的基本需要，此时原已增高的 TSH 亦可由于反馈性分泌抑制而回落至正常。

本病可呈地方性分布，也可散发。

1. 碘缺乏　是地方性甲状腺肿的常见原因，如人体每日摄碘低于 $100\mu g$，尤其是在生长发育和妊娠哺乳等情况下，可影响甲状腺激素的合成，但近年发现长期摄碘过多也可影响碘的有机化而引起甲状腺肿。

2. 致甲状腺肿物质　这类物质可阻滞甲状腺激素的合成，从而引起甲状腺肿。

（1）药物：硫氰酸盐、保泰松、对氨基水杨酸、磺胺类、锂盐及长期大量服用硫脲类药物等。

（2）食物：萝卜、卷心菜、洋葱及大豆类食品。

3. 先天性甲状腺激素合成障碍　由于某些遗传缺陷，包括酶缺陷（过氧化物酶、碘化酪氨酸脱碘酶等）和甲状腺激素合成时某个环节障碍（如碘化酪氨酸偶联、甲状腺球蛋白水解等）均可导致甲状腺肿。

【诊断】

1. 临床表现　以甲状腺肿大为主要表现，可呈弥漫型或结节型，大小不等，早期无症状，随着甲状腺逐渐增大，可引起压迫症状。压迫食管可引起吞咽困难，压迫气管可引起咳嗽与呼吸困难，压迫喉返神经可引起声音嘶哑。少数患者为胸骨后甲状腺肿大，可因颈部静脉受压回流受阻，致面部淤血、水肿，颈胸部浅表静脉扩张等。

2. 实验检查

（1）血清 T_3、T_4 多数正常，少数患者 T_4 偏低。

（2）TSH 测定基本正常。

（3）甲状腺摄^{131}碘率多数增高，但无高峰提前，并可被 T_3 所抑制。

3. 甲状腺 B 超检查可发现甲状腺肿大或呈结节性甲状腺肿。

【治疗】

1. 病因治疗　因进食含影响甲状腺素合成食物或药物者，应停止有关药物及食物。

2. 甲状腺激素　一般从小剂量开始，每 2 周左右增加一次剂量，常用药物及剂量见表 1 - 38。

表 1 - 38　常用甲状腺激素制剂及剂量

制剂种类	相当剂量	T_4 含量	T_3 含量	开始剂量/日	维持量/日
干甲状腺片	40mg	不稳定	不稳定	20mg	60～120mg
左旋甲状腺素	100μg	100μg	0	50μg	100～200μg
三碘甲状腺原氨酸 T_4、T_3 混合制剂	25μg	0	25μg	12.5μg	50μg
正常甲状腺片	1 片	60μg	15μg	1/2 片	1～2 片
Thyrolar	1 片	50μg	12.5μg	1/2 片	1～2 片

3. 碘治疗　主要在地方性甲状腺肿流行区应用，可采用 1∶10 000～1∶50 000 碘盐进行防治；也可给予碘油肌肉注射，以发挥长效作用；还可用 0.1% 碘化钾溶液，每日 3 次，每次 2 滴；复方碘化钾或饱和碘化钾溶液，每日 1～2 滴。结节性甲状腺肿慎用碘剂，以防诱发碘诱发性甲亢，高碘所致的甲状腺肿忌用碘剂治疗。

4. 手术治疗　手术指征：

①巨大甲状腺肿有明显压迫症状，经药物治疗无效者；

②中度甲状腺肿药物治疗无效或疑有恶变者；

③有功能自主性结节合并甲亢者。

【疗效标准】

1. 治愈　肿大甲状腺恢复正常，实验检查正常。

2. 好转　治疗后甲状腺较前缩小，但未完全恢复，实验检查基本正常。

3. 无效　临床及实验检查均无改善。

二、甲状腺机能亢进症

甲状腺机能亢进症简称甲亢，是因甲状腺机能增高，分泌过多甲状腺激素，包括四碘酪氨酸（T_4）、三碘酪氨酸（T_3）或各种原因致血循环中甲状腺激素水平过高而引起的一组内分泌紊乱症状群。本病甚为常见，多见于 20～40 岁之青年女性，男女之比约为 1∶4～6。

【病因与发病机制】

病因与发病机制尚未完全明了，目前认为本病的发病主要是在遗传基础上因精神刺激等应激因素而诱发的自身免疫反应所致。约95%患者的体内可检出针对TSH受体的甲状腺刺激抗体（TSAb），或称甲状腺刺激性免疫球蛋白（TSI）。常见病因分类见表1-39。

表1-39 甲亢病因分类

病因
一、甲状腺性甲亢：甲状腺自身功能亢进，伴甲亢症群
1. 弥漫性甲状腺肿伴甲亢症（Graves病，突眼性甲状腺肿等）
2. 多结节性甲状腺肿
3. 自主性高功能性甲状腺腺瘤
4. 新生儿甲亢
5. 碘诱导性甲亢
6. 滤泡性甲状腺癌
二、垂体性甲亢
三、异源TSH综合征
四、卵巢甲状腺肿
五、医源性甲亢
六、一过性甲亢
1. 亚急性甲状腺炎
2. 放谢性甲状腺炎

【诊断】

1. 临床表现 约75%患者有下列典型临床表现：

（1）高代谢综合征：食欲亢进但体重减轻，怕热、多汗、皮肤湿热、疲乏、无力、低热。

（2）神经及心血管系统兴奋性增强：患者神经过敏、性情急躁、多言好动、失眠多梦，β肾上腺素能神经兴奋时出现心悸气急、心动过速、休息或睡眠时脉搏仍快为本病特征；收缩压升高而舒张压下降，脉压增大，双手平伸时可见震颤。

（3）运动生殖系统改变：女性表现为月经紊乱、不孕；男性有阳萎、不育；约10%男性患者易发生周期性麻痹，少数可见杵状指伴骨关节病以及胫骨前粘液性水肿。

（4）甲状腺肿大：可呈弥漫性或结节性，多数伴血管杂音。

（5）突眼：单侧或双侧，见于约50%的患者，分非浸润性突眼与浸润性突眼。

2. 不典型及特殊类型甲亢

（1）不典型甲亢：

①甲亢性心脏病：约占甲亢的20%，表现为原因不明的阵发性心房纤维颤动、心绞痛、高输出量性心功能不全等；

②甲亢性神经病变：包括甲亢性周期性麻痹、重症肌无力；慢性甲亢性肌病（肌萎缩为主）等；

③原因不明的慢性腹泻或肝功能损害;

④胫骨前粘液性水肿,约见于5%甲亢患者,多伴有突眼,可无其他甲亢表现;

⑤甲亢性肢端病:杵状指伴骨关节病。

(2)淡漠型甲亢:多见于老年患者,起病隐袭,神志淡漠,嗜睡乏力,食欲减退,消瘦明显。常有甲亢性肌萎缩、心率紊乱、心功能不全等。甲状腺轻度肿大,本型易发生危象,死亡率较高。

(3)T_3型甲亢:见于弥漫性、结节性或混合性甲状腺肿患者的早期治疗过程中,或复发早期患者。总T_3(TT_3)及游离T_3(FT_3)升高而总T_4(TT_4)及游离T_4(FT_4)正常或稍低。

(4)T_4型甲亢:多见于老年人及伴有其他系统性疾病的患者,可能因T_4在外周组织中不易脱碘转变为T_3所致。T_4增高,T_3正常。

(5)碘诱发性甲亢:

①有服用含碘药物史,如乙胺碘肤酮、复方碘液等;

②甲亢症状明显但无突眼及甲状腺血管杂音;

③T_4增高明显;

④停用碘剂后半年内可恢复。

(6)妊娠期甲亢:正常妊娠可有甲状腺代偿性增大,但一般不致甲亢,如增生过度,可因甲状腺结合球蛋白(TBG)合成增多致使TT_4、TT_3、反T_3(rT_3)均增高而发生甲亢。因此妊娠期甲亢主要依据为:

①高代谢症状群表现;

②FT_4、FT_3与游离T_4指数(FT_4I)增高。

3. 实验检查

(1)血清游离T_3、T_4(FT_3、FT_4)增高,为诊断本病的可靠依据,因其不受碘和TBG的影响。正常参考值:$FT_3$0.24~0.62ng/dl,$FT_4$0.9~2.5ng/dl。

(2)血清总T_3、T_4(TT_3、TT_4)和反T_3(rT_3)均增高,但疾病早期或甲亢复发有时以T_3升高为主,如仅有$Tr4$升高,应注意排除引起TBG升高或T_4转化为T_3的5脱碘酶活性降低的疾病,如某些急性疾病或严重肝病等。正常参考值$TT_3$100~200ng/dl,TT_4~12μg/dl,$rT_3$47±10ng/dl。

(3)游离T_4指数(FT_4I):甲亢时增高,甲减时降低。正常参考值:2.6~11.3。

(4)TSH测定:甲亢时TSH分泌明显受抑,即使给予促甲状腺激素释放激素(TRH)兴奋试验,TSH仍处于极低水平或不能测出。

(5)三碘甲状腺原氨酸抑制试验(T_3抑制试验):正常人及单纯性甲状腺肿患者投用T_3后,因TSH分泌受抑,摄^{131}碘率明显下降(降低50%以上),甲亢患者及浸润性突眼患者因TSH已被T_3、T_4抑制,故摄碘率无明显降低或抑制率<50%。禁用于有冠心病或甲亢性心脏病患者,禁做此试验。

（6）甲状腺吸^{131}碘率：甲亢时增高且峰值提前，孕妇禁做此试验。

【治疗】

1. 一般治疗　治疗初期应适当卧床休息，加强对症及支持疗法，补充足够热量和营养。尽可能消除诱发或加重本病的精神、神经等因素。

2. 药物治疗

（1）甲状腺素生成抑制药：目前常用的有四种：丙基硫氧嘧啶（PTU）、甲基硫氧嘧啶（MTU）、他巴唑、甲亢平。上述药物的抗甲状腺作用是抑制过氧化物酶，阻止碘的有机化及碘化酪氨酸缩合成 T_3 和 T_4。最近研究发现，抗甲状腺药物还有抑制 TSAb 形成的作用。PTU 还可抑制 T_4 在周围组织中转化为 T_3。约60%患者经药物治疗后可获痊愈。

适应证：

①病情轻且甲状腺较小；

②孕妇或 20 岁以下患者或年迈体弱合并严重心、肝、肾疾病不宜手术者；

③甲亢手术前准备；

④术后复发不宜^{131}碘治疗者；

⑤^{131}碘治疗后的辅助治疗。

剂量与疗程：根据病情轻重决定用药剂量，疗程约 1~2 年，一般约 4~8 周可使临床症状得以控制，此时应逐渐减量至维持量，减量期视病情稳定程度而定，一般持续 6 周左右。见表 1-40。

表 1-40　常用甲状腺激素合成抑制药及其治疗剂量

药　名	每片剂量（mg）	开始剂量（mg）	维持剂量（mg）	不良反应频度
丙基硫氧嘧啶	50	200~400	50~100	较少见
甲基硫氧嘧啶	50	200~400	50~100	较多见
他巴唑	5	20~40	5~10	中等
甲亢平	5	20~40	5~10	中等

最近有人提出，每日给予他巴唑 15mg 和 30mg 的治疗作用相似，但前者不良作用明显低于后者。近有报道将他巴唑等药物经甲状腺局部离子导入治疗，可收到较好疗效，而用药量可减少。研究表明妊娠中晚期与哺乳期患者，可在密切观察下限制性使用上述药物。

不良反应及注意事项：

①粒细胞减少或粒细胞缺乏症为最严重之不良反应，常突然发生，一般于用药最初数周或数月内出现。故用药头 3 个月内，应定期（每周 1~2 次）作血白细胞计数，如白细胞 $<3.5×10^9/L$ 或中性粒细胞绝对值 $<2.0×10^9/L$，应停药并及时给予升白细胞药物；

②皮疹、剥脱性皮炎、药物热，一旦出现应停药并积极对症处理，如给予强的松等抗过敏类药物；

③其他如关节痛、肝功损害等，通常无需停药，可更换药物或减量，一般能在用药过

程中恢复。

停药指征：临床甲亢症状消失，甲状腺血管杂音消失，腺体缩小；实验检查 T_3、T_4 恢复正常，TRH 兴奋试验恢复正常，TSI 转阴。

（2）阻滞甲状腺激素释放的药物主要为碘剂：碘化物对碘的有机化有急性抑制效应，并可阻止甲状腺素的释放，可使甲状腺充血减轻、腺体缩小。

适应证：

①甲状腺手术前准备；

②甲亢危象；

③甲亢患者[131]碘放射治疗后 2 周加用小剂量碘剂有助于预防永久性甲减；

④重症甲亢需迅速控制症状时可与硫脲类药物同时使用，通常 7~14d 即可。

剂量与疗程：常用复方碘溶液，甲亢危象时 5~10 滴，每 6~8h 给药一次，首剂可加大剂量至 30~50 滴。重症甲亢时剂量可缩小，每次 2~5 滴，每日 2~3 次，或碘化钠每日 0.5~1.0g 加入液体中静滴。均为短期治疗，症状减轻后即减量至停用。

注意事项：碘剂治疗疗程不宜超过 2 周，过长用药可出现"脱逸"现象，即用碘后由于甲状腺对碘化物的主动转移减弱而使碘的抑制作用失效。

（3）β肾上腺素受体阻滞剂：此类药物可拮抗儿茶酚胺的作用而发挥疗效，最常用者为心得安及倍它乐克。通过拮抗甲状腺激素的外周作用，阻止 T_4 转变为活性 T_3 从而减轻症状。

适应证：

①手术前准备；

②[131]碘治疗前后以控制甲亢症状；

③甲亢常规治疗初期与硫脲类同用，可较快控制症状；

④甲亢危象。

剂量与疗程：常规剂量心得安 10~30mg，每日 3 次，症状控制后逐渐减量至停用。甲亢危象时剂量可增大至 40~80mg，每 6~8h 给药 1 次。

禁忌证：非甲亢性心功能不全，Ⅱ度以上房室传导阻滞，支气管哮喘。

（4）甲状腺激素：最近的研究显示，不论是在他巴唑治疗期间还是停用之后，甲状腺素均可降低 TRAb 水平，同时降低甲亢的复发率。其机制可能为：

①在未用甲状腺素的他巴唑治疗期间，TSH 增高可促使甲状腺抗原包括 TSH 受体的释放，后者可促使 TRAb 的持续产生，而甲状腺素对此有抑制作用；

②甲状腺素可能直接作用于能产生 TRAb 的 B 淋巴细胞，抑制其 TRAb 生成；

③甲状腺素可能直接抑制甲状腺抗原物质的产生。一般在甲状腺功能经抗甲亢药物治疗部分恢复或正常时开始用药。常用甲状腺片 20~40mg，每日一次；或 L－甲状腺素 50~100μg，每日一次。

3. 放射性[131]碘治疗　利用甲状腺高度摄碘能力和[131]碘能放出 β 射线的生物效应，将适量^{131}碘注入体内，随后聚集于甲状腺组织而发挥放射性杀伤作用。因其在组织内射程仅2mm左右，故电离辐射只限于甲状腺局部而对周围组织影响甚少，用药后甲状腺腺泡上皮破坏萎缩，甲状腺激素分泌减少。同时腺内淋巴细胞亦受杀伤，TRAb 生成减少而发挥治疗作用。

适应证：

①手术后复发或有手术禁忌证者；

②有硫脲类药物过敏或正规治疗效果欠佳者；

③毒性结节性甲状腺肿者；

④年龄超过 40 岁而又不愿接受其他治疗者。

禁忌证：

①妊娠及哺乳期患者；

②年龄 <20 岁；

③有重度心、肝、肾功能不全或活动性肺结核；

④甲亢危象。

剂量与疗效：根据腺体大小及甲亢病因而定，一般每克甲状腺给予 50～100μci。治疗后约 2～4 周症状开始减轻、甲状腺缩小。约 60% 患者 3 个月后病情可获控制，如半年后仍无改善，可进行第二次治疗。

并发症及注意事项：

①重症甲亢用^{131}碘治疗前后可给予 β 受体阻滞剂或硫脲类药物控制症状，以防放射性甲状腺炎产生一过性甲亢加重，甚至发生危象；

②甲减是^{131}碘治疗的主要远期并发症，约见于 20%～50% 的患者，故治疗后应长期随访观察。

4. 手术治疗

（1）适应证：

①甲状腺Ⅲ度以上肿大伴压迫症状；

②胸骨后甲状腺肿伴甲亢者；

③多结节性甲状腺肿，尤其高功能自主性腺瘤所致之甲亢；

④长期反复药物治疗无效及不宜^{131}碘治疗患者；

⑤妊娠期甲亢药物治疗无效者，可于妊娠中期择期手术。

（2）术前准备：术前准备是否充分是决定手术成功及预防甲亢危象的关键。

①术前用抗甲状腺药物治疗控制甲亢症状后，加用复方碘液每日一次，每次 1 滴，随后每日每次增加 1 滴至每日 10～15 滴减量，以使甲状腺充血减轻，腺体缩小，以便于手术及减少术中出血；

②对抗甲状腺药物过敏者，可给予心得安，每次 30～60mg，6～8 小时一次，直到静息状态时心率 <80～90 次/min，即可考虑手术。术后维持用药 1 周。甲状腺肿大及充血明

显者，术前仍需同时给予复方碘液治疗。

（3）并发症：包括伤口出血、术后感染、甲状腺危象、喉上及喉返神经损伤、甲状旁腺机能减退和甲状腺功能低下等。少数患者可有突眼加重。

【疗效标准】

1. 治愈

（1）甲亢的高代谢症群等症和眼征消失。

（2）甲状腺大小恢复正常，无震颤及血管杂音。

（3）实验检查恢复正常且停药后 3～6 个月无复发。

2. 好转

（1）治疗后症状大部分消失，但仍有突眼或轻度甲状腺肿大。

（2）实验检查基本正常。

（3）有时仍需小剂量抗甲状腺药物维持。

3. 无效　症状、体征及实验检查均无改善。

三、甲状腺机能减退症

【病因与发病机制】

甲状腺机能减退症简称甲减，系一组由多种原因引起的、以甲状腺激素合成、分泌或生物效应不足，机体代谢率降低为主要特征的疾病。成年人由于全身代谢减慢、基础代谢率降低、耗氧与产热均减少，引起一系列临床表现，病情轻重与激素减少程度以及持续时间有关；初生儿或婴幼儿期则由于神经系与骨骼系生长发育受阻，除全身代谢降低症群外，患者往往出现身材矮小、智力低下等临床症群。

本病主要见于中年女性，发病男女之比为 1:5，偶有儿童发病者，称幼年型甲减。婴儿期发病者称克汀病或呆小症，后两种情况在地方性甲状腺肿流行区发病率较高，病因如下：

1. 原发性　指由于甲状腺自身疾病所致者，常见于：

①甲状腺大部或全切除术后；

②炎症（慢性淋巴细胞性甲状腺炎或亚急性甲状腺炎）；

③甲亢经 ^{131} 碘治疗后；

④抗甲状腺药物使用过量；

⑤长期碘缺乏；

⑥甲状腺癌（甲状腺组织被破坏）；

⑦先天性甲状腺激素合成障碍；

⑧原因不明，可能与甲状腺免疫性破坏有关。

2. 继发性或散发性

（1）继发性甲减：主要因脑垂体肿瘤、手术、放疗或产后血栓性坏死等原因，致 TSH

合成与释放减少或缺乏而发病。

（2）散发性甲减：是指因下丘脑病变，如肿瘤、放疗或炎症等损害 TRH 的分泌，从而使 TSH 和甲状腺素因失去正常刺激而分泌减少致病。

3. 受体性甲减　较少见，属家族遗传性疾病，因甲状腺素靶细胞表面受体或受体后某些异常，使 T_4、T_3 虽高于正常甚至升高，但不能发挥正常生理功能。

【诊断】

1. 临床表现

（1）一般表现：起病缓慢；畏冷、无汗、体温低、皮肤蜡黄、干燥、粗厚并脱屑；颜面浮肿、表情呆滞、声音低沉、嘶哑、头发及眉毛、阴腋毛脱落；下肢及全身非凹陷性水肿。

（2）理解力、记忆力及反应性降低；有嗜睡懒言、听力下降；少数患者有幻觉、妄想等精神异常。

（3）心率缓慢、心界扩大、心音低弱，偶伴心包积液。

（4）腹胀、厌食及便秘。

（5）性欲减退或性功能障碍、女性月经过多或失调，可有闭经、溢乳。

（6）肌张力低，可有肌肉痛、关节积液或强直。

（7）严重时发生甲减性心脏病或甲减危象。

2. 实验检查

（1）血清 TSH 升高，是原发性甲减的早期表现，如仅有 TSH 升高而 T_3、T_4 正常，为亚临床型甲减。下丘脑垂体性甲减 TSH 正常或低于正常。

（2）血清 TT_4、TT_3 减低，TT_4 减低更明显。

（3）rT_3 明显低于正常（正常参考值 $0.47 \pm 0.1 \mu g/L$）。

（4）TRH 兴奋试验：静脉注射 TRH300μg 后，TSH 明显升高，支持原发性甲减；无变化提示垂体性；延迟性升高则提示下丘脑性甲减。

（5）血胆固醇、甘油三酯和 β 脂蛋白升高。

（6）空腹血糖低于正常，糖耐量试验呈低平曲线。

（7）约半数患者血甲状腺微粒体抗体和甲状腺球蛋白抗体升高。

【治疗】

1. 替代治疗　各种类型的甲减主要采用替代治疗，用药 2～4 周后可见临床症状改善。

左旋甲状腺素：小剂量开始，每日 50μg，口服，每 10 天左右增加 50μg 常用维持量每日 100～200μg。本药吸收稳定，虽起效稍慢，但在体内约 40% 的 T_4 脱碘变为 T_3，较符合生理状况。其半减期 7 天左右，一般每 3 天服药一次亦可，是治疗甲减的首选药物。本病需终身治疗，如中断用药，症状可在 3 个月左右复发。有心血管病变、精神症状或老年患者开始替代治疗的剂量应更小（25μg 开始），以不发生心绞痛及精神症状为宜。

其他替代治疗药物的剂量及用法详见表 1－41。

表 1 - 41　其他甲状腺激素替代治疗药物

药　物	每片剂量	开始剂量/日	维持量/日
干甲状腺片	40mg	20 ~ 40	80 ~ 200mg
三碘甲状腺原氨酸 T_4、T_3 混合制剂	25μg	12.5μg	50μg
正常甲状腺片	1 片	1/2 片	1 ~ 3 片
Thyrolar	1 片	1/2 片	1 ~ 3 片

2. 甲状腺移植胎　儿甲状腺体外培养后移植日前处于实验和临床研究阶段。

3. 中医中药　以温肾健脾、补益气血为主，可提高替代治疗的效果。

4. 对症治疗　有贫血者应补充铁剂、维生素 B_{12} 和叶酸；胃酸低者可口服稀盐酸。

【疗效标准】

1. 治愈

（1）在有效替代治疗下临床症状、体征消失。

（2） T_3、T_4 及 TSH 等实验检查恢复正常。

（3）能参加正常工作。

2. 好转

（1）临床症状、体征大部分消失。

（2）甲状腺功能检查基本正常。

（2）可参加轻工作。

3. 无效

症状、体征及实验检查均无改善。

四、甲状腺结节与肿瘤

【病因与发病机制】

各种原因引起甲状腺组织的异常增生，均可导致甲状腺结节性病变。成人中的发病率约5%，幼年时颈部或胸腺多次接触放射线照射或从事放射线工作的人群发生率可高达20%，女性较男性多发。甲状腺功能检查可正常，亢进或减退。常见病因有：

良性肿瘤：

①毒性结节性甲状腺肿；

②局限性甲状腺炎；

③甲状腺囊肿；

④甲状旁腺腺瘤；

⑤结节性甲状腺肿。

恶性肿瘤：

①甲状腺乳头状癌（60%）；

②甲状腺滤泡状癌（18%）；

③甲状腺未分化癌（15%）；

④甲状腺髓样癌（5%）；

⑤淋巴瘤和转移性肿瘤。

【诊断】

本病的主要表现为甲状腺区出现大小、性状、硬度各异的结节，如肿瘤体积较大或位置特殊，可产生相应压迫症状及体征，诊断的关键是鉴别其为良性或恶性。详见表 1 - 42。

表 1 - 42　甲状腺结节性质的鉴别

项　目	良性可能	恶性可能
病史	甲状腺肿家族史；地甲肿流行区居住史	有头、颈、胸部放射治疗史
性别及年龄	老年女性、儿童、青少年	成年女性多见，偶见男性儿童及成人
增长速度	较慢，但囊肿出血时可快速增大并伴疼痛	较快
结节数量	多结节	单结节
结节性状	软、规则、无粘连	硬，可呈分叶状，常有粘连
转移灶	无	有，常伴淋巴结肿大
血清学	抗甲状腺抗体升高	降钙素或甲状腺球蛋白升高
^{131}I 扫描	温、热结节（5% 为恶性）	凉、冷结节（25% 为恶性）
B 超	囊肿、实质性	单结节或混合性
L-T$_4$ 治疗	200mg/d，6 个月后缩小	继续增大
细针穿刺细胞学	良性细胞	恶性细胞

【治疗】

1. 毒性结节性甲状腺肿　抗甲状腺药物控制症状后采用 ^{131}碘放射或手术治疗。

2. 局限性甲状腺炎　西医治疗以观察为主，当患者出现甲状腺功能减退，服用激素药物治疗。

3. 甲状旁腺腺瘤　手术切除。

4. 多结节性甲状腺肿　有压迫症状时应予手术治疗。

5. 甲状腺癌或可疑甲状腺癌　尽早手术切除，并给予适量甲状腺素替代治疗，以维持甲状腺正常功能，并防止预防复发。有癌转移之患者，应进行局部放射治疗。

【疗效标准】

1. 治愈　病因去除，甲状腺功能恢复正常。

2. 好转　病因去除，甲状腺功能基本维持正常，或病因未去除，治疗后肿瘤较前明显缩小。

五、亚急性甲状腺炎

【病因与发病机制】

亚急性甲状腺炎又称 de Quervain 甲状腺炎，巨细胞甲状腺炎，约占甲状腺疾病的 4%

左右，多见于20～50岁女性。目前认为，本病可能与病毒感染后引起的变态反应有关。由于淋巴细胞和中性粒细胞浸润，使甲状腺滤泡上皮细胞破坏，T_3、T_4释放入血中，引起一过性甲亢表现。

【诊断】

1. 临床表现

（1）发病前数日或数周有上呼吸道感染史。

（2）起病较急，多数突然出现颈前区疼痛，可放射到下颌角、牙床、耳部或枕后部。

（3）多数有轻、中度甲状腺肿大及触痛，可限于一侧或波及双侧。

（4）约50%的患者有甲亢临床表现，部分患者同时伴有肌肉或关节疼痛、发热、无力等表现。

2. 实验检查

（1）T_3、T_4增高约见于100%的患者，持续约2～4周，如患者甲状腺病变广泛而严重，甲状腺激素消耗而其合成功能又未恢复时，可出现一过性T_3、T_4降低。

（2）^{131}碘摄取率明显降低，与血甲状腺激素升高分离。

（3）血沉明显增快，血 α_2 球蛋白升高。

【治疗】

1. 轻症患者口服水杨酸钠或阿司匹林，每日3～4克，分次服。可获消炎止痛效果。

2. 上述治疗3天效果不明显或不能耐受水杨酸制剂者，可给予强的松口服，剂量每日20～40mg，上午8时顿服。病情缓解后（约2周）逐渐减量，疗程4～8周，血沉和甲状腺功能正常后停药。

3. 有甲亢表现患者用抗甲状腺药物一般无效。可给予心得安10～20mg，每日3～4次口服。

4. 暂时性甲状腺功能减退者一般不需治疗，可自行恢复，少数病情较重者，可给予甲状腺素短时替代治疗。

【疗效标准】

1. 治愈　临床症状及甲状腺肿大消失，实验检查恢复正常。

2. 好转　临床症状及甲状腺肿大明显好转，实验检查基本恢复正常。

六、慢性淋巴细胞性甲状腺炎

【病因与发病机制】

慢性淋巴细胞性甲状腺炎又称桥本甲状腺炎，起病隐袭，多发于30～50岁的女性多发，男女之比为1：18左右。目前认为本病病因为自体免疫反应，患者甲状腺组织中有大量淋巴细胞和浆细胞浸润，血清中可检出高滴度抗甲状腺球蛋白和微粒体抗体。由于抗原抗体复合物在组织基底膜上沉积，激活天然杀伤细胞（NK细胞），引起自体甲状腺细胞的免疫性破坏。

【诊断】

1. 临床表现

（1）甲状腺肿为主要临床表现，无痛，质硬韧如橡皮，可呈弥漫性或结节性，能随吞咽而上下活动，部分患者可出现吞咽困难等压迫症状。

（2）少部分患者在疾病早期可因破坏之甲状腺细胞释放过量 T_3、T_4 而伴甲亢表现，出现相应症状、体征甚至有突眼表现。

（3）甲状腺功能减退是多数患者的远期临床表现，此时可出现甲减有关症状、体征。

（4）可伴发其他自身免疫性疾病，如萎缩性胃炎、艾迪生病及重症肌无力等。

2. 实验检查

（1）95％以上患者血清抗甲状腺微粒体抗体明显增高，半数患者血清甲状腺球蛋白抗体增高。

（2）早期伴甲亢之患者血 T_3、T_4 升高，多数伴甲减者，T_3、T_4 减低，且可有 TSH 升高。

（3）甲状腺 B 超示回声稀疏且或分布不均匀，^{131}碘扫描为冷性结节。

（4）少数患者可有血沉增快。

【治疗】

1. 轻度甲状腺肿大无明显临床症状者可不治疗，随访观察。

2. 有甲减和颈部压迫症状者用甲状腺素治疗，可使甲状腺功能恢复正常。约25％患者甲状腺可恢复正常大小；50％患者可较治疗前缩小一半；20％左右腺体大小无变化。常用左旋甲状腺素或甲状腺片，用法及用量参见本节甲状腺机能减退症。

3. 伴明显甲亢症状者可短期小量给予抗甲状腺药物治疗（如他巴唑 15mg/d，口服）。少数患者对此类药物甚敏感，用药数天或数周即可出现甲减症状，应注意及时减量或停药。甲亢症状复发者，再次治疗仍有效。

4. 少数起病较急者，如甲状腺迅速肿大、疼痛，可短期给予强的松治疗，以改善临床症状和使抗体滴度下降，但停药后易复发。

5. 对疑有恶变或明显压迫症状者应手术治疗，术后长期用甲状腺激素替代治疗。

【疗效标准】

1. 治愈　甲状腺恢复正常大小，甲状腺功能正常，工作能力恢复正常。

2. 好转　甲状腺较前缩小，替代治疗下甲状腺功能基本正常，可参加正常工作。

七、内分泌性眼病

【病因与发病机制】

内分泌性眼病又称 Graves 眼病、浸润性突眼或恶性突眼症，是一种危及视力并影响外貌的自身免疫性疾病。本病还受环境与遗传因素影响，常伴发于甲亢，发病机制不清，可能与下列因素有关。

1. 眼眶肌肉内沉积甲状腺球蛋白－抗甲状腺球蛋白免疫复合物，引起免疫复合物炎症反应。

2. 眼球肌、眶内结缔组织等呈抗原性，与辅助 T 细胞之间相互作用，引起自身免疫性反应。

【诊断】

1. 临床表现

（1）主要特征为眶周水肿，结膜充血、眼球突出与眼外肌麻痹，重症患者可发生暴露性角膜炎及视神经萎缩。其分度及相应临床表现见表 1-43。

表 1-43 突眼分级

级别	表现
0 级	正常
I 级	瞬目减少，眼裂开大，上睑挛缩，巩膜外露，辐辏不全
II 级	结缔组织受累，眼周水肿，异物感，眼球疼痛，畏光
III 级	单侧或双侧突眼、突眼度 >19mm
IV 级	眼肌麻痹复视，眼外肌炎，表现为上、外斜视
V 级	角膜受损、混浊、溃疡、穿孔
VI 级	视神经受累（30%），视力下降、黑蒙甚至失明

（2）多数同时伴有甲状腺肿大和甲亢症状，约 5% 患者为甲状腺功能正常性内分泌眼病。

2. 实验检查

（1）血清 T_3、T_4 增高见于 90% 以上患者。

（2）血清抗甲状腺微粒体抗体、抗甲状腺球蛋白抗体升高。

（3）突眼度一般 >19mm，重者可达 30mm。

3. 影像学检查　眼眶超声显像或 CT 扫描可检出浸润性病变。

【治疗】

1. 一般治疗　包括低盐饮食、利尿剂使用和眼局部处理，有充血、水肿者可滴含皮质激素的眼药水；有异物感者滴含甲基纤维素眼药水以引起人工眼泪；上睑挛缩、凝视者滴 5% 胍乙啶眼药水，眼的局部保护包括戴茶色眼镜或戴眼罩。

2. 甲亢治疗　选择甲亢治疗方案时应注意预防突眼恶化，严重突眼患者一般不宜作甲状腺手术治疗或 ^{131} 碘治疗。抗甲状腺药物治疗时应注意及时加用甲状腺素治疗，以防因药物性甲减使 TSH 分泌增加，加重突眼。

3. 肾上腺皮质激素　早期应用，可迅速改善眶周水肿及球结膜刺激症状，治疗机理在于抑制自身免疫反应。首选强的松，每日 30～120mg，分 2～3 次口服，症状好转后逐渐减量。维持量 5～10mg/d，可隔日给予最小维持量，病情稳定，抗体滴度正常后停药，疗程 3～6 个月左右。停药后约半数患者一年内复发。不能大剂量用药突然停药，因可加重突眼。对复发患者，给予强的松治疗仍有效，但起效较慢。

4. 二联疗法　严重眼病者，单一皮质激素难于有效，此时可试用激素 + ^{60}钴、或 X 线或高电压行眶部放射联合治疗。高电压眶照射剂量以 2 周内给 2 000rads 为宜。联合疗法远期疗效优于单纯清素治疗，早期治疗效果较好。

5. 三段疗法　即皮质激素、眶部放疗及经窦眶减压术三位一体的分段疗法。

（1）患者先接受强的松治疗，每日 1～2mg/kg，重者可给予强的松龙 80～120mg/d，静注或肌注，常规用药 3 个月。80% 的患者治疗两周后症状改善。

（2）眶部放疗为第二阶段，与激素治疗有协同作用，并可缩短激素使用时间和减少复发。

方法见前述。

（3）经窦眶减压术

6. 血浆置换疗法　主要适用于严重急性进展期的患者，目的在于清除尽可能多的自身抗体，对慢性者无效。方法：在 5～8d 内进行 4 次血浆置换，总置换量为 10L。为避免反跳在末次置换后加用强的松龙每日 40mg 及硫唑嘌呤每日 100mg，总疗程 3～6 个月。皮质激素在用药 3～4 周后可逐渐减量至每日 7.5～15mg，3 个月停用。

7. 免疫抑制剂　环磷酰胺、硫唑嘌呤、MTX、6MP 和环孢素 A 等可与强的松交替使用或用于强的松治疗无效者，剂量以中等偏小为宜，一般不宜两种药物同时应用。此类药物可致白细胞减少甚至粒细胞缺乏，且发病突然，常无明显先兆，故用药过程中应严密观察。

【疗效标准】

1. 治愈　突眼及其他眼征消失，甲状腺功能和血清抗甲状腺微粒体及球蛋白抗体滴度恢复正常。

2. 好转　突眼较前减轻，大部分其他眼征消失，甲状腺功能和上述抗体基本恢复正常。

3. 无效　症状、体征及实验检查均无改善。

（曹军）

第二节　肾上腺疾病

一、皮质醇增多症

【病因与发病机制】

皮质醇增多症亦称库欣综合征，能导致体内肾上腺糖皮质激素持续增高的各种原因均可引起本病，多发于 20～40 岁的女性。常见病因：

1. 库欣病　占皮质醇增多症的 70%。由于下丘脑 - 垂体机能紊乱、ACTH 分泌过多所致的双侧肾上腺皮质增生，其中约 10% ~ 20% 为双侧肾上腺皮质结节性增生。本组约 75% 的患者有垂体微腺瘤。

2. 肾上腺腺瘤或癌　分别占皮质醇增多症的 25% 和 5%，皮质醇不依赖 ACTH 而呈自主性分泌，腺瘤多为单侧，腺瘤以外的肾上腺组织常萎缩。

3. 异位 ACTH 综合征　占皮质醇增多症 5%，因垂体或肾上腺以外的恶性肿瘤如支气管燕麦细胞癌、胸腺瘤或胰腺癌分泌 ACTH 或 ACTH 类似物过多所致。近年有报道异位 CRF 引起皮质醇增多症。

4. 医源性皮质醇增多症　因长期大剂量应用糖皮质激素治疗某种疾病所致，临床上较多见，患者自身垂体 - 肾上腺轴因长期受抑制而萎缩。

【诊断】

1. 临床表现　因病因、病程长短及年龄性别而有一定差异。

（1）向心性肥胖（79% ~ 97%）：腹壁肥厚，四肢相对瘦小；满月脸（60% ~ 94%）；水牛背（颈背部脂肪堆积）；皮肤菲薄；可见腹部及臀部紫纹（55% ~ 75%）；多毛（65% ~ 85%）；痤疮（55% ~ 80%）。

（2）高血压（70% ~ 84%）：月经紊乱或阳萎（55% ~ 80%）；其他还有骨质疏松或自发性骨折，水肿，多饮，多尿，乏力，皮肤色素沉着等。少数患者有情绪不稳、易激动甚至幻觉等精神症状。

2. 实验检查

（1）功能诊断：确定是否有皮质醇增多症：

①血浆皮质醇：本病患者昼夜节律变化消失，晨 8 时皮质醇高于正常，午夜 12 时也高于正常；

②尿游离皮质醇：测定 24h 尿皮质醇正常值为 220 ~ 276nmol/24h（80 ~ 100μg/24h）。高于此值有助于皮质醇增多症诊断；

③尿 17 - 羟、17 - 酮类固醇：对于尚不能开展尿游离皮质醇测定的医院仍不失为有效参考指标，17 - 羟 > 69μmol/24h（25mg/24h）或 77mmol/24h（22mg/24h）有诊断价值；

④午夜单次地塞米松抑制试验（于睡前 23：30 服地塞米松 1mg）和标准小剂量地塞米松抑制试验（0.5mg，6h 1 次，连服 2 日）阳性有助于皮质醇增多症的诊断；

⑤血淋巴细胞和嗜酸性细胞降低，血钾减低。

（2）病因与定位诊断：

①大剂量地塞米松抑制试验（2mg×2 日法）：有助于鉴别库欣病和肾上腺皮质腺瘤或异位 ACTH 综合征，库欣病患者服药后约 90% 血、尿皮质醇可受抑制而后二者则无明显受抑改变；

②血 ACTH 放免测定：库欣病和异位 ACTH 综合征时升高而肾上腺腺瘤或腺癌时降低或测不出，近年静脉插管分段抽血检测法对定位诊断更有意义；

③ACTH 兴奋试验：分传统 8h 滴注法和一次性静脉注射法。肾上腺皮质增生患者反

应比正常人强，腺瘤患者反应弱；腺癌患者不受影响；

④甲吡酮试验（每4h口服甲吡酮500~750mg×1日）：库欣病患者反应增强而腺瘤或异位 ACTH 综合征则不受影响；

⑤肾上腺 B 超、CT 或 MRI 检查对鉴别增生或肿瘤有帮助，尤其是 MRI，可确定病变性质、大小及与周围组织的关系；

⑥蝶鞍拍片、CT 或 MRI 检查，有助于发现垂体腺瘤。

【治疗】

1. 肾上腺腺瘤或腺癌应尽早手术切除，腺癌患者应行根治术，术后需用皮质激素替代治疗6~12个月左右。有转移时可用双氯苯二氯乙烷（O，P-DDD），甲吡酮或氨基导眠能治疗，用法见下。

2. 垂体性库欣病的手术及相关治疗

（1）垂体腺瘤经蝶选择性切除术为最佳术式，适用于微腺瘤，并症少，可保留垂体前叶功能，治愈率约80%，术后多数不需激素永久性替代治疗，如不能摘除腺瘤可做经蝶垂体切除术。肿瘤过大患者或有视交叉压迫时应行经额垂体切除术。

围手术期糖皮质激素替代治疗方法：手术时给予氢化考的松200~300mg 静注或肌注，术后维持同等剂量1~2d，第3天开始减少所用剂量的1/2，第4天再减少1/2，逐渐达到维持量。也可采用开始时每6h给药1次的方法，每次50mg，以后逐渐变为每8h 50mg 和每12h 50mg，直至减到有效维持量。停药时间取决于不同的手术方法和垂体－肾上腺轴功能恢复的情况。

（2）双侧肾上腺大部切除或大部切除术与自体，肾上腺移植术，以往较多采用此二种方法，但手术成功率和远期疗效与术者的经验和移植物是否存活关系密切，以前采取的双侧肾上腺全切除术因死亡率高和术后发生 Nelson 综合征（10%~20%）近年已不提倡。

（3）垂体瘤放射治疗：有手术禁忌证或风险较大者可用⁶⁰钴照射，也可采用垂体内植入照射治疗，疗效并非十分理想。

3. 药物治疗 适应证：

①不能手术切除或放疗生效前的辅助治疗；

②术前准备；

③肾上腺皮质腺癌已有转移者，以下药物可供选择：

（1）双氯苯二氯乙烷：可使肾上腺皮质束状带及网状带萎缩，抑制皮质醇的生物合成，用药剂量6~12g/d，分次口服。本药起效慢，停药后易复发，副作用较大，如厌食、呕吐等。应注意可能发生肾上腺皮质功能不足。

（2）氨基导眠能：本药抑制胆固醇转变为孕烯醇酮，阻断皮质醇生成。用量0.75~2g/d，分次口服，副作用为嗜睡和皮疹。疗效出现较快，但不持久。长期用药可出现类固醇撤药后综合征样表现，应给予氢化考的松替代治疗，因氨基导眠能可加速其代谢，也有服药后引起甲状腺肿性甲减。

（3）甲吡酮：为11β 羟化酶抑制剂，开始用量 1~2g/d，分 4 次口服，可逐渐增至 4~6g/d。副作用有恶心、呕吐、皮疹、痤疮等。本药与氨基导眠能各 1g 联合治疗疗效优于单独治疗，少数患者长期应用已获缓解。

（4）溴隐亭：为多巴胺促效剂，通过减少 CRF 分泌有助于改善临床症状，常用剂量 7.5~10g/d，分次口服。

（5）赛庚啶：为 5-羟色胺拮抗剂，能抑制下丘脑 CRF 释放，减少 ACTH 和皮质醇的生物合成，适用于下丘脑功能紊乱引起的皮质醇增多症。常用剂量每日 24mg，分次口服，最少用药 2 个月以上。约半数患者疗效较好，但停药后易复发，副作用为嗜睡与食欲亢进和体重增加。

（6）酮康唑：近年发现可抑制皮质醇的合成。本药常用剂量开始 800~1 000mg/d，有效后减为维持量 600~800mg/d，可用于垂体性皮质醇增多症及异位 ACTH 综合征，副作用主要为肝功能受损。

【疗效标准】

1. 治愈　病因去除，临床症状和实验检查恢复正常，或病因未去除，但治疗后临床症状和实验检查正常，停药后不复发亦无肾上腺皮质功能减退。

2. 好转　经各种治疗后临床症状和实验检查较前明显好转。

【预后】

肾上腺皮质良性腺瘤切除后预后好，无永久性皮质功能减退，腺癌则预后较差；垂体微腺瘤显微手术切除的预后优于巨大腺瘤经颅切除，后者常导致永久性全垂体功能减退；肾上腺全切除术的死亡率高且易发生 Nelson 综合征。

二、原发性醛固酮增多症

【病因与发病机制】

原发性醛固酮增多症简称原醛，又称 Conns' syndrome，主要由于肾上腺皮质肿瘤或增生，醛固酮分泌增多，导致钠水潴留，使肾素－血管紧张素系统受抑制，以高血压和低血钾为特征。本病好发年龄 30~50 岁，女性较男性多发。本病应与继发性醛固酮增多症相鉴别（由于有效血容量减少而刺激肾素-血管紧张素-醛固酮系统，使其功能亢进）。原醛常见病因：

1. 醛固酮瘤　占本病的 60%~90%，主要为单侧肾上腺皮质球状带腺瘤。

2. 醛固酮癌　为肾上腺皮质球状带癌，临床少见。

3. 特发性醛固酮增多症（特醛症）　占成人的 10%~40%，表现为双侧肾上腺球状带增生，偶伴结节，病因尚不甚明了，可能因存在促进醛固酮分泌或加强其作用的某些因子而致病。

4. 糖皮质激素可抑制性醛固酮增多症　多见于青少年男性，可能与遗传或垂体机能异常有关。

【诊断】

1. 临床表现

（1）高血压和头痛是早期症状并随病情进展而加剧，多数为 22.6/13.3kPa（170/100mmHg）左右，也可更高。

（2）多尿，尤其夜尿增多明显，主要因失钾使肾小管上皮细胞变性致浓缩功能减退所致；继发口渴、多饮；女性泌尿系感染多见。

（3）肌无力以至发生周期性麻痹，以下肢为主，血钾愈低，病情愈重，甚至可有呼吸和吞咽障碍。补钾治疗后部分患者可出现肢端麻木或手足搐搦。

2. 实验检查

（1）血尿生化检查：

①低血钾：见于 80% 以上的患者；

②高血钠：轻度增高；

③碱血症：细胞内 pH 下降，细胞外 pH 升高；

④尿钾高：与低血钾不成比例；

⑤尿比重及尿渗透压降低。

（2）醛固酮测定：

①血醛固醇基础值明显升高，常 >554pmol/L（20μg/dl），正常人普食条件（含 Na 160mmol/L，K60mmol/L）下平衡 7 天后晨八时卧位血浆醛固酮为 139～277pmol/L（5～10μg/dl）；

②尿醛固酮排泄增加，常大于 42nmol/24h（15μg/24h），正常人放免法为 14～28nmol/24h（5～10μg/d）。

（3）血浆肾素活性（PRA）测定：血浆醛固酮与肾素活性比值 >400，即可诊断为醛固酮瘤，其比值 $= \dfrac{\text{血浆醛固酮 pg/ml}}{\text{PRAng/ml/h}}$

（4）安体舒通试验：因本药可拮抗醛固酮对肾小管的作用，80～100mg，每 6h 口服 1～2 周，可使本病患者的血压下降、血钾回升。

（5）低钠试验：用以鉴别肾脏病变所致的高血压和低血钾，本病患者低钠（每日 <20mmol）试验数日后高血压和低血钾表现可明显改善，而肾病患者则无变化。

（6）高钠试验：用于轻症无明显低钾患者。每日给钠 240mmol，数日后可使本病患者低血钾更为加重。

3. 影像学检查

（1）肾上腺 B 超、CT 和 MRI 检查，对腺瘤的定位诊断有价值。

（2）肾上腺血管造影和分侧检测肾上腺静脉采血测醛固酮为更灵敏诊断方法。

（3）EKG：低钾心电图改变。

【治疗】

1. 肾上腺腺瘤和腺癌的患者应作病侧肾上腺切除术，术前给予低钠饮食和安体舒通治疗，120～240mg/d，分次口服，以纠正高血压和低血钾，并有助于术后肾素－血管紧张素－醛固酮轴的功能恢复。

2. 药物治疗

（1）适应证：

①特发性原醛；

②有手术禁忌证或术后复发者；

③肿瘤转移无法根治者；

④术前准备。

（2）常用药物：

①安体舒通：为首选，120～280mg/d，分3～4次口服，约1～3个月可使血压和血钾恢复正常。其作用主要是阻断醛固酮与盐皮质激素受体结合，副作用为男子乳房发育、阳萎或月经失调，一般于用药数月后发生；

②氨苯喋啶或氨氯吡咪：降压作用不及安体舒通，主要用于安体舒通副作用较大时的替换治疗，100～200mg/d，分2～3次口服；需同时给予一般降压药，如心痛定等；

③糖皮质激素：原发性醛固酮增多症的治疗必须长期服用替代量的地塞米松，0.75mg，每日晨1次口服，多数患者需同时补充钾盐和服小量降压药，如心痛定等。

【疗效标准】

1. 治愈　病因去除，高血压、低血钾及相应的临床表现消失，实验检查恢复正常，能恢复正常工作。

2. 好转　治疗后临床症状较前明显好转，实验检查亦明显改善，但未完全恢复正常。

【预后】

约2/3的患者治疗后高血压可恢复正常，1/3的患者尽管手术治疗但高血压不能完全缓解，早期诊断和治疗预后较好。

三、肾上腺性变态综合征

【病因与发病机制】

广义的肾上腺性变态综合征（AGS）包括各种类型肾上腺疾病所致的女性男性化以及较少见的分泌雄激素的肿瘤。狭义的AGS指由于肾上腺皮质某些酶的缺陷或缺乏，伴有相对性皮质醇缺乏或减少，从而导致CRH、ACTH和雄激素分泌增多，刺激肾上腺皮质增生，引起性早熟、男性化及性分化异常。常见病因：

① 21-羟化酶缺陷；

② 11β 羟化酶缺陷；

③ 17α 羟化酶缺乏；

④ 3β 脱氢酶缺陷；

⑤ 肾上腺腺瘤或腺癌。

【诊断】

上述各种病因中，以 21-羟化酶缺陷症最为多见，约占先天性肾上腺皮质增生症的 90%，故以下主要介绍由 21-羟化酶缺陷所致的肾上腺性变态综合征的诊断要点。

1. 临床表现　分三种类型：

（1）单纯男性化型：为部分性 21-羟化酶缺陷、雄激素生成过多，特征为女性假两性畸形，外生殖器及外貌似男性，青春发育期无月经来潮。

（2）失盐型：本型 21-羟化酶严重缺乏，雄激素明显增多，醛固酮及皮质醇缺乏，表现为肾上腺皮质功能低下，色素沉着，低血压，低血钠、高血钾，重者可发生肾上腺危象，女婴生殖器明显异常，男婴则不明显。

（3）轻型：生化改变明显而临床表现较轻，ACTH 兴奋后 17-羟孕酮升高显著，仅表现为青春期后多毛和月经不规则。

2. 实验检查

（1）血 ACTH 显著升高，血皮质醇正常或减低。

（2）尿孕三醇和孕三醇酮显著增加，为特异性检查指标，尿 17-酮显著增高，血 17α-羟孕酮增高。

（3）ACTH 兴奋试验：注射 ACTH 后皮质醇不增加，而 17α-羟孕酮显著升高。

（4）地塞米松抑制试验：可使 ACTH 和肾上腺皮质激素分泌受抑制。

【治疗】

1. 肾上腺皮质激素　适用于先天性肾上腺皮质增生症的治疗，一旦确诊，尽早开始治疗，以抑制 ACTH 的分泌而使肾上腺皮质合成雄激素减少，控制雄性化进展。一般剂量为生理分泌量的 1.5 ~ 2 倍，开始剂量应较大，以使增生的肾上腺皮质较快退缩。药物剂量与给药方法：

（1）强的松 10mg，每日 3 次，口服，1 个月后改为维持量，每日 6 ~ 7mg。也可给予醋酸考的松每日 30 ~ 45mg 维持。

（2）地塞米松 0.125 ~ 0.75mg，每晚一次，口服，氢化考的松 5 ~ 15mg，每日晨 1 次口服。

（3）去氧皮质酮 1 ~ 4mg/d，分 1 ~ 2 次，口服，用于失盐明显患者。较大儿童可用氟氢皮质素每日 0.05 ~ 1mg，口服，注意补充钠盐。

注意事项：

①剂量应个体化，并根据病情轻重和年龄调整；

②开始治疗后每月检查尿 17-酮和皮质醇及生长情况，以后每 3 ~ 6 个月复查一次；维持量以使尿 17 ~ 酮达到正常高限或稍高于正常为宜；

③遇应激情况如手术、感染等应加大剂量；

④女性患者妊娠后仍需继续服药。

2. 肾上腺腺瘤和癌应尽早手术切除。

3. 有女性假两性畸形如尿道下裂、阴唇阴囊裂、阴蒂肥大等畸形者，可于 2～4 岁时行修补或成形手术，手术过迟影响儿童心理。

【疗效标准】

1. 治愈　经治疗后恢复正常生育能力和维持正常性功能，恢复正常工作能力，实验检查恢复正常。

2. 好转　经治疗后男性化较前好转，实验检查基本恢复。

【预后】

本病替代治疗合理可正常生存，女性患者部分可有生育能力。

四、慢性肾上腺皮质机能减退症

【病因与发病机制】

慢性肾上腺皮质机能减退症包括原发于肾上腺本身的疾病（艾迪生病，Addison's disease）和继发于下丘脑－垂体的疾病以及继发于长期应用糖皮质激素类药物等三种情况。

1. 原发性肾上腺皮质机能减退症　目前常见的病因为自身免疫所致的肾上腺皮质萎缩（60%～80%），约 60% 患者体内抗肾上腺微粒体抗体阳性，或同时伴发其他自身免疫性疾病。肾上腺结核已由以往的主要病因降至第二位（20%）。此外，肾上腺转移性病灶、肾上腺切除和先天性肾上腺发育不全也可引起本病。

2. 继发性肾上腺皮质机能减退症　见于下丘脑－垂体的疾病如肿瘤、颅脑损伤、头部放射治疗、或产后大出血所致的垂体栓塞、坏死等。

3. 继发于外源性糖皮质激素治疗所致肾上腺皮质机能减退症（外源性）　较为常见，给予药理剂量的糖皮质激素数月后，对下丘脑－垂体－肾上腺轴的抑制作用可持续到停药后一年以上。

【诊断】

1. 临床表现　一般肾上腺皮质破坏达 90% 时才表现出相应症状和体征：

（1）疲乏无力进行性加重伴体重减轻和神经衰弱综合征。

（2）皮肤粘膜色素沉着只见于原发性肾上腺皮质机能减退症，在暴露和易磨擦部位如面部、牙龈及腰带部等处最为明显。

（3）低血压是本病的突出症状，严重者血压为 10.64/6.65kPa（80/50mmHg）或更低，伴晕厥和直立性低血压表现。

（4）胃肠功能紊乱：厌食、恶心甚至呕吐，腹胀、腹泻或腹痛。

（5）低血糖以及阴腋毛脱落甚常见。

（6）应激状态如感染、创伤、手术及剧烈精神刺激等情况下易诱发肾上腺危象。

2. 实验检查

（1）血浆皮质醇降低，昼夜节律消失。

（2）24h尿17-羟和17-酮类固醇或24h尿游离皮质醇排量降低。

（3）血ACTH测定：原发性患者常高于正常人数倍或数十倍，继发性患者则降低或测不出。

（4）ACTH兴奋试验：是诊断本病的主要试验。

①快速ACTH兴奋试验：用人工合成的cortrosyn（或cosyntropin）0.25mg，肌注或静注，注射前和注射后30、60min取血测皮质醇。本病用药后血皮质醇无升高或升高水平低于健康人，方法简便，无副反应；

②三日法ACTH兴奋试验：每日肌注长效cosyntropin 1mg，连续3日。注射前，第每日与第三日注射后6h各测血皮质醇1次，原发性患者无反应，继发性者仅在第三天才有升高反应，也可给予ACTH5U加入5%葡萄糖500ml中静滴，每日一次滴注8h，连续3日，意义同上。

（5）皮质素水负荷试验阳性。

【治疗】

1. 治疗原则

（1）原发性肾上腺皮质功能减退症确诊后必须用皮质激素终身替代治疗。

（2）继发性者应去除病因并给予糖皮质激素替代治疗，治疗时间依病情恢复情况而定。

2. 常用药物及剂量见表1-44。

如无氢化可的松或醋酸可的松，可以选用相当剂量的其他糖皮质激素，如强的松或地塞米松，但因储钠作用小，效果不及前二种药物。

表1-44　肾上腺激素常用药物及剂量

药　　物	常用剂量	需加量征象	需减量征象
糖皮质激素		色素沉着加深	失眠，欣快
①氢化可的松	上午8：00	体重减轻	食量过度
（皮质醇）	20mg	厌食、忧郁	体重迅速增加
（20mg/片）	下午3：00		
	10mg		
②醋酸可的松	上午8：00		
（20mg/片）	25mg		
	下午3：00		
	12.5mg		
盐皮质激素		直立性低血压	高血压
①氟氢可的松	上午8：00	心动过速	低血钾
（0.1mg/片）	0.05~0.1mg	高血钾	浮肿
②甘草流浸膏	上午8：00	肌痉挛	体重迅速增加
	20~40ml		

药　物	常用剂量	需加量征象	需减量征象
同化激素	上午8：00	乏力	多毛
氟羟甲基睾酮	2～4mg	性欲减退	性欲亢进
（2mg/片）	（女性慎用）	阴、腋毛脱落	脱发

3. 注意事项

（1）需终身服药，剂量因病情因人而异。

（2）应激状态如手术、创伤、感染发热等应加量2～5倍。

（3）给予高盐饮食（每日10g以上）。

（4）患者随身自备疾病诊断与治疗记录卡，以备昏迷和休克等意外情况下及时救治。

（5）合并糖尿病、溃疡病或精神病的患者糖皮质激素剂量酌减1/3～1/4。

4. 肾上腺危象的抢救。

5. 肾上腺移植术。

【疗效标准】

1. 治愈　经移植术后患者临床症状和实验检查恢复正常，能胜任正常工作。

2. 好转　合理替代治疗下临床症状和实验检查基本正常，能胜任一般性工作。

【预后】

原发性者除成功地肾上腺移植外，需终身替代治疗，继发性者若能去除病因则有可能完全恢复。

五、嗜铬细胞瘤

【病因与发病机制】

嗜铬细胞瘤是发生于肾上腺髓质嗜铬细胞（占90%）和交感神经节残余嗜铬组织的肿瘤。肿瘤细胞分泌大量儿茶酚胺类物质（去甲肾上腺素、肾上腺素、多巴胺等），引起发作性高血压等一系列复杂的临床表现。本病约占高血压因的1%，以20～50岁的男性多见。有学者概括本病10%发生在肾上腺外；10%为恶性；10%为多发性；10%发生在双侧肾上腺；10%发生在儿童；10%为家族性。肾上腺髓质嗜铬细胞增生也可引起与嗜铬细胞瘤相似的临床表现，但增生的病因尚不明了。

【诊断】

1. 临床表现

（1）阵发性高血压型：约占45%，为本病的特征性表现：

①平时血压正常，发作时血压骤升，持续时间数秒至数小时不等，一般15min左右。可达26.6～34kPa/17～24kPa（200～300/130～180mmHg），患者突发剧烈头痛，面色苍白，大汗，伴心动过速与其他心律失常、恐惧感或濒死感，视力模糊或复视，恶心，呕吐，腹胀、腹痛等。发作特别严重者可并发脑血管意外或急性左心功能不全；

②发作停止后出现颜面及皮肤潮红、发热、流涎及瞳孔缩小等迷走神经兴奋症状；

③情绪激动或体位变动，创伤，大、小便用力，灌肠，按压肿瘤部位，麻醉或手术，药物（组织胺、胰高血糖素、灭吐灵等）等是高血压发作的主要诱因。

（2）持续性高血压阵发加剧型：由于肿瘤不停地分泌激素，并伴有阵发性分泌增加，所以患者在阵发性血压增高时有上述典型发作的表现，发作后血压仍高于正常。本型见于80%左右的儿童患者及约55%的成年患者。

（3）代谢紊乱型：以代谢率增高所致之发热为主要表现，血糖升高或糖耐量异常，游离脂肪酸增高，本型可伴有或不伴有持续性高血压。

以上三种情况可互相交错出现，部分患者临床表现不典型，因此遇下列情况应疑及本病：

①所有儿童和青少年高血压；

②所有阵发性高血压患者；

③高血压患者伴有糖代谢障碍，或代谢率增高及消瘦者；

④挤压或按摩腹部后血压增高；

⑤有嗜铬细胞瘤家族史者。

2. 实验检查

（1）生化检查：血及尿中儿茶酚胺及其代谢产物明显升高，血浆儿茶酚胺测定较尿甲氧基肾上腺素及香草基杏仁酸（VMA）诊断价值大，尿儿茶酚胺测定对分泌肾上腺素占优势者诊断意义较大。

（2）冷压试验：最高血压低于发作时和激发试验时。

（3）药理激发试验：阵发性高血压型非发作期可行此检查。目前主要用胰高糖素（1mg）静脉注射法。试验过程中血压上升度较冷压试验时高 2.7/2.0kPa（20/15mmHg）以上。

（4）药理阻滞试验：

①酚妥拉明（苄胺唑啉）试验，本药可阻滞儿茶酚胺类的 α 受体效应使血压下降，本病患者为阳性反应；

②可乐定（氯压定，可乐宁）试验，本药能抑制神经源介导的儿茶酚胺释放，但不能抑制患者肿瘤自主性释放儿茶酚胺。

3. 影像学定位诊断

（1）B 超与 CT 检查：对肿瘤定位诊断的准确性达 80% ~90% 。

（2）^{131}碘 - 甲碘苄胍（^{131}I - MIBG）内烁扫描：有定位和定性作用，对 CT 不能显示的小肿瘤、多发性嗜铬细胞瘤；转移性病灶和嗜铬细胞增生症等可显示其病变。

（3）选择性血管造影及在不同水平静脉导管采血测儿茶酚胺，定位诊断准确性较高。

（4）腹膜后充气造影因患者痛苦较大及有一定危险性，近年已较少应用。

【治疗】

1. 手术治疗　本病一旦定位确诊，无论良性恶性，均应手术切除。术前应服 α - 受体阻滞剂充分准备，以防止或减少术中发生危象。术中应严密观察，血压骤升时可静脉注射酚妥拉明。手术治疗成功者术后一周血压可稳定恢复正常，如不能恢复正常，应考虑体内还有病灶存在。恶性嗜铬细胞瘤因对化疗药物不敏感，应尽可能争取手术治疗。

2. 药物治疗

（1）适应证：

①术前准备用药；

②恶性肿瘤广泛转移不能切除或大部切除术后；

③药理试验诊断用药，如哌唑嗪。

（2）常用药物：

①哌唑嗪：相对选择性 α_1-受体阻滞剂，无明显副作用且嗜铬细胞瘤患者对其很敏感。开始剂量 0.5~1mg/d，分 2~3 次口服，观察血压变化，依降压效果和敏感程度逐渐增加剂量，多数患者 6~10mg/d 即可，少数患者用量可更大；

②苯苄胺：α 受体阻滞剂，半衰期较长约 36h，开始剂量 10mg/次，每日 2 次口服，逐渐增加剂量，直到血压控制稳定，常用至 30~50mg/d。副作用有直立性低血压、鼻塞、恶心等，因 β 受体活动相对增强可出现心动过速和其他心律失常；

③α 甲基-L-酪氨酸：为酪氨酸羟化酶抑制剂，可抑制儿茶酚胺的生物合成。常用剂量 0.25~1g/次，每 3~4 次日服，副作用主要为椎体外系症状、嗜睡、腹泻、溢乳等，不适宜长期使用；

④ ^{131} 碘-甲碘苄胍（$^{131}I - MIBG$）：为神经元阻滞剂，有报道对恶性嗜铬瘤患者有效；

⑤硝苯吡啶：钙离子拮抗剂，钙离子进入瘤细胞内可使儿茶酚胺释放增加，本药可阻断这一作用，使临床症状减轻。常用量 10mg/次，每日 3~4 次口服，逐渐加量至有效剂量；

⑥β 受体阻滞剂：用于经 α 受体阻滞剂治疗，血压有所下降但心动过速或其他心律失常未能纠正之患者，常用剂量每次 10mg/次，每日 3 次，口服。

【疗效标准】

1. 治愈　手术切除腺瘤或腺癌后血压恢复正常，临床症状消失，实验检查恢复正常，持续至少一年以上。

2. 好转　手术切除治疗后血压较前明显下降，临床症状和实验检查改善；但不能恢复正常或经药物治疗后血压下降，实验检查较治疗前好转。

【预后】

本病预后取决于是否早期发现和早期治疗，小腺瘤早期手术切除，临床和实验检查可完全恢复正常如术前准备充分，手术医师技术熟练，术中死亡率仅 3%，恶性肿瘤有转移者预后不良。

（曹军）

第五章 传染性疾病

第一节 流行性出血热

【临床提要】

流行性出血热（EHF）是由病毒引起以鼠类为主要传染源的自然疫源性疾病，1982年世界卫生组织将本病定名为"肾综合征出血热"（HFRS）。EHF病毒（EHFV）属布尼亚病毒科的一个新属，称汉坦病毒属。近年来已报道有50余种宿主动物，但鼠类，尤其是黑线姬鼠、褐家鼠、小家鼠等仍为各疫区的优势鼠种和主要传染源。已证明除多种革螨可传播EHFV外，小盾纤恙螨也具有作为传播媒介的条件。研究还表明，EHFV可经气溶胶、口腔粘膜、消化道、不显皮损处、眼结膜及胎盘垂直感染。本病的主要病理改变是全身小血管和毛细血管广泛性损害。临床上以发热、低血压、出血、肾脏损害等为特征。

（一）发病机理

EHF的发病机理是近年来本病研究比较活跃的领域，但迄今尚未完全阐明，近年来，关于EHF发病的机制研究进展主要有下面几个方面：

①病毒对人体组织的直接损伤作用；

②变态反应参与发病过程，多数学者支持Ⅲ型变态反应的发病学说，还有资料提示Ⅰ、Ⅱ型变态反应和红细胞免疫系统也参与；

③体液因子的变化和弥漫性血管内凝血（DIC）是发病的中间环节。体液因子中以血管紧张素Ⅱ、血栓素A_2与前列环素比例、β-内啡肽、组胺、血小板活化因子、氧自由基等与急性肾功能衰竭、内毒素、出血性休克及DIC关系密切，以上三种因素常有重叠现象，使内环境发生严重的紊乱，造成一系列的病理过程。

（二）诊断要点

主要临床表现有发热、出血、低血压及肾脏损害。

1. 流行地区、流行季节，发病前1周至2个月曾在疫区居住或逗留过，有与鼠类接触或曾吃过鼠类污染的食物史。

2. 发热、中毒症状及外渗现象显著，出血现象严重、明显休克、重度肾损害，少尿或尿闭。典型病例有5期经过：发热期、低血压休克期、少尿期、多尿期、恢复期。轻型病例5期经过不典型，出现越期现象；重型者病情凶险，发热、休克、少尿期可互相重叠。严重者出现内脏出血、心源性肺水肿或呼吸窘迫综合征、肝脏损害、DIC、中枢神经并发症等多脏器损害和继发感染等。

3. 实验室检查

①血象白细胞总数增高，淋巴细胞增多，并有异常淋巴细胞。血小板明显减少，尿液检查有蛋白、红细胞、白细胞、管型等；

②特异性检查血清学方法检测特异性 IgM 阳性或早期和恢复期 2 次血清特异性 IgG 抗体效价递增 4 倍以上，均有确诊价值。从血液或尿中分离到病毒或检出病毒抗原亦可确诊。近年来采用聚合酶链反应（PCR）直接检测病毒抗原。

【治疗】

维持水、电解质和酸碱平衡，早期行抗病毒治疗控制病毒血症和对症处理。

（一）发热期的治疗

1. 卧床休息，给予高热量、高维生素半流饮食。

2. 维持水、电解质及酸碱平衡　早期每日补液量 1 000 ~ 2 000ml，以等渗或盐液为主，常用平衡液、葡萄糖盐水等。发热后期补液量应据体温、血液浓缩程度及血压、尿量情况而定。

3. 抗病毒治疗　基于 EHFV 的直接损害和免疫病理损伤学说，而免疫病理损伤的始动因子是病毒，且病程早期有病毒血症，因此抗病毒治疗已提到一个重要的地位，国内外已有大量报道，其中较为肯定的药物是病毒唑，其次为干扰素。治疗原则上应早期应用。

（1）病毒唑：病毒唑为一种广谱的抗病毒药物，对多种 DNA 和 RNA 病毒有抑制作用，而对本病毒最为敏感。其主要通过抑制肌苷酸单磷酸脱氢酶，阻断肌苷酸转变为乌苷酸，从而抑制病毒核酸的合成，减少免疫复合物的形成，减轻或缓解病毒及免疫复合物对组织器官的损伤。临床研究已证明，病毒唑治疗 EHF 必须早期应用，病程≥5 日应用无效。用法：病毒唑 1 000mg 溶于葡萄糖液中静脉滴注，每日一次，疗程 3 ~ 7d。

（2）干扰素：干扰素是一类高活性、多效应的诱生蛋白剂，具有广谱的抗病毒作用，既能控制急性感染又能减轻由抗原抗体复合物引起的组织损伤，并增强杀伤性 T 细胞的细胞毒作用，激活巨噬细胞，增强其吞噬功能。干扰素能改善 EHF 的病理性凝血和继发性纤溶。临床研究也提示干扰素的应用宜早不宜迟，建议在 3 ~ 4 病日内用药，用法：1.0×10^6U 加入 10% 葡萄糖液 250ml 中静脉滴注，每日一次，3 天为 1 疗程。

4. 肾上腺皮质激素（激素）治疗　激素具有抗炎、保护血管壁的作用，并能稳定溶酶体膜、降低体温中枢对内源性致热原的敏感性等。早期短期应用，对降热、减轻中毒症状、缩短病程有一定效果。用法：氢化可的松 100 ~ 200mg 加入葡萄糖液作静脉滴注，每日一次，也可用相应剂量的地塞米松等，疗程 3 ~ 4 日。

5. 免疫药物治疗　EHF 是病原体通过免疫反应机制介导的病理损伤已被肯定，细胞免疫功能紊乱与其发病重要关系得到证实，因此在 EHF 抗体及 CIC 形成之前使用免疫调整剂进行早期阻断反应，可以减轻免疫病理损伤，但 EHF 患者免疫功能紊乱或达高峰多在临床病理损伤出现之后，CIC 在疾病过程结束或疾病治愈后较长时期存在，故早期应用免疫抑制剂如环磷酰胺，联合抗过敏的阿糖胞苷或大量糖皮质激素治疗并未得到疗效，反而会加重机体进一步衰竭，促进并发症的发生。

（1）植物血凝素（PHA）：为免疫增强剂，能增强 T 细胞功能，促进淋巴母细胞转化。用法：PHA20mg 溶于葡萄糖液静脉滴注，1 次/d，疗程 3～4 日。

（2）转移因子（TF）、特异性转移因子（STF）：TF 是一种免疫触发剂，具有提高细胞免疫，促进淋巴细胞转化、增殖、诱发生产干扰素等作用，也有认为能提高单核细胞吞噬 CIC 作用。而 STF 在缩短热程、减轻渗出、出血及炎症反应、保护肾功能、促进血小板恢复、提高细胞免疫、抑制抗体和免疫复合物形成等方面均较 TF 疗效显著。

用法：TF、STF 每次均用 4ml，轮流注射左右腋窝淋巴结，2 次/d，连续 3 天。其他如特异性免疫核糖核酸、强力宁（甘草甜素、L－半脱氨酸和甘氨酸）等免疫调节药物也有一定的疗效。

6. 抗过敏疗法　根据 I 型变态反应在 EHF 免疫学发病机制中的重要作用，应用抗过敏疗法治疗具有退热快、尿蛋白消失早、BUN 水平上升低、血小板回升快、越期率高等优点。同时有明显降低血清 IgE 和组织胺含量、以及纠正 cAMP 和 cGMP 失调的作用，以阻止 I 型变态反应的各环节，进而切断或减轻 III 型变态反应的发病过程。可选用下列药物（或联合应用）。

（1）阿糖胞苷：具有抗病毒和免疫抑制的双重作用，较大剂量时能减少抗体的产生和复合物的形成。用法：第 1 天 300mg，第 2、3 天为 200mg，加于平衡液中静注，共 3 天。

（2）山莨菪碱（654－2）：具有良好的调整改善微血管的灌注，同时能旺盛地调正细胞内环核苷酸（CAMP，CGMP）代谢失衡，稳定细胞膜抑制组织胺等血管活性物质的释放。用法：60mg/d 分 2 次静脉滴注或肌肉注射，共 3 天。

（3）肠溶性阿司匹林：能抑制抗原抗体结合，并有抗凝解聚调正前列腺素和血栓素失衡。用法：0.6g 每日 3 次，口服，共 3 天。

（4）噻庚啶：其为组胺 H_1 受体竞争剂，使组胺不能发挥其生物学效应。用法：4mg，每日 3 次，口服，共 3 天。

（二）低血压休克期的治疗

EHF 休克的发生机制多数认为由于病毒及其毒素的直接作用和全身小血管及毛细毛管广泛性免疫损伤致血管通透性增加，血浆大量外渗，血液浓缩，组织细胞缺血、缺氧和微循环障碍，发生急性中毒性失血浆性休克。一旦发生休克，关键是迅速补充血容量，调整血浆胶体渗透压，纠正酸中毒，调节血管舒缩功能，防止 DIC 形成等。

1. 补充血容量　强调一早、二快、三适量。

（1）力争在低血压倾向时即开始扩容。

（2）扩溶速度：为在单位时间内使扩容量超过血管渗出量，必须强调开始时的扩容速度，以 600～900ml/h，双管或三管同时输注，力争 1～2h 血压回升，2～4h 血压稳定。待血压回升后，密切监护，继续扩容至血压稳定、休克纠正为止。

（3）晶胶体比例：多年来抢救 EHF 休克多采取以平衡盐液为主的液体疗法，有人主张扩容液的晶胶比例为"晶3胶1,胶不过千"。近年来经研究发现胶体渗透压自发热期就开始下降,低血压期更为显著,因此,在大量补充晶体液的同时必须适量补充胶体液,如低分子右旋糖酐、血浆、白蛋白等,如输入过量晶体液,可使胶体渗透压明显下降,加重或延长休克,并可诱发心力衰竭、肺水肿,因此晶、胶体液之比以2:1为宜。扩容时晶、胶液同时输入或交叉输入为妥。

(4)扩容液量:一般每日补液总量不超过2 500~3 000ml。扩容要求达到以下5项指标:

①收缩压>12~13.3kPa(90~100mmHg);

②脉压差>3.5~4kPa(26~30mmHg);

③心率在100次/min左右;

④患者四肢转温、安静;

⑤红细胞、血红蛋白及红细胞压积接近正常。

2. 纠正酸中毒 休克时常伴有代谢性酸中毒,后者可降低心肌收缩力和血管张力,并影响儿茶酚胺的敏感性,因此纠正酸中毒是一项重要措施。一般选用5%碳酸氢钠,用量不宜大,24h内用量不超过800ml,可根据血气分析结果决定。

3. 血管活性药物应用 EHF休克是血管损伤,大量血浆外渗,微循环障碍,如在扩容前应用缩血管药物,可加重小血管痉挛,虽血压回升,但最终因循环障碍,灌注不足,回心血量减少,使血压不能维持并加重肾缺血及损伤,如用舒血管药物,血管扩张后血容量更不足,使血压下降或升而复降。因此一般不宜早期应用。经充分扩容、纠正酸中毒、强心等处理后血压回升仍不满意者,可根据休克类型酌情选用血管活性药。

(1)血管收缩药物:适用于血管张力降低者,EHF休克以小血管扩张为主的温暖型休克为多见,一般采用缩血管如去甲肾上腺素、间羟胺、麻黄碱等。用法:去甲肾上腺素0.5~1mg加于100ml液体中静脉滴注;或间羟胺(阿拉明)10mg加于100ml液体中静滴;或麻黄碱10~20mg加于100ml液体中静滴。

(2)血管扩张药:适用于冷休克患者,应在补足血容量的基础上给予,常用有多巴胺、苄胺唑啉等。用法:多巴胺10~20mg加于100ml液体中静滴,滴速为每分钟2~5μg/kg,或苄胺唑啉0.1~0.2mg/kg加于100ml液体中以20~80μg/min静滴。

(3)血管活性药联合应用:一种血管活性药物的效果不明显时,可考虑联合应用,如去甲肾上腺素+苄胺唑啉,间羟胺+多巴胺等。

4. 强心药物的应用 适用于心功能不全而休克持续者,常用西地兰0.4mg加于葡萄糖液40ml稀释后静脉缓慢推注,观察1~2h,考虑是否需要给0.2mg1~2次。

难治性休克据临床表现可分为4个类型:

①严重外渗型;

②极度烦躁型;

③末梢紫绀型;

④腔道出血型；

③、④型少见，但预后极差。难治性休克治疗除上述处理外应注意各型特点。严重外渗型以血浆大量外渗为特征，治疗应同时用晶体和胶体扩容；极度烦躁型应改善脑部微循环；紫绀型应注意成人呼吸窘迫综合征（ARDS）的防治；出血型应着重处理DIC，因血小板和血红蛋白呈进行性下降，此型采用扩容稀释疗法应慎重。此外，应注意急性肾功能衰竭、出血及感染所致继发性休克的治疗。

（三）少尿期的治疗

患者出现少尿时，必须严格区别是肾前性抑或肾性少尿，确定肾性少尿后，按急性肾功能衰竭处理。

1. 限制液体入量　在机能性少尿阶段，每日可补充液体 500～1 000ml，同时应用利尿剂，使尿量维持在 50ml/h 以上；若进入器质性少尿阶段则应严格限制入量。传统的方法是入量 = 出量 +400ml，但传统的少尿期入水量的估算方法未考虑到原在发热期及/或低血压期外渗到组织间隙的液体在少尿期已回吸收到血管内。若将前1日的出量再补上，则不利于减轻高血容量。目前输液量多倾向于每日不超 500ml。经口服摄入液量限制应 <100ml/d。

2. 促进利尿

（1）利尿剂的应用：选用高效利尿剂，常用速尿 20～200mg/次静脉推注；利尿酸钠 25～50mg/次，肌注或静脉推注。

（2）血管扩张剂的应用：苄胺唑啉 20～50mg/d，加入 10% 葡萄糖液 250～500ml 内缓慢静滴，从少尿期开始即用，在尿量≥500ml/d，2～3 日后停药，或同时加用多巴胺 20～40mg/d，心得安 20mg 口服，3 次/d（心率 <60 次/min 时暂停用）。

3. 导泻疗法　本法可使体内液体、电解质和尿素氮等通过肠道排出体外，使用方法简便，副作用小，是目前治疗少尿的常用方法之一。

（1）20% 甘露醇 250～350ml 一次口服，效果不明显时，可加用 50% 硫酸镁 40ml 同服。

（2）大黄 30g，芒硝 15g，将前者水煎后冲后者服用。

4. 透析疗法　通过透析清除血中尿素氮和过多水分，为肾脏修复和再生争取时间。应用指征：

①无尿2日或少尿 >5 天，经静注速尿或用甘露醇静滴无利尿反应者；

②高钾血症；

③高血容量综合征；

④严重出血倾向；

⑤尿素氮上升速度快，>56.8mmol/L，可采用腹膜透析或血液透析。

5. 出血的治疗　输鲜血为主要措施，可以补回失血量，尚可提供正常血小板和凝血因子，针对出血原因可用维生素 C、维生素 K、安络血等。若 DIC 出现可用肝素，继发纤维蛋白溶解亢进，可在用肝素的基础上加用 6‐氨基己酸等；腔道出血，可按消化道出血等治疗。

6. 其他　有继发感染者根据病原体选用敏感抗生素，抽搐者应针对原因（如尿毒症、中枢神经系统并发症等）治疗，并可用安定、苯妥英钠、冬眠灵等。

（四）多尿期的治疗

治疗原则为调节水、电解质平衡及防治继发感染。

1. 调节水、电解质平衡　应补足液体和钾盐，补液量约为排尿量的75%，以维持出入量平衡。以口服为主，静脉补给为辅。过多静脉补液易延长多尿期，此外，少数病例中外渗血浆回吸收可延到多尿期，应予充分重视。

2. 防治感染　经各期损害造成免疫功能低下，补体大量消耗，防御能力减退，当中性粒细胞与单核—吞噬细胞系统功能削弱时，细菌可暂时或持久大量地进入门脉血流，进而扩散到体循环，导致脓毒血症与多脏器感染，因此防治继发感染很重要。早期发现感染病灶，合并细菌感染时，可据病原体选用抗菌药物。注意不用对肾脏有损害的药物。二重感染，可据菌株种别进行治疗。

（樊贞玉）

第二节　流行性乙型脑炎

流行性乙型脑炎又称日本乙型脑炎，简称乙脑，是由乙型脑炎病毒引起的以脑实质损害为主要表现的急性传染病，经蚊传播，故主要发生在夏秋季。临床主要表现为高热、意识障碍、抽搐、病理反射及脑膜刺激征，严重者出现呼吸衰竭，病死率高，易遗留后遗症。

【病原特点】

乙脑病毒属黄病毒科、黄病毒属，为球形单股正链 RNA 病毒，此病毒能在乳鼠脑组织、鸡胚、猴肾细胞等传代。病毒抗原稳定，人与动物感染后可产生补体结合抗体血凝抑制抗体和中和抗体，可用于诊断及流行病学调查，在外界抵抗力弱，对热和消毒剂敏感。

【流行病学】

（一）传染源

人和动物均可感染乙脑病毒发生病毒血症而成为传染源。人感染后病毒血症期短暂，病毒含量低，而不是主要传染源。动物包括牛、羊、猪及鸡、鸭等，尤其是猪感染率高、更新率快、血病毒含量高，而成为主要传染源。

（二）传播途径

蚊是其主要传播媒介。我国传播乙脑病毒的是库蚊、伊蚊和按蚊，其中主要三代喙库蚊是主要传播媒介。其他蠛蠓、蝙蝠也是乙脑病毒的储存宿主。

（三）人群易感性

人群普遍易感，隐性感染率高，乙脑患者与隐性感染者之比为 1∶1 000～2 000，感染后可获得较持久的免疫力。乙脑患者主要为儿童，尤以 2~6 岁儿童发病率最高。近年来由于儿童普遍接种乙脑疫苗，发病率明显下降，成人发病率有所上升。

（四）流行特征

主要发生在亚洲，我国除东北北部、新疆、青海、西藏外，均有乙脑流行。我国主要发生在 7、8、9 月，呈高度散发。

【临床表现】

潜伏期 4~21 天，多为 10~14 天。

（一）典型乙脑可分为四期

1. 初期　起病后 1~3d，起病急，体温 1~2d 内高达 39~40℃，伴头痛、恶心呕吐，可有精神萎靡或嗜睡。

2. 极期　病程第 4~10d，上述症状加重。

（1）高热：体温可高达 40℃ 以上，一般持续 4~10d，严重者可达 3 周，体温越高、热程越长、病情越重。

（2）意识障碍：程度不等，可有嗜睡、谵妄、昏迷等，可发生于第 1~2d，多发生于第 3~8d，多持续一周左右，严重者可长达 4 周以上，昏迷越深、时间越长、病情越重。

（3）惊厥或抽搐：多见于病程第 2~5d；可先有面部、口唇等局部抽搐，继之为肢体阵挛性抽搐，甚至全身抽搐，多持续数分钟，均伴有意识障碍。严重者可导致发绀、呼吸衰竭。

（4）呼吸衰竭：多见于重症患者，主要为中枢性呼吸衰竭，表现为呼吸节律不规则，如呼吸表浅、双吸气、叹息样呼吸、潮氏呼吸等，最后呼吸停止。亦可发生外周性呼吸衰竭，表现为呼吸先快后慢、胸式或腹式呼吸减弱、发绀，呼吸节律整齐。患者多伴有脑水肿及脑疝，表现为意识障碍加重、反复、持续性惊厥、抽搐，瞳孔忽大忽小、大小不一，对光放射消失。

（5）其他神经系统表现：可有浅反射减弱或消失，腱反射先亢进后消失。出现病理性锥体征如巴氏征阳性、脑膜刺激征，大小便失禁或潴留，并可出现肌张力增高及肢体强直性瘫痪。此期病情最严重，高热、持续抽搐及呼吸衰竭是其严重症状。

3. 恢复期　体温逐渐下降，精神神经症状逐日好转，多于 2 周左右逐渐恢复。严重病例的神志障碍、痴呆、失语、吞咽困难、瘫痪或精神失常等症状恢复较慢。

4. 后遗症期　上述精神神经症状 6 个月仍未恢复则称为后遗症，发生率约 5%~20%，有的持续终生。

（二）临床类型

按病情轻重如发热、精神神经症状、呼吸衰竭情况分以下类型。

1. 轻型　体温 38~39℃，神志清楚，无抽搐，病程 5~7d；易误、漏诊。

2. 普通型　最常见，体温 39~40℃，嗜睡或浅昏迷，偶有抽搐或病理反射，病程约 7~10d，预后良好。

3. 重型 体温40℃以上，昏迷、反复或持续性抽搐，浅反射消失，深反射先亢进后消失，病理反射阳性，可有肢体瘫痪或呼吸衰竭，病程多在2周以上。恢复期可有精神神经症状，少数留有后遗症。

4. 极重型 又称暴发型，起病急骤，进展迅速，体温1~2d内可升至400℃以上，反复或持续性强烈抽搐，深度昏迷，迅速出现脑疝及中枢性呼吸衰竭，多在极期死亡或留有严重后遗症。

（三）并发症

发生率约10%，常见继发感染，可有肺炎、肺不张、泌尿系感染、褥疮、败血症等；因应激性溃疡引起的上消化道出血。

【诊断】

1. 流行病学史 夏秋季发病。当地流行乙脑，有蚊虫叮咬史。

2. 实验室检查 血白细胞轻度升高，脑脊液检查压力升高，外观无色透明，白细胞数轻度升高，早期多核细胞为主，以后单核细胞占多数；蛋白轻度升高，糖、氯化物正常。检测特异性 IgM 阳性为确诊依据。

【治疗】

目前无有效抗病毒治疗。应采取一般支持及对症治疗的综合措施，积极治疗高热、抽搐及呼吸衰竭是降低病死率的关键。

（一）一般支持治疗

住院治疗，做好皮肤、呼吸道护理，保证水、电解质、酸碱平衡，但注意液体量不宜过多。

（二）对症治疗

1. 高热 积极采用物理及药物降温，同时降低室温。

2. 抽搐 包括去除病因和镇静止抽。针对脑水肿应用20%甘露醇快速静滴，可同时应用肾上腺皮质激素、呋塞米及50%葡萄糖静滴。保持呼吸道通畅，吸痰、吸氧，必要时行气管切开及应用呼吸机。应用安定、水合氯醛等镇静剂。

3. 呼吸衰竭 保持呼吸道通畅及应用脱水药，早期可应用呼吸兴奋剂，呼吸道明显阻塞或呼吸衰竭明显缺氧者，应及时行气管切开及应用高频呼吸器治疗。

4. 积极防治继发感染。

【预防】

采取灭蚊、防蚊及疫苗接种为主的综合措施。疫苗接种应在乙脑流行前一个月完成。

（樊贞玉）

第三节　流行性脑脊髓膜炎

【病原学】

病原体为脑膜炎球菌，属奈瑟菌属，为革兰氏阴性双球菌。该菌按其表面特异性多糖抗原的不同，分为 13 个群，我国流行菌株为 A 群，占 90% 以上，B 及 C 群为散发菌株，但近年来某些地区 B 群流行有上升趋势。非洲地区有 W135 群的流行。本菌裂解释放内毒素，为致病的重要因素，并可产生自溶酶，在体外易自溶。

【流行病学】

（一）传染源

带菌者和流脑患者是本病的传染源，患者在潜伏期末和急性期均有传染性，治疗后细菌很快消失，流行期间人群带菌率可达 50% 以上，故带菌者作为传染源比患者更重要。

（二）传播途径

经呼吸道传播，病原菌主要是通过咳嗽、喷嚏等经飞沫直接从空气中传播。

（三）人群易感性

人群普遍易感，但 6 个月以内的婴儿可自母体获得免疫而很少发病；成人则已在多次流行过程中经隐性感染而获得免疫，故儿童发病率高，以 5 岁以下尤其是 6 个月至 2 岁的婴幼儿发病率最高。人感染后可对本群病原菌发生持久免疫力，各群间有交叉免疫但不持久。人群感染后多数为无症状带菌者，仅 1% 为典型流脑表现。

【发病机制】

细菌侵入人体后，如机体免疫力低下或细菌毒力较强，细菌可从鼻咽部进入血循环，形成短暂菌血症，少数患者发展为败血症。病原菌可通过血脑脊液屏障进入脑脊髓膜引起化脓性炎症。败血症期间，细菌侵袭皮肤血管内皮细胞，迅速繁殖并释放内毒素，作用于小血管和毛细血管，引起局部出血、坏死、细胞浸润及栓塞，临床可出现皮肤黏膜瘀点。细菌在血循环中大量繁殖，并释放内毒素，使全身小血管痉挛，引起微循环障碍，导致感染性休克及酸中毒，重者出现 DIC。

脑膜炎期间，脑脊髓膜化脓性炎症及脑实质受累，出现炎症、水肿及出血，临床上出现惊厥、昏迷等症状，严重者可出现脑疝，导致呼吸衰竭而死亡。

【临床表现】

潜伏期 2 ~ 3 日。

（一）普通型

最常见，占全部病例的 90% 以上。临床上可分四期

1. 前驱期（上呼吸道感染期）　多数患者可无此期表现，有低热、咽痛、咳嗽及鼻炎等上呼吸道感染症状，持续 1 ~ 2 日。

2. 败血症期　起病急、高热寒颤，体温 39℃ ~ 40℃，伴头痛、全身不适及精神萎靡

等毒血症症状，可有皮肤黏膜瘀点或瘀斑，病情严重者瘀斑迅速扩大，中央可呈紫黑色、坏死或大疱，少数患者脾大，持续1~2日。

3. 脑膜炎期　此期症状多与败血症期症状同时出现，表现为剧烈头痛、频繁呕吐、烦躁不安，可出现颈项强直、克氏征及布氏征阳性等脑膜刺激征，患者可有谵妄、神志不清及抽搐，常在2~5日进入恢复期。

4. 恢复期　体温逐渐下降至正常，皮肤瘀点及瘀斑消失，症状逐渐好转，神经系统检查正常，约10%患者可出现口唇疱疹，一般在1~3周内可痊愈。

（二）暴发型

少数患者发生，病势凶险，病死率高，分以下3型

1. 休克型　为脑膜炎球菌败血症引起，高热寒颤或体温不升，伴严重中毒症状，精神萎靡烦躁不安及意识障碍，皮肤大片瘀斑伴中央坏死，可有循环衰竭及休克，脑膜刺激征常缺如。

2. 脑膜脑炎型　为脑实质损害，高热、昏迷抽搐，有脑水肿，可发生脑疝死亡。

3. 混合型　上二型表现同时或先后出现，病死率最高。

【诊断】

（一）诊断要点

1. 普通型流脑的诊断

（1）流行季节多为冬春季，儿童多见，当地有本病发生及流行。

（2）临床表现：突发高热、剧烈头痛、频繁呕吐、皮肤黏膜瘀点、瘀斑及脑膜刺激征。

（3）实验室检查：血白细胞总数及中性粒细胞明显增高；脑脊液检查显示颅内压升高及化脓性改变；细菌学检查阳性。

2. 暴发型流脑的诊断　同普通型，但具有上述暴发型临床表现，休克型脑脊液变化不明显。

（二）鉴别诊断

1. 普通型　须与其他细菌引起的化脓性脑膜炎鉴别。

2. 暴发型　须与其他病原引起的败血症及脑膜脑炎鉴别。

【治疗】

（一）普通型流脑的治疗

1. 病原治疗　尽早足量应用细菌敏感并能透过血脑脊液屏障的抗菌药物。

（1）青霉素：目前仍为脑膜炎球菌高度敏感的杀菌药物，尚未出现明显的耐药。加大药物剂量则可在脑脊液中达到有效浓度。剂量：成人20万U/kg每日，儿童20~40万IU/kg每日，分次静滴，疗程5~7日。

（2）其他亦可应用磺胺、氯霉素或三代头孢菌素等治疗。

2. 对症治疗　高热时物理降温及应用退热药，如有颅压升高，用甘露醇降颅压。

（二）暴发型治疗

1. 尽早应用有效抗生素，如青霉素 G 每日 20 万～40 万 IU/kg，分次静滴。

2. 短期应用肾上腺皮质激素治疗。

3. 休克型　积极纠正休克及防治 DIC。

4. 脑膜脑炎型　甘露醇脱水及防治脑疝，呼吸衰竭可适时应用人工呼吸机。

【预防】

（一）管理传染源

早期发现患者，并就地隔离治疗，隔离至症状消失后 3 日，密切接触者医学观察 7 日。

（二）切断传播途径

搞好环境卫生，保持室内通风。

（三）提高人群免疫力

1. 菌苗预防注射　脑膜炎球菌 A 群多糖菌苗，剂量 0.5ml 皮下注射一次，保护率达 90% 以上。

2. 药物预防　密切接触者服用复方磺胺甲噁唑或利福平，连服 3 日。

（樊贞玉）

第四节　病毒性肝炎

【临床提要】

（一）病毒性肝炎的主要特点

病毒性肝炎依据病原的不同至少可分 5 型：甲、乙、丙、丁及戊型。其中除乙型肝炎病毒为 DNA 病毒外，其余 4 型均为 RNA 病毒，且此 4 型之间也有较大的差异。5 型肝炎从流行病学、临床经过和预后等均完全不相同，基本可分为两类：一类包括甲型和戊型，主要经肠道传播，有季节性，可引起暴发流行，多可自限，不变成慢性；另一类包括乙型、丙型和丁型，主要经肠道外传播，无季节性，多为散发，常呈慢性化，部分病例甚至发展成肝硬化或肝癌。5 型肝炎临床表现相似，均可表现为无黄疸型或黄疸型。肝炎病毒在肝细胞的存在和复制，病毒蛋白在肝细胞膜的表达，引起宿主细胞免疫和体液免疫应答，并激发自身免疫反应及免疫调节功能紊乱。免疫反应清除病毒的同时亦造成肝细胞坏死性炎症性免疫损伤。急性肝炎患者，机体免疫状态多为正常，随着病毒被清除，上述免疫反应呈一过性。慢性肝炎患者免疫机能紊乱，病毒和引起肝细胞损伤的免疫反应持续存在，致使病情迁延不愈，甚至发展成肝硬化或发生免疫复合物疾病的肝外表现，如关节炎、结节性多动脉炎及膜性肾小球肾炎等。重型肝炎患者免疫机能亢进，除较强的特异性免疫应答致肝细胞大量坏死外，非特异性因素和继发因素如内毒素血症、微循环障碍和内环境失衡等可加重细胞损伤和器官功能衰竭。免疫机能低下或免疫耐受者难于激起免疫应答，则表现为 HBsAg 携带者。另外，除丁型肝炎病毒（HDV）是一种依赖 HBV 的缺陷病毒并与 HBV 同时或重叠感染外，可发生 5 型病毒间两型或两型以上的重叠感染，使临床过程复杂化，其病情可能慢性化或无症状携带者，也可能病情加重或急剧恶化。分子生物学研究还表明，免疫的压力可促使病毒发生变异，如乙型肝炎病毒（HBV）基因的前 c 编码区突变可导致 HBeAg 阴转而病毒继续复制，甚至可使其致病力增强而导致病情迅速恶化引起暴发性肝炎；S 编码区 a 决定簇的突变可导致 HBsAg 抗原性改变而脱逃包括疫苗接种在内的抗 HBs 免疫攻击，使 HBV 潜伏、复制及病情迁延不愈。仅依靠临床表现来鉴别各型肝炎较困难，只有通过各型肝炎病毒感染的特异性标志物检测，特别是聚合酶链反应（PCR），并结合临床表现和肝功能指标综合分析，才能对诊断、病情、传染性、预后和治疗等作出准确合理的判断。

（二）临床与病原学分型的诊断依据

1. 急性病毒性肝炎

（1）急性无黄疸型肝炎：

①有与确诊病毒性肝炎患者密切接触史，或半年内曾接受输血、血液制品及消毒不严的注射、针刺和手术等；

②急性起病，出现无其他原因可解释的乏力、食欲减退、恶心、呕吐、腹胀、便溏、肝区痛等；

③肝肿大并有压痛，部分患者可有轻度脾肿大；

④血清谷丙转氨酶（ALT）活力增高；

⑤病原学检测：A. 甲型肝炎血清抗 HAV IgM 阳性；急性期和恢复期双份血清抗 HAV 总抗体滴度≥4 倍；急性期粪便经免疫电镜找到 HAV 颗粒或用 ELISA 法检出 HAV - Ag；血清或粪便检出 HAV - RNA，以上任何一项阳性均可确诊 HAV 近期感染。B. 乙型肝炎血清 HBsAg、HBeAg、抗 HBe - IgM、HBcAg、抗 HBc - IgM、HBV - DNA 及 DNAP 等任何一项阳性均可诊断为现症 HBV 感染。急性乙型肝炎与慢性乙型肝炎急性发作相区别可参考下列动态指标：HBsAg 滴度由高到低，消失后抗 HBs 阳转；急性期抗 HBc - IgM 滴度高水平而抗 HBc IgG 阴性或低水平，其中一项即可诊断为急性乙型肝炎。C. 丙型肝炎血清抗 HCV - IgM 或 HCV - RNA 阳性。D. 丁型肝炎血清 HDAg、抗 HDV - IgM、HDV - RNA 等任何一项阳性。E. 戊型肝炎血清抗 HEV - IgM 或 HEV - RNA 阳性，或急性期患者粪便经免疫电镜找到 HEV 颗粒。

（2）急性黄疸型肝炎：凡符合急性无黄疸型肝炎诊断，且血清胆红素 > 17.1 μmol/L，尿胆红素阳性，并排除其他疾病引起的黄疸者。

2. 慢性病毒性肝炎

（1）慢性迁延性肝炎（CPH）：

①有确诊或可疑的急性乙型或丙型肝炎病史，病程超过半年尚未痊愈；

②病情较轻，有乏力和肝区痛，轻度肝功损害或血清 ALT 升高；

③不够诊断为慢性活动性肝炎或经肝活检符合 CPH 的组织学变化者。

（2）慢性活动性肝炎（CAH）：

①既往有肝炎病史或急性肝炎病程迁延超过半年而有较明显肝炎症状如乏力、纳差、腹胀、便溏等；

②肝肿大，质地中等硬度以上，可有蜘蛛痣，肝病面容，肝掌或脾肿大而排除其他原因者；

③血清 ALT 活力反复或持续升高，血浆白蛋白减低，白/球蛋白比例异常，丙种球蛋白增高，血清胆红素长期或反复增高；

④免疫学检测如抗 HBC – IgG、IgM 均阳性，抗核抗体、抗平滑肌抗体、抗细胞膜脂蛋白抗体、类风湿因子、循环免疫复合物等阳性均有助 CAH 诊断；

⑤肝外器官表现如关节炎、肾炎、脉管炎、皮疹或干燥综合征等；

⑥肝活体组织检查符合 CAH 的组织学改变者。

3. 重型病毒性肝炎

（1）急性重型病毒性肝炎：急性黄疸型肝炎起病 10 天内迅速出现：

①精神神经症状，早期表现行为异常、性格改变、意识障碍、精神反常。后期表现昏迷Ⅱ度以上或肝功能损害基础上Ⅰ度昏迷、抽搐、脑水肿等而无其他原因可解释者；

②黄疸迅速加深（血清胆红素 >171μmol/L 或每日上升 17.1μmol/L 以上），肝功能异常（凝血酶原时间延长、凝血酶原活动度 <40%、可出现胆酶分离现象）；

③严重消化道症状（食欲缺乏、频繁呕吐、中毒性鼓肠和呃逆），肝脏迅速缩小，可出现腹水；

④出血倾向；

⑤急性肾功能衰竭（肝肾综合征）；

⑥部分病例虽未达上述指标，但出现精神异常，经活检证实为急性大块肝坏死者。

（2）亚急性重型病毒性肝炎：急性黄疸型肝炎起病 10 天以上 8 周以内，出现类似急性重型肝炎的临床特点，早期不一定出现精神神经症状，多以深度黄疸和重度腹胀及腹水为主。肝性脑病多出现于病程后期。

（3）慢性重型病毒性肝炎：临床表现同亚急性重型肝炎，但有慢性活动性肝炎或肝炎后肝硬化病史、体征及重度肝功能损伤。

4. 淤胆型病毒性肝炎

（1）急性淤胆型肝炎：

①临床符合急性病毒性肝炎诊断，肝炎病毒有关抗原抗体检测阳性；

②以直接胆红素为主的黄疸（血清直接胆红素占总胆红素 60% 以上），持续 3 周以上。常伴皮肤瘙痒，大便颜色变浅或灰白。血清胆汁酸、AKP、r – GT、T – ch、Lp – x 以及尿胆红素等增高和尿胆原减少等梗阻性黄疸特征；

③黄疸"三分离"特征：A. 黄疸与消化道症状分离，即消化道症状较轻且不随黄疸

加深而加重；B. 胆酶分离，即发病初期 ALT 轻度或中度升高，但黄疸加深后 ALT 反而下降；C. 黄疸与凝血酶原活动度分离，即黄疸重而凝血酶原时间延长或凝血酶原活动度下降不明显；

④B 型超声、CT 及/或 PTC、ERCP 等检查均无肝内外胆管扩张等肝内外胆管梗阻和肝胆道肿瘤证据，并排除药物性肝内胆汁淤积；

⑤肝组织活检符合急性淤胆型肝炎。

（2）慢性淤胆型肝炎：

①临床符合 CAH 或 CPH 的诊断，多有 HBV 及/或 HCV 感染血清学证据；

②梗阻性黄疸持续 3 周以上，并排除肝内外其他原因所致的梗阻性黄疸；

③肝活检符合 CAH 或 CPH 的组织学改变并有肝内胆汁淤积特征。

【治疗】

（一）急性病毒性肝炎的治疗

甲、乙、丙、丁、戊 5 型肝炎均可发生急性肝炎，且多具有自限性，多在 2～4 个月可康复，各型急性肝炎治疗方法大致相同。在目前尚缺乏特效疗法情况下，主要是适当休息、防止过劳，忌酒，适当药物对症治疗，避免使用损伤肝脏药物，防治水电解质紊乱和继发感染等整体基础治疗。

1. 适当休息　急性期症状明显，不论有无黄疸，均须卧床休息至症状和黄疸明显消退，以后根据症状好转和体力增进情况，逐渐扩大活动范围和时间，活动量以活动后不觉疲乏为度。肝功能恢复正常后仍需休息 1～2 个月，肝功能持续正常可恢复半天工作，并逐步过渡到全天工作，但在一年内免重体力劳动和剧烈运动。卧床休息可增加肝脏血流量，减轻体力和热量消耗，且可减少糖元和蛋白质分解及乳酸形成而加重肝脏的负担，但不能过份强调卧床休息，以免导致精神负担，影响大脑和内脏机能调节，防止过度营养和活动太少而形成脂肪肝。

2. 合理营养　急性期以适合患者胃口的清淡易消化饮食为主，纳差、恶心呕吐明显者给予葡萄糖静滴，以保证热量需要为度。蛋白质按 1.5～1.8g/kg·d 补充，同时给予维生素 B、C、B$_6$ 等，黄疸较重者静滴维生素 K$_1$10～20mg/d。不必片面强调长时间三高一低（高蛋白、高糖、高维生素、低脂肪），以免影响食欲恢复，防止医源性糖尿病和脂肪肝形成。

3. 对症治疗　病毒性肝炎迄今尚无特效药物，所谓"保肝药"大都未能证实其疗效，多数可不用或少用。急性期重点在于对症治疗；纳差给予补液维持水电解质平衡，并口服多酶片、胰酶、酵母片等；恶心、呕吐和腹胀给予胃复安（灭吐灵）口服或肌注 10mg，或吗丁啉或西沙必利 10mg，每日 2～3 次；有黄疸者给予门冬氨酸钾镁 20～30ml 置 10% 葡萄糖液 250ml 静滴，甘利欣 30～40ml 置葡萄糖液静滴；如有深度黄疸疑为急性肝内淤胆，则按淤胆型肝炎进一步鉴别诊断和处理，但不宜首选肾上腺皮质激素治疗，以免造成持续抗原血症导致病情反复及演变成慢性肝炎。急性期 ALT 升高，一般大都在自然病程 2

~3 个月恢复正常；联苯双酯、垂盆草、肝炎灵、水飞蓟素等降酶药物虽有肯定的降酶效果，但对肝脏免疫损伤病理无作用，故仅可作为一种非特异辅助对症疗法。

4. 抗病毒疗法　急性肝炎特别是甲型及戊型肝炎，自限性强，预后良好，无需使用价高、毒副反应大的抗病毒药物，以免在药物清除病毒的同时导致肝细胞损伤加剧。除非病情加重，有急性重症肝炎倾向或病情迁延反复超过 8 周者可采用病毒唑一类抗病毒药。急性丙型肝炎不经抗病毒治疗可有 40% ~70% 转慢性，早期采用干扰素抗病毒治疗，可防止急性丙型肝炎进展为慢性。急性乙型、丙型、丁型肝炎迁延反复，病毒标志物持续阳性，预示有转慢性趋势时，可采用干扰素抗病毒治疗，以防止肝炎慢性化。

（二）慢性病毒性肝炎的治疗

病毒性肝炎的慢性化与病毒的持续存在、病毒复制及宿主免疫功能失调密切相关。治疗的重点首先要清除病毒在肝脏组织的存在及干扰其复制（抗病毒疗法），同时调节宿主免疫功能，促进细胞毒性作用（免疫调节疗法），以加速病毒的清除，促使肝功能的自然恢复。经历了本世纪 70 年代以来各种中、西药物抗病毒疗法或免疫调节疗法后，本世纪 90 年代的总趋势是以干扰素为基础，配合其他抗病毒或调节免疫药物，或试用某些新药。现有抗病毒药物治疗慢性肝炎的疗效评价标准尚有待统一，国外对抗病毒药物疗效评价均依据 merigan 标准，并追踪观察 1 年，把治疗反应规定为三种类型：

①暂时反应：一旦疗程结束停止治疗，已降低的血清 HBV - DNA 及 DNA 聚合酶（DNAP）又恢复到治疗前水平；

②部分反应：血清 HBV - DNA 及 DNAP 被清除，并伴有 HBeAg 清除及肝病减轻，但 HBsAg 仍然阳性；

③完全反应：血清 HBV - DNA、DNAP、HBeAg 和 HBsAg 均消除，并伴血清 ALT 恢复正常，肝病改善。

虽然抗病毒及调节免疫疗法研究有较大进展，但尚难在所有患者中完全清除病毒，大多数仅获暂时或部分治疗反应，而且药物作用缓慢，需较长时间才能判断疗效。肝炎病毒的持续存在和复制并通过宿主免疫反应造成的程度不等的肝脏病理损伤，出现轻重不一的临床症状和肝功能障碍，及时采取相应的支持和对症疗法对缓解症状，缩短病程，减少并发症亦属重要。

1. 抗病毒药物治疗

（1）干扰素（IFN）是对病毒感染和其他抗原刺激应答所产生的一组抗病毒活性高的宿主蛋白。根据抗原性和产生的细胞不同，分为 α（白细胞）、β（纤维母细胞）、γ（免疫）干扰素三个型别。其中 α 型又分为 α_1 和 α_2 两个主要亚型，按其核苷酸序列的个别差异，α_2 型又分为 α_{2a}、α_{2b} 和 α_x 三种。不同的亚型的生物学意义、抗病毒活性和对病毒的敏感性也不同。自 1976 年学者首次用天然白细胞干扰素治疗慢性乙型肝炎获一定疗效以来，近年随着基因工程技术和单克隆抗体技术的发展，各种基因工程干扰素制备不断涌现。临床应用主要是 α - IFN 和 β - IFN，如国产重组人 α_{a1} 型及人 α_{2a} 型 IFN，国外产品如类淋巴母细胞干扰素、干扰能（$IFN_{\alpha 2b}$）、罗扰素（$IFN_{\alpha 2a}$）和合成干扰素（IFN－conl）等。

1）作用机理：IFN 抗病毒作用具有广谱性、间接性、种属特异性及受体依赖性，其抗病毒作用并非直接进入宿主细胞杀灭病毒，而是与靶细胞膜特异性受体结合，激活细胞内抗病毒蛋白基因，生成抗病毒蛋白 mRNA 并编码产生三种抗病毒蛋白（AVPS）：2′－5′寡腺苷合成酶，能选择性地降解病毒的 mRNA；蛋白激酶，使多肽键合成起始受阻，导致蛋白质抑制；磷酸二酯酶，使病毒蛋白翻译受阻，抑制病毒蛋白的合成。IFN 还可抑制病毒的穿入、脱壳及装配；具有抗细胞分裂活性；能增强细胞膜 HLA－1（人白细胞抗原）表达，从而增强 T 细胞识别和攻击靶细胞的能力，同时增强巨噬细胞活性并通过增强 K 细胞及 NK 细胞的细胞毒活性来调节机体免疫功能，以清除病毒感染的靶细胞，但 INF 仅作用于复制型 HBV－DNA，可抑制 HBV 的复制，而不能作用于 HBV 复制循环中形成的闭环超螺旋结构的 CCCDNA。一旦停止治疗，CCCDNA 又重新复制，肝病又复发。

2）治疗方案：IFN 的各亚型的剂量和疗效相似，常用剂量 3～5Mu/d 肌注，起始一周每日一次，然后隔日一次或每周 3 次。疗程：慢性乙型肝炎多采用 3～6 个月；丙型肝炎为 6～12 个月。两者疗程结束时分别有 40%～50%、50% 左右的患者可获完全或部分反应，但仅其中一半能巩固疗效而不复发。

3）治疗病例选择：

①CPH 急性发作和 CAH 抗 HBC－IgM 阳性，血清 HBV－DNA 或 DNAP 持续低水平阳性，ALT 持续升高或肝组织学有活动性病变者，是采用 IFN 最佳时机，可获较好疗效；

②丙型肝炎急性期末 ALT 升高者开始 IFN 治疗可明显降低转为慢性的速率；

③已有大量肝细胞溶解坏死的暴发性肝炎，IFN 增强的毒性 T 细胞毒活性可能加重病情，但亦有学者认为暴发性肝炎如能耐受 IFN 毒副作用，可因抗病毒作用而阻断其进行性肝坏死；

④已纤维化或失代偿的活动性肝硬化的治疗反应则很差，亦难于耐受有效治疗剂量；

⑤新生儿期免疫系统不成熟，IFN 产生 T 细胞增殖应答及其细胞毒性低下，感染 HBV 后对其病毒蛋白形成免疫耐受状态，IFN 难于激起免疫应答；

⑥母婴垂直传播及婴幼儿时期水平传播并在成长后复发形成的慢性乙型肝炎患者，其 HBV－DNA 多已和宿主肝细胞基因整合，IFN 治疗难于完全清除病毒；

⑦HBsAg 无症状携带者、HBV－CCCD－NA 形成或产生干扰素抗体的疗效较差或无效。

4）IFN 的副反应：首次接受 IFN 治疗时，可在第 1 周发生流感样综合征如高热、战栗、头痛、肌痛、关节痛、倦怠和纳差等，少数可出现低血压、秃发、粒细胞减少、血小板减少及贫血等。发热多发生在注射后 4～8h 内，可持续 4～12h。可给予预防性服用消炎镇痛解热药如扑热息痛或消炎痛等。大多数在继续用 IFN 过程中，上述反应逐渐减轻，约 7～10d 消失。亦有主张外周血白细胞在 $4.0 \times 10^9/L$ 以下、血小板低于 $50 \times 10^9/L$ 者为相对禁忌证。

5）提高治疗反应率方法及方向：

①IFN 的剂量及疗程与治疗反应密切相关，剂量不足（<3Mu/d）和疗程<3 个月，疗效较差；过高剂量（>10Mu）不易耐受亦不增加疗效；

②IFN 与其他抗病毒药如 Ara – Amp 或无环鸟苷等联合应用或交替治疗，可获较好反应；

③IFN 与免疫调节药物联合应用如短疗程大剂量肾上腺皮质激素撤除后继用 IFN；IFN + IL – 2；IFN + 自体 LAK 细胞回输疗法等，疗效均有所提高；

④IFN 与肝细胞导向剂结合可减少剂量及副作用并可提高疗效。即用少量抗病毒药物，借助嗜肝脂质体或乳糖胺化人血清白蛋白（L – HSA）作为载体导向，并由受体介导的细胞内摄作用而选择性集中穿入肝细胞。经国内外动物和临床试验可抑制慢性乙型肝炎患者的病毒复制。国内用脂质体接合 IFN$_\alpha$ 1Mu/d 治疗慢性乙型肝炎，良好反应率60%，对照组为20%；

⑤现代研究肝炎治疗已进入分子水平阶段，利用分子生物学及基因工程方法，不仅为治疗复制型 HBV – DNA，而且能治疗细胞内 CCC 型 HBV – DNA 提供可观的前景。国外已从多方面研究基因治疗新途径，如应用外源性基因 HBV 特异性反义寡脱氧核苷（ATC – 40）转导于肝细胞能够封闭病毒基因的表达及复制；用嗜肝病毒作载体进行基因治疗；用复制缺陷的逆转录病毒携带治疗基因并整合到肝细胞的基因组，以达到基因修饰或修复；抑制细胞内 DNA 螺旋酶可减少 CCC 型 HBV – DNA 等。

（2）其他抗病毒药物

1）阿糖腺苷（Ara – A）及单磷酸阿糖腺苷（Ara – AMP）为人工合成嘌呤核苷，可抑制 DNA 聚合酶和核苷酸还原酶活性，从而抑制 HBV – DNA 合成。Ara – A 由于水溶性差，需用大量葡萄糖溶液溶解后静滴，且可发生神经肌肉毒性反应，在美国已从临床试验中撤除此药。Ara – AMP 水溶性比 Ara – A 大 400 倍以上，抗病毒活性相似，国内使用小剂量（10mg/kg×6 天，然后改为 5mg/kg）肌注或静滴，疗程可延至 3～6 个月。停药后易复发。与免疫调节药物如胸腺肽或每两周注射 1 次乙型肝炎疫苗联合应用，有望提高疗效。

2）无环鸟苷（ACV）是合成的无环嘌呤核苷，抗疱疹病毒作用较强。它在细胞内转变为抗病毒活性的三磷酸无环鸟苷，对病毒 DNAP 抑制能力强于抑制宿主细胞 DNAP，并能渗入到正在延伸的病毒 DNA 链中，能够终止 DNA 链的延伸，具有抗 HBV 的作用。其临床疗效单用时不甚显著，与 IFN 联合应用可提高疗效，常用量 15mg/kg·d 静滴。未发现严重的毒副作用。

3）病毒唑（三氮唑核苷）是人工合成的核苷，能选择性抑制病毒 DNA 和 RNA 而不影响宿主细胞蛋白合成。它在肝脏内浓度较高，对 HCV – RNA 有暂时抑制作用，对 HBV 复制无明显抑制作用，对慢性乙型肝炎病程无影响，常用量 0.8～1.2g/d，连用 14～30

天，静滴或肌注。

4）聚肌胞苷（Poly I：C）是聚次黄嘌呤核苷酸与聚胞嘧啶核苷酸的人工合成的双链多聚核苷酸，能诱生干扰素，降解病毒 mRNA 而发挥抗病毒作用，且能刺激吞噬细胞，增强抗体形成。常用量 4~6mg/次，肌注，最高不超过 10mg/次，每周 2 次，疗程 3~6 个月。北京、上海等 7 家医院多中心双盲试验 79 例慢性乙型肝炎，除 DNA-P 转阴率与对照组有显著差异外，HBsAg、HBeAg、抗 HBc、HBV-DNA 等均无显著差异，对慢性乙型肝炎作用不甚显著，与其他抗病毒药联合应用可望提高疗效。

5）其他正在研究中的核苷类似药如磷甲酸（PFA）、叠氮胸苷（AZT）、苏拉明、2′,3二脱氧胞苷（DDC）、5-氟-2′,3二脱氧胞苷（TTC）、氟-碘-阿拉伯呋喃糖-脲嘧啶（氟碘脲苷，FIAU）等在动物试验和临床初试中证明可抑制病毒 DNA-P 和 DNA，疗效尚有待进一步判定，PFA 尚因其可在骨组织中蓄积致中毒，临床研究因此受阻。

2. 免疫调节药物治疗

（1）短程肾上腺皮质激素撤除后继用 IFN 治疗短程皮质激素可促使慢性乙型肝炎患者体内病毒复制活跃，呈急性发作状态，HBeAg、HBV-DNA、DNAP 阳性，ALT 升高，撤除激素后继用 IFN 能增强抗病毒疗效。先用强的松 40~60mg/d，每 2 周减量 10~20mg/d，6 周后停药继用 IFN3~5Mu/d，连续 3~6 个月，有效率约 50%~60%，但停药后复发率达 40%。

（2）甘草甜素 日本产强力新、国产强力宁或其换代产品甘利欣，均由甘草甜素、半胱氨酸和甘氨酸组成。对肝脏类固醇代谢酶有较强的亲和性，能阻碍可的松和醛固酮灭活而发挥类固醇样作用，还具有刺激网状内皮系统功能，诱生干扰素，增强 NK 细胞，抗过敏和抑制抗原抗体复合物形成，减轻肝细胞坏死、脂肪变和纤维增生。常用量强力宁 80~120ml 或甘利欣 30~40ml 置葡萄糖溶液中静滴，每日一次，疗程 3 个月。临床症状改善与 ALT 下降优于对病毒抑制。一般无副作用，偶可引起浮肿、血清钾降低、低血压，对症治疗或停药后可消失。

（3）细胞因子

1）白细胞介素 α（IL-2）及自体 LAK 细胞回输疗法：IL-2 是 T_H 细胞在有丝分裂原的刺激下产生的免疫活性物质，现可由基因重组生产，具有调节免疫、抗病毒和抗肿瘤作用。目前已知慢性肝炎患者 IL-2 水平降低，以外源性 IL-2 治疗可使 HBV 复制标志一过性转阴，确切疗效尚需进一步评价。另 IL-2 肌注局部疼痛及发热，难于坚持治疗。LAK 细胞又称淋巴因子活化性杀伤细胞。慢性肝炎患者 IL-2 功能低下，同时伴有 NK 细胞活性及 LAK 现象下降。国内用基因工程 IL-25 000~10 000U 与采用患者的全血 50~100ml 经分离的淋巴细胞在体外孵育，以激活 LAK 细胞，再回输治疗，可提高自身 NK 细胞活性，增强 NK 细胞产生 LAK 能力和细胞毒 T 细胞功能，以抑制 HBV 复制。自体 LAK 细胞回输每周 2 次，12 次为一疗程，近期 HBeAg 阴转率 40%~60%，与 IFN 联合应用可望提高疗效。

2）胸腺素：为小牛或猪的胸腺提取的多肽，主要作用是诱导 T 细胞分化成熟，增强抗体形成，恢复 T₂ 细胞功能，增加 MIF 及干扰素和淋巴毒素的生成。剂量 5 ~ 10mg/d，疗程 3 ~ 6 个月，疗效尚待进一步观察。

3）免疫核糖核酸（iRNA）：系用纯化的 HBsAg 免疫马或羊，提取其脾脏和淋巴结中的核糖核酸，可在体外和体内把特异性免疫信息传递给非免疫动物。临床应用每周 2 次，每次 2ml，皮下或淋巴结注射，3 个月 1 疗程。目前疗效尚难肯定，且作用机理尚待进一步阐明。对无症状的 HBsAg 携带者由于免疫耐受而难于接受过继免疫信息。

4）转移因子（TF）：是存在于正常人白细胞中的一种可溶性低分子量多肽物质，分正常人 TF 和乙型肝炎特异性 TF 两种，前者传递非特异性的细胞免疫，后者将乙型肝炎特异性细胞免疫功能由供体传递给受体，能过继或增强对特异性抗原的细胞介导免疫。剂量每次 2 ~ 4ml，每周 2 次，皮下或淋巴结注射，3 个月一疗程，疗效报道不一，评价未能肯定。

（4）左旋咪唑是一种影响细胞内环核苷酸的化合物。能增强人体体液免疫及细胞免疫反应，对慢性乙型肝炎治疗可起免疫调节辅助作用，但对降低乙型肝炎病毒指标疗效尚未确定。

（5）特异性或非特异性抗原或抗体疗法

1）高效价抗 HBs 抗体血清或免疫球蛋白（HBIG）疗法：是一种被动免疫疗法，仅能暂时降低 HBsAg 滴度，尚无报道可导致对乙型肝炎有持久的疗效，且有发生免疫复合物相关的合并症的潜在危险。

2）卡介苗联合潘生丁、卡介苗多糖及草分枝菌多糖等疗法：可增强细胞免疫力，但仅作为一种恢复免疫反应性的手段，其机制和疗效尚待阐明。

（6）从中草药研制的免疫调节和抗病毒药物：这类药物国内研究广泛，方法多样，主要是通过宿主免疫功能的调节和增强，促进抗 HBs 产生，减轻肝脏损伤和促进肝功能恢复，间接起抗病毒作用，只能对免疫功能较好的成人期感染有一定疗效，对 HBV 感染后产生的免疫耐受状态的 HBsAg 携带者不能取得显著疗效，且其确切机制尚待阐明，疗效有待进一步验证。常用的有：

①猪苓多糖联合乙型肝炎疫苗猪苓多糖注射液 40mg/d，肌注，每日一次，连续 20d 后，停 10d 再用，反复使用 3 个月。乙型肝炎疫苗 30μg 皮下注射，每 2 周 1 次，6 次为一疗程；

②苦参碱注射液 100 ~ 150mg 置 10% 葡萄糖液 500ml 静滴，每日一次，2 ~ 3 个月为 1 疗程，对 HBV 的复制、退黄和降酶有一定疗效，优于茵栀黄注射液；

③肝炎灵注射液（广西山豆根）2 支，肌注，每日 1 ~ 2 次；

④小柴胡汤冲剂每次 1 ~ 2 包，每日 3 次，疗效优于垂盆草冲剂；

⑤其他如香菇菌多糖、云芝多糖、水飞蓟素（利肝素、西利宾胺和益肝灵）、苦味叶下珠等各地报道的中西医结合药物均可作为调节免疫的替代方案一试。

3. 肝细胞生长因子（HGF）疗法及人胎肝细胞（FLC）悬液输注疗法见重型病毒性肝炎。

4. 对症疗法　慢性肝炎对症疗法与急性肝炎原则相同，主要是应用促进黄疸消退和改善肝细胞功能的药物，黄疸持续不退可参考淤胆型肝炎治疗原则处理。改善肝功能常用药物有：

①改善血浆蛋白及氨基酸谱，低蛋白血症者给予人新鲜血浆、白蛋白或支链氨基酸静滴。马洛替酯、阿卡明、乌鸡白凤丸及乌鸡精等亦可能有一定好处；

②丹参和冬虫夏草菌丝似有一定减少肝纤维化的作用；

③1.6 二磷酸果糖（FDP）为高能量细胞促进剂，能促进细胞内 ATP 合成增加，加强细胞钠泵作用，有利于细胞内外钾、钠离子交换，使肝细胞浊肿、水肿病变修复。每次 5 ～10g 加于 10% 葡萄糖液或缓冲液（100ml）静滴，每日一次；

④ALT 反复升高者可选用下列 1～2 种降酶药：A. 联苯双酯具有保护肝细胞内质网膜结构和功能完整性；增强肝细胞膜流动性而对抗因膜脂质过氧化导致的膜流动性异常降低；维持红细胞可塑性、变形性和膜屏障功能，改善血液流变性而有利于肝细胞供血、供氧和正常物质交换，还可对肝脏微粒体酶有诱导作用而增强肝脏的解毒功能等，从而减轻肝细胞损伤和恢复肝细胞功能，是目前降 ALT 作用最显著而又无副作用的药物。常用量滴丸 10 粒/次，每日 3 次，或片剂 2 片，每日 3 次，ALT 恢复正常后维持原剂量再服 1～2 个月，然后逐渐减量，以 5 粒或 1 片/d 维持 6～12 个月。亦有人认为，联苯双酯对肝炎病毒所致肝损伤无明显修复作用，不能改变肝病的进程。B. 其他降酶药，如垂盆草冲剂、齐墩果酸、氧代赖酸、甘草甜素片、水飞蓟素、肝炎灵等，各地报道的中西医结合药物均可一试。

（三）重型病毒性肝炎的治疗

重型病毒性肝炎发病机制复杂，病死率高，目前尚无满意的特殊治疗，治疗的关键是早期诊断，加强整体支持疗法，采取综合治疗措施，维持机体内环境平衡，防止肝细胞坏死，促进肝细胞再生和积极防治并发症。

1. 整体支持疗法

（1）患者应绝对卧床休息，严格消毒隔离，防止院内感染；饮食以清淡低脂流质为主，肝昏迷前期低蛋白饮食；补充足量维生素 B、C、K。进食不足者静滴 10%～25% 葡萄糖液 1 000～1 500ml，维持热量在 6 994～8 368KJ/d；早期给予人新鲜血浆 200～400ml/d 或白蛋白 10～20g/d，每日或隔天或两者交替酌情应用，以纠正低蛋白血症、维持血浆渗透压、补充凝血因子和补体及提高血清调理素水平，对减轻腹水、脑水肿和促进肝细胞再生均属重要。

（2）维持氨基酸平衡　重型肝炎常有支链氨基酸（BCAA）与芳香族氨基酸（AAA）比例失调，可从正常的 3～3.5 下降至 2 以下。输注以支链氨基酸为主的溶液，除补充氨基酸的不足外，可使 BCAA/AAA 比例恢复正常，亦可使 BCAA 竞争地通过血脑屏障而减少 AAA 进入脑内，有利于解除 NH3 中毒，促进神志改善和肝功能修复。国产氨基酸注射液中主要有 14AA－800、6AA、肝安及肝脑清等，每日静滴 250～500ml 为宜。

（3）维持电解质和酸碱平衡　重症肝炎酸碱失衡与病情变化及电解质紊乱密切相关，早期以低 Cl⁻ 或低 K⁺ 生代谢性碱中毒或呼吸性碱中毒合并代谢性碱中毒为多见，危重者晚期始有代谢性酸中毒发生，且多为复合型（双重或三重）酸碱失衡，应及时以血气分析结果和电解质变化情况为根据判定或调整治疗方案。

1）单纯呼吸性碱中毒：主要是对原发疾病和诱因治疗，如减轻腹水或胸水，治疗脑水肿及肝昏迷等。

2）代谢性碱中毒：

①25% 盐酸精氨酸 40～80ml/d 静滴，可直接补充 H⁺、Cl⁻ 和降低血氨，促使肝昏迷患者苏醒；

②15% 氯化钾溶液（每 g 含 K⁺、Cl⁻ 各为 13.4μmol）3～6g/d；若血钾低于正常值，已发生代谢性碱中毒，可增至 7～9g/d，分别从胃肠道及静脉各进入一半。静脉补钾常规维持 0.3% 浓度；若严重缺钾伴心律失常，只要肾功能良好，尿量 >20ml/h，静滴氯化钾浓度可增大至 0.6～0.9%，在心电图监护下滴速 10μmol（0.75g）/h。同时酌情补充镁离子以利于纠正低血钾；

③代谢性碱中毒伴低血钙"手足抽溺"者给予 5% 氯化钙 30～60ml/d 置于 500～1000ml 液体滴注；

④重型肝炎不宜过早使用谷氨酸钠和碳酸氢钠，不能仅凭 CO₂CP 降低而误判为代谢性酸中毒（实际上是呼吸性碱中毒），误用碱性药物导致或加重碱中毒，使透过血脑屏障的 NH₃ 增加，造成或加重肝昏迷。

3）代谢性酸中毒：pH 正常或接近正常时不必用碱性药物，pH <7.25 时始考虑用计算值的 1/3～1/2 碱性液纠正。失代偿性酸中毒，pH 急剧下降，乳酸浓度 >2.2μmol/L，pH 每降低 0.1 血清钾可比原水平增高 30%，可导致致命性高钾血症，必须及时按计算值输注碱性药物。肝昏迷且有代谢性酸中毒者，可用谷氨酸钠 23g/d 静滴，若有低氯、低钠者则用碳酸氢钠较妥。

（4）低钠血症：无水肿的低钠血症，血 Na⁺ <120～135μmol/L，给予口服钠盐或静滴生理盐水；血 Na⁺ <120μmol/L，可用 3%～5% NaCl 液静滴 200～300ml/d，给药后立即静注速尿一次。伴水肿型低血钠者，应限制入水量，使用襻利尿药再合用高渗盐水静滴。

2. 抗病毒治疗　抗病毒药物用于重型肝炎，文献报告较少，尚难得出肯定的结论。病毒的复制，尤其是病毒的重叠或混合感染在重型肝炎发病中具有重要意义。已知重型肝炎患者 IFN 水平明显低于正常人，故有人主张早期应用大剂量 IFN（3～5Mu/d×14d 肌注）或磷甲酸钠（0.16mg/kg，每日一次，肌注，共 14d）等治疗，可因抗病毒作用而阻断进行性肝细胞坏死，减轻急性重型肝炎的病程和提高其存活率。然而 IFN 等增强的细胞毒活性，清除病毒的同时必伴免疫应答的加强而导致肝细胞破坏的加剧。故对于已有大量肝细胞坏死的急性重症肝炎，IFN 等增强的细胞毒性作用可能加重病情，而已有明显肝硬化或纤维化的慢重肝炎则治疗反应很差。因此抗病毒药物用于重型肝炎的利弊还有待进一步探讨。

3. 免疫调节治疗　重型肝炎常伴抑制 T 细胞功能低下，胸腺素、强力宁（甘利欣）、猪苓多糖、肝炎灵和前列腺素 E_1（PGE_1）等能调节和提高细胞免疫功能，增强抗感染能力，可酌情选用。

肾上腺皮质激素在重型肝炎中的应用一直存在不同的意见。近年来大多数国内外随机对照资料表明，激素并不能降低重症肝炎病死率，且常致继发感染和消化道出血，病死率反而有增高倾向，但国内仍有报道对 50 例急性重型肝炎早期应用大剂量短疗程（5～7d）琥珀酸氢化可的松 300～500mg/d 加于 10% 葡萄糖液静滴，结果激素组治愈率（76.5%）优于对照组（45.5%），而出血、继发感染及肝肾综合征等发生率两组无差异。一般认为，若急性重型肝炎早期病情发展迅猛，有较强的细胞免疫和体液免疫反应且凝血酶原活动度（PTA）>40%，可酌情选用肾上腺皮质激素疗法，以抑制各种免疫反应和炎症介质而减轻非特异性和免疫性炎症损伤，且可抗中毒及减轻脑水肿，扼止病情向中、晚期转化。若病情发展较缓和已出现Ⅳ度肝性脑病或腹水，特别是亚急重型和慢重型的中晚期病例，PTA <40% 者，则不宜使用或列为禁忌。目前国外有主张以强力选择性细胞免疫抑制剂环胞素 A 和 FK506 取代肾上腺皮质激素的动向。

4. 防止肝细胞坏死，促进肝细胞再生

（1）胰高血糖素－胰岛素（GI）疗法：胰高血糖素是胰岛 α 细胞分泌的一种多肽激素，能激活肝细胞膜腺苷酸环化酶而增加环磷酸腺苷（cAMP），增加 DNA 及蛋白质合成；促进线粒体产生 ATP；诱导尿素循环酶加速尿素结合而降低血氨；增加肝动脉及门静脉和肝脏血流量，并通过刺激 $K^+ - Na^+ - ATP$ 酶而促进胆汁排泄；与血浆或白蛋白共用有利于改善和纠正氨基酸代谢紊乱。胰岛素是胰腺 β 细胞分泌的一个亲肝因子，一定比例的胰高血糖素与胰岛素配合可防止肝细胞坏死，促进肝细胞再生。常用量胰高血糖素 1～2mg、胰岛素 8～16U 置于 10% 葡萄糖液 250～500ml 静脉缓滴，1～2 次/d，疗程 2～4 周。注意滴速快时可有恶心、呕吐、心悸、低血糖或低血钾。有报道在传统疗法基础上加用 GI 疗法，可提高重症肝炎患者的存活率，但国外有研究认为重型肝炎血浆胰高血糖素和胰岛素水平相伴升高，血氨能通过胰高血糖素升高而加重氨基酸代谢紊乱，故 GI 疗法治疗重症肝炎疗效和是否合理尚待进一步验证。

（2）前列腺素 E_1（PGE_1）疗法：重型肝炎血清内毒素（LPS）和肿瘤坏死因子（TNF）水平明显升高，TNF 在 LPS 损伤基础上可引起肝细胞坏死。PGE_1 能降低 TNF 水平，抑制 LPS 激发的 TNF 的作用；稳定细胞膜与溶酶体膜；扩张血管，改善微循环等。早期应用 PGE_1 对防止肝细胞坏死，改善肝功能和降低病死率有一定帮助，常用量 PGE_1 200μg/d，置于葡萄糖液中缓慢滴注，10～15d 一疗程。主要副作用有头痛、发热、及无菌性静脉炎，本药疗效尚待进一步观察。

（3）肝细胞生长因子（HGF）疗法：HGF 系从乳猪新鲜肝脏提取的低分子多肽类物质，是一种特异性肝细胞再生因子，有如下作用：

①刺激肝细胞 DNA 合成，促进肝细胞再生；

②阻断内毒素诱生 TNF 的过程，抑制 TNF 活性，减少肝细胞破坏；

③增强枯否细胞功能，提高清除内源性及外源性内毒素能力；

④抗肝纤维化；

⑤提高血清雌二醇水平，促进肝细胞再生；

⑥减轻肝性脑病血清对鼠脑 $Na^+ - K^+ - ATP$ 酶活性的抑制。用法：HGF80 ~ 120mg 加入 10% 葡萄糖液 250ml 静滴，1 次/d，30d 为 1 疗程。副反应有发热、皮疹等。

研究发现暴发性肝衰竭患者血清的 HGF 较正常人高 30 倍，且能强烈地刺激体外培养的鼠肝细胞 DNA 合成，认为这是一种自我防御机制，因此临床有无必要应用大剂量 HGF 尚需进一步探索。

（4）人胎肝细胞（FLC）悬液输注疗法：FLC 悬液系选择 4 ~ 6 个月健康孕妇，经水囊引产，取其胎肝，于娩出 6h 内无菌制成肝细胞悬液，肝细胞数 $1 ~ 5 \times 10^9$，胎肝细胞活率 80% ~ 90%，立即输注给患者，每周 2 ~ 3 次，2 ~ 3 周为 1 疗程。在理论上 FLC 可能对肝衰竭有临床支持和代偿作用，用以渡过难关；同时 FLC 裂解后可能释放有利于促进肝细胞再生的某些因子，有利于促进肝细胞修复和再生。研究者（1987）报道用 FLC 输注治疗重型肝炎获较满意疗效，此后许多学者重复验证，FLC 对重型肝炎、慢性肝炎及肝硬化均有一定疗效。治疗后精神改善、食欲增加、ALT 和胆红质下降、腹水减轻、凝血酶原活动度上升，副作用可有畏寒发热、胸闷气促等。此疗法很少出现移植物抗宿主病，亦无须考虑供受体血型相符问题，使用前不用免疫抑制剂，有过敏史者可口服扑尔敏 4mg，但人胎肝来源少，制作严格，保存时间短且有一定不良反应，临床应用受限制。

（5）活跃微循环疗法：重型肝炎伴有不同程度的微循环障碍，甲皱微循环表现为血管痉挛、管襻扭曲、血细胞聚集、血流缓慢及渗血，且与肝细胞坏死的程度和预后关系一致。活跃微循环对防止肝细胞坏死，促进肝细胞再生，恢复肝功能，减少肝肾综合征发生和提高存活率有重要意义。常用方法有：

①山莨菪碱 30 ~ 80mg，或早期狂躁者用东莨菪碱 0.3 ~ 0.9mg，每日 1 ~ 2 次置补液中滴注或分次静注；

②肝素每日 1mg/kg 加入葡萄糖液 100 ~ 250ml 滴注或分 2 次静滴；

③酚妥拉明 10 ~ 20mg/次，置 250 ~ 500ml 补液中缓慢静滴，每日 1 ~ 2 次；

④PGE_1 200μg 加入葡萄糖液缓慢滴注，每日一次。

（6）防止反应氧中间物（ROI）破坏肝细胞：维生素 E 乳化剂和乙酰半胱氨酸具有强大的抗氧化作用；还原型谷胱甘肽（TAD）注射液既可助肝脏解毒又具抗氧化作用，均可防止肝细胞膜脂质过氧化反应而保护肝细胞，亦可试用。

5. 防治肝性脑病和脑水肿

（1）防治氨中毒

1）减少氨的产生和吸收：

①严格限制动物蛋白饮食，可用植物蛋白 30~45g/d；

②抑制肠道细菌以减少其分解肠内蛋白产生氨，可选用氟哌酸、灭滴灵、卡那霉素或氨苄青霉素等口服；双歧枝菌（回春生）制剂亦有一定效果；

③50% 乳果糖浆 30~50ml，3 次/d，口服或鼻饲、或加灭滴灵或卡那霉素置 100ml 生理盐水保留灌肠，3 次/d。食醋 30~50ml 置生理盐水保留灌肠可作为替代方案。乳果糖作用：酸化肠道使 $NH_3 + H^+ \rightarrow NH_4$，减少肠道氨的吸收；肠道 pH < 5.0 时能抑制嗜碱性腐败菌，并使其产生内毒素减少；有轻泻作用而促使肠道内容、胺类及内毒素排空加快，从而减轻内毒素血症和使血氨下降；

④及时纠正碱中毒有利于降低血氨及 NH_3 吸收入血脑屏障的浓度。

2）祛氨药物应用：

①精氨酸在重型肝炎因鸟氨酸氨基甲酰转换酶缺陷而不易发挥脱氨效果，但它呈酸性反应能纠正低氯性代谢性碱中毒而降低血氨及 NH_3 进入血脑屏障的浓度，对肝昏迷合并碱中毒者应用较为合理；

②谷氨酸钠系碱性药物，用药后可加重已存在的碱中毒。只在晚期出现代谢性酸中毒时可用谷氨酸钠与乙酰谷酰胺 500~1 000mg/d 共置葡萄糖液 500ml 静滴。前者与氨结合为谷氨酰胺，起降 NH_3 作用，但不能透过血脑屏障；后者作为载体使谷氨酸钠易透过血脑屏障（脱氨药物剂量见本节维持电解质和酸碱平衡节段）；

③10% 门冬氨酸钾镁可通过鸟氨酸循环中与氨结合形成门冬酰胺，将氨运至肾脏进行脱氨。常用量 20~40ml 置葡萄糖液静滴，1~2 次/d。

（2）取代假神经传递介质：

①应用左旋多巴进入脑细胞内经多巴脱羧酶作用转化为多巴胺，可取代假神经递质（羟苯乙醇胺），直至清醒为止。左旋多巴 0.2~0.6g/d，静滴，或左旋多巴 100mg 及卡比多巴（多巴脱羧酶抑制剂）20mg，静滴，2~3 次/d，可减少左旋多巴剂量和减少恶心呕吐、心律失常、体位性低血压及不自主动作等副作用。左旋多巴不宜与作为多巴脱羧酶辅基的维生素 B_6 同用；

②氟马西尼系 γ－氨基丁酸（GABA）受体拮抗剂，能拮抗肝功能衰竭时大脑原位合成苯二氮卓受体的配体或其他内源性物质，对 GABA/苯二氮卓抑制性神经递质相关脑病有持久的作用和较好效果。剂量为 2.0mg 溶于 20ml 生理盐水中于 5min 内静注。

（3）纠正氨基酸平衡失调：见本节维持氨基酸平衡节段。

（4）防治脑水肿：重型肝炎肝性脑病有时与脑水肿直接相关，可采用以下防治措施：

①以 20% 甘露醇脱水疗法为主，常用量 1g/kg 于 30min 内静注完，根据脑水肿程度每 4~6h 1 次，情况好转后改为半量并逐步停药。伴心功能不全者宜先给西地兰 0.2~0.4mg

和速尿 40～80mg 静注，后再用高渗脱水剂；

②头部抬高 10°～30°，可使颅内压下降 0.8kPa；

③保持 $PaCO_2$ 在 2.0～4.0kPa，PaO_2 在 13.3kPa；

④限制液量和钠盐，及时补充 K^+ 和 Ca^+ 缓解脑细胞钠潴留，给予人血白蛋白或新鲜血浆以提高胶体渗透压；

⑤戊巴比妥可通过活跃 Na^+-K^+-ATP 酶泵而达到治疗脑水肿的目的。对顽固性脑水肿可加用戊巴比妥钠 100～150mg，每 15min 静注 1 次，共 1h 4 次，然后静滴每 h 1～3mg/kg，如引起血压降低应及时用升压药，以确保脑血流灌注压。

（5）血浆置换、体外肝灌流、吸附剂灌流和聚丙烯脂膜血液透析等暂时性肝支持疗法及"培养肝细胞－血浆交换－血液透析过滤三合一"生物人工肝支持系统，可减轻内毒素血症，降低芳香族氨基酸水平、清除中分子物质、补充凝血因子和改善肝功能，可能暂时使患者清醒。此法作为重型肝炎肝功能衰竭的疗法，其疗效及开发前景有待以后临床应用做出实际评价。

6. 出血的防治

（1）肝细胞合成凝血因子减少所致出血：

①凝血酶原复合物（PPSB）每次 10u/kg·d 置于葡萄糖液 250ml 静滴，每周 3～4 次，尿少时减量或停用；

②新鲜血浆 300～400ml，每周补充 3～4 次，或按失血情况酌情补充新鲜全血；

③维生素 K_1 20～30mg/d 静滴。

（2）胃粘膜糜烂或溃疡出血：

①质子泵抑制剂奥美拉唑（洛赛克）20mg，1～2 次/d，口服，或 40mg 静注，1～2 次/d；兰索拉唑 30mg，1 次/d 次；

②H_2 受体拮抗剂甲氰咪胍 0.2～0.4g，3 次/d，口服，或倍量静注 3 次/d；雷尼替丁 0.15 早晚各 1 次，口服，或 50mg 静注继之 400mg/d 静滴；

③口服凝血酶 2 000～10 000U/次，30～60min1 次，血止后减量。

（3）门脉高压致食道或胃底静脉破裂出血

①心得安 30～60mg/d，分 3 次口服，以心率减少 25% 左右为度；

②无冠心病史及妊娠者用垂体后叶素 5～10u 置葡萄糖液 40ml 缓慢静注，继之用 10～20U 静滴，止血后逐渐减量维持 24h。亦有主张大剂量 75～150U 置于葡萄糖液 500ml，以 0.5U/min 速度静滴，止血后每 12h 减 0.1U/min；

③酚妥拉明 5～10mg 加入 10% 葡萄糖液 250ml 静脉缓滴，每日 1～2 次，可降低门脉血流量而有利消化道出血的预防，但胃炎、胃及十二指肠溃疡慎用；

④生长抑素系合成的具有 14 个氨基酸的肽类激素。它不仅能抑制胃酸、胃分泌素、胃蛋白酶及胰泌素，还能选择性收缩内脏血管，降低门脉、肝静脉压力和脾血流量，减少脐静脉、食管和胃底曲张静脉血流量。还具有松弛 Oddi 括约肌，刺激肝胆和网状内皮系

统的活性，保护肝、胃、胰细胞作用。用法：1~2min 内给予 250μg 冲击量静注，紧接连续滴注 3mg（250μg/h），共用 3~5d。由于 Stilamin 半衰期短，任何超过 1min 的间断，应重新静注 250μg 冲击量再继续滴注 250μg/h 的注入率给药；

⑤善得定 0.1mg 加入 25% 葡萄糖 20ml 静注，以后 0.6mg 置 10% 葡萄糖 1 000ml 静滴维持；

⑥上消化道出血活动不止，可急诊胃镜硬化剂治疗，或经皮经肝曲张静脉栓塞术治疗。

（4）防治 DIC：补充凝血因子、纤维蛋白原、新鲜全血或血浆。辅用潘生丁 150~200mg/d，低分子右旋糖酐 500ml 静滴。早期应用肝素 0.5~1mg/kg 静滴或静注，维持试管法凝血时间在 20~30min、必要时重复应用至 DIC 完全控制。继发纤溶可在肝素抗凝基础上并用 6−氨基己酸或对羧基苄胺等。

7. 防治急性肾功能衰竭　以预防为主，关键是针对导致肝肾综合征的诱因如血容量不足、中毒性鼓肠、大出血或大量放腹水等致肾血流量不足；革兰氏阴性杆菌感染及内毒素血症致肾血管痉挛；低血钾致肾曲管坏死；重度黄疸导致胆汁性肾病以及乙型肝炎相关性肾炎等导致肾功能不全等的治疗。注意避免使用损害肾脏的药物，停用凝血酶原复合物。一旦发生少尿或无尿应早期应用：

①20% 甘露醇 1.0g/kg 快速静注，如无效则停用；

②酚妥拉明 10~20mg/次，多巴胺 20~40mg/次，速尿 80~240mg/次，单独或联合置于葡萄糖液 250ml 缓慢静滴，1~2 次/日；

③防治高钾血症限制钾盐，纠正低钠、低钙及酸中毒；静滴高渗糖和胰岛素；同时使用利尿剂；

④有条件可早期行聚丙烯脂膜血液透析或血浆置换疗法等。

8. 防治继发感染　重型肝炎继发感染不一定有典型的临床和实验室特征，一旦出现体温升高或不升、黄疸加深、腹水增加、中毒性肠麻痹、肝昏迷加深或原因不明的腹泻、休克、白细胞升高及体液鲎溶解试验阳性等，均应全面体检，及时进行血、尿、粪、痰和胸、腹水标本检查。有细菌感染征象者，应选择对革兰氏阴性和阳性菌、厌氧或需氧菌均有效且对肝肾毒性小的抗菌药物联合应用，如氧哌嗪青霉素 10~16g/d，菌必治 2~4g/d，头孢他定 2~4g/d 或伊米配能（泰能）1~2g/d。消化道真菌感染可口服制霉菌素 500~1 000U，6 小时一次；全身或局部真菌感染均可酌情选用氟康唑 0.2~0.4g 分 2 次静滴或口服。若已知明确病原菌者，则按药敏选用抗菌药物。

（四）淤胆型病毒性肝炎的治疗

1. 病因治疗　淤胆型病毒性肝炎尚无特效病因治疗，丙型肝炎、乙型慢性活动性肝炎或乙型急性肝炎病情超过 3 个月，病毒复制标志仍明显，ALT 升高不显著者，可考虑采用以干扰素为首选的抗病毒治疗。

2. 支持疗法　卧床休息，合理饮食，适当补充 A、D、C、K₁ 等多种维生素，注意水、电解质及酸碱平衡，并酌情输注新鲜血浆、全血或白蛋白。

3. 退黄疗法

（1）肾上腺皮质激素：系治疗淤胆型肝炎的传统常用药，主要作用于毛细胆管，减轻其非特异性炎症，增加胆汁流量和促进胆汁排泄。常用量强的松30～40mg/d，1周后若总胆红素下降≥治疗前40％者认为有效，第2周起隔5～7d按5mg逐渐减量至胆红素恢复正常。若用药1周总胆红素下降＜治疗前40％，应停药，有效率约60％～70％。文献认为激素治疗禁忌证多；长期使用有副作用；抑制免疫机能造成持续抗原血症致病情迁延；减量或停药后有复发可能；能增加细胞色素酶P450消耗使微粒体混合功能氧化酶（MMFO）下降而加重胆汁淤积；还可抑制枯否氏细胞吞噬功能使来自肠道内毒素不易消除而加重肝损害。因此目前多主张皮质激素不宜作为首选药物，只有在胆红素以每日＞17.1～34.2μmol/L上升，短期内用其他方法治疗无效；抗原血症阴性的自身免疫性肝内胆汁淤积；肝内胆汁淤积伴有明显病毒复制指标拟用短程皮质激素撤除后继用抗病毒药物疗法等情况方，宜选用皮质激素。

（2）苯巴比妥：系一种酶诱导剂，能诱生肝细胞Y蛋白及脲嘧啶二磷酸葡萄糖转移酶，提高肝细胞摄取间接胆红素和排泄直接胆红素能力；提高肝细胞内滑面内质网的酶活力和毛细胆管膜上 $Na^+ - K^+ - ATP$ 酶的活力，促进胆汁及胆酸的排泌，增加胆汁流量；同时有减轻皮肤瘙痒作用。常用量30～60mg，3～4次/d，1周后若胆红素下降≥治疗前40％，第2周起减半量或30mg 1～2次/d，加晚上睡前60～90mg，直至胆红素恢复正常。据研究用此疗法治疗淤胆型肝炎有效率达85％，其中急性肝炎92.86％有效，慢性活动性肝炎在加强综合治疗基础上66.6％亦有效，与强的松组对照疗效无显著差异。作者认为苯巴比妥退黄疗效与强的松基本相同，且无强的松上述弊端，故治疗淤胆型肝炎时值得首选。本药一般剂量短期内无明显毒副作用，用药初3～5d可出现困倦、多睡或嗜睡，继续用药或减量可缓解消失，个别出现皮疹、发热者应停药。对重型肝炎及肝炎后肝硬化等肝实质炎症、坏死较重，ALT持续高水平或肝纤维化胆汁淤积等患者应慎用或不用。

（3）胰高血糖素－胰岛素（GI）疗法：本疗法既有保护肝细胞，促进肝细胞再生，又有增加胆汁流量，促进胆汁排泌作用。研究者对外科梗阻性黄疸总胆管引流术后静注胰高血糖素1mg，注射后30min胆汁流量增加186％，至120min仍在增加，胆汁中胆红素比注射前增加23.9％，因而确认其有利胆作用，剂量与用法同重型肝炎的用法。用于治疗淤胆型肝炎，疗效报道不一。对慢性活动性肝炎、肝硬化伴有高乳酸血症者，G－I与葡萄糖并用有增加血中乳酸的可能，可同时用碳酸氢钠纠正。

（4）门冬氨酸钾镁：系门冬氨酸钾盐与镁盐等量的混合剂。门冬氨酸是草酰乙酸的前体，能促进三羧酸循环，并参与鸟氨酸循环，促使氨与二氧化碳生成尿素。钾离子是细胞生存所必需，也是高能磷酸化合物成分与分解的催化剂。镁离子则为生成糖原及高能磷酸不可缺少的物质，是多种酶的激活剂，也是钾离子重返细胞内所必需的金属辅酶的重要成份。常用量：10％门冬氨酸钾镁注射液20～30ml置10％葡萄糖液250ml静滴。无明显不良反应。高血钾者忌用。

（5）活跃微循环：酚妥拉明 10～20mg 置 10% 葡萄糖液或低分子右旋糖酐 250～500ml 缓慢静滴，1～2 次/d，可改善肝肾微循环，降低门脉压，减少肝内微血栓形成，或用酚妥拉明联合甘利欣 30～40ml（强力宁 100～120ml）置 10% 葡萄糖液静滴，既改善肝肾微循环又减轻肝细胞的炎症坏死反应，促使肝肾功能改善。

（6）熊去氧胆酸（UDCA）：本品可在肝内蓄积，因而称为分泌型利胆剂。它在肝中替代部分胆汁池，减轻忌水性胆汁酸的损肝作用，并能抑制小肠吸收毒性胆汁酸，从而保护肝细胞；可增加毛细胆管碳酸盐的分泌，从而促进胆汁排泄，增加胆汁流量，有利于冲洗胆道和排除胆道小结石特别是泥砂样胆固醇结石。150～200mg，3 次/d，对肝内胆汁淤积有一定疗效，对完全性胆系梗阻则应慎用。

（7）丙谷胺：系胆囊收缩素（CCK）的受体拮抗剂，可抑制内生性 CCK 的促胆囊收缩作用而使胆囊容量增加与胆汁稀释；使胆汁中的 Na^+、HCO_3^- 和胆汁酸成分排泌增加；使血浆中胰多肽增加，神经降化素降低等而有强力利胆作用。剂量为 1.2～1.8g/d，分 2～3 次服，可作退黄辅助治疗。适时增用 33% 硫酸镁 30～45ml/d，有使 Oddi 括约肌松弛及胆囊收缩作用，可促进胆汁排出。亦有人用 20% 甘露醇 125～250ml/d，口服，可使胆囊收缩加强，胆汁排泌增加而获利胆退黄疗效。

（8）其他：参三七注射液 10ml 置 10% 葡萄糖液 500ml 静滴，每日一次；苦参碱注射液 100～150mg 置 10% 葡萄糖液 500ml 静滴，1 次/d；重用赤芍，以赤芍、大黄、栀子、葛根、茜草、丹皮、生地、当归等为主药中医辨证治疗等，均对淤胆型肝炎有一定疗效。此外，血浆置换疗法亦有用于顽固性肝内淤胆而获显著退黄疗效者，但此法需特殊设备、需血量大、费用昂贵及难于克服的副作用等，应用和普及受限制。

（樊贞玉）

第五节　细菌性痢疾

【临床提要】

细菌性痢疾简称菌痢，是由革兰氏阴性兼性菌、痢疾杆菌引起的，以结肠化脓性炎症为主要病变，伴全身中毒症状，腹痛、腹泻、排脓血便、里急后重等临床表现的急性肠道传染病。此病最常见，终年都有发生，但多见于夏、秋季。根据痢疾杆菌的生化反应及抗原组成可分为：志贺氏、弗氏、鲍氏、宋氏等四群。目前以弗氏、宋氏最常见，但我国某些地区仍有志贺氏菌群流行。病后免疫力短暂，且不同菌群与血清型之间无交叉免疫，故易复发或再感染。潜伏期数小时至 7 天，大多 1～3d。绝大多数菌痢患者都有与菌痢患者接触史或不洁饮食史。主要通过染菌的食物，饮水等，故传播途径包括：食物型、水型（污染水源）、日常生活接触及蟑螂、苍蝇的传播。患者和带菌者是主要传染源。

具有侵袭力的菌株入侵结肠粘膜上皮细胞和固有层，引起肠粘膜的炎症反应，导致粘膜破坏、坏死和溃疡，因而产生腹痛、腹泻、脓血便和里急后重。部分特殊体质的儿童对细菌内毒素的强烈反应，引起急性微循环障碍为主的病理过程，以致出现感染性休克、播散性血管内凝血，导致微血管麻痹及重要脏器功能衰竭、脑水肿、脑疝和呼吸衰竭。

（一）菌痢的临床分期

1. 急性期

（1）急性普通型（典型）：患者起病急骤，畏寒、寒颤伴高热，继而腹痛、腹泻和里急后重，粘液脓血便，大便次数多达 10～20 次/d，量少。1～2 周内逐渐恢复或转为慢性。

（2）轻型（非典型）：全身毒血症症状及肠道症状表现均较轻，有如肠炎，可无里急后重，病程可自限。

（3）中毒型：多见于体质较好的儿童，全身毒血症状较重而肠道症状较轻。24h 内始出现典型症状的大便。常需直肠拭子或生理盐水灌肠采集大便才发现粘液便，镜检可见大量脓细胞和红细胞。临床表现可分为：

①休克型（周围循环衰竭型）以感染性休克为主要表现，血压下降，早期为微循环血管痉挛，后期出现微循环瘀血缺氧，唇、指紫绀，皮肤花纹明显；

②脑型（呼吸衰竭型）出现脑水肿、颅内高压，甚至发生脑疝等脑部症状。临床主要表现为惊厥，昏迷和呼吸衰竭；

③混合型：具有周围循环和呼吸衰竭两种表现，病死率高。

2. 慢性期　病程超过 2 个月以上即称慢性菌痢，常因急性菌痢未能及时积极抗菌治疗或耐药性痢疾菌感染，患者常因营养不良、肠寄生虫症、胃酸低及慢性胆囊炎等因素而演变成慢性。临床上常见以下几型：

①慢性迁延型长期不同程度的肠道症状伴乏力、贫血；

②慢性急性发作型因劳累、受凉、饮食无度而诱致慢性菌痢的急性发作；

③慢性隐匿型有菌痢史，无明显临床症状，但偶尔大便培养呈阳性或乙状结肠镜检查有异常发现。

（二）诊断

凡流行季节有腹痛、腹泻及脓血样便者应考虑菌痢的诊断。急性期多有发热，且多出现于消化道症状之前；慢性期患者的过去发作史甚为重要。患者血象表现：急性病例白细胞总数及中性粒细胞数有中等升高；慢性患者可有轻度贫血。典型的痢疾粪便中无粪质，呈鲜红粘冻胶状，无臭味，量少。镜检可见大量脓细胞及红细胞，若见巨噬细胞更利于诊断。粪便培养阳性是确诊的依据。采集标本应注意：尽量在抗菌药物治疗前采样；挑选粘液脓血部分的便样；标本必须新鲜，如若培养阳性应做细菌药敏试验以指导临床上合理用药。乙状结肠镜检查及 X 线钡餐检查对鉴别慢性菌痢和其他肠道疾患有一定价值。因此，凡突然发热、惊厥而无其他症状的患儿，必须考虑到中毒性菌痢的可能，应尽早用肛拭取标本或以盐水灌肠取样涂片镜检和细菌培养，从而尽快确诊和治疗。

【治疗】

（一）一般治法和护理

1. 隔离　按消化道传染病隔离，隔离期以临床症状消失、大便连续培养 2 次阴性方可解除隔离。

2. 休息　患病期间要求卧床休息，对软弱无力，严重腹泻，高热者更应卧床休息。

3. 饮食　急性期以少渣、忌油腻、易消化的流质或半流质饮食为宜，补充足量维生素，鼓励多饮水，不宜饮牛奶（以免腹胀），病情好转后给普食。

4. 补液及补充电解质　严重腹泻可引起脱水及电解质紊乱，造成代谢性酸中毒及低钾血症，应及时按失水情况快速静脉补液及补充电解质，改善微循环，纠正酸中毒，防止休克发生。

5. 密切观察病情　观察大便次数、性状，隔日留取大便作常规检查及做细菌培养和药物敏感试验，以便及时了解药物的疗效和病情的恢复情况。

6. 对症处理　腹痛剧烈者可给予针灸、热敷或阿托品解痉治疗，对里急后重者可给予解痉剂或适当用氯丙嗪或异丙嗪等药物。

（二）抗菌治疗

由于抗菌药物的广泛使用，耐药菌株日渐增多，且可以呈多重耐药。近年来，细菌对氯霉素、链霉素、四环素族的耐药率甚高，用药时最好参考当前菌株耐药情况选择用药。在抵抗疾病过程中机体也起作用，尤其是肠道局部免疫的防御机能，因而临床疗效未必与药敏试验一致。通过联合用药、应用新药种治疗菌痢还是能获得满意的效果。一般应用足量，72h 后仍无效时才考虑改用其它药物，切勿过早更换药物或滥用药物。

1. 磺胺类药　磺胺药对痢疾杆菌有抗菌活性，但如与甲氧苄氨嘧啶（TMP）合用则有协同效果。联合用药还可以减少磺胺剂量及其副作用，常用的是 SMZco（复方新诺明，百炎净），2 次/d，2 片/次，疗程 1 周，有严重肝病、肾病、磺胺过敏及白细胞减少症患者忌用，其它磺胺药如磺胺嘧啶（SD），首剂量 1g，以后每 12h 1g，需要与碳酸氢钠同服，周效磺胺（SDM），首剂 1g，以后每周 0.5g。

2. 抗生素　尽量口服给药，可选用氯霉素、四环素，但其耐药菌株正日趋增多。平时常用抗生素或上述药物疗效不佳或不能口服者，可用庆大霉素 12 ~ 24 万 U/d，分 3 次肌注，小儿每日 3 ~ 5mg/kg，分 2 次肌肉注射。重症者可用氨苄青霉素，2 ~ 6g/d，小儿为每日 30 ~ 100mg/kg，必要时加用抗菌增效剂 TMP 0.1g，2 次/d，疗程 5 ~ 7d。有人主张短程快速疗法，以四环素片 0.25g，单剂顿服；卡那霉素剂量为 1 ~ 1.5g/d，小儿为每日 20 ~ 30mg/kg。亦有人主张用磷霉素钙，剂量为 2 ~ 4g/d，分 3 次口服，儿童剂量为每日 50 ~ 100mg/kg；磷霉素钠盐 1g/瓶，成人剂量为 6 ~ 12g/d，儿童为每日 200 ~ 300mg/kg，分 2 ~ 4 次给予。肌肉注射局部较剧痛，一般较少用。

3. 喹诺酮类药物　喹诺酮类属化学合成抗菌药物，其优点在于抗菌谱广，细菌对其产生突变的耐药发生率低，无质粒介导的耐药性发生；在体内分布广，大多品种系口服制剂。在抗菌痢治疗中选用吡哌酸，成人用量为 2g/d，分 4 次口服；诺氟沙星（氟哌酸）1.2g，分 4 次口服；依诺沙星（氟啶酸）成人 400mg/次，2 次/d，口服，5~7d 为 1 疗程；环丙沙星（环丙氟哌酸）0.25/片，2~3 次/d 口服，静脉滴注 0.2g，每日 2 次。

志贺氏菌对新喹诺酮类药物（氟哌酸，环丙氟哌酸，氟啶酸，氟嗪酸）已显示出高度敏感性，持续 5 天标准治疗对肠道病原菌临床有效。主要依据是：

①口服 400mg 氟哌酸后粪便中 24h 药物浓度高（200~2700µg/g 粪便），并维持至服药后 3 天；

②氟哌酸可经肠肝再循环，继续发生药效；

③氟哌酸对 90% 肠道病原菌菌株 MIC 低，对志贺氏菌则小于 0.1µg/ml。

故试用单剂氟哌酸治疗可以 800mg/次顿服，疗效则与 SMZco 的 5 天疗法相当，且可减少那些长疗程药物的副作用，治疗费也低，患者也乐意接受。由于试用例数不多尚须进一步临床验证。喹诺酮类在动物实验中若给予 6 倍人用的剂量则可引起软骨损害，故儿童、孕妇不宜使用，除非是暂停哺乳，否则哺乳期妇女亦忌用。

4. 中草药　黄连素（小檗碱），0.3~0.4g/次，4 次/d；一见喜，4g/次，4 次/d，疗程 7 天。

一、慢性菌痢的治疗

1. 一般治疗及护理　与急性菌痢基本相同，主要采取消除感染、提高机体抵抗力和调理肠道功能紊乱相结合的综合措施。

2. 抗菌药物治疗法　致病菌的分离、鉴定和药敏检测最重要，应同时联合两种不同类的敏感抗菌药物，剂量要充足，疗程宜较长并重复 1~3 疗程。选用药物如磺胺类药合用甲氧苄嘧啶（TMP），即 SMZco，2 次/d，2 片/次，疗程 1 周，儿童酌减。口服氯霉素、红霉素、四环素等效果欠佳。静脉用药：常用庆大霉素 12 万~24 万 U/d，分 2 次，同时亦用氨苄青霉素，2~6g/d，静脉滴注。必要时加用抗菌增效剂（TMP）0.1g，2 次/d 口服。喹诺酮类药物：氟哌酸 0.3~0.4g，4 次/d 口服。氟啶酸成人 0.4g/d，分 2 次口服。氟嗪酸 0.2g~0.4g，单剂口服。

3. 药物保留灌肠治疗法　为消除感染及调理肠道功能紊乱，可选用如下药物：0.5% 卡那霉素、1%~2% 新霉素、0.3% 黄连素、5% 大蒜液等，每次用量为 100~200ml，每晚一次，连用 10~14 天为 1 疗程。灌肠中可加少量肾上腺皮质激素以增加其渗透作用。

4. 肠道功能紊乱的处理　酌情使用镇静、解痉或收敛剂。长期应用抗生素治疗后的肠道功能紊乱，可口服乳酶生或小剂量异丙嗪，也可试用 0.25% 普鲁卡因溶液 100~200ml，保留灌肠每晚 1 次，疗程 10~14 天。对肠道菌群失调时如大肠杆菌数量减少时可给乳果糖和维生素 C；肠球菌减少可服乳酶生（含厌氧乳酸杆菌）或桔草杆菌片或丽珠肠乐胶囊（含桔草杆菌活菌 0.5 亿个），以促进厌氧菌生长，重新恢复肠道菌态平衡。

二、中毒性菌痢的处理

中毒性菌痢（简称毒痢），是夏秋季节常见的急性重症肠道传染病，多发于2～7岁身体较健康的儿童，成人亦可发生。本病来势迅猛，病情变化快，若治疗不及时，则可危及生命。应及时针对病情采取综合性措施抢救。

1. 抗菌治疗　合适的抗菌药物可以缩短发热、腹泻和排菌时间。可采用庆大霉素12～24万U/d，小儿每日3～5mg/kg，静脉滴注或肌肉注射；也可用第二代的喹诺酮类药物如氟喹诺酮（FQNS）、环丙沙星，口服600mg/d，静脉用药剂量一般为200mg，每12h 1次，偶可加至400mg，每12h 1次。中毒症状好转后，按一般急性菌痢治疗或口服SMZco、氟哌酸等，总疗程7～10d。

2. 高热和惊厥的治疗　毒痢患者常有高热，高热可致惊厥而加重脑缺氧和脑水肿，甚至引起呼吸衰竭。因此对于应用退热药及物理降温无效或伴躁动不安反复惊厥或惊跳者，目前较常用方法是亚冬眠疗法。即应用复方氯丙嗪（氯丙嗪和异丙嗪各25mg），每次各1mg/kg，肌肉注射，一般2～4h 1次，其3～4次/d，务必使体温保持在37℃左右。反复惊厥还可给予安定10mg/次，静脉推注（或肌肉注射），或苯巴比妥钠0.1g/次，肌肉注射，或水合氯醛灌肠。对体温持续不降者，除物理降温外，加用10%温热盐水1 000ml作流动灌肠也可使体温下降。

3. 循环衰竭的处理

（1）扩充血容量，纠正酸中毒：首先用2∶1溶液（2份生理盐水，1份1.4%碳酸氢钠溶液），儿童每次10～20ml/kg，成人每次300～500ml，快速静脉滴注或静注。纠正酸中毒可先用5%碳酸氢钠溶液，儿童每次5ml/kg，成人每次250～300ml，静脉快速滴入或静注；后用2∶1溶液，用量同上。其后用6%低分子右旋糖酐，儿童每次10～20ml/kg，1次最大量不超过300ml，成人每次500ml，静滴，以后根据患者的具体病情并参照血液生化测定结果补充碱性溶液。待患者循环改善及酸中毒纠正后，改用生理盐水维持液量补给，同时注意补充钾盐，其浓度为0.3%，补液的总量及速度根据患者具体病情及尿量而定。

（2）血管扩张剂的应用：解除微血管痉挛是抢救"毒痢"患者的一项重要措施，根据患者面色苍白、四肢末梢发凉、惊厥、呼吸节律不整、肌张力增强、血压升高、口唇发绀、皮肤呈现花纹症、脉压差小于2.7kPa（20mmHg）或血压下降等症状时均为及时使用下列药物的指征。

1）山莨菪碱（654-2）：应用剂量宜从小剂量开始，儿童每次1～2mg/kg，成人10～20mg/次，每10～15min静脉注射1次。病情危重时剂量可加大，儿童3～4mg/次，成人60mg/次，每5～10min静脉注射1次。待四肢转暖，面色微红，脉搏有力，血压回升及呼吸改善时停用，如病情再度恶化可再重复上述治疗措施。

2）阿托品：主要通过其具有拮抗乙酰胆碱、儿茶酚胺、5-羟色胺等活性物质对微小动脉的致痉作用而达到改善微循环的目的。儿童每次 0.03～0.05mg/kg，成人 1～2mg/次，每 10～15min 注射 1 次。其用药指征及停药指征均与山莨菪碱相同。一般用 3～6 次，如有高热、兴奋、尿潴留、心动过速等中毒反应症状，可考虑暂不使用。

（3）血管活性药物的应用：毒痢休克早期应用缩血管药物可加重微循环障碍，减少组织的灌注量，弊多利少，因此严格掌握应用指征对器官的恢复尤为重要。在休克晚期或经积极地扩容纠正酸中毒后，并应用相当量的血管扩张药及强心药物等综合措施后，休克并无明显改善反趋恶化时，或血压不稳定处于低水平时，周围循环不见好转，可考虑用多巴胺及酚妥拉明（苄胺唑啉，Regitin）等药，以增强心肌收缩力和降低外周阻力，改善重要器官的血流灌注。

（4）强心药物的使用：由于血管痉挛，心肌缺血、缺氧，同时内毒素直接作用于心肌，易致心功能损害，出现左心衰竭和肺水肿等情况，因此在治疗过程中使用毛花甙丙或毒毛旋花子甙 K 以强心，加强心肌收缩力，增加心排血量。毛花甙丙用量，儿童为每次 10～15μg/kg，成人 400μg 加入 20ml 葡萄糖中静脉注射。毒毛旋花子甙 K 儿童用量每次 7～10μg/kg，成人 250μg/次稀释于 10% 20ml 葡萄糖中缓慢静注，必要时 8～12h 重复应用。

（5）肾上腺皮质激素的应用：使用激素能缓解感染中的中毒症状，防止病情进一步加重，并有抗休克作用。常用氢化可的松或地塞米松。氢化可的松用量，儿童 20～50mg/次，成人 100mg/次，加入葡萄糖或生理盐水中静滴。地塞米松用量，儿童为每次 0.5～1mg/kg，成人 10～20mg/次，加于 20ml 10%～25% 葡萄糖液或生理盐水中静脉注入。必要时 6h 后重复使用。

4. 防治呼吸衰竭　毒痢休克由于脑微血管痉挛，致使脑组织缺氧、缺血和水肿，从而导致呼吸衰竭的发生。为防治呼吸衰竭的发生，早期使用血管扩张药、采用亚冬眠疗法可预防呼吸衰竭，如已出现呼吸衰竭应立即应用 654-2，剂量宜大（儿童每次 3～4mg/kg，成人 60mg/次），短间隔（5～10min/次），反复静脉注射。在应用扩张血管药的同时，快速静脉推注 20% 甘露醇，每次 1～2g/kg，每 4～6h 1 次，或与 50% 葡萄糖液交替应用。必要时可用 30% 尿素，每次 0.5～1g/kg，静脉注射直到脑水肿消失。此外，给予吸氧、吸痰，保持呼吸道畅通，应用呼吸兴奋药等，如呼吸停止，立即行气管插管或气管切开，进行机械通气。

5. 中药治疗　中药生脉散（人参，麦冬，五味子）具有升压，抗休克和改善微循环等作用，国内已制成注射针剂，可供静脉注射或静脉滴注。中药枳实注射液的有效成份：对羟福林与 N-甲基酪胺用于治疗感染性休克，已获较满意效果。剂量为每次 0.3～0.5g/kg，用 10% 葡萄糖液 10ral 稀释后静脉注射，1～2 次后改为静脉滴注维持，待血压回升后再维持用药 8～12h，以后逐渐减药至停药。

6. 其他措施　（1）出血治疗：当患者出现 DIC 时可考虑用肝素治疗。当 DIC 与纤维蛋白溶解同时存在时，肝素与抗纤维蛋白溶解药物，如氨甲苯酸，6-氨基己酸等合用。必要时可输新鲜血。

（2）脑水肿的治疗：因颅内压升高，脑水肿和脑疝而导致呼吸衰竭，抢救重要的是要及早用血管扩张剂，同时采用亚冬眠疗法。脱水剂的应用：在应用血管扩张剂的同时，尽快静脉注入甘露醇5～10ml/kg，或25%山梨醇4～8ml/kg。其它的措施如及早吸氧、吸痰、保持呼吸道畅通等，使用呼吸中枢兴奋药如山梗菜碱、洛贝林和回苏灵等药物。必要时行气管插管、气管切开和机械通气；注意做好保温和口腔护理，注意解决冬眠时可能出现的呼吸道分泌物增多引起的阻塞和尿潴留等。做好护理工作，防止躁动不安或谵妄所致的外伤，密切观察病情变化包括：瞳孔、呼吸、体温、脉搏、血压、尿量、输入量及排出量等，并做好记录。

【预防】

本病预防在于：

①管理传染源，发现患者及带菌者应及时隔离与治疗，接触者应观察7天；

②做好粪便管理、水源管理、食物管理以及饮食卫生，灭蝇、灭蛹。养成饭前便后洗手等个人卫生习惯，不食生冷不洁食物；

③口服多价痢疾菌活菌苗或于流行期间口服依赖链霉素菌株的口服活菌苗，其保护率高达85%～100%，国内尚在试用阶段。

（樊贞玉）

第六节　伤　寒

【病原学】

伤寒杆菌为本病病原，属于沙门菌属中的D群，菌体裂解时释放出内毒素，在发病过程中起重要作用。本菌具有菌体"O"抗原与"H"鞭毛抗原，检测血清标本中的"O"与"H"抗体即肥达反应，有助于本病的诊断。

【流行病学】

（一）传染源

患者与带菌者均是传染源，患者从潜伏期即可由粪便排菌，起病后2～4周排菌量最多，传染性最大，排菌期限3个月以上者称慢性带菌者，是本病不断传播或流行的主要传染源。

（二）传播途径

可通过污染的水或食物、日常生活接触、苍蝇与蟑螂等传递病原菌而传播，水源污染是本病的重要传播途径，也是暴发流行的主要原因。

（三）人群易感性

人对本病普遍易感，病后免疫力持久。

【病理特点】

伤寒的病理特点是全身性单核-巨噬细胞系统的增生性反应，回肠下段集合淋巴结与孤立淋巴滤泡的病变最具特征性。病程第 1 周，淋巴组织增生肿胀；第 2 周肿大的淋巴结发生坏死；第 3 周坏死组织脱落，形成溃疡，若波及病灶血管可引起肠出血，若侵入肌层与浆膜层可导致肠穿孔；第 4 周后溃疡逐渐愈合，不留瘢痕。

【临床表现】

潜伏期 7～23 日，一般 10～14 日。典型的临床经过可分为 4 期

（一）初期（侵袭期）

病程的第 1 周。起病缓慢，发热，常伴全身不适、食欲减退、咽痛和咳嗽等。病情逐渐加重，体温呈阶梯样上升，可在 5～7 日内达 39℃～40℃，发热前可有畏寒，少有寒颤，出汗不明显。

（二）极期

病程第 2～3 周，并发症多出现在本期。

1. 高热　稽留热为主要热型，少数可呈弛张热或不规则热型，发热持续 10～14 日。

2. 消化道症状　明显食欲缺乏，腹部不适，腹胀，多有便秘，少数以腹泻为主，右下腹可有轻压痛。

3. 神经系统症状　与病情轻重密切相关，表现精神恍惚、表情淡漠、呆滞、反应迟钝、听力减退。重者可出现谵妄、昏迷或出现脑膜刺激征（虚性脑膜炎）。

4. 循环系统症状　常有相对缓脉或重脉，如并发心肌炎则相对缓脉不明显。

5. 肝脾大　病程 1 周末可有脾大，质软有压痛，肝亦可见肿大、质软，可有压痛。并发中毒性肝炎时，可出现黄疸或肝功能异常（ALT 升高等）。

6. 皮疹　部分患者皮肤出现淡红色小斑丘疹（玫瑰疹），多见于病程 7～13 日，皮疹直径约 2～3mm，压之褪色，多在 10 个以下，多见于胸腹，亦可见于背部与四肢，多在 2～4 日内消退，出汗较多者，可见水晶型汗疹（白痱）。

（三）缓解期

病程第 3～4 周。体温出现波动，并逐渐下降，食欲渐好，腹胀逐渐消失，脾脏开始回缩，如不注意饮食及休息治疗，本期仍可出现各种并发症。

（四）恢复期

一病程第 5 周。体温恢复正常，食欲转好，通常在 1 个月左右完全康复，体弱，原有慢性病患者，或有并发症者病程较长。

主要并发症：肠出血、肠穿孔、支气管炎或支气管肺炎、中毒性肝炎、中毒性心肌炎。

【诊断】

（一）诊断要点

确诊的依据是检出伤寒杆菌，早期以血培养为主，后期则可考虑做骨髓培养。

（二）鉴别诊断

需要与病毒感染、疟疾、钩端螺旋体病、流行性斑疹伤寒、粟粒性结核、革兰氏阴性杆菌败血症、恶性组织细胞病等鉴别。

【治疗】

（一）病原治疗

1. 氟喹诺酮类　该药对伤寒杆菌有强大的抗菌作用，临床疗效较满意，为首选药物。副作用有胃肠不适、失眠等。孕妇、哺乳期妇女及儿童禁用。

2. 氯霉素　对氯霉素敏感的非耐药伤寒杆菌株所致病例，氯霉素仍为有效药物。

治疗期间应密切观察血象的变化，尤其粒细胞减少症的发生，可见血小板减少、再障等发生。

3. 头孢菌素　第二、三代头孢菌素用于伤寒治疗也有良好的效果，但由于需静脉给药，而且价格昂贵，少数患者疗效不佳，不作为首选药。

4. 复方磺胺甲噁唑　对非耐药菌株有一定疗效，但对磺胺过敏、肝肾功能不良、贫血、粒细胞减少者忌用。

5. 阿莫西林　对非耐药菌株有一定疗效。

（二）并发症治疗

1. 肠出血　卧床休息，禁食或少量流食；严密观察血压、脉搏、神志变化及便血情况；注意水、电解质平衡；可使用一般止血剂，根据出血量多少适当输入新鲜血液；患者烦躁不安时，可适当使用地西泮。大量出血经积极的内科治疗无效时，可考虑手术处理。

2. 肠穿孔　禁食，胃肠减压，静脉输液维持水、电解质平衡与热量供应，加强抗菌药物治疗，控制腹膜炎，根据具体情况及时手术治疗。

3. 中毒性心肌炎　在足量有效的抗菌药物治疗下，应用糖皮质激素、改善心肌营养的药物，如出现心力衰竭时，可在严密观察下应用小剂量洋地黄制剂。

（樊贞玉）

第六章　神经内科疾病

第一节　脑梗死

一、病因

1. 动脉硬化性脑梗死是因供应脑部的动脉粥样硬化，使动脉管腔狭窄、闭塞，导致急性脑供血不足或脑动脉血栓形成，造成局部脑组织坏死。

2. 动脉硬化常伴发高血压，后者与动脉硬化互相促进。糖尿病和高血脂可加速脑动脉硬化过程。

3. 动脉病变首先为动脉内膜损伤、破裂，随后胆固醇沉积于内膜下，形成粥样斑块，管壁变性增厚，使管腔狭窄，动脉变硬弯曲。血管损伤处易有血栓形成，同时血流动力学的改变或血液成分的改变等也可引起脑部有效灌注量及侧支循环的代偿不足，促发本病。

4. 血液成分改变，如脂质蛋白、胆固醇、纤维蛋白原等的增高，另外如红细胞增多症、血小板增多症等时使血液变得教稠，血液流速减慢等，这样也可能促使血栓形成，发生脑梗死。

5. 病变大多数发生在颈内动脉系统，发生于椎－基底动脉系者较少。在脑梗死时病变组织软化、坏死并在病灶周围发生水肿，初发病时病灶与正常脑组织之间的界限并不分明，有一"灰色区域"，当血液重新较快得到供应时，这些部位可能恢复功能，否则将继续恶化；以后，病灶界限变得分明。

6. 另外，因病灶区血管受到损伤，在重新获得血液供应后，会有出血，称为梗死性出血。这一点在治疗中应当考虑到。

二、临床表现

1. 与脑出血相比，脑血栓形成的发病过程较缓，可以在几小时或几天后病情方趋稳定；夜间发病者不少，有一些患者夜间睡眠安静，到早晨起床时方发现肢体活动不灵便，这在脑出血患者是不可能的。

2. 脑梗死患者的全脑症状重者较少，但梗死范围大，也会出现脑水肿；严重者，则出现昏迷，以致呼吸循环衰竭，危及生命。

3. 大多数患者的局灶症状明显，当然会有轻重，且依梗死部位而不同。

（1）颈内动脉系统

颈内动脉闭塞后，如果侧支循环代偿良好，可以不产生症状。常出现大脑中动脉供血区受损的全部或部分症状，还可出现一时性单眼失明，同侧霍纳征。

（2）大脑前动脉

皮质支闭塞时，有对侧下肢运动和感觉障碍。有排尿障碍．并可有强握、吸吮反射，以及智力、行为的改变。

深穿支闭塞时，对侧上肢（近端重）瘫痪及面瘫。

（3）大脑中动脉

皮质支之上部分支闭塞，出现对侧偏瘫（上肢重）感觉障碍和运动性失语（优势半球）。

皮质支下部分支闭塞时，有感觉性失语、失读、失写（优势半球）体象障碍，对测同向偏盲和失用、失认（非优势半球）。

中动脉的深穿支闭塞时，出现对侧偏瘫和感觉障碍。

大脑中动脉起始段（主干）闭塞时，临床上可同时出现中央支（深穿支）和皮质支闭塞的表现；因病变范围大、有脑水肿，常有昏迷，可因严重颅内压增高出现脑癌，导致死亡。

（4）椎 - 基底动脉系统

椎动脉主干一侧闭塞，可不出现症状。小脑前下动脉闭塞，可有同侧耳鸣、耳聋、眩晕、呕吐、眼震、霍纳征、小脑性共济失调、同向性注视麻痹、对侧痛温觉丧失，也可能有对侧偏瘫。

椎动脉或其外侧分支（包括小脑后下动脉）闭塞者较多见，表现为同侧面部痛温觉和对侧半身痛温觉减退，有霍纳征及同侧前庭神经、舌咽神经、迷走神经受损。

基底动脉的旁正中动脉闭塞者不少见，临床上可见同侧面神经、展神经（外展神经）麻痹和对侧偏瘫，感觉障碍。

基底动脉的主要分支大脑后动脉皮质支闭塞，可有双眼对侧同向性偏盲或上象限盲、失读、遗忘性失语和失认（非优势半球）。

大脑后动脉近端支（包括深穿支）闭塞时，症状极为复杂，有对侧深感觉丧失、半身舞蹈徐动症、偏侧共济失调、震颤。也因丘脑病变，出现对侧深浅感觉丧失、自发性疼痛、同向性偏盲、一时性偏瘫，或病侧动眼神经麻痹和对侧偏瘫等不同的症状体征。

三、诊断

在判定急性脑血管病后，大多数可以与脑出血鉴别，如前所述，发病较缓，全脑症状较轻者，多数为脑梗死，脑栓塞者发病甚为突然，但是有少数患者尚不能区别，诊断会有困难。这时，临床治疗则应以出血处理。

脑梗死在发病初始期及病变较轻时，CT 可以无明显的异常，在病后一两天后，CT 检查才可能出现改变。但发病后及时 CT 检查首先可以除外脑出血，这为及时正确的治疗提供了肯定的价值。MRI 检杏在早期即可发现较小的病灶。

四、治疗

脑梗死治疗的关键是处理好半暗区，该处脑组织缺血，但神经细胞尚存活，若能尽快恢复血流，可以减轻继发性神经元损伤，改善一部分脑功能。病变的大小和不同部位均影响预后，需采取从多方面的综合治疗，尽早去除动脉内血栓，解除阻塞，增加或改善缺血区的血液供应，降低脑代谢，保护脑细脑，控制脑水肿，防治脑疝，防治各种并发症及合并症。以下的措施，是临床经常考虑应用的方法。

（一）内科支持治疗

1. 整体监护

保持呼吸道通畅、维持氧气供应、防治呼吸道及泌尿道感染，注意水及电解质平衡，以及防治褥疮等，一如各种重症患者的护理。尽量经口或胃管进食，一般营养支持中，应适当限制液体人量，每天不宜超过 2 500ml。体弱者考虑用乳化脂肪、清蛋白、氨基酸或能量合剂等。控制体温，低温有利于对脑组织的保护，可用物理降温，必要时用药物。

2. 血压的调控

急性脑梗死的血压调控应根据不同情况的梗死分别处理。如需使用降压药，首选静脉用药，最好用输液泵。避免血压下降过低。肺梗死早期血压会有不同程度的升高，应慎用降压药。收缩压在 180 ~ 220mmHg 或舒张压在 110 ~ 120mmHg 之间，暂不用药，严密观察。如 >120mmHg，则应缓降血压。对出血性脑梗死，血压宜维持在收缩压 ≤180mmHg 或舒张压 ≤105mmHg。而溶栓治疗前后，当收缩压 >180mmHg 或舒张压 >105mmHg 时，应降压治疗预防出血。可用输液泵静滴硝普钠迅速平稳地降血压至所需水平，也可用乌拉地尔 30 ~60mg 早晚各 1 次。在脑梗死恢复期则应按高血压病常规治疗进行处理。

（二）脱水降颅内压

急性脑梗死常伴有不同程度的脑水肿，对于大、中型梗死应积极脱水降颅内压，防止脑洒形成。腔隙性脑梗死不宜脱水。常用脱水药有以下几种：

1. 甘露醇

200g/L（20%）的甘露醇 125 ~ 250ml，快速静推，6 ~ 8h 1 次，5 ~ 7d 为宜。颅内压增高明显或有脑疝形成时可加量，快速静推，使用时间可根据病情延长。应注意甘露醇有反跳现象。

2. 甘油果糖

250 ~ 500ml 静滴，1 ~ 2 次/d。一般无反跳，并可提供一定的热量，肾功能不全也可考虑使用。甘油盐水溶血作用较大，不推荐使用。

3. 呋塞米

20 ~ 80mg 静注，6 ~ 8h 1 次，与甘露醇交替使用可减轻两者的不良反应。

4. 皮质类固醇激素

现已不主张使用。

5. 人血白蛋白

20g，静滴，2 次/d，价格昂贵。

6. 七叶皂苷钠

10～20mg 加入 50g/L（5%）葡萄糖或生理盐 100ml 中，静滴，1～2 次/d。

（三）改善脑血循环

1. 溶栓治疗

发病 3h 内应用重组组织型纤溶酶原激活剂（rt-PA）静脉溶栓，不仅显著降低了患者死亡率及严重残疾的危险性，而且还大大改善了生存者的生活质量。

（1）溶栓适应证

①年龄 18～75 岁；

②发病在 6h 以内；

③脑功能损害的体征持续存在超过 1h，且比较严重（NIHSS 7～22 分）；

④脑 CT 已排除颅内出血，且无早期脑梗死低密度改变及其他明显早期脑梗死改变；

⑤患者或家属签署知情同意书。

（2）常用药物

对有适应证的发病 3h 内的脑梗死者应积极采用静脉溶栓治疗，首选 rt-PA，无条件采用 rt-PA 时，可用尿激酶替代；发病 3～6h 可用静脉尿激酶溶桂治疗，但选择应更严格。

rt-PA：剂量为 0.9mg/kg（最大剂量 90mg），先静脉推注 10%（1min），其余剂量连续静滴，60min 滴完。

尿激酶：常用剂量为 100 万～150 万 U，溶于生理盐水 100～200ml 中，持续静摘 30min。

（3）将患者收到 ICU 或者卒中单元进行监测，定期进行神经功能评估，监测生命体征特别是血压的变化。溶栓过程中如出现严重的头痛、急性血压增高、恶心或呕吐，应立即停用溶栓药物。紧急进行头颅 CT 检查。溶栓治疗后 24h 内一般不用抗凝、抗血小板药，24h 后无禁忌证者可用阿司匹林 300mg/d，共 10d，以后改为维持量 50～150mg/d。不宜太早放置异胃管、导尿管或动脉内测压导管。

2. 抗凝治疗

抗凝治疗的目的主要是防止脑梗死的早期复发、血栓的扩延及防止阻塞远端的小血管继发血栓形成，促进侧支循环。急性期抗凝治疗虽已广泛应用多年，但一直存在争议，一般急性脑梗死者不推荐常规立即使用抗凝剂作为辅助治疗，也不推荐在溶栓 24h 内使用抗凝剂。

（1）普通肝素

虽有资料显示肝素可降低卒中的早期复发，但出血风险也同时增加。目前在临床上较少应用。

（2）低分子肝素

有资料显示低分子肝素有一定疗效，副作用也较小，目前临床使用相劝较多，常用4100U 腹部皮下注射，1 次/d，使用 5~7d。

肝素类抗凝剂的禁忌证必须注意。有出血倾向者、肝肾功能不全者、严重高血压病、年龄大者不可轻易使用，并且，准备好在遇到用抗凝剂引起出血时立即进行处理，用肝素引起的自发性出血，用鱼精蛋白锌中和；由口服抗凝剂引起的出血，用维生素 K 救治。

3. 降纤治疗

很多证据显示蛇毒制剂可以显著降低急性脑梗死患者血浆中纤维蛋白原水平，增加纤溶活性及抑制血栓形成，对于合并高纤维蛋白原血症患者，国内较多应用巴曲酶、降纤酶。

（1）巴曲酶

国内已应用多年，积累了一定临床经验。国内已有一项以发病 72h 内的颈内动脉系统脑梗死患者为研究对象的多中心、随机、双盲、安慰剂平行对照研究，结果显示巴曲酶对急性脑梗死疗效肯定，症状改善快且较明显，不良反应轻，可显著降低纤维蛋白原水平，但亦应注意出血倾向。

（2）降纤酶

近年国内完成的大样本多中心、随机、双盲、安慰剂对照的临床试验显示，应用国产降纤酶可有效地降低脑梗死患者血液中纤维蛋白原水平，改善神经功能，并减少卒中的复发率，发病 6h 内效果更佳。研究结果还显示，纤维蛋白原降至 1.3g/L 以下时增加了出血倾向。

4. 抗血小板治疗

有研究显示脑梗死早期使用阿司匹林对于降低死亡率和残疾率有一定效果，症状性脑出血无显著增加，但与溶栓药物同时应用可增加出血的危险；已经有单独使用或者联合糖蛋白 IIb/IIIa 受体抑制剂治疗脑梗死的研究。小样本研究显示这类制剂还是安全的。

目前认为，多数无禁忌证的不溶柱患者应在卒中后尽早（最好 48h 内）开始使用阿司匹林，溶栓的患者应在溶栓 24h 后使用阿司匹林，或阿司匹林与双嘧达莫缓释剂的复合制剂，推荐剂量阿司匹林 150~300mg/d，4 周后改为预防剂量 50~100mg/d。

（四）神经保护治疗

缺血半暗带的存在是脑保护治疗的理论基础。理论上，通过药物、亚低温等手段阻断不同机制的脑细胞坏死，可延长治疗时间窗，增强脑细胞生存能力，促进后期神经功能恢复。大量动物实验表明很多药物具有脑保护作用，然而目前尚无证据证明这些药物的临床疗效。胞磷胆碱在临床使用较多，一般用胞磷胆碱 1g 加入生理盐水 250ml 静脉滴注。

（五）外科治疗

暂不推荐对急性缺血性卒中患者进行紧急颈动脉内膜切除术（<24h）治疗；脑梗死

伴有占位效应和进行性神经功能恶化者，为挽救生命，可考虑行去骨片减压术。对有或无明显症状，单侧的颈动脉狭窄＞70％，或经药物治疗无效者可考虑行颈动脉内膜切除术治疗。

五、中医诊治

（一）病因病机

动脉硬化性脑梗死属中医"缺血中风"范畴。本病常以内风、邪热、痰浊、瘀血等病邪为其病因致气血逆乱，瘀痰入脉，阻塞脑络所致。以半身不遂、口舌歪斜、偏盲、失语等为主要表现的脑神疾病。

1. 肝阳暴亢，风火上扰

多由七情失调、肝失条达、肝郁化火、肝阳上亢、肝风内动，或暴怒伤肝、肝阳暴涨、心火暴盛、风火相煽、血随气逆、气血逆乱亡犯于脑。

2. 风痰换血，痹阻脉络

多由年迈久病、气血亏虚、正气虚衰，或劳倦思虑过度，致脏腑功能失调，痰浊瘀血内生，壅塞脑脉。

3. 气虚血瘀

常因高龄体弱、久病致虚，脏腑功能失调运行，血行不畅，瘀血阻滞脑脉。

4. 阴虚风动

素体阴虚，或情志内伤，或邪热伤阴，阴液暗耗，则阴不致阳，虚风内动，气血逆乱，上犯脑脉，或肾明虚亏，髓海失充，脑脉虚损而发病。

（二）辨证施治

脑梗死多数患者表现为风痰瘀血、痹阻脉络之证，起病虽急，但病势相对和缓，多以半身不遂、口眼歪斜、言语蹇涩为主症。临床以中经络常见．如梗死范围大，出现全脑症状属中脏腑。脑梗死的治疗主要是以活血化瘀为主。

1. 常用中成药

（1）丹参注射液 20ml/次，加入葡萄糖液中静脉滴注，1 次/d。

（2）灯盏花注射液 20ml/次，加入葡萄糖液中静脉滴注，1 次/d。

（3）血塞通注射液 2~4ml/次，加入葡萄糖液中静脉滴注，1 次/d。

口服药：通心络、华伦再造九、血栓心脉宁、活血通脉胶囊均有活血化瘀的功效。

2. 针灸

取穴：肾俞、环跳、殷门、伏兔、足三里、髀关、委中。针法：补健侧，泻患侧。

（阿依努尔·塞依提汗）

第二节 脑栓塞

一、病因

由于心脏内各种栓子脱落，经血流进入动脉阻塞脑动脉，引起脑栓塞。在栓子堵塞血管，其远端血管的侧支循环不能及时恢复供血，导致该血供区的脑组织缺血、坏死。如此时栓子溶解，或侧支血流恢复，由于梗死区血管通透性增加，血—脑脊液屏障开放，将会出现出血，即为出血性梗死。

常见的心脏栓子来源有：风湿性心瓣膜病时的附壁血栓、心脏换瓣术后人工瓣膜上的血栓、各种心内膜炎时的瓣膜赘生物以及心肌梗死后心内膜表面附壁血栓形成等时，发生的脱落物成为栓子；心房纤颤可形成血液柱子；另外，动脉硬化斑块脱落栓子也可能是来源；空气栓子、脂肪栓子极少见。

二、临床表现

起病急骤，通常几秒钟或几分钟即达高峰，是各种脑血管病中发病员急的一种。起病常伴癫痫发作，意识多模糊或嗜睡甚至昏迷，局灶症状与动脉粥样硬化血栓性脑梗死者基本相同。栓塞部位以颈内动脉系统的大脑中动脉区最常见。最多的症状为偏瘫、偏身感觉障碍。较大的血管栓塞或多发性栓塞者，可发生脑水肿、颅内压增高，患者头痛、呕吐、昏迷等全脑症状明显。椎 – 基底动脉区大面积脑干栓塞者死亡率高。

三、诊断

当有心脏病的患者突然发生卒中时，即应想到脑栓塞的可能性；根据急骤起病可与其他脑缺血性病变鉴别；全脑症状较轻可与脑出血鉴别。CT、MRI 检查可以发现梗死性改变，如发现出血性梗死则更多考虑到本病。心脏的检查对确定心源性柱子的来源很有意义。

四、治疗

1. 与动脉粥样硬化性脑梗死的治疗基本相同。唯必须注意在对心脏情况的处理外，可以积极考虑抗凝治疗及抗血小板聚集治疗。对非风湿性房颤患者应用华法林抗凝治疗，能降低缺血性脑卒中的发生率。在恢复期后更应对心脏病进行治疗，以防复发。

2. 部分心源性脑栓塞后 2~3h 内，用较强的血管扩张剂如罂粟碱静点或吸入亚硝酸异戊酯，可收到意想不到的效果，亦有用尼可占替诺（脉栓通）等治疗发病一周内的轻中型患者收到满意疗效者。

五、中医诊治

脑栓塞属中医"缺血中风"范畴。

（一）病因病机

本病因长期患心脏疾患，素有心气亏虚，心血瘀阻，常因情志、劳倦、邪热、痰浊、病邪为其病因致气血逆乱，瘀痰入脉，阻塞脑络所致。以意识模糊或嗜睡、昏迷、半身不遂、偏身感觉障碍、偏盲、失语等为主要表现。

（二）辨证施治

1. 分型证治

（1）脑栓塞多数患者表现为气虚血瘀证

主症：半身不遂、口舌歪斜、言语謇涩或失语、偏身麻木、面色苍白、气短乏力、口角流涎、自汗出、心悸便溏、手足肿胀，舌质暗淡，舌苔薄白或白腻，脉细。

治法：益气活血通络。

方药：补阳还五汤。

当归尾 12g，川芎 15g，黄芪 30g，桃仁 15g，地龙 10g，赤芍 15g，红花 15g。

（2）以意识模糊或嗜睡、昏迷为主症。

2. 针灸

（阿依努尔· 塞依提汗）

第三节　腔隙性脑梗死

腔隙性脑梗死是一种很小的梗死灶，直径一般不超过 1.5cm。这种梗死多发生在大脑深部的基底节区以及脑干等部位。在这些部位的动脉多是一些称为深穿支的细小动脉，它们实际上是脑动脉的末梢支，又称终末支。由于深穿支动脉供血范围有限，所以单一支的阻塞只引起很小范围脑组织的缺血坏死，即形成所谓的腔隙。

一、病因

本病是指脑深部动脉闭塞引起的缺血性微梗死灶，是脑梗死的一种类型。脑深部的血液是由脑穿通动脉供应，这些血管供应大脑半球深部白质、核团和脑干，这些动脉为终末动脉，无侧支循环，当高血压使这些小动脉硬化、狭窄、血栓形成或栓子脱落阻断其血流时，引起供血区的梗死，导致出现相应的症状。

二、临床表现

患者多为有多年原发性高血压史的老年人。急性或逐渐起病，一般无头痛、意识障碍等全脑症状。表现为"腔隙综合征"的症状有纯运动性轻偏瘫，纯感觉性卒中，共济失调性轻偏瘫，手笨拙-构音不良综合征等。症状多可完全消失，预后良好。反复发作可以是多发性腔隙，称为腔隙状态，表现为假性延髓性麻痹，甚至血管性痴呆。CT、MRI 检查可发现与临床症状一致的缺血病灶改变。

三、诊断

根据多年原发性高血压史，突然出现局灶性神经定位体征，影像检查的发现，可以确诊。但临床上未行影像检查，不能肯定为腔隙性脑梗死，因为已有报告少数"腔隙综合征"可由小量出血、小的脱髓鞘性病灶及不明原因的软化灶所引起。

四、治疗

与动脉粥样硬化血栓性脑梗死患者的治疗基本相同。但多数病情较轻，无须特殊治疗就能恢复良好。应避免溶栓、脱水治疗及降低血压过猛措施。恢复期后要对高血压认真治疗，以防复发。

（阿依努尔·塞依提汗）

第四节　短暂性脑缺血发作

一、病因

由于一过性脑部供血不足，使脑的功能出现障碍，经过短暂的间隔时间，在血液恢复供应后，脑功能又恢复正常。但是又有可能出现同样的发作。其病因尚无一致的认识；但多数学者认为，动脉硬化是发病的基础，在硬化斑块上发生溃疡，由之发生附壁血栓，可能有脱落的栓子碎屑，成为微栓子而堵塞血哲，有些患者眼底动脉见到栓子，支持这样的意见；另外尚有小动脉痉挛学说（在眼底可以见到血管痉挛），及心功能不全时伴发的低血压，或者血液流向的改变（如脑动脉逆流症）也可能是原因。

二、临床表现

短暂性脑缺血发作的临床特点是起病突然，约5min即达高峰；历时不久又会好转。反复刻板的发作，不同于其他急性脑血管病。患者不会有意识障碍，大多数患者的症状延续几分钟到几小时，一般不会超过24h。所见的症状分颈内动脉系统或椎-基底动脉系统两大类型。

（一）颈内动脉系统

症状以偏侧肢体瘫痪最多见，大多为轻瘫或上肢单瘫。主侧病变可伴有失语，如为颈内动脉主干，可发生短暂的单眼失明。有些患者有偏身感觉障碍及偏盲。检查时，可发现有局灶性体征。少数患者可有精神症状，患者表现精神恍惚、反应迟钝，或有嗜睡等。

（二）椎－基底动脉系统

很常见的症状是眩晕，天旋地转、恶心、呕吐。可因累及的部位不同，会有复视、构音困难、吞咽发呛、共济失调等；如有交叉性瘫痪体征，则定位更明确。大脑后动脉受累，可出现双眼对侧同向性偏盲。极少的情况下可以见到四肢突然无力而猝倒，这多在患者头部突然转动时发生，症状随即消失。

三、诊断

依据症状的特点，可以初步作出诊断；但症状发生不足 24h，以往无类似发作史者还难以判断，在治疗的同时应进一步观察。进行 CT 或 MRI 检查或可发现与临床症状相符的病灶。如已有过发作病史，症状与前次相同者，则需与下列情况鉴别。

1. 局限性癫痫

症状多限于面部或手指，症状表现为刺激性，如抽搐发麻等。如出现从局部扩散的症状，则多为癫痫，及时检查脑电图可以见到痫性放电，当为有力的根据。

2. 晕厥发作

血压因素为主要原因，不会有神经系统体征。发作时有短暂意识不清，常同时有自主神经系统异常表现。

3. 内耳眩晕症

年轻者多，虽有多次发作，但主要症状仍为眩晕，不会有其他神经系统体征，多次发作以后，眩晕症状渐渐减轻，但出现听力减退。

4. 偏头痛

有些偏头痛的患者，先出现眼花，也可有恶心、呕吐，偶见有些患者会伴有眼肌麻痹或对侧轻瘫；偏头痛者年轻人较多，可能时，应进一步检查，以除外脑血管畸形等。

四、治疗

本病是卒中的高危因素，应对其进行积极治疗，而对不同患者的治疗应注意个体化。

1. 危险因素的控制

戒烟、戒酒，改变不良生活习惯。积极治疗高血压、血脂异常、心脏病、颈动脉狭窄、糖尿病等。目前已证实对有卒中危险因素的患者进行抗血小板治疗能有效预防中风。对本病尤其是反复发生本病的患者应首先考虑选用抗血小板药物。

2. 抗血小扳治疗

（1）大多数患者首选环氧化酶抑制剂阿司匹林治疗，推荐剂量为 50～150mg/d，宜选用肠溶剂。

（2）阿司匹林 25mg 和双嘧达莫缓释剂 200mg 的复合制剂在《欧洲急性卒中指南》作

为首选，有条件时也可选用，2 次/d。

（3）氯吡格雷可抑制二磷酸腺苷诱导的血小板聚集，有条件者、高危人群和对阿司匹林不能耐受者可选用，用量 75mg/d，但可出现中性粒细胞减少等副作用，应注意监测血常规。

（4）对频繁发作者，可静脉滴注抗血小板聚集药物如奥扎格雷。

3. 抗凝治疗

抗凝治疗本病已有校长的历史，但目前尚无有力证据来支持其确切疗效。故抗凝治疗不作为本病的常规治疗；对于伴发房颤和冠心病的患者推荐使用抗凝治疗（感染性心内膜炎除外）；经抗血小板治疗后，症状仍频繁发作者，可考虑选用抗凝治疗。

4. 降纤治疗

对有高纤维蛋白血症的患者，或频繁发作者可考虑使用降纤酶或巴曲酶治疗。

5. 手术治疗

经过规范的内科治疗无效、反复发作性（4 个月内）的大脑半球或视网膜短暂性脑缺血发作、颈动脉狭窄程度 > 70% 者可进行手术治疗，根据病情选择动脉血管成形术（PTA）或颈动脉内膜切除术（CEA）。

五、中医诊治

短暂性脑缺血发作属中医"缺血中风 – 中经络"范畴。

（一）病因病机

短暂性脑缺血发作症状轻，主要以眩晕、复视、构音困难、失语、偏瘫或偏身感觉障碍、偏盲为主要表现。

1. 肝阳上亢

素体阳盛或忧郁恼怒，肝阴暗耗，或肾阴素亏，肝失滋养，肝阳亢盛，风阳上扰，气血逆乱。

2. 痰浊中阻

恣食肥甘厚味，思虑劳倦，损伤脾胃，酿湿生痰；痰浊中阻致清阳不升，浊阴不降；痰郁化火，上扰于脑，闭阻脑络。

3. 气血亏虚

年高体虚，或久病不愈，耗伤气血；或脾胃虚弱，气血生化乏源，以致气血两亏，气虚则血行不畅，血脉形阻，血虚则脑失充养，髓海空虚。

4. 肾精不足

老年肾阴亏虚；先天禀赋不足，后天又失于调摄，肾精不充；或久病及肾，肾精匮乏；或房事不节，肾精暗耗，精亏髓减，精血不得互生则血脉空虚而淤滞。

（二）辨证施治

肝阳上亢，痰浊中阻属实证，治宜清肝泻火，燥湿化痰。气血亏虚，肾精不足属虚证，治宜益气养血，补肾填精。

1. 分型证治

（1）肝阳上亢

肌肤麻木、视物昏花、头昏目眩、心烦易怒、口干口苦、少寐多梦，舌红，苔黄，脉弦数。

治法：平肝潜阳，化瘀通络。

方药：天麻钩藤饮。天麻15g，钩藤15g，石决明30g，川牛膝15g，桑寄生30g，杜仲15g，山栀子10g，黄芩15g，益母草12g，朱茯神12g，夜交藤30g。

（2）痰浊中阻，血脉瘀滞

肌肤麻木、视物昏花、头昏目眩、头重如裹、胸闷心烦、呕恶纳呆，舌苔白腻，脉弦滑或濡缓。

治法：涤痰燥湿，化瘀通络。

方药：化痰通络汤。茯苓15g，法半夏15g，生白术10g，天麻15g，胆南星12g，天竺黄12g，丹参15g，香附15g，酒大黄3g。

（3）气血亏虚，瘀血阻络

肌肤麻木、视物昏花、头昏目眩、面色苍白、神疲乏力、自汗出、心悸，舌质暗淡，舌苔薄白或白腻，脉细弱。

治法：益气养血，化瘀通络。

方药：补阳还五汤。当归尾12g，川芎15g，黄芪30g，桃仁15g，地龙10g，赤芍15g，红花15g。

（4）肾精亏虚，脑络闭阻

肌肤麻木、视物昏花、头昏目眩、耳鸣、烦躁失眠、手足心热、腰膝酸软、遗精或月经不调，舌质暗红，少苔，脉细弦。

治法：补肾填精，化瘀通络。

方药：

①偏于阴虚者用左归丸加活血化瘀药：熟地15g，山萸肉15g，淮山药15g，枸杞15g，菟丝子15g，鹿角胶10g，龟板胶10g，牛膝30g，益母草15g，丹参20g，蜈蚣2条。

②偏于阳虚者用右归丸加活血化瘀药：熟地15g，山萸肉15g，淮山药15g，枸杞15g，菟丝子15g，鹿角胶10g，杜仲15g，附子15g，肉桂10g，当归12g，益母草15g，丹参20g，蜈蚣2条。

2. 常用中成药

1. 丹红注射液20ml/次，加入葡萄糖液中静脉滴注，1次/d。

2. 灯盏花注射液20ml/次，加入葡萄糖液中静脉滴注，1次/d。

3. 血塞通注射液2～4ml/次，加入葡萄糖液中静脉滴注，1次/d。

3. 针灸

（阿依努尔·塞依提汗）

第五节　蛛网膜下腔出血

蛛网膜下腔出血（subarachnoid hemorhage，SAH）是指各种原因出血流入蛛网膜下腔的统称，临床上可分自发性与外伤性两类。自发性又分为原发性与继发性两种。原发性蛛网膜下腔出血是指脑表面血管破裂后，血液流入蛛网膜下腔而言。年发病率为(5～20)/10万，常见病因为颅内动脉瘤，其次为脑血管畸形，还有高血压性动脉硬化，也可见于动脉炎、脑底异常血管网、结缔组织病、血液病、抗凝治疗并发症等。脑实质内出血，血液穿破脑组织进入脑室或蛛网膜下腔者，称继发性蛛网膜下腔出血。

一、病因

1. 先天性动脉瘤破裂

SAH 最常见的病因是先天性动脉瘤破裂（占 50%～80%）。先天性脑动脉瘤好发于 Wilis 动脉环及其主要分支，其中位于前半环颈内动脉系统者约占 85%，位于后半环椎基底动脉系统者约占 15%。由于瘤内、瘤壁和瘤外的条件变化，可导致动脉瘤破裂，血液流入蛛网膜下腔即引起 SAH。

2. 血管畸形

血管畸形又称血管瘤，有动静脉畸形和毛细血管畸形等，常位于大脑中动脉和大脑前动脉供血区的脑表面。大的 AVM 多见于幕上，幕下者少见；小的 AVM 幕上、幕下分布近似。畸形血管团小者直径 1cm，大者达到大脑半球的 1/2。可有 1 个或 2～3 个输入动脉，1 个输出血管。异常血管团的小动脉、小静脉和毛细血管有的缺乏弹力层或肌层，有的管壁仅为一层内皮细胞，薄壁血管容易破裂出血，引起蛛网膜下腔出血或脑出血。

3. 高血压、脑动脉硬化

脑动脉粥样硬化时，因动脉中的纤维组织代替了肌层，内弹力层变性断裂和胆固醇沉积于内膜，经过血液冲击逐渐扩张形成梭形动脉瘤，故极易引起破裂出血，导致 SAH。

4. 烟雾病

烟雾病指双侧颈内动脉远端及大脑前、中动脉近端狭窄或闭塞，伴有脑底丰富的小动脉、毛细血管扩张。这种扩张的小血管管壁发育不一。这种薄壁血管破裂后即可导致蛛网膜下腔出血。

5. 其他原因

其他原因包括血液病（可有白血病、再生障碍性贫血、原发性血小板减少性紫癜及血友病等）、脑肿瘤（如胶质瘤、血管内皮瘤及转移瘤）、血管性过敏反应、维生素缺乏症等；杆菌感染性疾病，如结核、炭疽杆菌感染等。此外，如妊娠、分娩及产后也偶可见有蛛网膜下腔出血，可能是伴随的凝血障碍所致。

6. 相关危险因素

约半数 SAH 与吸烟有关，并呈量效依赖关系。经常吸烟者发生 SAH 的危险系数是不吸烟者的 11.1 倍，男性吸烟者发病可能性更大。酗酒也是 SAH 的诱发因素，并呈量效依赖关系，同时 SAH 后再出血和血管痉挛的发生率明显增高，并影响预后。拟交感类药物使用者易患 SAH，如：毒品可卡因可使 SAH 的发病高峰年龄提前至 30 岁左右。高血压是 SAH 的常见并发症，并与 SAH 的发病具有相关性。高血压与吸烟对诱发 SAH 具有协同性。其他可引起动脉粥样硬化的危险因素如：糖尿病、高脂血症也可使 SAH 的发病率增高。口服避孕药是否增加 SAH 的发病率，目前尚有争议。

二、病理

蛛网膜下腔薄层积血，脑沟、脑裂及脑池处积血较多，于脑底池积血较厚。随着时间的推移，蛛网膜下腔的大量红细胞出现不同程度的溶解，释放出含铁血黄素，使邻近的脑皮质及软、硬脑膜呈现不同程度的铁锈色，同时局部可有不同程度的粘连。部分红细胞随着脑脊液流入蛛网膜颗粒，使其堵塞，引起脑脊液吸收减慢，最后产生交通性脑积水。较重的 SAH 由于血小板释放 5 - 羟色胺及血管创伤，可引起局部脑血管痉挛（发生率为 30% ~50%）。早发痉挛常出现于起病后不久，历时数十分钟或数小时即缓解，当时出现的一过性意识丧失及轻度视神经功能障碍很可能与此有关。晚发痉挛多出现于起病后 5 ~ 15 日，以第 1 周末最多见，可引起意识障碍、局限性神经功能障碍与精神障碍，部分病例可继发脑梗死。显微镜下，通常在发病 12h 以内即可见到颅内组织的防御反应，即脑膜细胞及游离单核细胞有吞噬红细胞现象。36h 以后可见血块的机化迹象，其成纤维细胞部分来自软脑膜，部分来自血管的外膜，渗入血块之内；机化现象缓慢进行，最后形成一层闭塞蛛网膜下腔的瘢痕。

三、临床表现

蛛网膜下腔出血的临床表现主要取决于出血量、积血部位、脑脊液循环受损程度等。主要以剧烈头痛、脑膜刺激征、血性脑脊液为其特征。

1. 起病形式

多在情绪激动或用力等情况下急骤发病，如举重、弯腰、体力活动、剧烈咳嗽、剧烈运动、排便、情绪波动、饮酒、性生活等。虽然尽力寻找 SAH 的先兆，但除病侧眼眶痛、动眼神经麻痹外，其他一些症状多无特征性。

2. 主要症状

突发剧烈头痛，持续不能缓解或进行性加重；多伴有恶心、呕吐；可有短暂的意识障碍及烦躁、谵妄等精神症状，少数出现癫痫发作。

3. 主要体征

脑膜刺激征明显，眼底可见玻璃膜下出血，少数可有局灶性神经功能缺损的征象，如轻偏瘫、失语、动眼神经麻痹等。

4. 临床分级

（1）一般采用 Hunt 和 Hess 分级法（表 1-45）对动脉瘤性 SAH 的临床状态进行分级以选择手术时机和判断预后。

表 1-45　Hunt 和 Hess 分级法

分级	标准
0 级	未破裂动脉瘤
I 级	无症状或轻微头痛
II 级	中~重度头痛、脑膜刺激征、颅神经麻痹
III 级	嗜睡、意识混浊、轻度局灶神经体征
IV 级	昏迷、中或重度偏瘫、有早期去脑强直或自主神经功能紊乱
V 级	深昏迷、去大脑强直、濒死状态

（2）根据格拉斯哥昏迷评分（GCS）和有无运动障碍制定的世界神经外科联盟（WFNS）分级（表 1-46）也广泛应用于临床。

表 1-46　WFNS 分级法

分级	GCS	运动障碍
I 级	15	无
II 级	14~13	无
III 级	14~13	有局灶症状
IV 级	12~7	有或无
V 级	6~3	有或无

四、辅助检查

1. 头颅 CT

是诊断 SAH 的首选方法，CT 显示蛛网膜下腔内高密度影可以确诊 SAH。

作用：

①明确 SAH 存在及程度，提示出血部位；

②增强 CT 可显示增强的 AVM 或动脉瘤的占位效应；

③显示脑内、脑室内出血或阻塞性脑积水；

④随访治疗效果。

根据 CT 结果可以初步判断或提示动脉瘤的位置：如位于颈内动脉段常是鞍上池不对称积血；大脑中动脉段多见外侧裂积血；前交通动脉段则是前间裂基底部积血；而出血在

脚间池和环池，一般无动脉瘤。动态 CT 检查还有助于了解出血的吸收情况，有无再出血、继发脑梗死、脑积水及其程度等。

2. 脑脊液（CSF）检查

通常 CT 检查已确诊者，腰穿不作为临床常规检查。如果出血量少或者距起病时间较长，CT 检查可无阳性发现，而临床可疑蛛网膜下腔出血需行腰穿检查 CSF。均匀血性脑脊液是蛛网膜下腔出血的特征性表现，且示新鲜出血，CSF 黄变或者发现吞噬了红细胞、含铁血黄素或胆红质结晶的吞噬细胞等，则提示已存在不同时间的 SAH。

3. 脑血管影像学检查

有助于发现颅内的异常血管。

（1）脑血管造影（DSA）

是诊断颅内动脉瘤最有价值的方法，阳性率达95%，可以清楚显示动脉瘤的位置、大小、与载瘤动脉的关系、有无血管痉挛等。条件具备、病情许可时应争取尽早行全脑 DSA 检查以确定出血原因和决定治疗方法、判断预后。但由于血管造影可加重神经功能损害，如脑缺血、动脉瘤再次破裂出血等，因此造影时机宜避开脑血管痉挛和再出血的高峰期，即出血 3 天内或 3 周后进行为宜。如患者可以行外科手术，适合做放射检查，且有脑外科手术条件，则应尽早行血管造影。

（2）CT 血管成像（CTA）

是无创性的脑血管显影方法，主要用于有动脉瘤家族史或破裂先兆者的筛查，动脉瘤患者的随访以及急性期不能耐受 DSA 检查的患者。目前已能分辨 2 ~ 3mm 的动脉瘤，敏感性在77% ~ 97%，特异性87% ~ 100%。血管的三维结构可按任意平面进行旋转，便于寻找病变原因和决定手术入路。但目前 CTA 重建技术费时较长，操作人员需熟悉颅底解剖，并具有丰富的神经外科临床知识，对 SAH 急性期的病因诊断价值有限。

（3）磁共振血管造影（MRA）

MRI 检查是否会引起金属动脉瘤夹移位，目前说法不一。故动脉瘤夹闭后，不了解动脉夹特性前，慎用头颅 MRI 复查。磁共振血管造影（MRA）是近来发展的无创性诊断手段，可作为 SAH 的筛选手段，能检出直径大于 3 ~ 5mm 的动脉瘤，目前 MRA 对检出动脉瘤的敏感性在81%左右，特异性为100%。

4. 经颅超声多普勒（TCD）

动态检测颅内主要动脉流速是及时发现脑血管痉挛（CVS）倾向和痉挛程度的最灵敏的方法；局部脑血流测定用以检测局部脑组织血流量的变化，可用于继发脑缺血的检测。

五、诊断

近年来，由于 SAH 辅助检查手段的进展，对 SAH 的诊断提出了更高的要求，诊断 SAH 时，要考虑的问题有：

①是否是 SAH；

②SAH 的病因；

③是否有 SAH 后 CVS；

④尽早识别 SAH 的再出血。

1. SAH 的诊断依据

（1）突然起病，病前可有诱因和先兆。

（2）主要症状为剧烈头痛，可有不同程度的神志、精神变化。

（3）主要体征为脑膜刺激征可伴有不同程度的感觉运动障碍，病理征可呈阳性，眼底的主要特征是大片或楔状出血。

（4）腰穿发现血性脑脊液，特殊染色可发现含铁阳性细胞。

（5）CT 扫描及 MRI 检查急性期头颅 CT 扫描显示脑池、脑沟密度增高影；亚急性或慢性期头颅 MRI 扫描显示高信号的血肿影。

（6）注意非典型性尤其是老年及童年 SAH 的特点。

2. SAH 的病因诊断

（1）血管造影尤其是 IV 和 IA – DSA 是显示动脉瘤等病因的主要措施。

（2）MRI 可显示隐性血管瘤。

（3）头颅 CT 可显示部分动脉瘤，尤其是血管造影相结合情况下。

（4）非血管性原因有其原发病表现。

3. SAH 后 CVS 诊断

（1）头痛、脑膜刺激征、发热进行性加重。

（2）意识变化特征为昏迷 – 清醒 – 昏迷。

（3）程度不同的局灶征和颅内压增高征。

（4）CT 扫描示蛛网膜下腔积血厚度 >1mm。

（5）脑血管早期造影提示脑血管痉挛、收缩。

4. SAH 再次出血的诊断

（1）病情好转后头痛，脑膜刺激征突然反复且加重。

（2）再次出现意识障碍，且较初次加重。

（3）眼底出血加重。

（4）脑脊液中红细胞波动或再次增多。

（5）头颅 CT 扫描提示有脑实质、脑室出血、脑积水征象。

（6）脑血管造影提示 CVS。

六、鉴别诊断

1. 脑硬膜外血肿

硬膜外血肿：

①通常有颅外伤史，可能有颅骨骨折；

②外伤后有几小时至 2~3 日的无症状间隙；

③迅速发展为一侧轻瘫、意识障碍、去大脑强直，可有癫痫发作，血肿侧瞳孔散大，颅压增高；

④脑脊液一般清亮；

⑤头颅 CT 扫描可鉴别。

2. 脑硬膜下血肿

（1）急性硬膜下血肿：

①有外伤史，但不一定很重，可无骨折；

②一般发生在外伤后 14 日之内，可无症状间隙，或只有几小时；

③血肿常弥漫至整个大脑半球。

（2）慢性硬膜下血肿：

①无症状间隙通常为 1~3 个月；

②半数患者头痛及视盘水肿，60％ 有血肿侧瞳孔散大；

③局灶症状常较轻或不明显。

（3）头颅 CT 扫描、血管造影对鉴别 SAH 与硬膜下血肿有重要意义。

3. 脑出血。

4. 脑瘤

（1）动脉瘤在破裂前的局灶症状与脑瘤相似，诊断可通过头颅 CT 扫描、DSA、MRI 扫描确诊鉴别。

（2）脑卒中型脑瘤只占脑瘤 50％，尤其是和 SAH 同时存在时，应详细检查诊断；转移性软脑膜瘤时，脑膜刺激征不明显，脑脊液为血性或找到癌细胞。

5. 脑膜炎

脑膜炎表现为：

①突然发病、严重头痛、意识障碍较 SAH 少见；

②脑脊液很少为血性；

③脑脊液中白细胞多而红细胞少；

④红细胞沉降率常较快；

⑤脑脊液免疫球蛋白有相应变化。

6. 脑炎

脑炎表现为：

①体温增高较明显，抽搐多见；

②脑脊液多正常或只有白细胞轻度增高，只有脑膜出血时才表现为血性脑脊液；

③头颅 CT 扫描可有特征性变化。

7. 精神病

SAH 以精神障碍突出者，需与脑部器质性精神病相鉴别。应了解病前精神创伤史，有无精神活动（注意力、记忆力、理解力、情感反应与行为等）的改变，如类癫病样发作等，以免延误病情。

8. 脑静脉及静脉窦血栓

临床上表现为：

①急性起病，有发热、头痛及脑膜刺激征；

②突然意识障碍、失语、复视、癫痫发作较少；

③可有肢体瘫痪，一般下肢比上肢重；

④脑血管造影可见受累静脉堵塞、血管的异常扭曲，或有不同范围的静脉充盈象延迟；

⑤头颅 CT 扫描有特征性现象如"带征"、"S"征等。

9. 昏迷

主要排除中毒性疾病。内生性中毒性昏迷如糖尿病、尿毒症昏迷、肝昏迷、妊毒症昏迷、感染中毒性昏迷等。外生性毒素昏迷如安眠药、农药、吗啡、酒精、一氧化碳中毒等。腰穿脑脊液清亮，基本可除外 SAH。

10. 脊髓病变

由于血管畸形，肿瘤引起的脊髓蛛网膜下腔出血有脊椎部位或下肢疼痛，并常合并有脊髓症状。各种脊髓压迫症如肿瘤、蛛网膜炎、硬膜外脓肿、椎间盘突出均可使脑脊液黄变，但有脊髓症状及椎管阻塞症状，通过脊髓造影、脊髓 CT 扫描，尤其是脊髓 MRI 扫描可以明确诊断。

七、中西医结合诊治

（一）中医诊治

由情志剧变、突然用力、饮食不节而诱发，导致机体气血逆乱、脑络破损而见神志异常、甚则昏朦，偏瘫失语等症候。属急危重证，亦可归于中腑、中脏之证。本病属于中医学头痛、眩晕、中风等证范畴。

头痛是本病的突出症状。临床以头痛能危及生命的，古代文献记载则仅见于"真头痛"。因此，本病的头痛当属传统理论中的真头痛、厥头痛证；若以头痛反复突然加重伴眩晕目定者属血郁头痛；若郁怒引发者则多属气厥头痛；若头痛眩晕呕吐为剧者，则属痰厥头痛；若病发急骤头痛并出现神昏可休克者则为真头痛；若出现神昏偏瘫失语，则按中风论治，多为中脏重证。

1. 辨病辨证要点

（1）辨年龄，识病状

本病以青壮年人多见，无明显外感内伤病史，突然出现头痛如破，或伴有头眩目急、呕吐频繁者；或老年人突然出现精神异常及性情改变时，要警惕本病的可能。

（2）辨头痛，别病源

本病头痛常为突发性，既往少见类似病史。头为诸阳之会，手足三阳经均循头面，厥阴经亦上会于巅顶，头痛部位可因受邪脏腑经络之不同而异。头痛始于前半头部者多属阳明经火逆生风；始于偏半头部多为暴怒伤肝、肝风冲逆；始于后脑颈项部则属太阳经痰厥为患，故多伴眩晕站立不稳、反复呕吐；**头痛多日突然加剧而病情急剧恶化者，多为血郁头痛，郁火暴盛。**

（3）辨体征，断轻重

本病发作除头痛症外，须参合四诊体征，以断病情轻重。若伴发热日久难退，因热伤耗精血、致病情转而危重；头痛伴四肢湿冷，厥逆难返，所谓"手足寒至节"（手足逆冷超过肘、膝以上），是阳微阴盛（休克），病情危笃，加强回阳救逆的措施，以防万一。

（4）辨神识，判预后

发病后神志清晰，或初起神志昏朦，治疗后转神清者，预后较好；若起病后逐渐出现神昏志乱，甚至昏厥不醒者，预后较差。

2. 分型论治

（1）血郁头痛

主症：头痛数日突然加重，或突然头痛，胀痛欲裂，伴头眩眼花，或目睛束约，转动不灵；烦躁不安，舌淡红或暗红，舌苔薄白或夹黄，脉弦有力或弦细涩。

治法：理气开郁，活血止痛。

方药：通气散合活络效灵丹加减。药用柴胡、香附、川芎、当归、丹参、乳香、没药。

方解：方中柴胡、香附理气开郁，川芎行气活血、当归、丹参活血化瘀，乳香、没药活血止痛。

加减：适当加用虫类药，以加强通经活血止痛作用，如地龙、全蝎；若兼面赤身热者，则加葛根、桑枝、石膏；老年人阳气偏虚者，则加黄芪、地龙。

（2）气厥头痛

主症：动怒之后突然头痛，胀痛如裂，伴面赤目脱，烦躁恶心；舌质红，舌苔薄黄，脉弦或弦细。

治法：清肝潜阳，降逆止痛。

方药：羚羊钩藤汤合左金丸。药用羚羊角、桑叶、川贝、生地、钩藤、菊花、白芍、甘草、竹茹、茯神、黄连、吴茱萸。

方解：方中羚羊角凉肝熄风，钩藤清热平肝，熄风解痉；配伍桑叶、菊花辛凉疏泄，清热平肝熄风，以加强凉肝熄风之效；生地、白芍、甘草酸甘化阴，滋阴增液，柔肝舒筋；川贝竹茹清热化痰；茯神平肝宁心；黄连、吴茱萸清泻肝火，降逆止呕。

加减：若肝火旺盛者，加龙胆草、夏枯草；血压偏高，肝阳上亢者，加石决明、代赭石以镇潜降逆；神志昏朦者加服牛黄清心丸。同时可配合静脉滴注清开灵注射液。

（3）痰厥头痛

主症：突然头痛如劈，目黑昏眩，恶心呕涎，吐物如喷，伴胸闷烦躁，舌淡白或淡暗；舌苔白滑或厚腻，脉弦滑。

治法：除痰降逆，通窍止痛。

方药：半夏白术天麻汤合礞石滚痰丸，可加服苏合香丸。药用半夏、天麻、茯苓、橘红、白术、甘草、生姜、大枣、大黄、黄芩、煅礞石、沉香。

加减：方中半夏燥湿化痰，降逆止呕，天麻平肝熄风，两者合用为治风痰眩晕头痛之要药；白术健脾燥湿，茯苓健脾渗湿，与天麻、半夏配伍，祛湿化痰；橘红理气化痰，以使气顺则痰消；甘草调药和中，姜枣调和脾胃，煅礞石坠痰下气。平肝镇惊，沉香理气开郁。

加减：若大便秘结者，则以半夏白术天麻汤合星蒌承气汤；若见舌苔黄腻者，可加服至宝丹。可配合静脉滴注穿琥宁注射液或清开灵注射液。

（4）真头痛

主症：突然全头剧烈疼痛，痛入心髓，伴神志昏朦，手足逆冷，或汗出而冷，舌淡震颤，舌苔薄或少苔，脉沉细无力或沉细欲绝。

治法：温阳固脱，散寒止痛。

方药：黑锡丹。明·王肯堂认为真头痛，"与黑锡丹，灸百会，猛进参沉乌附，或可生。"同时静脉滴注参附针剂。

加减：若脉沉细散乱，加用独参汤，在积极救治过程中，可频频喂服。

（5）偏瘫失语

本病出现偏瘫失语，证同脑出血，治法方药可参考脑出血相关证治。

3. 其他疗法

针灸治疗：参阅脑出血治疗，生命体征稳定后即可早日进行康复训练，以使受损神经功能早日康复。

（二）中西医结合治疗思路

非手术治疗的蛛网膜下腔出血患者，从急性期开始即可进行中西医结合治疗。减轻脑水肿、降低颅内压的药物：西药有甘露醇和复方甘油，中药有七叶皂甙钠注射液。在止血剂的应用方面西药有6－氨基己酸（EACA）和抗血纤溶芳酸（PAMBA），中药有一系列活血化瘀的药物，如复方丹参注射液和当归注射液以及三七粉、血竭粉、云南白药等。促醒剂和减轻脑水肿的药物，西药有胞二磷胆碱，中药有醒脑静注射液。蛛网膜下腔出血常见的并发症是脑血管痉挛，西药有尼莫地平（尼莫通），中药有刺五加注射液和葛根素注射液。上面介绍的是目前临床上应用广泛、安全有效的中西药物，均可互相配合应用。近些年来中药静脉制剂的研制进展，大大丰富了现代医药学的内容，提高了对患者的治疗效果，改善了预后。在恢复期的患者，包括脑动脉瘤和脑动静脉畸形，经过手术、放射介入、伽玛刀或 X－刀治疗的患者，从西医角度看，患者已经治愈，无需继续治疗，但患者仍有一系列体虚的症状，中医可按气虚、血虚、阴虚、阳虚进行调理，包括汤药和中成药，以及其他康复措施，患者可以得到真正的康复。

总之，中西医结合治疗蛛网膜下腔出血，不论在急性期，还是恢复期，都是非常必要和有效的。

（阿依努尔· 塞依提汗）

第七章　急诊内科

　　掌握急症内科危重病症的快速鉴别诊断与紧急处置，是急症内科的临床切入点，更是决定进一步救护是否正确、及时的关键。只有正确地根据患者（或其家属、陪人）的主诉及其临床特征性表现，由表及里、由浅入深地进行分析，才能除伪存真地做出符合实际病况的救治方案，借以提高危重患者的抢救成功率和生存质量。

　　无论是院前或院内急救，接触患者后的首要工作，便是简明地了解主诉和病史，如接受救援者的神志不清，最好请第一目击者介绍情况。在特定的场景中（如患者神志不清，同时又无陪人或目击病情变化者），在救治之初，也应根据患者的临床特征（神志不清的程度、气味、体位及理学检查的印象），结合医生的临床经验，予以初步判断，及时记录，并报告上级医师和有关部门共同处理并拟定救治方案。

　　对危重患者的抢救，应基础治疗与进一步的检查同时进行，时刻严密观测生命指征的变化。若有危及生命的病症出现，应以抢救为主，待有关危象的指征稳定后，方能考虑如何寻找病因。

　　本章仅涉及内科最常见的病症，在阐述中力求简洁，以供临床实践应用中参考。

第一节　发　热

　　发热是指病理性体温升高，为人体对致病因子的病理生理反应。当口腔、腋下或肛门温度分别超过37.3℃、37℃、37.6℃并排除生理性、个体差异性和人为因素所致的体温升高，即可称为发热。

一、病因

　　引起发热的疾病很多，总体上可分为感染性和非感染性两大类。

　　（一）感染性发热

　　在发热中占大多数，包括了急性、慢性的全身性感染和局灶性感染以及各种急性、慢性传染病所引起的发热。

　　（二）非感染性发热

　　非感染性发热的原因很多，大致可归纳为下述七类。

　　1. 风湿性疾病与变态反应性疾病　风湿热、类风湿病、皮肌炎、系统性红斑狼疮、结节性多动脉炎、变应性亚败血症、药物热、血清病等。

　　2. 恶性肿瘤　各类癌肿、肉瘤、恶性淋巴瘤等。

3. 血液病　急性、慢性白血病，恶性组织细胞病，急性再生障碍性贫血，急性溶血综合征。

4. 物理性及化学性损害　常见于热射病、大面积烧伤、大手术后、严重骨折、急性重症胰腺炎、五氯酚钠中毒等。

5. 中枢神经系统损害　脑出血、脑外伤。

6. 代谢障碍　以甲状腺危象、甲状旁腺危象、痛风、严重脱水、血卟啉病多见。

7. 其他　无菌性脓肿、组织坏死、急性心肌梗死、体腔积血或血肿、自主神经功能紊乱、恶性高热等。

二、发病机制

临床上发热的主要原因是感染，引起发热的物质称为致热原，致热原可分为外源性和内源性两类。外源性致热原有：细菌、病毒、立克次体、衣原体、螺旋体、原虫和寄生虫等的毒素及其代谢产物，其中以细菌毒素最为重要，大多数属脂多糖类，静脉注射 0.1μg 即可引起发热。但因其分子量大，分子结构复杂，不能直接作用于体温调节中枢而引起发热。内源性致热原通常以无活性的致热原前体形式存在于白细胞、单核细胞以及组织吞噬细胞内。当这些细胞被外源性致热原等致热物质激活时，便迅速合成内源性致热原（白细胞致热原）。这些具有活性的内源性致热原被释放入血液中，可经血液循环直接作用于体温调节中枢而引起发热，亦可促使下丘脑合成前列腺素和环磷酸腺苷，参与发热反应。

非致热原性发热常因机体产热和散热失衡所致。如中暑与环境温度过高、机体散热困难有关，甲状腺功能亢进及癫痫持续状态的发热则为代谢功能亢进或全身肌肉持续性痉挛所致。体液是影响体温平衡的重要因素，水由液态转为气态时可发散较多的热量。特别是婴幼儿，液体摄入量不足，机体散热困难，可能是其脱水热形成的原因。此外如感染性、物理性、化学性因素直接作用于下丘脑体温调节中枢造成损害时，均可引起发热。

三、诊断要点

发热的原因往往比较复杂，常造成诊断上的困难，对于病因未明确的发热患者应该认真、细致地进行全面诊查，并结合动态观察，以便及时确立诊断。

（一）病史

详细询问病史对发热原因的鉴别与诊断常能提供重要的线索。

1. 发病地区和季节　对疑为传染病或流行病者应特别注意发病地区和发病季节，询问有关接触史、预防接种史和当地流行情况。血吸虫病、丝虫病、黑热病均有严格的地区性，流行性脑脊髓膜炎、白喉、斑疹伤寒等在冬季流行，伤寒、菌痢、乙型脑炎、疟疾、脊髓灰质炎流行于夏秋季，而钩端螺旋体病则流行于夏收与秋收季节。

2. 伴随症状　发热伴鼻塞流涕、头痛、咳嗽等多为上呼吸道感染，若伴有胸痛、呼吸困难、咯血或铁锈色痰等则多为下呼吸道感染。发热伴有腰痛、尿频、尿急、尿痛等多为泌尿系感染，发热伴有黄疸和右上腹疼痛应考虑肝胆系统感染，发热伴头痛、抽搐及意识障碍则可能为中枢神经系统感染。

（二）体征

1. 热型

（1）稽留热：体温持续在 39～40℃，甚至更高，每日波动不超过 1℃，常见于大叶性肺炎、伤寒、副伤寒、斑疹伤寒、恙虫病的极期。

（2）弛张热：高热于 24h 内波动在 2℃ 以上，常见于败血症、化脓性胸膜炎、感染性心内膜炎、支气管肺炎、风湿热、系统性红斑狼疮、重症结核病、恶性组织细胞病等，亦可见于伤寒、副伤寒。

（3）双峰热：高热体温曲线在 24h 内有两次小波动，形成双峰，故称为双峰热。常见于恶性疟疾、黑热病、革兰阴性菌败血症等。

（4）间歇热：体温突然上升达 39℃ 以上，常伴有寒战，可持续数小时，大量出汗后体温降至正常。间隔 1 天或数天再次发热，如此反复发生称为间歇热。常见于疟疾，亦可见于化脓性局灶性感染。

（5）波状热：体温在数天内逐渐升高，达峰值后又逐渐降低至正常或低热状态，不久又周而复始，呈波浪起伏，见于布鲁菌病（波状热）、恶性淋巴瘤、脂膜炎、周期热等。

（6）不规则热：发热的持续时间及变动无规律性，见于流行性感冒、渗出性胸膜炎、亚急性感染性心内膜炎、支气管肺炎、恶性疟疾、风湿热等。

然而，由于目前临床上抗生素的广泛应用以及解热镇痛药和肾上腺皮质激素的使用，上述典型的热型已不常见。此外热型还与机体反应性有着密切的关系，同样为化脓性细菌感染，年老体弱者可不出现高热而表现为低热甚至不发热。

2. 寒战　寒战是由于致热原作用于机体引起的反应，表现为皮肤血管急剧收缩，肌肉颤抖以及高度寒冷感，寒战后往往随之出现高热。常见于败血症、大叶性肺炎、疟疾、急性胆道感染、急性肾盂肾炎、感染性心内膜炎、军团菌病等。寒战少见于伤寒、副伤寒、结核病及立克次体病，一般不见于风湿热。

3. 特殊面容　伤寒患者常见表情淡漠。流行性出血热、斑疹伤寒、恙虫病常为酒醉貌。面部蝶形红斑是系统性红斑狼疮的特征表现。麻疹患者常有眼睑水肿、结膜充血和分泌物增多。白血病、恶性组织细胞病、再生障碍性贫血易发生贫血，患者往往面色苍白。肝胆疾患及溶血患者面部和巩膜可见黄染。

4. 皮肤特征　发热伴皮疹者甚多，风湿热的皮疹以环形红斑较典型。急性皮肌炎和变应性亚败血症的皮疹以易变性和多形性为特征，而败血症的皮疹常为对称性和出血性，多累及四肢。药疹一般发生在给药 7～14 天，色泽较鲜红，有不同程度的痒感。出血性皮疹常提示病情严重，如败血症、钩端螺旋体病、流行性出血热、流行性脑脊髓膜炎、重症肝炎、急性白血病等。发热伴皮肤黄疸应考虑胆道感染、胰腺癌、急性溶血综合征、钩端螺旋体病以及肝炎等。

5. 淋巴结肿大　发热伴局限性淋巴结肿大常提示局部的急性炎症，如颌下淋巴结肿大常因口咽部感染，腹股沟淋巴结肿大常存在下肢感染，而枕后淋巴结肿大则见于风疹。淋巴瘤常累及1～2组颈淋巴结，且有明显的硬度。

全身淋巴结肿大是全身性感染或原发性淋巴组织病变的表现，伴有周期性发热往往提示恶性淋巴瘤，伴不规则发热应注意传染性单核细胞增多症、急性白血病、恶性组织细胞病、系统性红斑狼疮等疾患。

6. 头颈部表现　应注意结膜有无充血或出血点，巩膜是否黄染，咽部有无红肿，扁桃体是否肿大，鼻窦部、乳突部、外耳道和牙龈有无压痛和脓性分泌物，甲状腺是否肿大等。

7. 肌肉与关节肿痛　多数传染病急性发热期伴有四肢酸痛，伴腓肠肌剧烈压痛见于钩端螺旋体病，多关节肿痛多见于败血症及风湿性疾病，如风湿热、类风湿病、系统性红斑狼疮等，结核性和淋病性关节炎则常侵犯单个关节。

8. 脏器损害

（1）伴肺部实变体征或干湿啰音：提示肺部感染，亦可为累及肺部的风湿性疾病。

（2）伴心脏杂音及栓塞征象：特别是原有的心脏杂音响度发生明显改变或突然出现新的杂音时往往提示亚急性感染心内膜炎。如出现心包摩擦音或心包填塞征则为心包炎。

（3）伴肝脾肿大：应考虑败血症、血液病、风湿性疾病、感染性心内膜炎、肝脓肿、胆道感染、急性血吸虫病、伤寒、副伤寒、重症肝炎、疟疾、黑热病等。

（4）伴肾区叩压痛及尿路刺激征：提示肾盂肾炎、膀胱炎、肾周脓肿、肾结核等。

（5）伴意识障碍和脑膜刺激征：常为中枢神经系统感染，亦可由于全身性疾患或中毒所致。如伴中枢神经系统损害定位体征则要考虑脑出血、脑肿瘤等。

发热并伴有多器官受损，强烈提示为全身性疾患，如败血症、系统性红斑狼疮、钩端螺旋体病、流行性出血热等等。

（三）实验室检查

1. 白细胞分类计数

（1）白细胞总数和中性粒细胞计数：两者增高常见于化脓性细菌感染、风湿热等，极度增多则常见于白血病和类白血病反应。大多数病毒感染白细胞不增多，但中枢神经系统感染和重症病毒性肝炎则有白细胞增多。白细胞减少见于某些革兰阴性杆菌和病毒感染，如伤寒、副伤寒、布氏杆菌病、流行性感冒、风疹等。中性粒细胞核左移常见于急性感染，严重细菌感染2～3天后，中性粒细胞胞浆内可见中毒性颗粒。

（2）嗜酸粒细胞计数：发热伴有显著的嗜酸粒细胞增多，多见于寄生虫病和变态反应性疾病，如急性血吸虫病、丝虫病、旋毛虫病、肺吸虫病、过敏性肺炎等。发热伴嗜酸粒细胞减少常见于伤寒、副伤寒。

（3）单核细胞计数：单核细胞增多常见于某些感染，如活动性结核病、亚急性感染性心内膜炎、斑疹伤寒、传染性单核细胞增多症等。患单核细胞型白血病和淋巴网状细胞肉瘤时，单核细胞显著增多并可见大量的幼稚细胞。

（4）淋巴细胞计数：绝对淋巴细胞增多见于传染性单核细胞增多症、传染性淋巴细胞增多症、百日咳、淋巴细胞型白血病及淋巴细胞型类白血病反应，相对淋巴细胞增多见于伤寒、副伤寒、恶性组织细胞病、粒细胞缺乏症、再生障碍性贫血以及某些病毒感染，如病毒性肝炎等。

2. 血或骨髓培养　在发热原因未能确定，血象和骨髓象又具有感染特征时，应及时进行血或骨髓培养。这对于某些感染性疾病，如伤寒、副伤寒、败血症、细菌性心内膜炎、波状热的诊断有决定性意义。对长期应用抗生素或肾上腺皮质激素治疗的病例，应注意真菌感染和条件致病菌感染。

3. 尿常规和尿培养　伴有尿路刺激征或疑有泌尿系感染者应做尿常规检查和尿培养，若尿液离心后在显微镜下每高倍视野白细胞超过 5 个，提示存在感染。对于伴有血尿者除尿路感染外，还应考虑感染性心内膜炎、流行性出血热、钩端螺旋体病等。

4. 大便常规和培养　凡有腹泻者均应做粪常规检查，发现寄生虫卵或阿米巴对诊断有重要意义，而发现红、白细胞有助于肠炎、痢疾的诊断，可进一步做培养进行鉴别。在霍乱流行季节，腹泻患者均应进行霍乱弧菌培养。

5. 其他检查　鲎试验可定量或半定量检测患者血液中的内毒素，有助于革兰阴性菌和革兰阳性菌感染的鉴别。中性粒细胞硝基四唑氮试验（NBT），其测定值在细菌感染时增高而病毒感染多不增高，可用于鉴别。

此外，胸部 X 线检查，腹部超声检查，生化检查以及免疫学检查等，临床上也常规用于不明原因发热的筛查。

四、治疗

处理原则为尽快找出发热原因，及时针对病因进行治疗，不用或尽量少用退热药物和肾上腺皮质激素，以免改变原有热型体温曲线或掩盖其他临床表现，延误诊断。对于低热和中度发热，一般可不作特殊处理，仅给予支持治疗。若体温持续 39.5℃ 以上，或高热伴惊厥、谵妄，或高热伴休克、心功能不全应采取紧急降温措施，将体温降至 38℃ 左右。

（一）一般处理

患者应卧床休息，保持室内空气清新、温度和湿度适当，给予充足的水分和维生素，流质或半流质饮食。高热惊厥或谵妄患者可酌情给予镇静剂。

（二）物理降温

1. 冷敷或冰敷　采用冷毛巾湿敷额部及表浅大动脉处，每 4～6 分钟更换 1 次。亦可将冰袋置于上述部位，但不得放在胸腹部、枕后和阴囊处，一般不超过 12～24h。

2. 温水或乙醇擦浴　用 32～36℃ 的温水擦拭四肢、胸背部及颈部 15～20min，以皮肤血管扩张发红为度。亦可采用温水配成 30%～40% 乙醇擦拭，方法与温水擦浴相同。

3. 冰水浸浴或灌肠

中暑高热或超热患者可将其置于 4～10℃ 的冰水浴盆中，并不断按摩患者的颈部、躯干和四肢肌肉，使皮肤潮红，同时严密观察患者的脉搏、呼吸及血压。每 15 分钟抬出水面，测肛温 1 次，如温度降至 38.5℃ 以下则停止浸浴。年老体弱者可用冰水灌肠进行降温。

（三）药物降温

1. 解热镇痛药　高热患者采用物理降温后仍不见体温下降，可考虑选用小剂量退热药物配合物理降温，如阿司匹林片、吲哚美辛（消炎痛）片、双氯酚酸钠片或栓剂、以及复方氨基比林注射剂等，但须谨防虚脱。

2. 冬眠疗法　氯丙嗪 25mg 加入 5% 葡萄糖液 500ml，在 1～2h 内静脉滴注完毕，或氯丙嗪和异丙嗪各 25mg 加入葡萄糖液 100～200ml，在 10～20min 内静脉滴注完毕。2h 后体温无下降者可重复给药，以后酌情每 4～6 小时给予维持量 1 次，但持续时间一般不超过 48h。

（四）防治脑水肿

如高热引起脑水肿，可在积极治疗原发病的基础上，给予 20% 甘露醇 20ml 加地塞米松 5～20mg 快速静脉滴注，有利于减轻脑水肿和降低体温。

（五）病因学治疗

病因学治疗方案根据不同病因引起而不同。感染性发热一般给予抗生素或抗病毒等为主，具体方案根据致病菌来决定。非感染性发热治疗，则主要以处理原发病为主。如是结缔组织疾病引起发热，则需给予激素等治疗。如为肿瘤引起，则需抗肿瘤治疗。总之，病因学治疗须根据具体病因而定。

（李广超）

第二节　昏　迷

一、概述

昏迷是高级神经活动处于严重抑制状态，对内、外环境的强烈刺激（如语言、声音、光线、疼痛等）不能唤起觉醒。昏迷又是严重的意识障碍，甚至可以出现脑功能衰竭，不可逆的损害。昏迷是临床上常见又危急的症状。昏迷患者由于无法提供可靠详细的病史，体格检查不合作，因此造成诊断的困难，延误处理和治疗。

（一）意识障碍分类

1. 嗜睡　意识障碍的早期表现属于病理性过多的睡眠，能被各种刺激唤醒，能基本正确回答问题，尚能配合检查，刺激一旦停止又进入睡眠状态。

2. 昏睡　比嗜睡更深的睡眠，必须在持续强烈的刺激下才能睁眼、呻吟（无目的的喊叫），只能作简单、含糊、不完整的回答，当刺激停止后即处于深睡状态。

3. 浅昏迷　意识丧失，对疼痛刺激（如压迫眶上缘）有躲避动作和痛苦表情，不能言语，可有无意识的自发动作，生理反射可存在（如角膜反射、瞳孔对光反射，有咳嗽和吞咽动作），生命体征改变不明显或轻度改变（如呼吸、脉搏、血压等）。

4. 深昏迷　对外界任何刺激均无反应，全身肌张力低，有些患者可以出现去脑和去皮质强直性发作，生理反射和病理反射可以消失，生命体征也常有改变。

（二）意识内容障碍分类

1. 意识模糊　醒觉较差，认知和定向障碍，躁动不安，注意力不集中，记忆力减退，对刺激的反应不能清晰感知。

2. 精神错乱　与周围的接触程度障碍，定向力和自知力减退，思维、记忆、理解、判断能力减退，言语不连贯或大叫，常有兴奋、躁动、恐惧、紧张甚至幻觉和妄想等。

3. 谵妄状态　意识内容明显障碍，除精神错乱外还有幻觉（幻视、幻听、幻触），错觉、妄想，睡眠和觉醒周期紊乱，表现为恐惧、躲避、逃跑、攻击、兴奋、大喊大叫、言语不连贯等，行为无目的，有时可以安静。

4. 精神抑郁状态　强烈的精神创伤后，患者突然表现僵卧不语，对刺激无反应，双目紧闭，眼睑瞬动，眼球向上转动，呼吸急促，四肢乱动或肌张力增高，病理反射阴性，给予适当处理可迅速恢复。

5. 木僵　患者无意识障碍，表现不语、不动、不食，伴有蜡样弯曲和违拗症状，对强烈刺激也无反应，但能感知周围发生事物。

6. 痴呆　记忆（近事和远事）障碍，智能减退，行为幼稚，配合困难。

7. 失语　严重混合性失语（感觉性和运动性失语），同时伴嗜睡和瘫痪时，对外界刺激反应能力降低，常被误认为昏迷。

（三）区别特殊类型的意识障碍

1. 去皮质综合征　大脑皮质广泛损害的缺氧性脑病、脑炎、外伤等。在病情恢复过程中皮质下中枢及脑干受损轻而先恢复，而大脑皮质仍处于抑制状态，患者能无意识地睁眼和闭眼，有觉醒和睡眠周期，眼球游动，有无意识的吞咽动作，大小便失禁，瞳孔对光反射、角膜反射存在，四肢肌张力增高，病理反射阳性，有吸吮、强握、强直性颈反射。表现呈上肢内收屈曲，下肢伸直性强直，称去皮质强直；表现呈四肢伸直内收内旋强直，称去脑强直。

2. 持续性植物状态　是特殊类型的意识障碍，表现为对自身和外界的认知功能完全丧失，能睁眼，有睡眠和醒觉周期，丘脑下部和脑干功能基本保存。肢体可有无意识的随意运动，脑干反射存在。病因可因急性颅脑外伤和脑血管病变、缺血缺氧性脑病、代谢性和变性脑病等。

3. 无动性缄默症　又称睁眼昏迷，指脑干上部或丘脑的网状激活系统受损，而大脑半球及传出通路则无病变，眼球能注视周围，有觉醒和睡眠周期，但不能言语和活动，大小便失禁，肌肉松弛，无锥体束征。

4. 闭锁综合征　又称传出状态，是脑桥基底部病变，如脑血管病变、肿瘤等，而大脑半球及脑干被盖部的网状激活系统无损害，故意识保持清醒，但不能言语，身体不能活动，四肢和脑桥以下脑神经均瘫痪，仅能以眼球上下运动示意与周围环境建立联系，常被误认为是昏迷，脑电图正常。

二、发病机制

（一）正常人的意识

包括觉醒状态和意识内容及行为。前者是在皮质下激活系统完成清醒和睡眠的交替；后者在双侧大脑皮质参与下完成思维、情绪、知觉、记忆、意志活动等，还必须通过语言、听觉、视觉，各种运动与外界保持联系。因此清醒的意识表现为对自身和周围环境有正确理解力、判断力、注意力、计算力、定向力等。完整的意识觉醒由以下四个方面完成：

1. 特异性上行投射系统　传导四肢躯干浅感觉的外侧丘系；传导深感觉的内侧丘系；传导面部感觉的三叉丘系；传导听觉、视觉、内脏感觉的传导束。各传导束通过特定的感受器和特定的路径，分别终止于丘脑腹后外侧核或内侧膝状体，更换神经元后，经内囊后肢投射到大脑皮质中央后回或特定感觉中枢，能产生特定的感觉，起到一定意识觉醒。

2. 非特异性上行投射系统

（1）上行网状激活系统：在脑干中轴两旁（延髓中央部、脑桥、中脑背部），成为脑干网状结构，包括旁正中缝际区、内侧网状区、外侧网状区，它们在传递的通路上维持觉醒的作用。

（2）上行网状抑制系统：指在脑桥腹侧网状结构、脑桥中部、延髓下部、尾状核、丘脑下部前区，它们调节觉醒和睡眠。

3. 边缘系统　包括海马、穹窿、海马旁回、杏仁核、隔核、额叶眶后回、岛叶前部、下丘脑、丘脑前核、中脑被盖内侧区、外侧部、脚间部等，边缘系统参与情绪、智能、记忆和行为。

4. 大脑皮质　各种高级神经活动的意识内容所至部位，大脑皮质受到上行网状激活系统和上行网状抑制系统的调节，保持觉醒状态。双侧大脑半球广泛损害，一侧半球广泛损害压迫脑干，或一侧半球急性广泛损害压迫对侧半球均会造成意识障碍。

（二）神经递质合成、释放、储存障碍，递质平衡失调及突触传递阻滞

1. 中枢神经系统（CNS）存在两种神经递质

（1）兴奋性神经递质：乙酰胆碱、多巴胺、去甲肾上腺素、肾上腺素、谷氨酸等。

（2）抑制性神经递质：5-羟色胺、γ-酪氨酸等。

2. 当病变影响脑干网状结构，可发生结构异常或生化代谢紊乱

（1）神经递质的合成、释放、储存障碍，尤其是兴奋性神经递质的合成或释放减少，

如脑缺血、缺氧、代谢性脑病，均可导致昏迷。

（2）代谢产物分解不全而积聚在体内（如色氨酸、酪氨酸、血氨等）引起血－脑脊液屏障障碍，脑内与正常的神经递质发生竞争、替代或抑制，使中枢神经系统发生紊乱，最后导致昏迷。

（3）兴奋性神经递质减少或抑制性神经递质增加均可导致昏迷。

（4）如麻醉剂、镇静剂中毒，代谢性中毒、pH 值降低、电解质紊乱引起突触后膜对神经递质的敏感性极度降低，使得神经膜的通透性异常，细胞膜内外离子浓度改变，促使大脑、脑干、突触传递阻滞，大脑皮质与脑干网状结构联系中断或丧失，最后导致昏迷。

（三）脑的能源严重缺乏

葡萄糖为脑获得能量的主要来源，每 100 克脑组织 1min 消耗 5mg 葡萄糖，成人脑每天要消耗 120～130g 葡萄糖作为能量。脑组织储备葡萄糖是极少的，当脑细胞缺血、缺氧、血糖降低，脑内氧和葡萄糖明显减少，无氧代谢进行下能量耗竭，乳酸明显增加，细胞内外钠离子、钾离子、钙离子、镁离子均受损，离子转移紊乱时，产生脑神经细胞水肿、肿胀，神经元突触传递抑制或衰竭，最后导致昏迷。

（四）脑水肿、脑疝与昏迷

颅内外各种原因产生脑组织的损害都会产生脑水肿，不论局限性脑水肿还是弥漫性脑水肿。脑水肿分成 3 种类型：细胞毒性、血管源性、间质性。颅内压升高，使脑组织受挤压，压迫脑干，阻塞脑脊液循环，并向邻近阻力最小的空隙挤压，产生脑疝。临床上常见的脑疝有小脑幕裂孔下疝（又称颞叶疝）、枕骨大孔疝、小脑幕裂孔上疝。脑疝是中枢神经功能严重衰竭之临床症状。

三、昏迷的病因和鉴别诊断

（一）按有无局灶体征和脑膜刺激征分

1. 脑膜刺激征（＋），局灶性脑症状（－）

（1）突然起病：蛛网膜下腔出血、外伤性蛛网膜下腔出血、脑室出血等。

（2）以发热为前驱症状：化脓性脑膜炎、脑炎等。

（3）亚急性、缓慢起病：结核性脑膜炎、真菌性脑膜炎、癌症性脑膜病等。

2. 脑膜刺激征（－），局灶性脑症状（＋）

（1）急性起病：脑出血、脑梗死、颅脑外伤、脑挫伤、硬膜下血肿、硬膜外血肿等。

（2）亚急性、缓慢起病：脑瘤、脑脓肿、脑炎、慢性硬膜下血肿等。

3. 脑膜刺激征（＋），局灶性脑症状（＋）

（1）急性起病：脑挫伤、脑出血、蛛网膜下腔出血等。

（2）亚急性、缓慢起病：脑膜炎、脑炎、急性播散性脑脊髓炎、急性出血性白质脑病等。

4. 脑膜刺激征（-），局灶性脑症状（-）

（1）昏迷短暂：昏厥、脑震荡、癫痫等。

（2）急性中毒性：乙醇、镇静安眠药、一氧化碳、各种有害气体、农药等。

（3）亚急性、缓慢起病：严重感染、肝性昏迷、肺性脑病、尿毒症、糖尿病、心肌梗死、休克、甲状腺危象、垂体功能减退等。

（二）按不同神经定位、代谢性脑病及全身疾病将昏迷的病因分

1. 颅内疾病

（1）幕上局限性病变：脑出血、脑梗死、脑炎、脑外伤、脑挫伤、脑内血肿、硬膜外血肿、硬膜下血肿、脑寄生虫、脑脓肿、脑肿瘤等。

（2）幕下局限性病变：中脑、脑桥、小脑出血和梗死，脑干肿瘤，基底动脉血栓，小脑脓肿，小脑肿瘤，第4脑室肿瘤等。

（3）颅内弥漫性病变：脑膜炎、脑炎、脑震荡、广泛颅脑外伤，蛛网膜下腔出血，高血压脑病及癫痫等。

2. 代谢性脑病

（1）缺氧性病变：肺部疾病、窒息、高山病、严重贫血、一氧化碳中毒、变性血红蛋白症等。

（2）缺血性病变：失血性休克、昏厥、中毒性休克、严重心律失常、心肌梗死、心搏骤停、肺梗死、高血压脑病等。

（3）低血糖病变：胰岛细胞瘤、胰岛素注射过量、糖代谢障碍等。

（4）缺乏辅酶病变：烟酸、维生素 B_1、B_6、B_{12} 缺乏引起脑病等。

3. 全身性疾病　症状性脑病：肝性脑病、肾性脑病、肺性脑病、胆道及胰腺疾病均能引起脑病。

4. 外源性中毒　镇静剂过量（如：巴比妥类、安眠药、氯丙嗪类、阿片类、抗胆碱能类药等），甲醇、乙醇、副醛、乙烯二醇、氯化铵等，有机磷农药、灭鼠类、氰化物、砷、水杨酸盐等，中暑、低温（<32℃）、各种有毒有害气体（如：有毒废气、一氧化碳、氩气、硫化氢、二氧化硫、氮气、烟熏等）。

5. 内分泌疾病　甲状腺功能减退、甲亢危象、垂体功能不足或危象、肾上腺皮质功能减退或亢进、甲状旁腺功能不足或亢进等。

6. 感染性疾病　严重细菌性或真菌性感染（如败血症、菌痢），引起中毒性脑病。

7. 癌肿　肺癌、淋巴细胞癌、白血病、腹膜后肉瘤样肿瘤、非颅内转移所致癌性脑病等。

8. 水、电解质代谢障碍　代谢性酸中毒、碱中毒、高血钠、低血钠、低血钾、渗透压过高或过低（水中毒）等。

四、昏迷的诊断

昏迷是危重急症，要尽快明确诊断和及时治疗，进行必要的抢救。病因复杂，牵涉多

系统疾病，必须边询问病史、边体检、边观察、边治疗。首先确定是否昏迷，昏迷的程度，了解生命体征。同时施行抢救措施，然后作详细全身体检，配合必要的化验和辅助检查。

（一）病史采集

向家属和周围人员了解病史。

1. 昏迷起病的急缓和演变过程　昏迷起病于早期且短暂，常见于一过性脑供血不足、高血压脑病、脑震荡、阿－斯综合征、癫痫等；昏迷起病于疾病早期且持久，常见于脑血管意外、颅脑外伤、急性中毒、急性缺氧等；昏迷逐渐性加重，常见于感染性脑病、代谢性脑病、颅内占位性病变；昏迷时轻时重，常见于硬膜外血肿、肝昏迷、间脑部肿瘤、胰岛细胞瘤等。

2. 昏迷的伴发症状　昏迷前先头痛伴呕吐，常见于蛛网膜下腔出血、颅内占位性病变等；昏迷前先发热常见于全身感染性疾病、颅内感染性疾病、中暑、甲状腺危象等；昏迷伴有抽搐常见于癫痫、先兆子痫、服用兴奋剂等；昏迷伴偏瘫常见于脑出血、脑梗死、颅内占位性病变等。

3. 发病前服药史　如镇静安眠药、抗精神病药、糖尿病用药、高血压服药史、心脏病服药史等。

4. 既往病史　有无心、肺、肝、肾、内分泌、糖尿病、高血压、甲状腺功能亢进等慢性病史，有无癫痫、外伤史、癌肿以及患者最近情绪变化和精神因素等。

5. 了解发病现场和环境　有无未服完药品、呕吐物；有无特殊气味，如一氧化碳、硫化氢等；季节特点寒冷、高温等，附近是否有高压线。

（二）生命体征

1. 意识状态　尽快判断是否昏迷和昏迷的程度。1974 年，英国 Teasdae 和 Jennett 制订格拉斯哥计分法（GCS），现在已广泛应用于临床。量表最高分 15 分（为正常意识状态），最低 3 分，8 分为病情严重的界限。GCS 分值越低，脑损害越严重，预后也越差（表 1 - 47）。

表 1 - 47　GCS 昏迷量表

反应	功能状态	得分
睁眼反应	有目的、自然睁眼	4
	呼唤后睁眼	3
	疼痛刺激后睁眼	2
	无反应	1
语言反应	能正确对答	5
	对答错误	4
	单音语言	3
	呻吟、含糊发音	2

反应	功能状态	得分
	无反应	1
肢体运动反应	按指令活动	6
	刺激后有自然动作	5
	刺激后无自然动作	4
	刺激后呈屈曲反应（去皮质强直）	3
	刺激后呈伸直反应（去脑强直）	2
	无反应	1

2. 体温　昏迷前有高热提示有严重的颅内外感染性疾病；昏迷数小时后发热提示脑室出血或脑干出血；持续高热提示脑干损害或中枢性高热、中暑等；昏迷后2~5天后发热提示并发肺部感染；体温过低提示镇静安眠药中毒、休克、低血糖昏迷、周围循环衰竭、肾上腺皮质功能减退、垂体功能减退、冻伤等。

3. 脉搏和心率　脉搏过快提示发热、感染、休克、心力衰竭等；脉搏缓慢提示心脏传导阻滞、阿－斯综合征；脉搏和心律不规则提示房颤等；脉搏洪大而慢提示脑出血、酒精中毒等；脉搏慢而细提示吗啡类药物中毒；脉搏慢而血压升高提示颅内压增高等。

4. 血压　血压明显升高提示脑出血、高血压脑病；血压升高而脉搏缓慢提示急性颅内压增高；血压过低提示心肌梗死、出血性休克、脱水、低血糖昏迷、酒精中毒、巴比妥类药物中毒等。

5. 呼吸　呼吸气味呈酒味提示酒精中毒；大蒜味提示有机磷中毒；苦杏仁味提示苦杏仁、氰化物中毒；氨味提示尿毒症；肝臭提示肝昏迷；烂苹果味提示糖尿病酮症酸中毒。呼吸的频率、深浅和节律是否规则均可提示病变的严重性，如潮式呼吸（即陈－施呼吸）、长吸式呼吸、过度呼吸、叹气样呼吸、点头样呼吸、共济失调性呼吸等都提示呼吸中枢受损及不同脑干平面受损的呼吸异常表现。

6. 瞳孔　详见神经系统检查。

（三）全身检查

1. 头面部　有否外伤淤斑、血肿和皮损；眼、耳、鼻道有否渗血和渗液，包括口腔黏膜和舌有无破损和淤血，可帮助诊断颅脑外伤和癫痫大发作。口唇周围疱疹有助予诊断疱疹性脑炎。

2. 皮肤、黏膜　口唇皮肤呈樱桃色见于一氧化碳中毒、严重酸中毒；皮肤有淤点、淤斑可见于脑膜双球菌感染；皮肤潮红见于脑出血、酒精中毒、颠茄中毒；皮肤黄染见于肝胆疾病；皮肤湿润见于低血糖昏迷、休克；皮肤苍白见于尿毒症、休克；皮肤发紫见于缺氧、窒息、肺性脑病。另外，皮肤上有否外伤、皮损、淤斑、炎性肿块、成串的疱疹和针眼瘢痕等。

3. 胸、腹、四肢、脊柱　有否外伤、骨折、畸形、手术瘢痕等，心脏杂音、心律异常，两肺呼吸音和啰音，腹部有否肿块、肝脾肿大、腹水、肌紧张等，四肢有否水肿、杵状指，肌束震颤和不自主动作等。

（四）昏迷的神经系统检查

1. 眼部

（1）眼睑：昏迷时眼睑呈松弛闭合状态。扒开眼睑能很快闭合为浅昏迷，缓慢闭合且不完全为深昏迷。癔症性"昏迷"常紧闭眼，并抗拒扒开眼睑。

（2）眼球：双眼球游动大多为浅昏迷，眼球固定正中为深昏迷，双眼球偏向一侧提示该侧第二额回后端或对侧脑桥破坏性病变，癫痫抽搐时双眼凝视抽搐侧。分离性眼球运动一侧眼球向上而另一侧眼球向下提示小脑病变引起昏迷；双眼球向上或向下凝视提示中脑四叠体附近的病变如丘脑出血；双眼球呈钟摆样活动常提示脑干病变，如脑桥肿瘤或出血。

（3）角膜反射可以判断昏迷程度：双侧角膜反射存在说明浅昏迷，双侧角膜反射消失说明深昏迷，一侧角膜反射消失可见于对侧大脑半球病变或同侧脑桥病变。

（4）瞳孔：瞳孔大小、形状、位置、对称、对光反射，对神经系统损害的定位和定性很重要。瞳孔对光反应的敏感性与昏迷程度成正比。一侧瞳孔扩大（除药物作用）、对光反应消失常见于单侧视神经损害或动眼神经麻痹，也可有小脑幕切迹疝；双侧瞳孔扩大可见于颠茄中毒、氰化物中毒、肉毒杆菌中毒，也常见于脑出血、脑室出血、脑水肿的晚期、小脑幕切迹疝或枕大孔疝；双侧瞳孔缩小见于安眠药、巴比妥类、氯丙嗪中毒，吗啡类和二醋吗啡（海洛因）中毒，有机磷中毒；双侧瞳孔呈针尖样见于脑桥出血或肿瘤。

（5）眼底检查：颅内压增高眼底双侧视乳头水肿、充血、渗血，早期可见视网膜静脉怒张、静脉搏动消失，乳头边缘模糊、消失。尿毒症眼底表现视网膜水肿伴黄斑星状渗出物；糖尿病眼底表现黄斑部有硬性渗出物，深层有小而圆形出血灶。蛛网膜下腔出血时眼底可见网膜浅层出血。

2. 面部　检查有无面瘫。一侧面瘫时，可见面瘫侧鼻唇沟变浅，口角低垂，眼裂增宽，呼气和吸气时可出现船帆征（呼气时面颊鼓起，吸气时面颊塌陷）；压迫眶上切迹正常侧面肌收缩明显，口角歪向健侧，扒开眼睑肌无阻力。浅昏迷时用针刺面部，痛觉减退侧面部无动作，痛觉正常侧头部有逃避动作。

3. 肢体运动功能　压迫患者一侧眶上切迹或用针刺肢体，瘫痪侧肢体无反应；或者不能躲避，瘫痪侧下肢呈外旋位。早期瘫痪侧上下肢肌张力减退，以后逐渐肌张力增高。检查上肢有否瘫痪：将患者双上肢提起与躯干成直角位，检查者突然放手，瘫痪侧上肢迅速坠落，健侧上肢缓慢下落。检查下肢有否瘫痪：将两下肢被动屈膝成90°垂直，足趾平放于床，检查者突然放手，瘫痪侧下肢不能自动伸直，且倒向外侧，而健侧下肢可仍保持垂直位。将患者双下肢伸直平放，双足垂直并拢，检查者突然放手，则瘫痪侧的足常向外侧倾倒，健侧足仍可保持垂直位。深昏迷可出现四肢松弛性肌张力低下状态。

4. 感觉检查　浅昏迷对疼痛刺激表现推脱刺激或躲避反应。疼痛刺激时，一侧肢体和躯体无反应表示有偏身感觉障碍。当无偏身感觉障碍有偏瘫的患者，可表现皱眉表情、移动身体或用健侧肢体作保护反应。深昏迷患者对任何感觉刺激均无反应。

5. 反射

（1）浅反射：检查角膜反射、**咽反射**、**腹壁反射**、提睾反射、反射是否对称，瘫痪侧感觉或运动障碍时可见浅反射减弱或消失，提示脑部局灶性病变定位价值。

（2）深反射：检查二头肌、三头肌、桡骨膜、膝、跟腱反射是否对称，偏瘫时不对称，可呈现消失、减弱、亢进、阵挛。均能帮助脑部局灶性病变定位的价值。

（3）病理反射：如 Babinski 征、Chaddock 征、Oppenheim 征、Gordon 征等，若一侧阳性提示对侧中枢性病变，双侧阳性提示病变弥散双侧大脑，而深昏迷时双侧均不能引出病理反射。

（4）脑膜刺激征：包括颈项强直、Kernig 征、Brudzinski 征。若阳性提示脑部炎症、蛛网膜下腔出血、枕骨大孔疝可能，而深昏迷时均为阴性。

五、昏迷的辅助检查

（一）常规检查

血、尿、粪常规，必要时细菌培养、血糖和尿糖、酮体、血和尿淀粉酶、血氨、血电解质、肝肾功能、血气分析均有助于昏迷的病因诊断。

（二）有关检查

血、尿和胃内容物毒物定性定量，血、尿、痰培养、胸部 X 线片，碳氧血红蛋白测定判断一氧化碳中毒程度，心电图、血清酶、肌钙蛋白测定有否心肌梗死、有否外伤骨折，X 线摄片，肝、胆、胰疾病可做 B 超检查；对颅内感染性疾病还须做脑脊液测压，常规、生化、涂片、培养、免疫测定。

（三）特殊检查

脑电图、经颅多普勒超声、单光子发射计算机断层脑扫描（SPECT）、正电子发射断层扫描（PET）、脑血管造影、数字减影血管造影（DSA）、CT 和 MRI 等检查可以进一步明确颅内疾病。疑有脑瘤或癌肿转移均可进行 CT、MRI 和特种化验。

六、昏迷的治疗

（一）急救处理

昏迷患者病情危重，应尽快找出病因，针对病因治疗是关键，同时密切观察神志、瞳孔、脉搏、呼吸、血压，并作记录，维持生命体征，进行必要的抢救措施。

1. 保持呼吸道通畅

（1）患者取平卧位，避免搬动，松解衣领，取出假牙，头偏向一侧，防止窒息，舌根下坠时取头后仰和颌上举位，必要时可放置口咽导管，或用拉舌钳。

（2）清除呼吸道、口腔分泌物和呕吐物，防止窒息，必要时刺激咽喉部，咳出异物，定期翻身、拍背。

（3）供氧：用鼻塞法、鼻导管或面罩给氧，氧的流速 2～6L/min，必要时气管切开，辅以机械通气，按呼吸衰竭严重程度给予控制吸氧的浓度，进行血气分析监测，使氧分压保持在 8～10.7kPa（60～80mmHg）以上，二氧化碳分压降至 4～6.0kPa（30～45mmHg）。

（4）呼吸兴奋剂：根据呼吸情况可以给予洛贝林、尼可刹米（可拉明）、二甲弗林（回苏灵）、东莨菪碱、阿托品等。

（5）出现张力性气胸或血胸进行胸腔穿刺减压或闭式引流。

2. 维持循环　应该尽早开放静脉，选用大号注射针头，开通 1～3 个输液通道，必要时做深静脉穿刺，以利于抢救。维持正常血压，出血性休克和血容量不足应给予补充血容量，可先输入平衡液、右旋糖酐、代血浆等，然后补充血。感染性休克需抗感染治疗。血压过低者，给予升压药物，如多巴胺、间羟胺（阿拉明）等；伴有心力衰竭者应注射毛花苷 C（西地兰），血压维持在 8～13.33kPa（60～100mmHg），收缩压不低于原来血压的 2/3 水平。心脏骤停者应立即心肺复苏；出现室颤、电机械分离时应马上给予除颤、起搏。

3. 降低颅内压，控制脑水肿　给予脱水剂应用，如甘露醇（复方甘油、甘油果糖）、呋塞米、依他尼酸（利尿酸）、人体白蛋白、地塞米松、甲泼尼松（强的松），每 4～8 小时重复使用，注意肾功能测定。有条件的可以进行颅内压连续监测。使用激素，给予胃黏膜保护剂（西咪替丁、法莫替丁等）。

4. 维持水、电解质、酸碱平衡　在脑水肿的高峰期 4～5 天内，严格控制补液量，每日补液 1500～2 000ml，以后按每天记录的 24h 出入量、电解质、酸碱度、肝肾功能决定补液量。昏迷 2～3 天，肠蠕动恢复可给予胃管流质，不能胃管流质，给予静脉营养，每天热量维持 6 280.2～8 373.6kJ（1 500～2 000kcal）。

5. 镇静、止痛　对兴奋、躁动、抽搐可用地西泮（安定）、苯巴比妥、苯妥英钠、水合氯醛、氯丙嗪、异丙嗪（非那根）等。抽搐持续状态可用地西泮 10～20mg 静脉注射，每分钟不超过 2mg，抽搐停止立即停止注射，可以半小时后重复注射，注意呼吸抑制；也可以地西泮 100～200mg 溶于 5% 葡萄糖盐水 500ml 中缓慢静脉滴入。

6. 降温　每下降 1℃ 体温，脑代谢率可降低 6.7%，颅内压下降 5.5%，头部放置冰帽或冰袋，使体温降至 35～37℃，必要时可以加以人工冬眠疗法或亚冬眠疗法，体温小于 35℃ 给予保暖和复温。近年来许多学者一致公认亚低温，体温维持在 34～36℃ 对脑保护最有利。

（二）病因治疗

对昏迷者明确病因，对症治疗是最有效的措施，如颅内占位性病变、颅脑外伤所致颅内血肿、脑出血等尽早给予开颅手术或血肿清除术。急性中毒者及时清除毒物、洗胃、补液和使用特殊解毒药物等。脑血管疾病按出血性或缺血性脑卒中治疗。颅内外感染性疾病抗感染、抗病毒等治疗。代谢性疾病、各种脏器损害、各种原因休克和物理因素引起的昏迷均按不同病因进行治疗。

（三）抗生素的应用

昏迷者很容易合并感染，一般均使用抗生素治疗，严重感染者在使用抗生素前，先做必要的细菌培养，如血、尿、痰、伤口分泌物、脑脊液等，同时做药物敏感试验，选用合适的抗生素。

（四）脑保护剂的应用

能降低脑代谢，阻止脑细胞发生不可逆的损伤。巴比妥类能抑制脑代谢、清除自由基、降低颅内压和减轻脑水肿，有条件在监测下可使用的药物，如硫喷妥钠、硫戊巴比妥钠或巴比妥钠等。苯妥英钠能降低脑耗氧量，减少乳酸产生，提高脑缺血、缺氧的耐受性，能扩张脑血管，增加脑血流。富马酸尼唑苯酮能降低脑代谢，清除自由基，有抗过氧化作用。甲苯咪唑可抗自由基过氧化，减少脑氧的消耗和脑血流量，降低颅内压。纳洛酮是吗啡受体拮抗剂，能拮抗 β 内啡肽引起脑细胞的抑制，如麻醉过量、酒精中毒、药物中毒引起的昏迷均可促进脑细胞的保护作用。

（五）促进脑细胞代谢和苏醒剂的应用

各种原因引起的昏迷均伴有脑细胞代谢功能障碍，严重的脑功能衰竭，均有严重的脑水肿和脑缺氧，这些药物的应用可以促进脑细胞代谢的活化功能，帮助意识恢复，减少昏迷引起的后遗症。但有些代谢激活剂，有扩张血管作用，早期应用增加脑耗氧，会加重脑组织缺氧和脑内酸中毒，急性期不主张应用。常用的西药有：三磷腺苷、辅酶 A、维生素 B_6、γ-氨酪酸、乙酰谷酰胺、谷氨酸钠、吡拉西坦（脑复康）、吡硫醇（脑复新）、氨乙异硫脲（克脑迷）、甲氯芬酯（氯酯醒）、甲磺酸双氢麦角毒碱（喜德镇）、阿米三嗪萝巴新（都可喜）、胞磷胆碱活血素、脑蛋白水解物（脑活素）、尼麦角林（脑通）、神经生长因子（NGF）、GM-1（单唾液酸四己糖神经糖苷脂）。中药有：醒脑静、安宫牛黄丸、牛黄清心丸、金宝丹和紫雪丹等。

（六）高压氧治疗

能提高脑血管含氧量和储氧量，改变血-脑脊液屏障渗透性，有利于预防、治疗脑水肿和降低颅压，特别对一氧化碳中毒、缺血性脑血管疾病、脑炎、急性颅脑损伤、中毒性脑病均有一定的疗效。

（七）昏迷的护理

昏迷患者能否得到良好的护理直接关系到患者预后。护理工作中必须严密观察病情、详细记录，如生命体征和脑功能的观察，呼吸道、口腔、眼、皮肤和压疮、排泄道的护理，肢体的功能护理和营养的维持等，这些都是预防并发症和康复的重要措施。

（李广超）

第三节　抽　搐

抽搐是指小块或功能关联的小组随意肌短促而快速地抽动，表现为非自主的、短暂的、刻板的、非节律的不随意运动，在一定时间内随意控制。这种动作可因肌肉内部张力增高（肌肉用力但不产生运动）而被抑制。种类较多，可分运动性（短暂运动）、发声性（发出短暂声音）、感觉性（短暂感觉）等。抽搐可以很单纯，仅表现为单一动作，也可甚为复杂，出现具有某种目的令人厌恶的手势，有时可带有阵挛性，但无强直。抽搐可出现于不同的神经变性疾病中，也可为药物治疗的并发症，甚至因感染所致，需鉴别。如：

①单纯部分性发作；

②面肌抽搐；

③抽动－秽语综合征；

④习惯性抽搐；

⑤大脑、脑干功能失常；

⑥脊髓病变；

⑦血糖变化；

⑧心源性发作；

⑨肝性脑病；

⑩严重水电解质紊乱；

⑪维生素 D 缺乏、甲状旁腺功能减退、佝偻病；

⑫甲状腺功能亢进；

⑬药物引起抽动；

⑭破伤风、狂犬病；

⑮癔症性抽搐；

⑯马钱子、士的宁中毒。

现主要介绍各疾病的不同之处。

（一）单纯部分性发作

癫痫的一种发作类型，不伴意识障碍。可表现为一系列的局部重复抽搐动作，大多见于一侧口角、眼睑、手指或足趾，也可涉及整个一侧面部或一个肢体的远端，也可发作自一处开始，按人脑皮质运动区的分布顺序缓慢地移动，如自一侧拇指沿手指、腕、肘、肩部扩展，为 Jackson 发作。较严重的发作后，发作部位可留下暂时性的瘫痪，称 Todd 麻痹，该处原已有瘫痪可暂时性加重。局部抽搐偶可持续数小时、数日、数周。病灶在运动区或其邻近额叶，多为症状性癫痫。脑电图上有痫性放电。可针对病因予以苯妥英钠、卡马西平、苯巴比妥钠等治疗。

（二）面肌抽搐

又称半侧颜面痉挛或面肌痉挛，为阵发性半侧面肌的不自主抽搐，通常抽搐仅限于一侧面部，无神经系统其他阳性体征。可能与面神经通路上某些部位受到病理性刺激有关，其中部分患者可能由于椎基底动脉系统的动脉硬化性扩张或动脉瘤压迫、面神经炎后脱髓鞘变性及桥小脑角肿瘤、炎症等所致。多数中年以后起病，女性较多。起病时多为眼轮匝肌间歇性抽搐，逐渐缓慢扩展至一侧面部的其他肌肉，口角抽搐最易引起注意，严重者可累及同侧颈阔肌。抽搐可因疲劳、精神紧张、自主运动而加重，入睡后停止。两侧面肌均有抽搐者少见，若有往往一侧先于另一侧受累。少数病例抽搐时伴有面部轻度疼痛，个别伴有头痛，患侧耳鸣。神经系统检查除面肌抽搐外，无其他阳性体征，少数患者晚期可伴有患侧面肌轻度瘫痪。应用镇静、抗癫痫类药物、理疗等减轻症状，也可进行手术治疗。一般均不会自然好转，如不给予治疗，部分患者病程晚期因患侧面肌麻痹而抽搐停止。

（三）抽动－秽语综合征

又称慢性多发性抽动，是一种运动障碍病。其与黑质－纹状体通路的多巴胺能系统的功能异常，脑内5-羟色胺代谢障碍，去甲肾上腺素代谢障碍和脑部的额、颞、枕区中环腺苷酸（cAMP）浓度明显下降以及遗传等因素有关。多于2～13岁起病，男孩多见。面肌、眼肌、颈肌或上肢肌迅速、反复、规则的抽动，以后又出现肢体或躯干短暂的、暴发性不自主运动。肌肉抽搐开始后2～4年内发出各种怪声，如喉鸣声、咳嗽声、发哼声、猪狗怒吼声或吹口哨声等。症状呈波动性，抽搐形式也有变动。无意识障碍，精神紧张加重，注意力分散减轻，入睡后消失。还可有精神行为紊乱，学习能力和学习成绩下降。患者有良好自知力，但难以自制，在不适当的地点和场合，以无礼方式，大声表达淫秽词语，偶用淫秽手势和下流姿势替代言语。如果症状不严重，患者能主观地控制秽语。一旦药物治疗正确，秽语通常最先消失。3%患者未经治疗，秽语自行缓解，但通常持续终身。患者脑电图异常，表现为背景波缓慢、紊乱，双颞、顶部偶见尖棘波，后枕部δ波，多为轻度或中度异常，有时有明显放电活动，甚至影响睡眠，脑电图的异常不具有特征性。头颅MRI显示患儿左侧豆状核较右侧大，而正常儿童恰好相反。可用镇静剂、酚噻嗪类、心理治疗等。

（四）习惯性抽搐

无器质性病因的抽动，2岁起病，6～12岁明显增多，随年龄增长发病率减少，10岁以内发病率最高，30岁以前全部抽搐的3/4左右属于无器质性抽搐。受遗传、环境、精神因素和产伤影响，常表现为瞬眼、摇头、转颈、耸肩、怪相或耳朵抽动、鼻部抽动、唇、舌抽动、喉头抽动等形式，大多较轻，动作刻板，无目的性，或发病前因衣领过紧，转伸颈部，久而久之，形成习惯，此后松解衣领无效，心理治疗和镇静药物可缓解。本病的预后不一，绝大多数预后良好，短时间（1年）内痊愈，但也有间隔数年或数十年后再发，再发的严重程度不一。

（五）大脑、脑干功能病变

因各种原因造成纹状体损害，如脑炎后（昏睡型脑炎）、神经棘红细胞增多症、脑血管病、脑外伤、脑肿瘤、脑软化灶、中毒性损害（一氧化碳中毒、锰中毒）、神经梅毒等。脑干因肿瘤、出血、血栓、炎症而间隙性出现去大脑强直发作，角弓反张、神志丧失、青紫、瞳孔散大，持续时间长短不一。有明显脑干定位体征。可针对病因治疗。

（六）脊髓病变

可出现下肢抽搐，其抽搐往往由于脊髓病变引起肌张力增高、腱反射亢进所致，可伴有传导束型感觉障碍，病理征阳性，排便困难，排尿不畅，一旦接触下肢即可引出明显抽搐。

（七）血糖变化

成人胰岛细胞瘤、糖尿病患者，口服过量降糖药而进餐减少时即可出现意识丧失、四肢抽搐、大小便失禁，此时测血糖显示 $2.75 \sim 3.3$ mmol/L 以下，或高血糖、非酮症高渗性高血糖、半乳糖血症也会出现类似癫痫样发作，及时纠正血糖后即能控制发作。

（八）心源性发作

心脏节律紊乱、病窦综合征、窦房传导阻滞、心室预激综合征、发作性室上性心动过速或过缓、室性心动过速、主动脉狭窄和先天性心脏病时，出现意识丧失，四肢抽搐、口唇青紫、大小便失禁，心电图显示异常变化，对症治疗后发作停止。

（九）肝性脑病

肝昏迷前期，可出现扑翼样震颤。除此之外，还可有意识错乱，睡眠障碍，行为失常，肝功能损害，黄疸、出血倾向，肝臭，肝肾综合征、脑水肿、血氨明显增高 $>200 \mu g/L$，纠正肝功能后，扑翼样震颤才能消失。

（十）严重水电解质紊乱

晚期尿毒症引起的电解质紊乱、频繁呕吐、坏死性小肠炎、胃肠道手术、灼伤后脑病等引起的低血钠、低血钾、低血钙、低血镁、水中毒、高碳酸血症、高血钠均可引起四肢抽搐，纠正水、电解质紊乱后，抽搐停止。

（十一）维生素 D 缺乏、甲状旁腺功能减退、佝偻病

三者都可出现血钙降低，当血钙降低至 2mmol/L 以下即可产生手足抽搐，也可有癫痫样发作，此时快速给予 10% $CaCl_2$ 10ml 溶于 25% 葡萄糖液 20ml 静推，提高血钙浓度，即可制止抽搐。

（十二）甲状腺功能亢进

本病多见于女性，男女之比约 $1:4 \sim 6$，各组年龄均可发病，$20 \sim 40$ 岁多见。患者舌和双手平举时可出现轻微震颤，典型病例除此之外，还有高代谢症候群、甲状腺肿、突眼症与 T_3、T_4 增高，抗甲状腺药物治疗后，震颤可改善。

（十三）药物引起抽搐

酚噻嗪类药物治疗精神病时不良反应可为抽动样的多动；复方左旋多巴治疗帕金森病

时出现肢体、躯干多动；应用甲磺酸硫达唑嗪（Majeptil）的最初可出现类似表现：以面部、唇部、舌部、头颈部为主，四肢很少受累；大剂量长时间应用神经抑制剂也可引起抽搐，以口周多见；卡马西平治疗癫痫、三叉神经痛、尿崩症时，一般出现胃肠道反应、皮疹、白细胞降低、肝功能损害和共济失调等，但偶也可引起抽动。曾有报道患者因复杂部分性发作接受卡马西平治疗3~6周后出现面部抽动，频繁眨眼，张闭口、舌运动，持续数月，其抽动出现的时间与卡马西平治疗之间存在联系，其血药浓度均在治疗范围内，没有卡马西平其他中毒症状和体征，提示可能系特异质反应。在未停用卡马西平的情况下，抽动消失，提示卡马西平治疗导致儿童抽动是可逆的。故对该现象的出现在临床上应引起重视，但不一定要停药。同样拉莫三嗪也可引起儿童抽动，值得注意。

（十四）破伤风、狂犬病

全身肌肉疼痛，强直性持续性痉挛，偶见阵挛性抽搐，间隙期肌肉也不松弛，且以咀嚼肌明显，牙关紧闭。狂犬病有咽部痉挛，引起恐水症，意识清醒，外界轻微刺激即可诱发抽搐，每次仅数秒钟。

（十五）癔症性抽搐

往往有精神因素，受刺激后加剧，伴有焦虑、烦躁，抽搐无规律，持续时间长，有哭吵，暗示后好转，无自伤及大小便失禁。

（十六）马钱子、士的宁中毒

意识不丧失，开始即有阵挛性抽搐，逐渐发展成强直性发作。

（李广超）

第四节　呼吸困难

呼吸困难是指患者主观上感到空气不足或呼气费力，客观上表现为呼吸频率、深度和节律的改变，可见辅助呼吸肌参与呼吸运动，严重者可呈端坐呼吸及发绀。

一、呼吸困难的主要病因

（一）呼吸器官疾病引起的呼吸困难

1. 上呼吸道疾病　包括咽后壁脓肿、喉及气管内异物、喉水肿、咽喉部白喉、喉癌等。

2. 气管及大支气管病变　常见有气管肿瘤、甲状腺肿大、主动脉瘤压迫、支气管炎、支气管哮喘等。

3. 肺脏病变　常见有肺炎、肺结核、棉尘肺、过敏性肺炎、热带嗜酸粒细胞增多症、慢性阻塞性肺气肿、肺纤维病变、阻塞性肺不张，弥漫性肺纤维化、急性呼吸窘迫综合征（ARDS）、肺水肿、肺栓塞、肺梗死、肺羊水栓塞症、肺泡蛋白沉着症、硅沉着病（矽肺）。

4. 胸膜病变　常见有气胸、大量胸腔积液、严重胸膜肥厚。

5. 纵隔病变　常见有纵隔肿瘤、气肿及囊肿。

6. 胸廓病变　见于肋骨骨折、呼吸肌麻痹、膈疝、重症肌无力、系统性硬化症、周期性麻痹。

7. 膈肌运动受限　如高度鼓胀、大量腹水、腹腔内巨大肿瘤等。

（二）心源性呼吸困难

各种原因所致的重度心功能不全，如高血压性心脏病、冠心病、风心病、心肌炎、扩张性心肌病、心包积液等。

（三）中毒

常见有安眠药中毒、吗啡中毒、氰化物中毒、有机磷农药中毒等。

（四）神经精神性因素

如缺氧、二氧化碳潴留、出血、肿瘤压迫、外伤所致的呼吸中枢功能障碍，脊髓灰质炎，脑炎，癔症等。

（五）血液病

如重度贫血、红细胞增多症、高铁血红蛋白血症等。

（六）代谢性疾病

如尿毒症、糖尿病酮症酸中毒等。

二、发病机制

呼吸过程是通过下面几个连续的步骤来完成的：
①通气：即空气与肺之间的气体进行交换；
②换气：即肺泡气与血液中的气体进行交换；
③氧气及二氧化碳在血液中运输；
④细胞与血液中的气体进行交换。
呼吸节律受大脑皮质运动神经元及体液中化学因素的支配与调节。

（一）神经系统调节

呼吸中枢位于脑干网状结构内，在延髓有吸气及呼气中枢，在脑桥有长吸气中枢，当其兴奋时引起深长的吸气。在脑桥上部及中脑有呼气中枢，其兴奋时则抑制长吸气中枢，两者相互协调与制约，维持呼吸节律稳定。呼吸中枢除受大脑皮质的支配外尚受各种神经反射的调节：

1. 肺牵张反射　在病理情况下，因各种原因引起肺扩张较少时，则牵张反射活跃，呼吸变浅而快，同时出现呼吸困难的感觉。

2. 感受器反射　感受器位于肺泡与毛细血管之间，为迷走神经末梢，在正常情况下并不发挥作用，但当肺毛细血管充血，压力增加或肺泡水肿、肺部炎症、肺梗死时，感受器受到刺激，引起呼吸急促。

3. 呼吸肌本体感受器反射　在病理情况下，如气道有梗阻，而肺的顺应性好，可借肌梭反馈的信息，使肺活量增加，因而出现慢而深的呼吸。反之，当有限制性呼吸系统病变时，可借肌梭反馈的信息，通过浅而快的呼吸，以增加每分钟通气量。上述两种情况皆可使呼吸肌在耗能最少的情况下维持通气功能，同时，皆有发生呼吸困难的感觉。

呼吸肌为随意肌，在一定的限度内可受大脑皮质运动神经元的支配而对呼吸进行调节。此外，疼痛、冷、热刺激，通过皮肤的感受器反射作用，可增强呼吸，高血压时颈动脉窦及主动脉弓的压力感受器受到刺激，也可使呼吸兴奋。

（二）体液化学因素的调节

体液化学因素是通过化学感受器对呼吸进行调节，化学感受器有位于延髓外侧表浅部位的中枢性化学感受器及位于颈动脉体和主动脉周围的化学感受器。这些化学感受器主要是通过体液中 PaO_2、$PaCO_2$ 及 H^+ 的改变对呼吸进行调节，$PaCO_2$、H^+ 增加、PaO_2 降低呼吸兴奋。

呼吸困难的基本原因是呼吸中枢受刺激后使呼吸作用加强，上述各种神经性或化学性刺激增加都能引起呼吸困难。此外，呼吸运动的机械性阻碍如呼吸道梗阻、胸廓畸形、呼吸肌麻痹、膈肌位置上移等，也是引起呼吸困难的原因之一。

肺部疾病引起的呼吸困难与呼吸肌运动的情况有明显的关系，吸气时呼吸肌做功量增加的多少与呼吸困难的程度成正比。如限制性呼吸困难时，呼吸肌长度与紧张力不能适应通气的需要时，神经冲动到达中枢引起呼吸困难的感觉。

左心功能不全产生呼吸困难的主要因素是肺淤血与肺组织弹性减退。

①肺泡内张力增高，刺激肺牵张感受器，通过迷走神经反射兴奋呼吸中枢；

②肺泡弹性减退，妨碍其扩张与收缩，使肺活量减少；

③肺淤血妨碍肺毛细血管的气体交换；

④肺循环血压升高对呼吸中枢的反射性刺激。

急性左心功能不全常出现夜间呼吸困难，主要是由于睡眠时迷走神经兴奋性增高，使冠状动脉收缩，心肌供血不足以及仰卧时肺活量减少和下半身静脉血回流量增多，致肺淤血加重。

右心功能不全时呼吸困难的主要原因为体循环淤血，其发生机制为：

①右心房与上腔静脉血压升高，刺激其压力感受器反射地兴奋呼吸中枢；

②血含氧量减少与乳酸、丙酮酸等酸性代谢产物的积累，刺激呼吸中枢；

③并发的淤血性肝肿大、腹水与胸水，使呼吸运动受限。

重度贫血、高铁血红蛋白血症、硫化血红蛋白血症或一氧化碳中毒等，致红细胞携氧量减少，血含氧降低。引起呼吸较慢而深。

三、临床表现

呼吸困难的主要临床表现有如下几类疾病所致的不同表现。

（一）呼吸系统疾病

此类疾病所致的呼吸困难是因病变引起肺通气、换气功能不良，肺活量降低，血中缺氧与二氧化碳浓度增高引起。此类呼吸困难一般分为下列三种形式。

1. 吸气性呼吸困难　由于喉、气管、大支气管的炎症、水肿、肿瘤或异物等引起狭窄或梗阻所致。其特点是吸气显著困难，高度狭窄时呼吸肌极度紧张，胸骨上窝、锁骨上窝、肋间隙在吸气时明显下陷（称为"三凹征"），可伴有干咳及高调的吸气性哮鸣音。

2. 呼气性呼吸困难　见于急性细支气管炎、支气管哮喘、慢性阻塞性肺气肿等，由于肺组织弹性减弱及小支气管痉挛狭窄导致呼吸困难。其特点为呼气费力、延长而缓慢，常伴有哮鸣音。

3. 混合性呼吸困难　见于阻塞性肺气肿合并感染、大量胸腔积液、自发性气胸、重症肺炎、大片肺不张及广泛性肺纤维化等，主要是由于广泛性肺部病变使呼吸面积减少，影响换气功能而产生。特点是吸气与呼气均感费力，呼吸频率也有增加。

（二）心脏病

呼吸困难是各种原因引起心功能不全的主要症状之一，尤以左心功能不全为显著。心源性呼吸困难的特点为劳动时发生或加重、休息时缓解或减轻，仰卧位时加重坐位时减轻，所以经常迫使患者采取端坐呼吸体位。急性左心功能不全时，因急性肺淤血，常表现为阵发性呼吸困难，多在夜间睡眠中发作，称夜间阵发性呼吸困难，发作时患者常在睡眠中，突然因感觉气闷或气急而惊醒，被迫坐起。轻者历时数分钟至数10分钟后症状消失，重症者可有气喘、哮鸣音、发绀。双肺湿啰音，心率加快、咯粉红色泡沫样痰，这种发作性呼吸困难称为心源性哮喘。

（三）中毒及代谢性疾病

吗啡类、巴比妥类药物急性中毒时，呼吸中枢受抑制，致呼吸缓慢，也可呈潮式呼吸，表现为开始呼吸微弱后逐渐增强而达高峰，后又逐渐减弱而暂停，周而复始。

尿毒症、糖尿病酮症出现代谢性酸中毒时，血中酸性代谢产物强烈刺激呼吸中枢，致呼吸深而规则，可伴有鼾声，称酸中毒深大呼吸。急性感染时由于代谢率增加、血液温度增加及中毒性代谢产物的强烈作用，也可刺激呼吸中枢，使呼吸加快。

（四）血液病

重度贫血、高铁血红蛋白血症、硫化血红蛋白血症或一氧化碳中毒等，致红细胞携氧量减少，血含氧降低，引起呼吸较慢而深，心率亦加快。

（五）神经精神因素

重症中枢神经系统疾病，如脑水肿、脑疝、脑血管病、脊髓灰质炎、脑炎及颅脑外伤等病变影响呼吸中枢，临床表现为呼吸节律改变或呼吸暂停。

（六）常见的中枢性呼吸衰竭形式有以下几种：

1. Biot呼吸　表现为均匀较深的过度呼吸后暂停，后再重复。此见于大脑半球及间脑病变。

2. Cheyne-Stockes 呼吸　表现为开始呼吸微弱后逐渐增强而达高峰，后又逐渐减弱而暂停，周而复始，此见于大脑半球、间脑、中枢及脑桥病变。

3. 中枢型呼吸　为快而深大的呼吸，节律规律而持续，见于间脑、中脑下部及脑桥上部病变。

4. 双吸气样呼吸　为吸气时间长，呈双吸气，见于脑桥病变。

5. 延髓性呼吸　为呼吸次数减少，呼吸深浅不匀、节律不整，为延髓损害所致，是呼吸中枢衰竭的晚期表现。

癔症患者呼吸困难发作的特点是呼吸非常频速（1min 可达 60～100 次）和表浅，常因换气过度而发生胸痛与呼吸性碱中毒，出现手足搐搦症。叹息样呼吸患者常主诉呼吸困难，但无呼吸困难的客观表现。叹气样呼吸后患者常自觉舒适，为神经官能症表现之一。

四、诊断

对呼吸困难病例，应根据临床表现进行综合分析，作出诊断。

（一）详细询问病史

1. 注意了解起病方式是突然发病，还是缓慢起病，以往有无类似发作，发病与季节、体力活动等有无关系。突然发病见于气胸、肺水肿、支气管哮喘、肺梗死等。

2. 有无咽痛、咳嗽、咯痰、咯血、发热、胸痛症状。

3. 有无心悸、心前区疼痛症状。

4. 有无腹痛、胸痛表现。

5. 排便及排尿情况

6. 既往有无心脏病、支气管哮喘、慢性肾炎及糖尿病病史。

（二）仔细进行体格检查

1. 注意患者呼吸困难为吸气性、呼气性、混合性、还是中枢性呼吸困难，注意患者的呼吸频率、节律、深度、有无"三凹征"现象，有助于提示病变部位。

2. 是否端坐体位，有助于鉴别肺源性抑或心源性呼吸困难。

3. 有否颈静脉怒张，下肢水肿等右心功能不全表现。

4. 胸廓外形及胸廓扩张情况，提示胸膜及胸廓病变。

5. 胸部触诊语颤，叩诊、听诊呼吸音改变及啰音、胸膜摩擦音的部位范围，有助于肺部及胸膜病变的诊断。

6. 心脏视、触、叩、听病理体征，提示心脏病变。

7. 有否发绀、杵状指（趾）等慢性缺氧体征。

8. 呼出气体有无特殊气味、有无脱水征、有助于代谢性疾病和中毒的诊断。

（三）辅助检查

1. 血常规　提示血液病、感染、过敏性疾病；尿常规：提示肾脏病变，糖尿病酮症等。

2. X 线摄片及 CT 检查有助于肺部疾病、胸廓及纵隔疾病的诊断。

3. 疑有心源性呼吸困难者，可根据病情选用心电图、超声心动图、心导管、中心静脉压测定等检查。

4. 尽快进行动脉血气分析以确定是否存在呼吸衰竭。

5. 肺功能检查、纤维支气管镜检查有助于肺部疾病的定性诊断及呼吸功能判断。

6. 血糖、尿素氮、肌酐、二氧化碳结合力检查有助于代谢性疾病的诊断。

7. 肺血管造影有助于肺梗死、肺栓塞的诊断。

8. 必要时行血、尿毒物分析，胸腔镜、脑 CT、腹部 B 超等检查。

（李广超）

第五节　胸　痛

胸痛是临床上常见的症状，为患者自觉胸部疼痛，但其部位和严重程度，并不一定和病变的部位及疾病轻重相一致。

一、病因

常见的病因有以下几类。

（一）炎症性疾病

1. 胸壁炎性感染，如带状疱疹、皮下蜂窝织炎、流行性胸痛和胸壁软组织、肋软骨、肋间神经、肩关节周围炎症等。

2. 胸腔内脏感染，如胸膜炎、脓胸、肺炎、心包炎、纵隔炎和食管炎等。

3. 腹腔内脏感染，如膈下脓肿、肝脓肿、溃疡病穿孔及胆道化脓性疾患等。

（二）内脏缺血

冠心病心绞痛、急性心肌梗死、肥厚性心肌病、肺梗死、肺栓塞、脾栓塞等，主动脉瓣狭窄及关闭不全、二尖瓣脱垂。

（三）肿瘤

原发性肺癌、纵隔肿瘤、骨髓瘤、白血病等的压迫或浸润。

（四）机械压迫和刺激及损伤

气胸、纵隔气肿、主动脉瘤侵蚀胸骨、夹层动脉瘤外膜膨胀、气管食管内异物的刺激，胸部外伤等。

（五）自主神经功能失调

如过度换气综合征、贲门痉挛、心脏神经官能症等。

（六）风湿免疫性疾病

痛风、皮肌炎、硬皮病、颈肌及前斜角肌病变引起胸廓入口综合征、肩关节病变、胸肌痛等。

（七）其他

如腐蚀剂、毒气引起食管、气管刺激或损伤，胃酸反流性食管炎症，颈、胸椎骨质增生，椎间盘变性后凸，肋间肌劳损等。

二、发病机制

炎症、外伤、肿瘤或理化因素造成的损伤，组织内所产生的各种化学因素或组织张力刺激肋间神经的感觉纤维、脊髓后根的传入纤维。支配心脏及主动脉的感觉纤维、支配气管、支气管及食管的迷走神经感觉纤维、或膈神经感觉纤维等，均可引起胸痛。引起疼痛的化学物质有 K^+、H^+、组胺、5-羟色胺、缓激肽等。由于组织损伤时释放 K^+ 和 H^+，故一般认为 K^+、H^+、组胺与即刻疼痛有关，而缓激肽和5-羟色胺与缓慢疼痛有联系。

内脏疾病除产生局部疼痛外，由于某一内脏与体表某一部位接受相同脊神经后根的传入神经支配，则来自内脏的痛觉冲动到达大脑皮质，除可产生局部疼痛外，还可出现相应的体表疼痛感觉，称为放射性疼痛，如胆绞痛放射到右肩背，心绞痛放射至左肩及左前臂内侧皮肤。

三、临床表现

（一）胸壁病变所致胸痛

胸壁外伤和感染局部有红肿热痛，有时出现液波感和淤点淤斑；带状疱疹常骤然起病，沿肋间神经分布，呈粟粒至绿豆大丘疹，继变为水疱，常发生在胸部一侧不越过中线，患部皮肤感觉过敏，呈刀割样剧痛或灼痛；肋间神经炎者胸痛呈刺痛或灼痛，沿肋间神经分布，局部有压痛，以脊柱旁、腋中线及胸骨旁显著；流行性胸痛多发生在夏秋季，青少年、儿童多见，起病突然，胸腹部肌肉痛、呈烧灼、刀割、痉挛、尖锐刺痛，随呼吸活动、咳嗽、啼哭、翻身而加剧，可伴有寒战高热、头痛、气急、呕吐、腹泻等。非化脓性肋软骨炎（Tietze病）好发于第1~4肋软骨，局部增粗，隆起、肿胀有压痛，青壮年多见，3~4周后可逐渐消失。

（二）心血管疾病

1. 心绞痛　临床特点为阵发性的胸骨后压榨性疼痛，范围广泛而无明确界限，患者常用手掌指示部位，向左臂内侧放射，可达腕部、小指及环指，常因劳累、饱餐寒冷及情绪激动而诱发，使用硝酸酯制剂及休息后消失。

2. 急性心肌梗死　表现为剧烈、持久的胸骨后绞痛，可伴有发热、心律失常、休克和心力衰竭，血清心肌酶活力增高，心电图呈进行性异常改变。

3. 二尖瓣脱垂　胸痛与劳累无关，含服硝酸甘油无效，平卧位可缓解，某些患者服普萘洛尔（心得安）可缓解。体检有二尖瓣收缩中、晚期喀喇音，可见于10%健康青年女性，伴有其他功能性症状，如头晕、忧虑、过度通气等。

4. 主动脉夹层动脉瘤　本病因刺激血管外膜而呈胸骨后持续性剧痛，向背部放射，不随呼吸及体位变化加重。患者呈休克状，但血压仍较高，一侧桡动脉搏动减弱或消失，主动脉瓣还可闻及舒张期杂音，X 线检查主动脉增宽。

5. 其他　肥厚性心肌病常有心前区疼痛，多在劳累后发生，伴有心悸、乏力、晕厥、气急等，心电图呈 ST－T 改变、左室肥厚、异常 Q 波，超声心动图可确诊。急性心包炎可有胸部锐痛、闷痛或压迫感，呈持续性或间歇性，多位于心前区、背部及剑突下，放射到左肩、左颈、左前臂，体检可发现心包摩擦音。法洛三联或四联症、主动脉缩窄等均可发生胸痛，往往伴有相应各类疾病征象。

（三）呼吸系统疾病

1. 胸膜炎与胸膜痛　各种病因所致胸膜炎引起的胸痛以纤维素性胸膜炎最明显，呈刺痛或撕裂痛，多位于胸廓下部腋前线与腋中线附近，随深呼吸加剧，可有胸膜摩擦音和摩擦感。膈胸膜炎可引起下胸部疼痛，常向肩、心前区或腹部放射，并伴有腹壁紧张及压痛而误诊为腹部疾病，渗出性胸膜炎随渗出液的增加胸痛逐渐减轻。

2. 自发性气胸　自发性气胸常突然以一侧剧烈胸痛而起病，并伴有呼吸困难及气胸的体征，其胸痛常表现为尖锐刺痛、撕裂痛并向同侧肩部放射。但部分积气较少的患者可只觉轻微胸痛，而无明显的呼吸困难及气胸的体征。

3. 纵隔气肿　纵隔气肿多并发于自发性气胸，但也可由于外伤等原因导致。纵隔气肿较严重时可引起胸痛，常位于胸骨后区，并放射至背、颈、肩以及臂等处。剧痛时可引起呼吸困难，发绀及心动过速，颈部及前胸部可出现皮下气肿。

4. 肺栓塞与肺梗死　肺栓塞与肺梗死时，可突然发生呼吸困难、发绀、咳嗽、咯血、休克以及胸骨后疼痛等症状，胸痛呈刺痛、绞痛，如累及胸膜时，胸痛常于吸气时加剧，如累及膈肌，痛可向颈及肩部放射。重者可因突然胸痛、昏厥休克而死亡。

5. 肺炎　球菌性肺炎常波及胸膜，引起胸部刺疼，疼痛随呼吸和咳嗽而加剧，伴有畏寒发热、咯铁锈色痰等症状。

6. 肺动脉高压　肺动脉壁有痛觉神经末梢，当肺动脉高压时，可因动脉管壁扩张而出现胸痛，常伴有心悸、气急、咯血、发绀等症状，右心导管造影可确诊。

（四）其他

1. 食管疾病　急性食管炎、食管贲门失弛缓症，弥漫性食管痉挛，食管裂孔疝、食管癌、食管憩室等均可引起胸痛，其胸痛特点是疼痛常位于胸骨后，多在吞咽时发作或加剧，常伴有吞咽困难。X 线摄片及钡餐、纤维食管胃镜可帮助确诊。

2. 腹部脏器疾病　溃疡病穿孔时可引起剧烈的上腹痛，有时也可伴有下胸部疼痛，可有典型的腹部体征；亚急性感染性心内膜炎并发脾梗死，可出现左上腹及左下胸持续性剧痛，疼痛向左肩背部放射，可伴有发热，恶心呕吐，脾肿大压痛并有摩擦音；肝癌、肝炎和肝淤血等可引起右下胸痛，但各病均具有其他典型表现。胆石症、胆囊炎患者有时可类似心绞痛发作，但随着胆囊切除，此症可消失，称为胆心综合征。心电图、B 超等检查有利于鉴别。

3. 精神性胸痛　表现多样、易变、短暂或持续，常诉心尖部痛，自感呼吸困难，叹气样呼吸。

四、诊断与鉴别诊断

胸痛的病因较多，涉及呼吸、循环、消化、骨骼肌肉及神经诸系统，为明确病因诊断，进行急诊鉴别，必须注意详询病史，仔细体检，结合必要的辅助检查，尽快做出判断。

（一）详细询问病史

1. 胸痛的部位　很多疾病引起的胸痛，常有一定的部位，胸痛部位有助于病因判断。如胸壁疾病所致的胸痛常固定于病变部位，且局部多有明显压痛。胸膜炎所致胸痛在胸侧部或胸廓前部较明显，心绞痛常在胸骨后或心前区。

2. 胸痛的性质　胸痛性质随多种疾病而有差异，疼痛程度有利于了解病情危急情况，如肋间神经痛呈阵发性灼痛或刀割样痛，心绞痛常呈压榨性痛，并伴有压迫感或窒息感；原发性肺癌、纵隔肿瘤可有胸部闷痛。

3. 胸痛的时间及影响胸痛的因素　胸痛可呈阵发性或持续性，许多疾病发生胸痛的时间颇具典型特点。心绞痛常于用力或精神紧张时诱发，呈阵发性，一般持续 1~5min 即缓解；心肌梗死常呈持续性剧痛，虽含服硝酸酯类药物不能缓解疼痛；心脏神经官能症所致胸痛常因咳嗽或深呼吸而加剧。食管疾病的疼痛常于吞咽时发作或加剧。

4. 胸痛伴随的症状　许多疾病除胸痛外，常伴有其他症状，在诊断上具有一定价值。如气管、支气管、胸膜疾病所致胸痛常伴咳嗽；食管疾病所致的胸痛常伴吞咽困难；肺结核、肺梗死、原发性肺癌的胸痛伴有咯血。

5. 既往病史　既往病史对胸痛诊断具有一定的参考价值：心绞痛、心肌梗死常有高血压、高脂血症、动脉硬化或糖尿病等病史；肺梗死常有心脏病或近期手术史等；急性纵隔炎有颈部炎性病变及邻近器官疾病病史。

（二）体格检查

胸痛患者应进行全面体格检查，特别注重心肺体检。

首先应注意脉搏、呼吸、体温、血压等生命体征的检查，血压检查应注意四肢血压的差异，注意有无奇脉；患者的一般状态，包括有无皮肤苍白、出汗、有无发绀、气逼、有无颈静脉怒张、气管移位对胸痛诊断也有一定意义，不应遗漏；对于胸壁外伤、炎症等胸壁病变，往往经视诊及触诊即可做出诊断，所以应注意胸部有无皮疹、红肿、局部压痛等；肺部的详细体检包括视、触、叩、听，有无浊音、过清音、呼吸音强弱改变，有无支气管呼吸音、啰音、胸膜摩擦音，对呼吸系统疾病诊断有重要意义；心脏体检包括心界大小、心率、心律、心音强弱、附加音、心脏杂音、心包摩擦音，可帮助心血管疾病的诊断；腹部有无压痛、反跳痛、肌紧张及莫非征等，有助于腹部疾病的鉴别。另外还应注意有无脊柱畸形、压痛、叩击痛等。

（三）辅助检查

1. X线胸片　凡胸痛病因不清楚者常规摄胸片，对鉴别肺、纵隔、胸膜、心脏和腹腔疾患有帮助，必要时可行肺部 CT 平扫或 MRI 检查。

2. 心电图　凡疑有心脏疾病者，都应作心电图检查，心电图对心绞痛及心肌梗死有及时准确的诊断作用。

3. 实验室检查　可行血常规、痰常规、血细胞沉降速率、血细胞比容等检查，怀疑急性心肌梗死者应急查心肌酶谱、肌钙蛋白等。

4. 超声检查　可行胸部肿块及胸水的 B 超检查，怀疑心包积液，主动脉夹层动脉瘤者应行超声心动图检查及数字减影、血管造影 CDAS 或 MRI 检查。

5. 其他　纤维支气管镜、食管镜、胃镜等检查有助于肺肿瘤和食管胃疾病的诊断。

（李广超）

第六节　咯　血

咯血是指喉部以下的呼吸道和肺出血，经咳嗽动作从口腔排出。根据患者咯血量的多少可分为：少量咯血：每日咯血量在 100ml 以内；中量咯血：每日咯血在 100～500ml；大量咯血：1 次咯血量在 500ml 以上。1 次咯血超过 1 500ml，可发生休克，但无论咯血量多少，均可引起窒息，窒息是大咯血的主要致死原因之一。

一、病因及发病机制

引起咯血的病因较多，主要可分为以下几类。

（一）支气管疾病

常见的有支气管扩张、慢性支气管炎、支气管内膜结核、支气管癌等，较少见有良性支气管瘤、支气管内结石、支气管非特异性溃疡及支气管异物等。出血主要由于炎症导致支气管黏膜及病灶毛细血管渗透性增高或黏膜下血管破裂引起。

（二）肺部疾病

常见的有肺结核、肺炎、肺脓肿、肺癌等，较少见的有肺淤血、肺梗死、恶性肿瘤肺转移、先天性肺囊肿、肺真菌病、肺吸虫病、肺曲菌病、尘肺、肺大泡以及肺部异物、肺泡蛋白沉着症等。肺结核是最常见的咯血原因之一，结核性病变使毛细血管渗透性增高，血液渗出，以致出现痰中带血丝或小血块；如侵蚀小血管，管壁破溃时，则引起中等量咯血；如空洞壁肺动脉分支形成的动脉瘤破裂或硬结钙化时，对大血管造成机械性损伤，则可引起大量出血。

（三）心肺血管疾病

如风湿性心脏病二尖瓣狭窄、急性左心衰，肺梗死，肺动脉高压、肺动静脉瘘、主动脉瘤以及结节性动脉周围炎等，较常见的是二尖瓣狭窄所致的咯血。由肺淤血所致者常表现为小量咯血，由支气管黏膜下层静脉曲张破裂所致者出血量较大。因肺静脉与支气管静脉之间侧支循环的存在，肺静脉压升高，可使支气管黏膜下层的小静脉血压升高，导致这些静脉曲张与破裂出血。某些先天性心脏病如房间隔缺损、动脉导管未闭等引起肺动脉高压时，也可发生咯血。

（四）血液病

如血小板减少性紫癜、白血病、再障性贫血、血友病、遗传性出血性毛细血管扩张症以及弥散性血管内凝血等，由于血小板数量或质的异常、凝血因子缺乏、抗凝物质增多、血管壁异常等原因引起出血，可表现为咯血。

（五）急性传染病

肺出血型钩端螺旋体病，主要原因是肺部毛细血管麻痹性扩张和充血，管壁肿胀、疏松或坏死崩解，大量红细胞渗出引起咯血。流行性出血热由于免疫反应引起全身性、广泛性小血管损害，导致血管壁通透性增加、脆性加强及小血管麻痹性扩张，加之血小板减少及功能变化、尿毒症、DIC 等因素均可引起咯血。

（六）外伤

胸部刺伤、枪弹伤、肋骨骨折、器械性损伤（支气管镜检、气管插管）、肺组织活检、肺爆震伤以及负重过量等。

（七）其他

贝赫切特（白塞）病、系统性红斑狼疮、结节性多动脉炎、子宫内膜异位症、肺－肾综合征、特发性肺含铁血黄素沉着症、Wegener 肉芽肿等，均可引起咯血。

二、诊断及鉴别诊断

患者在咯血前常有喉部作痒、咳嗽、胸闷等症状，咯出之血色呈鲜红，混有气泡及痰液，血呈弱碱性。大咯血时可似泉涌，由口鼻喷出。在诊断时首先应查清是咯血还是呕血，这与诊断、治疗，尤其是抢救成功与否关系重大，有时患者往往说不清是咯血还是呕血，我们可以从以下几个方面来进行鉴别（表1－48）。

表1－48　咯血与呕血的鉴别要点

鉴别项目	咯血	呕血
病史	肺结核、支气管扩张、肺癌、心脏病等	消化道溃疡、肝硬化等
出血前症状	喉部痒感、胸闷、咳嗽等	上腹部不适、呕吐等
出血方式	咯出	呕出，可为喷射状
血液颜色	鲜红	棕黑色、暗红色、有时呈鲜红色
血的混有物	泡沫、痰	食物残渣及胃液
反应	碱性	酸性
柏油样便	无（咽下血液时可有）	有，可在呕血停止后持续

鉴别项目	咯血	呕血
出血后症状	痰中带血	无痰
低血压休克	少见	多见
窒息或呼吸困难	多见	少见

咯血有时也必须与口腔出血或鼻出血相鉴别，一般仔细检查口腔及鼻咽部或行鼻咽镜、喉镜检查，即可找到出血区。为尽早进行有效的急救处理，我们应从病史、体检，并结合各项辅助检查，及时作出正确诊断。

（一）详询病史

若患者既往有肺结核病史，有午后低热、消瘦、乏力、盗汗等，首先要考虑肺部的结核病变所致咯血。患者平时呈慢性咳嗽、大量脓痰、痰味恶臭，反复咯血则考虑支气管扩张或肺脓肿；患者突发大量咯血，既往有结石咯出史，应考虑到支气管结石症；如有长期吸烟史，并有刺激性干咳、痰中带血，应高度怀疑肺癌可能；如有疫水接触史、寒战高热、肌肉关节酸痛、眼结膜充血，应考虑为出血型钩端螺旋体病；如有突发胸痛、胸闷窒息感，应考虑肺栓塞可能；如有心悸、呼吸困难等心脏病史，提示可能为心瓣膜病；如有鼻出血、牙龈出血、皮肤淤斑，提示为血液病。

咯血患者突然躁动、神情紧张、挣扎坐起、胸闷气急、发绀等，提示可能有血块阻塞大气道引起窒息。咯血患者面色苍白，出冷汗、四肢厥冷、表情淡漠、脉细数，则可能为失血性休克。

（二）仔细体检

锁骨上、下、肩胛间区咳嗽后闻及湿啰音，对诊断肺结核病有参考意义；两肺下部局限性持续存在的湿啰音可考虑支气管扩张症的诊断；原发性支气管肺癌，可伴有消瘦恶病质、局限性喘鸣音，由上腔静脉阻塞而导致的头面部、颈部和上肢水肿及前胸部淤血、静脉曲张、霍纳综合征等表现；二尖瓣听诊区闻及舒张期雷鸣样杂音，提示风湿性心脏病二尖瓣狭窄所致咯血；皮肤黏膜出血，必须注意钩端螺旋体病、流行性出血热、血液病、结缔组织病等；咯血伴黄疸，必须注意钩端螺旋体病、肺炎、肺梗死等。

咯血开始时一侧肺呼吸音减弱、粗糙或出现湿啰音，对侧肺部呼吸音正常，提示出血部位在阳性体征的一侧。

（三）实验室及器械检查

1. 血液学检查　炎症时白细胞总数常增加，并有核左移，如发现有幼稚型白细胞则应考虑白血病可能。红细胞及血红蛋白测定，可判断出血的程度，但应注意大咯血后血容量减少所引起的红细胞与血红蛋白相对增高的假象。嗜酸性粒细胞增多常提示有寄生虫病的可能。疑有出血性疾病时，应测定出凝血时间、凝血酶原时间及血小板计数等，必要时做骨髓涂片检查。

2. 痰液检查　通过痰涂片、培养及 PCR 检查，检测一般致病菌、结核杆菌、真菌、肿瘤细胞、弹力纤维、寄生虫卵等，有益于咯血的病因诊断。

3. X线检查　由于肺含有大量空气，X线片上可以形成鲜明对比。对肺部疾病如肺结核、肺炎、肺癌、肺脓肿、尘肺、肺囊肿并感染及肺部异物等，有较好的诊断价值；通过病灶体层摄影，可显示肺内有无空洞和肺球形病灶的详细结构以及鉴别球形病灶的性质；支气管体层摄影能显示支气管管腔的通畅情况、支气管腔内有无新生物及管壁外肿块和淋巴结肿大，对支气管肺癌诊断有重要意义。气管造影检查可了解支气管有无扩张、狭窄、阻塞、聚拢等，可确定病变范围。

借助支气管动脉造影可发现出血部位，诊断肺血管先天性畸形、肺动脉栓塞等，病变部位诊断明确后，采取选择性的支气管动脉堵塞，是治疗顽固性血痰或大咯血的有效方法之一。

4. 胸部CT检查　可用于判断肺部或胸膜、胸壁的病变。对被肺门或大血管掩盖的病变以及胸水或肺切除术后胸膜纤维化、常规X线检查难以发现的隐藏恶性病变者，CT具有较高的诊断价值。对肺部浸润性病变，CT可帮助寻找空洞，从而确定其为脓肿或炎症；传统的X线检查不能区分肿块的良恶性质，CT可帮助寻找中心钙化灶，为鉴别提供依据；还可确定肿块的性质为实性、囊性、炎性、血管性或脂肪性。

5. 纤维支气管镜检查　可以直接观察上气道和支气管以及叶、段、亚段甚至亚亚段支气管的解剖结构，并可通过细胞刷、活检钳进行支气管－肺组织的病理学检查。选择性支气管造影可通过纤维支气管镜所在的叶、段部位注入造影剂，能较好地显示支气管畸形、扩张的范围和程度；通过纤维支气管镜检查，还可以明确原因不明的血痰、咯血的原因及部位；利用纤支镜进行支气管肺泡灌洗术，有助于石棉肺、肺囊虫病、肺泡蛋白沉着症的诊断，并进行肺感染性疾病的病原体检查。

6. 病理组织检查　对穿刺或切除的表浅肿大淋巴结、纤维支气管镜检查的取出物，壁层胸膜钩出物以及肺穿刺物作组织病理学检查，常有助于确定诊断。

7. 其他　肺放射性核素检查有助于肺梗死的诊断及肺癌的鉴别。血清学检查对肺感染性疾病，如军团菌肺炎、肺结核、流行性出血热、钩端螺旋体病等有一定的实用价值。超声心动图、SPECT、左心导管检查及心血管造影有助于心脏疾患的诊断。

（李广超）

第七节　呕血与黑便

一、呕血

呕血是指患者呕吐血液，由于上消化道（食管、胃、十二指肠、胃空肠吻合术后的空肠、胰腺、胆道）急性出血所致。但也可见于某些全身性疾病。在确定为呕血之前，必须排除口腔、鼻、咽、喉等部位的出血以及咯血。

（一）发病原因

1. 消化系疾病

（1）食管疾病：食管静脉曲张破裂、食管炎、食管憩室炎、食管癌、食管异物、食管裂孔疝、食管外伤等。食管静脉曲张破裂出血常最严重。食管异物（如鱼骨）刺穿主动脉可引起致命的出血。

（2）胃十二指肠疾病：消化性溃疡、急性糜烂性胃炎、胃癌、胃黏膜脱垂症、胃动脉硬化、钩虫病等。出血常以十二指肠球部溃疡较重，胃动脉硬化的出血也较严重。

（3）应激性溃疡：多与休克、严重感染、大面积烧伤、脑血管意外、严重脑外伤或大手术有关，出血多较严重，且可反复出血。

（4）肝、胆道疾病：如肝硬化食管与胃底静脉曲张破裂、急性出血性胆管炎、壶腹癌等。

（5）胰腺疾病：胰腺癌。

2. 血液病　白血病、血小板减少性紫癜、血友病、霍奇金病、真性红细胞增多症、遗传性出血性毛细血管扩张症等。

3. 急性传染病　钩端螺旋体病、出血性麻疹、暴发型肝炎等。

4. 其他原因　尿毒症、结节性多动脉炎、血管瘤、抗凝剂治疗过量等。

呕血的病因虽多，但主要的三大病因是：

①消化性溃疡；

②食管或胃底静脉曲张破裂出血；

③急性胃黏膜出血。

后者自急诊纤维胃镜广泛应用以来，发现大量病例。

（二）临床表现

患者多先有恶心，然后呕血，继而排出黑便。食管或胃出血多有呕血及黑便，而十二指肠出血多无呕血而仅有黑便。呕出血液的性状主要取决于出血量及其在胃内的停留时间。如出血量较少而在胃内停留时间较长，由于血红蛋白受胃酸的作用。转化为酸化正铁血红素，呕吐物呈咖啡残渣样棕黑色。但如出血量大而在胃内停留时间短，则呕吐物呈暗红色甚至鲜红色。

上消化道出血失血量不大（少于800～1000ml）时，患者可仅有呕血与黑便、皮肤苍白厥冷、头晕、乏力、出汗、脉快、心悸等急性失血性贫血症状。如出血量大，除上述症状之外还出现脉搏细弱、呼吸加快、血压下降及休克等急性周围循环功能不全症状。但急性上消化道大出血时，首先常表现为急性周围循环功能不全症状；以后组织液渗出，血液被稀释，血象检查才有红细胞与血红蛋白量减少，出现客观的贫血证据，因而在上消化道大出血的早期，不能只根据红细胞数与血红蛋白量来判断出血的轻重程度。

（三）伴随症状

1. 伴黄疸者可见于肝硬化、出血性胆管炎、钩端螺旋体病、重型肝炎、壶腹癌等。

2. 伴蜘蛛痣、肝掌、腹壁静脉怒张者提示肝硬化食管或胃底静脉曲张破裂出血。

3. 伴皮肤黏膜血管瘤或毛细血管扩张者提示可能为上消化道血管瘤或遗传性出血性毛细血管扩张症所致出血。

4. 伴皮肤黏膜出血者须注意血液病、败血症、钩端螺旋体病、流行性出血热、重型肝炎、尿毒症等。

5. 在休克、脑血管意外、大面积烧伤、败血症、颅脑外伤等之后发生呕血，须考虑应激性溃疡。

6. 伴左锁骨上窝淋巴结肿大者须考虑胃癌与胰腺癌。

7. 伴寒战、高热者须注意急性胆管炎、钩端螺旋体病、败血症等。

8. 服用水杨酸、保泰松、皮质激素者应考虑急性糜烂性胃炎。

9. 对已做过胃部分切除的患者，应考虑有吻合口溃疡的可能。

二、黑便

消化道出血时，血从肛门排出，色鲜红、暗红或柏油样黑色，或粪便带血，称为便血。一般认为消化道出血量在50ml以上即可出现黑便。

（一）发病原因

1. 上消化道疾病（见呕血发病原因）

2. 下消化道疾病

（1）小肠疾病：肠结核、局限性肠炎、小肠肿瘤（平滑肌瘤、神经纤维瘤、恶性淋巴瘤、肉瘤、腺癌）等，小肠血管瘤、Meckel憩室炎或溃疡、急性出血性坏死性肠炎等。

（2）结肠疾病：急性细菌性痢疾、阿米巴性痢疾、慢性非特异性结肠炎、结肠直肠癌、大肠类癌、结肠息肉、结肠血吸虫病、结肠应激性溃疡以及肠套叠、结肠子宫内膜异位症等。

（3）直肠疾病：直肠息肉、直肠损伤、非特异性直肠炎、直肠癌等。

（4）肛管疾病：痔、肛裂、肛瘘等。

3. 其他疾病

（1）急性传染病与寄生虫病：流行性出血热、重型肝炎、伤寒与副伤寒、钩端螺旋体病、败血症、钩虫病、血吸虫病等。

（2）血液病：白血病、血小板减少性紫癜、过敏性紫癜、血友病、遗传性出血性毛细血管扩张症等。

（3）维生素缺乏症：维生素C缺乏症、维生素K缺乏症。

（二）临床表现

消化道大出血时主要临床表现为急性失血性贫血与急性周围循环功能不全的症状。

便血的颜色取决于消化道出血部位的高低。上消化道出血时排出的多为暗红色血便，或呈柏油样黑便。柏油样便来自红细胞破坏后形成的硫化铁，其表面的光泽是因硫化铁刺激肠壁黏液分泌，而蒙上一薄层黏液所致。下消化道出血时多为暗红色或鲜红色的血便。急性上消化道大出血如伴有肠蠕动加速时，可排出较鲜红的血便而不呈黑便。小肠出血时，如血液在肠内停留时间较长，可呈柏油样黑便；当小肠出血量多、排出较快时，则便血呈暗红色、甚至呈较鲜红的稀便。结肠与直肠出血时，由于血液停留于肠内时间较短，往往排出鲜红色或较鲜红的血便。

（三）伴随症状

1. 伴发热者须注意急性传染病、恶性肠肿瘤、急性出血性坏死性肠炎、局限性肠炎等。

2. 伴急性腹痛者可见于急性胆管炎、膈疝、急性出血性坏死性肠炎、肠套叠等。

3. 伴皮肤黏膜出血者多注意血液病、败血症、钩端螺旋体病、重型肝炎、尿毒症等。

4. 便血量少，血色鲜红，在便后滴下或射出，提示为直肠肛管疾病。

5. 伴慢性上腹痛，但出血后疼痛减轻者常见于消化性溃疡，疼痛无减轻者常见于胃癌。

6. 伴里急后重者可见于痢疾、直肠炎、直肠癌等。

（李广超）

第八节　急腹症

急腹症是指以急腹痛为主要特征的临床常见病症，主要是由于腹腔内脏器质性病变或功能失常以及腹外邻近器官和全身性疾病所致。在内、外、妇、儿等学科都可出现。一旦发生，早期确诊有一定的困难，但病情变化又较快，如稍有疏忽，可危及患者的生命。因此在临床上要及时做出诊断和鉴别诊断。

一、机制与鉴别总则

急性腹痛是由于腹部的痛觉神经感受器受到刺激而引起的。当分布于脏层腹膜及腹腔脏器本身的内脏神经或分布于腹壁层的神经受到刺激时，都可出现程度不同的急腹痛。导致其受刺激的病因，涉及面甚广，除内、外、妇、儿科的常见病外，甚至皮肤损害，水、电解质平衡失调，各种急、慢性中毒及理、化因素等非腹内疾病的影响，都可以出现急性腹痛。

在急腹症诊治过程中，首先应尽快地做出抉择的是暂以内科观察与保守治疗为先，还是果断地进行急诊手术探查，以免错失最佳的抢救时机，造成临床工作的失误。然而实际上这两种情况是难以严格区分的。随着病情的发展或改善，相互可以演变。影响病情预后的关键无疑是早期诊治方法是否恰当，因此，急诊医师务必熟练地掌握腹痛鉴别的基本原则，借以得出较为贴切的初步诊断，这是十分重要的。内外科急腹症鉴别的基本点见

表 1 - 49。

表 1 - 49 内科急腹症与外科急腹症鉴别的基本点

鉴别原则	内科急腹症	外科急腹症
发热	事先发热、同时或后出现腹痛	先腹痛、后发热
腹痛部位	部位难以明确	部位较明确
压痛及反跳痛	压痛轻、无反跳痛	压痛明确、有反跳痛

当经快速的检测、化验或有关的辅助检查后，或因表现不典型或因早期检测得不到预计的结果，或因病史不详，或因病情复杂（有兼症或继发病症存在），确实无法一时下定早期诊治原则的情况下，当患者腹痛未得到有效控制前，都要严密地观察病情，随其变化而采取进一步的检查与分析，并请有关的富有临床经验的专科医生共同研究，以便及时地调整诊治方案，切不可草率行事。

一般来说，腹痛的程度与个人耐受性、梗阻情况、刺激体液的性质有关，胰液外渗（漏）刺激最强，此后依次为：胃液、胆汁、炎性渗出物、血液。突然发生的消化道梗阻诱发的肠道痉挛性收缩，阵发性腹痛往往也是非常剧烈的。应该特别注意的是：外科急腹症主要由炎症、脏器穿孔、梗阻及出血四大病因所致。

肠道梗阻、炎症常有腹痛、发热、黄疸依次出现，称为恰科三联症，伴休克者为恰科四联症。

有下列情况应及时行剖腹探查：

（1）突然发作剧烈腹痛、经 12～24h 的非手术治疗和观察腹痛仍持续存在或继续加重。

（2）腹痛原因不明，但有明显腹膜刺激症状，经短时间治疗体征出现的程度与范围不减轻，反而见扩大、加重。

（3）腹腔穿刺有阳性发现，如血、不凝血、脓肿、胃肠内容物或胆汁等。

（4）X 线检查，发现膈下有游离气体者。

（5）B 超检查，有腹腔脏器的破裂或突发的大量积液，或有巨大实质性肿块者。

诊断急腹症必须注意以下问题：

（一）病史

1. 患者的年龄与性别　有助于不同人群的多发病判断。如小儿多见肠套叠、嵌顿疝或蛔虫性肠梗阻等。

2. 职业　某些疾病的发生如铅中毒、铊中毒等与职业有关。

3. 婚姻　育龄妇女必须注意宫外孕，发育期少女应警惕卵巢蒂扭转的发生。

4. 籍贯　某些寄生虫病如绦虫病的发生受地域因素影响。

（二）腹痛特点

腹痛的发作方式、部位、性质及发散的部位等与诊断有关。临床工作者都应十分熟悉。

（三）消化道症状

恶心呕吐的发作情况，呕吐物的性状、排便情况。恶心呕吐多发生在腹痛后，出现较早的多属反射性，如急性阑尾炎，出现较晚的多为毒素吸收后影响呕吐中枢所致。呕吐物为食物残渣或胆汁，多为胃、肠、胆道疾患，咖啡色液多为消化道出血，呕出鲜血多为食管下段静脉曲张破裂或胆道大出血。剧烈的阵发性腹痛而无排便，应考虑机械性梗阻的存在。

（四）是否伴有畏寒、发热

若有高热、畏寒多为胆道感染，门静脉炎或继发性菌血症。

（五）体检

1. 全身检查

（1）一般检查：体检时需细心观察患者表情、姿势、神志状态、测量体温、脉搏、血压，还应观察有无脱水、酸碱失衡及休克症状。

（2）眼：每个急腹症患者均应检查有无黄疸，以防止将胆、胰疾病误诊为其他急腹症。

（3）腹股沟及股三角：急腹症患者应常规检查疝的好发部位，以除外嵌顿疝。

2. 腹部检查　腹部检查应按视、触、叩、听顺序进行。

（1）视诊：注意观察有无腹胀、局部隆起、胃形、肠形、胃肠蠕动波形及呼吸时腹部运动情况，如全腹膨胀，表示有低位肠梗阻，不对称腹胀多应注意机械性肠梗阻。胃肠蠕动波是存在机械性梗阻的表现。腹式呼吸运动减弱或消失，常表示有腹膜炎。

（2）触诊：应叫患者自己指出最痛的部位。检查开始时应有意识避开最痛的部位，留在最后检查，以比较各部位体征的差异。注意检查有无腹肌紧张，腹痛部位压痛及反跳痛等腹膜刺激症状。若有阳性发现应尽量明确部位、范围和程度。一般说，原发病灶处腹膜刺激症状最显著，必要时还可行单指触诊，以便查出确切的压痛部位和范围。触诊时须区别腹壁压痛与腹内压痛。腹膜刺激症状的轻、重及变化情况不仅可为诊断提供依据，还可为治疗方法选择提供重要参考资料，如刺激征加重、范围扩大，则需考虑手术治疗。反之，腹膜刺激征逐渐减轻、范围逐渐缩小便可继续非手术治疗，但仍须加强观察，以防漏诊。触诊时还应检查肝、脾等实质性器官，注意腹内有无肿块，如发现腹内肿块时可根据其部位、大小、性质、活动度而判断之。

（3）叩诊：有无全腹鼓音、肝浊音界消失、移动性浊音等情况出现。直肠指诊是诊断急腹症的主要方法之一，下腹疾病尤其重要，指诊检查时要注意有无触痛肿块，并注意指套口有无血迹、大便性状如何，必要时将大便作涂片检查。

（4）听诊：腹部听诊和心肺听诊一样重要，但常被忽视，腹部听诊至少 1min 后才能得到有价值的情况。听诊主要检查肠鸣音改变，肠鸣音微弱或消失提示存在弥漫性腹膜炎或麻痹性肠梗阻；肠鸣音高亢、时有气过水声、伴有规则的缓解是诊断小肠机械性梗阻的依据；不梗阻的肠鸣音伴有不正常音调，而且不与腹痛同步出现是胃肠炎的表现。

3. 辅助检查　在急症情况下，应根据病情有针对性地选择检查项目，一般不做较复杂的检查。所做检查项目最好能在短时间得到结果。

（1）化验：腹膜炎或腹内有炎性疾病时，应检查白细胞总数及分类，可疑有出血时应反复查血红蛋白、血细胞比容。急腹症患者应常规检查血型以备输血之用。尿液检查对鉴别急性阑尾炎与尿路结石或感染甚是重要，还应反复检查血、尿淀粉酶。对腹膜炎、肠梗阻、休克等患者应检查血清钾、钠、氯、测定二氧化碳结合率，以便及时纠正水、电解质平衡状态，这往往是抢救患者的关键问题之一。

（2）X线检查：腹部X线摄片是急腹症最有价值的检查之一，对有症状但体征不明显的患者尤其重要。有时能意外地发现一些诊断依据。因此，可疑胃肠穿孔，应视其有无膈下游离气体；腹腔内多个阶梯状气液平面可助诊断肠梗阻，如右侧结肠阻断症、机械性或麻痹性肠梗阻；十二指肠积气要考虑急性胰腺炎。

（3）B超：近年来，B超检查在急腹症诊断中已逐渐受到重视，尤其对肝、胆、胰疾病的诊断，起到愈来愈大的作用，B超对胆石症特别是胆囊结石、胆囊炎的诊断准确率可达90%以上，还可对有无肠梗阻及肠梗阻的原因与部位提供有价值的参考资料。在B超指导下进行腹腔穿刺能明显的提高诊断阳性率。

4. 腹腔穿刺　检查方法简单易行，对有些疾病的诊断、鉴别诊断起决定作用，对高龄反应迟钝、不能表达的患者，对难以解释的体征而腹膜炎又不能除外者，尤为适用。根据抽出液的性质进行分析判断可帮助诊断，抽出液为混浊脓液，则为腹内感染或空腔脏器穿孔，抽出液中含胆汁则应多考虑胆道疾病，抽出液为血性，则应想到绞窄性肠梗阻或持续性胰腺炎。生育期妇女若抽出不凝的血液，多为宫外孕着床处破裂所致。此外，对抽出的液体应尽可能做常规化验，视需要还可做淀粉酶测定、细菌培养等。对腹腔穿刺仍不能获得阳性发现时，可做灌洗试验。

二、各科常见腹痛的鉴别

（一）内科（包括皮肤科）腹痛

1. 带状疱疹　本病如侵犯支配腹壁的肋间神经，可引起剧烈上腹疼痛，疼痛性质呈刺痛或烧灼感，常伴腹肌紧张和压痛，尤其是疱疹出现前，易与外科急腹症混淆。与外科腹痛的不同点在于：一般无发热、恶心呕吐、白细胞正常、肌紧张和压痛不局限于腹部，而在病变侵犯的肋间神经走行区域更明显，甚至痛觉呈过敏表现，待疱疹出现，诊断即可确定。

2. 基底部大叶性肺炎　该病早期急性上腹部痛可为主要或唯一症状，这是由于炎症波及横膈相应的$T_{6\sim12}$神经支配下的6个胸髓分支受累而引起腹痛。右侧者引起右上腹痛，误为胃十二指肠和阑尾炎穿孔或胆绞痛左侧者引起左上腹痛，易误为急性胰腺炎。肺炎早期一般先有胸痛，体征不明显，胸部X线检查在发病24h内难有异常发现。

鉴别要点：患者除上腹痛外，多有寒战、高热、面潮红、疱疹、呼吸频数、鼻翼扇动，不论浅触或深触诊腹部，疼痛程度相近。有时逐渐加压腹部固定不动，其疼痛反而缓解。胸部 X 线检查应动态观察，有助于鉴别。

3. 急性心肌梗死　心肌梗死患者早期主要表现为急性上腹痛，并伴恶心、呕吐、腹肌紧张和腹部压痛，以致误为溃疡病穿孔，急性肠梗阻、急性胆囊炎等。鉴别点是：本病好发于 40 岁以上者，既往常有高血压和心绞痛史，患者喜欢坐位或半卧位，有濒死恐惧心理。或血压突然下降，重症常伴有呼吸困难，心脏增大，奔马律。心包摩擦音、GOT、LDH、CPK、CK－MB 或肌红蛋白增高，心动图可出现特殊改变。

4. 急性右心衰竭　常因肝脏淤血后急骤增大，肝包膜过度紧张，偶发右上腹剧痛，误为外科急腹症。右心衰竭有下列表现：如心界扩大，三尖瓣区有收缩期杂音，颈静脉怒张、肝肿大、肝颈静脉反流征阳性、下腹或全身水肿、或伴胸、腹水、发绀、肝肾功能异常，尿量减少等特殊表现。

5. 消化道溃疡急性发作　急性发作时上腹呈痉挛性剧痛，易误为外科急腹症，以下几点有助鉴别：
①有反复发作的上腹痛史；
②有一定的规律性；
③常伴有反酸、嗳气；
④服碱性药疼痛可缓解；
⑤胃肠道 X 线造影或纤维胃镜（FGS）可发现溃疡；
⑥无外科急腹症的严重后果，反跳痛不明显。

6. 肠道蛔虫症　肠道内蛔虫过多，可引起梗阻发生腹部剧痛，多发生于年轻人，尤以儿童，既往有蛔虫史者多见。腹痛多位于脐周，呈阵发性。

7. 病毒性肝炎　本病在黄疸前期或黄疸期有时可出现右上腹痛，并有局限性压痛，常误为肝脓肿或胆石症。北京协和医院曾报道迁延性肝炎致剧烈腹痛而误为阑尾炎的病铡，应引起注意。

8. 伤寒　一般以发热、食欲减退、腹泻、腹胀起病。但有个别病例以腹痛发病，误为急性阑尾炎，最后经血、骨髓培养可确诊为伤寒。另外，嗜伊红细胞骤减，8～9 天后肥达反应阳性，肝脾肿大及热型，淡漠表情等都有助于鉴别。

9. 急性坏死性小肠炎　主要特征为畏寒、发热、腹痛、便血和明显的中毒症状。

10. 急性胰腺炎　主要特征为突发的上腹部剧痛，上腹部深压痛，肌紧张可不明显，12～28h 后血、尿淀粉酶 2～4 天内一过性增高，或伴有休克，腹穿可抽出血性腹水。

11. 糖尿病酮症酸中毒　出现酸中毒时有水电解质紊乱，水、钠、钾和氯的丢失可引起肌肉痉挛，出现腹肌紧张和腹部压痛，而被误为胆囊炎、阑尾炎、腹膜炎。本病发作时可有急性腹痛、胃扩张和麻痹性肠梗阻样的表现，腹胀、呕吐、上腹部压痛、轻度腹肌紧张、肠鸣音减弱或消失、患者多有糖尿病史，尿糖、尿酮阳性、血糖 >16.6mmol/L，

CO_2CP 下降；呕吐先于腹痛，经胰岛素输液等治疗后腹痛多在 3～6h 消失。

12. 尿毒症　因蛋白质代谢产物蓄积体内而刺激腹膜发生腹痛，可伴腹肌紧张和压痛、恶心呕吐。本病先有肾脏病史、贫血、BUN、Cr 增高，CO_2CP 下降，肾功能损害和尿蛋白及管型，或有水肿、高血压等。

13. 血卟啉病　常表现腹绞痛或紧缩痛，其特点为：

①疼痛不固定；

②反射至膀胱区或会阴部；

③疼痛持续数小时、数日或数周；

④腹痛可仅发作 1 次或反复发作；

⑤皮肤暴露部位有红斑或疱疹；

⑥可表现神经衰弱、精神失常、肢体疼痛或麻痒、昏迷；

⑦腹软、无固定压痛点；

⑧腹痛时尿呈红色，或在阳光下暴露变红；

⑨尿胆原阳性。

14. 腹型紫癜　常表现突然腹绞痛难忍，疼痛多位于脐周或下腹，反复发作，伴恶心、呕吐、便血、呕血，也可有腹肌紧张和压痛，多发于儿童及青年。常有上呼吸道感染，有服药（氯霉素、磺胺）、鱼虾或花粉过敏史，腹痛多无固定压痛；腹肌紧张不如腹痛明显（两者不相称）；其中嗜伊红细胞增多。

15. 腹型风湿热　常以腹痛为主诉，伴恶心、呕吐、腹泻。本病常有如下特点：

①年轻人较多；

②同时或先后出现高热、关节痛、环形红斑；

③白细胞增高、血细胞沉降速率快；

④无腹肌紧张、腹部压痛不固定；

⑤心电图 P－R 延长，或心律失常；

⑥抗"O"增高；

⑦抗风湿药有疗效。

16. 腹型荨麻疹　可引起剧烈腹痛，恶心、呕吐和腹泻、酷似外科急腹症，本病单以胃肠道症状出现罕见。一般在同时或腹泻后出现皮肤荨麻疹而确诊。

17. 系统性红斑狼疮　约40%患者有腹痛、恶心、呕吐，可能与腹膜炎、肠炎或血管炎和血管阻塞有关。腹痛特点：

①脐周隐痛；

②青、中年女性多；

③长期不规则发热，特征性皮疹；

④伴关节痛、肌痛、肾损、胸腔积液、心脏炎、肝脾大、淋巴肿大、闭经等多脏器损害；

⑤血象三系减少，ANA（＋）、免疫球蛋白增高。

18. 肠膜炎　如侵及肠系膜可剧烈腹痛。特点有：

①反复出现皮下结节，持续数日到数周；

②周期发热、关节痛；

③肝脾肿大；

④有时可扪及包块；

⑤皮下结节，活检可确诊。

19. 贝赫切特（白塞）病　8.4%～27.5% 有腹痛，为隐痛或阵发剧痛。本病特点：

①20～40 岁后多；

②口腔黏膜、外生殖器反复溃疡；

③眼部损害、皮肤病变；

④发热、关节痛。

20. 结节性多动脉炎　半数有腹痛、恶心、呕吐。本病特点：

①不规则发热、关节痛、皮下结节及网状青斑；

②白细胞增高、血尿、蛋白尿；

③血压增高。

21. 慢性铅中毒　多突发腹痛、呈阵发性绞痛，几分钟或数小时发作 1 次，持续数天至数周，痛位在脐周，伴呕吐。本病特点为：

①有铅中毒史；

②腹软、无固定压痛点、喜按；

③牙龈铅线；

④皮肤黏膜苍白；

⑤24h 尿铅 ＞0.08mg/L；

⑥每百万红细胞中点彩细胞 ＞300 个。

22. 其他中毒　铊、氯化钡、麦角、毒蕈、巴豆、白果、发芽马铃薯、亚硝酸盐、河豚和蟾蜍中毒，均可致剧烈腹痛，诊断有赖于病史。

一般情况下，内科急腹痛以保守治疗，药物方法及对症处理为主，但非绝然，如坏死性胰腺炎、蛔虫所致的机械性梗阻、急性坏死性小肠炎、消化性溃疡等，在内科治疗难以奏效时，都要积极地会同外科进行必要的手术疗法。

（二）外科急腹症

1. 炎症性疾病

（1）急性阑尾炎：占急腹症的首位，任何年龄都有发病，但以 20～30 岁的人群较多，阑尾炎的发病机制主要有神经反射、梗阻与感染三要素，感染的致病菌主要有厌氧性链球菌，肠球菌及大肠杆菌等。病时，先感上腹部或脐周钝性腹痛，继而出现恶心、呕吐，几小时或数日后腹痛转移至右下腹部，常伴有发热，多在 37℃ 左右，最后出现全身中毒反应。体检最典型的为 McBurney 点的压痛，此外尚有 Blumberg 征、Rovsing 征阳性，甚至局限局部的肌痛现象十分明显。实验室检查血常规可见细胞总数增高（特别是中性粒细胞增多），在与常见的内科急腹症、盆腔疾患鉴别后，应急诊手术治疗，以免贻误时机。

（2）急性胆囊、胆管炎：上腹或右上腹部阵发性剧痛后，出现 Murphy 征阳性，继而发热、黄疸或休克为其特征，如无危急情况，一般应在内科保守治疗，在有效的控制感染后，择期手术治疗的效果较佳，休克状态下的急诊手术有较大的风险。

2. 消化性溃疡穿孔　溃疡病穿孔后上腹部可出现突发的剧痛，这是由于穿孔的消化液刺激腹膜所致，这类患者 80% 以上有复发性上腹部疼痛史，胃与十二指肠溃疡的病症各有其规律，临床医生多熟悉。穿孔后的上腹剧痛即扩散到全腹部，体检可发现患者腹部呈"板状"，叩诊肝浊音界明显缩小或消失。穿孔时，若患者处于立位姿势，早期即可发生右下腹痛，并在痛处易引出反跳痛。实验室检查可见白细胞计数增高，X 线常见膈下游离气体。穿孔一旦确诊，即作急诊手术治疗为宜。

3. 梗阻性疾病

（1）小肠梗阻：其特征为脐周有间歇性、痉挛性腹痛，伴恶心、呕吐、腹胀、无排气排便。常见的病因有腹腔内纤维带狭窄，腹股沟或股疝嵌顿。呕吐在腹痛后较早出现，呕吐物初为胃内容物，随病情的发展以后甚至可呕出臭味的粪状物，伴有发热，易引起水电解质的紊乱，视诊可见肠形及蠕动波，听诊可闻及高亢的金属音性质的气过水声。X 线腹部平片显示有扩张的液平肠襻为其特征。原有疝病者，嵌顿后，只要注意病史及认真的体检是不难诊断的。

小肠肿瘤也可成为梗阻的诱导物，其诊断常常只有在手术切除后活检方能确立。

（2）大肠梗阻：发展过程较慢，多见于 60 岁以上的老年人，好发部位在结肠远端部分，下腹部痉挛疼痛为其特点，常在腹痛 2~3 天后始有明显的腹痛，此时，如仍未见排气排便，并伴有恶心、呕吐，则应考虑本病的存在。大肠梗阻常见的病因是肿瘤，其次为扭转、憩室等。腹胀尤为明显者，应注意乙状结肠的扭转存在，指诊检查往往是有帮助的。结肠癌所致者，于梗阻前常有一定时间的大便变形，便时或便后有鲜血出于肛门。X 线钡灌肠，乙状结肠镜检查等，对诊断无疑是有很大的帮助。

（3）尿路结石：突发腰腹部向会阴放射的阵发剧痛，可伴有恶心、血尿。洗肠后腹部平片多易发现阳性结石影。

（4）异物吞食后梗阻：较为少见，据统计，约 90% 的异物可从胃肠通过不致造成损伤或形成梗阻，由食入异物而造成的肠梗阻，不到该疾病的 1%。X 线检查可帮助判定取出异物是否必须手术治疗。

（三）儿科急腹痛

儿童中尤其是乳儿的腹痛虽不能用语言叙述，但一般不易漏诊，若乳儿不眠、躁动或高声哭泣时，可能存在急腹痛；若见双下肢屈曲，则可能性更大。儿童的腹壁薄，腹部的肿块甚易触及，但对反跳痛的反应往往表现不足，临床应予注意。

1. 腹腔内病变的腹痛　如急性胃肠炎、急性阑尾炎、急性结肠炎、肠系膜淋巴结炎。先天性胆管扩张症：以上腹痛和梗阻性黄疸为特征。此外，小儿急性肝炎、肝脓肿、肝肿瘤也常表现为急腹痛。小儿急性胰腺炎时有发生，原发性的少见，多因腹腔外的感染灶，通过血运所致或继发于阑尾炎。新生儿、小儿可见肠扭转，胎粪性肠梗阻及小儿结肠症引起的腹痛，应时刻警惕。产后3~24个月的婴儿可见肠套叠的部位以回肠部分多发，症状主要为间断性号哭，X线检查有助于诊断，并有可能经空气注压以利肠整复。

2. 腹腔外的病变引起的腹痛　主要致病因素为：挛缩、化学刺激、缺氧。常见的病变有：变态反应性血管炎、风湿热、急性皮肤黏膜淋巴结综合征（MCIS）、急性肾炎、肺炎、脓胸等。

3. 小儿复发性腹痛　其病因可能有起立性调节障碍、腹型癫痫、过敏或心理因素等。体检多无阳性发现。腹型癫痫EEG有异常表现。

肠寄生虫病与消化不良，是小儿常见的腹痛原因，通过体检和大便常规检查，容易明确诊断。小儿的胆道蛔虫症常见，发作期疼痛剧烈，常可因肠腔内的蛔虫块而引起机械性肠梗阻。

（四）妇科腹痛

一般以下腹痛为主，但也有全腹痛者，最常见的病因有：

1. 异位妊娠（子宫外孕）　育龄妇女突发腹痛时，约80%的患者有停经史，或同时有不规则阴道出血史。输卵管妊娠一旦破裂，迅速出现休克，阴道后穹隆或下腹可穿出不易凝固的血液，在诊断时，不能完全根据患者婚否而轻率地作出决定，一定要依临床所见诊断。一旦初步诊断，必须分秒必争地进行治疗。

2. 卵巢蒂扭转　下腹部疼痛剧烈，常伴恶心呕吐，体检可发现下腹肌紧张，深压痛往往在一侧更为明显，妇科双合诊检查有助于诊断，亦可借助B超检查或X线摄片得出结论。

3. 卵巢滤泡或黄体破裂　滤泡破裂发生于排卵期，多在两次月经中期，黄体破裂则发生在排卵后至月经之间，患者无闭经史，亦无早孕反应，妊娠试验阴性为其特征。该类患者于腹部或阴道后穹隆亦可穿出血液，保守无效时也需手术治疗，往往术后方能确诊。

4. 其他　排卵痛（月经中间期腹痛）、子宫内膜异位症、子宫颈口狭窄等都可引起下腹部剧痛，故女性常出现的下腹部疼痛都应请妇科医师认真检查。

三、急腹痛的诊治原则

1. 及时认真的采集病史，做好必须的辅助检查，体检力争详尽，尽快做出较贴切的诊断，若有专科情况，务必即刻会诊，以便早期得出初步诊断，采取较为正确的治疗方案。并力争尽早地明确病因，为进一步治疗提供可靠的依据。

2. 当病因一时难以确立的情况下应请有经验的医师集体会诊，研究诊治方案，在严密观察基础上，边对症治疗，边检查，尽早确定诊断，在此以前可使用的治疗方法有：

（1）解痉止痛：对于腹痛能忍受者，一般不轻易止痛。若病因明确，而不需作手术治疗者，为减轻患者痛苦可适当采用止痛措施。常用的药物有阿托品、山莨菪碱（654-2）、硫酸镁、布桂嗪（强痛定）等，但应忌用或慎用吗啡类药物。

（2）积极纠正水电解质、酸碱平衡的紊乱状态：急性腹痛患者往往有呕吐、腹泻、发热，这些因素均易造成水电解质、酸碱平衡失调。故急腹症者，要监测电解质、酸碱平衡、尿量等，及时补充液体，纠正水电解质、酸碱失衡。

（3）抗感染：对有发热、血白细胞总数及中性粒细胞增高者，要及时做细菌培养和药敏，根据药敏试验选用抗生素。但病情较重者，可依据临床经验尽早使用广谱、对生命器官又无严重损害的抗生素，控制感染。

（4）手术治疗：若有手术指征，在经研究后，必须在向家属说明利弊后，果断地进行，切不可因此而错失良机。

3. 对原因不明的危重急腹痛患者，要加强监护，可在监护室中严密观察病情变化。

（李广超）

第九节　急性中毒

急性中毒的处理原则

急性中毒是指毒物在短时间内进入体内，迅速引起中毒症状，甚至死亡。毒物可通过皮肤、黏膜、呼吸道和消化道吸收进入体内。由于中毒的范围十分广泛，遇到急性中毒时，情况紧急，因此医务人员必须掌握熟练的技术，迅速处理。首先要有重点地了解病史，检查患者，以弄清患者的基本状况，决定处理原则。还应做必需的化验检查，包括毒物的鉴定等。

一、排除毒物，中断毒物对机体的继续损害

（一）由呼吸道吸入毒物时

应迅速脱离中毒环境，如吸人气体中毒时，应立即离开中毒现场，吸入新鲜空气或氧气。如由皮肤、黏膜被毒物污染时，应脱去污染衣服，并用大量清水冲洗（一般不用热水，因其可使血管扩张，增加毒物吸收），再根据毒物的理化性质，还可分别使用弱酸性液体（3%~5%醋酸或食醋、3%硼酸、酸性果汁）、弱碱性液体（肥皂水、苏打水）、10%酒精（如酚中毒时）等冲洗。如由伤口或注射进入的毒物，应在伤口上方结扎止血带（应定时放松），以阻止毒物吸收。

（二）由消化道食入中毒

1. 催吐　设法阻止毒物吸收，催吐是排空胃内容物最快的方法，尤其当胃内容物较多或毒物呈固体状态时，若先予以催吐，再给予洗胃、排毒效果更佳。对神智清楚、合作的

患者或不能插胃管者均应催吐。可先饮清水 500~600ml（因空胃不易引起呕吐），然后用羽毛、软草、筷子或压舌板等钝器刺激咽后壁，以兴奋迷走神经产生呕吐。也可用外周反射性催吐剂，如吐根糖浆 15~20ml。必要时可选用吗啡，此系强烈催吐剂，具有兴奋延髓呕吐中枢的作用。但对有休克、中枢神经抑制症状及吗啡中毒者不能用。一次用 2.5~5mg，皮下注射。也可用中药催吐，如苦丁香、甘草各 10g，研为细末，水煎服。但对昏迷、惊厥、食入腐蚀性毒物者禁止催吐（因可致食管及胃穿孔）。催吐之缺点为胃排空不彻底。

2. 洗胃　如催吐效果欠佳或失败时，应立即进行洗胃。正确的洗胃不仅可将胃内容物排出，还具有某些解毒或延缓毒物吸收的作用。因此，对抢救某些药物、农药的急性中毒有意义。

一般在毒物进入 4~6h 内最为有效。但对服毒量多、毒物呈小颗粒状、易嵌入胃黏膜皱襞内，或带肠衣的药片，服毒后进食大量蛋清者及毒物吸收后又可由胃黏膜再排出部分者（如有机磷农药），虽时间久，也要洗胃。对强腐蚀性毒物中毒、惊厥未控制，最近有上消化道出血、食管静脉曲张、严重心血管疾病者不能洗胃。使用的洗胃液有温水、生理盐水、1:2000~1:5000 高锰酸钾溶液、2% 碳酸氢钠、0.3% 过氧化氢、3%~5% 鞣酸溶液或 0.2%~0.5% 活性炭悬液。如情况紧急，不明当时药物性质时，可先采用大量清水洗胃。一般使用特制的胃管，即一端有漏斗的粗皮管自口插入胃内，用时使漏斗向下，借虹吸原理使胃内液体流出；而对昏迷或腐蚀性不太强的酸、碱毒物中毒者，可用普通胃管自鼻孔插入，用大号注射器或接上胃肠减压装置反复抽洗。目前，多数医院急诊室已配备有洗胃机，能自动灌入、抽出洗胃液，既能提高洗胃效果，又能减轻操作洗胃强度。洗胃时，每次注入 300~500ml 为宜，若一次注入太多，易进入肠内促进毒物吸收，而一般总量可达 10 000~15 000ml，直至洗出液颜色清亮无气味时为止。抽出的第一份胃内容物可送化验检查或毒物鉴定。

3. 使用吸附剂及黏膜保护剂　在催吐、洗胃后，根据中毒情况，可再用一些阻止毒物吸收的药物及液体，如对腐蚀性较强的毒物。可灌入一些豆浆、牛奶、蛋清、面糊、氢氧化铝凝胶等，对胃黏膜起保护作用。也可用些炭末混悬液或通用解毒剂（含活性炭 2 份、氧化镁 1 份、鞣酸 1 份），15~20g/次。

4. 导泻　洗胃后，可口服或由胃管注入泻剂，使已达到肠道的毒物迅速排出体外。可用 50% 硫酸镁 40~50ml 或 25% 硫酸钠 30~60ml。如为中枢神经抑制剂（如巴比妥类）所引起者，不用硫酸镁，以免加深对中枢神经和呼吸肌的抑制。一般不用油类泻剂，因有机毒物易溶于油中，促其吸收。有严重脱水及腐蚀性毒物中毒者禁用泻剂。如服毒超过 6h 或服泻药后 2h 仍未排大便，可用生理盐水或肥皂水清洁灌肠。

二、促使毒物排泄

有些毒物，至今尚无特效解毒剂，因此，发生中毒时，必须尽快使其排出体外。

（一）输液和利尿

一般可输 5% 葡萄糖液或糖盐水，亦可注射 50% 葡萄糖液，这样既能稀释毒物浓度，又能利尿，而促使毒物由尿排出。也可用利尿酸钠 25mg 或呋塞米（速尿）20～40mg，稀释后静脉注射。或用渗透性利尿剂如 20% 甘露醇，用于主要由肾脏排泄的严重药物中毒患者（如长效巴比妥中毒）。为保证不同药物最好的排泄效果，必须调节尿中 pH，如水杨酸及长效巴比妥等弱酸性药物在碱性尿中排泄最好。

（二）换血疗法

即将含有毒物的血液置换出去，再输入同型健康人的血。其作用为供应可携氧的正常血红蛋白和去除部分毒物，对可引起高铁血红蛋白的各种毒物中毒者效果较好；也可用于严重一氧化碳中毒及严重巴比妥类中毒患者。其方法为选择两侧对称静脉，一侧输血、一侧放血，双方速度需维持相等，一般每 20～30 分钟换血 500ml，最好用新鲜血。换血疗法较人工透析简单，不需要特殊设备，但需血量大，有时会发生输血反应反其他并发症，如出血倾向、传播肝炎等。

（三）人工透析

是促使某些毒物排出的有效方法之一。主要用于可透析毒物的严重中毒，如巴比妥类药物、甲醇中毒等，并适用于中毒引起的急性肾功能衰竭者。可根据病情选用腹膜透析、血液透析（人工肾）。

（四）血液灌流

此方法通过建立体外循环，将患者的血液流过具有广谱解毒效应的吸附装置清除血中毒物后，再把血液输回给患者。所用吸附剂一种是活性炭，另一种是合成树脂。治疗中血液的正常成分如血小板、白细胞和葡萄糖等亦可被吸附，应注意监测和补充。

三、使用特效解毒剂及生理拮抗剂

某些特效解毒剂或生理拮抗剂，能使毒物失去活性，并拮抗毒物所致的主要危害，故必须尽早使用，如阿托品、解磷定对有机磷中毒，依地酸钙二钠对砷、铅等金属中毒有拮抗作用。但具有特效解毒剂的药物并不多，且必须在明确诊断后才能应用，此外仍需密切配合其他抢救措施，尤其在中毒晚期，更为重要。各种毒物的特效解毒剂将分别在有关各章节述及。

四、对症治疗

（一）呼吸和循环衰竭

呼吸衰竭时，可应用呼吸兴奋剂，同时给氧，必要时做气管内插管或气管切开，进行人工呼吸等。对循环衰竭应针对原因治疗。如心力衰竭时应用强心剂；血容量不足应快速输注 5% 葡萄糖盐水，必要时输低分子右旋糖酐或输血等。也有认为不应使用中枢神经系统兴奋剂来改善呼吸，因这些药物会让人产生一种假的安全感，还可能产生有害的反应，如惊厥等。在心肌供氧不足时，给肾上腺素可引起致命的心室纤颤。

（二）中毒性肺水肿

处理与心源性肺水肿有所不同，主要治疗包括有：

①纠正缺氧，如加压给氧，使用去泡沫剂等；

②应用糖皮质激素，如地塞米松可减少肺泡壁及毛细血管渗透性；

③使用抗过敏及解除支气管痉挛药物，局部可用0.5%异丙肾上腺素1ml，地塞米松2mg，1%普鲁卡因2ml雾化吸入，为减轻雾化吸入对呼吸道的损害，可同时给予5%碳酸氢钠4～6ml雾化吸入。也可全身用药，如氨茶碱等；

④冬眠有抗过敏、抑制交感神经、改善微循环、减少氧消耗等作用；

⑤其他治疗有强心、利尿、脱水及预防感染等。

（三）中毒性脑病

可给氧、降温（以头部冰帽为主），选用脱水药物，应用地塞米松及促进脑细胞功能恢复的药物，如三磷酸腺苷、辅酶A、细胞色素C、γ-氨酪酸等，并做必要的对症处理。如病情仍无好转甚至恶化时，可采用高压氧治疗。高压氧可提供脑组织以足够的氧量，在高压氧条件下由于脑血管收缩，降低了脑血流量，也有利于改善脑水肿。

（四）急性肾功能衰竭

可限制液量，纠正酸中毒。某些对肾脏有害的毒物中毒时，应及早应用甘露醇或呋塞米（速尿）等，必要时用透析疗法。如发生急性溶血时，可用糖皮质激素及碳酸氢钠，以使尿碱化，防止肾小管被血红蛋白或其结晶的沉淀所堵塞。

镇静催眠类药物中毒

一、苯二氮䓬类

苯二氮䓬类临床应用非常广泛，主要用于镇静、催眠、抗焦虑，抗惊厥，并有肌肉松弛作用。长期服用产生依赖性或成瘾，突然停药可以产生戒断症状。由于此类药应用的广泛性，因而是最常见的药物中毒原因。苯二氮䓬类药物有许多种，在其作用强度、药效持续时间以及是否产生具有活性的代谢产物上均有较大不同（表1-50）。

表1-50　苯二氮䓬类药理特点

名称	半衰期（h）	活性代谢物	成人口服剂量（mg）
阿普唑仑	10～20	有	0.25～0.5
地西泮	30～60	有	5～20
氯硝地西泮（安定）	20～30	有	0.5～2.0
艾司唑仑	10～25	少量	1～2
氟西泮	50～100	有	15～30
劳拉西泮	10～20	无	2～4
奥沙西泮	5～10	无	15～30
三唑仑	1.5～3	未知	0.125～0.5

（一）病因

一次超大剂量服用可引起急性中毒，长期过量服用可引起不良反应。

（二）中毒机制

本类药物能迅速通过血脑屏障进入脑组织。在中枢神经系统内分布有苯二氮䓬受体，主要存在于大脑皮质，下丘脑、小脑、中脑、海马、纹状体，延髓及脊髓依次减少。当苯二氮䓬类与苯二氮䓬受体结合时，导致 GABA（γ-氨基丁酸，为抑制性神经递质）受体与 GABA 的亲和性大大增加，并使氯离子通道开放，大量氯离子进入细胞内，引起超级化，使细胞处于静息状态，表现出呼吸抑制、血压下降、心跳减慢以及意识强度减低等中枢神经系统抑制性状态。

（三）临床表现

多数患者在服药 30～120min 后出现中枢神经抑制表现，主要有嗜睡，言语不清，步态不稳，共济失调以及昏迷、呼吸抑制等，通常有肌张力降低，深反射消失，瞳孔缩小，以及低体温等。

（四）诊断要点

有一次性大量摄入或注入苯二氮䓬类病史，有中枢神经抑制的相应临床表现，血液或尿液中检出苯二氮䓬类原药或其代谢物。

鉴别诊断包括：其他镇静催眠药物，抗抑郁药物、抗精神病药物及麻醉药物过量情况。

应用纳洛酮不能拮抗苯二氮䓬类的瞳孔小和中枢抑制作用，而氟马西尼可以迅速解除其昏迷。

（五）治疗

1. 昏迷患者立即开放气道，必要时进行人工辅助通气。

2. 积极治疗低血压，给予液体，必要时给升压药物，纠正低体温状态。

3. 清醒患者可进行诱导呕吐；昏迷患者在保护气道后，进行洗胃，之后给予活性炭和导泻剂。

4. 特效解毒剂氟马西尼：氟马西尼是中枢神经系统苯二氮䓬受体的高度选择性竞争性抑制剂，对乙醇和阿片类受体无作用。静脉给药后 1～2min 就可以逆转苯二氮䓬类所致的中枢抑制作用，6～10min 达作用高峰，效力持续 1～5h。适用于苯二氮䓬类中毒引起的昏迷和呼吸抑制。

用法：0.2mg 静注（30s 以上）；如无反应再给予 0.3mg 静注，仍无反应再给予0.5mg静注，必要时每30min 重复 1 次直至总量达 3mg（儿童总量达 1mg）。由于氟马西尼效力持续 1～5h，比多种苯二氮䓬类的半衰期短，有时用药后患者清醒一段时间会再次昏迷或嗜睡，因此可以静脉输入维持，速度 0.2～1mg/h。

氟马西尼的不良反应有：

①注射速度过快会引发苯二氮䓬依赖患者急性戒断症状，包括极度兴奋、心动过速、抽

搐等；

②部分患者应用氟马西尼后发生焦虑、头痛、眩晕、恶心、呕吐及一过性颜面潮红等；

③环类抗抑郁药中毒患者应用氟马西尼可诱发抽搐及心律失常。

（5）增强排泄：已有一些报道认为血液灌注增加苯二氮䓬类从体内的清除，可用于中毒强度较深的昏迷患者。

（六）预后

苯二氮䓬类是国内最常用的镇静催眠药物，因此在我国药物引起的中毒中居首位。一次性大量服用导致的急性中毒，常因昏迷而伴有呼吸系统和循环系统的并发症，而使病程延长，病死率增加。及时救治，预防控制并发症，是使患者尽快脱离危险的唯一方法。

二、巴比妥类

巴比妥类药物以其镇静催眠作用，常用来诱导麻醉，控制癫痫发作，是临床常用药物。

（一）病因

多为大量服用巴比妥类药物引起，服用量大于治疗量 5～6 倍即可有中毒症状，最小致死量为治疗量的 15 倍。

（二）中毒机制

根据其药理特点，将其分超短效、短效、中效、长效四类（表 1-51）。巴比妥类易于从肠道吸收，超短效类几秒钟即可进入大脑灰质而长效类则缓慢在脑内蓄积，苯巴比妥可通过胎盘，其血浓度的 1.5%，尚可通过乳汁分泌，巴比妥类与其他中枢抑制剂如麻醉剂，醇类、麻醉类止痛剂，镇静催眠剂等具有协同作用。

巴比妥类对中枢的抑制是通过兴奋 GABA 受体起作用。巴比妥类也选择性抑制去甲肾上腺素活性。昏迷早期巴比妥类抑制呼吸中枢活性，是未给予辅助通气患者的常见死因，大剂量巴比妥类抑制骨骼肌和心肌，导致心肌收缩力下降、血管扩张、低血压，胃蠕动减弱导致肠梗阻，巴比妥类亦干扰许多药物在微粒体系统的生物转化，包括与细胞色素 P450 结合，诱导肝脏微粒体酶，抑制 NADH 细胞色素氧化酶等。巴比妥类药理特点。详见表 1-51。

表 1-51　巴比妥类药理特点

药物	排泄半衰期（h）	药效持续时间（h）	成人催眠剂量（mg）	最小中毒浓度（mg/L）
超短效				
硫喷妥钠	6～46	<0.5	50～75	>5
短效				
戊巴比妥	15～48	>3～4	100～200	>10
司可巴比妥	15～40	>3～4	100～200	>10
中效				
异戊巴比妥	8～42	>4～6	65～200	>10
布塔巴比妥	34～42	>4～6	50～100	>10

药物	排泄半衰期（h）	药效持续时间（h）	成人催眠剂量（mg）	最小中毒浓度（mg/L）
长效				
甲基巴比妥	11～67	>6～12	50～100	>30
苯巴比妥	80～120	>6～12	100～320	>30

（三）临床表现

巴比妥类中毒临床表现主要是中枢神经系统抑制和心血管系统抑制，临床表现出现的时间与所服的巴比妥种类有关。短效类服后15～30min出现反应，2～4h反应最强。而长效类服后1～2h出现反应，6～18h作用达最强。早期死亡主要与心肺骤停有关，后期死因主要是循环衰竭、肺炎、肺水肿、脑水肿，院内发生的死亡原因主要是肺水肿和吸入性肺炎。

1. 中枢神经系统　轻度中毒时有反应迟钝、语言模糊、头晕、头痛、嗜睡、瞳孔缩小，肌颤、眼震等，重度中毒先有躁狂、谵妄、抽搐，而后发生昏迷及反射消失，瞳孔扩大或缩小。

2. 呼吸系统　轻度中毒时呼吸正常或减慢，短效类巴比妥中毒早期血管通透性增加，出现肺水肿可发生呼吸衰竭，重度中毒呼吸中枢抑制，呼吸浅慢不规则，亦发生呼吸衰竭，口咽部分泌物吸入易引起吸入性肺炎。

3. 循环系统　轻度中毒时血压正常或略下降，重度中毒时，可发生脉搏细速，四肢潮冷，尿量减少，由于血管平滑肌舒张引起相对低血容量，组织灌注不足，心肌收缩抑制等造成休克，大量补液不能很快纠正此低血压。

4. 皮肤　4%～7%巴比妥类过量的人出现皮肤损害，发生在昏迷24h以内患者的皮肤受压部位，为周围有红晕的水疱。

5. 消化系统　轻度中毒有恶心、呕吐，重度中毒发生中毒性肝炎，出现黄疸、出血及肝功损害。

（四）诊断要点

1. 有接触史及以中枢抑制为主的临床表现。

2. 呕吐物、胃液、尿液、血液等进行巴比妥类药物的定性或定量分析帮助诊断。

3. 昏迷患者需要与其他毒药物中毒所致昏迷和其他原因所致昏迷鉴别。

（五）治疗

1. 迅速稳定生命体征　昏迷患者应开放气道，严重呼吸抑制者行气管插管辅助通气；密切监测血流动力学指标，及时纠正低血压等状况。

2. 消除尚未吸收毒物　大量口服本类药物时，吸收时间延长，服药后5～6h仍有胃内药物残留，故仍需洗胃，昏迷患者保护气道后再洗胃。充分洗胃后，注入活性炭及导泻剂硫酸钠。活性炭1～2g/kg，硫酸钠0.5～1g/kg。苯巴比妥中毒可以多次给活性炭，首剂后4h再给予半量，如果肠鸣音正常，可每隔4h 1次用3～5次。硫酸钠只在第1次时给予。

3. 促进已吸收毒物排出

（1）碱化尿液：苯巴比妥在尿液呈碱性时（尿 pH7.5~8.0）其尿中排出量增加 1~10 倍，碱化尿液对短效和中效巴比妥无效，对心肾功能衰竭者不能使用。

（2）血液净化疗法：血液透析、血液灌注均可加速巴比妥类清除，前者对伴发。肾功能衰竭，心力衰竭，肺水肿及电解质失衡患者有显著疗效；后者对于长效巴比妥类效果更好。

4. 一般治疗

（1）昏迷时间长的患者应定期翻身，叩背，防止压疮及坠积性肺炎发生。

（2）纳洛酮：纳洛酮能与内啡肽竞争阿片受体，使患者昏迷程度减轻，呼吸抑制状况逆转。用法：成人 0.4~0.8mg 肌注或静注，10~15min 重复一次，成人每日可用至2mg，12 岁以下儿童 0.2mg 肌注或静注。

（3）监测神志、呼吸、血压及心率等情况，有变化时及时给予相应处置。

（4）废肤症状处理：避免压迫受损部位皮肤，对难以吸收的大水疱，可用无菌注射器抽取其液体后暴露自然干燥。

三、水合氯醛

水合氯醛用于临床已有 100 多年历史，它具有显著的镇静催眠作用，治疗量时的毒性作用很小，至今仍为临床常用。

（一）中毒机制

成人治疗剂量为 0.5~1g/次，灌肠或口服，最大量为 2g/次，每日不能超过 4g，成人平均致死量 10g，儿童 50mg/（kg·d），分次给予，最大量为 1g/次，水合氯醛经肝脏醇脱氢酶代谢成为具有活性的三氯乙醇，水合氯醛血浆半衰期为 4~5min，而三氯乙醇的血浆半衰期为 8~12h。

乙醇由于能诱导具有活性的三氯乙醇生成，故可加重水合氯醛的作用，乙醇使血中三氯乙醇峰值提前并增高。其他镇静催眠药亦可协同水合氯醛的中枢抑制作用。

过量时，水合氯醛抑制心肌收缩力，缩短心肌的不应期引起心律失常。水合氯醛对皮肤和黏膜均有较强的刺激作用，对肝肾有一定损伤。

（二）临床表现

水合氯醛中毒的症状和体征与巴比妥类相似，而造成生命危险的原因是呼吸抑制和血流动力学不稳定，先有步态不稳，嗜睡，在 1~2h 内进展到深度昏迷。初始瞳孔小，深度昏迷时扩大。

1. 心血管系统　血压下降，体温降低。休克，晕厥及心律失常等，心律失常包括室早、多源室早，扭转室速及室颤，房颤，常使治疗更加困难。

2. 胃肠道　恶心、呕吐、腹痛，甚至消化道出血或消化道穿孔，亦可能发生食管狭窄。

3. 肝肾功能　黄疸，转氨酶升高，白蛋白尿等可在服药数天后出现。

4. 依赖性　长期大量应用产生耐药并发生药物依赖，骤然停药可引起严重的症状甚至抽搐和昏迷。

（三）实验室检查

水合氯醛治疗量血浓度为 10mg/L，当达 100mg/L 时出现中毒症状，250mg/L 可发生死亡，水合氯醛不能被 X 线穿透，因此可以显影，有助于证实接触史并帮助观察洗胃和导泻的效果。

（四）诊断

结合接触史，临床表现及实验室相应检查可以诊断。

（五）治疗

1. 稳定呼吸和心血管系统，必要时人工辅助通气。密切监护心电和血压，积极控制各种形式的心律失常。

2. 口服过量急性中毒，立即洗胃，之后给予活性炭和硫酸钠。直肠给药发生中毒时，立即洗肠。

3. 有胃肠出血者不宜洗胃，可给予牛奶、蛋清以保护胃肠道黏膜，同时给予制酸剂，必要时用止血剂。

4. 对症治疗　保温，吸氧，治疗心力衰竭、呼吸衰竭，抗心律失常和休克等。

亚硝酸盐中毒

亚硝酸盐在自然界分布广泛。人类的食物及饮水中均可含有一定量的硝酸盐，硝酸盐在一系列细菌的硝基还原酶作用下，可转变为亚硝酸盐。亚硝酸盐呈白色、无臭。亚硝酸盐是工业原料，也用于食品加工。

（一）病因

许多蔬菜如白菜、菠菜、芹菜、萝卜、菜花、生菜、甜菜、莴苣、韭菜，野菜如灰菜、荠菜等均有较多硝酸盐或亚硝酸盐，称为"嗜硝酸盐蔬菜"。有些井水（特别是苦井水）亦含有硝酸盐及亚硝酸盐。如大量食用后，在胃肠消化功能障碍及胃酸过低时，过量繁殖的肠内硝酸盐还原菌（包括大肠杆菌和沙门菌属）使进入体内的硝酸盐还原成亚硝酸盐而中毒。嗜硝酸盐蔬菜如腐败变质或腌制不透，煮熟的蔬菜放置时间过长，苦井水或含硝酸盐较多的水在铁锅内加热过夜后，经硝酸盐还原菌或二价铁离子的作用等，其中的硝酸盐在体外被还原成亚硝酸盐，摄食过多均可发生中毒。食用硝酸盐加工的香肠、午餐肉、咸肉及误将亚硝酸盐作食用盐食用等都可能引起急性中毒。

（二）中毒机制

亚硝酸盐中毒量为 0.3~0.5g，致死量为 3.0g。当人们食入硝酸盐含量较高的食物后，硝酸盐在人的胃肠道细菌的硝基还原酶作用下转变为亚硝酸盐；或人们食入含有大量的亚硝酸盐的食物及井水后，亚硝酸盐被吸收入血。正常人血红蛋白（Hb）含有二价铁离子，当亚硝酸盐大量进入血液后，将其氧化为三价，正常血红蛋白就转变成高铁血红蛋白（methemoglobin，MetHb），失去携氧的能力。高铁血红蛋白增加，形成高铁血红蛋白血症。高铁血红蛋白还能抑制呼吸酶活性，并且阻止正常氧合血红蛋白释放氧气到组织。当20%血红蛋白转变为高铁血红蛋白时，则造成机体组织缺氧症状。中枢神经系统对缺氧最敏感，可引起呼吸困难，循环衰竭、中枢神经系统的损害，由于亚硝酸盐对平滑肌有松弛作用，特别是小血管平滑肌更易受到影响，故中毒时可造成血管扩张、血压下降。

亚硝酸盐也可在体内形成。当胃肠功能紊乱、贫血、患肠寄生虫病及胃酸浓度下降时，可使胃肠道内硝酸盐还原菌大量繁殖。如此时大量食用硝酸盐含量较高的蔬菜，即可使肠道内亚硝酸盐形成速度过快、数量过大，以至于机体不能及时将亚硝酸盐分解为氨，此种亚硝酸盐大量吸收后，即可引起中毒。此即通常所说的"肠源性发绀症"。儿童健康状况较差或胃肠功能紊乱时最易出现，多为散发性发生。

（三）临床表现

1. 潜伏期　一般在食后 0.5～3h 内发病，偶有长至 20h。潜伏期长短，可因摄入亚硝酸盐的量和中毒原因而异。误食亚硝酸盐纯品引起中毒，如误将工业用盐亚硝酸钠当作食盐摄入，潜伏期最短，一般为 10min 左右。大量食用青菜引起亚硝盐中毒，潜伏期为 1～3h，长者可达 20h。

2. 中毒症状

（1）全身皮肤及黏膜呈现不同程度的青紫蓝灰色，尤以口唇及指甲处明显。

（2）消化系统症状：呕吐、腹痛、腹泻、腹胀等。

（3）神经系统症状：烦躁不安、精神萎靡、反应迟钝、重者神志不清、嗜睡、甚至抽搐、昏迷。

（4）循环系统症状：因血管扩张而致血压降低，还可出现头晕、耳鸣、出汗、心跳减慢或心悸，或有肺水肿征象。

（5）严重患者可致窒息或循环衰竭，如不及时救治，可以危及生命。

从血液内高铁血红蛋白的含量看，当 MetHb 达到 35%～40% 时，患者常有软弱、气急、心动过速、头痛及头晕；当 MetHb 高达 60% 时，患者可有昏睡、昏迷；人类致死性MetHb 血症的浓度尚不十分清楚，可能在 70% 以上。

（四）诊断要点

根据误服或食用富有亚硝酸盐、硝酸盐食物史，发绀及呼吸困难等组织缺氧的临床表现特点和实验室检查结果（高铁血红蛋白的存在），综合分析，排除其他疾病可确诊。

1. 引起高铁血红蛋白的其他因素

（1）芳香族氨基硝基化合物中毒：如苯胺、硝基苯等，除有高铁血红蛋白血症表现外，还常有中毒性肝损害及溶血性贫血表现。

（2）先天性高铁血红蛋白血症：还原型辅酶Ⅰ（NADH）-高铁血红蛋白还原酶缺乏症，属隐性遗传，发绀常于出生时即出现，患者有明显发绀，但全身症状轻微，实验室检查发现 NADH - 高铁血红蛋白还原酶缺乏。

2. 引起发绀的其他因素

（1）硫化血红蛋白血症（SHb）：正常人血红蛋白中有 0～2% 硫化血红蛋白，硫化氢、TNT、非那西丁、磺胺类药物等中毒可产生 SHb。患者皮肤和颜面呈蓝灰色，轻者无症状，重者头晕、头痛、气短和晕厥等。用亚甲蓝治疗无效，血液中有过量 SHb 存在。

（2）血红蛋白 M 病（MHb）：珠蛋白分子化学结构异常，其肽链上含有一个异常的氨基酸，因此 Hb 较易氧化或不易被还原。血中 MHb 占 Hb 含量的 15%～25%，属显性遗传，发绀自幼出现，亚甲蓝治疗无效。

（五）治疗

1. 一般治疗　误服中毒后，应立即催吐，温水洗胃，给予活性炭吸附，硫酸镁导泻，并注意保温、吸氧等急救措施。

2. 特效解毒剂　亚甲蓝中毒后要尽早应用高铁血红蛋白还原剂。

（1）作用机制：亚甲蓝少量进入血液后，被酶还原成还原型亚甲蓝，它能使高铁血红蛋白还原为血红蛋白而恢复功能，而其本身在酶的作用下再生成还原型亚甲蓝。如此引起反复还原作用，所以用量小，但效果快。

（2）用量用法：

①亚甲蓝 1～2mg/kg；

②通常将 1% 的溶液加入 25% 葡萄糖 20ml 中缓慢静脉注射；

③1～2h 后如发绀不退或再现，可重复以上剂量或半量；

④亚甲蓝也可口服，3～5mg/kg，1 次/6h 或 3 次/d。

3. 维生素 C　维生素 C 也是一种还原剂，但需较大剂量，而且作用缓慢。用法：

（1）2.5g/次，加入 25%～50% 葡萄糖 20～40ml 中静脉注射或 5.0g 加入 10% 葡萄糖 300～500ml 中静脉滴注，2 次/d。

（2）也可口服，500～600mg/次，3 次/d，但效果不如亚甲蓝。

（3）最好是亚甲蓝与 Vitamin C 同时并用。

4. 辅酶 A 和维生素 B₁₂ 可增强亚甲蓝疗效　可同时应用。

5. 对症及支持治疗　如血压下降可给予多巴胺和阿拉明等血管活性药；如有呼吸衰竭可吸氧，给予呼吸兴奋剂（可拉明、山梗菜碱等）及人工辅助通气；重症病例可用细胞色素 C 每天 0.25～0.5mg/kg，加入 10% 葡萄糖 300～500ml 中静脉滴注。根据病情需要选用抗生素。如病情严重可输新鲜血或采用换血疗法。

（陈鸿远）

第十节　低血糖昏迷

低血糖昏迷是重症低血糖的临床表现。低血糖不是一个独立的疾病，而是由多种原因引起的血糖低于 2.8mmol/L 时出现的异常生化状态及有与其相关的共同临床特征的急症之一。其起病急骤，轻者出现冷汗、心悸、饥饿感等症状，重则昏迷。较长时间的血糖浓度过低，可使脑细胞产生不可逆的器质性损伤甚至死亡。一般来说，血浆的血糖值较全血值高 10% ~ 15%，当血浆的糖浓度为 2.8mmol/L 时，全血糖的含量约为 2.5mmol/L。

一、病因

总体上来说，导致低血糖的主要原因可分为功能性、肝源性、胰源性及其他的分泌异常所致的四大类。就病因而言分类如下。

（一）器质性疾病引起的低血糖

主要为胰岛或胰外的原发病的表现，常见的有：

1. 胰岛功能亢进性低血糖　多为胰岛 B 细胞增生或肿瘤而引起，肿瘤多发生于胰腺的体、尾部，为最常见的内分泌性低血糖病因之一。其主要特征为：

①空腹时易发生；

②症状由轻至重；

③有阵发性发作的特点；

④症状可因人而异；

⑤不耐饿；

⑥空腹时血糖可极低（<0.5 ~ 1.68mmol/L）。

胰岛素瘤患者，常有 Whippie 三联征：

①血糖 <2.7mmol/L；

②空腹低血糖及明显的低血糖临床表现；

③补糖后症状立即缓解。

2. 内分泌性低血糖　主要见于肾上腺皮质功能、甲状腺功能及垂体前叶功能低下，或生长激素缺乏、胰高血糖素的分泌减少等。

3. 胰岛素自身免疫综合征（IAS）　其主要特点为未用过胰岛素者所出现严重的自发性低血糖，总免疫活性胰岛素的水平异常增高，根据抗体的不同，可分为胰岛素抗体型和胰岛素抗体受体型两种。

4. 一过性新生儿低血糖症　在以下三种情况时最易出现。

（1）糖尿病孕妇约有 60% 的新生儿可出现低血糖，其主要原因为：母体的高血糖状态引起新生儿的 B 细胞增殖，借以产生更多的胰岛素，且常合并有胰高糖素的分泌减少。

（2）新生儿出生后的红细胞增生状态，可激发一过性的胰岛功能亢进。

（3）若有 Rh 因子存在而引起溶血反应，在出生后的 2~3 天内都易致使胰岛分泌功能的增强。

5. 严重肝病　如重症肝炎、肝硬化、肝昏迷、Reye 综合征时，常因肝对胰岛素的灭活减少和肠源性糖原储备减少而导致低血糖。

6. 遗传性肝内糖代谢酶的缺陷　如糖原累积症 X 型中的葡萄糖 - 6 - 磷酸酶缺乏（Ⅰ型）、脱脂酶缺乏（Ⅱ型）、肝磷酸化酶缺乏（Ⅳ型）及肝磷酸化激酶缺乏（Ⅸ型），以及 1 - 磷酸半乳糖尿苷移换酶缺乏而引起的半乳糖血症和果糖不耐受性疾病等。

7. 中枢神经系统疾病伴发的低血糖症　如婴儿产伤、发育迟缓、脑核性黄疸、交通性脑积水、下丘脑与脑干病变、脑发育不全等。

8. 胰外肿瘤引起的低血糖　如胸膜腔肿瘤（纤维瘤、间皮瘤、黏液瘤）、胆管癌、肾上腺皮质癌、肾胚胎瘤、淋巴瘤、肝癌、胃肠癌及肺癌、卵巢癌等，这些癌肿异常增生时耗糖量增加，且可能分泌胰岛素样生长因子Ⅰ、Ⅱ（IGF - Ⅰ、IGF - Ⅱ），致使产生低血糖，谓其为肿瘤异位胰岛素分泌增多症。

9. 肾性糖尿病时　可因尿糖丢失过多和因各种原因得不到及时补充而引起低血糖。

10. 脓毒败血症　感染性微生物耗糖量增多，同时又因消化道症状的存在而补充不足。

11. 酮症性低血糖症　可能系果糖 - 1，6 - 二磷酸酶缺乏所致，也可能与细胞缺磷引起的丙酮酸缺乏有关。

12. 恶性疟疾。

13. 特发性低血糖症　亮氨酸酶敏感性低血糖，家族性低血糖。

14. 其他　泌乳期低血糖、妊娠呕吐、饮酒过量等。

（二）功能性低血糖症

1. 消化功能异常的低血糖症　如胃肠术后、溃疡、急性胃肠炎、腹泻等，此时常因胃肠排空加速，葡萄糖吸收快而刺激细胞产生大量的胰岛素使血糖下降。

2. 药源性低血糖

（1）胰岛素不适当的应用，主要见于糖尿病治疗时，常因超剂量使用或活动增加所引起。

（2）口服降糖药物，如格列本脲（优降糖）、甲苯磺丁脲（D₈₆₀）、苯乙双胍（降糖灵）、格列齐特（达美康）等都易发生，有肝、肾功能不全者更多见，甚至出现难治性低血糖。

（3）β - 受体阻滞剂，此类药物引起的低血糖常被交感神经兴奋的症状所掩盖，多以脑损伤症状的出现就诊。

（4）其他药物：水杨酸盐类，血管紧张素转换酶抑制剂、抗凝药、甲磺酸酚妥拉明（立其丁）、异烟肼、保泰松、抗组胺类、单胺氧化酶抑制剂等。

3. 严重的营养吸收不良　如小肠吸收不良综合征、克隆病、慢性肠炎、饥饿性营养不良症等。

（三）反应性低血糖

主要因迷走神经兴奋性增高使胰岛素分泌增多而引起，临床特点有：

①女性多见，常在精神创伤时发作；

②饭后 2 ~ 4h 发作较多见，一般空腹时血糖正常；

③肾上腺功能减退症者较常见；

④患者常为神经质型，胖者多见；

⑤临床症状不重，在测得血糖明显降低后 20 ~ 30min 常无意识障碍；

⑥耐饿，若饥饿 72h 可无昏迷。

1. 特发性功能性低血糖　多见于 20 ~ 40 岁女性，可能与自主神经功能失调、迷走神经亢进引起的高胰岛素血症有关。

2. 胰岛素分泌细胞反应迟缓　常见于轻型肥胖者，或 2 型糖尿病的早期。

在众多的病因中，必须指出：临床最易引起低血糖症的仍以糖尿病治疗不当最常见。

二、发病机制

正常的血糖多波动在 3.90 ~ 6.10mmol/L，通常饥饿或进食不足时，主要的反应是体内的胰岛素分泌减少及其反调节激素的分泌增强，从而促使肝源性糖原产生增多、糖的利用下降，以维持血糖的稳定，并保证对脑细胞的供给。脑细胞不同于其他组织细胞之处在于它本身无糖原储备，所需的能量几乎完全来自血糖。人体对血糖的利用约为每分钟 2mg/kg，其中一半为大脑所用，即中枢神经细胞每分钟耗葡萄糖 100mg，相当于每小时 6g，每天 144g，此需求远远超过了肝糖原的储备量，故而人必须定时进食予以补充。一旦达不到生理活动所必需的血糖浓度，受损严重的必然是中枢神经系统，大脑皮质的功能因此受到抑制，继而出现低血糖性昏迷。

严重的低血糖以神经系统的损害较为显著，大脑及交感神经受累较常见，基本的病变为神经元变性，坏死及胶质细胞浸润。组织学改变的特点为：核染色质凝集或溶解，核膜不清，胞浆肿胀，内含小空泡及颗粒，在神经系统的损伤中，大脑皮质、海马、小脑、尾状核、苍白球最敏感，丘脑、下丘脑、脑干、脑神经核次之，脊髓各水平的前角细胞及周围神经的损害出现较晚，也较轻。低血糖相当于缺氧状态，此时，ATP、磷酸肌酸因神经苷脂结合葡萄糖的功能下降而明显减少，终于导致神经功能障碍的发生，脑组织的摄氧能力也因此进一步下降，继而严重地影响了脂肪与氨基酸的代谢，脑磷脂的水平常下降 35% 以上。低血糖的临床表现与血糖下降的程度并不完全平行，糖尿病患者低于 3mmol/L 即出现症状，而慢性器质性疾病，或胰腺外肿瘤有时血糖低至 1.1 ~ 1.5mmol/L 症状也可能不十分典型，这可能与机体对低血糖的耐受性变异有关。但一般来说，典型的低血糖症状都是先有交感神经过度兴奋的表现，然后再有脑功能的障碍，严重而持久的低血糖状态甚至可导致去大脑僵直。

三、临床表现

多分为交感神经过度兴奋与脑功能障碍两个阶段。若无第 1 阶段即进入第 2 阶段，且很快昏迷者，多为糖尿病患者注入过多的胰岛素所致。低血糖时先发生交感神经系统兴奋性增高反应的称之为急性神经性低血糖，主要见于血糖迅速降到阈值时。该值在健康人为 2.8mmol/L 左右，糖尿病患者略高，可达 3mmol/L。继发于慢性器质性或代谢疾患的低血糖症状，常在不知不觉中出现，称为亚急性低血糖，表现为以大脑损害为主的中枢神经系统病症，这类患者的前驱症状不明显。总的来说，低血糖的临床症状有以下四方面。

（一）交感神经兴奋的表现

出冷汗、皮肤苍白、心悸、有饥饿感、四肢发凉、手颤动、腿软。

（二）意识障碍

为大脑皮质功能受抑制的表现，患者有意识朦胧，定向力及识别力明显减退，嗜睡、多汗、震颤、神志不清及语言障碍。

（三）精神神经症状

为皮质下中枢受抑制的表现，患者神志不清，躁动不安，痛觉过敏，阵挛性舞蹈动作，瞳孔散大，强直性抽搐及锥体束征阳性，甚至昏迷。

（四）癫痫样表现

为大脑、中脑受累的结果，患者肌张力下降，出现癫痫样抽搐。

当脑干受损后，可能出现去大脑强直与心动过缓，体温不升及各种反射消失。低血糖脑病多为一过性，严重而持久的低血糖也可成为永久性的，其表现有：单瘫、偏瘫、截瘫、失语、踝阵挛、共济失调、视力下降、视野缺损、面神经麻痹、吞咽困难等脑神经损害的表现。周围神经病变见于严重的低血糖晚期，时有远端肌萎缩、感觉异常、足下垂、手的精细动作失灵（如不能写字、进食困难或卧床不起）。

四、实验室检查

（一）血清胰岛素测定

正常值为（14±8.7）mU/L，胰岛素瘤可高达 160mU/L 以上。

（二）抑制试验

即饥饿试验，因为饥饿可抑制 B 细胞分泌胰岛素，正常人饥饿 72h 血糖下降不低于 3.1mmol/L，胰岛素不低于 10mU/L，而 90% 的胰岛素瘤患者饥饿 24h 即可出现低血糖（<2.5mmol/L），但胰岛素的水平不降，此项试验应在医生的监护下进行，一旦出现低血糖症状，立即测定血糖与胰岛素，同时静注葡萄糖并终止试验。

（三）激发试验

有甲苯磺丁脲（D₈₆₀）或胰高血糖素两种试验。此时瘤细胞在药物刺激下可分泌大量胰岛素，诱发低血糖，目前由于注射用甲苯磺丁脲（D₈₆₀）钠盐难以获得（试验时用 1g

加入生理盐水 20ml 中静注），已很少用。多采用胰高血糖素 1mg 加生理盐水 20ml 静注，每 3～5 分钟抽血测胰岛素 1 次，连续 3 次，若胰岛素水平均在 195mU/L 以上，为阳性。另外，亮氨酸亦可刺激胰岛素的分泌，静注亮氨酸 150mg 后，血糖 < 1.4mmol/L，也有诊断价值。这些试验的阳性常提示有胰岛素瘤的存在，进一步的 CT 与 B 超探查可发现肿瘤的部位。激发试验并非截然可靠，均有假阳性，应结合临床表现综合分析。此类试验多用于发作次数较少、症状不太典型的诊断困难者。

（四）免疫反应性胰岛素（IRI）、血浆胰岛素原及 C 肽测定

IRI 包括了胰岛素原及其衍生物，这些物质在血中稍有增多（ > 20pmol/L）即表示异常，很少误诊。正常血浆胰岛素原占 IRI 的 15% 以下，胰岛素瘤可增高到 30%～90%，如有条件分别测定，对胰岛素瘤的诊断价值是较大的。C 肽是从胰岛产生而储存于 β 颗粒中，半衰期较长，并与胰岛素一起分泌。内源性胰岛素增多症时，不能仅根据 IRI 增加和低血糖而诊断，尚须同时有胰岛素、C 肽或胰岛素原的分泌增加的依据。磺脲类药物引起的低血糖有 IRI 与 C 肽的增高，而胰岛素原的增加不明显，有资于鉴别。

免疫反应性胰岛素的释放是否正常，可用其修正的释放指数表示，此指数为：IRIμU/L ÷（患者血糖浓度 - 30）mg/100ml，若此指数 ≤50 为正常值；≥85 可考虑为胰岛素瘤（注意：计算时患者血糖测定值应换算为 mg/100ml）。

（五）其他

根据病因，可作各种内分泌激素的测定，如生长激素、皮质激素等。另外，脑电图的改变类似脑缺氧时的变化；肌电图可见远端去神经样表现及运动单位电位数目的减少，X 线腹部平片可偶见胰腺部位有钙化点；CT、B 超及 SPECT 的检查对胰岛素瘤的定位诊断都有帮助。

五、诊断

凡就诊时已进入昏迷者，于血糖测定后，立即静注 50% 葡萄糖 40～60ml，如症状改善明显，则应考虑本病的存在，血糖测定低于 2.5mmol/L 且可重复时基本可以诊断，若 < 2.2mmol/L 则能确诊。60 岁以上老人的低血糖诊断标准可为 < 3mmol/L，> 4mmol/L 可排除本病。常见低血糖症的鉴别见表 1 - 52。

表 1 - 52　常见的低血糖症的鉴别

鉴别要点	功能性	肝源性	胰源性
发病数	多	较少	少
情绪变化	常有关	无关	无关
空腹发作	无	常有	常有
白天发作	上午 11 时,下午 3 时较多	少见	多见于早晨
饥饿	无关	促使发作	促使发作
运动	无关	促使发作	促使发作
病情经过	无进行性	进行性	进行性

鉴别要点	功能性	肝源性	胰源性
空腹血糖	正常	正常或下降	下降
糖耐量试验	正常或上升迅速	糖尿病样曲线,4~7h后下降	低平曲线
激发试验	多正常	多正常	低血糖明显
抑制试验	正常反应	低血糖反应	低血糖反应

六、治疗

(一)病因治疗

积极查明病因、诱因,及时消除,如胰岛素瘤或增生症,能分泌 IGF-Ⅱ 的纤维肉瘤等,都应手术切除。糖尿病患者若胰岛素使用欠妥必须立即调整。

(二)低血糖症发作的治疗

对已基本明确诊断、神志尚清的低血糖患者,可口服葡萄糖 10~20g;神志不清者立即静注 50% 葡萄糖液 50~60ml,伴有休克的在静注 50% 葡萄糖液 100ml 的同时也可皮下注射肾上腺素 0.5mg,以使血糖尽快地升至 4.0mmol/L 左右,并肌内或皮下注射胰高血糖素 1mg,随后静脉点滴 10% 葡萄糖液 1000~1500ml,动态观察血糖的变化与病情的进展情况。经上述处理,血糖恢复正常已达 30min 以上而意识仍不清者,称为"低血糖后昏迷",说明可能有脑水肿的存在,应加用:

①20% 甘露醇 200~250ml,快速静滴,必要时每隔6~8h 重复数次;

②给予糖类皮质素,如地塞米松 10~20mg 静注。

(三)升高血糖药物

1. 氯甲苯噻唑　成人每天 200~600mg,儿童每天 5~30mg/kg。其药理作用似氯噻嗪,但无抗利尿作用,而能抑制胰岛素的分泌,半衰期为 20~30h,可治疗胰岛素分泌过多所致的低血糖症。

2. 二苯酰胺(DPH)　能抑制胰岛素的分泌,但可引起血糖升高、尿糖阳性、易使糖尿病加重,故只能用于诊断已明确的胰岛素瘤,对反应性低血糖也可试用。

(四)功能性低血糖

要进行心理治疗,安慰患者,嘱之加强体力锻炼,适当给予地西泮(安定)片口服,或服用阿托品,以减慢胃蠕动,增加对食入糖的吸收并减少胰岛素的分泌。

(五)对症处理

加强昏迷护理,对行为异常者要加强保护,以免出现意外,神志不清者可酌情加用抗生素,减少感染。垂体前叶功能低下或甲状腺功能低下引起的低血糖,应给予静滴氢化可的松或服用甲状腺素片。

(六)长期反复发作的低血糖

此类患者的低血糖症多为胰岛素瘤所致,在做好手术治疗准备的同时,可用链脲佐霉素部分地破坏 B 细胞,按 20~30mg/kg 静注,每周 1 次,共用 8~10 次,总量约 8~9g,亦可用之半量直接注入腹腔,1 次/2d,5~10 次为 1 疗程,注意该药对肝、肾功能及血象的毒性影响。

胰岛素自身免疫综合征患者所表现的低血糖症，可服用泼尼松（强的松）治疗。

（七）积极防治并发症

对低血糖昏迷者要加强对生命器官的监护，并及时地采取措施以防治功能衰竭的发生。

（李广超）

第十一节　心肺复苏

一、概述

狭义地讲，心肺复苏仅仅指心脏和（或）呼吸骤停时的急救方法，而广义地讲，心肺复苏则是研究心脏和（或）呼吸骤停的原因、机体的病理生理变化规律、诊断与复苏方法、并发症防治与预后评价等内容的一门科学。这里要强调的是心脏和（或）呼吸骤停是指在病情无法预料的情况下突然发生的心跳和（或）呼吸停止，这与各种疾病终末期全身脏器衰竭导致的心跳、呼吸停止不同，后者是可以预料而且是不可逆的，不属于心肺脑复苏研究范畴。

据《圣经》记载，公元前800年由Elijah对一小儿实施了口对口呼吸，这可能是世界上关于心肺复苏的最早记录了。已发现的我国古代关于心肺复苏术的最早记录是在东汉医圣张仲景所著的《金匮要略》一书中，书中详细描述了自缢患者的急救复苏方法，包括通畅气道、胸部按压和压胸抬臂通气等，方法之准确详细令今人叹服。现代心肺复苏术开始于20世纪50年代末。1956年Zoll等成功实施了第一例电击除颤和心脏起搏术。1958年Peter Safar发明了口对口呼吸，1960年Kouwenhoven等发明了胸外按压术。20世纪60年代起将开放气道、口对口呼吸和胸外按压有机结合起来向广大医务人员和公众传播，使心肺复苏术得以推广，从此成千上万的心跳骤停患者得益于这项技术。20世纪60年代以来，以ABC为核心的基本生命支持没有原则性的改变，发展的重点在于心肺复苏术的普及推广和急救网络的建立，这样基本生命支持就可以在现场第一时间实施。此外，高级生命支持不断发展完善，如电击除颤、肾上腺素使用、人工气道建立和脑复苏等。同时从事心肺脑复苏的研究者，通过建立组织和学术交流将有关研究成果及时以指南的形式向公众发布，以规范技术操作和研究方法。因此，心肺脑复苏必将使更多的患者受益。

二、病因

心跳骤停和呼吸骤停均可由于各自不同的原因而首先发生，由于呼吸系统和循环系统在维持生命中关系非常密切，任一系统衰竭均可迅速导致另一系统的衰竭。因此在救治时，我们常常要同时兼顾循环系统和呼吸系统。

引起心跳骤停的原因可分为心脏原发性因素和继发性因素。根据上海市 1999 年的统计资料，院外猝死者中有心血管病史者约占 70%，猝死高发年龄为 60～84 岁。原发性因素包括心电功能失常和心泵机械衰竭。心电功能失常是心源性猝死的最常见机制，而心室纤颤又是院外心脏停搏的主要原因。在院内，除了心脏原发性因素外，继发性因素的比例明显增高，如呼吸衰竭、缺氧、休克、**药物中毒**、水电解质和酸碱失衡等，这些因素在院内应能尽早识别、尽早纠正。

心跳骤停时心电图的 3 种表现及其常见原因如下。

（一）心室颤动

心肌呈不规则颤动，心电图上出现心室颤动波。常见原因为急性心肌梗死，急性心肌缺血，低血钾，多源性室性早搏，室性心动过速，药物中毒（如奎尼丁、氯喹、洋地黄、异丙肾上腺素等），触电早期等。

（二）心室静止

心室完全丧失电活动而处于静止状态，心电图出现直线或仅有心房波。常见原因为高血钾、心室率慢的室性自主心律或病态窦房结综合征、以及高度或完全性房室传导阻滞等。

（三）心电机械分离

心电图上虽有较完整的 QRS 波群，但宽而畸形且频率较慢，不产生有效的心肌机械性收缩。常见于广泛的心肌损害，或其他原因引起的心脏破裂、心脏压塞或严重休克等。

在心跳停止及心肺复苏的不同阶段，3 种心电图表现可能会相互转化。

引起呼吸骤停的原发原因包括气道梗阻、呼吸中枢抑制和呼吸肌衰竭。气道梗阻又分为完全性的和不完全性的。临床上常见的原因包括昏迷时舌后坠阻塞气道，分泌物、呕吐物、血液或异物阻塞气道，气道本身炎症、痉挛、水肿、肿瘤及创伤等。继发性原因主要是循环系统衰竭。

三、病理生理过程

1. 心跳骤停后心泵功能完全丧失，血液因失去推动循环的动力而停止流动。这时不管是否伴有呼吸停止，血氧浓度均显著降低。心跳骤停短时间后即可造成动脉血氧分压急剧下降，尽管氧解离曲线右移，各组织器官局部氧分压仍显著降低，全身组织器官均处于缺血缺氧状态，混合静脉血氧饱和度也严重降低。由于缺血缺氧，葡萄糖无氧酵解，酸性代谢产物积聚，加上二氧化碳潴留和呼吸性酸中毒，各组织器官处于酸性环境中，由此导致细胞内线粒体功能障碍和多种酶功能失活，造成组织器官损伤。缺血缺氧时间长，这种损伤就会不可逆。在各脏器中，脑是最易受缺血缺氧伤害的器官。一般认为常温下各脏器耐受缺血缺氧时间分别为：大脑 4～6min，小脑 0～15min，延髓 20～30min，脊髓 45min，交感神经节 60min，心脏和肾脏 30min，肝脏 2h，肺脏时间更长些。

2. 心肺复苏的心泵理论和胸泵理论。20 世纪 50 年代末，Kouwenhoven 等发明胸外按压心肺复苏术的理论基础是闭胸按压心脏时，心脏仍作为一个促进血液循环的泵。但不久有学者在动物实验中发现，在心搏停止胸外按压时，中心静脉、右心房、肺动脉、主动脉、食管内的压力均相等，没有压力差，因此复苏时循环的动力来源于胸腔内外的压力差。于是后人将 Kouwenhoven 的假说称为心泵理论，将后者称为胸泵理论。现在比较一致的看法是对心跳骤停者进行胸外按压术，心泵机制和胸泵机制都发挥作用，早期心脏瓣膜仍在作用，心泵机制起主导作用，后期则是胸泵机制起主导作用。

3. 对心搏停止患者进行标准的胸外按压术无疑能促进血液循环，但产生的心排量不到正常的1/3，其血流动力学状态仍是高度异常。尽管机体血流通过再分布可集中于身体上部，主要是头部和心脏，但根据动物实验结果推算，如果没有药物帮助，胸外按压无法达到头、心所需的最低血流量，这时组织器官仍处于缺血缺氧状态。

4. 患者自主循环恢复后，缺血的组织器官恢复血流灌注，缺血再灌注损伤随之发生。现代大量研究结果表明，缺血再灌注损伤与大量自由基产生、多种炎症介质释放、钙离子超负荷、脂质过氧化、功能细胞凋亡等损伤机制有关。

四、临床表现及诊断

心跳骤停造成血液停止流动。由于脑组织对缺氧缺血最敏感，临床主要表现出循环系统和神经系统症状，依次出现心音消失、脉搏扪不到、血压测不出、意识突然丧失或全身短阵抽搐、叹息样呼吸、间断呼吸、随后呼吸停止，同时出现进行性发绀，瞳孔散大固定。

如果呼吸先停止或严重缺氧，则表现为进行性紫绀，意识丧失，心率逐渐减慢，随后心跳停止。

根据突然意识丧失和大动脉搏动消失即可诊断心跳骤停。了解患者原发疾病病史和发病前征兆有助于明确引起呼吸心跳骤停的原因。

五、心肺脑复苏方法

一旦确认患者出现心跳呼吸骤停，应立即实施心肺脑复苏术。完整的心肺脑复苏应包括基本生命支持（BLS）、高级生命支持（ALS）和后续生命支持。基本生命支持是基础，后续生命支持中的脑复苏是关键。近年来，特别提出了保证心跳骤停患者存活的生命之链概念，即尽早呼救，尽早心肺复苏，尽早除颤，尽早高级生命支持。只有切实抓好这四个环节，才能有效提高心肺脑复苏成功率和复苏后存活率。

（一）基本生命支持（BLS）

基本生命支持指在没有医疗器械和药物的帮助下对院外发生的心跳骤停患者实施的基本救助。它由以下部分组成：最初的评估、气道通畅的维持、呼气通气（抢救呼吸）及胸外按压。所有这些成分结合在一起就构成心肺复苏（CPR）这一名词含义。有些场合心肺复苏术与基本生命支持同义。尽管有时单纯的基本生命支持就可挽救患者的生命，但多数情况下，基本生命支持仅仅为尽快实施高级生命支持赢得时间，目的是在得到心搏骤停的病因学治疗前，维持足够的通气及循环，因此它仅仅是一个"维持性行为"。通常情况下，基本生命支持的实施者主要是掌握基本心肺复苏知识的旁观者或急救士（"120"急救中心医师）。作为医院的医师应掌握基本生命支持的原理和方法，在基本生命支持的基础上充分利用院内医疗资源尽快实施高级生命支持。为了便于记忆和教学，通常将基本生命支持分解为如下步骤：

①识别心跳骤停；

②开放气道；

③抢救呼吸；

④维持循环。

在2000年美国心脏病协会心肺复苏指南中已将除颤列为基本生命支持的内容。

以下是国际复苏联合会1997年推荐的心肺复苏的具体动作顺序。

1. 保证施救者及患者的安全。

2. 检查患者，看有无反应。

（1）若有反应，能回答或活动

①若没有进一步危险，让患者留在原来位置，检查病情，必要时求助；

②定时检查患者；

（2）若患者没有反应

①呼叫求助，联系"120"或其他医护人员；

②让患者头后仰，下颏上抬，开放气道。若可能，让患者留在被发现时的位置。施救者将一只手放在患者前额，使头轻轻后仰，若需要行口对口呼吸，将拇指捏住患者鼻子，同时用指尖放在患者下颌尖端的下方并上抬，以开放气道。若有困难，则将患者转为仰卧，然后用上述方法开放气道。若疑有颈部外伤，尽量避免头后仰。

3. 保持气道开放，看、听及感觉呼吸（不是偶发的喘息）

①看有无胸部运动；在患者嘴边听有无呼吸音；

②用面颊感觉有无气流；

③在确定患者没有呼吸前应该看、听及感觉10s。

（1）若患者仍有呼吸（不是偶发的喘息）

①将患者转向恢复体位；

②检查是否继续呼吸。

（2）若患者不呼吸

①让人去求助，若施救者仅为一个人，先去求助；然后再回来，按下述方法开始口对口呼吸；

②若患者不处于仰卧位则使患者仰卧；

③从患者口中除去任何可见的堵塞，包括脱落的义齿，但对位置良好的义齿则不动；

④行 2 次有效的口对口呼吸，每次都使胸廓起伏。保持头后仰及下颌上抬，用放在患者前额的示指和拇指捏住鼻翼，使之闭合。将嘴稍打开，但保持下颌上抬，吸一口气，然后将嘴唇贴住患者的嘴，保证密闭良好，平稳地将气吹进患者的嘴 1.5 ~ 2s，注意看患者胸部是否像正常呼吸时那样抬起（成人通常需要 400 ~ 600ml 气体），维持头后仰及下颌上抬，然后嘴离开患者，看患者的胸部是否随气体呼出而下落。再吸一口气，并重复上面的动作，总共做 2 次有效的口对口呼吸；

⑤若不能完成有效的呼吸，再检查患者的嘴，并除去任何阻塞，再检查，确保头充分后仰，下颌上抬，总共试 5 次，以完成 2 次有效的呼吸。即使不成功，也转入评估患者的循环情况。

4. 评估患者的循环体征

①看有无任何动作，包括吞咽和呼吸（不是偶发的喘息）；

②检查颈动脉搏动；

③进行这些检查的时间不超过 10s。

（1）若确信在 10s 内已查出循环体征。

①必要时继续抢救呼吸，一直到患者开始自己呼吸；

②约每 10 次呼吸（或约每分钟）复查循环体征；每次不超过 10s；

③若患者开始自己呼吸但仍昏迷，将患者转为恢复体位并检查患者的情况，一旦停止呼吸，立即让患者仰卧，再开始抢救呼吸。

（2）若没有循环体征或施救者不能肯定，开始胸部按压

在双乳正中间确定胸骨下 1/2 的位置，施救者双手掌部叠加置于此处，不要挤压肋骨、剑突和上腹部。施救者自己身体在患者胸部正上方，臂伸直，压向胸骨，使之下陷4 ~ 5cm，松开压力但手不离开胸骨，速率 100 次/min（每秒按压略少于 2 次），按压与放松的时间应相等。

5. 口对口呼吸结合按压

按压 15 次后将患者头后仰，下颌上抬，进行 2 次有效呼吸，迅速将手放回到胸骨的正确位置，再按压 15 次，再进行 2 次有效呼吸，这样以 15:2 的比例继续按压与呼吸。

6. 继续复苏一直到

①受过正规训练的人到达；

②患者恢复生命体征；

③施救者精疲力尽了。

对于有临床经验的人，可以通过如下标志确认胸外按压的有效性：

①大动脉处可扪及搏动；

②紫绀消失，皮肤转为红润；

③可测得血压；

④散大的瞳孔开始缩小，甚至出现自主呼吸。

近年来对基本心肺复苏过程中的口对口呼吸又有了新的认识。在美国通过调查研究发现，尽管经过了 30 多年的宣传推广，仍有很多旁观者不愿意对素不相识的发病者实施心肺复苏，其中口对口呼吸是最主要的障碍，他们最大的担心是有被传播感染性疾病的危险，如结核、单纯疱疹、脑膜炎双球菌、艾滋病等，还有情感和伦理观念问题，在中国也是同样情况。同时，在美国的几项大宗病例研究提示，对院外心跳骤停患者实施心肺复苏，单纯胸外按压和胸外按压加口对口呼吸的最终效果没有区别。此外口对口呼吸可能造成胃肠充气，从而增加误吸的机会。口对口呼吸还可能耽误有效胸外按压的时间。在新的心肺复苏指南出来前，目前的观点是：如果旁观者不愿意实施口对口呼吸，可以绕过这一步，直接实施连续的标准的胸外按压术。因为不管是否口对口呼吸，对心跳骤停患者实施胸外按压总比什么也不做好。这一观点在目前中国是否可行，值得研究探讨，因为由于急救体系和交通运输的问题，即使在大城市，院外发生的心跳骤停患者通常需 10min 以上才能被送到医院或有急救车到达，这么长时间没有辅助通气可能不利于心肺复苏。在医院内可能不会出现这样的尴尬，只要在心跳骤停后 6min 内能展开有效辅助通气（如捏皮球面罩通气），单纯胸外按压心肺复苏同样效果好，也容易被接受。

（二）高级生命支持（ACLS）

ACLS 包括在继续进行 CPR 的同时，运用辅助设备和特别技术建立和维持有效的通气和自主血液循环，心电监护，识别和治疗心律失常，建立有效的静脉通路，使用药物和电学方法等多种措施治疗和保持心肺功能，以及治疗原发性疾病。

1. 操作程序

2. 对 ACLS 流程图的进一步说明

（1）ACLS 流程图的使用方法：该流程图中所列的每一步均是在假设前一步不成功的基础上进行的。

近年来证实单一的心前区叩击也可使室颤转律，原理可能是机械能转换为电能，在心脏产生一低能电流而终止异位心律。该法效果不肯定，但因迅速除颤是复苏成功的关键，心前区叩击又可随时进行，因此目前主张对监测有室颤的患者，在除颤仪还未到位的情况下，可试行胸部叩击，方法是：手握拳自 20～30cm 高处用手掌小鱼际处向胸骨中下部迅速有力地进行一次叩击，若无效立即进行除颤或心肺复苏。

心电监护所反映的心律一定要与脉搏及神志状况结合在一起判断，以防止误将由于患者颤动或电极片接触不良造成的假象当作心跳停止的心律。

为了便于实际操作，根据 ACLS 的流程图，操作分两条路径：

①室颤（VF）或室速心律；

②非室颤或室速心律。这里室速指严重影响血流动力学的室性心动过速，或称为无脉室速（VT）。以下分别详述。

室颤或室速心律：根据心电监护，一旦确立室颤或室速心律，应在最短时间内给予首次除颤，不成功就重复 1 次，必要时再重复 1 次，3 次电击的能量依次为 200J、200J、

360J，如果是新型除颤仪，则选用相当的能量。电除颤后心电监护会显示数秒钟的等电位线，这是电击后所有心肌细胞同时处于不应期的结果。可先观察数秒。如果数秒后心电图仍是一直线，可先作1min的心肺复苏，再评估患者。80%以上的人在头3次除颤中有1次会成功。如果室颤或室速心律继续存在，仍应考虑电除颤，电除颤仍是最有希望成功的措施，同时应注意查找致病因素并纠正，检查并确认除颤仪电极的位置和接触情况（包括导电胶的使用是否得当），适时实施高级气道管理和通气技术，建立静脉通路，每3分钟给1次肾上腺素，考虑选择给相应的抗心律失常药和缓冲剂。第3次和第4次除颤之间的间隔不应超过2min。如果重新评估的结果是非室颤或室速心律，并且触不到脉搏，则给予肾上腺素，再作2min的心肺复苏。再评估患者，继续按流程图循环治疗。

非室颤或室速心律：如果能明确排除室颤或室速心律，可不必行除颤（除非以后再出现室颤或室速心律），按流程图右侧进行循环，先进行3min的心肺复苏，然后查找致病因素并纠正，适时实施高级气道管理和通气技术，建立静脉通路，每3分钟给1次肾上腺素，考虑选择给相应的抗心律失常药和缓冲剂。此类患者心电图表现主要为心室停搏或心电机械分离，总体预后不佳。其总体存活率为室颤或室速心律的10%～15%，但如果能及时找到并纠正病因，存活的希望就会明显增大，因此明确并纠正病因显得较为重要。

对于心室停搏的患者可一次给足阿托品3mg，同时给肾上腺素1mg。临时心脏起搏对心室停搏的患者几乎没有用，对极度心动过缓的患者有一定价值，条件许可应考虑使用。

（2）心脏电除颤：心脏电除颤，又称电休克，是用高能电脉冲直接或经胸壁作用于心脏，治疗多种快速性心律失常，使之恢复窦性心律的方法。其原理是在短时间内给心脏以强电流，使心脏所有自律细胞同时去极化，并使所有可能存在的折返通路失活，在这种情况下，心脏起搏系统中自律性最高的窦房结就可能恢复主导地位，使心律转变为窦性心律。

调查研究显示，院外发生的成人心跳骤停70%是由于室颤或无脉性室速，而且这些人的复苏成功率最高，预后最好，对于他们心脏电除颤是最为明确有效的方法之一。室颤虽然相对容易处理，但随着时间每分钟推移，心肌内高能磷酸储备的流失，室颤的波幅和波型迅速恶化，复苏的概率因而下降，下降的速率部分取决于基本生命支持是否及时有效。因此发生室颤和心脏电除颤之间的时间越短，患者恢复自主循环的概率越大，并发症越少，最终的复苏效果就越好。现证明在心跳骤停2min内给予首次除颤比任何药物和辅助通气方式都有效。目前在世界各国的心肺复苏指南和实践中，均非常强调早期除颤的重要性，并且通过培训人员和普及除颤仪将除颤推向发病现场。在欧美发达国家已将电除颤列为基本生命支持的手段之一。

尽管除颤仪使用并不复杂，但仍应强调正确使用。除了按除颤仪说明书要求外，复苏小组的安全至关重要。在除颤时，任何人不得接触患者，液体、湿衣服或过多的凝胶均可能引起问题。电极板应正确放置，一板应置于右锁骨中线锁骨下方，另一板在左肋缘腋中前线（就在正常心尖点外侧）。女性应置于正常心尖点外侧避开乳房组织。电极板上应均匀地涂一层导电胶或包一层盐水纱布。如果患者有永久起搏器，则除颤电极应放在距离起搏器 12~15cm 以外。除颤时，操作者必须依次明确下达口令，如"散开"，并保证口令得到实施，小组成员应遵守口令。影响除颤效果的因素除了基础疾病及心跳停止时间过长外，还有以下几点必须注意：

①与胸壁接触不足；

②电极板与胸壁之间导电剂使用不良，电流传导效果不佳；

③电极板放置位置不佳。

目前市面上的除颤器主要有三种类型，一种是常见的常规除颤仪，电流波形为阻尼正弦波或方波。另一种是近年来推广使用的电流波形为双向波的新一代除颤仪，所谓双向波形是相对于常规除颤电流的单方向而言的，除颤电流在一个除颤周期内先是向一个方向经过心脏，然后再反方向流经心脏。国外学者的动物实验和临床研究报道，认为双向电流波除颤可以达到与常规除颤同样的除颤效果（指消除室颤心律达 5s 以上），但所需要的能量显著减少。双向除颤用 150J 的能量可达到常规除颤 200~300J 能量的效果。这样除颤仪生产商可以将除颤仪做得更轻便，更便于携带，成本更低，同时充电时间更短。此外有学者研究提示，双向波除颤对心肌损伤小，有助于提高复苏成功率。第 3 种是自动除颤仪（AED）。目前的自动除颤仪非常智能化或"傻瓜"，打开仪器就同时有语音提示和文字提示，根据提示按部就班操作即可，非专业人士如警察、保安、飞机火车轮船乘务员、消防员等只要稍加培训即可使用。医院的所有医护人员和急救士更应熟练掌握。自动除颤仪内置微处理器，能识别心律，根据需要决定是否给予电除颤。自动除颤仪只有在识别室颤心律和快速室速心律时才给予电除颤。据报道其灵敏度可达 90%，准确度可达 99%。此外，自动除颤仪可自动测量胸壁阻抗并调节能量输出，既能达到电休克效果，又减少心肌损伤。目前的 AED 仅用于成人或 8 岁以上儿童或 25kg 体重以上儿童。在美国及欧洲，越来越多的工作场所、娱乐场所、公共场所和家庭都备有 AED，这使早期除颤成为可能，生命之链的概念得以加强，电除颤也成为基本生命支持步骤之一。

（3）人工气道的建立与管理：气道通畅是实施人工呼吸的首要条件，也是高级心肺复苏的关键步骤之一。心跳骤停时，舌根后坠和异物是上呼吸道梗阻的常见原因，而支气管痉挛、分泌物、误吸、血液、黏膜水肿等则是下呼吸道梗阻的常见原因。开放气道的方式很多，从最简单的手法开放气道到借助纤维支气管镜建立人工气道，只要能达到快速开放气道并能实施有效通气的最终目的就可使用。实施高级生命支持的医护人员应根据现场条件、人员培训程度、患者的气道条件以及能及时得到的器材选择合适的方法实施。以下分别介绍开放气道和建立人工气道的方法。

手法开放气道：

①仰头抬颏法，施救者一手置于患者前额并向后加压使头后仰，另一手置于下颌，将下颌向上抬起，注意着力点在下颌骨而不要在软组织，以防阻塞气流；

②托下颌法，施救者将双手指分别置于两侧下颌角，将下颌向前向上抬起，使下颌齿

超过上颌齿平面，又称为 Jaw - thrust 手法；

③提颏法：施救者将手指伸入患者口腔内，将下颌提起，但施救者可能被咬伤，这种手法又称为 Chin - lift 手法。最后用手或吸引器快速清理口腔及咽喉部。

面罩通气：心跳骤停患者只要自身气道正常，使用面罩通气在短时间内可达到理想的通气效果。但有时施救者一个人很难完成，需要助手。方法是将面罩罩在口部和鼻部，用四头带固定，或结合手法开放气道，既可达到开放气道的目的，又可保证面罩使用所需的密封性。面罩接口与辅助通气设备相接，如弹性单向活瓣呼吸囊（俗称捏皮球）或呼吸机。目前捏皮球面罩通气仍是心肺复苏时用于通气的主力军，它们便携有效，操作简单，有经验的操作者可直接感受气道压力并与患者自主呼吸同步辅助通气。任何医护人员都应掌握这项技术。已知的面罩通气的并发症包括通气不足，胃充气，后者易造成反流及吸入性肺炎。

口咽和鼻咽通气道：口咽通气管通常呈"S"形，横截面呈管状或"工"形，可以通气。鼻咽通气管形状类似气管导管，较短。它们是最简单的气道辅助物，易于插入，其作用在于限制舌后坠，维持开放气道。它们应大小合适，位置准确，在相应环境中使用，也可以和面罩通气结合使用。口咽和鼻咽通气道如果太短则无效，太长易引起痉挛，口腔通气管对于半昏迷的患者难以耐受，由于张口反射和牙关紧闭而难以插入。创伤尤其是颅底骨折的患者经鼻放置通气管应特别小心。放置鼻咽通气管比经口易出血。经口、经鼻放置通气管均无法防止误吸。

环状骨加压：目前认识到在心肺复苏时如果气道没有保护，反流和误吸是个大问题。对环状软骨加压是保护气道方法之一，这项技术很容易学习，只要拇指和示指触到环状软骨并向颈椎方向加压即可，这样气道由于有环状软骨支撑不会阻塞，而食管会被压扁，起到防止反流和误吸的作用。具体应用时，加在环状软骨上的压力差别可能很大。目前认为对于成人压力在3kg左右较合适。环状软骨加压结合面罩通气在短时间内可以达到与气管插管通气同样的效果。

气管插管：气管插管是心肺复苏中高级气道管理及通气的金标准，它干净、可靠、易于吸引，有毋庸置疑的优越性，应当成为首选。掌握这项技术需要经过专门培训并需要经常练习。气管插管分经口和经鼻两种路径。一般经口插管速度快，经鼻插管患者耐受性好，具体选用哪种插管方式，依操作者习惯、患者气道条件和现场条件而定。在心跳骤停心肺复苏中，经口插管用得最多，如果由于患者张口困难或颈椎活动受限等原因，可改用经鼻气管插管。插管过程中可由于多种原因造成插管困难，这时可以选用喉镜、导丝、光导探针等器械辅助插管。另外也可选用逆行气管插管法或借助纤维支气管镜行气管插管。无论选用什么方法，最后都要确认气管导管正确放置在气管内。这方面可采用物理检查与辅助器材相结合的办法达到目的。物理检查办法包括观察双侧胸部起伏、听双侧肺部呼吸音和观察气管导管水蒸气等。辅助器材中最常用的最可靠的是呼出气二氧化碳测量仪，如果气管导管误插入食管，就不会有二氧化碳测出。但在心跳骤停时，由于二氧化碳输送至肺部减少，其读数偶尔也可能产生误导。

一般说来，气管插管对麻醉师、急诊医师、呼吸治疗师等受过专门培训的专业人员而言，并非难事。但对于护理人员或非此专业的医师而言，他们没有机会接受足够的培训，在遇到心肺复苏时就不一定能迅速地插入气管导管，操作不当或反复尝试也可引起并发症。下面介绍的喉罩和气管食管联合通气管对操作技术要求低，只需经过短时间简单培训即可掌握，而且临床效果已得到充分肯定，已被美国心脏病协会 2000 年心肺复苏指南推荐使用。

①喉罩（LMA）：喉罩由英国麻醉师 Archie Brain 在 1981 年发明，几经改进，在 1988 年正式投入使用，对人工气道的实践产生重大影响。有超过 1000 项的研究，证实了它在各种困难环境下的有效使用，喉罩无需借助喉镜就可保证气道通畅。

喉罩头端呈匙勺形，边缘为气囊，像个小面罩，尾端为一硬质通气管，与头端呈 30°角相连。有多种尺寸。操作时最好采用标准插管位。患者张口，喉罩远端气孔面朝前，气囊尖端贴着上腭滑行推进，直至感到有特征性的阻力，提示到达上食管括约肌。松手，用 10～30ml 空气将气囊充气。喉罩尾管轴线应在上唇正中。一般喉罩一次成功率为 90%，再次尝试总成功率可达 95%～98%。对于怀疑有颈椎损伤的患者，也可在其保持正中位时插入。此外，如果经口气管插管出现困难，可先插喉罩，再盲插将导管或探针送到气管腔。这项技术易被护士、医助和医师学会，在院内、院外均可有效使用。使用得当，气道压不超过 20～25cmH$_2$O。喉罩也可用于正压通气，适用于肺顺应性不佳的患者，如肺水肿、误吸或气道梗阻性疾病。喉罩经常被提到的缺陷是对气道保护不够，然而临床使用中误吸很少见。一项涉及心肺复苏使用喉罩的多中心研究，报道误吸率仅为 1.5%。喉罩在复苏中用处很大，它的简便易用应使它成为那些不具备插管技能的医务人员的一线工具；

②气管食管联合通气管（OTC）：这是一种双腔管，可经口盲插，无论是插入气道或是插入食管，均可正常通气，该管有两个腔，食管腔和气管腔。气管腔在声门以上水平有侧孔，而食管腔则在远端开口。在远端有一小气囊，在咽部有一大气囊。如果 OTC 进入气管，它可像普通气管导管一样使用，咽气囊闲置。在多数情况下，OTC 插入食管内，将两个气囊充起，可经气管腔从气管腔声门以上的侧孔通气，并可通过食管腔吸出胃内容物。

食管气管联合通气管在某种程度上比其它气道开放辅材有优越性，它无需借助其他用品插入，在困难气道情况尤为有用。由于它可在颈部正中位时插入，因此适用于颈椎损伤的患者或无法摆体位的患者。早期研究提示 OTC 比气管插管更能改善氧合，可能与侧孔通气产生 PEEP 作用有关。ICU 护士及医助人员在心肺复苏时均可成功地使用。

外科手术开放气道：心肺复苏时很少需要采用外科方式建立人工气道，但作为高级专业人员均应掌握，因为反复插管可使缺氧恶化，因此在上述方法失败或不具备条件时应早作决定采用外科方式建立人工气道。由于并发症率相对较高，操作人员应受过训练并经常练习使用。气管切开术在急诊环境下显得很困难，在复苏时几乎无可用之处。除非有环甲膜创伤，通过环甲膜切开或穿刺置管可直接到达气道，是急诊最常使用的外科方式。紧急环甲膜切开术使用也很普遍，尤其适用于刨伤患者。它主要是在直视下一刀直接切开环甲膜，插入尺寸合适的气管导管。该技术仅用于出现致死的上呼吸道梗阻且所有其他维持气道通气的方法失败时。

（4）给药途径：心肺复苏时静脉仍是最理想的给药途径。应设法尽快建立静脉通路。如果已有中心静脉通路，从此处给药最佳。如果没有，则应根据操作者的熟练程度、当时的环境以及能得到的器材来决定是采用周围静脉还是中心静脉。从中心静脉给药，药效出现早，峰浓度高，效果好。许多研究者认为，在胸外按压时，经膈上的中心静脉给药最为有效。但经中心静脉置管，几乎总是要耽误除颤、胸外按压或通气，而且中心静脉置管的并发症发生率最低也有1%，放置成功率也非100%，因此在心肺复苏初期不提倡中心静脉置管。如果要进行周围静脉置管，宜选用肘前静脉行大口径置管，并且在每次给药后用20ml生理盐水冲洗一下，这样也可达到与中心静脉给药相近的效果。

气道给药可作为第二选择。我们知道，肺毛细血管面积达 $70m^2$，可为心肺复苏提供有效的给药途径，特别是在人工气道建立后，这一给药途径比静脉更容易。经气道给药的药物一般限于肾上腺素、利多卡因、阿托品、纳洛酮和溴苄胺，因为药物主要是通过气管或支气管黏膜吸收，其药代动力学难以预测，尤其是呼吸道本身受损或发生病变时。因此建议将 $2\sim3$ 倍常规剂量的药物经至少10ml生理盐水稀释后注入气道，再辅助通气5次以增加向远端支气管的播散及增加吸收。

心内注射肾上腺素始于20世纪初，曾被认为是心肺复苏的有效手段之一。后来实践证明心内注射需要相当的经验，可能会注入心外腔隙或切断冠状动脉分支，效果也不优于静脉注射。心内注射可作为最后的选择。

其他途径如皮下注射及肌内注射均不能奏效，在心肺复苏时不予采用。骨髓腔注射在紧急情况下可用于儿童。

（5）药物选择：药物在心肺复苏中的作用多有争议，动物实验的结果常相互矛盾，在人类心肺复苏中的作用也有限。前瞻性研究很少，结论也不无可疑之处。目前心肺复苏中的药物集中在以下四个方面。

1）提高冠状动脉灌注压，增加电除颤或恢复自主循环的概率的药物。

①肾上腺素：肾上腺素是心肺复苏中最常用的药物，也是研究最多的药物。肾上腺素在心跳骤停心肺复苏中改善血流动力学状态的作用不容质疑，所以，也是心肺复苏指南所推荐使用的少数药物之一，但肾上腺素在心肺复苏中的作用机制及药物剂量对药效的影响并不十分清楚。肾上腺素具有 α-受体和 β-受体双重兴奋作用。传统观念认为，在心脏复苏中肾上腺素兴奋 β-受体的作用比兴奋 α-受体重要。但近年来一些学者在实验研究中证实，肾上腺素的药物复苏作用主要是兴奋 α_1-受体和兴奋 α_2-受体。α_1-受体存在于外周血管外壁，对神经源性去甲肾上腺素有反应，心跳骤停时内环境的改变可降低其效用。α_2-受体定位接近血管腔，主要对循环中的儿茶酚胺有反应，在复苏时在调节血管张

力方面起主要作用。因此，兴奋α-受体可使小动脉收缩，全身血管阻力增加，主动脉舒张压升高，改善脑血管和冠状动脉的灌注。而兴奋β-受体既可能增加心肌耗氧量，加重心肌缺血缺氧，降低左心功能，并且使骨骼肌血管扩张，降低主动脉舒张压，影响冠状动脉灌注，也可能使冠状动脉扩张，加强心肌收缩力。兴奋β-受体是有益的还是有害的，仍有争论。对于心肺复苏时肾上腺素的剂量一直存在争议。动物实验中反复验证的剂量（单位体重）较目前临床上使用的剂量高出 3～10 倍。在对动物胸外按压时，按 0.02～2.0mg/kg 的剂量，肾上腺素改善心肌和脑局部血流量呈剂量依赖效应。近期前瞻性临床研究发现大剂量肾上腺素虽可增加恢复自主循环的机会，但复苏后并发症增多，总的出院存活率没有改善。因此，在最新的心肺复苏指南中，并不推荐大剂量肾上腺素，肾上腺素的推荐剂量仍是原来的标准剂量，即 1mg/次，1 次/3min。由于肾上腺素是短效血管活性药，因此特别推荐 3min 给 1 次药。

②血管升压素：血管升压素是近年来研究较多的心肺复苏药物。其机制主要是收缩外周血管，提高主动脉舒张压，达到提高心和脑组织灌注压的目的。动物实验和临床研究均有报道其用于复苏的效果比肾上腺素好。有待进一步研究。

2）增加兴奋性和传导性，尤其是针对慢性心律或心室停搏时的传导系统的药物：

①阿托品：阿托品是胆碱能毒蕈碱样受体阻滞剂，能解除迷走神经对心脏的抑制作用。阿托品能增加窦房结和房室结细胞的自律性和传导性，特别适用于迷走神经张力过高引起的心跳骤停或心动过缓，对广泛心肌损伤造成的心脏停搏或心电机械分离无效。此外，阿托品还能抑制腺体分泌，缓解支气管痉挛，这对保持呼吸道通畅有利。对于心室停搏类的心跳骤停，可在第一时间给予阿托品 3mg，该剂量足以对抗迷走作用。

②异丙基肾上腺素（简称异丙肾）：异丙肾几乎只有β-受体激动作用。β$_1$-受体作用直接兴奋心肌，增加心肌耗氧量；β$_2$-受体作用介导血管扩张，降低平均动脉压，降低冠状动脉灌注压。在心跳骤停心肺复苏中对循环系统的不良反应明显，也容易诱导室性心律失常。异丙肾的唯一用途在于出现影响血流动力学的缓慢心律时，尤其是高度房室传导阻滞时，它的短时间应用可以支持患者直至实施心电起搏。

3）防止恶性心律失常复发的药物：

①利多卡因：利多卡因是Ⅰb类抗心律失常药，其主要药理作用是阻断钠通道，抑制钠内流，促进钾外流，抑制心肌兴奋性。特别是它能改善梗死区心肌的局部供血，尤其适合于心肌梗死所致的室性心律失常。利多卡因效果好，见效快，安全性好，是对抗各种室性心律失常的首选药。在心肺复苏时，利多卡因对除颤后防止室颤立即复发有效，因此新的心肺复苏指南建议在 3 次电除颤无效时，尝试给予利多卡因。一般先静脉推注 50～100mg，然后按 1～4mg/kg 的剂量维持静脉滴注。

②溴苄胺和普鲁卡因酰胺：溴苄胺和普鲁卡因酰胺分别是Ⅲ类和Ⅰ类抗心律失常药。在多次除颤或应用利多卡因无效时，可考虑使用。普鲁卡因酰胺 100mg 静脉注射，1 次/5min，总量 500～1000mg，然后用 2～4mg/min 静脉滴注维持。溴苄胺以每千克体重 5～

10mg/min 的速度静脉注射，总量一般不超过 30mg/kg。

③乙胺碘呋酮（简称胺碘酮）：胺碘酮最初是作为冠状动脉扩张剂，其抗心律失常作用在 1970 年初首先被认可，它具备广谱抗心律失常作用。胺碘酮是钾通道阻滞剂，能延长动作电位时相，有强大的抗纤颤作用，可降低电除颤阈值，故归属第Ⅳ类抗心律失常药，同时它也抑制钠通道依赖去极化，具备 Ⅰ 类药的作用。此外，它具有非竞争性 β - 受体阻滞作用。动物实验和临床研究充分证明了胺碘酮治疗恶性室性心律失常的作用，其在心肺复苏中主要用于难治性室颤。在其他抗心律失常药无效的情况下，推荐使用胺碘酮。首剂静脉推注 150mg，推入速度不少于 10min，之后以每千克体重每天 10mg 静脉滴注维持。

4）其他药物

①碳酸氢钠：在早期的心肺复苏实践中，碳酸氢钠理所当然地作为复苏的一部分用以对抗酸中毒。然而，最近 20 年来，碳酸氢钠在心肺复苏中的应用一直存在争议。在 20 世纪 80 年代初，有学者研究后提出心脏骤停后 10min 内，主要以呼吸性酸中毒为主，之后才出现代谢性酸中毒。心肺复苏在没有建立有效人工呼吸时，由于不能有效排出体内的二氧化碳，此时过早输入碳酸氢钠，虽可使血液碱化，但由于碳酸氢根离子不能透过血脑屏障，而解离后的二氧化碳可迅速扩散通过血脑屏障，使脑脊液酸化，加重颅内酸中毒，更进一步加重脑水肿。此外，碳酸氢钠可使同时输入的儿茶酚胺失活。这些研究导致美国心脏病协会作出在心跳骤停复苏时应谨慎使用碱性缓冲液的决定。但也有学者认为，当 pH <7.2 时，无论是代谢性酸中毒还是呼吸性酸中毒均可降低心肌收缩力，抑制心血管系统对儿茶酚胺的反应。也有动物实验支持碳酸氢钠在心肺复苏中的应用。新的心肺复苏指南（欧洲 1998 年）认为，在进一步的研究结果出来前，建议在动脉血气 pH <7.1 和碱剩余 < -10 的情况下使用，在某些特定的情况下，如高钾血症或三环类抗抑郁剂中毒导致的心跳骤停，也可以使用。首剂以 50mmol/L 碳酸氢钠为宜，相当于 5% 碳酸氢钠 84ml。以后，根据临床变化和动脉血气分析使用。

②钙剂：尽管钙离子和动作电位形成与兴奋 - 收缩耦联关系密切，但临床及实验研究表明，作为心肺复苏用药，钙离子的作用不明显或者有害，其机制是严重缺血导致细胞内钙聚集，造成了心肌损伤和神经细胞损伤，外源性钙离子可能会强化这一作用，因此，目前钙剂只用于高钾血症或钙离子通道阻滞剂过量引起的心跳骤停患者的心肺复苏。

（6）标准胸外按压的替代方法：由于标准胸外按压只能产生 25% ~35% 的正常心输出量，为了改善心肺复苏效果，在实践中发展了很多的替代方法，而且很多方法经过有限的临床验证，证明其效果优于目前的标准胸外按压术，只是这些方法的实施需要更多的人力资源，更多的准备时间，更长时间的专业培训及价格更高的特殊设备，而且通常只适于在医院环境实施，因此应根据医院具体情况选择。

开胸心脏按压（open-chest CPR，OCCPR）：当规范化的基本生命支持（BLS）和高级生命支持（ALS）未能恢复自主循环，特别是患者的心脏骤停不是由于原发的心脏病引起时，有专家主张尽早开胸。其实开胸心脏按压早在1900年就有报道，只是在1958年Safar倡导口对口人工呼吸和1960年Kouwenhoven发明胸外按压术后，也在1960年诞生了现代心肺复苏术，即现在常用的闭胸心肺复苏术（close-chest CPR，CCCPR），由于它简单易行而且无创，很快被接受并推广应用，而且毫无疑问，CCCPR在医院外和现场早期基本生命支持中发挥了重要的作用，但与此同时OCCPR几乎被完全放弃了。

事实上，近30多年来的临床实践发现，院外接受CCCPR的患者最终只有2%～15%完全康复出院；而在1960年以前Stepheson等报道应用OCCPR的1200例患者，长期存活率为28%。试验研究也表明，OCCPR产生的心搏出量明显高于CCCPR，其改善脏器血流灌注的能力是CCCPR无法比的。因此OCCPR又重新引起重视。

OCCPR的适应证：首先胸部创伤，尤其是心脏外伤引起的心跳骤停是OCCPR最明确的适应证，对于非创伤性心跳骤停，也可以实施OCCPR，关键问题是在于对实施OCCPR的病种（What）、时间、地点、操作者的把握，目前无统一规定，下面几点可供参考。

1）OCCPR应在心跳停止搏动30min内进行，最好不要超过20min，否则即使作了OCCPR也没有什么效果。但是从国内临床实践的情况看，很难在如此短的时间内向家属或监护人讲明情况并取得知情同意书，这可能是临床实施OCCPR最大的障碍。换句话说，医生很难把握实施OCCPR的时间窗。应通过有关立法，使医生有权在紧急情况下或无法及时取得知情同意书的情况下作出对患者有利的选择。

2）在实施CCCPR 15min后可考虑改用OCCPR。

3）一般在医院内相对洁净安静的环境内实施。

4）操作者应是经过培训的一组人，可以是胸外科医生，也可是急诊科医生，尤其应提倡后者掌握OCCPR。

5）下列非创伤性病症应考虑积极采用OCCPR：

①胸廓成形术后；

②胸廓先天或后天畸形；

③心脏压塞；

④顽固性室颤，体外除颤无效；

⑤妊娠后期；

⑥原患有室壁瘤；

⑦长期接受皮质类固醇治疗，骨质松脆者；

⑧胸腔手术中或术后2周内。

方法：先进行气管插管控制呼吸。迅速消毒皮肤，经左前胸第4或第5肋间作切口进胸，切开心包，将拇指在前（右心室），其余4指在后（左心室），单手或双手按压心脏，或右手四指并拢平放在心脏后面，将心脏压向胸骨方向。注意不要用指尖而是用指腹或整个掌面，避免心室壁被穿透。一般每分钟按压80次，按压间歇尽量放松，使心室充盈，还可阻断胸主动脉，使血流流向脑及冠状动脉，可改善复苏效果。按压时应注意观察伤情及心肌的变化，并相应处理。同时必要时可进行胸内除颤，能量选择在 10～20J。复苏成功后，继续观察 20min，再不完全缝合心包并安放胸腔闭式引流。

根据 OCCPR 的原理，有学者建立了微创心脏按摩术。方法为在左前胸第 4 或第 5 肋间作 2cm 大小的切口，将特制的胸内心脏按压器置入进行心脏按压。由于创伤小，开胸术本身的并发症少，所需时间更短，更容易被接受。

插入式腹部反搏术（IAC）：方法是在一人进行标准胸外按压时，由另一位救护人员在按压舒张期进行腹部按压。术者将手指伸开，手掌置于脐与剑突之间，一手叠加在另一手上。腹部按压的频率与胸部按压相等。按压的力量以产生 100mmHg 的腹腔压力为宜。两人之间通过一人有节奏地喊号"一、二、一、二……"协调行动。

从临床实践角度讲，该方法简便易行，不增加并发症发生率，改善血流动力学效果更确实可靠。仅仅增加 1 个人力，在医院范围内实施应不是问题。所以，该方法值得推荐并加强临床研究。

主动按压-减压心肺复苏术（ACD-CPR）：主动按压-减压心肺复苏术需要有一特殊器械。它是由一柔软的硅橡胶真空杯连接一圆形手柄构成，上面有按压力量和深度的计量指示。操作时将真空杯罩在标准胸外按压处，该区直径 5～6cm，相当于手掌根部大小。按压时按压力量经真空杯顶部中央区传至患者胸部，这与标准胸外按压原理一致，随后，在舒张期产生一个负压吸引力，对患者胸部主动减压，这样胸腔内就产生负压，从而增加回胸血量和回心血量，也增加分钟通气量。将胸部的主动按压-减压心肺复苏术和腹部主动按压-减压结合起来，就形成了胸腹部联合按压减压心肺复苏术（CPR），在心肺复苏时可能产生更好的血流动力学效果。

紧急心肺转流（ECPB）：经皮穿刺分别于股动脉和股静脉置管，外接动力泵，由体外的泵推动血液循环。动物实验表明心肺转流与标准胸外按压相比可明显增加冠状动脉血流和颅内血流，心肺复苏成功率高，而且神经系统后遗症少。紧急心肺转流用于心肺复苏临床在国外已有近 10 年历史，取得了比较理想的效果。国内动物实验的结果也比较理想，临床研究尚未见报道，有条件的单位可以开展研究。

主动脉球囊阻塞经皮穿刺股动脉将一可充气球囊放在胸主动脉。充气后阻塞胸主动脉。这样行心肺复苏时，血流可集中流向大脑和心脏，改善脑组织和心脏组织灌注压，提高心肺复苏成功率。该方法动物实验有效，临床效果有待进一步检验。

充气背心心肺复苏术（CPR）：标准胸外按压时按压的着力点集中在一处，容易由此产生并发症，于是有学者发明了充气背心心肺复苏术。方法是将特制的充气背心穿在患者身上，利用附带的自动充气放气装置对患者进行胸部按压。由于按压的着力点在整个胸部，充气背心可产生更大的胸内压力而不易出现并发症，从而取得较标准胸外按压更好的血流动力学效果。

3. 特殊情况下复苏要点

（1）婴幼儿：婴幼儿心肺复苏的基本原则，所需的设备及药物和成人差不多，在技术上需要更专业的知识。婴幼儿极少因为室颤或严重心律失常发生心跳骤停，主要是因为窒息、呼吸窘迫和休克。因此，应在注意识别发生在心跳停止以前的低氧血症，伴有或不伴有高碳酸血症。抢救的重点应是及时发现并纠正窒息的原因，纠正低氧血症，纠正休克状态。进行基本生命支持时，口对口呼吸可改为口对口鼻呼吸。医护人员应会使用捏皮球面罩通气。有经验的医护人员可选用气管插管。紧急情况下，无法建立静脉通路时，可采用骨髓腔穿刺补液。

（2）创伤：创伤后患者出现心跳骤停的原因很多，可能是心、肺、脑受严重创伤后导致呼吸心跳骤停，也可能是大出血造成呼吸心跳骤停。创伤后心跳骤停时的心律表现主要是心室停搏或心电机械分离，也有少数表现为室颤。创伤后引起心跳骤停的原因很多是可以预见并纠正的，如低氧血症、休克、高血钾、张力性气胸、心脏压塞等。在处理上应注意如下几点。

1）如果怀疑有颈椎损伤，应注意保持颈椎的稳定性，不要过伸或过屈，尽早固定保护。这点在气管插管时容易被疏忽。

2）注意尽早清理口腔内的血液、呕吐物及其他分泌物。

3）如果存在胸部外伤，在心肺复苏时应格外小心，以防止损伤进一步加重。应积极考虑开胸心脏按压术。

4）尽早止血并尽早恢复有效血容量。必要时可考虑抗休克裤的使用。

5）如果有颅底骨折，对经鼻气管插管应格外小心，如果明确前颅窝骨折，应禁止经鼻气管插管。

6）如果颌面部损伤严重，可尽早实施环甲膜切开造口术建立人工气道。

7）在复苏过程中尽早发现并控制张力性气胸。

8）在复苏过程中尽早发现并处理心脏压塞。

9）人工气道建立后应尽早作胃肠引流减压。

（3）致死性哮喘：严重的致死性的哮喘通常发生在院外，可以突然发生而无先兆，数分钟或1h之内患者就可由于严重缺氧而导致心跳呼吸停止。如果抢救及时，这组患者的总体预后还是不错的。抢救措施上强调尽快恢复供氧，气管插管并机械通气往往是最主要的救命措施，然后尽快使用能解除气管、支气管痉挛的药物，如肾上腺皮质激素、β_2-受体激动剂及其喷雾剂、氨茶碱等。如果已经出现心跳骤停，预后往往较差。

（4）急性上呼吸道梗阻：急性上呼吸道梗阻可由于通气不足导致严重缺氧而导致心跳骤停。急性上呼吸道梗阻分为完全性和不完全性。如果是不完全梗阻，患者可表现为窘迫、喉鸣和呼吸困难三联征，可以咳嗽。病情进展速度与气道梗阻程度有关。如果是完全气道梗阻，则患者表现为极度呼吸窘迫，不能说话，不能咳嗽，不能表达自己，病情急剧恶化。抢救上强调迅速识别梗阻原因并解除梗阻。

如果是异物引起并发生在院外，可先让患者俯身前倾，尽量头低身高位：

①若患者仍有呼吸，鼓励他咳嗽，将异物咳出；

②若患者变得无力或停止呼吸或咳嗽，则先清除口内任何明显的残渣或松动的义齿，然后连续多次用力拍击患者背部，或者从患者后面双手环抱患者胸部有节奏地用力挤压（Heimlich手法），或者环抱腹部有节奏地用力挤压；

③若患者在复苏时由于缺氧而意识丧失，则可造成喉周围肌肉松弛，从而允许空气进入肺内。继续上述措施，可能更容易奏效。如果异物梗阻发生在院内，可尽快借助喉镜和插管钳将异物取出。

如果是上呼吸道急性病变引起，如炎症、水肿或过敏等，则应考虑紧急插管，如果插管困难，则考虑环甲膜切口或穿刺置管。

（5）电击：电击造成的损伤从轻到重差别很大，可以是一过性的感觉异常，也可以是致命的呼吸心跳骤停。值得一提的是由电击造成的呼吸心跳骤停通常由于伤员心脏基础较好而复苏成功率很高。国内报道的长时间或超长时间心跳骤停后，心肺复苏成功的病例大多数来源于该组患者。因此，对这组患者提倡积极的长时间的心肺复苏术。在救治方面，应强调施救者的安全。一旦确定患者和施救者均处于安全的环境后，立即展开标准的基本生命支持和高级生命支持。

（6）中毒：中毒引起的呼吸心跳骤停在年轻人中较常见，其预后除了与心跳停止时间有关外，还与中毒毒物的剂量有关。抢救时，除了按标准心肺复苏操作外，应强调去除和对抗毒物，防止毒物进一步吸收。

（7）溺水：溺水患者的现场救治至关重要。基本生命支持和高级生命支持方法与标准的方法相同，强调应尽早清理口腔异物，并适当将气道内的水引流。送入医院后，应尽早建立人工气道，一方面可彻底清理气道，另一方面可实施正压通气。

（8）内环境紊乱：内环境紊乱指水、电解质、酸碱失衡。严重的低钾血症、高钾血症、低镁血症和严重的酸中毒是临床常见的引起心跳骤停的原因。低钾血症和低镁血症容易诱发室性心律失常和室颤，高钾血症容易导致心室停搏和心电机械分离。上述内环境紊乱应能预见并尽早纠正。心肺复苏时强调对上述紊乱的纠正。

（9）急性冠脉综合征：急性冠脉综合征是指严重急性心肌缺血造成的心脏疾患，包括急性心肌梗死、不稳定性心绞痛和心源性猝死三种情况，是院外发生心跳呼吸骤停最主要的原因，占70%左右。若对患者一旦怀疑其有急性冠脉综合征的前两种，就应高度警惕心跳骤停的发生。在处理上应强调如下几点：

①立即吸氧，休息，镇静，禁止活动；

②12导联心电图诊断和持续心电监测；

③尽快解决心肌缺血症状，舌下含服硝酸甘油或麝香保心丸，通常是便捷有效的办法；

④明确心梗后，应尽早实施溶栓治疗，有条件者应开展院前溶栓；

⑤溶栓治疗和心肺复苏术无矛盾，心肺复苏后仍可进行溶栓治疗，这方面国内外均有成功的报道。

4. 停止心肺复苏的指征

（1）心肺复苏成功。有效自主循环恢复并基本稳定，转入后续治疗。

（2）心肺复苏失败。心肺复苏 30min 以上，仍无自主循环，没有心跳和脉搏。

（3）脑死亡。

（三）后续生命支持

1. 重症监护　毫无疑问，心肺复苏后一旦患者自主循环相对稳定，就应立即转送重症监护病房（ICU）。在转送过程中，应不间断辅助呼吸和维持用药，并密切观察意识和大动脉搏动的变化，随时作好心肺复苏的准备。进入 ICU 后，通常应监护如下项目。

（1）临床体征包括意识水平、血压、脉搏、体温、有无脑外伤和胸外伤、有无抽搐等。

（2）持续心电监测和持续氧饱和度监测。

（3）动脉血气，包括血氧气和二氧化碳分压、pH 值、碱剩余等。

（4）血糖。

（5）电解质水平。

（6）血、尿渗透压。

（7）呼吸频率、潮气量、气道压力监测。

（8）呼出气二氧化碳监测。

（9）有条件者可进行颅内压监测和颅脑氧饱和度监测。

2. 维持内环境和生命体征稳定　所谓内环境就是指组织细胞赖以维持生存的体液环境，其要素包括水、电解质、酸碱、血糖、渗透压、氧分压等，生命体征主要指血压、脉搏、呼吸、体温等。在心肺复苏后，由于缺氧造成各脏器功能障碍，加上复苏过程中多种药物的应用，体内水、电解质、酸碱代谢、血糖、渗透压处于不断变化的动态过程，处理不当容易造成新的内环境紊乱，加重处于修复期的各功能脏器的损伤。生命体征的不稳定也会造成新的脏器损伤。我们应充分认识到维持内环境和生命体征稳定是保证各脏器功能恢复的基础，尤其是对脑复苏和心功能恢复而言。

3. 多脏器功能不全的处理　心跳骤停心肺复苏后全身的所有组织器官均经历了一次缺血再灌注的损伤过程，多个脏器可同时或相继出现功能障碍，常见的有临床意义的脏器功能不全除了最为重要的脑功能不全外，还包括急性肾功能不全、急性心功能不全、急性呼吸功能不全、急性胃肠功能不全。

（1）急性肾功能不全：如心脏骤停时间较长或复苏后持续低血压，或大剂量应用缩血管药物，容易并发急性肾功能不全。如果是肾前性肾功能不全，通过补充有效血容量、改善微循环和扩张肾动脉等措施可增加尿量，改善肾功能。如果损伤严重，已发生急性肾小管坏死，则要严格限制出入量，防治高血钾，必要时实施连续肾脏替代疗法。

（2）急性心功能不全：除了原发病外，缺血再灌注损伤和复苏过程中电击损伤及大剂量复苏药物是心跳骤停心肺复苏后急性心功能不全的主要原因。可表现为致命的反复发作的室性心律失常或心源性休克。处理上可联用多巴胺和多巴酚丁胺，并可用酚妥拉明减轻后负荷。也有学者使用米力农或氨力农改善心肺复苏后的心功能。

（3）急性呼吸功能不全：又指急性呼吸衰竭，包括中枢性原因和周围性原因。心脏复跳自主循环恢复后自主呼吸未必立即恢复，即使存在自主呼吸，也未必能满足生理或病理的氧需求。心肺复苏后，应强化呼吸管理，继续进行有效的人工呼吸。如果患者既往无肺疾患史，则急性呼吸窘迫综合征是复苏后呼吸功能不全的主要原因。随着时间推移，肺炎、肺不张、肺水肿等成为呼吸功能不全的主要原因，这与误吸、长期卧床和呼吸机相关肺炎有直接关系。

（4）急性胃肠功能不全：急性胃肠功能不全可表现为肠蠕动减少或消失、腹胀甚至急性胃肠黏膜病变。处理不及时可造成三大危害。一是腹内压增高，影响心、肺功能；二是肠黏膜屏障破坏，细菌易位，内源性感染增加；三是消化道出血造成休克、贫血，进一步加重病情。维持有效循环和增加氧供应是预防和治疗急性胃肠功能不全的基础，西沙比利和中药生大黄粉剂鼻饲对改善胃肠功能有一定帮助。此外，由于心跳骤停心肺复苏是急性胃肠黏膜病变的高危因素，应积极预防急性胃肠黏膜病变，可常规使用硫糖铝。建议不要使用制酸剂，虽然预防上消化道出血的效果较好，但增加肠源性感染的机会。如果出现上消化道出血，则应积极止血、制酸、抗休克。可静脉用注射用血凝眉（立止血）、奥美拉唑，局部用冰盐水冲洗，加口服凝血酶等治疗，必要时紧急胃镜直视下止血。

（赵海强）

第二篇 中医部分

第一章 中医内科常见疾病

第一节 感 冒

一、概述

西医认为感冒是病毒感染于人体，局限于鼻腔和咽喉部粘膜的急性炎症，部分患者有细菌混合感染。常见的病毒有流感病毒、副流感病毒、粘液病毒、腺病毒、呼吸道合胞病毒、柯萨奇病毒等。细菌感染的甲型溶血性链球菌最多见，其次是流感嗜血杆菌，肺炎双球菌，葡萄球菌等。中医认为感冒是感受风邪所导致的常见外感疾病。临床以鼻塞、流涕、喷嚏、头痛、恶寒、发热、全身不适等为其特征。中西医同名，中医又称伤风、冒风。其中有较强传染性的流行性感冒属中医学"时行感冒"范畴。由于六淫、时行病毒侵袭人体而致病，尤以风邪为主因，多犯上焦。

二、辨证分型

（一）风寒束表

恶寒发热，无汗，头痛身痛，鼻塞流清涕，喷嚏。舌苔薄白，脉浮紧或浮缓。

（二）风热犯表

发热，恶风，头胀痛，鼻塞流黄涕，咽痛咽红，咳嗽。舌边尖红，舌苔白或微黄，脉浮数。

（三）暑湿袭表

见于夏季，头昏胀痛，鼻塞流涕，恶寒发热，或热势不扬，无汗或少汗，胸闷泛恶。舌苔黄腻，脉濡数。

（四）体虚感冒

（1）气虚感冒：感冒反复，恶寒较甚，发热，无汗或自汗，身楚倦怠，咳嗽，咯痰无力。舌苔淡白，脉浮无力。

（2）阴虚感冒：身热，微恶风寒，少汗，头昏，心烦口干，干咳少痰。舌红，苔少，脉细数。

三、治疗

（一）辨证施治

1. 风寒束表

（1）治法：辛温解表。

（2）方剂：荆防败毒散加减。

（3）常用药：荆芥、防风、生甘草、生姜、柴胡、川芎、桔梗、枳壳、茯苓、羌活、独活、苏叶。

（4）加减：表寒重者，加麻黄、桂枝；头痛甚者，加白芷、藁本。

2. 风热犯表

（1）治法：辛凉解表。

（2）方剂：银翘散加减。

（3）常用药：银花、连翘、薄荷（后下）、桔梗、牛蒡子、生甘草、竹叶、芦根、荆芥、豆豉。

（4）加减：咳嗽痰多加象贝母、前胡、杏仁；咯痰稠黄加黄芩、知母、瓜蒌皮；咽喉红肿加玄参、七叶一枝花；时行热毒症状明显加大青叶、板蓝根、蒲公英、草河车；肺热壅盛，烦热少汗，咳逆痰稠气急用石膏、麻黄；风热化燥配伍南沙参、天花粉、梨皮，去辛温之品。

3. 暑湿袭表

（1）治法：清暑驱湿解表。

（2）方剂：新加香薷饮加减。

（3）常用药：银花、连翘、香薷、厚朴、扁豆。

（4）加减：暑热偏盛加黄连、鲜荷叶、鲜芦根；湿困卫表加藿香、佩兰。内湿偏重加苍术、白蔻仁、半夏、陈皮。

4. 体虚感冒

（1）气虚感冒

①治法：益气解表。

②方剂：参苏饮加减。

③常用药：党参、甘草、苏叶、葛根、前胡、半夏、枳壳、桔梗、陈皮、木香。

④加减：平素表虚自汗，易受风邪者加用玉屏风散。

（2）阴虚感冒

①治法：滋阴解表。

②方剂：加减葳蕤汤（《通俗伤寒论》）加减。

③常用药：玉竹、甘草、大枣、豆豉、薄荷（后下）、葱白、桔梗、石斛、天花粉、

白薇。

④加减：口燥咽干明显可加沙参、麦冬。

（二）中成药

1. 风寒感冒

（1）午时茶1袋，每日2、3次，冲服。

（2）川芎茶调散1袋，每日2次，冲服。

2. 风热感冒

（1）感冒退热冲剂1、2袋，每日2~3次，冲服。

（2）银翘解毒片4~8片，每日2、3次。

（3）正柴胡饮冲剂1包，每日2、3次。

（三）其他治疗

刮痧疗法：用刮痧板等蘸水或香油，在背部足太阳经循行部位、颈项部、四肢屈侧及肘膝处，上下轻轻刮动，使皮肤颜色由红变紫黑，如痧为度。之后饮热开水，覆被以助汗出，适用于风寒感冒。也可用于暑湿感冒，但饮以温开水，不必覆被。

四、注意事项

1. 感冒要以预防为主，加强体锻，防寒保暖，增强机体抗病能力。免疫力差者可注射流感疫苗。感冒流行期间，可用食醋熏蒸法进行空气消毒，即每 $1m^2$ 空间用食醋5ml，加水5ml，关闭门窗，在室内熏蒸半小时。感冒流行期应避免人多空气流动不佳的场所，特别是老人和小孩。

2. 发热时，宜休息，多饮开水。治疗期间应注意观察用药后的情况，有无汗出，适当避风保暖。

3. 注意煎药及服药要求，水药宜轻煎，不可过煮，乘温热服，服后避风覆被取汗，或吃热稀饭、米汤以助药力。

（赵永昶）

第二节　慢性支气管炎

一、概述

慢性支气管炎是由于感染（细菌或病毒感染）或非感染因素（吸烟、大气污染、过敏、寒冷空气、自主神经功能失调）所引起的气管支气管黏膜周围组织的慢性非特异性炎症。本病主要表现为连续2年以上发病，每年持续3个月以上的咳嗽、咯痰和（或）气喘等症状。慢性单纯型支气管炎隶属于中医"咳嗽"范畴；慢性喘息型支气管炎隶属于中医"喘证"范畴。慢性支气管炎多因脏腑功能失调，内伤痰火，或情志不和，肝失条达，气郁化火，上逆犯肺，肺失和降所致；也可由肺脏自病，阴伤、气耗阳虚以及复感外邪等导致肺不主气，肃降无权而气逆为咳。

本病的外感因素有风、寒、暑、湿、燥、火六淫之邪。表卫受邪，肺失肃降，肺气不宣，痰浊滋生，阻塞胸肺致咳喘、咯痰。由于外邪的性质不同，有寒痰、热痰的差异。内伤因素有因肺虚所致久咳，或其它脏腑病变累及于肺，肺气失宣，引起咳喘。本病的主要病机，其标在肺，其本在脾、肾。表现为肺气虚弱或肺阴不足，脾虚生痰，或肾阳不足而发病等。

二、辨证分型

（一）痰湿蕴肺

咳嗽反复发作，痰多色白质黏，晨起或食后尤甚，胸脘闷胀，或食欲不振，大便时溏，舌苔白腻，脉濡滑。

（二）痰热壅肺

咳嗽痰多黏厚或稠黄，咯痰不畅，甚或痰中带血，口干口苦，大便秘结，舌质红苔黄腻，脉滑数。

（三）肝火犯肺

气逆咳嗽，咳声阵作，咳时胸胁引痛，甚则咯吐鲜血，痰黏而少，咽喉干燥，面红目赤，烦热口苦，胸闷胀痛，性急易怒，舌苔薄黄，脉弦数。

（四）肺阴亏虚

久咳不止，甚则声音嘶哑，干咳痰少，或痰中夹带血丝，形体消瘦，咽干口燥，午后潮热，两颧红赤，手足心热，心烦失眠，舌质红苔少，脉细数。

（五）肺气不足

咳嗽声音低怯，气短无力，自汗，神疲形寒，易于感冒，舌质淡，苔薄白，脉细弱。

（六）肺肾阳虚

咳嗽痰多，反复发作，痰液清晰呈泡沫状，咳嗽而喘，胸闷气短，甚则喉中痰鸣，动则尤甚，神疲懒言，语声低微，食少畏寒，肢冷脚肿，腰膝酸软，或兼小便不利，舌质淡胖而嫩，苔白滑，脉沉细弱。

三、治疗

（一）辨证施治

1. 痰湿蕴肺

（1）治法：燥湿健脾，肃肺化痰。

（2）方剂：二陈汤加减。

（3）常用药：陈皮、半夏、茯苓、杏仁、厚朴、前胡、甘草。

（4）加减：若气急、痰多，可加炙麻黄、苏子、白芥子、莱菔子，以化痰降气；若痰湿较多，舌苔厚腻，可加苍术、薏苡仁，以燥湿健脾。

2. 痰热壅肺

（1）治法：清热肃肺，豁痰止咳。

（2）方剂：清金化痰汤加减。

（3）常用药：桑白皮、黄芩、山栀、象贝、瓜蒌皮、桔梗、甘草、茯苓、芦根、橘红。

（4）加减：若见咳痰腥臭、壮热口渴，可加冬瓜子、桃仁、鱼腥草、银花、石膏，酌减陈皮、半夏、厚朴，以清泻肺热；若见胸满咳逆痰涌且便秘者，可加葶苈子、芒硝，以泻腑热。

3. 肝火犯肺

（1）治法：清肝泻肺，润肺降火。

（2）方剂：加减泻白散合黛蛤散（验方）加减。

（3）常用药：桑白皮、地骨皮、炙甘草、黄芩、知母、桔梗、陈皮、麦冬、黛蛤散（包煎）。

（4）加减：若肝火较甚者，可加山栀、丹皮，以泻肝火；若痰黏气逆，可加炙枇杷叶、炙马兜铃，以清肃肺气；若胁痛明显，可加橘络，以化痰通络；若痰中带血，可加白茅根、藕节，以凉血止血。

4. 肺阴亏虚

（1）治法：养阴清肺，化痰止咳。

（2）方剂：养阴清肺汤合沙参麦冬汤加减。

（3）常用药：生地、麦冬、南北沙参、玄参、川贝母、玉竹、扁豆、天花粉、甘草。

（4）加减：若咳嗽剧烈，可加杏仁、百部，以化痰止咳；若痰中带血，可加白及、阿胶（烊冲），以补肺止血；若午后潮热明显，可加地骨皮、银柴胡、鳖甲（先煎），以滋阴退热；若阴虚咳嗽而见咳声连连，五心烦热，腰膝酸软，梦遗滑精，属肾阴偏虚者，可改用八仙长寿丸。

5. 肺气不足

（1）治法：益气肃肺，化痰止咳。

（2）方剂：补肺汤加减。

（3）常用药：党参、黄芪、熟地、五味子、茯苓、紫菀、桑白皮、甘草、桔梗、生姜。

（4）加减：若平素易于感冒、自汗者，可加玉屏风散，以固表止汗；若形寒痰稀，可加干姜、白术、茯苓、款冬，减去桑白皮、生姜，以益气健脾，化痰止咳；若老年人反复咳嗽兼有寒象，可加党参、白术、干姜、细辛，减去太子参、麦冬，以益气散寒；若中焦阳虚，气不化水，聚湿成饮，而见咳嗽反复发作，痰液清晰，可用苓桂术甘汤加减。

6. 肺肾阳虚

（1）治法：健脾温肾，纳气平喘。

（2）方剂；肾气丸合六君子汤加减。

（3）常用药：熟附子、肉桂、淮山药、山萸肉、熟地、茯苓、陈皮、半夏、泽泻、党参、白术、胡桃肉。

（4）加减：若痰多喘鸣，可加紫石英、地龙、苏子、蛤蚧，以纳气平喘；若咳甚痰稀，可加干姜、细辛、五味子，以温化痰饮，敛肺止咳；若胸胁满闷，可加旋复花、白芥子，以豁痰降气。

（二）中成药

1. 若痰湿咳嗽的患者逐渐好转，则平时可长期服用六君子汤以健脾化痰，巩固疗效。

2. 若肺肾阳虚所致咳嗽的患者平时可长期服用人参蛤蚧散以纳气平喘。

3. 桂龙咳喘灵胶囊　每次 5 粒，每日 2、3 次，口服。主治痰湿阻肺引起的咳嗽、气急，阴虚燥咳者忌用。

4. 固本咳喘丸 9g，口服，每日 3 次。适用于各种咳证。

5. 七味都气丸，口服，每次 9g，每日 2 次。适用于肾阳虚型。

6. 清气化痰丸，每次 6～9g，每日 2 次。适用于痰热壅肺型。

7. 小青龙汤糖浆，每次 10～15ml，每日 3 次。

（三）其他治疗

1. 针灸

（1）体针

主穴：天突、丰隆。

配穴：定喘、大椎、合谷、内关。

针法：先针天突，大幅度捻转，感应宜扩散到整个咽喉部，出针后吸气有轻松感，再针丰隆；咳嗽不止加定喘，发热加大椎，咽痛加合谷，胸痛加内关。

（2）穴位注射。取穴：天突、定喘、外定喘、肺俞等，每次选 1～2 穴，注入 1% 普鲁卡因 1ml，每日 1 次，5～7 天为一疗程。

2. 冬病夏治　白芥子、延胡索各取 21g，甘遂、细辛各 10g，一起研成细末，加入麝香 0.6g 和匀，分成 3 份。于夏季的头伏、二伏、三伏，各取上药 1 份，用生姜汁调成薄饼状，敷贴于肺俞、膏肓、百劳 3 个穴位上，2～3 个小时后去掉，可防治慢性支气管炎，对兼有喘息者尤为有效。

3. 拔火罐　取风门、肺俞等穴。

四、注意事项

1. 吸烟是引起慢性支气管炎的重要原因，故应大力宣传吸烟的危害性，教育青少年杜绝吸烟，敦促患者及早戒烟。

2. 在季节交替时节或感冒多发季节，应少到公共场所，以预防感冒；居室内应保持通风，并可用醋熏，以减少发病，并注意冷暖。

3. 感染是导致慢性支气管炎发病的主要诱发因素，故要做好卫生宣教工作，嘱患者适当参加体育活动及呼吸肌的锻炼，以增强体质。

4. 患者可定期注射流感病毒疫苗或卡介苗素或口服核酪以预防感冒。

5. 患病期间，忌食海腥、生冷、辛辣之物，同时戒烟酒，戒郁怒，以免加重病情。

6. 如疾病反复发作，病情较重，出现心悸、发绀等，应及时予以救治。

（赵永昶）

第三节　扁桃体炎

一、概述

扁桃体炎是以腭扁桃体炎症为主，伴咽部淋巴组织炎症的感染性疾病。其致病菌主要是溶血性链球菌，其次为葡萄球菌、肺炎球菌、腺病毒等。临床主要症状为发热，咽痛，吞咽时疼痛加重。如急性扁桃体炎反复发作，隐窝引流不畅，则可成为慢性炎症，常有咽部不适，异物感，甚或有低热，头痛，乏力，消化不良等症状。咽部充血，扁桃体充血、肿大或表面有黄白色脓点，慢性者扁桃体表面不平，瘢痕，隐窝口封闭呈黄白色小点。属祖国医学的"乳蛾"、"莲房蛾"、"喉痈"等范畴。主要为风热外邪，侵袭肺卫，肺热上炎，气血郁滞咽喉所致，风热失治，邪热传里，由肺及胃，肺胃热盛，炎热上攻咽喉；或因肺脏素有蕴热，或过食辛辣厚味，过饮醇酒，脾胃积热，复受外邪侵犯，引动肺胃郁热，上攻咽喉，搏结于喉，灼腐肌膜，致核溢脓发为本病。久病或因急性扁桃体炎反复发作后，脏腑亏虚，虚火上炎，或气滞血瘀，喉核肥大或干瘪，则为慢性扁桃体炎，又称虚火乳蛾。

二、辨证分型

（一）急性扁桃体炎

（1）肺经风热：起病急，病初咽干灼热，继之咽痛，并逐渐加剧，吞咽不利，喉核红肿，状如乳头，伴发热、恶寒、鼻寒、头痛、肢倦、身痛、咳嗽。舌质稍红，苔薄白或微黄，脉浮数。

（2）肺胃热盛：咽痛剧烈，痛连耳窍，吞咽困难，喉关红肿，喉核鲜红肿大，表面有黄白脓点或腐物，甚或连成假膜，颌下有压痛的肿大淋巴结，高热面红，口渴欲饮，口臭便秘。舌红苔黄，脉洪数。

（二）慢性扁桃体炎

（1）肺阴不足：咽干微痒，灼痛，干咳，痰少而粘，咽部暗红，扁桃体肥大，或附有

— 518 —

黄白色脓点，午后颧红，手足心热。舌红或干，少苔，脉细数。

（2）肾阴亏虚：咽喉干痛，微痒，咽部暗红，扁桃腺萎缩，其上有黄白色脓点或乳酪状附着物，伴头晕眼花，耳鸣耳聋，腰膝酸软。舌质红或干，脉沉细。

（3）肺气不足：咽痛反复发作，极易感冒，儿童多见。扁桃体肿大，咽部潮红。舌质淡红，苔薄白，脉细。

（4）气滞血瘀：咽干不适，吞咽不利，异物感重，清晨恶心，扁桃体肥大，色暗红。舌质紫，苔薄白，脉弦或涩。

三、治疗

（一）辨证施治

1. 急性扁桃体炎

（1）肺经风热

①治法：疏风清热，解毒利咽。

②方剂：疏风清热汤加减。

③常用药：金银花、连翘、桑白皮、黄芩、丹参、牛蒡子、桔梗、荆芥、甘草。

（2）肺胃热盛

①治法：清泄肺胃，解毒利咽。

②方剂：清咽利膈汤加减。

③常用药：黄芩、黄连、生大黄、金银花、连翘、栀子、牛蒡子、玄参、薄荷、甘草。

2. 慢性扁桃体炎

（1）肺阴不足

①治法：养阴清肺，清利咽窍。

②方剂：养阴清肺汤加减。

③常用药：生地、麦冬、玄参、丹皮、白芍、贝母、甘草、薄荷。

（2）肾阴亏虚

①治法：滋阴降火，润利咽窍。

②方剂：知柏地黄汤加减。

③常用药：知母、黄柏、生地、山药、山萸肉、泽泻、丹皮、天冬、麦冬、玄参。

（3）肺气不足

①治法：益气固表。

②方剂：玉屏风散合四君子汤加减。

③常用药：黄芪、党参、玄参、白术、茯苓、防风、赤芍、麦冬。

（4）气滞血瘀

①治法：祛瘀散结，消肿利咽。

②方剂：逍遥散加减。

③常用药：柴胡、白术、赤芍、当归、茯苓、生草、薄荷、丹参、玉蝴蝶。

（二）外治

1. 喉核红肿疼痛者，吹用麝黄散或消肿止痛散、冰硼散、冰麝散等。腐烂化脓者，吹用锡类散或消肿化腐散、珠黄散等。每日3～4次。

2. 爽喉液（野菊花15g、薄荷6g、生甘草6g煎水）漱咽，每日3～5次。

3. 用内服药液兑少许薄荷霜作蒸气或雾化吸入，或选用清热解毒注射液、银黄注射液、鱼腥草注射液等兑薄荷霜少许作雾化吸入，每日1～2次。

（三）中成药

1. 牛黄解毒片4片，每日2次，口服，孕妇禁用。

2. 六神丸10粒，每日2次，温开水送服，孕妇忌用。

3. 银翘解毒丸1丸，每日2次。

4. 清咽利喉冲剂15g冲服，每日2次。

以上各药均适用于急性扁桃体炎。

（四）其它疗法

1. 体针　取列缺、合谷、曲池。强刺激，每日1次。

2. 耳针　心、肺、肾、肾上腺、肝、咽喉、扁桃体、耳尖。

3. 穴位注射　合谷（生理盐水0.5ml）。

四、注意事项

1. 扁桃体炎的病人应养成良好的生活习惯，保证充足的睡眠时间，随天气变化及时增减衣服，去除室内潮湿的空气，都是重要的。对于患病儿童，应养成不挑食、不过食的良好习惯。

2. 坚持锻炼身体，提高机体抵抗疾病的能力，不过度操劳，若劳累后应及时调整休息。戒除烟酒是预防慢性扁桃体炎的重要一点。

3. 患扁桃体急性炎症应彻底治愈，以免留下后患。

4. 预防各类传染病、流行病。流食或半流食，发热高者可用酒精擦浴，协助降温。

（赵永昶）

第四节　胸　膜　炎

一、概述

胸膜炎是各种原因所致的胸膜壁层与脏层之间的炎症。本病大多继发于肺部或胸膜的病变，亦可因全身疾病所致。常见有靠近胸膜的肺部炎症而发病，少数可通过血行感染而引起。以结核性胸膜炎最为多见。临床以干咳、胸痛、发热、气促等为主要症状，属中医"咳嗽"、"悬饮"、"胁痛"等范畴。

本病病位在肺，多因素体虚弱，或患有慢性疾患，肺虚卫外不固，时邪侵袭所致。邪犯肺卫，肺经为时邪所扰，胸胁气机不利，肺失宣降，通调失职，饮停于胸胁，饮阻气郁，气不行血，则痰瘀互结；气郁日久化火伤阴或耗损肺气，最后导致肺脾肾俱虚。

二、辨证分型

（一）邪犯少阳

寒热往来，身热起伏，朝轻暮重，虽汗出而热不解，胸胁刺痛，动则加剧，干咳少痰，咳嗽气急，口苦咽干，舌苔薄白或薄黄，脉弦数，相当于干性胸膜炎或渗出性胸膜炎早期。

（二）饮停胸胁

胸胁胀痛，咳唾尤甚，但疼痛较初期减轻，转侧呼吸时则疼痛加剧，咳嗽，或有白黏痰，胁间胀满，气短息促，有时仅能偏卧于停饮一侧，或有发热，烦躁口渴，小便黄赤，大便秘结，舌苔白腻或黄，脉沉弦，相当于渗出性胸膜炎大量胸腔积液者。

（三）气血瘀滞

胸胁疼痛，胀闷不舒，或痛有顶出感而拒按，时有咳嗽，呼吸不利，天阴时更为明显，口苦咽干，不思饮食，舌质黯有瘀斑，苔薄黄，脉弦，相当于胸膜炎后期伴胸膜增厚者。

（四）阴虚内热

病情迁延日久，胸胁隐痛，绵绵不已，遇劳尤甚，干咳少痰，形体消瘦，午后潮热，两颧潮红，手足心热，口干咽燥，心烦少寐，夜间盗汗，舌质红少津，苔少，脉细数，相当于结核性胸膜炎后期。

三、治疗

（一）辨证施治

1. 邪犯少阳

（1）治法：和解疏利。

（2）方剂：柴枳半夏汤加减。

（3）常用药：柴胡、半夏、黄芩、枳壳、桔梗、瓜蒌、黄连、生姜、甘草。

（4）加减：若胸痛明显，可加桃仁、红花、赤芍，以活血通络；若咳逆气急，可加桑白皮、白芥子、百部，以清肺化痰。

2. 饮停胸胁

（1）治法：攻水逐饮。

（2）方剂：椒目瓜蒌汤合控涎丹加减。

（3）常用药：椒目、瓜蒌皮、葶苈子、苏子、半夏、橘红、茯苓、生姜、车前子、控涎丹。

（4）加减：若壮实之人，且积液量较多，可改控涎丹为十枣汤。十枣汤为攻逐峻剂，待表证解后方可使用；并应严格掌握分寸，如中病十去其六，则应按照寒热虚实的不同程度，分别进行辨证施治。

3. 气血瘀滞

（1）治法：行气化瘀。

（2）方剂：沉香降气散合复元活血汤加减。

（3）常用药：沉香粉、柴胡、延胡索、川楝子、瓜蒌皮、桃仁、红花、赤白芍、当归尾、丹参、甘草。

（4）加减：若咳嗽、咯痰，可加百部、陈皮、半夏，以化痰止咳；若胸痛明显，可加枳壳、郁金，以宽胸理气。

4. 阴虚内热

（1）治法：滋阴清热。

（2）方剂：沙参麦门冬汤合泻白散加减。

（3）常用药：沙参、麦冬、天花粉、玉竹、百部、桑白皮、地骨皮、功劳叶、鳖甲。

（4）加减：若神疲乏力，气短自汗，面色苍白，可加太子参、黄芪、五味子，去麦冬、桑白皮、地骨皮、鳖甲，以益气固表。

（二）中成药

胸腔积液量较多，可服十枣丸。若壮实之人，清晨空腹服1.5g；虚弱之人，早餐后服0.75g，无效则改为空腹服，或再增0.25g。两者均用大枣十枚煎汤送下，以得快利为度，快利后应服糜粥自养。

（三）其他治疗

1. 针刺疗法

（1）体针

主穴：肺俞、合谷。

配穴：丰隆、内关、膻中。

刺法：平补平泻，体弱者可用补法，每日1次，10次为一疗程。

（2）耳穴贴压法：心、肺、肾、神门、皮质下、肝、脾、咽喉。

2. 单方验方

（1）夏枯草方：夏枯草全草50~60g，煎汤代茶服用，治疗结核性渗出性胸膜炎有一定疗效。

（2）生地30g、沙参、麦冬、桑白皮、鳖甲各20g、石斛、葶苈子、地骨皮、青蒿、秦艽各15g水煎服，每日2剂。适于阴虚内热型。

（3）甘遂1g、大戟2.5g、茯苓30g、黑白丑、葶苈子、桑白皮、陈皮各15g、大枣10

枚水煎服，每日 2 剂。适于饮留胸胁型。

四、注意事项

1. 治疗本病时，应首先明确引起胸膜炎的病因，并注意其发展变化，把病因治疗与辨证治疗紧密结合。

2. 结核性胸膜炎患者应根据结核病灶性质及范围给予抗结核药物治疗（抗痨治疗）。如结核性干性胸膜炎患者应每 3～6 个月作胸部 X 线摄片检查，并至少随访 2 年；如结核性渗出性胸膜炎患者在胸水吸收后，应每 3～6 个月做胸部 X 线摄片检查，并连续随访 4～5 年。

（赵永昶）

第五节　脑　出　血

一、概述

脑出血是指原发性脑实质内的，非外伤性出血。大多数是因高血压伴发小动脉破裂所致，称为高血压性脑出血。部分脑出血可穿破脑实质，引起继发性脑室内出血或蛛网膜下腔出血。脑出血多发生于 50～70 岁之间，起病急骤，主要表现为头痛、呕吐、意识障碍、偏瘫、偏身感觉障碍和偏盲等。

本病属中医中风范畴。中医认为本病因脏腑功能失调，形成风、火、痰等病理产物，是发病之内因；五志过激，饮食不节，劳伤过度，气候骤变等是发病的诱因。两者相合，致气血逆乱，血液不循常道，溢于脑内，损伤脑络而发病。

二、辨证分型

1. 中经络

（1）风火上扰：头晕头痛，面红目赤，半身不遂，口舌歪斜，大便秘结，舌质红绛，舌苔黄腻，脉弦滑。

（2）痰热腑实：突发半身不遂，舌强语謇或不语，鼻鼾痰鸣，躁扰不宁，大便秘结，小便赤涩，舌质红绛，舌苔焦黄干腻，脉弦滑数。

2. 中脏腑

（1）痰火闭窍：突然昏倒，半身不遂，昏聩不语，躁扰不宁，肢体强痉拘急，双目直视，鼻鼾痰鸣，项强身热，双手握固，大便秘结，小便赤涩，舌质红，苔黄厚腻，脉滑数有力。

（2）元气败脱：突然神昏，面色苍白，肢体瘫软，瞳孔散大，手撒肢冷，汗多肤凉，二便失禁，气息短促，舌淡紫或萎缩，苔白腻，脉散或微弱。

三、治疗

（一）辨证施治

1. 中经络

（1）风火上扰

①治法：平肝潜阳，清热降火。

②方剂：羚羊角汤加减。

③常用药：羚羊角粉、钩藤、龟板、生地、丹皮、生大黄、黄芩、白芍、石决明、菊花、夏枯草、牛膝。

④加减：呕吐加竹茹、半夏；痰多加胆南星、天竺黄。

（2）痰热腑实

①治法：化痰通络，泄热通腑。

②方剂：星蒌承气汤加味。

③常用药：胆南星、全瓜蒌、大黄、芒硝、天竺黄、丹皮。

④加减：面红口干，舌红少苔者，加生地，玄参，生首乌；头晕目眩加珍珠母，夏枯草。

2. 中脏腑

（1）痰火闭窍

①治法：清热降火，涤痰开窍。

②方剂：安宫牛黄丸合涤痰汤加减。

③常用药：制半夏、陈皮、枳实、胆南星、茯苓、竹茹、石菖蒲、远志。

④加减：热甚加黄芩、山栀、寒水石；痰多加天竺黄、竹沥水。

（2）元气败脱

①治法：益气固脱，回阳救逆。

②方剂：参附汤合生脉散加味。

③常用药：人参、制附子、干姜、五味子、麦冬、炙甘草。

④加减：汗多不止，重用煅牡蛎、山萸肉。

（二）中成药

1. 醒脑静静脉滴注，适用于中脏腑，意识不清者。

2. 清开灵注射液适用于脑出血各种类型。

3. 安宫牛黄丸适用于中脏腑、痰热闭窍。

（三）针刺疗法

头痛选太阳、头维、风池、合谷、百会等穴；呕吐选中脘、足三里、合谷等穴。

四、注意事项

1. 严密监测意识状态、瞳孔、生命体征的变化，保持呼吸道通畅。

2. 避免不必要搬动、情绪激动、用力咳嗽、排便等。

3. 合理控制血压，避免过高或过低。

4. 预防上消化道出血及呼吸道，泌尿道感染。

（赵永昶）

第六节　三叉神经痛

一、概述

三叉神经痛分为原发性和继发性两种。此主要提及前者即原因不明者。临床表现：面部三叉神经支配区域出现阵发性、烧灼样剧烈疼痛，历时数秒钟或数分钟，间歇期无任何不适，过后又发。疼痛可由局部任何刺激引起。祖国医学称此病为"面痛"、"面风"、"头风"、"眉棱痛"等。

风寒侵袭，风热困扰，此由于外邪风、寒、热而发病；情志不舒致肝郁气滞，经络阻滞，引起面痛；或因年老体弱，气血亏虚则阳气不能上达，经脉不通而发病。

二、辨证分型

（一）风寒袭络

骤然起病，一侧面痛或头痛剧烈，阵阵发作，惧风怕冷，遇寒加重，舌淡，苔薄白，脉浮紧或弦紧。

（二）胃火上扰

颜面剧痛，颊部灼热，心烦面红目赤，口干口臭，喜喝冷饮，便秘馊臭，舌红，苔黄，脉洪数或滑数。

（三）肝胆实火

阵发剧痛，面灼目赤，痛连头角，烦躁易怒，口苦，便秘，尿赤，舌红，苔黄燥，脉弦数。

（四）风痰阻络

面肌阵痛，麻木不仁，胸膈满闷，时吐痰涎，头蒙身重，舌胖大，苔白腻，脉弦滑。

（五）阴虚风动

面痛缠绵，时有灼热抽痛，头昏目眩，面红或耳鸣，腰酸腿软，舌红少苔，脉弦细而数。

（六）瘀血内阻

面痛屡发，经久入络，剧时如针刺刀割，面色晦黯，舌紫黯或有瘀斑，苔薄白，脉弦涩。

三、治疗

（一）辨证施治

1. 风寒袭络

（1）治法：疏风散寒，通络止痛。

（2）方剂：川芎茶调散加减。

（3）常用药：川芎、荆芥、防风、羌活、白芷、细辛、薄荷、甘草。

（4）加减：若阳虚恶寒较甚者加麻黄、附子；头痛、牙痛甚者，羌活、细辛加量；面肌抽搐者加蜈蚣、地龙；寒凝痛甚者，加藁本、生姜；鼻塞流涕者加苍耳子、辛夷花。

2. 胃火上扰

（1）治法：清泻胃火，凉血止痛。

（2）方剂：清胃散加减。

（3）常用药：生石膏、黄连、当归尾、知母、丹皮、生地、升麻、白芷。

（4）加减：便秘加大黄、芒硝；牙龈肿痛、齿衄者加川牛膝、白茅根；颜面拘挛抽动加全蝎、僵蚕；热甚加天花粉、麦冬。

3. 肝胆实火

（1）治法：清肝泻热，降火止痛。

（2）方剂：当归龙荟丸加减。

（3）常用药：龙胆草、当归、芦荟、黄连、山栀、黄芩、黄柏、大黄、柴胡、青黛、木香、夏枯草、甘草。

（4）加减：胸闷胁痛者加郁金、川楝子、延胡，面有抽搐加地龙、僵蚕、天麻，头目眩晕加钩藤、菊花。

4. 风痰阻络

（1）治法：祛风化痰，解痉止痛。

（2）方剂：牵正散合半夏白术天麻汤加减。

（3）常用药：白附子、僵蚕、全蝎、半夏、白术、天麻、橘红、生姜、甘草、大枣。

（4）加减：面颊麻木甚者加皂角、秦艽、川芎、细辛，痰郁化热者加胆南星、知母、竹沥，湿邪较甚、胸闷纳呆加苍术、厚朴。

5. 阴虚动风

（1）治法：滋阴潜阳，平肝熄风。

（2）方剂：天麻钩藤汤加减。

（3）常用药：天麻、钩藤、山栀、生石决、黄芩、杜仲、茯神、川牛膝、甘草、桑寄生、夜交藤、益母草。

（4）加减：阴虚较甚者加女贞子、旱莲草；挟痰重者加胆南星、贝母；眩晕明显者加生龙骨、生牡蛎。

6. 瘀血内阻

（1）治法：活血化瘀，通窍止痛。

（2）方剂：通窍活血汤加减。

（3）常用药：赤芍、川芎、桃仁、红花、全蝎、僵蚕、蜈蚣、麝香。

（4）加减：瘀血较重者加水蛭、三七；兼气滞者加香附、青皮；兼热象者加黄芩、栀子、丹皮；素体阳虚者加肉桂、附子。

（二）中成药

1. 七叶莲片 适用于肝胆实火证，每次4粒，每日3次，口服。

2. 延胡索片 适用于瘀血内阻证，每次3粒，每日3次，口服。

3. 颅痛宁注射液 适用于临床各型，每次2ml，每日2次，肌内注射。

4. 壁虎粉 适用于阴虚风动证，每次5g，每日3次，口服。

（三）针刺疗法

1. 体针 合谷、风池、翳风。第一支（眼支）配太阳、鱼腰。第二支（上颌支）配四白。第三支（下颌支）配承浆、下关。用强刺激手法。也可针刺阿是穴。

2. 耳针或耳穴贴压法 神门、皮质下、额、肾、眼、上颌、下颌、脾、肝、敏感点等。

3. 穴位注射 取穴同体针，将维生素 B_1、B_{12} 注入穴位。

四、注意事项

三叉神经痛病因病机至今不明，造成预防无从入手，但中医学的阴阳学说等，却给原发性三叉神经痛的预防带来许多新意启迪，如注意风寒、风热的侵袭，保持良好的心态，劳逸有度，起居规律，避免过劳或忧思恼怒等精神刺激，增强体质，对于长期精神紧张者着重给予心理治疗及中医疏肝解郁之品，必要时尚可服用镇静剂，以防范和减少本病的发作。

（赵永昶）

第七节　慢性胰腺炎

一、概述

慢性胰腺炎是胰腺实质的慢性炎症，有慢性复发性胰腺炎和慢性无痛性胰腺炎两种类型。前者是在慢性胰腺损害的基础上，反复急性发作，但永久性的胰腺组织学损害较少；后者较少见，系慢性胰腺炎的持续过程，虽很少有发作性的严重腹痛，但可有腺体的广泛纤维化，胰泡和胰岛细胞萎缩消失，而致不同程度的胰腺炎，内分泌功能不足，并可有胰腺钙化，假囊肿形成。本病多见于40岁以上者，男性多于女性。其病因有胆道系统疾病，酒精中毒，肝脏疾病，血管病变，代谢异常，内分泌障碍，高脂血症，高血钙症，营养不良，免疫功能异常及遗传性疾病等，其中最主要病因是胆道疾病。主要临床表现为腹痛、腹泻，慢性消化不良等，易被误诊为慢性胃炎，消化不良，慢性胃肠紊乱等。本病属中医"腹痛"、"腹泻"等范畴。

七情郁结，肥甘醇酒为主要病因，脾胃虚弱，升降失常，脾失健运为主要病机。七情郁结，损伤肝脾，脾主运化而位于中焦，是气机升降之枢纽，又为气血生化之源，脾失健运，可见水食运化无权诸症，久则气血化生无源；郁结伤肝，肝失疏泄，可使胆汁排泄失常，气机失常，出现肝脾不和，肝胃不和诸症。肥甘醇酒，食饮无度，损伤脾胃，痰湿内生，瘀血积滞，诱发本病。

二、辨证分型

（一）肝郁气滞

证见胁腹胀痛，胸闷不舒，喜叹息，随情志变化而增减，舌质暗红，苔薄白，脉弦。

（二）脾虚湿阻

胁肋胀满，嗳气恶心、食少纳呆、倦怠乏力、大便溏薄，稍食油腻之品，腹泻即加重，脂肪泻，舌质淡红，边有齿印，苔白腻。脉濡缓。

（三）气滞血瘀

胁肋胀满刺痛，攻窜胁背，性情急躁，肋下痞块，嗳气，舌暗红或有瘀斑，苔白，脉弦。

三、治疗

（一）辨证施治

1. 肝郁气滞

（1）治法：疏肝解郁，理气止痛。

（2）方剂：逍遥散加减。

（3）常用药：柴胡、白芍、茯苓、白术、香附、陈皮、郁金、丹参、川芎。

2. 脾虚湿阻

（1）治法：健脾化湿，佐以活血。

（2）方剂：参苓白术散加减。

（3）常用药：丹参、陈皮、白术、茯苓、制半夏、焦山楂、蔻仁、炒扁豆、党参、厚朴、熟薏苡仁。

3. 气滞血瘀

（1）治法：行气化瘀，活血止痛。

（2）方剂：血府逐瘀汤加味。

（3）常用药：柴胡、当归、生地黄、桃仁、红花、赤芍、枳壳、川芎、牛膝、桔梗、茯苓、清半夏、陈皮、生甘草。

（4）加减：有恶心呕吐者加砂仁、广藿香、竹茹；出现黄疸，加田基黄，茵陈；泻下完谷不化加炮姜、附片或四神丸；腹痛加煨木香、延胡索；瘀血结块加三棱、莪术。

（二）针刺疗法

1. 体针　胆囊穴（阳陵泉下1～2寸之压痛点）、中脘、足三里、内关。用补法。

2. 耳针或耳穴贴压法　心、肾、肝、脾、胰胆、三焦、交感。

四、注意事项

1. 慢性胰腺炎是一种病程长，病情复杂，并发症多，难于根治的疾病，预后一般不良。应积极治疗胆道疾病、控制糖尿病。

2. 禁服含乙醇饮料、服用胰酶制剂，宜摄食低脂肪、高蛋白、高碳水化合物和富含维生素的食物。

3. 急性发作时治疗同急性胰腺炎。

（赵永昶）

第八节　急性胰腺炎

一、概述

急性胰腺炎是由各种原因引起胰腺消化酶对胰腺自身消化所致的急性化学性炎症。其病理变化轻者为胰腺水肿，重者可出现坏死和出血。多因胆道疾病、十二指肠炎性变、饮酒，暴饮暴食等导致胰管内高压，十二指肠炎，胆汁、毒素等对胰小管上皮造成损害，使胰管破裂，胰泡破裂，胰管内液经胰小管进入间质，使胰腺自身消化发生本病。临床特征是突然发作的上腹部持续性剧痛，多伴有恶心、呕吐。轻者一般临床经过良好，重者可伴有休克、呼吸衰竭、腹膜炎肠麻痹、电解质紊乱和败血症等。本病属中医"腹痛"，"心胃痛"、"脘痛"、"结胸"等范畴。

本病多因饮食不节，大量饮酒，情志不舒等原因，导致肝郁气滞，湿热蕴结，中焦宣泄不利，腑气升降失常，表现为肝郁气滞，肝热脾湿，正虚邪陷等证。

二、辨证分型

（一）气滞食积

证见脘腹胀痛，嗳气频作或干呕腐臭，甚则大便秘结，得矢气则舒，苔薄黄，脉弦。

（二）肝胆湿热

证见脘胁疼痛拒按，恶心，呕吐，发热或有黄疸，小便短赤，大便秘结，舌质红，苔黄腻，脉弦滑或数。

（三）脾胃实热

证见脘胁满痛拒按，痞塞不通，大便燥结，口干，舌红苔黄燥，脉滑数。

三、治疗

（一）辨证施治

1. 气滞食积

①治法：行气导滞，泻热通便。

②方剂：木香槟榔丸加减。

③常用药：木香、槟榔、青皮、陈皮、莪术、黄连、黄柏、大黄、香附、炒枳壳、延胡索、炒莱菔子。

2. 肝胆湿热

①治法：清热化湿，理气通腑。

②方剂：龙胆泻肝汤加减。

③常用药：茵陈、大黄、龙胆草、栀子、枳实、半夏、柴胡、黄芩、木香、甘草。

3. 脾胃实热

①治法：疏肝理气，通里清热。

②方剂：大承气汤加味。

③常用药：大黄、木香、丹皮、黄芩、枳实、姜夏、川郁金、芒硝、厚朴、蒲公英、败酱草、赤芍。

④加减：热重时加金银花、连翘；呕吐重加代赭石、竹茹；泛酸加煅乌贼骨；积食加莱菔子、焦三仙；痛重加川楝子、延胡索；瘀血明显加三棱、莪术。

（二）针灸疗法

1. 体针　胆囊穴（阳陵泉下 1～2 寸之压痛点）、足三里、内关。用泻法。

2. 耳针或耳穴贴压法　心、肾、肝、脾、胰、胆、三焦、交感。

四、注意事项

1. 饮食以低脂、流质为宜，病情较重者，需禁食、禁水和胃肠减压。

2. 注意观察各方面病情变化，尤其对出血坏死型，须及早明确诊断，控制病情发展。

3. 积极治疗胆囊炎、胆石症及胆道蛔虫等慢性胆道疾患。

4. 养成良好饮食习惯，勿暴饮暴食，勿酗酒。

5. 少用或不用可引起急性胰腺类的药物，如消炎痛、肾上腺皮质激素，降糖灵等。

（赵永昶）

第九节　急性胃炎

一、概述

急性胃炎是由于细菌或毒素感染，化学、物理因素刺激，应激过程或全身疾病的影响而导致的胃粘膜一种可逆性急性炎症。因常伴有肠炎，故后者又称胃肠炎，是一种短期的自限性疾病，一般 2～3 天即可恢复，但原有慢性胃病者，临床病程较长。本病的主要组织病理改变为粘膜上皮坏死、脱落，形成表浅糜烂或溃疡，有水肿、出血、血栓形成及炎症细胞浸润。主要症状为恶心、呕吐和腹痛。本病属中医"恶心"，"呕吐"，"胃脘痛"等范畴，对于伴有肠炎而表现为吐、泻均重者，则属"霍乱"范畴。

本病之发生是因脾胃虚弱，情志失调，饮食不洁或不节，或外邪犯胃等，致邪滞中焦而成，胃失和降，升降失调，则患者或吐或泻；邪滞中焦，不通则痛，故可表现为胃痛。本病病位在脾胃，以邪滞中焦为主，平素脾胃气虚者，容易罹患本病，但也表现为虚实挟杂之证，单纯虚证少见，故临床首当辨清虚实的性质，分别施治。

二、辨证分型

（一）饮食伤胃

暴饮暴食后脘腹胀痛，嗳腐吞酸，或呕吐宿食酸臭，矢气臭秽，大便秘结或溏薄，呕吐或泻下后痛减，苔厚腻，脉滑。

（二）寒湿客胃

受寒或饮冷，胃痛暴作，恶寒喜暖，脘腹得温则舒，遇寒则痛增，呕吐清水或食物，口不渴，喜热饮，苔薄白腻，脉浮紧。

（三）湿热壅胃

呕吐较频，吐物酸腐，胃脘灼痛，大便溏而不爽，肛门灼热，口苦纳呆，或伴发热，舌苔黄腻，脉弦滑。

三、治疗

（一）辨证施治

1. 饮食伤胃

（1）治法：消食导滞，和胃降逆。

（2）方剂：保和丸加减。

（3）常用药：山楂、神曲、半夏、炙鸡金、陈皮、茯苓、连翘、炒麦芽。

（4）加减：脘腹胀甚者，加川朴、木香、枳壳；大便秘结者，加炒枳实、大腹皮；腹泻者，加马齿苋、薏苡仁。

2. 寒湿客胃

（1）治法：散寒化湿，理气和胃。

（2）方剂：良附丸合藿香正气散加减。

（3）常用药：高良姜、制香附、藿香梗、厚朴、苏梗、姜半夏、陈皮、茯苓、炒白术。

（4）加减：痛甚者，加延胡索、木香。

3. 湿热壅胃

（1）治法：清化湿热，和胃降逆。

（2）方剂：半夏泻心汤加减。

（3）常用药：姜半夏、黄芩、黄连、陈皮、蔻仁、炒枳壳、生姜、淡竹茹、煨木香、生甘草。

（二）中成药

1. 饮食伤胃者，保和丸 6g，每日 2、3 次。

2. 湿热壅胃者，香连丸 6g，每日 2、3 次，或肠胃康 1 包，每日 2、3 次。

3. 寒湿客胃者，藿香正气胶囊 2 粒，每日 2、3 次；或纯阳正气丸 3～6g，每日 2、3 次。

（三）针灸治疗

1. 体针　中脘、足三里、内关。实证用泻法，脾胃气虚用平补平泻。

2. 耳针或耳穴贴压法　心、肺、肾、肝、脾、胃、交感。

四、注意事项

1. 停止对胃有刺激的食物或药物，戒烟酒，去除损害因子。

2. 流质，半流质饮食，严重时禁食。

3. 注意休息。

（赵永昶）

第十节　胃　下　垂

一、概述

胃下垂是指病人站立时，胃的位置下降，胃张力减低，胃的下缘达盆腔，小弯弧线最低点在髂线以下。多由患者平素羸弱，韧带松弛而造成，常同时合并其他内脏下垂。本病属于中医学中之"胃缓"证，亦可在"胃脘痛"、"腹胀"、"恶心"、"嗳气"等病证中找到类似描述。

本病的主要病机是由于长期饮食失调，或七情内伤、劳伤过度等，导致脾胃虚弱，中气不足，升举无力，气虚下陷而成。由此可见，本病的病因主要是中气不足，病机关键则是气虚下陷，治疗当以补益中焦脾胃之气，升提举陷为主。

二、辨证分型

（一）肝胃不和

情志不畅，心烦易怒，时时叹息，嗳气不已，脘腹痞满，胸胁胀满，食后更甚，有时嘈杂反酸，大便不畅，时干时溏，舌淡红苔薄白，脉弦细。

（二）中气下陷

面色萎黄，形体消瘦，神疲乏力，动则气短，心悸，头晕，纳谷不香，嗳气不舒，脘腹坠胀满闷，偶有隐痛，喜按喜温，大便易溏薄，舌质淡红苔白，脉缓弱。

（三）脾胃虚弱

多见于中老年体虚者，脘腹胀闷，时轻时重，终日不已，餐后加重；或胃脘隐痛，不思饮食，气短懒言，面色萎黄，形体消瘦，神疲乏力，大便溏薄，苔薄白质淡红，脉细弱。

（四）痰饮阻胃

胃内有振水声，肠间漉漉有声，时时反呕，呕吐清水痰涎，脘腹坠胀，食后尤甚，舌淡红苔白滑，脉滑。

（五）脾胃阴虚

胃脘痞满，灼热隐隐，知饥不欲食，唇红而干，口燥咽干，大便量少而干结，舌红少津苔光或花剥，脉细数。

三、治疗

（一）辨证施治

1. 肝胃不和

（1）治法：疏肝和胃。

（2）方剂：柴胡疏肝散加减。

（3）常用药：柴胡、川芎、白芍、枳壳、白术、制香附、茯苓、陈皮、郁金、生甘草。

（4）加减：口苦酸者可加左金丸、炒山栀；纳呆、食入不化者加焦六曲、生谷麦芽；大便不畅者加大腹皮、炒枳实。

2. 中气下陷

（1）治法：补中益气。

（2）方剂：补中益气汤加减。

（3）常用药：生黄芪、炒党参、焦白术、柴胡、升麻、当归、陈皮、炒枳壳、生甘草。

（4）加减：坠胀明显者可加木香、川朴；恶心欲吐者加姜半夏、砂仁；纳少不化者加鸡内金、生谷麦芽；大便溏薄者加茯苓、山药。

3. 脾胃虚弱

（1）治法：健脾益胃。

（2）方剂：香砂六君子汤加减。

（3）常用药：党参、焦白术、茯苓、广木香、砂仁、法半夏、陈皮、生甘草。

（4）加减：大便溏薄者加山药、炮姜、附子。

4. 痰饮阻胃

（1）治法：化痰逐饮，调气和胃。

（2）方剂：苓桂术甘汤加减。

（3）常用药：茯苓、桂枝、白术、姜半夏、陈皮、炒枳壳、泽泻、生甘草。

（4）加减：胃脘喜温喜热、中寒较甚者加附片、干姜；恶心反胃者加厚朴、旋复花。

5. 脾胃阴虚

（1）治法：滋养脾胃之阴。

（2）方剂：益胃汤合一贯煎加减。

（3）常用药：沙参、麦冬、玉竹、生地黄、黄精、白芍、枳壳、升麻、石斛、生谷芽、生甘草。

（4）加减：胃中灼热而呕恶者加竹茹、姜半夏、黄连；嗳气、便秘者加苏梗、瓜蒌。

（二）中成药

1. 可长服补中益气丸或归脾丸合逍遥丸，每次 6g，每日 2、3 次。

2. 香砂六君子丸 6～9g，每日 3 次。适用于本病各型气虚甚者。

3. 香砂养胃丸 6～9g，每日 3 次。适用于本病各型。

4. 十全大补丸 9g，每日 3 次。适用于本病后期，气血双亏者。

（三）针灸疗法

1. 体针　百会、足三里，用补法或百会用温针灸 20 分钟。

2. 耳针或耳穴贴压法　心、肾、肝、脾、胃、腹、交感。

（四）敷脐疗法

五味子 3g、五倍子 3g、肉桂 1g，捣烂用黄酒或米醋调和如饼状，敷于脐中，外用麝香止痛膏固定，每晚 1 次；晨起去之，可以同时加热敷 30 分钟，3、4 日更换药物。

四、注意事项

1. 少食多餐，注意营养摄入。

2. 避免餐后剧烈运动，餐后不要立即行走，可以先右侧卧位 30 分钟以后再做其他活动。

3. 坚持适当的体育锻炼，特别是加强对腹肌的锻炼。辅助本病的治疗很有意义，如仰卧起坐、两脚向上模仿登自行车动作，持之以恒，自有功效。

（赵永昶）

第十一节 胃与十二指肠溃疡

一、概述

胃与十二指肠溃疡又称消化性溃疡病。由于溃疡的形成和发展与酸性胃液、胃蛋白酶的消化作用密切关系，所以称为消化性溃疡。本病临床表现以慢性、周期性、节律性上腹痛及压痛为特征，可伴有恶心，嗳气，反酸，呕吐，纳差，腹胀等症。若防治不当可引起大出血，胃穿孔，幽门梗阻和癌变等严重并发症。属中医"胃脘痛"，"心下痛"等范畴。

饮食不节，忧思恼怒，肝郁不舒，是本病主要的病因。本病的病位在胃，与肝、脾关系密切。饮食不节致损伤脾胃，或素有脾虚又饥饱不节，过食生冷，再伤脾阳，致脾不运化，胃失和降，气机阻滞而胃脘疼痛。忧思恼怒，肝郁不舒，肝气犯胃致胃失和降而胀痛、吞酸、嗳腐。本病初起多在气分，迁延日久，则深入血分，胃络受伤，则可见呕血、黑便等证。本病的病因虽然复杂，但其共同病机均为"不通则痛"。临床上，脾胃阳虚较为常见，久之可呈气滞血瘀、胃阴不足之候。

二、辨证分型

（一）脾胃虚寒

上脘隐痛，痛势绵绵，喜温喜按，泛吐清水，纳呆便溏，四肢不温，每于冬秋季症状加重，舌质淡，舌苔薄白或薄腻，脉沉细无力。

（二）肝胃不和

上脘胀痛，牵引两胁，嗳气泛酸，烦躁易怒，口苦嘈杂，舌质红或淡红，舌苔薄白或薄黄，脉弦数。

（三）胃阴不足

上脘隐痛，口干不欲饮，嘈杂不思食，大便如栗状，舌质红或淡红，少苔或光剥无苔，脉沉细数。

（四）气滞血瘀

上脘刺痛，痛处固定，夜半痛醒，脘腹胀满，嗳气不畅，舌质紫暗，或舌有瘀点瘀斑，脉沉弦或弦涩。

三、治疗

（一）辨证施治

1. 脾胃虚寒

（1）治法：健脾和胃、温中散寒。

（2）方剂：黄芪建中汤加味。

（3）常用药：黄芪、党参、白芍、茯苓、陈皮、姜半夏、桂枝、白及、制香附、炙甘草、红枣。

（4）加减：泛酸明显，加煅乌贼骨、煅瓦楞子；脘腹胀闷明显，加广木香、蔻仁；脘腹痛甚，加延胡索。

2. 肝胃不和

（1）治法：疏肝和胃、理气和中。

（2）方剂：柴胡疏肝散加减。

（3）常用药：柴胡、白芍、制香附、炒枳壳、川芎、陈皮、法半夏、炒白术、煅瓦楞、生甘草。

（4）加减：口干口苦明显，加黄芩、黄连；纳差，加炒谷麦芽；胁肋胀痛，加广郁金、延胡索；嗳气频作加生赭石、沉香。

3. 胃阴不足

（1）治法：养阴益胃、宽中理气。

（2）方剂：沙参麦冬汤加减。

（3）常用药：沙参、麦冬、玉竹、生甘草、天花粉、太子参、白芍、白扁豆、陈皮、广木香。

（4）加减：嗳气频作，加旋复花、代赭石；上脘痞满，加佛手、八月札；口干明显，加川石斛。

4. 气滞血瘀

（1）治法：行气畅中、化瘀止痛。

（2）方剂：失笑散加减。

（3）常用药：炒灵脂、生蒲黄、白芍、制香附、广郁金、炙甘草、乳香、没药。

（4）加减：刺痛明显，加延胡索、九香虫；脘腹胀满，加广木香、蔻仁；纳差，加炒谷麦芽。

（二）中成药

1. 溃疡宁，3 粒，每日 1 次，临睡时服。

2. 健胃愈疡片，3 粒，每日 3、4 次。

3. 温胃舒，1 包，每日 2 次。

4. 养胃舒，1 包，每日 2 次。

5. 气滞胃痛冲剂，1 包，每日 2 次。

6. 附子理中丸 6~9g，每日 2~3 次。适用于脾胃虚寒阳虚甚者。

7. 人参健脾丸 9g，每日 3 次。适用于脾胃虚寒气虚甚者。

8. 香砂六君子丸适用于脾胃虚寒者。

9. 逍遥丸，适用于肝胃不和者。

10. 舒肝丸，适用于肝胃不和气滞甚者。

11. 气滞胃痛冲剂，适用于肝胃不和疼痛甚者。

（三）针灸治疗

1. 体针

（1）实证　取穴中脘、期门、内关、足三里、阳陵泉等，用泻法。

（2）虚证　取穴脾俞、胃俞、中脘、章门、内关、足三里等，用补法，还可配合艾灸，拔火罐。

2. 耳针

取耳部胃、脾、交感、神门、皮质下及十二指肠等穴，每次 3~5 穴，埋针。

（四）单方验方

1. 将鲜仙人掌去刺洗净切片，晒干研粉，每次 1g，每日 3 次。

2. 鲜马兰根 60g，水煎服，每日 1 剂。

3. 朱砂、枯矾、乌贼骨、没药，共研细末，每次 10g，口服，每日 2~3 次。

4. 白术、生甘草各等份共研细末，每次服 6g，痛疼前半小时口服。

5. 煅瓦楞子、陈皮各等份研细末，每次 3g，每日 3 次，饭前温开水送服。

6. 五灵脂二份、枯矾一份，共研细末，每次服 5g，每日 2 次，口服。

四、注意事项

1. 宜食易消化的食物，少吃辛辣之品、浓茶、咖啡，戒烟酒。

2. 生活、进餐要有规律，注意休息，防止过度劳累。

3. 避免服用非甾体类抗炎药。

4. 预防溃疡病复发，避免并发症出现。

（赵永昶）

第十二节　糖　尿　病

一、概述

糖尿病是一种代谢性疾病。由于胰岛素分泌绝对或相对减少，从而导致糖代谢的紊乱，使血糖浓度过高，出现糖尿，伴多食、多饮、多尿等三多症状。祖国医学自《黄帝内经》以后至各朝都有消渴病的记载。消渴又称"渴病"，"消瘅"，"肺消"等，消渴病包含现代医学的糖尿病。

饮食失宜，过于肥胖，或七情内伤，或好酒贪色，或久服丹药为其病因。发病与肺、胃、肾三脏有关。心移热于肺，称之"上消"；胃热气盛，消谷善饥，称之"中消"；肾气虚弱，阳气衰微，谓之"下消"。

二、辨证分型

(一) 阴虚燥热

证见烦渴多饮，饮不解渴，咽干舌燥，多食善饥，溲赤便秘，舌红少津，苔黄，脉滑数或弦数。

(二) 气阴两虚

证见乏力，气短，自汗，动则加重，口干舌燥，多饮多尿，五心烦热，大便秘结，腰膝酸软，舌淡或舌暗红，舌边有齿痕，苔薄白少津或少苔，脉细弱。

(三) 阴阳两虚

证见乏力自汗，形寒肢冷，腰膝酸软，面色黧黑，耳轮焦干，多饮多尿，尿液混浊如膏，或浮肿少尿，或五更泻，阳痿早泄，舌淡苔白，脉沉细无力。

三、治疗

(一) 辨证施治

1. 阴虚燥热

（1）治法：养阴清热，润燥止渴。

（2）方剂：消渴方加味。

（3）常用药：生地、沙参、天花粉、川连、生葛根、枸杞子、麦冬、当归。

（4）加减：津伤便秘者加决明子；燥热便结加大黄；胃火旺加石膏、知母；肝火旺加龙胆草、柴胡；心火旺加莲心；相火旺加黄柏，知母。

2. 气阴两虚

（1）治法：益气养阴。

（2）方剂：生脉散加味。

（3）常用药：太子参、麦冬、五味子、生黄芪、生地、苍术、玄参、丹参、葛根、淮山药。

（4）加减：乏力，自汗，气短较重者，增加黄芪量；多食善饥加玉竹；口渴甚加天花粉。

3. 阴阳两虚

（1）治法：温阳育阴。

（2）方剂：金匮肾气丸加味。

（3）常用药：肉桂、附子、生地、茯苓、山萸肉、山药、丹皮、丹参、葛根。

（4）加减：夜尿多加覆盆子、益智仁、桑螵蛸；少尿或浮肿加生黄芪、白术、防己；五更泻加补骨脂、肉豆蔻；阳痿早泄加仙灵脾、巴戟天。

(二) 中成药

1. 消渴丸 5～10 粒，每日 3 次。含有优降糖西药成分，一般 10 粒消渴丸含 2.5mg 优降糖。中汇糖脉康、金芪降糖片、知柏地黄丸等均为临床常用中成药。

2. 玉壶丸 30 丸，每日 2～3 次。

3. 玉泉丸 9g，每日 4 次。

4. 麦味地黄丸 9g，每日 2 次。

（三）单方验方

1. 蚕茧 10 个，山药 30g，玉米须、知母、米仁根、地骨皮各 15g，水煎服，每日 1 剂，清热补脾摄精。

2. 猪胰 1 只，低温干燥，研粉制丸，每次 9g，日服 2 次，长期服用。

3. 玉米须、积雪草各 30g，水煎代茶。

4. 生地 30g，黄芪 30g，山药 30g，水煎服，日 1 剂。

（四）针灸治疗

1. 阴虚燥热　取穴膈俞、脾俞、心俞、肺俞、足三里、太冲。平补平泻。

2. 阴阳两虚　取穴三阴交、太溪、太冲、肝俞、肾俞、足三里、关元。补法。关元隔姜灸 3 壮。

3. 气阴两虚　取穴内庭、三阴交、中脘、气海、足三里。补法。

四、注意事项

1. 避免长期精神紧张或思虑过度，防止五志过极，注意劳逸适度。

2. 坚持体育活动，保持标准体重，防止肥胖。

3. 控制饮食，注意合理饮食结构，限制甜食，减少脂肪，增加纤维含量，忌辛辣及烟酒，少吃水果。

4. 节制房事。

5. 注意早期发现和治疗各种并发症。

6. 坚持长期的、良好的治疗控制，以减缓糖尿病的发展，用降糖药治疗时，应根据血糖监测及时调整用药剂量，避免低血糖发生。

7. 加强对患者糖尿病的知识教育，提高患者治疗的依从性。

（赵永昶）

第十三节　痛　风

一、概述

痛风是一种嘌呤代谢紊乱所致的疾病。临床表现为血尿酸盐浓度增加，特殊类型的急性关节炎反复发作，痛风石在四肢关节及其周围沉积，有时可引起严重跛行和畸形，痛风石也可致肾小球、肾小管和间质组织的肾脏疾病。祖国医学中属"痹证"范畴。

风寒湿三气杂至，合而为"痹"。关节气血不通而疼痛，疼痛多在夜间或凌晨发作或加重，此为阴盛阳衰所致。病久气血瘀积，肿胀疼痛。

二、辨证分型

（一）湿热痹阻

关节红肿热痛，痛不可触；或有发热，大便秘结，小便黄赤，舌红，苔黄腻，脉弦数或滑数。

（二）寒湿入络

关节僵硬畸形，屈伸不利，畏寒肢凉，舌质暗或有瘀斑，苔薄白，脉沉细。

（三）痰瘀互结

皮下硬结，触之不痛，皮色不变，舌质暗或有瘀斑，苔薄白，脉沉滑。

（四）膀胱湿热

尿中偶挟砂石，小便不畅，时伴尿频、尿急、尿道涩痛或腰腹绞痛，甚见尿血，舌质红，苔黄，脉数。

（五）脾肾阳虚

气短乏力，纳呆呕恶，腹胀便溏，腰膝酸软，畏寒肢冷，面部、下肢浮肿，面色白，舌淡胖，苔薄白，脉沉细无力。

三、治疗

（一）辨证施治

1. 湿热痹阻

（1）治法：清热祛湿，宣痹通络。

（2）方剂：四妙丸加减。

（3）方剂：苍术、川黄柏、生薏苡仁、川牛膝、赤芍、虎杖、忍冬藤。

（4）加减：热盛者，加知母、生石膏、栀子；湿盛者，加车前草、汉防己；关节痛甚者，加威灵仙、炙僵蚕、地龙。

2. 寒湿入络

（1）治法：温经祛湿，活血通络。

（2）方剂：桂枝附子合桃红饮加减。

（3）方剂：桂枝、炮附子、净桃仁、红花、川芎、当归尾、威灵仙、生甘草、伸筋草、汉防己。

（4）加减：关节肿胀明显者，加地鳖虫、土茯苓；兼气虚者，加黄芪、党参；关节痛甚者，加全蝎、蜈蚣、延胡索。

3. 痰瘀互结

（1）治法：消痰散结，活血化瘀。

（2）方剂：消痰汤加减。

（3）方剂：昆布、海藻、白芥子、浙贝母、天南星、茯苓、法半夏、大玄参、穿山甲、炙僵蚕、地鳖虫。

（4）加减：关节痛甚加细辛、延胡；关节肿胀加苍术、薏苡仁。

4. 膀胱湿热

（1）治法：清热利湿，通淋排石。

（2）方剂：石韦散。

（3）方剂：石韦、瞿麦、滑石、车前子、萹蓄、冬葵子、金钱草、海金砂、台乌药。

（4）加减：尿血者，加白茅根、大小蓟；腰腹绞痛者，可选用参三七、琥珀、王不留行。

5. 脾肾阳虚

（1）治法：健脾温肾。

（2）方剂：附子汤加减。

（3）方剂：制附片、潞党参、白术、云茯苓、生白芍、补骨脂、巴戟天、仙灵脾。

（4）加减：呕恶甚者，加半夏、生姜；面目四肢浮肿者，加黄芪、车前子、防己；腰膝冷痛者，加杜仲、续断。

（二）中成药

1. 新癀片　每日 3 次，每次 2~4 片，用于关节红肿疼痛。

2. 舒筋活血片　一次 5 片，一日 3 次。

3. 天麻丸　一次 60 粒，一日 2~3 次。

4. 木瓜丸　一次 30 丸，一日 2 次。

（三）针灸疗法

1. 体针　解溪、太溪、昆仑。

2. 耳针或耳穴贴压法　心、肾、肝、脾、足、神门。

（四）外治法

1. 金黄膏合青黛散用米醋调和外敷患处，隔日换药 1 次。

2. 伤湿止痛膏贴敷患处。

四、注意事项

1. 控制饮食，避免进食高嘌呤饮食。动物内脏、骨髓、海鲜、螃蟹等含嘌呤丰富；鱼虾类、肉类、豌豆、菠菜、蘑菇、菜花等亦含一定量嘌呤；面粉、麦片、黄芽菜、黄瓜、水果、牛奶、鸡蛋等嘌呤含量较低，肥胖患者必须减少热卡的摄取，减轻体重。

2. 严格戒酒，浓茶、咖啡、醋及辛辣之品均应限制。

3. 少吃盐，多饮水，以利尿酸排出。

4. 多碱少酸食物。尿酸在碱性环境中容易溶解，大部分植物性食物、水果及面食类属碱性食物，痛风者较适用，必要时可服小苏打。

5. 避免过度劳累、受寒、关节损伤等诱发因素。

（赵永昶）

第十四节 高脂血症

一、概述

血浆中脂质浓度（主要是胆固醇和甘油三酯）超过正常范围称高脂血症，因脂质多与血浆中的蛋白质结合，故又称高脂蛋白血症。一般无明显临床症状，少数患者有头晕、胸闷等，但它与动脉粥样硬化及心、脑血管疾病的发生、发展密切相关。本病属中医"浊阻"、"痰湿"、"湿热"等范畴。

本病好发于中、老年及肥胖之人，其原因多由于静多动少，脏腑之气虚衰，代谢功能失调，其中脾胃功能失调为首要因素。或为饮食不节，嗜食肥甘，损伤脾胃致湿浊痰热内生，壅滞经脉致气血运行不畅而形成气滞血瘀之证，脉道受阻，清阳升降失司，故可出现头晕、头沉闷胀等症，日久化热伤阴可呈现气阴两虚之证。

二、辨证分型

（一）痰湿阻滞

形体肥胖，体倦身重，头闷胀沉重，或眩晕，胸脘痞满，纳呆，多痰，大便偏溏，或有轻度浮肿。舌淡带紫色，舌体胖边有齿痕，苔腻，脉滑。

（二）气阴两虚

头昏头晕，胸闷气短，乏力，心悸失眠，口干咽燥。舌淡胖有齿痕及裂纹，苔薄少，脉细弦或细数。

（三）气滞血瘀

头昏头晕，气短乏力，胸憋闷或闷痛、刺痛，痛有定处，动则加重。舌紫暗或有瘀斑，脉弦细或细涩。

（四）湿热化火

头晕头痛，烦躁易怒，面红目赤，口苦咽干，胸脘满闷，纳呆。舌红苔黄腻，脉滑数。

三、治疗

（一）辨证施治

1. 痰湿阻滞

（1）治法：益气健脾，燥湿化痰。

（2）方剂：六君子汤加减。

（3）常用药：决明子、泽泻、甘草。

2. 气阴两虚

（1）治法：气阴双补。

（2）方剂：生脉散加减。

（3）常用药：西洋参、麦冬、五味子、生首乌、丹参、川芎、赤芍、生山楂、生蒲黄、泽泻、杭菊花。

3. 气滞血瘀

（1）治法：理气活血，佐以益气。

（2）方剂：冠心Ⅱ号加减。

（3）常用药：丹参、川芎、红花、降香、郁金、生蒲黄、五灵脂、生山楂、决明子、黄芪。

4. 湿热化火

（1）治法：清热利湿，平肝泻火。

（2）方剂：龙胆泻肝汤加减。

（3）常用药：龙胆草、黄芩、栀子、生地、白芍、生首乌、决明子、泽泻、木通、生山楂。

（二）针刺疗法

1. 体针　风池、丰隆、足三里、合谷。实证用泻法，虚证用补法。

2. 耳针或耳穴贴压法　心、肺、肾、肝、皮质下、臀、腹、内分泌、枕、颞、额。

（三）单验方及中成药

1. 燕麦100g煮粥，分两次服。

2. 生山楂30g，泡水当茶饮。

3. 大黄粉0.25g，每日3～4次。

4. 白金丸6g，每日3次。

5. 绞股蓝总甙片20～40mg，每日3次。

（赵永昶）

第十五节　肥　胖　症

一、概述

肥胖病又称肥胖症。由于人体脂肪积聚过多所致，一般以超过正常体重10%为过重，超过20%者为肥胖。肥胖病可分为单纯性和继发性两大类。一般指单纯性肥胖病，无明显内分泌－代谢病因者，自幼年起即有肥胖，多与遗传有关，青年以后肥胖与营养过度，活动减少有关。祖国医学中有关于"肥胖"、"肥人"的记载。

饮食不节为病因之一，所谓肥胖"必数食甘美"。其次为．久坐少动，遗传体质以及七情中"心宽体胖"。本病肾虚为本，痰湿，血瘀为标。涉及肾、脾、肝三脏。因气虚，脾运化功能失调，湿浊中阻，肝木失于条达，疏泻失司，气化功能紊乱，致气滞血瘀。故"肥人多气虚"，"肥人多瘀"，"肥人多湿"。

二、辨证分型

（一）胃热滞脾

多食善饥，形体肥胖，脘腹胀满，面色红润，口干苦，胃脘灼痛嘈杂，得食则缓。舌红，苔黄腻，脉弦滑。

（二）脾虚不运

神疲乏力，身体困重，肥胖臃肿，胸闷脘胀，四肢轻度浮肿，晨轻暮重，劳累后明显，饮食如常或偏少，小便不利，便溏或便秘，舌淡胖，边有齿印，苔薄白或白腻，脉濡细。

（三）痰浊内盛

身体重着，肢体困倦，形盛体胖，胸膈痞满，痰湿壅盛，头晕目眩，呕不欲食，口干不欲饮，嗜食肥甘醇酒，神疲嗜卧，苔白腻或白滑，脉滑。

（四）脾肾阳虚

颜面虚肿，神疲嗜卧，气短乏力，形体肥胖，腹胀便溏，自汗气喘，动则更甚，畏寒肢冷，下肢浮肿，尿昼少夜频，舌淡胖苔薄白，脉沉细。

三、治疗

（一）辨证施治

1. 胃热滞脾

（1）治法：清胃泻火，运脾消滞。

（2）方剂：小承气汤合保和丸。

（3）常用药：大黄、枳实、厚朴、山楂、神曲、半夏、陈皮、茯苓、莱菔子、连翘。

（4）加减：湿热甚者，加黄连、黄芩。

2. 脾虚不运

（1）治法：健脾益气，利湿助运。

（2）方剂：参苓白术散合防己黄芪汤。

（3）常用药：人参、茯苓、白术、山药、薏苡仁、黄芪、防己、猪苓、泽泻。

（4）加减：腹胀者加大腹皮、陈皮；气短肢冷加肉桂，重用人参、黄芪。

3. 痰浊内盛

（1）治法：燥湿化痰，理气消痞。

（2）方剂：导痰汤。

（3）常用药：半夏、陈皮、茯苓、枳实、制南星。

（4）加减：痰浊化热，心烦不寐，纳少便秘者，加竹茹，黄芩，瓜蒌仁。

4. 脾肾阳虚

（1）治法：温补肝肾，利水化饮。

（2）方剂：真武汤合苓桂术甘汤。

（3）常用药：附子、桂枝、茯苓、白术、白芍、甘草。

（4）加减：气短自汗加人参、黄芪；尿少肢肿加泽泻、猪苓；腹胀加川朴。

（二）中成药

1. 精制大黄片　每次 5 片，每日 1～3 次，保持每日大便 2 次左右而调整剂量。

2. 降脂茶　泡服，日服 1、2 次。

（三）针灸疗法

1. 体针

（1）调和脾胃：脾俞、胃俞、梁丘、公孙。平补平泻。

（2）调整各系统：曲池、合谷、血海、三阴交。平补平泻。

（3）排除过多脂肪：天枢、水道、环中、肾俞。泻法。

2. 耳针或耳穴贴压法　肾、脾、心、肺、内分泌、丘脑、臀、腹。

（四）按摩

由中药配制成的减肥霜在腹部或臀部按摩，因减肥霜揉进皮下组织后，脂肪可因酶的作用被加速分解而减少。

1. 按摩腹部俞穴　期门、章门、京门、梁门、中脘、水分、气海、天枢。

2. 按压两下肢穴　足三里、三阴交。

（五）单方验方

1. 荷叶，鲜嫩叶片洗净后切碎晒干，每日 1.0g 泡开水饮用。

2. 生薏苡仁，每日 60g 煎水饮用。

四、注意事项

肥胖的预防较治疗更重要，饮食控制尤为必须。饮食结构需限制脂肪及糖类，使进食的总热量少于消耗量，让体重逐渐减轻以达到正常。提倡多纤维饮食，保证适量的蛋白质及维生素等必须的营养成品、忌吃零食，晚餐宜少，切忌临睡前进食。

减肥最主要的方法是控制饮食和坚持体育锻炼，必须教育患者及其家属认识其重要性，药物服用不宜长期，以免发生不良反应。减肥亦不宜骤速，以免影响体质。

（赵永昶）

第十六节 风 湿 热

一、概述

风湿热是 A 组乙型溶血性链球菌感染后发生的一种全身性自身免疫性疾病，主要侵犯心脏、关节、皮肤。伴有发热等全身症状。以关节炎症状为主的属中医风湿痹，以心脏炎症为主的则属心悸、胸痹等病证，多因风热或暑热湿邪入侵，痹阻关节，气血运行不畅，邪气羁留日久，血凝痰结或久瘀入络，损伤阴血而引起。

二、辨证分型

（一）风热痹

发热咽喉肿痛，关节肌肉游走性疼痛，局部拒按，皮温高，可出现皮肤红斑，口干口渴，恶风汗出，舌红苔薄、脉浮数。

（二）湿热痹

身热不扬，周身困重，关节红肿疼痛，下肢为主，缠绵不愈，皮肤红斑，小便黄赤，大便黏滞，舌红苔黄腻，脉滑数。

（三）痰瘀互结

关节肿痛，经久不愈，皮下结节，红斑色暗紫，胸闷不舒，心悸，舌暗红，苔白腻，脉涩。

（四）阴血亏虚

头晕心慌乏力，低热，面色萎黄或颧红，形体消瘦，关节肿痛较轻，舌淡，苔薄黄，脉细数。

三、治疗

1. 风热痹

（1）治法：清热解毒，疏风通络。

（2）方剂：银翘散加减。

（3）常用药：银花、连翘、炒牛蒡子、荆芥、薄荷。

（4）加减：发热重加石膏、知母；咽肿痛加射干、杏仁；关节肿痛加丹皮、桑枝、忍冬藤、老鹳草、黄柏；心悸、胸闷加丹参、蚤休。

2. 湿热痹

（1）治法：化湿清热，宣痹通络。

（2）方剂：二妙散加减，三仁汤加减。

（3）常用药：苍术、黄柏、茵陈、萆薢、磁石、薏苡仁、川牛膝、杏仁。

（4）加减：关节肿痛明显加桂枝、鹿衔草。

3. 痰瘀互结

（1）治法：化痰祛瘀通络。

（2）方剂：身痛逐瘀汤加减。

（3）常用药：桃仁、红花、当归、甘草、五灵脂、香附、广地龙、秦艽、羌活、乳香、怀牛膝、制南星、象贝。

（4）加减：痛甚加没药、三七、地鳖虫；胸闷痛甚加广郁金、紫丹参、全蝎。

4. 阴血亏虚

（1）治法：益阴补血，清热通络。

（2）方剂：一贯煎加减。

（3）常用药：生地、北沙参、枸杞、麦冬、当归、白芍、知母、龟版、老鹳草、川芎。

（4）加减：心阴不足加五味子；肾虚加桑寄生、制首乌；心悸、短气、脉虚结代可用炙甘草汤加减。

四、注意事项

1. 加强体质锻炼，防止上呼吸道感染。

2. 急性期患者均应卧床休息；如有心脏受累应避免体力活动或精神刺激，并应在体温和血沉恢复正常、心动过速控制或明显的心电图改善后继续卧床 3～4 周，然后逐渐恢复活动，心脏扩大伴有心力衰竭者，约需 6 个月左右才可逐渐恢复正常活动。有充血性心力衰竭者还应适当限制盐和水分。

（赵永昶）

第十七节　肿瘤的中医诊治

一、概述

恶性肿瘤是目前危害人类健康的主要疾病之一，近年来，随着对恶性肿瘤的流行病学、病因、预防、诊断、治疗及基础研究的不断深入，肿瘤被治愈、被预防的可能性越来越大，中医药防治恶性肿瘤，在我国有其深远的历史及文化基础，有其独特的作用和优势。早在二千多年以前，我国的古代医籍中就有关于肿瘤及瘤样病变的描述和记载。我国现存最早的医籍《灵枢经》中提到肿瘤的起因是由于"邪气居其间"，在不同的部位发为筋瘤，肠瘤，骨疽等。《内经》指出噎膈是"膈塞闭绝，上下不通……则暴忧之病也"。《圣济总录》中更进一步阐述："瘤之为义，留滞而不去也。气血流行不失其常，则形体和乎，无或余赘及郁结壅塞，则乘虚投隙，瘤所以生"。祖国医学认为由于身体气血亏虚，运行失常，五脏六腑的蓄毒，以及年高体衰，房事不节，导致肾气之虚，正气不足，均可导致癌症发生。

二、病因病机

（一）气滞血瘀

在正常情况下，气的运行流畅无阻，升降出入，循行于全身各部。如因某些原因引起气的功能失调，可出现气郁、气滞、气聚，日久成疾。气为血之帅，气行则血行，气滞日久必有血瘀；气滞血瘀，凝滞日久则成肿块。如《医林改错》中指出："肚腹结块，必有形之血"，说明癌肿的发生与血瘀有关。

（二）痰结湿聚

脾主湿，如脾胃虚弱，水湿不能运化，则水聚于内，水湿不化，津液不布，湿蕴于内，久成湿毒，湿毒泛滥，浸淫生疮，流汗流水，经久不愈；津液不化，与邪火熬灼，遂凝结为痰，此痰不是外感风寒所生之痰，是由内生之痰，"痰之为物，随气升降，无处不到"，聚于人体局部则成肿瘤，古人"凡人身上、中、下有块者，多是痰"的论述，即说明痰与人体各部所发生的肿瘤密切相关。

（三）邪毒郁热

外受毒邪之侵，日久均能化热化火；内伤七情，亦能化火，火热伤气，烧灼脏腑，是为邪热火毒；毒蕴于内，日久必发。癌瘤患者多见热郁之证，如邪热嚣张，发为实热之证，表示肿瘤正在发展，属病进之象；如系病久体虚，瘀毒内陷则久而不愈，形成阴疮恶疽，翻花溃烂，皮肉腐黑，由阳转阴，成为阴毒之邪。

（四）脏腑失调，气血亏虚

历代医籍指出，脏腑功能失调与肿瘤发病有关，如明代张景岳："脾肾不足及虚弱失调之人，多有积聚之病"。恶性肿瘤患者，多由于病邪羁留日久，耗精伤血，损及元气，面削形瘦，削骨而立，气血双亏，现今晚期肿瘤病人或手术治疗之后，大伤气阴，正气不支，亦多表现为气阴两伤。正衰则邪盛，机体抗癌能力的降低，往往促使癌瘤的进一步播散。

三、恶性肿瘤临床分期治疗

（一）初期

起居饮食如常、无明显自觉症状；积块或显或不显，亦无转移，舌苔脉象大多正常，此时正盛邪实，可以攻毒驱邪为主，兼扶正。

（二）中期

肿瘤已发展到一定程度，肿块增大，耗精伤气，饮食日少，倦怠无力，形体日见瘦弱，已显示正虚邪盛之象，邪正相持，须攻补兼施。

（三）晚期

癌症已发展至后期，远处转移；积块坚硬如石，面黄肌瘦，削骨而立。此时，正气不支，如攻癌不达，徒伤正气，故多以扶正调理，减轻症状痛苦为主，大力扶正补虚，以增强病人抗病能力，控制癌肿发展，寓攻于补。

四、辨证论治原则

（一）辨清阴阳

恶性肿瘤大多病症缓起，无痛无痒，根脚散漫，有时坚硬，长成难消，久则溃烂翻花，久不收口，属阴疽恶疮之类；但如瘤形高肿，红热疼痛，出现热象则为阳证。

（二）辨病所在

必须辨清病灶所在脏腑经络，及其所引起的其它脏腑经络失调，除各内脏癌属所生脏腑外，而乳癌属肝、胃二经，子宫癌属冲、任二脉，口腔癌属心、脾二经的病变，眼部肿瘤属肝经，耳及颈侧部肿瘤属肝、胆二经，脑瘤属肾经等也与辨病位有关。

（三）辨舌脉虚实

舌脉在辨证中有重要意义。舌质淡，肿胀，中裂属虚；舌质暗红或绛为内有毒热；舌质瘀斑瘀点为有瘀血；舌苔白为寒，黄苔为热，腻苔有湿浊不化，黑苔为阴亏燥热或阳虚之候。癌症患者的脉象多见弦、滑、数、细、虚、弱几种；弦、滑、数脉反映了气血瘀滞，痰热壅盛，或癌性疼痛，为病进之象；细、弱，虚脉多属气血亏虚，脏腑虚损，如体虚而脉盛，是热毒嚣张；如体虚而脉弱则正气不支，故必须四诊合参以定虚实攻补。

（四）辨标本缓急

扶正驱邪，解除内外因，清除肿瘤的方法，均为治本；针对肿瘤各种并发症如出血，感染，恶心呕吐，疼痛等对症治疗，均属治标。恶性肿瘤病人常表现复杂的标本虚实，治当标本兼顾。但癌本不除，标证亦难收效；唯有标症急迫之时，当急则治标，以解决当务之急，然后以本为治。

（五）整体与局部

当整体状况较好时，则侧重于局部肿物之攻伐，如宫颈癌，乳腺癌，皮肤癌等。晚期病情恶化，全身衰竭时，则以维护整体功能，特别是调整脾胃，补养气血，以保后天之本，增强患者抗癌能力，以延长生命。

五、临床常用抗癌中药

喜树、农蒺藜、莪术、斑蝥、美登木、秋水仙碱、长春花、三尖杉、石蒜碱、三叶青、女贞子、马勃、毛茛、龙葵、白头翁、汉防己、地老鼠、竹根七、天竺黄、沙州续随、虎掌草、金丝桃枝、菝葜、茅膏菜、珍珠母粉、鸦胆子、草河车、胆矾、蚤休、常山、紫葳、常春藤、番木鳖、山豆根、天花粉、瓜蒌、石上柏、白花蛇舌草、龙胆草、夏枯草、海藻、泽漆、黄药子、紫草、蜈蚣、鬼臼、马兜铃、棉花根、蓖麻、苦参、苦木、甘遂、金银花、墓头回、僵蚕、岗稔、土贝母、白芨、半枝莲、天门冬、天南星、藤梨根、急性子、核桃枝及核桃青皮、蜀羊泉、白术、猪苓等。

（赵永昶）

第十八节 食管癌

一、概述

食管癌是指下咽部到食管和胃结合部之间，来源于食管上皮的癌。我国食管癌发病在恶性肿瘤第二三位，死亡率居第三位，男性高于女性。本病主要临床表现为持续性、进行性吞咽困难，胸骨后疼痛及胸部不适，晚期可见声音嘶哑，呛咳，呃逆，呼吸困难，消瘦，恶液质及浅表淋巴结肿大等。主要病因与遗传和环境等的多种因素（包括家族遗传，亚硝胺类化合物，发霉变质食物，微量元素钼、锌、铜、锰不足，维生素 A、B、C 族缺乏，以及吸烟饮酒，食物过粗、过热、过快等不良习惯等）有关。本病属中医"噎膈"、"噎食证"等范畴。

食管癌病因是痰湿热毒瘀结，气滞及脏腑虚损。病在食道，以食道闭塞，上下不通为主要表现。本病辨证要点也在于分清气、血、痰、毒和虚损。

二、辨证分型

（一）肝郁气滞

咽部不适或进食时胸骨有灼痛感或异物感，胃脘胀满，呃逆，胸胁胀痛，情志不舒则吞咽不利加重。舌色暗，苔薄白，脉弦细。

（二）瘀毒内阻

吞咽困难，胸骨后疼痛，痛如针刺，固定不移，黑便。舌紫暗或有瘀斑，脉沉涩。

（三）脾虚痰湿

吞咽困难，痰涎壅盛，呕吐痰涎，胸胁胀满，面色萎黄。舌质嫩体胖，色暗红，苔白腻，脉濡。

（四）热盛伤阴

吞咽困难，口干舌燥，呃逆嗳气，形体消瘦，烦热唇燥，大便干结，五心烦热。舌红绛，少苔乏津，脉细数。

（五）气血双亏

噎膈，呃逆，消瘦，面色苍白，神疲乏力，气短懒言，心悸失眠，肢体浮肿，眩晕。舌体瘦小，色淡少苔，脉细无力。

三、治疗

（一）辨证论治

1. 肝郁气滞

（1）治法：疏肝理气，散结利咽。

（2）方剂：逍遥散加减。

（3）常用药：柴胡、郁金、白芍、陈皮、党参、白术、茯苓、生姜、大枣、山豆根、半枝莲、白花蛇舌草。

2. 瘀毒内阻

（1）治法：活血化瘀，解毒散结。

（2）方剂：桃红四物汤加味。

（3）常用药：桃仁、红花、川芎、赤芍、当归、生地、莪术、郁金、香附、丹参、威灵仙。

3. 脾虚痰湿

（1）治法：健脾利湿，降逆化痰。

（2）方剂：旋覆代赭汤加减。

（3）常用药：旋覆花、代赭石、法半夏、生姜、陈皮、瓜蒌、白花蛇舌草、云苓、半枝莲、半边莲、石见穿、党参、白术、薏苡仁。

4. 热盛伤阴

（1）治法：滋阴清热，解毒除烦。

（2）方剂：竹叶石膏汤加味。

（3）常用药：竹叶、生石膏、元参、银花、麦冬、生地、沙参、枸杞子、女贞子、夏枯草、半枝莲。

5. 气血双亏

（1）治法：健脾益气，养血补血。

（2）方剂：十全大补汤加味。

（3）常用药：炙黄芪、肉桂、元参、云苓、白术、甘草、赤芍、川芎、熟地黄、当归、半枝莲、石打穿。

（二）针灸疗法

选穴：上巨虚、下巨虚、内关、膈俞、阴交、肝俞、脾俞、中脘、梁门、膻中、气海、足三里。实者泻法，虚者补法并加灸。

（三）单方验方

1. 守宫，煅存性，研为末，每次2～3g，每日3次，开水送服。

2. 蟾蜍一只，蜒蚰20条，石上柏90g，水煎6小时后一次服。

3. 蜒蚰20条，瘦肉数片煮汤，调以味精，徐徐服之。

（四）常用抗食管癌药

急性子、乌梅、石打穿、石见穿、穿山甲、威灵仙、猫爪草、半枝莲、半边莲、白花蛇舌草、皂刺、蜂房、僵蚕、莪术、三棱、干漆、壁虎、白英、天葵子、土元、山豆根、斑蝥、棉花根、麝香、雄黄。

四、注意事项

当病人出现哽噎感时，不要强行吞咽，否则会刺激局部癌组织出血、扩散、转移和疼痛。在哽噎严重时应进流食或半流食。避免进食冷流食，因为食道狭窄的部位对冷食刺激十分明显，容易引起食道痉挛，发生恶心呕吐，疼痛和胀麻等感觉。不吃辛、辣的刺激性食物，因为这些食物同样能引起食道痉挛，使病人产生不适。

（赵永昶）

第十九节　肺　癌

一、概述

肺癌是最常见的恶性肿瘤之一，起源于支气管上皮、支气管粘液腺、细支气管上皮及肺泡上皮等。按细胞分化程度和形态特征，可将肺癌分为鳞状上皮细胞癌、小细胞未分化癌、大细胞未分化癌、腺癌和细支气管－肺泡细胞癌等，按其发生部位可分为中央型、周围型和弥漫型三型。肺癌的病死率有逐年上升的趋势，其发病与吸烟、无机砷、石棉、铬、镍、煤、焦油、烟炱、铍、氯乙烯、大气污染、病毒感染等因素关系密切。主要临床表现有：咳嗽、胸痛、哮鸣、发热、气促、胸水、声音嘶哑等。本病发病随年龄增长而增加，50～60岁上升尤为显著，男性发病高于女性。本病属中医"息贲"、"胸痛"、"咯血"、"虚劳"等范畴。

本病之发生主因正气不足，邪气踞之，气滞血瘀，脉络受阻久成肿块，邪气以毒邪侵肺，痰湿内聚为主，癌症既成，伤气耗津，出现虚实错杂诸症。

二、辨证分型

（一）痰热壅盛

咳嗽痰多，或咯痰黄稠，胸痛气急，发热，口渴，便秘。舌红，苔黄腻，脉数。

（二）肺肾阴虚

干咳无痰或痰少不易咯出，痰中带血或咯血，口干喜饮，五心烦热，颧红盗汗，声音嘶哑，舌红而干，苔薄或光剥，脉细数。

（三）肺脾气虚

咳嗽，痰稀白易咯出，气短懒言，自汗乏力，畏风怕冷，面色㿠白，小便清长，大便稀溏。舌淡苔白，脉虚弱。

三、治疗

（一）辨证论治

1. 痰热壅盛

（1）治法：清热化痰，软坚散结。

（2）方剂：麻杏石甘汤加减。

（3）常用药：生石膏、杏仁、甘草、夏枯草、蒲公英、生牡蛎、南沙参、瓜蒌皮、白花蛇舌草、鱼腥草、黄芩、薏苡仁、竹茹、郁金、香附。

2. 肺肾阴虚

（1）治法：滋肾润肺，清热化痰。

（2）方剂：麦味地黄汤化裁。

（3）常用药：五味子、麦冬、山萸肉、山药、生地黄、南沙参、太子参、牡丹皮、赤芍、土茯苓、白花蛇舌草、白芨、仙鹤草、白芍、甘草。

3. 肺脾气虚

（1）治法：健脾益肺。

（2）方剂：六君子汤加味。

（3）常用药：人参、茯苓、白术、甘草、陈皮、清半夏、草河车、薏苡仁、白花蛇舌草、生牡蛎。

（二）针刺疗法

选穴：膏肓、关元、膈俞、大椎、天突、足三里、中脘、神阙、肺俞、肾俞、内关、三阴交。

手法：邪实用泻法，正虚用补法。

（三）抗肺癌中草药

在肺癌的长期研究中，已筛选出一些较常用的抗癌中药。清热解毒类，白花蛇舌草、蒲公英、半边莲、半枝莲、龙葵、蛇莓、银花、连翘、七叶一枝花、大青叶、山豆根、白毛夏枯草、黄柏、苦参、牛吉利、鸦胆子、野葡萄根、石上柏、凤尾草、天葵子等；化痰散结类，如夏枯草、山慈菇、土茯苓、黄药子、南星、马兜铃、百部等；活血化瘀类，如丹参、川芎、乳香、没药、三棱、莪术、穿山甲、桃仁、泽兰、三七、露蜂房、徐长卿等；扶正固本类，如党参、黄芪、白术、灵芝、菟丝子、女贞子、山茱萸、肉苁蓉、龟板等。

四、注意事项

1. 大量资料表明长期吸烟与肺癌的发生有密切关系，特别是鳞癌和小细胞癌，故戒烟对预防肺癌有积极意义。

2. 对癌危人群，如 40 岁以上的重度吸烟者（20 支／日，30 年吸烟史）、肺癌高发工矿工人、肺癌家族史等人为重点普查对象，作定期 X 线摄片和痰脱落细胞检查，以便于早期发现、早期诊断、早期治疗。

3. 患者应忌烟酒，尽量保持心情开朗，坚持体育锻炼，以增强机体抗病能力，同时采用中西药治疗。事实证明，无论手术后、放疗或化疗进行中都可辅以中药治疗。

4. 患者应注意防寒保暖，并保持室内空气新鲜，防止因外邪侵袭而造成肺部继发感染。

5. 患者应少吃黏腻、辛辣的食物，饮食宜易于消化、富有营养，并可多吃一些香菇、山药、海带、薏苡仁等食物。现代药理研究证明，上述食物均具有一定的防癌、抗癌之功。癌症晚期，患者气血两亏，更应增加血肉有情之品，如 鳖、龟、鸭、鲫鱼、鸡蛋、牛奶、新鲜水果及蔬菜，以增强抗病能力。

（赵永昶）

第二章　中医常用技术

第一节　针　灸

经络与腧穴概述

一、经络的基本概念

（一）经络

经络是人体内运行气血的通道，包括经脉和络脉。"经"，有路径的含义，为直行的主干；"络"，有网络的含义，为侧行的分支。经脉以上下纵行为主，是经络的主体部分；络脉从经脉中分出侧行，是经络的细小部分。经络纵横交错，遍布全身，是人体重要的组成部分。

（二）经络系统

经络系统是由经脉与络脉相互联系、彼此衔接而构成的体系。经络系统将人体的组织器官、四肢百骸联络成一个有机的整体，并通过经气的活动，调节全身各部的机能，运行气血、协调阴阳，从而使整个机体保持协调和相对平衡。

（三）经络学说

经络学说的概念经络学说是阐述人体经络系统的循行分布、生理功能、病理变化及其与脏腑相互关系的理论体系，是中医理论的重要组成部分，对中医临床各科，尤其是针灸临床实践具有重要的指导作用。

（四）经气

经气的概念所谓经气，即经络之气，概指经络运行之气及其功能活动。

二、经络系统的组成

经络系统是由经脉与络脉组成，经脉又包括十二经脉（即经络系统的主体）、奇经八脉、十二经别、十二筋经、十二皮部；络脉包括十五络脉、浮络与孙络。

（一）十二经脉

1. 十二经脉的名称

由手足、阴阳、脏腑三部分组成。

（1）手三阴：手太阴肺经、手少阴心经、手厥阴心包经。

（2）手三阳：手阳明大肠经、手太阳小肠经、手少阳三焦经。

（3）足三阴：足太阴脾经、足少阴肾经、足厥阴肝经。

（4）足三阳：足阳明胃经、足太阳膀胱经、足少阳胆经。

2. 十二经脉的体表分布规律

（1）阴经：分布于四肢内侧和胸腹，上肢内侧为手三阴经，下肢内侧为足三阴经。其中太阴在前、厥阴在中、少阴在后（特殊点：足三阴经在内踝上8寸以下为厥阴在前、太阴在中、少阴在后，至内踝上8寸以上，太阴交出于厥阴之前）。

（2）阳经：分布于四肢外侧和头面、躯干，上肢外侧为手三阳经，下肢外侧为足三阳经。其中阳明在前、少阳在中、太阳在后。

3. 十二经脉属络表里关系

阴经属脏络腑，阳经属腑络脏，阴阳配对，在脏腑阴阳经脉之间形成6组表里属络关系。如手太阴肺经属肺络大肠，与手阳明大肠经相表里；手阳明大肠经属大肠络肺，与手太阴肺经相表里。

4. 十二经脉的循行走向与交接规律

（1）循行走向总的规律是：手三阴经从胸走手，手三阳经从手走头，足三阳经从头走足，足三阴经从足走腹胸。

（2）循行交接规律是：

①相表里的阴经与阳经在手足末端交接；

②同名的阳经与阳经在头面部交接；

③相互衔接的阴经与阴经在胸中交接。

5. 十二经脉的气血循环流注

起于中焦，从肺经开始逐经相传至肝经而终（肺大胃脾心小肠，膀肾包焦胆肝详），再由肝经复传于肺经，流注不已，从而构成了周而复始、如环无端的循环传注系统。

（二）奇经八脉

1. 奇经八脉的名称督脉、任脉、冲脉、带脉、阴维脉、阳维脉、阴跷脉、阳跷脉共8条。

2. 奇经八脉的分布特点"别道奇行"，不直接隶属于十二脏腑，也无表里配合关系，与奇恒之府的关系密切。其中督脉、任脉、冲脉皆起于胞中，同出于会阴，而分别循行于人体的前后正中线和腹部两侧，故称为"一源三歧"。

3. 奇经八脉的作用

（1）沟通十二经脉之间的联系，将部位相近、功能相似的经脉联系起来，起到统摄有关经脉气血、协调阴阳的作用。

（2）对十二经脉气血有着蓄积和渗灌的调节作用。

（三）十五络脉

1. 十五络脉的概念十二经脉和任、督二脉各自别出一络，加上脾之大络，总计15条，称为十五络脉。十二经脉的别络均从本经四肢肘膝关节以下的络穴分出，走向其相表里的经脉，即阴经别络走向阳经，阳经别络走向阴经。任脉、督脉的别络以及脾之大络主要分布在头身部。

2. 十五络脉的作用四肢部的十二经别络，加强了十二经中表里两经的联系，沟通了表里两经的经气，补充了十二经脉循行的不足。躯干部的任脉别络、督脉别络和脾之大络，分别沟通了腹、背和全身经气。

（四）十二经别

1. 十二经别的概念十二经别是十二正经离、入、出、合的别行部分，是正经别行深入体腔的支脉。十二经别多从四肢肘膝关节附近的正经别出（离），经过躯干深入体腔与相关的脏腑联系（入），再浅出于体表上行头项部（出），在头项部，阳经经别合于本经的经脉，阴经经别合于其相表里的阳经经脉（合）。十二经别按阴阳表里关系汇合成六组，故有"六合"之称。

2. 十二经别的作用

（1）加强了十二经脉的内外联系，更加强了经脉所属络的脏腑在体腔深部的联系。

（2）补充了十二经脉在体内外循行的不足。

（3）扩大了经穴的主治范围。

（五）十二经筋

十二经筋是十二经脉之气输布于筋肉骨节的体系，是附属于十二经脉的筋肉系统。其循行分布均起始于四肢末端，结聚于关节、骨骼部，走向躯干头面。十二经筋行于体表，不入内脏。经筋具有约束骨骼、屈伸关节、维持人体正常运动功能的作用。

（六）十二皮部

十二皮部是十二经脉功能活动反映于体表的部位，也是络脉之气散布之所在。十二皮部是机体的卫外屏障，起着保卫机体、抗御外邪和反映病证的作用。

二、经络和经络学说的临床意义

（一）经络的作用

1. 联系脏腑、沟通内外经络中的经脉、经别与奇经八脉、十五络脉，纵横交错，入里出表，通上达下，联系人体各脏腑组织；经筋、皮部联系肢体筋肉皮肤；浮络和孙络联系人体各细微部分。经络将五脏六腑、四肢百骸、五官九窍、皮肉筋骨等组织器官联系成了一个有机的整体。经络的联络沟通作用，还反映在经络的传导功能。

2. 运行气血、营养全身经络是人体气血运行的通道，能将营养物质输布到全身各组织脏器，使脏腑组织得以营养，筋骨得以濡润，关节得以通利。

3. 抗御病邪、保卫机体经络"行血气"而使营卫之气密布周身，在内和调于五脏，洒陈于六腑，在外抗御病邪，防止内侵。

（二）经络学说的临床运用

1. 说明病理变化经络又是病邪传注的途径，具有反映病候的特点，通过望色、循经触摸反应物和按压经络循行通路上出现的异常变化等，可推断疾病的病理状况。

2. 指导辨证归经辨证归经是指通过辨析患者的症状、体征以及相关部位发生的病理变化，以确定疾病所在的经脉。辨证归经在经络学说指导下进行。

3. 指导针灸治疗腧穴的选取、针灸方法的选用是针灸治疗的两大关键，均依靠经络学说的指导。

二、腧穴的基本概念

（一）腧穴的定义和发展

腧穴是人体脏腑经络之气输注于体表的特殊部位。腧穴，是对穴位的统称。人体的腧穴既是疾病的反应点，又是针灸的施术部位。腧穴与经络、脏腑、气血密切相关。

远古时代，当人体某一部位或脏器发生疾病时，在病痛局部砭刺、叩击、按摩、针刺、火灸，发现可减轻或消除病痛。这种"以痛为输"所认识的腧穴，既无定位，又无定名，是认识腧穴的最初阶段。《内经》记载经穴名约 160 个，《针灸甲乙经》载 349 个，《铜人腧穴针灸图经》详载了 354 个，《十四经发挥》记载经穴亦为 354 个，《针灸大成》记载经穴 359 个，《针灸逢源》定经穴名 361 个，并延续至今。

（二）腧穴的分类

1. 十四经穴是指具有固定的名称和位置，且属于十二经和任脉、督脉的腧穴。是腧穴的主要部分。

2. 奇穴是指既有一定的名称，又有明确的位置，但尚未归入或不便归入十四经系统的腧穴。

3. 阿是穴是指既无固定名称，亦无固定位置，而是以压痛点或其他反应点作为针灸施术部位的一类腧穴。

（三）腧穴的主治特点

1. 近治作用是指腧穴均具有治疗其所在部位局部及邻近组织、器官病证的作用。这是一切腧穴主治作用所具有的共同特点。

2. 远治作用是指腧穴具有治疗其远隔部位的脏腑、组织器官病证的作用。腧穴不仅能治疗局部病证，而且还有远治作用。

3. 特殊作用是指某些腧穴具有双向的良性调整作用和相对的特异治疗作用。所谓双向良性调整作用，是指同一腧穴对机体不同的病理状态，可以起到两种相反而有效的治疗作用。

（四）腧穴的定位方法

常用的腧穴定位方法有 4 种：骨度分寸定位法、体表解剖标志定位法、手指同身寸定位法和简便定位法。

1. 骨度分寸定位法主要以骨节为标志，将两骨节之间的长度折量为一定的分寸，用以确定腧穴位置的方法。

2. 体表解剖标志定位法

是以人体解剖学的各种体表标志为依据来确定腧穴位置的方法，又称自然标志定位法。人体体表解剖标志可分为固定标志和活动标志两种。

3. 手指同身寸定位法依据患者本人手指为尺寸折量标准来量取腧穴的定位方法，又称"指寸法"。常用的手指同身寸有以下 3 种：

（1）中指同身寸：以患者中指中节桡侧两端纹头（拇、中指 屈曲成环形）之间的距离作为 1 寸。

（2）拇指同身寸：以患者拇指的指间关节的宽度作为 1 寸。

（3）横指同身寸：令患者将食指、中指、无名指和小指并拢，以中指中节横纹为标准，其四指的宽度作为 3 寸。四指相并名曰"一夫"；用横指同身寸量取腧穴，又名"一夫法"。

刺法和灸法概述

一、刺法的概念、起源与发展

刺法，又称"针法"，目前其含义已非常广泛，即指使用不同的针具或非针具，通过一定的手法或方式刺激机体的一定部位（主要是腧穴），以防治疾病的方法。

古代最早的针具为"砭石"。针具的形成与生产力的发展有密切的关系，针具由砭石到九针，标志着针具的形成。目前不锈钢针具广泛应用于临床，而且针具的品种亦趋多样，如电针、光针、磁针等亦相继问世并应用于临床。

《内经》对刺法的论述精辟而全面。在刺法方面，提到了九刺、十二刺和五刺等；在补泻手法方面，提到了徐疾补泻、呼吸补泻、捻转补泻、迎随补泻、提插补泻和开阖补泻等，为后世针刺手法奠定了基础。唐宋以后，《针经指南》创立"针刺十四法"，《神应经》提出"催气手法"，《金针赋》提出复式补泻手法，《针灸聚英》、《针灸大成》等对针刺手法进行了系统的阐述。

二、灸法的概念、起源与发展

灸法是指用艾火治病的方法。广义的灸法既是指采用艾绒等为主烧灼、熏熨体表的方法，又可包括一些非火源的外治疗法。

灸法是随着火的应用而萌芽，并在其应用实践中不断发展的。因艾叶气味芳香，性温易燃，且火力缓和，而成为灸法的最好材料。在医学专著中，灸法最早见于《内经》，以后历代出现许多针灸方面的著作，如《针灸甲乙经》、《备急千金要方》、《外台秘要》、《针灸资生经》、《针灸聚英》、《针灸大成》等，均注重灸法的运用。古人非常推崇应用化脓灸进行身体保健和预防疾病。现代灸法多采用小艾炷少壮灸，并衍化出多种灸法，如艾条灸、隔物灸、实按灸（包括太乙神针灸、雷火神针灸等）、温灸器灸、温针灸、天灸、灯火灸等。

三、刺法与灸法的关系

刺法与灸法二者手段不同，目的相同；方法不同，作用原理相同，可说是殊途同归。它们的关系归纳起来主要有两条：

1. 刺法多用于表、实、热、闭证；灸法多用于里、虚、寒、脱证。

2. 刺法与灸法宜相互配合，相互补充。正如《灵枢·官能篇》所说"针所不为，灸之所宜"。临床上多数疾病可以用针刺治疗，但某些疾病如出血性疾病，却不宜用针刺治疗，用灸法治疗则效果很好。

四、刺法、灸法与经络腧穴的关系

刺法和灸法都必须在腧穴上施术，通过经络传导，调整脏腑功能，达到防治疾病的目的。因此，刺法灸法与经络腧穴有非常密切的关系。只有熟练掌握经络腧穴理论，采用刺法灸法才能获得最好的效果。如果经络腧穴理论生疏，取穴不准，采用刺法灸法就很难收到预期效果。

毫针刺法

一、毫针的构造与规格

毫针的结构可分为 5 个部分，即针尖、针身、针根、针柄、针尾。

常用毫针的长度规格有 0.5 寸（15mm）、1.0 寸（25mm）、1.5 寸（40mm）、2.0 寸（50mm）、3.0 寸（75mm）几种。

常用毫针的粗细规格分为 28 号（直径 0.38mm）、30 号（0.32mm）、31 号（0.30mm）、32 号（0.28mm）、34 号（0.24mm）。

二、毫针的检查

使用前检查重点分 3 个部分：一是针尖要端正不偏，圆而不钝，无毛钩，尖中带圆，形如"松针"；二是针身要光滑挺直，圆正均匀，坚韧而富有弹性；三是针根部金属丝要缠绕均匀，牢固而不松脱，无剥蚀、伤痕。

三、毫针的保藏

1. 使用针盒或针夹：底下垫消毒纱布。

2. 使用针管：底下垫消毒棉球。

3. 提倡"一人一套针"。

四、毫针的选择和消毒

根据病人体质强弱、病情虚实、病变深浅，及腧穴所在的部位，选择规格适宜的针具。消毒包括针具器械消毒、医者手指消毒、针刺部位消毒、治疗室内的消毒。

五、体位的选择

选择体位原则：利于腧穴的正确定位，又便于针灸的施术操作和较长时间的留针而患者不致疲劳。

针刺的常用体位包括以下几种：

1. 仰卧位 适用于头、面、胸、腹部腧穴和上下肢部分腧穴。

2. 侧卧位 适用于身体侧面少阳经腧穴和上、下肢部分腧穴。

3. 俯卧位 适用于头项、脊背、腰骶、下肢背侧和上肢部分腧穴。

4. 仰靠坐位 适用于前头、颜面和颈前等部位的腧穴。

5. 俯伏坐位 适用于后头和项、背部的腧穴。

6. 侧伏坐位 适用于头部的一侧、面颊及耳前后部位的腧穴

六、进针法

进针时，运指力于针尖，使针刺入皮肤，行针时便于左右捻转、上下提插和弹震刮搓以及出针时手法操作等。押手的作用主要是固定腧穴的位置，夹持针身，协助刺手进针，使针身有所依附，保持针身垂直，力达针尖，以利于进针，减少针痛和协助调节、控制针感。

临床常用进针手法如下：

1. 单手进针法 右手拇、食指持针，中指端紧靠穴位，指腹抵住针体中部，当拇、食指向下用力时，中指也随之屈曲，将针刺入。多用于较短的毫针。

2. 双手进针法

（1）指切进针法：左手拇指或食指端切按在腧穴位置上，右手持针，紧靠左手指甲面将针刺入腧穴。多用于短针的进针。

（2）夹持进针法：用严格消毒的左手拇、食两指夹住针身下端，将针尖固定在所刺腧穴的皮肤表面位置，右手捻动针柄，将针刺入腧穴。多适用于长针的进针。

（3）舒张进针法：用左手食、中二指或拇、食二指将所刺腧穴部位的皮肤向两侧撑开，使皮肤绷紧，右手持针，使针从左手食、中二指或拇、食二指的中间刺入。主要用于皮肤松弛部位的腧穴。

（4）提捏进针法：用左手拇、食二指将所刺腧穴部位的皮肤提起，右手持针，从捏起的上端将针刺入。主要用于皮肉浅薄部位的腧穴。

3. 针管进针法 将针先插入针管内，放在穴位皮肤上，左手压紧针管，右手食指对准

针柄一击，使针尖迅速刺入皮肤，然后将针管去掉，再将针刺入。进针不痛，多用于儿童和惧针者。

七、针刺的角度和深度

（一）角度

1. 直刺 针身与皮肤表面呈90°刺入（适用于人体大部分腧穴）。

2. 斜刺 针身与皮肤表面呈45°左右刺入（适用于肌肉较薄或内有重要脏器处的腧穴）。

3. 平刺 即横刺、沿皮刺。针身与皮肤表面呈15°左右或沿皮以更小的角度刺入（适用于皮薄肉少部位的腧穴，如头部的腧穴等）。

（二）深度

针刺的深度是指针身刺入人体内的深浅度数，应考虑到患者的年龄、体质、病情、部位等因素。

八、行针的基本手法

（一）提插法

是将针刺入腧穴一定深度后，施以上提下插的操作手法。要求指力一定要均匀一致，幅度不宜过大，一般以3~5分为宜，频率不宜过快，每分钟60次左右，保持针身垂直，不改变针刺角度、方向。

（二）捻转法

将针刺入一定深度后，施向前向后捻转动作，使针在腧穴内反复前后来回旋转的行针手法。要求：指力要均匀，角度要适当，一般应掌握在180°左右，不能单向捻转。

九、行针的辅助手法

（一）循法

医者用手指顺着经脉的循行路径，在腧穴的上下部轻柔地循按的方法（催气、行气）。

（二）弹法

针刺后在留针过程中，以手指轻弹针尾或针柄，使针体微微振动的方法（催气、行气）。

（三）刮法

毫针刺入一定深度后，用拇指或食指的指腹抵住针尾，用拇指、食指或中指指甲由下而上或由上而下频频刮动针柄的方法（催气、加强针感传导和扩散）。

（四）摇法

其法有二：一是直立针身而摇，以加强得气的感应；二是卧倒针身而摇，使气向一定方向传导。

（五）飞法

右手拇、食指持针柄，细细捻搓数次，然后张开两指，一搓一放，反复数次，状如飞鸟展翅，故称飞法（催气、行气，并使针刺感应增强）。

（六）震颤法

针刺入一定深度后，右手持针柄，用小幅度、快频率提插、捻转手法，使针身轻微震颤的方法（促使针下得气，增强针刺感应）。

十、得气

得气是指毫针刺入腧穴一定深度后，施以提插或捻转等行针手法，使针刺部位获得经气感应。

得气的两个指征：一是患者对针刺的感觉，如针刺部位有酸胀、麻重等自觉反应，有时还出现热、凉、痒、痛、抽搐、蚁行等感觉；二是医者指下的感觉，如针下沉紧、涩滞或针体颤动等反应。

得气与否以及气至的迟速，不仅关系到针刺的治疗效果，而且可以借此判断疾病的预后。

不得气的原因有：取穴不准、针刺角度有误、深浅失度等。可运用催气、候气方法促使得气。候气即使用静留针等待气至或间歇运针，施以提插、捻转等手法，以待气至的方法。催气是通过各种手法，催促经气速至的方法。如刮动针柄、弹摇针柄、沿经循摄等法都有催气的作用。守气即医者采取各种守气方法，守住针下经气，以保持针感持久。

十一、留针、出针与异常情况

（一）留针法

有静留针及动留针两种。

（二）出针法

以左手拇、食两指持消毒干棉球轻轻按压于针刺部位，右手持针做轻微的小幅度捻转，并随势将针慢慢提至皮下（不可单手用力过猛），静留片刻，然后出针。出针后，除特殊需要外，都要用消毒干棉球轻压针孔片刻，以防出血或针孔疼痛。

（三）针刺异常情况

1. 晕针

（1）症状：患者突然出现精神疲倦，头晕目眩，面色苍白，恶心欲吐，多汗，心慌，四肢发冷，血压下降，脉象沉细，或神志昏迷，仆倒在地，唇甲青紫，二便失禁，脉微细欲绝。

（2）处理：立即出针。患者平卧，头部稍低，注意保暖，饮温水。重者在上述处理基础上，可指掐或针刺人中或采用其他急救措施。

（3）预防：消除顾虑，采用卧位，选穴宜少，手法要轻，精神专一，随时观察，防患于未然。

2. 滞针

（1）现象：针捻转不动，提插、出针疼痛。

（2）处理：循按或叩弹针柄，宣散气血，缓解肌肉的紧张。若因单方向捻针而致者，可向相反方向将针捻回，使缠绕的肌纤维回释，即可消除滞针。

（3）预防：注意行针的操作手法和避免单向捻针。

3. 弯针

（1）现象：提插、捻转及出针，患者感到疼痛。

（2）处理：不得再行提插、捻转等手法，顺着弯针方向起针。若由患者移动体位所致，令其慢慢恢复原来体位，局部肌肉放松后，缓缓起针。

（3）预防：注意进针手法，嘱患者保持适当体位，不得随意更动。

4. 断针

（1）现象：针身折断，断端部分针身露于皮肤之外，或断端全部没入皮肤之下。

（2）处理：嘱患者切勿更动原有体位。断端部分针身露于皮肤之外时，用镊子或手指起针；断端与皮肤相平或稍凹陷于体内着，挤压针孔两旁，使断端暴露，起出；断端深入皮下或肌肉深层，X线定位下手术取出。

（3）预防：认真检查针具；进针时留部分针身在体外，避免过猛行针；嘱患者不得随意更动体位；及时、妥善处理弯针、滞针。

5. 血肿

（1）症状：针刺部位肿胀疼痛。

（2）处理：先冷敷或加压止血后，再做热敷或在局部轻轻揉按，以使局部瘀血消散吸收。

（3）预防：进针时避开血管，出针时立即用消毒干棉球按压针孔。

灸　法

一、灸法的作用和种类

灸法的主要作用包括温经散寒、扶阳固脱、消瘀散结、防病保健。

灸法可大体分为艾灸及其他灸法。其中艾灸分为艾炷灸、艾条灸、温针灸、温灸器灸。其他灸法包括灯火灸、天灸。

（一）艾炷灸

1. 直接灸

（1）瘢痕灸：涂大蒜汁于穴位皮肤→置艾→点艾施灸→燃尽后除灰→易炷再灸至规定壮数（施灸时用手在腧穴周围轻轻拍打以缓解疼痛）→灸后1周化脓→5~6周结痂脱落，瘢痕形成。用于治疗哮喘、肺痨、瘰疬等慢性顽疾。

（2）无瘢痕灸：涂凡士林于穴位皮肤→置艾→点艾施灸→患者感到微有灼痛时→易炷再灸至规定壮数→皮肤出现红晕而不起泡。适用一般虚寒性疾病。

2. 间接灸 用药物或其他材料将艾炷与腧穴皮肤隔开进行施灸的方法，又称隔物灸。如隔姜灸、隔盐灸、隔附子饼灸。

（二）艾条灸

1. 悬起灸

（1）温和灸：点燃→距皮肤2～3cm→对准患处灸10～15分钟至皮肤潮红。

（2）雀啄灸：点燃→在施灸部位的皮肤上方一上一下移动而施灸。

（3）回旋灸：点燃→在施灸部位的皮肤上方左右方向移动或反复旋转施灸。

2. 实按灸

（1）太乙针灸：点燃→7层布包裹其烧着的一端→紧按→于应灸的腧穴或患处进行灸熨→针冷则再燃再熨7～10次。用于治疗风寒湿痹、肢体顽麻、痿弱无力、半身不遂等。

（2）雷火针灸：施灸方法同"太乙针灸"。

（三）温针灸

刺入腧穴并得气后留针→置艾绒（或小段艾条）于针尾→点燃施灸。

（四）温灸器灸

将艾绒装入温灸器内→点燃→置于腧穴或应灸部位进行熨灸。适用于面积较大部位或畏惧灸者。

（五）灯火灸

灯心草一根→麻油浸透→点燃→快速触碰穴位→听到"叭"的一声迅速离开即可。具疏风解表、行气化痰、清神止搐等作用，治疗痄腮、小儿脐风和胃痛、腹痛、痧胀等病证。

（六）天灸

选用对皮肤有刺激性的药物，涂敷于穴位或患处，使局部充血、起泡，犹如灸疮。常用的天灸用药有白芥子、蒜泥、斑蝥等。

二、实施灸法的注意事项

（一）施灸的先后顺序

凡灸当先阳后阴，先上后下，先少后多。

（二）施灸的补泻方法

以火补者，毋吹其火，须待自灭；以火泻者，速吹其火。

（三）施灸的禁忌

对实热证、阴虚发热者、孕妇的腹部和腰骶部不宜施灸；对颜面、五官、大血管及关节附近，不宜采用瘢痕灸。

（四）灸后的处理

1. 水疱 小的任其自然吸收；大的，刺破水疱放液，纱布包敷。

2. 化脓 在灸疮化脓期间，要注意适当休息，加强营养，保护灸疮，预防感染。

三棱针法

用三棱针刺破人体的一定部位，放出少量血液，达到治疗疾病目的的方法，叫做三棱针法（three – edged needle therapy）。古人称之为"刺血络"或"刺络"，现代称为"放血疗法"（bleeding therapy）。

三棱针是一种用不锈钢制成，针长约 6 厘米左右，针柄稍粗呈圆柱形，针身呈三棱状，尖端三面有刃，针尖锋利的针具。三棱针古称"锋针"。古人对此十分重视，如《灵枢·九针论》谈到九针中的锋针主要就用于"泻热出血"；《灵枢·九针十二原》则提出了"菀陈则除之，去血脉也"的治疗原则；《灵枢·官针》中更有"络刺"、"赞刺"、"豹纹刺"等法的记载。由此可见，古人在刺络放血方面具有丰富的经验，也表明三棱针刺络放血法是一种十分重要而又常用的针刺法。

一、操作方法

点刺法、散刺法、刺络法、挑刺法。

（一）点刺法

针刺前，在预定部位上下用左手拇食指向针刺处推按，使血液积聚于针刺部位，继之用 2% 碘酒棉球消毒，再用 75% 酒精棉球脱碘，针刺时左手拇、食、中指捏紧补刺部位，右手持针，用拇食两指捏住针柄，中指指腹紧靠针身下端，针尖露出 3 ~ 5 毫米，对准以消毒部位，刺入 3 ~ 5 毫米深，随即将针迅速退出，轻轻挤压针孔周围，使出血少许，然后用消毒干棉球按压针孔。点刺多用于指、趾末端的十宣、十二井穴和耳尖及头面部的攒竹、上星、太阳等穴。

（二）散刺法

又叫豹文刺，是对病变局部周围进行点刺的一种方法。根据病变部位大小的不同，可刺 10 ~ 20 针以上，由病变外缘环形向中心点刺。以促使瘀血或水肿得以排除，达到祛瘀生新、通经活络的目的。散刺多用于治疗局部瘀血、血肿或水肿、顽癣等。

（三）刺络法

先用带子或橡皮管，结扎在针刺部位上端，然后迅速消毒。针刺时左手拇指压在被针刺部位下端，右手持三棱针对准针刺部位的静脉，刺入脉中 2 ~ 3 毫米，立即将针退出，使其流出少量血液，出血停后，再用消毒干棉球按压针孔。当出血时，也要轻轻按压静脉搏上端，以助瘀血外出，毒邪得泻。此法多用于曲泽、委中等穴，治疗急性吐泻、中暑、发热等。

（四）挑刺法

用左手按压施术部位两侧，或捏起皮肤，使皮肤固定，右手持针迅速刺入皮肤 1 ~ 2 毫米，随即将针身倾斜挑破皮肤，使之出少量血液或少量粘液。也有再刺入 5 毫米左右深，将针身倾斜并使针尖轻轻挑起，挑断皮下部分纤维组织，然后出针，覆盖敷料。挑刺法常用于治疗肩周炎、胃痛、颈椎病、失眠、支气管哮喘、血管神经性头痛等。

二、适应范围

三棱针放法具有通经活络、开窍泻热、消肿止痛等作用。其适应范围较为广泛，凡各种实证、热证、瘀血、疼痛等均可应用。较常用于某些急症和慢性病，如昏厥、高热、中暑、中风闭证、咽喉肿痛、顽癣、痛疖初起、扭挫伤、疳证、痔疮、顽痹、头痛、丹毒、指（趾）麻木等。

三、注意事项

1. 严格消毒，防止感染。
2. 点刺时手法宜轻、稳、准、快，不可用力过猛。
3. 注意体位，谨防晕针。体质虚弱者、孕妇、产后及有出血倾向者禁用。
4. 出血量每次数滴至 3～5ml，每日或隔日治疗 1 次。
5. 对患者要作好必要的解释工作，以消除思想顾虑。
6. 每日或隔日治疗 1 次，1～3 次为一疗程，一般每次出血量以数滴至 3～5 毫升为宜。

皮肤针法

运用皮肤针叩刺人体一定部位或穴位，激发经络功能，调整脏腑气血，以达到防治疾病目的的方法，叫皮肤针法（skin needle therapy）。皮肤针，又有"梅花针"、"七星针"、"罗汉针"之分。

一、操作方法

（一）叩刺部位

1. 循经叩刺 指循着经脉进行叩刺的一种方法，常用于项背腰骶部的督脉和足太阳膀胱经。督脉为阳脉之海，能调节一身之阳气；五脏六腑之背俞穴，皆分布于膀胱经，故其治疗范围广泛；其次是四肢肘膝以下经络，因其分布着各经原们、络穴、郄穴等，可治疗各相应脏腑经络的疾病。

2. 穴位叩刺 指在穴位上进行叩刺的一种方法，主要是根据穴位的主治作用，选择适当的穴位予以叩刺治疗，临床常用于各种特定穴、华佗夹脊穴、阿是穴等。

3. 局部叩刺 指在患部进行叩刺的一种方法，如扭伤后局部的瘀肿疼痛及顽癣等。可在局部进行围刺或散刺。

（二）刺激强度

刺激的强度，是根据刺激的部位、患者的体质和病情的不同而决定的，一般分轻、中、重 3 种。

1. 轻刺 用力稍小，皮肤仅出现潮红、充血为度。适用于头面部、老弱妇女以及病属虚证、久病者。

2. 重刺 用力较大，以皮肤有明赤潮红，并有微出血为度。适用于压痛点、背部、臀部、年轻体壮以及病属实证、新病者。

3. 中刺 介于轻刺与重刺之间，以局部有较明显潮红，但不出血为度，适用于一般部位以及一般患者。

（三）操作

1. 叩刺 消毒皮肤，以右手拇指、中指、无名指握住针柄，食指伸直按住针柄中段，针头对准皮肤叩击，运用腕部的弹力，使针尖叩刺皮肤后，立即弹起，如此反复叩击。针尖与皮肤必须 垂直，弹刺要准确，强度要均匀。

2. 滚刺 滚刺筒消毒，手持筒柄，将针筒在皮肤上来回滚动。使刺激范围成为一狭长的面，或扩展成一片广泛的区域。

二、适应范围

临床各种病证均可应用，如近视、视神经萎缩、急性扁桃体炎、感冒、咳嗽、慢性肠胃病、便秘、头痛、失眠、腰痛、皮神经炎、斑秃、痛经等。

三、注意事项

1. 检察针尖有无毛钩，针面是否平齐，滚刺筒转动是否灵活。
2. 叩刺时动作要轻捷，正直无偏斜。
3. 局部如果有溃疡或者损伤者不宜使用本法。
4. 叩刺如有出血，应预防感染。
5. 滚刺筒不要在骨骼突出部位处滚动，以免产生疼痛和出血。

皮内针法

皮内针法（intradermal needle therapy）是将特制的小型针具固定于腧穴部位的皮内作较长时间留针的一种方法，又称"埋针法"。针刺入皮肤后，固定留置一定的时间，给腧穴以长时间的刺激，可调整经络脏腑功能，达到防治疾病的目的。

皮内针的针具有两种。一种呈颗粒型，或称麦粒型，一般长 1 厘米，针柄形似麦粒；一种呈揿钉型，或称图钉型，长约 0.2 ~ 0.3 厘米，针柄呈环形。前一种针身与针柄成一直线，而后一种针身与针柄呈垂直状。针刺部位多以不妨碍正常的活动处腧穴为主，一般多选用背俞穴、四肢穴和耳穴等。

一、操作方法

（一）颗粒式皮内针

用镊子夹住针柄，对准腧穴，沿皮下横向刺入，针身可刺入 0.5 ~ 0.8 厘米，针柄留于皮外，然后用胶布顺着针身进入的方向粘贴固定。

（二）揿钉式皮内针

用镊子夹住针圈，对准腧穴，直刺揿入，然后用胶布固定。也可将针圈贴在小块胶布上，手执胶布直压揿入所刺穴位。皮内针可根据病情决定其留针时间的长短，一般为 3~5 天，最长可达 1 周。若天气炎热，留针时间不宜过长，以 1~2 日为好，以防感染。在留针期间可每隔 4 小时用手按压埋针处 1~2 分钟，以强加刺激，提高疗效。

二、适应范围

皮内针法临床多用于某些需要久留针的疼痛性疾病和久治不愈的慢性病证，如神经性头痛、面神经麻痹、胆绞痛、腰痛、痹证、神经衰弱、高血压、哮喘、小儿遗尿、痛经、产后宫缩疼痛等。

三、注意事项

1. 关节附近不可埋针，因活动时会疼痛。胸腹部因呼吸时会活动，亦不宜埋针。
2. 埋针后，如患者感觉疼痛或妨碍肢体活动时，应将针取出，改选穴位重埋。
3. 埋针期间，针处不可着水，避免感染。
4. 热天出汗较多，埋针时间不宜过长。
5. 若发现埋针局部感染，应将针取出，并对症处理。
6. 溃疡、炎症、不明原因的肿块，禁忌埋针。

电针法

电针法（electmacupuncture）是将针刺入腧穴得气后，在针具上通以接近人体生物电的微量电流，利用针和电两种刺激相结合，以防治疾病的一种方法。电针器的种类很多，目前临床主要应用半导体电针机。半导体电针机是用半导体元件制作的电针仪器，交直流电两用，不受电源限制，且具有省电、安全、体积小、携带方便、耐震、无噪音、易调节、性能稳定、刺激量大等特点。它采用振荡发生器，输出接近人体生物电的低频脉冲电流，既可做电针，又可用点状电极或板状电极直接放在穴位或患处进行治疗，在临床广泛应用。

一、操作方法

（一）配穴处方

电针法的处方配穴与针刺法相同。一般选用其中的主穴，配用相应的辅助穴位，多选同侧肢体的 1~3 对穴位为宜。

（二）电针方法

针刺入穴位有得气感应后，将输出电位器调至"0"位，负极接主穴，正极接配穴，也有不分正负极，将两根导线任意接在两个针柄上，然后打开电源开关，选好波型，慢慢调高至所需输出电流量。通电时间一般在 5～20 分钟，用于镇痛则一般在 15～45 分钟。如感觉弱时，可适当加大输出电流量，或暂时断电 1～2 分钟后再行通电。当达到预定时间后，先将输出电位器退至"0"位，然后关闭电源开关，取下导线，最后按一般起针方法将针取出。

（三）电流的刺激强度

当电流开到一定强度时，患者有麻、刺感，这时的电流强度称为"感觉阈"。如电流强度再稍增加，患者会突然产生刺痛感，能引起疼痛感觉的电流强度称为电流的"痛阈"。感觉阈和痛阈因人而异，在各种病理状态下其差异也较大。一般情况下在感觉阈和痛阈之间的电流强度，是治疗最适宜的刺激强度。但此间范围较小，须仔细调节。超过痛阈的电流强度，患者不易接受，应以患者能耐受的强度为宜。由于患者对电流刺激量的耐受，有时可在治疗过程中再作调整。

（四）常用波型的作用

1. 疏密波 增加代谢，促进气血循环，改善组织营养，消除炎性水肿。常用于出血、扭挫伤、关节周围炎、气血运行障碍、坐骨神经痛、面瘫、肌无力、局部冻伤等。

2. 断续波 提高肌肉组织特别是横纹肌的兴奋性。常用于治疗痿证、瘫痪等。

3. 连续波 高频连续波易抑制感觉神经和运动神经，常用于止痛、镇静、缓解肌肉和血管痉挛等；低频连续波，短时兴奋肌肉，长时抑制感觉神经和运动神经，常用于治疗痿证和各种肌肉、关节、韧带、肌腱的损伤及慢性疼痛等。

二、适应范围

各种痛证、痹证和心、胃、肠、膀胱、子宫等器官的功能失调，以及癫狂和肌肉、韧带、关节的损伤性疾病等，并可用于针刺麻醉。

三、注意事项

1. 电针刺激量较大，需要防止晕针，体质虚弱、精神紧张者，尤应注意电流不宜过大。

2. 调节电流时，不可突然增强，以防止引起肌肉强烈收缩，造成弯针或折针。

3. 电针仪器最大输出血压在 40 瓦以上者，最大输出电流应限制在 1 毫安以内，防止触电。

4. 毫针的针柄如经过温针火烧之后，表面氧化不导电，不宜使用。若使用，输出导线应夹持针体。

5. 心脏病患者，应避免电流回路通过心脏。尤其是安装心脏起搏器者，应禁止应用电针。在接近延髓、脊髓部位使用电针时，电流量宜小，切勿通电太强，以免发生意外。孕妇亦当慎用电针。

6. 应用电针要注意"针刺耐受"现象的发生，所谓"针刺耐受"就是长期多次反复应用电针，使机体对电针刺激产生耐受，而使其疗效降低的现象。

7. 电针仪器在使用前须检查性能是否完好，如电流输出时断时续，须注意导线接触是否良好，应检查修理后再用。干电池使用一段时间如输出电流微弱，须更换新电池。

穴位注射法

穴位注射法（acupoint – injection therapy），是将药水注入穴位以防治疾病的一种治疗方法。它可将针刺刺激和药物的性能及对穴位的渗透作用相结合，发挥其综合效应，故对某些疾病有特殊的疗效。

一、操作方法

（一）针具

消毒的注射器和针头，可根据需要选用不同型号。

（二）穴位选择

选穴原则同针刺法，但作为本法的特点，常结合经络、穴位按诊法以选取阳性反应点。如在背部、胸腹部或四肢的特定穴部位出现的条索、结节、压痛，以及皮肤的凹陷、隆起、色泽变异等，软组织损伤可选取最明显的压痛点。一般每次 2 ~ 4 穴，不宜过多，以精为要。

（三）注射剂量

应根据药物说明书规定的剂量，不能过量。作小剂量注射时，可用原药物剂量的 1/5 ~ 1/2。一般以穴位部位来分，耳部可注射 0.1 毫升，头面部可注射 0.3 ~ 0.5 毫升，四肢可注射 1 ~ 2 毫升，胸背部可注射 0.5 ~ 1 毫升，腰臀部可注射 2 ~ 5 毫升或 5% ~ 10% 葡萄糖注射液 10 ~ 20 毫升。

（四）常用药物

凡是可供肌肉注射用的药物，都可供穴位注射用。常用于制作注射液的中药有：当归、丹参、红花、板蓝根、徐长卿、灯盏花、补骨脂、柴胡、鱼腥草、川芎等；西药有：25% 硫酸镁，维生素 B_1、B_{12}、C、K，0.25% ~ 2% 盐酸普鲁卡因、阿托品、利血平、安络血、麻黄素、抗生素、生理盐水、风湿宁、骨宁等。

（五）操作

首先使患者取舒适体位，选择适宜的消毒注射器和针头，抽取适量的药液，在穴位局部消毒后，右手持注射器对准穴位或阳性反应点，快速刺入皮下，然后将针缓慢推进，达一定深度后产生得气感应，如无回血，便可将药液注入。凡急性病、体强者可用较强刺激，推液可快；慢性病、体弱者，宜用较轻刺激，推液可慢；一般疾病，则用中等刺激，推液也宜中等速度。如所用药液较多时，可由深至浅，边推药液边退针，或将注射针向几个方向注射药液。

（六）疗程

急症患者每日1—2次，慢性病一般每日或隔日1次，6~10次为1疗程。反应强烈者，可隔2~3日1次，穴位可左右交替使用。每个疗程间可休息3~5日。

二、适应范围

穴位注射法的适应范围很广，凡是针灸治疗的适应证大部分均可采用本法，如痹证、腰腿痛等。

三、注意事项

1. 治疗时应对患者说明治疗特点和注射后的正常反应。如注射后局部可能有酸胀感、48小时内局部有轻度不适，有时持续时间较长，但一般不超过1日。

2. 严格消毒，防止感染，如注射后局部红肿、发热等，应及时处理。

3. 注意药物的性能、药理作用、剂量、配伍禁忌、副作用、过敏反应，及药物的有效期，药液有无沉淀变质等情况。凡能引起过敏反应的药物，如青霉素、链霉素、普鲁卡因等，必须先做皮试，阳性反应者不可应用。副作用较强的药物，使用亦当谨慎。

4. 一般药液不宜注入关节腔、脊髓腔和血管内，否则会导致不良后果。此外，应注意避开神经干，以免损伤神经。

5. 孕妇的下腹部、腰骶部和三阴交、合谷穴等，不宜用穴位注射法，以免引起流产。年老、体弱者，选穴宜少，药液剂量应酌减。

头　针

头针是在头部进行针刺以治疗各种疾病的一种方法。有的是根据脏腑经络理论，在头部选取相关经穴进行治疗。有的是根据大脑皮质的功能定位，在头皮上划分出相应的刺激区进行针刺。

头针是在传统的头部经络理论和解剖学知识的基础上发展起来的。头为诸阳之会，手足六阳经皆上循于头面，六阴经中手少阴与足厥阴经直接循行于头面部，所有阴经的经别和阳经相合后上达于头面。1984年在日本召开的世界卫生组织西太区会议上正式通过《头皮针穴名标准化国际方案》。

一、操作方法

世界卫生组织西太区针灸穴名标准化会议（于1984年5月在东京）经过讨论，决定按照分区定经，经上选穴，并结合古代透刺穴位（一针透双穴或三穴）方法原则，制定了头针穴名标准化方案，包括由头穴名的英文字母数字编号、穴名汉语拼音和汉字三要素。编号中的英文 MS 是 "micro – system" and "scalp points" 的缩写。

（一）MS 1 额中线

1. 部位 在头前部，从督脉神庭穴向下引一直线，长1寸（3厘米）。

2. 主治 头痛，头晕，目赤肿痛，癫痫。

3. 刺法 沿皮向下刺1寸，行快速运针手法。

（二）MS 2 额旁1线

1. 部位 在头前部，从膀胱经眉冲穴向下引一直线，长1寸（3厘米）。

2. 主治 过敏性哮喘，支气管炎，心绞痛，风湿性心脏病（对心慌、气短、浮肿、尿少有一定的效果），阵发性室上性心动过速。

3. 刺法 从眉冲穴刺入，沿皮向下刺入1寸，行快速运针手法。

（三）MS 3 额旁2线

1. 部位 在头前部，从胆经头临泣穴向下引一直线，长1寸（3厘米）。

2. 主治 对急、慢性胃炎，胃、十二指肠溃疡等疾病引起的疼痛有一定疗效，对肝胆疾病引起的右上腹部疼痛也有一定的疗效。

3. 刺法 从头临泣穴沿皮向下刺入1寸，行快速运针手法。

（四）MS 4 额旁3线

1. 部位 在头前部，从胃经头维穴内侧0.75寸起向下引一直线，长1寸（3厘米）。法从额角向上引平行于前后正中线的4厘米直线即是。

2. 主治 功能性子宫出血。配双侧足运感区治疗急性膀胱炎引起尿频、尿急，糖尿病引起烦渴、多饮、多尿，阳痿，遗精，子宫脱垂等。对下腹部疼痛有一定疗效。

3. 刺法 从此线上端进针，沿皮向下刺入1寸，行快速运针手法。

（五）MS 5 顶中线

1. 部位 在头顶部，即从督脉百会穴至前顶穴之段。

2. 主治 头痛，眩晕，中风失语，昏厥，癫狂，痫症。

3. 刺法 从百会穴进针，向前沿皮刺，透至前顶，行快速捻针手法。

（六）MS 6 顶颞前斜线

1. 部位 在头顶部、头侧部，从头部经外穴前神聪至颞部胆经悬厘引一斜线，并将其分为五等分段。

2. 主治 上1/5段，治疗对侧下肢瘫痪：中2/5段，治疗对侧上肢瘫痪；下2/5段（言语一区），治疗对侧面神经瘫痪、运动性失语、流口水、发音障碍。

3. 刺法 用长针由前神聪沿皮向曲鬓穴方向刺入，或用2寸长针由上点向曲鬓分段接力刺，行快速运针手法。

（七）MS 7 顶颞后斜线

1. 部位 在头顶部、头侧部。顶颞前斜线之后1寸，与其平行的线。从督脉百会穴至颞部胆经曲鬓穴引一斜线，将全线分为五等分段。

2. 主治 上1/5段，治疗对侧腰腿痛、麻木、感觉异常及后头痛、颈项痛和头鸣；中2/5段，治疗对侧上肢疼痛、麻木、感觉异常。下2/5段，治疗对侧头面麻木、疼痛等。

3. 刺法 用长针从百会穴刺入，向颞部曲鬓穴透刺，或用2寸长针从上点作分段接力刺入，然后行快速捻针手法。

（八）MS 8 顶旁1线

1. 部位 在头顶部，督脉旁1.5寸（4.5厘米），从膀胱经通天穴向后引一直线，长1.5寸（4.5厘米）。

2. 主治 头痛，头晕，耳鸣，视物不明。

3. 刺法 从通天穴向后沿皮刺入1.5寸，行快速捻针手法。

（九）MS 9 顶旁2线

1. 部位 在头顶部，督脉旁开2.25寸（6.75厘米）。由胆经正营穴向后引一直线，长1.5寸（至承灵穴）。

2. 主治 头痛，偏头痛，眩晕。

3. 刺法 由正营穴向后沿皮刺入1.5寸。行快速捻针手法。

（十）MS 10 颞前线

1. 部位 在头的颞部，从胆经颔厌穴至悬厘穴连一直线。

2. 主治 偏正头痛，目外眦痛，耳鸣，痫症。

3. 刺法 由颔厌穴进针，沿皮刺入透悬厘穴，行快速捻针手法。

（十一）MS 11 颞后线

1. 部位 在头的颞部，从胆经的率谷穴向下至曲鬓穴连一直线。

2. 主治 头痛，偏头痛，眩晕，小儿惊风，鬓发部疼痛。

3. 刺法 从率谷穴进针，沿皮向下透曲鬓穴，行快速捻针手法。

（十二）MS 12 枕上正中线

1. 部位 在后头部，即督脉强间穴至脑户穴之段。

2. 主治 头痛，头晕，目眩，颈项强痛，癫狂，痫症。

3. 刺法 从强间穴进针，向后沿皮刺至脑户，行快速捻针手法。

（十三）MS 13 枕上旁线

1. 部位 在后头部，由枕外粗隆督脉脑户穴旁开0.5寸（1.5厘米）起，向上引一直线，长4厘米。

2. 主治 皮层性视力障碍，白内障等。

3. 刺法 由此线的下端进针，向上沿皮刺入1.33寸（4厘米），行快速捻针手法。

（十四）MS 14 枕下旁线

1. 部位 在后头部，枕外粗隆即督脉脑户穴外侧1.17寸（3.5厘米）向下线引一垂直，长1.33寸（4厘米）。

2. 主治 治疗小脑损害引起的平衡障碍，头项痛，眩晕。

3. 刺法 由此线的上端进针，向下沿皮刺入1.33寸（4厘米），行快速捻针手法。

二、适应范围

头针主要适应治疗脑源性疾患，如瘫痪、麻木、失语、眩晕、耳鸣、舞蹈病等等。此外，也可治疗腰腿痛、夜尿、三叉神经痛、肩周炎、各种神经痛等常见病多发病。头针还应用于外科手术的针刺麻醉。由于头针运用的时间尚不长，适应证还在实践中不断探索发展。

三、注意事项

1. 治疗时需掌握适当的刺激量，注意防止晕针，尤其取坐位时，应随时注意观察患者的面色及表情。

2. 中风患者，急性期如因脑出血引起有昏迷、发热、血压过高时，暂不宜用头针治疗，待病情及血压稳定后再行针刺治疗。如因脑血栓形成引起的偏瘫者，宜及早采用头针及体针结合治疗，有高热、急性炎症及心力衰竭等症时，一般慎用头针治疗。

3. 头皮血管丰富，容易出血，起针时要用干棉球按压针孔片刻，如有出血及皮下血肿出现，可轻轻揉按，促使其消散。

4. 严格消毒，防止感染。

耳　针

耳针是指使用短毫针针刺或其他方法刺激耳穴，以诊治疾病的一种方法。耳郭与人体各部存在着一定的生理联系，手太阳、手足少阳、手阳明等经脉、经别都入耳中，足阳明、足太阳的经脉则分别上耳前，至耳上角。六阴经虽不直接入耳，但都通过经别与阳经相合，而与耳相联系。奇经八脉中阴跷、阳跷脉并入耳后，阳维脉循头入耳。故《灵枢·口问》说："耳者，宗脉之所聚也。"耳与脏腑的生理活动、病理变化关系密切。

望耳的形态、色泽可以辅助诊断疾病，刺激耳部穴位可以防治疾病。其治疗范围较广，操作方便，且对疾病的诊断也有一定的参考意义。运用耳穴诊治疾病历史已相当悠久。早在《灵枢·五邪》篇就有记载："邪在肝，则两胁中痛……取耳间青脉以去其掣。"唐代《千金要方》有取耳中穴治疗马黄、黄疸、寒暑疫毒等病。历代医学文献也有介绍用针、灸、吸、按摩、耳道塞药、吹药等方法刺激耳郭以防治疾病，以望、触耳郭诊断疾病的记载，并一直为很多医家所应用。为了便于国际间的研究和交流，我国制定了《耳穴名称与部位的国家标准方案》。

一、操作方法

（一）取穴与主治

按《耳穴名称与部位》所规定，耳郭上有91个耳穴，其定位及主治病症如下：

1. 耳轮穴位

（1）耳中（MA－H1）：定位在耳轮脚处。主治呃逆、荨麻疹、皮肤瘙痒症、小儿遗尿、咯血、出血性疾病。

（2）直肠（MA－H2）：定位在耳轮脚棘前上方的耳轮处。主治便秘、腹泻、脱肛、痔疾。

（3）尿道（MA－H3）：定位在直肠穴上方，位于与对耳轮下脚下缘相平的耳轮处。主治尿频、尿急、尿痛、尿潴留。

（4）外生殖器（MA－H4）：定位在与对耳轮下脚上缘相平的耳轮处。主治睾丸炎、附睾炎、外阴瘙痒症。

（5）肛门（MA－H5）：定位在对耳轮下脚上缘与对耳轮上脚前缘之间的耳轮处。主治肛裂、痔疮。

（6）耳尖（MA－H6）：定位在耳郭向前对折的上部尖端处。主治发热、高血压、急性结膜炎、麦粒肿、牙痛、失眠。

（7）结节（MA－H7）：定位在耳轮结节处。主治头晕、头痛、高血压。

（8）轮1－4（MA）：定位从耳轮结节下缘至轮垂切迹之间分成4个等份，自上而下依次为轮1、轮2、轮3、轮4。主治发热、扁桃腺炎、上呼吸道感染。

2. 耳舟穴位 为了便于取穴，将耳舟自上到下依次分为6个等份，即耳舟1~6区。

（1）指（MA－SF1）：定位在耳舟顶中，即耳舟1区。主治甲沟炎、手指疼痛麻木。

（2）腕（MA－SF2）：定位在指区的下方，即耳舟2区。主治腕部疼痛。

（3）风溪（MA）：定位在耳轮结节前方，指区与腕区之间，即耳舟1区、2区交界处。主治荨麻疹、皮肤瘙痒症、过敏性鼻炎。

（4）肘（MA－SF3）：定位在腕区的下方处，即耳舟3区。主治肱骨外上髁炎、肘部疼痛。

（5）肩（MA－SF4）：定位在肘区的下方处，即耳舟4区、5区。主治肩关节周围炎、肩部疼痛。

（6）锁骨（MA－SF5）：定位在肩区下方处，即耳舟6区。主治肩关节周围炎。

3. 对耳轮上脚穴位

为了便于取穴，将对耳轮上脚从上到下依次分为上、中、下3等份。

（1）跟（MA－ahl）：定位在对耳轮上脚顶部，即对耳轮上脚上1/3处前上端。主治足跟痛。

（2）趾：定位在耳尖下方的对耳轮上脚后上部，即对耳轮上脚上1/3处后上端。主治甲沟炎、趾部疼痛。

（3）踝（MA－AH2）：定位在趾、跟区下方处，即对耳轮上脚上1/3的下半部。主治踝关节扭伤。

（4）膝（MA－AH3）：定位在对耳轮上脚中1/3处。主治膝关节疼痛、坐骨神经痛。

（5）髋（MA－AH4）：定位在对耳轮上脚下1/3处。主治髋关节疼痛、坐骨神经痛、腰骶部疼痛。

4. 对耳轮下脚穴位

为了取穴方便，将对耳轮下脚分为前、中、后3等份。

（1）臀（MA－AH5）：定位在对耳轮下脚后1/3处。主治坐骨神经痛、臀筋膜炎。

（2）坐骨神经（MA－AH6）：定位在对耳轮下脚前2/3处。主治坐骨神经痛、下肢瘫痪。

（3）交感（MA－AH7）：定位在对耳轮下脚端与耳轮内侧缘相交处。主治胃肠痉挛、心绞痛、胆绞痛、输尿管结石、植物神经功能紊乱。

5. 对耳轮穴位

为了方便取穴，将对耳轮体从对耳轮上下脚分叉处至轮屏切迹分为5等份。

（1）腰骶椎（MA）：定位在对耳轮上2/5处。主治腰骶部疼痛。

（2）腹（MA）：定位在对耳轮上2/5处，腰骶椎前侧的耳甲腔缘。主治腹痛、腹泻、腹胀、急性腰扭伤、痛经、产后宫缩痛。

（3）胸椎（MA－AH9）：定位在对耳轮中2/5处。主治胸痛、经前乳房胀痛、乳腺炎、产后泌乳不足。

（4）胸（MA－AH11）：定位在对耳轮中2/5，胸椎前侧耳腔缘。主治胸肋疼痛、肋间神经痛、胸闷、乳腺炎。

（5）颈椎（MA－AH8）：定位在对耳轮下1/5处。主治落枕、颈椎综合征。

（6）颈（MA－AH10）：定位在对耳轮下1/5，颈椎前侧耳腔缘。主治落枕、颈项疼痛。

6. 三角窝穴位

为了便于取穴，将三角窝由耳轮内缘至对耳轮上下脚分叉处分为前、中、后3等份。

（1）角窝上（MA）：定位在三角窝前1/3处的前上方。主治高血压。

（2）内生殖器（MA）：定位在三角窝前1/3处的下部。主治痛经、月经不调、白带过多、功能性子宫出血、阳痿、遗精、早泄。

（3）角窝中（MA）：定位在三角窝中1/3处。主治哮喘。

（4）神门（MA－TF1）：定位在三角窝后1/3的上部。主治失眠、多梦、戒断综合征、癫痫、高血压、神经衰弱、痛症。

（5）盆腔（MA）：定位在三角窝后1/3的下部。主治盆腔炎、附件炎。

7. 耳屏穴位

为了便于取穴，将耳屏的外侧面和内侧面各分两等份。

（1）上屏（MA）：定位在耳屏外侧面上1/2处。主治咽炎、鼻炎。

（2）下屏（MA）：定位在耳屏外侧面下1/2处。主治鼻炎、鼻塞。

（3）外耳（MA）：定位在屏上切迹前方近耳轮部。主治外耳道炎、中耳炎、耳鸣。

（4）屏尖（MA－T2）：定位在耳屏游离缘上部尖端。主治发热、牙痛、斜视。

（5）外鼻（MA－T1）：定位在耳屏外侧中部，即上屏与下屏之间。主治鼻前庭炎、鼻炎。

（6）肾上腺（MA）：定位在耳屏游离缘下部尖端。主治低血压、风湿性关节炎、腮腺炎、链霉素中毒、眩晕、哮喘、休克。

（7）咽喉（MA－T3）：定位在耳屏内侧面上 1/2 处。主治声音嘶哑、咽炎、扁桃腺炎、失语、哮喘。

（8）内鼻（MA）：定位在耳屏内侧面下 1/2 处。主治鼻炎、上颌窦炎、鼻衄。

（9）屏间前（MA）：定位在屏间切迹前方耳屏最下部。主治咽炎、口腔炎。

8. 对耳屏穴位

（1）额重（MA）：定位在对耳屏外侧面的前下方。主治偏头痛、头晕。

（2）屏间（MA）：定位在屏间切迹后方对耳屏前下部。主治额窦炎。

（3）颞（MA）：定位在对耳屏外侧面的后部。主治头晕、头痛、癫痫、哮喘、神经衰弱。

（4）枕（MA）：定位在对耳屏外侧面的后方。主治头晕、头痛、癫痫、哮喘、神经衰弱。

（5）皮质（MA－AT1）：定位在对耳屏的内侧面。主治痛症、间日疟、神经衰弱、假性近视、失眠。

（6）对屏尖（MA）：定位在对耳屏游离缘的尖端。主治哮喘、腮腺炎、睾丸炎、附睾炎、神经性皮炎。

（7）缘中（MA）：定位在对耳屏游离缘上，对耳屏尖与轮屏切迹之中点处。主治遗尿、内耳眩晕症、尿崩症、功能性子宫出血。

（8）脑干（MA）：定位在轮屏切迹处。主治眩晕、后头痛、假性近视。

9. 耳甲腔穴位

（1）口（MA－IC5）：定位在耳轮脚下方前 1/3 处。主治面瘫、口腔炎、胆囊炎、胆石症、戒断综合征、牙周炎、舌炎。

（2）食管（MA－IC6）：定位在耳轮脚下方中 1/3 处。主治食管炎、食管痉挛。

（3）贲门（MA－IC7）：定位在耳轮脚下方后 1/3 处。主治贲门痉挛、神经性呕吐。

（4）胃（MA）：定位在耳轮脚消失处。主治胃痉挛、胃炎、胃溃疡、失眠、牙痛、消化不良、恶心呕吐、前额痛。

（5）脾（MA）：定位在耳甲腔后上方。主治腹胀、腹泻、便秘、食欲不振、功能性子宫出血、白带过多、内耳眩晕症。

（6）心（MA）：定位在耳甲腔正中凹陷中。主治心动过速、心律不齐、心绞痛、无脉症、神经衰弱、癔病、口舌生疮。

（7）气管（MA－IC2）：定位在心区与外耳门之间。主治哮喘、支气管炎。

（8）肺（MA－IC1）：定位在心、气管处周围，即心区的上、外、下三面。主治哮喘、胸闷、声音嘶哑、皮肤瘙痒症、荨麻疹、便秘、戒断综合征。

（9）三焦（MA－IC4）：定位在外耳门后下，肺与内分泌区之间。主治便秘、腹胀、上肢外侧疼痛。

（10）内分泌（MA－IC3）：定位在屏间切迹内，耳甲腔的前下部。主治痛经、月经不调、更年期综合征、痤疮、间日疟、甲状腺功能减退或亢进症。

10. 耳甲艇穴位

（1）十二指肠（MA－SCl）：定位在耳轮脚上方后1/3处，耳甲艇内。主治十二指肠溃疡、胆囊炎、胆石症、幽门痉挛。

（2）小肠（MA－SC2）：定位在耳轮脚上方中1/3处，耳甲艇内。主治消化不良、腹痛、心动过速、心律不齐。

（3）大肠（MA－SC4）：定位在耳轮脚上方前1/3处，耳甲艇内。主治腹泻、便秘、咳嗽、牙痛、痤疮。

（4）阑尾（MA－SC3）：定位在小肠与大肠区之间交界处。主治单纯性阑尾炎、腹泻。

（5）艇角（MA）：定位在对耳轮下角下方前部。主治前列腺炎、尿道炎。

（6）膀胱（MA－SC8）：定位在对耳轮下脚下方中部。主治膀胱炎、遗尿、尿潴留、腰痛、坐骨神经痛。

（7）肾（MA）：定位在对耳轮下脚下方的后部，即小肠穴直上方。主治腰痛、耳鸣、神经衰弱、肾盂肾炎、遗尿、哮喘、月经不调、阳痿、遗精、早泄。

（8）输尿管（MA－SC7）：定位在肾区与膀胱区之间。主治输尿管结石绞痛。

（9）胰胆（MA－SC6）：定位在耳甲艇的后上方，即肾区与肝区之间，左侧为胰，右侧为胆。主治胆囊炎、胆石症、胆道蛔虫症、偏头痛、带状疱疹、中耳炎、耳鸣、急性胰腺炎。

（10）肝（MA－SCA）：定位在耳甲艇的后下方，胃及十二指肠的后方。主治胁痛、眩晕、经前期紧张症、月经不调、更年期综合征、高血压、假性近视、单纯性青光眼。

（11）艇中（MA）：定位在小肠与肾区之间，即耳甲艇中央。主治腹痛、腹胀、胆道蛔虫症。

11. 耳垂部穴位

为了便于取穴，将耳垂分为9个区。在耳垂上缘至耳垂下缘最低点之间划两条等距离平行线，于第2水平线上引两条垂直等分线，即由前至后依次分为9个区。

（1）牙（MA）：定位在耳垂正面前上部，即耳垂1区。主治牙痛、牙周炎、低血压。

（2）舌（MA）：定位在耳垂正面中上部，即耳垂2区。主治舌炎、口腔炎。

（3）颌（MA）：定位在耳垂正面后上部，即耳垂3区。主治牙痛、颞颌关节炎。

（4）垂前（MA）：定位在耳垂正面前中部，即耳垂4区。主治神经衰弱、牙痛。

（5）眼（MA）：定位在耳垂正面中央，即耳垂5区。主治急性结膜炎、电光性眼炎、麦粒肿、假性近视。

（6）内耳（MA）：定位在耳垂正面后中部，即耳垂6区。主治内耳性眩晕症、耳鸣、听力减退、中耳炎。

（7）面颊（MA）：定位在耳垂正面与内耳区之间，即耳垂5区、6区交界处。主治周围性面瘫、三叉神经痛、痤疮、扁平疣、面肌痉挛、腮腺炎。

（8）扁桃体（MA）：定位在耳垂正面下部，即耳垂8区。主治扁桃体炎、咽炎。

12. 耳背穴位

为了便于取穴，将耳背分为5个区。即以对耳轮上下脚分叉处耳背对应点和轮屏切迹，耳背对应点分别作两条水平线，将耳背分上、中、下3部，再将中部分为内、中、外3部。

（1）耳背心（MA）：定位在耳背上部。主治心悸、失眠、多梦。

（2）耳背肺（MA）：定位在耳背中内部。主治哮喘、皮肤瘙痒症。

（3）耳背脾（MA）：定位在耳前中央部。主治胃痛、消化不良、食欲不振。

（4）耳背肝（MA）：定位在耳背中外部。主治胆囊炎、胆石症、胁痛。

（5）耳背肾（MA）：定位在耳背下部。主治头晕、头痛、神经衰弱。

（6）耳背沟（MA）：定位在对耳轮沟和上下脚沟处。主治高血压、皮肤瘙痒症。

13. 耳根部穴位

（1）上耳根（MA）：定位在耳根最上处。主治鼻衄。

（2）耳迷根（MA）：定位在耳轮脚后沟的耳根处。主治胆囊炎、胆石症、胆道蛔虫症、鼻塞、心动过速、腹痛、腹泻。

（3）下耳根（MA）：定位在耳根最下处。主治低血压、下肢瘫痪、小儿麻痹后遗症。

（二）操作

1. 毫针刺法

（1）定穴与消毒：诊断明确后，用探棒或耳穴探测仪将所测得的敏感点或耳穴作为针刺点。行针刺之前必须严格消毒耳穴，先用碘酒消毒，再用酒精脱碘，待酒精干后施术。

（2）体位与进针：一般采用坐位，如年老体弱、病重或精神紧张者宜采用卧位。针具选用28～30号0.3～0.5寸长的不锈钢毫针。进针时左手拇、食二指固定耳郭，中指托着针刺部位的耳背，这样既可掌握针刺的深度，又可以减轻针刺疼痛。然后用右手拇、食二指持针，在刺激点针刺即可。用快速插入的速刺法或慢慢捻入的进针法均可。刺入深度应视患者耳郭局部的厚薄灵活掌握，一般刺入皮肤2～3分，以达软骨后毫针站立不摇晃为准。刺入耳穴后，如患部感应强烈，患者症状有即刻减轻感；如局部无针感，应调整针刺的方向、深度和角度。刺激强度和手法依病情、体质、证型、耐受程度等综合考虑。

（3）留针与出针：留针的时间一般为15～30分钟，慢性病、疼痛性病留针时间适当延长，儿童、年老者不宜多留。留针期间为提高疗效，可每隔10分钟运针1次。治疗结束出针时，医者左手托住耳部，右手迅速将毫针垂直拔出，再用消毒干棉球压迫针孔，以免出血。

2. 埋针法　使用本法时，左手固定常规消毒后的耳郭，右手用镊子夹住皮内针的针柄，轻轻刺入所选穴位，再用胶布固定。一般埋患侧耳郭，必要时埋双耳。每日自行按压3次，每次留针3～5日，5次为1疗程。

3. 电针法　是毫针与脉冲电流刺激相结合的一种疗法。临床上更适用于神经系统疾病、内脏痉挛、哮喘诸证。针刺获得针感后，接电针机上的两根输出导线。电针器旋钮要慢慢旋动，逐渐调至所需刺激量，切忌突然增强刺激，以防发生意外。

4. 压丸法　即在耳穴表面贴敷压丸替代埋针的一种简易疗法。此法既能持续刺激穴位，又安全无痛，无副作用，目前广泛应用于临床。压丸所选用材料就地取材，如王不留行籽、油菜籽、绿豆、小米、白芥子等，临床现多用王不留行籽，因其表面光滑，大小和硬度适宜。应用前用沸水烫洗 2 分钟，晒干装瓶备用。应用时将王不留行籽贴附在 0.6cm ×0.6cm 的胶布中央，用镊子夹住贴敷在选用的耳穴上。每日自行按压 3 ~ 5 次，每次每穴按压 30 ~ 60 秒，3 ~ 7 日更换 1 次，双耳交替。刺激强度依患者情况而定，一般儿童、孕妇、年老体弱者、神经衰弱者用轻刺激法，急性疼痛性病症宜用强刺激法。

5. 穴位注射法　用微量药物注入耳穴，通过注射针对穴位的刺激和药物的药理作用，协同调整机体机能，促进疾病恢复，达到防治疾病的目的。一般使用 1ml 注射器及 6 号针头，依病情吸取选用药物，左手固定耳郭，右手持注射器刺入耳穴的皮内或皮下，行常规皮试做缓缓推入 0.1 ~ 0.3ml 药物，使皮肤成小皮丘，耳郭有胀、红、热等反应，注射完毕后用消毒干棉球轻轻压迫针孔。隔日 1 次。

二、适用范围

1. 疼痛性疾病　如各种扭挫伤、头痛、神经性疼痛等。

2. 炎症性疾病及传染病　如牙周炎、咽喉炎、扁桃腺炎、流感、腮腺炎、百日咳、急慢性结肠炎、菌痢等。

3. 功能紊乱和反应性疾病　如眩晕、高血压、心律不齐、神经衰弱、荨麻疹、哮喘、鼻炎、紫癜等。

4. 内分泌代谢紊乱性疾病　甲状腺功能亢进或低下、糖尿病、肥胖症、更年期综合征等。

5. 其他　有催产、催乳、预防和治疗输液或输血反应等作用，同时还有美容、戒烟、戒毒、延缓衰老、防病保健等作用。

三、注意事项

1. 因耳郭在外，表面凸凹不平，结构特殊，针刺前必须严格消毒，有伤面和炎症部位禁针，针刺后如针孔发红、肿胀应及时涂 2.5% 碘酒，防止化脓性软骨膜炎的发生。

2. 对扭伤和有运动障碍者进针后宜适当活动，有利于提高疗效。

3. 对习惯性流产的孕妇应禁针。

4. 患有严重器质性病变和伴有高度贫血者不宜针刺，对严重心脏病、高血压患者不宜行强刺激。

5. 耳针治疗时应注意防止发生晕针。

（张莉）

第二节 推 拿

推拿的基本概念

一、推拿技术

推拿技术是中医学的重要组成部分，是中医代表性的治疗和保健方法，属于外治法范畴。推拿技术简称推拿，又称按摩，是指在中医理论指导下，结合现代医学理论知识，施术者用手、其他肢体部位或者相关医疗器械、辅助用品，按照特定的技巧规范，在人体体表相应部位进行有规律地操作，从而达到防治疾病、保健身体等目的的方法。

推拿技术发展年代久远，在不同时期、不同地域，曾有多种多样的称呼。在汉代以前，称呼相对较多，有按摩、摩挲、案扤、按蹻、乔摩、挢引、折枝、扶形等。在汉代以后，随着我国第一部推拿专著《黄帝岐伯按摩十卷》（已佚）的成书并不断推广流传，逐渐将以往诸多名称统一概括为"按摩"。之后，由于明代擅长以此技术作为小儿疾病的治疗方法，在南方习惯称之为小儿推拿，并相继有《小儿推拿秘诀》、《小儿推拿方脉活婴秘旨全书》等著作问世，推拿这一名词开始与按摩并称，供人们交流使用。总之，两者并无明显区别，只是交流领域、使用习惯略有不同。推拿一词多指复合性手法，最能具有代表性，技术要求相对较高，经常应用于理论交流、学术知识传授，作为专业术语所使用，如推拿技术、推拿学、推拿手法等。而按摩一词多指简单性手法，技术要求偏低，偏重养生。

二、推拿流派

由于历史的沿革，地理的分隔，师徒的传授等各方面原因，推拿界的流派众多，没有定论。目前的推拿流派，主要有以下几种。

（一）滚法推拿

这一流派是以滚法作为主要手法的一种推拿学术之流派，擅长治疗运动系统、神经系统疾病和软组织损伤。滚法推拿流派重视手法操作技能，强调手法的刚柔相济，提倡传统医学与现代医学相结合医治疾病，即根据疾病的病理特性，辨证论治。在治疗过程中，形成了以滚法操作与被动运动有机结合的特色。

（二）一指禅推拿

此流派是指一指禅推法为主的推拿学术流派。操作中是将意气集定于拇指，循经络、推穴道，要求劲含而不露，轻柔绵柔，柔中寓刚，指力深透体内。一指禅流派以阴阳五行、脏腑经络及营卫气血等中医基础理论为指导，以四诊八纲为辨证手段，强调审病求因，辨证论治。擅长治疗内科杂病、胃肠道疾病、妇科疾病等。

（三）内功推拿

内功推拿流派是以擦法为临床操作的主要手法，结合少林内功锻炼法来防治疾病的推拿学术流派。在治疗中，运用手法调整一身之气血，推经络，点穴位，并强调患者自身的强身健体法－少林内功，提高人体抗病能力。内功推拿有成套的操作常规。擅长治疗免疫功能低下、精 神类等疾病。

（四）正骨推拿

本流派是以正骨手法为主的推拿学术流派。这一流派认为引起关节疼痛、运动障碍的主要原因是"筋出槽，骨错缝"，通过正骨手法使筋归槽，骨入臼，其症状可自然消除。擅长治疗跌打损伤。

（五）手足推拿

手足推拿又称手足按摩。该流派以点、按、揉等为主要手法，对手、足的反应点、反射区刺激以治疗疾病。

（六）指压推拿

指压推拿是以按、压、点、掐等手法为主的推拿学术流派。其中，以背部脊柱穴位作为治疗部位的指压推拿，称"点脊法"；以胸部穴位作为治疗部位的指压推拿，称"胸部指压疗法"。指压法简便易行，疗法又较确切，故常为初学者青睐。

三、推拿的分类

（一）按照操作形式分类

1. 自我推拿 是指自己运用手法对体表肌肤特定部位进行刺激的治疗方法。自我推拿不受时间、条件等限制，适用于防病保健。自我推拿若与呼吸运动及肢体活动一起进行，则称之为导引。

2. 被动推拿 可由专业医师或非专业人员对患者或非患者进行手法刺激的推拿疗法。可作为以医疗为目的，亦可用于防病保健。

（二）按应用目的分类

1. 医疗推拿 是指为治疗疾病而进行的推拿疗法。治疗疾病的客观需要，是促进推拿学发展的基本动力。目前中医推拿已能有效地治疗包括骨伤科、内科、妇科、小儿科、神经科、耳鼻喉科等诸多疾病。

2. 保健推拿 是以保健为主要目的的推拿疗法。通过推拿治疗可以调节脏腑，平衡阴阳，疏通气血，使人体各系统机能趋于平衡，故不仅可以强身保健，防病益寿，健美驻颜，还可以治疗疾病。

3. 运动推拿 亦称运动按摩。本疗法仅对特殊人群，即以运动员为治疗对象，帮助其调整竞技状态，消除疲劳和促进体能恢复及防治运动损伤。

（三）按治疗对象分类

1. 小儿推拿 小儿推拿是指专治小儿疾病的推拿体系而言。针对小儿生理、病理的特性，小儿推拿有着较为特殊的理论、穴位和手法。如取穴以头面、上肢为主；穴位既有点状，又有面状、线状；又有以五指分主五脏和三关、六腑、天河水、八卦等特殊穴位；手法操作强调轻快柔和、平稳着实等。

2. 成人推拿 成人推拿指与小儿推拿相对而言，泛指非局限应用于治疗小儿病证的各种推拿方法。

（四）按照科别分类

分为内科推拿、妇科推拿、骨伤科推拿等。

推拿的适应证与禁忌证

一、推拿技术的适应证

推拿技术的适应证广泛，以治疗筋伤科疾病为主，同时适用于内、外、妇、儿和五官等科疾病，并不断推广应用于养生保健、美容养颜等领域。

（一）各种软组织损伤

包括急、慢性的软组织损伤。推拿技术以治疗各种原因引起的脊柱、四肢的骨伤、筋伤疾病为特长。能够调整各软组织结构，恢复关节正常功能活动，纠正错位。如颈项部的颈椎病、落枕等。

（二）内科病证

包括中医心、肺、肝、脾、肾各脏腑适宜推拿的病证，如感冒、头痛等。

（三）外科病证

如乳痈初期、手术后肠粘连等。

（四）妇科病证

如痛经、子宫下垂等。

（五）五官科病证

如近视、慢性鼻炎等。

（六）儿科病证

如厌食、发热等。

（七）疾病康复

各种疾病的后遗症，如中风后遗症、偏瘫等。

二、推拿技术的禁忌证

1. 各种急性传染病。

2. 各种恶性肿瘤、结核病的局部或体表投影部位。

3. 精神病患者在发作期间，因其对病史描述不确切，检查不配合，难以明确诊断，治疗不合作，故不宜进行推拿治疗。在精神状态稳定，有家属陪同时，可适当考虑治疗。

4. 烧伤、烫伤及各种溃疡性皮肤病的局部。各种感染性、化脓性疾病，如丹毒、骨髓炎等。不宜在病损部位及周围推拿治疗，防止各种感染性化脓产生。

5. 各种血证、血液病或有出血倾向者，如便血、尿血、外伤出血、较重要部位骨折早期、截瘫初期、急性胃十二指肠穿孔等。出血性中风患者，应在出血停止 2 周后再行推拿。

6. 严重心、脑、肺、肾等器质性疾病及年老体弱的危重病患者，不宜进行推拿治疗。防止脏腑器官功能负担过重，产生意外。

7. 女性在月经期、孕期，不宜进行推拿治疗。除非治疗相关月经期、孕期疾病，操作时尤其对腹部、腰部、骶部等部位应格外注意。

8. 诊断不明确的急性脊柱损伤（尤其伴有脊髓刺激和压迫症状者）、骨折、骨裂和椎体脱位等。若在 X 线、CT 或 MRI 等技术检查后，排除骨折和脊髓损伤后，才能考虑推拿治疗。

9. 急性软组织损伤早期肿胀及损伤有皮下出血瘀血者，在伤后 24~48 小时之内不可推拿治疗，以防出血过多。损伤当时应首先冷敷止血，之后根据出血量的多少，考虑推拿治疗时间及手法轻重。

推拿的体位及注意事项

一、推拿技术的体位

推拿技术在操作时，施术者和受术者都提前选择好合适的体位。良好体位的选择，既能使受术者感到舒适、放松，又能使施术者便于技术的开展实施。选择体位时应以受术者感到舒适、安全，被操作的肢体又尽可能得到放松，并且能保持较长时间接受操作；施术者在施行各种手法时，感到发力自如、操作方便，并能持久操作为原则。

（一）受术者的体位

受术者的体位主要包括坐位和卧位，可细分为以下几种：

1. 仰卧位 受术者仰面向上而卧，头下可垫薄枕，背部着床，上肢置于身体两侧，下肢自然伸直，呼吸调匀，全身肌肉放松。可根据操作需要，上肢或下肢采取外展、内收、屈曲等改变。供颜面、胸腹及四肢前侧等部位施术时选择使用。

2. 俯卧位 受术者俯伏而卧，胸腹前部着床，面部向下从设有的圆孔探出，有利于呼吸功能正常进行。如果操作床未设有面部专用圆孔，也可在胸前、颈前衬垫软枕，头转向一侧，或面向下。上肢置于身体两侧或双手置于额前，下肢自然伸直，呼吸调匀，全身肌肉放松。供肩背、腰骶、臀及下肢后侧等部位施术时选择使用。

3. 侧卧位 受术者侧向而卧，头下垫枕，躯干单侧着床，着床侧下肢屈曲，另一侧下肢伸直或双下肢同时屈曲；着床侧上肢屈肘枕于头下或伸直，另一侧上肢自然伸直置于体侧。供单侧腰部、臀部、胁肋部及下肢外侧等部位施术时选择使用。如进行腰椎斜扳法操作时，着床侧下肢应伸直，便于椎体受力和调整。

4. 正坐位受术者臀部着力，端正坐好，两足分开与肩同宽，大腿与地面平行，上肢自然下垂，双手置于两膝上，全身放松，呼吸调匀。供头面、颈项、肩部、背部等部位施术时选择使用。也可在医生带动下进行腰部摇法、扳法等操作。

5. 俯伏坐位坐稳后，两肘屈曲，前臂置于前方桌面上，上身前倾，头略低，抵于臂上，全身放松，呼吸调匀。在项后、肩部及上背部操作时常选此体位。当前方无支撑物时，可进行胸椎节段扳法操作。

6. 仰靠坐位使用有靠背的椅子，在受术者端坐平稳后，背部倚靠于椅背上，利用椅背支持身后。在肩部、头面、上肢及下肢的股前、膝等部位操作时，经常选择。小儿受术者多取仰坐于家长怀中的体位。

（二）施术者的体位

根据受术者的体位和被操作的部位，施术者应选择一个合适的体位、步态和姿势。一般来说，受术者取坐位、俯卧位时，施术者应取两足分开呈马步或前后呈丁字步站立；受术者取仰卧位、俯卧位时，施术者可取坐位；进行揉法、按法、推法和运动关节类手法操作时多取站位；进行一指禅推法、揉法、拿法操作时可取坐位。此外，施术者的体位与姿势应根据手法操作的需要随时调整变换，做到进退自如，转侧灵活，动作协调。尤其在受术者取坐位时，尽量避免立于其正前方，失于雅观的同时带来不良感受。

推拿手法

一、推拿手法的基本要求

用手或肢体的其他部分，按照特定的技巧和规范化的动作，以力的形式在体表进行操作，称之为推拿手法。推拿手法具体操作形式有多种，包括手指、手掌、腕、肘及肢体的其他部分，如头顶、脚踩等，直接在患者体表进行操作，通过功力作用于经络、穴位、肌肉附着点或特定的部位，而达到治疗作用。治疗过程中，主要以手操作，因此统称手法。由于手法操作的形式、刺激强度、时间长短及对肢体活动方式不同，于是形成了动作、操作方法不同的众多手法。

手法的优劣直接关系到治疗效果，因此要重视手法的研究和使用。既然如此，就不能把手法看成是简单的随意动作，而是一种高级的运动形态，只有按照规范化的动作要求施法，方称之为手法。认为手法的力越大越好，动作生硬粗暴，强拉硬扳，这在理论上是片面的，实践中是有害的。当然，强调手法的技巧不是说手法运用中不需用力，更不是否定"力"的作用，而是注重力的运用与手法技巧完美地揉合在一起。熟练的手法应该具备的技术要求是持久、有力、均匀和柔和。"持久"，是指手法操作时能持续运用一定的时间，保持动作和力量的连贯性及被操作部位经维持一定时间治疗后，该部位要有得气感；"有力"，是指手法具有一定的力度，力度应根据治疗对象、疾病、施治部位、选用的手法来决定，做到"轻而不浮，重而不滞"；"均匀"，是指手法操作时，其动作具有节奏性、用力的稳妥性；"柔和"，是指手法运用时不要用滞劲蛮力或突发性暴力，也不是柔软无力。在临床实际治疗中，上述4项要求实质上是密切相关、相辅相成、相互渗透的，单纯强调某一方面都是不恰当的，让手法真正达到特定技巧和规范化动作的有机揉合。

二、推拿手法及其分类

推拿手法可分两大部分，即成人推拿手法和小儿推拿手法。

（一）成人推拿手法

1. 按压类 以按压的方式作用于机体的一类手法。

（1）按法：用手指指腹按在体表上，称指按法。用掌根或全掌按在体表上，称掌按法。作按法时，方向要垂直，力由轻到重，稳而持续，切忌迅猛的暴发力。指按法适用于全身各部经络穴位，掌按法适用于治疗面较广的部位。按法常与揉法相结合，称"按揉法"，如用于对穴位的按揉、对肌肉起止点的按揉等。

（2）压法：用掌压在体表上，称掌压法。用尺骨鹰嘴压在体表上，称肘压法。压法要求与按法基本相似。掌压法接触面大，力大而柔和，多用于肩背、腰部。肘压法的刺激量强，多用于肌肉丰厚处，如臀部、竖脊肌等部位。由于压法与按法动作相似，故也可统称"按压法"，如用于对脊柱的按压。

（3）揉法：用手指指腹或掌根或大鱼际贴于体表上，稍用力向下按压，带动皮下组织作轻柔缓和的回旋转动。用指腹揉的，称指揉法。用掌根揉的，称掌揉法。用大鱼际揉的，称鱼际揉法。指揉法适用于穴位上、压痛点上。掌揉法适用于腰、背、臀部及四肢。鱼际揉法适用于头面及胸腹部。

（4）点法：用手指的指峰或指骨间关节屈曲后之突起按压或点击体表。点法接触面较小，刺激强度大，刺激时间短，多用于穴位及压痛点上，止痛作用好。

（5）掐法：用指甲峰按压在穴位上。掐法接触面小，刺激比点法强，有以掐代针之意。多用于痛觉敏感的人中穴及肢端穴位上，有开窍醒脑作用。治疗惊厥、昏迷常用此法。

（6）拨法。又称"弹拨法"。用手指指端按在筋腱上，适当用力与筋腱成垂直方向的来回拨动。常用于筋脉拘紧挛急等症。

2. 摆动类 是通过腕部有节奏地摆动，使压力轻重交替地持续作用于体表的一类手法。

（1）一指禅推法：用拇指的指端或指腹或拇指端桡侧面接触在体表上，运用腕部的来回摆动带动拇指指骨间关节或指掌关节的屈伸，使压力轻重交替、持续不断地作用于治疗部位上。动作要求为沉肩、垂肘、悬腕、指实掌虚。摆动频率为120～160次/分。本法与揉法合用，称推揉法，常用于颈项、脘腹、四肢软组织处。本法与摩法合用，称推摩法，常用于胸腹、背部。

（2）滚法：手部各掌指、指骨间关节略为屈曲，以掌背近小指侧部分贴于治疗部位上，然后有节奏地作腕关节屈伸与前臂旋转的协同动作，使贴于治疗部位上的掌背部分作来回滚动状。动作要求为肩关节放松下垂，手指各关节任其自然，腕关节屈伸幅度要大，来回摆动频率120次/分。滚法具有刺激强度及刺激面较大的特点。本法适用于四肢、项背、胸背、腰背等部位。对筋脉挛急、关节粘连、肢体瘫痪、疼痛麻木等具有积极的、良好的治疗作用。

3. 摩擦类 是以与肌肤表面摩擦的方式作用于机体的一类手法。

（1）擦法：用手掌紧贴皮肤，稍用力下压，作直线来回摩擦，使体表发热称为擦法。用全掌着力贴于体表上来回摩擦的谓之掌擦法，常用于胸胁及脘腹部，有宽胸理气、健脾和胃的作用。用大鱼际着力贴于体表上来回摩擦的谓之鱼际擦法，常用于四肢部，有温通经络、活血散瘀的作用。用小鱼际着力贴于体表上来回摩擦的谓之侧擦法，常用于肩背、腰臀及下肢部，有温经通络、行气活血的作用。运用本法应注意的是暴露体表、涂以药物性传导油、皮肤破损处勿用3点。

（2）摩法：用手掌面或手指指腹置于体表上，作轻缓的盘旋摩动。摩法与揉法不同之处则在于前者操作时不带动局部肌肤筋脉，后者则需带动局部肌肤筋脉。用手掌面摩动的称掌摩法。用手指指面摩动的称指摩法。摩法常用于胸胁、脘腹部，具有和中理气、消积导滞、调节胃肠功能等作用。摩法与揉法结合运用，则为揉摩法；与一指禅推法结合运用，则为推摩法。

（3）搓法：用两手掌面挟住肢体，轻轻地作快速来回地搓揉。常用于胁肋、四肢部，有疏肝理气、舒通经络的作用。

（4）扫散法：用拇指桡侧面及其余四指指端，同时贴于头颞部，稍用力向耳后作快速来回抹动。本法仅用于头部，常治疗头痛、头胀、高血压病等疾患

4. 捏拿类 是以挤压提捏肌肤的方法作用于机体的一类手法。

（1）拿法：用拇指与其余四指指腹相对用力，夹持所治部位将肌肤提起，并作轻重交替而连续的揉捏动作。以拇指与示、中两指指腹相对用力夹住治疗部位，称三指拿法；拇指与示、中、环指指腹相对用力挟住治疗部位称四指拿法；拇指与示、中、环、小指指腹相对用力挟住治疗部位称五指拿法。这三种拿法的选用，根据所治部位或治疗的面而定。常适用于肩背、四肢部，有疏经通络、发汗解表、镇痉止痛、开窍提神等作用。

（2）捻法：用拇指指腹与示指桡侧面挟住治疗部位，如捻线样作来回捻转。多用于指、趾处。

5. 捶振类 是以敲击的方式作用于机体，或使机体产生振动感应的一类手法。

（1）拍法：以虚掌有节奏地拍打治疗部位。常用于肩背、胸背、腰背部，有祛风散寒作用。

（2）振法：用指端或手掌置于治疗部位上，使手臂发出振颤传递到机体。常用于脘腹、胸背部，有健脾和胃、理气散结的作用。

（3）抖法：用手握住上肢或下肢的远端，用力作上下抖动，使患者肢体软组织产生颤动。本法仅用于四肢部，有放松肌肉、松解关节粘连的作用。

6. 活动类 又称被动运动手法。是活动肢体关节的一类手法。

（1）摇法：一手固定关节的一端，一手在关节另一端对可动关节作顺时针或逆时针的摇动。用于颈、腰及四肢关节部，有舒筋活血、滑利关节、松解粘连、增强关节活动等作用。摇法用于不同的部位，有不同的操作方法，如摇颈、托肘摇肩、摇髋、摇踝等。

（2）拉法：又称"拔法"、"牵引法"。固定关节的一端，并用力持续地牵拉关节的另一端，使关节的间隙被拉开。用于四肢关节、颈、腰部。运用时切忌用突发性暴力以损伤关节。

（3）背法：医者与患者背靠背站立，用双肘挽住患者的肘弯部，然后弯腰、屈膝、挺臀，将患者背起，使双脚离地，同时，医者用臀部着力颤动，以牵伸患者的脊柱腰段。本法适用于腰部。

（4）扳法：是使关节作伸屈及旋转的手法。作扳法时，用力要控制，动作要轻巧，扳动的幅度要根据关节实际活动范围及疾病状况适当掌握。常用于颈、腰、四肢部，有舒筋活络、滑利关节、松解粘连、整复错缝的作用。扳法应用于不同部位有不同操作方法，如扳颈、扳腕关节、肩关节后伸扳法等。

（二）小儿推拿手法

小儿推拿手法是推拿手法的一个重要组成部分，种类颇多。有许多手法与成人手法操作要求相似，如按法、揉法、拿法、摩法等。本处仅介绍与成人手法不相同的、常用的、具有特征性的手法。

1. 推法

（1）直推法：以拇指桡侧面或指腹或示、中二指指腹在穴位上作直线推动。如推脾土、推天河水等。

（2）旋推法：以拇指指腹在穴位上作顺时针方向的旋转推动。

（3）分推法：用两拇指桡侧面或指腹或示、中二指指腹自穴位向两旁分向推动，或作"∧"形推动。

2. 捏脊法 用拇指与示指或拇指与示、中指之指腹相对用力，挟提肌肤，缓缓移动。捏脊法的操作过程中，包含着捏、捻、提、移之动作。本法仅适用于脊柱骨穴，具有调整阴阳、疏通经络、健脾和胃、促进气血运行、改善脏腑功能及增强机体抗病能力等之功。常治疗小儿积滞、腹泻、呕吐、便秘等症。此法亦可作为小儿保健方法应用

3. 黄蜂入洞 操作方法有6种，常用的是用示、中两指指端置放在两鼻孔下揉动或用示、中两指指端分别放在两侧鼻翼根处按揉两种。能解表发汗，治疗感冒鼻塞。

4. 按弦搓摩 操作方法有4种，常用的是用两手掌从患儿两腋下搓至肚角处。本法能行气化痰，治咳嗽、哮喘和痰积。

5. 运水入土、运土入水 从肾经穴推向脾经穴，经兑宫、乾宫、坎宫、艮宫等穴时，需加按压；从脾经穴推向肾经穴，经艮宫、坎宫、乾宫、兑宫等穴时，需加按压。运水入土能健脾，治脾虚泄泻；运土入水能滋肾，治泻痢、小便赤涩。

6. 打马过天河 有 5 种操作方法，常用的是运内劳宫穴后，由总筋穴起，弹打至洪池穴（即成人的曲泽穴），边打边吹凉气。

推拿治疗的特点

一、整体观念

中医推拿学把人体看成为一个内外相通、上下相连的有机整体，通过经络系统的联系，把脏腑与脏腑、体表与体表、脏腑与体表相互沟通在一起，人体就维持正常的生理活动和功能。当这种整体性的有机联系失调或被破坏，疾病就会发生、发展。将整体观念运用在对疾病的诊断上，要求每位医师不为病人的主观症状和表面现象所迷惑，必须从表面现象看到疾病的本质。如某些颈椎病患者，由于病灶刺激了交感神经、膈神经、胸长神经后，可以出现心悸、胸闷、胸痛，甚至心律失常的表现，类似缺血性心脏病的症状。如果临床医师缺乏甚至没有整体观念，仅从胸腔脏器上查病因，固然不可缺少，其结果还是不能找出致病的根本因素，往往会发生误诊、误治。又如上腰部损伤的患者，由于腰丛神经受到刺激，常会引起膝关节疼痛。若仅局限于膝关节的检查，则会劳而无功。因此，临床检查时不应局限在症状产生的部位，而应扩展到与这一部位有着生理、解剖联系的其他部位。将整体观念运用在对疾病的治疗上，则要求在拟定治疗方案时，应考虑到该疾病与脏腑组织间的整体联系。例如，治疗颞下颌关节疼痛 – 功能紊乱综合征，若遇有肝肾不足者，可选用对肝俞、肾俞的治疗，这是因为肝肾不足则筋失所养，不能束骨、利关节，而肝主筋，肾水又为肝木之母，故需对肝俞、肾俞穴的治疗，以提高疗效。

二、辨证论治、辨经论治结合辨病论治

"证"是在对患者的全身情况 作全面分析研究基础上所得出的整体性病理概念。"辨证论治"，是指辨证地看待病与证的关系，既要看到同一病可以包括几种不同的证，又需看到不同的病在发展过程中可以出现相同证候，采取"同病异治"或"异病同法"的方法来处理。"辨经论治"，是根据经络循行路线与疾病症候所反映部位之间的关系，采取不同的处理方法。各条经脉之间是互相联系的，一般而言，选用与病变部位属同一条经脉的穴位（或部位），治疗效果较好。辨证论治和辨经论治考察了疾病的两个侧面，但对疾病的认识并不十分完全。现代医学对疾病的微观研究深入细致，正好弥补了辨证论治、辨经论治之不足，故推拿临床治疗疾病尚须辨病论治，才能提高疗效。

推拿治疗的基本原则

一、治病求本

"治病求本"是指在对疾病治疗时探求其本质、根本。任何疾病的发生、发展，总是

通过若干症状而显示出来，但这些症状只是疾病的现象，而不是疾病的本质。现象可以反映本质，然而这种反映并不都是直接反映，有时是本质的间接反映。只有充分搜集、了解疾病的各个方面，才能透过现象看到本质，找出疾病的根本原因，确立相应的治疗大法。

例如，许多肩臂慢性疼痛的患者，存在着颈椎源性因素，简单地在局部予以治疗，常常久治不愈。若通过临床必要的、详细的检查，找到了颈椎源性因素，配合相应的颈部手法等治疗，可显著缩短疗程。而肩臂的顽固性疼痛是颈椎病变的反映，而颈椎病变则是疾病的本质。

二、扶正祛邪

疾病的发生、发展过程，在一定意义上可以说是正气与邪气矛盾双方相互斗争的表现与结果，邪胜正则病进，正胜邪则病退。因而治疗疾病就是扶助正气，祛除邪气，促进身体康健。在临床具体治疗过程中，要认真细致地观察和分析正邪双方消长盛衰的情况，掌握分寸，既不可只顾扶正而姑息养奸，也不能只顾祛邪而滥伐无辜。

一般而言，小儿、老人多正气不足，攻邪时不忘扶正，适达病所即止；青壮年多病邪为患，即使略有正气不足之象，邪去正自安，可不必处理，任其自然恢复。

三、因时、因地、因人制宜

"因时制宜"，就是指手法治疗过程中，要考虑到季节因素。夏季炎热，患者皮肤多汗，质地较为柔嫩，易于破损。因此在治疗时可在病人皮肤表面涂一些保护性介质，特别是在运用摩擦类手法，更需注意对患者皮肤的保护。寒冬季节，患者穿衣较多，手法的力不易渗透，故手法压力应适当增加，并常配合湿热敷法治疗，以活血散寒，增加手法治疗效果。

"因地制宜"，是指推拿治疗时，要根据客观情况而灵活运用。如对腰椎间盘突出症的治疗，既可采用专用的机械牵引床牵引，若无则可运用头低臀高位牵引，甚则人力牵引的方法。又如，在使用擦法时，局部应涂上药物性传导油，以保护皮肤、加强疗法。若一时无药物性传导油当介质，可暂选用一般油脂替代（如麻油），增强治疗效果。

"因人制宜"，是指推拿治疗过程中，必须考虑到患者的年龄、体质、性别之不同，分别对待。如小儿不易配合，取穴以头面上肢为便；老人治疗时尽可能地保持平卧位，以免手法刺激而引起强烈反应。青壮年肌肉发达，手法的力可适当增加；老幼者，肌肉松软无力，手法压力宜柔和。体质强壮者，手法的刺激量稍大亦无妨；体质虚弱者，应时时注意手法刺激是否过强。

推拿治疗的作用原理

推拿是用手法治疗疾病的一种医疗体系。在推拿治疗过程中，没有任何外界有形物质进入人体而参与各种新陈代谢，则是由手法的力及其可能的物理量（如生物电、远红外辐射、磁）等，对穴位、经筋、皮部或者是肌肉的起止点、肌腹、肌腱、皮神经、神经干等的良性刺激。人体受到来自体表种种良性刺激信号的激发，改变了各种不平衡的状态，使机体功能趋于正常运转。

一、推拿治疗对人体的效应

（一）力学效应

推拿治疗是通过手法的力，如杠杆力、绞力、垂直力等作用于人体而产生力学效应。在手法力的作用下，使得局部组织产生变形，促进组织液从高压区流向低压区，当撤去手法力之后，组织又可恢复到初始状态。而轻重交替有节律性的手法力变化，能促进组织内的物质运动，使细胞器内外、细胞内外、毛细血管内外物质交换增加，静脉回流、淋巴液的流动加速。运动类手法通过对患者肢体施加有目的的牵拉、扭转、屈曲及杠杆等作用力，使局部及相关的组织产生被动的伸延、变形、回旋、滑动、对位等运动而产生各种效能。

（二）生物学效应

当手法力作用于人体体表后，可转化为生物能，生物能可引起触觉感受器、压觉感受器、痛觉感受器及深部组织牵拉感受器的兴奋，这些感觉冲动又通过复杂的神经反射途径，引起一系列功能改变。此外，血管平滑肌、胃肠道平滑肌可直接感受力，在力的作用下，平滑肌的功能状态则发生变化。再则，手法的节律性振动变化，可降低胶体物质的粘稠性，增加了原生物的流动性，提高了酶的生物活性，促进了机体新陈代谢的进行。

（三）生物场效应

临床中，医师在为患者推拿治疗过程中，由于其精、气、神专注于操作部位及整个治疗过程中，此时生物场之输出明显增加，而患者的生物场一般呈较为低下状态。当医师生物场输出的种种物理信息与患者生物场发生相互作用后，则可纠正患者生物场的紊乱及无序状态，使疾病趋于好转。

（四）经络系统介导调整效应

中医学认为，人体是以脏腑为中心，以经络为通道，使人体内外连贯，成为一个有机整体。经络是人体的网络系统，可深入体腔连属脏腑，也可浅出体表联系十二经筋、十二皮部和三百六十五节，构成了极其复杂的通道。经络系统不仅在空间分布上是极其广泛的，而且在生理功能上也是极其复杂的，具有流通一身之气血、平衡周体之阴阳、调整人体之虚实，亦即包括营养代谢、信息传递、防卫免疫、协调平衡等。因此，从现代医学概念出发，可以把经络系统理解为生物体内部的自动控制系统，在正常状态下保持着机体内部的有序性，只有在这种有序性出现紊乱的时候，人体便产生疾病。通过来自外界对穴位、经筋、皮部的刺激信号，能够激发经络系统的生理功能，其总的趋势是使人体失调的阴阳、气血、脏腑得以平衡，保持个体同环境间的协调一致。

（五）镇痛效应

临床曾对腰椎间盘突出症患者于推拿治疗前测定5－羟色胺、5－羟吲哚乙酰、色胺酸、酪胺酸和去甲肾上腺素、多巴胺，其含量均增高，而内啡呔含量明显降低，推拿治疗后，再测上述各项检测项目，均有相应的逆向变化。动物实验也发现，刺激内关穴而镇痛，是激活内啡肽系统而起镇痛效应的。

二、推拿对各大系统的影响

（一）运动系统

1. 改善肌肉的营养代谢 推拿治疗后，可以促进血液循环，改善血流量，从而达到增强肌肉的力量，调整肌肉弹性。特别是因运动过度而发生肌组织的变性、结构紊乱等病理改变能发挥明显的保护作用。

2. 促进软组织的修复 临床实践表明，推拿治疗关节周围的侧副韧带损伤，有较迅速而良好的效果。这与推拿治疗能促进实验性跟腱切断动物的跟腱修复，且胶原纤维排列方向接近正常肌腱，结构强度亦高相吻合。

3. 分离粘连 因体内激素水平紊乱、免疫功能改变而发生的肩关节粘连，或者是软组织损伤后，疤痕组织的增生、相互粘连，对神经血管束产生卡压，导致了疼痛和运动功能的障碍。推拿手法中的运动类手法，可间接地将粘离撕离、松解，按、揉、弹拨等手法则可直接地使粘连分离。

4. 纠正解剖位置的异常 骨错缝、筋出槽是推拿临床常见的急性损伤性病理状态。运用整复类手法，能使筋、骨各顺其位，从而解除了对组织的牵拉、扭转、压迫的刺激，最终使疼痛消失。

5. 调整神经根与压迫物的关系 大量报道，经 CT 或 MRI 证实，推拿治疗或综合的保守治疗腰椎间盘突出症，能获得满意的临床疗效。疗效的获得不是使突出的髓核回纳，而在于其他机制的参与，如脱水减压、解除粘连等，而最为主要的则是调整了神经根与压迫物之间的关系，从而使临床症状减轻或消除。

6. 解除肌肉痉挛 肌肉痉挛是一种自然的保护机制，然而持久的肌肉痉挛可挤压穿行于其间的神经与血管，从而形成新的疼痛源。经过推拿手法的治疗，既可通过肌肉牵张反射直接抑制肌痉挛，又可通过消除疼痛源而间接解除肌痉挛。正由于消除了肌痉挛这一中间病理环节，使软组织损伤得以痊愈。

7. 促进炎症介质分解、稀释 软组织损伤后，血浆及血小板分解产物，形成许多炎症介质，这些炎症介质有强烈的致炎、致痛作用。推拿手法能促进静脉与淋巴回流，加快物质运动，也促进了对炎症介质的分解、稀释，使局部损伤性炎症消退。

8. 加速水肿、血肿吸收 推拿治疗能促进血液循环、加快静脉回流，故具有良好的活血化瘀作用，有利于水肿和血肿的吸收。由于肿胀的减轻，降低了组织间压，消除了神经末梢刺激，从而疼痛得以缓解或消失。

9. 延缓皮肤衰老、减少皮下脂肪堆积 经常对面部皮肤作健肤性推拿，能使皱褶延缓形成或减轻，并富有弹性。这主要是在面部施用健肤性手法后，可以祛除面部皮肤表面的排泄物，促使已死亡的表面细胞的脱落和延缓表面细胞的衰老过程，改善皮肤的新陈代谢，有利于汗腺或皮脂腺的分泌，能使浅表血管扩张，增加皮肤血液供应，从而皮肤营养状态得到改善，保持皮肤光泽度和弹性。此外，适当的推拿治疗还能促进皮下脂肪的消耗和肌肉运动，使皮下脂肪减少堆积，肌肉的收缩力增强。

（二）神经系统

有节律性的轻柔手法可使脑电图出现 α 波增强的变化，提示并表明了大脑皮质的电活动趋向同步化，具有较好的镇静作用，解除大脑的紧张和疲劳状态。临床实践表明，因病毒感染而引起的周围面瘫，推拿治疗优于针灸和其他药物疗法；推拿治疗格林－巴利综合征而出现的四肢麻木、疼痛、无力等后遗症状，有较好的效果。就一般而言，缓慢而又轻快柔和的节律性手法，对神经系统具有镇静、抑制作用；急速而又沉重刺激较强的手法，具有兴奋作用。

（三）心血管系统

1. 血液流变学的改善 临床实验提示，经穴位推拿治疗，能降低红细胞的聚集性，提高其变形能力，从而使血液流变学得以改善，促进了血液循环。

2. 微循环和脑循环的改善 据对手指甲皱微循环的观察，推拿治疗后，毛细血管襻口径增宽，毛细血管血液的充盈情况好转，血球积聚现象消失等的变化。在头面部、颈项部作推拿治疗，能使实验者的脑－椎底动脉的血流改善，脑血流量的增加，患者于治疗后有神清目爽、精神饱满、疲劳消除之感觉。

3. 外周阻力的降低、心功能的改善 推拿治疗高血压和缺血性心脏病，能使增高的血压明显下降、终止心绞痛和减慢增快的心率。实验证实，其疗效的取得则在于降低了外周阻力、解除冠状动脉痉挛、提高了心输出量，及降低了心肌耗氧量。

（四）呼吸系统

按揉肺俞、定喘、风门等穴位，能够缓解哮喘的持续状态，表明推拿治疗可改善呼吸道平滑肌痉挛，从而使其通气功能、换气功能好转。

（五）消化系统

通过手法对穴位、腹部的治疗，可调整胃肠道的运动状态，提高对蛋白质、淀粉的消化能力。捏脊疗法治疗小儿疳积，则在于使其血中胃泌素水平降至正常和提高小肠对营养物质的吸收。推拿可提高胆囊排空能力、解除奥狄括约肌的痉挛，故推拿能治疗慢性胆囊炎和胆 绞痛。

（六）泌尿系统

运用推拿手法可调节膀胱张力和括约肌功能，故既可治疗尿潴留，亦可治疗遗尿症。推拿亦能终止肾绞痛的发作。

（七）内分泌系统

据临床观察，推拿能使绝经后妇女的雌激素水平提高血清降钙素的降低。提示了推拿治疗更年期综合征的机理所在之一，也为防治绝经后骨质疏松症提供了安全而又无毒性的治疗方法。

（八）免疫系统

推拿治疗背部两侧之膀胱经，可使正常人白细胞总数略增加，白细胞噬菌指数（细胞免疫）明显增高，血清补体效价（血清免疫）明显提高。动物实验可见，推拿能提高LDR种小白鼠的免疫功能，抑制肿瘤细胞的生长。捏脊治疗婴儿轮状病毒肠炎，能缩短该病的自然病程，其效果明显优于抗生素。

（九）生殖系统

以盆腔血流图观察推拿治疗前后的原发性痛经和继发性闭经者盆腔血流变化，表明推拿后的盆腔血流优于推拿前的盆腔血流。

推拿良性反应与异常情况

临床使用推拿技术，正常情况下，认真把握各种注意事项，不会产生任何危险和副作用。在实际操作中，如果施术者技术不够娴熟，基本知识掌握不够扎实，又忽略某些要求细节，就很容易发生异常情况。因此，有必要了解推拿意外中常见的问题。

推拿异常情况发生的原因：

①诊断不全面细致或误诊；

②对疾病的机理和手法作用的原理缺乏认识；

③手法力量或者方法选用不当；

④未注意推拿治疗的适应证和禁忌证。

为了避免推拿意外的发生，推拿施术者要提高自身的理论基础和医疗技能，注意以下几方面情况：

①提高诊断的正确率，避免误诊误治而发生意外；

②提高手法操作的正确性和安全性，特别是一些旋转、扳、牵拉等运动关节类手法；

③在治疗时需注意有适当的体位。

一、推拿良性反应

在推拿技术实施过程中，受术者会出现某些特殊的反应，如短暂性昏迷、嗜睡、手足出汗，以及术后感到精神兴奋、疲劳、饥饿及疼痛由深而浅、疼痛略有加重等，仔细分析具体原因，如果没有明显异常，可能是由于推拿技术使血液循环加快，免疫能力提高而产生，这种反应不会对人体造成任何伤害，也不会产生任何副作用，往往意味着病情好转的征兆，可视为良性反应。良性反应多在初次施术时发生，以后逐渐适应，现象将好转、慢慢减弱或消失。

推拿的良性反应一般无需特殊处理，在相对严重时，应减轻手法刺激量，甚至停止操作，让受术者适当休息，饮用温开水，也可任其自然，对其做好解释，解除心理压力，并且继续坚持推拿操作。

二、异常情况

（一）"晕推"现象

"晕推"是指推拿技术实施过程中，受术者突然出现胸闷、恶心、呕吐、眩晕甚至产生休克等异常情况。这是一种急性组织灌注量不足而引起的临床综合征，也是临床各科严重疾病中常见的并发症。其共同特征是有效循环量不足，组织和细胞的血液灌注虽经代偿仍受到严重的限制，从而引起全身组织和脏器的血液灌注不良，导致组织缺氧、微循环淤滞、脏器功能障碍和细胞的代谢功能异常等一系列病理生理改变。

1. 原因　受术者因过度饥饿、过度疲劳或剧烈运动后即刻接受推拿治疗，或受术者初次接受推拿，情绪紧张；重手法的长时间刺激，如背法、踩跷法等。

2. 临床表现　血压下降，收缩压降低至 90mmHg 以下，脉压小于 20mmHg，面色苍白，四肢湿冷和肢端发绀，浅表静脉萎陷，脉搏细弱，全身无力，尿量减少，烦躁不安，反应迟钝，神志模糊，甚至昏迷。

3. 预防及处理

（1）预防：注意在受术者空腹、过度疲劳、剧烈运动以后不予推拿治疗；不可粗暴用力，慎用重手法治疗，且在受术者能忍受的范围进行；如踩跷法，要选择好治疗对象，年龄轻、体格健壮、无明显脊椎骨质病变、无内脏器质病变者方可施术，以免造成脊椎损伤和脏器损伤，操作时要加强对受术者的观察，恰到好处。

（2）处理：发生"晕推"现象，立即终止手法的不良刺激，让受术者取仰卧位，去枕，腿部抬高30°，注意保暖和安静，尽量不要搬动；同时给予开天门、掐人中、揉内关、掐中冲诸穴；保持呼吸道畅通，建立静脉通道，维持水、电解质和酸碱平衡，维护心、肺、肾脏正常功能等。

（二）软组织损伤

人体中除骨、关节外，皮肤、皮下组织、肌肉、肌腱、韧带、筋膜、关节囊、滑液囊等，均称之为软组织。在推拿治疗中常因手法使用不当或热敷时动作不熟练而引起软组织损伤。常见的软组织损伤有皮肤损伤、烫伤、皮下出血、椎间盘等组织损伤。

1. 原因　手法生硬，用力粗暴；擦法操作时间过长，未进行推拿介质使用；掐法操作时间长，指甲边缘不平整并接触皮肤；没有经过认真询问既往病史，对血小板低下和血管脆性增加等疾病的患者直接用力操作；热敷温度过高、时间过长，或在热敷时、热敷后再在局部施用手法，则容易引起皮肤烫伤、损伤；对颈、腰段脊椎使用过度旋转、侧屈、挤压类手法，引起椎间盘等组织损伤，出现颈、腰部疼痛加剧，甚至有明显的骨髓、神经根受压症状。

2. 临床表现　皮肤损伤者，患处常有较明显的灼热感或剧痛，然后出现皮肤表层不同程度的破损；热敷后局部皮肤轻度烫伤者，皮肤出现轻度红肿，无水泡，干燥，常有烧灼感，类似于 I 度烫伤；若烫伤相对较重者，局部出现水泡，去表皮后创面湿润，创底鲜红、水肿，有剧痛和感觉过敏，这已类似于浅Ⅱ度烫伤；皮下出血可出现局部疼痛、微肿，皮下常见有大小不等的瘀斑，出血局部皮肤张力增高，有压痛，关节运动可因疼痛而受限制；椎间盘损伤后，原有病痛加剧，运动障碍明显，出现保护性姿势和体位，局部深压痛、叩击痛，以及受损椎间盘相对应的神经根支配区有疼痛、麻木、乏力、肌力减弱、皮肤知觉减退为主的症状和体征。

3. 预防及处理

（1）加强手法基本功训练，正确掌握各种手法的动作要领，提高手法的熟练程度，擦法后局部皮肤不再进行任何操作。根据皮肤厚重程度，不过量操作，并配合使用推拿介质。

（2）皮肤损伤时，要保持伤口的清洁，局部可涂1%甲紫溶液，一般不需包扎，数日后可痊愈。

（3）热敷时，要注意对患部肤色的观察以及注意受术者的反映，热敷时或热敷后，局部切忌使用任何手法。对烫伤的患部，注意保护，小水泡可由其自行吸收，水泡较大者用消毒针具挑破，放出水液，并在皮肤表面涂抹1%甲紫溶液等抗感染药物，避免接触水。

（4）预防皮肤出血，应该注意手法的强度，操作时力量由轻而重，以受术者能耐受为度。如受术者患血友病等出血性疾病，必须放弃推拿治疗。已经产生出血现象，应该立即停止操作，在局部加压包扎或用冰袋冷敷，也可用中药止血剂外敷。

（5）椎间盘损伤的预防，要注意脊椎旋转、侧屈、屈伸类被动运动关节的手法，一定要在正常的生理范围以内，不可经常或反复使用脊椎的旋转复位法。对已发生椎间盘损伤的处理时，应绝对卧床休息，轻者经卧床休息后，病痛可缓解；重者可针对性选用镇痛剂、神经营养剂，并加适量镇静剂。经以上处理疼痛症状仍不能缓解者，可选用局部封闭治疗或用脱水剂、激素静滴治疗。有典型脊髓受压症状，而经以上疗法无效者，应考虑手术治疗。

（三）骨、关节损伤

骨、关节损伤主要包括骨折和脱位两大类。当组织受到直接、间接或重复暴力等外伤情况时，则容易造成骨折和脱位。在临床上由于存在技术和认识方面的不足，同样也可能造成医源性骨、关节损伤。

1. 原因　推拿手法过于粗暴；对正常关节活动认识不清，治疗手法的掌握欠准确、不规范或超越正常关节活动度的活动关节手法；因误诊，即便是很轻的手法也会造成病理性骨折和医源性骨、关节损伤。如骨结核被误诊时，治疗中易出现骨、关节的损伤。

2. 临床表现　骨折患部出现疼痛、肿胀、功能障碍等症状，大多数受术者有不同程度的移位，引起肢体或躯干外形改变，而产生畸形；由于骨折端相互触碰或摩擦而产生骨擦音；如骨干部无嵌插的完全性骨折，则会出现假关节活动。关节脱位后，患部会肿胀、疼痛。因推拿因素而引起的脱位属外伤性脱位，伤后立即出现功能障碍，畸形明显，每一种脱位都可出现特有的畸形，且不能改变。若畸形可改变，多是近关节骨折或脱位合并严重骨折。

3. 预防及处理

（1）仔细检查、确诊疾病，排除某些推拿禁忌证，如骨结核、骨肿瘤等。

（2）熟知各个关节的解剖结构以及正常运动幅度，在操作过程中做到心中有数。

（3）手法宜柔和，不要蛮横用力；运动关节，幅度应由小而大，循序渐进。

（4）发生骨折、脱位，要立即复位、固定，必要时请骨科会诊；可用中药熏洗等方法，尽早进行功能锻炼。

（四）神经系统损伤

神经系统包括中枢神经系统和周围神经系统。由于在推拿治疗中所治疗的部位和手法的不同，造成的伤害也不一样。轻则造成周围神经、内脏神经的损伤；重则可造成脑干、脊髓的损伤，甚则造成死亡。在推拿临床上常见的神经系统损伤疾病有：膈神经损伤、腋神经及肩胛上神经损伤、蛛网膜下腔出血。

1. 原因 颈部旋转复位法使用不当易造成颈部脊髓和脊神经损伤，从而引起膈神经受损；强行做颈椎侧屈的被动运动，则易引起腋神经及肩胛上神经损伤；具有脊髓血管畸形的患者，在脊柱局部损伤或手法过于粗暴引起畸形血管局部发生血液流变学改变，也可直接引起血栓形成或出血，出现蛛网膜下腔出血现象。

2. 临床表现 膈神经损伤时出现膈肌痉挛、呃逆；一侧膈神经麻痹时，该侧膈肌失去活动能力，引起轻度呼吸功能障碍；双侧膈神经麻痹或不完全麻痹时可出现呼吸困难，咳嗽、咳痰也会发生困难；当膈肌麻痹时，其他呼吸肌与颈肌均被动参与呼吸；膈神经内有感觉神经，所以膈神经受刺激，可产生右侧肩部疼痛（牵涉性痛），因而可能被误诊为肩关节的病变。腋神经、肩胛上神经损伤时，立即出现单侧肩、臂部阵发性疼痛、麻木，肩关节外展功能受限，肩前、外、后侧的皮肤感觉消失，日久三角肌、冈上肌可出现废用性萎缩。蛛网膜下腔出血会出现突发性原有症状加重，双下肢乏力、麻木疼痛，继而可出现双下肢瘫痪；当蛛网膜下腔内出血未能及时控制时，还会出现尿潴留和肢体感觉障碍平面上升，甚至呼吸困难的危象出现。

3. 预防及处理

（1）提高手法的技巧和准确性，不要过度地曲伸、旋转侧屈颈椎，以免颈部神经损伤。膈神经损伤时，应避免劳累和运动锻炼，通过增加腹式呼吸来弥补膈肌瘫痪；可口服维生素 B_1 25～50mg，每日 3 次。

（2）避免颈部侧屈的被动运动，尤其是猛烈而急剧的侧屈运动，侧屈幅度控制在 45°。腋神经、肩胛上神经损伤时，受术者应充分休息，便于神经功能的恢复；局部轻手法推拿受损肌群，被动活动各关节，尽量减少肌肉萎缩并预防关节挛缩；可口服维生素 B_1 25～50mg，每日 3 次，ATP 20～40mg，每日 3 次。

（3）对有出血倾向、凝血酶原缺乏或有动脉血管硬化的受术者要避免对其脊椎部位重手法治疗。蛛网膜下腔出血时，应减少搬动，避免加剧出血，尽可能就地抢救；50% 葡萄糖 40~60ml（内加维生素 C 500mg，维生素 B₆ 25mg）静注，每日 2 次；或 20% 甘露醇（或山梨醇 250mg）快速静滴，每日 1~2 次，以降低椎管内压。必要时，可用维生素 K 抗凝治疗。

（五）体内主要脏腑组织的损伤

内脏器官大部分位于胸腹腔内，推拿治疗不当可造成内脏损伤。常见的内脏损伤有：胃溃疡出血及穿孔、闭合性肾挫伤。

1. 原因　消化道溃疡受术者在饱餐后，或在溃疡出血期接受了生硬推拿手法治疗，可引起胃壁的挫伤和黏膜裂伤；强大蛮力可间接作用于肾脏，使肾挫伤，以及在肾区使用不恰当的叩击、挤压类重手法，致肾脏造成闭合性损伤。

2. 临床表现　溃疡穿孔较小，受伤初期可有全身症状和腹膜刺激症状，如剧烈腹痛、呕吐，呕吐物内可含有血液，易于发生休克，体征见腹肌强直（尤以上腹部为显著）伴有压痛，肠蠕动音消失，肝浊音界也可消失，X 线透视检查，应发现膈肌下有积气；单纯性闭合性肾挫伤临床症状较轻，仅有腰部疼痛和暂时性血尿，很少触到腰部肿块或血肿；较严重肾挫伤，表现为休克、血尿、腰部疼痛剧烈、患侧腰肌强直，并有包块触及，大剂量静脉肾盂造影（不加腹压）和 B 超检查对本病均有诊断意义。

3. 预防及处理

（1）对于胃溃疡出血及穿孔，不宜在饱餐后做腹部推拿治疗；溃疡病患者近期内有反复出血现象，不宜推拿治疗；溃疡病患者，龛影不规则，溃疡直径大于 2.5cm，不宜推拿治疗。出现出血及穿孔时，应根据临床症状和受术者年龄，选择保守疗法或手术治疗。根据病情需要，观察血压、脉搏、体温、小便量；预防脑贫血，可采用平卧位或头低足高位；有剧烈呕吐者，应禁食，并注意呼吸道通畅；有烦躁者，可酌情使用异丙嗪、安定等镇静剂，如卡巴克洛 10mg，每 6 小时 1 次，肌注；维生素 K 38mg，每日 2 次，肌注；应积极准备输血、输液。必要时，应考虑手术治疗。

（2）预防肾挫伤，在肾区禁用重手法和叩击类手法，尤其是棒击法的刺激；对腰痛要辨证论治，选择恰当的手法。肾挫伤时，应每日检查尿常规，连续观察对比，观察血尿变化，直至肉眼血尿停止，注意肾区包块增大或缩小；卧床休息，避免过早活动而再度出血；应注意抗感染治疗和止血。可选用氨甲苯酸 0.3~0.4g 加入 5% 葡萄糖注射液静滴，或用卡巴克洛 10mg，每 6 小时肌肉注射 1 次。

（张莉）